Übersicht Band 1 und 2

14 toffwechselsysteme | 018 Steuerungssysteme | 031 Haut

074 Topographie | 086 Organbereiche | 116 Schnitte

8 uskulatur | 122 Organe | 140 Topographie | 154 Schnitte

214 Topographie | 252 Schnitte

rven | 278 Hirnhäute | 284 Teile des Gehirns | 310 Ventrikel | 316 Topographie | 323 Schnitte | 340 Rückenmark | 348 Bahnen

nenapparat | 358 Augenmuskeln | 362 Augapfel | 370 Sehbahn | 372 Topographie

390 Innenohr | 396 Bahnen | 398 Topographie

035 Topographie | 029, 035 Schnitte

064 Organe | 066 Topographie | 072 Schnitte

röhre | 110 Bries | 112 Topographie | 120 Schnitte

142 Leber | 152 Bauchspeicheldrüse | 156 Milz | 157 Topographie | 242 Schnitte

191 Geschlechtsorgane | 210 Mastdarm | 216 Topographie | 242 Schnitte

344 Topographie | 380 Schnitte

Sobotta

Atlas der Anatomie des Menschen

Band 2
Rumpf, Eingeweide, untere Extremität

Sobotta

Atlas der Anatomie des Menschen

Herausgegeben von R. Putz und R. Pabst
unter Mitarbeit von Renate Putz

Band 2
Rumpf, Eingeweide, untere Extremität

22., neu bearbeitete Auflage
704 farbige Tafelbilder mit 914 Einzelabbildungen

ELSEVIER
URBAN & FISCHER

URBAN & FISCHER
München · Jena

Zuschriften und Kritik an:
Elsevier GmbH, Urban & Fischer Verlag, Lektorat Medizinstudium, Alexander Gattnarzik, Karlstraße 45, 80333 München
e-mail: a.gattnarzik@elsevier.com

Anschriften der Herausgeber:

Professor Dr. med. Reinhard Putz
Vorstand des Anatomischen Instituts
der Ludwig-Maximilians-Universität
Pettenkoferstraße 11
80336 München
e-mail: reinhard.putz@med.uni-muenchen.de

Professor Dr. med. Reinhard Pabst
Leiter der Abteilung für
Funktionelle und angewandte Anatomie
Medizinische Hochschule Hannover
Carl-Neuberg-Straße 1
30625 Hannover
e-mail: pabst.reinhard@mh-hannover.de

Bibliografische Information Der Deutschen Bibliothek

Die Deutsche Bibliothek verzeichnet diese Publikation in der Deutschen Nationalbibliografie; detaillierte bibliografische Daten sind im Internet unter http://dnb.ddb.de abrufbar.

05 06 07 08 09 5 4 3 2 1

Das Atlaswerk besteht aus 2 Bänden und einem Tabellenheft (in Band 1 beigelegt):

Band 1: Allgemeine Anatomie, Kopf, Hals, obere Extremität, Gehirn, Sinnesorgane

Band 2: Rumpf, Eingeweide, untere Extremität

Programmleitung: Dr. med. Dorothea Hennessen
Teamleitung und Lektorat: Alexander Gattnarzik
Zeichner für die 22. Auflage: Ulrike Brugger, München; Rüdiger Himmelhan, Heidelberg; Horst Ruß, München; Henriette Rintelen, Velbern
Herstellung: Renate Hausdorf, München
Satz: Typodata, München
Druck und Bindung: Appl, Wemding
Umschlaggestaltung: Carsten Tschirner, München
Gedruckt auf Nopacoat 115 g

Printed in Germany
ISBN 3-437-41951-X

Der Begründer dieses Atlaswerkes, Professor Dr. med. Johannes Sobotta †, war zuletzt o. ö. Professor der Anatomie und Direktor des Anatomischen Instituts der Universität Bonn.

Deutsche Ausgaben mit Erscheinungsjahr:
1. Auflage: 1904–1907 J. F. Lehmanns Verlag, München
2.–11. Auflage: 1913–1944 J. F. Lehmanns Verlag, München
12. Auflage: 1948 und folgende Auflagen
Urban & Schwarzenberg, München
13. Auflage: 1953, Hrsg. H. Becher
14. Auflage: 1956, Hrsg. H. Becher
15. Auflage: 1957, Hrsg. H. Becher
16. Auflage: 1967, Hrsg. H. Becher
17. Auflage: 1972, Hrsg. H. Ferner und J. Staubesand
18. Auflage: 1982, Hrsg. H. Ferner und J. Staubesand
19. Auflage: 1988, Hrsg. J. Staubesand
20. Auflage: 1993, Hrsg. R. Putz und R. Pabst
21. Auflage: 2000, Hrsg. R. Putz und R. Pabst

Lizenzausgaben:
Arabische Ausgabe
Modern Technical Center, Damaskus
Chinesische Ausgabe (complex characters):
Ho-Chi Book Publishing Co, Taiwan
Chinesische Ausgabe (simplified Chinese edition):
Elsevier, Health Sciences Asia, Singapore
Englische Ausgabe (Nomenklatur Englisch)
Atlas of Human Anatomy
Lippincott Williams & Wilkins
Englische Ausgabe (Nomenklatur Latein)
Atlas of Human Anatomy
Elsevier GmbH, Urban & Fischer
Französische Ausgabe
Atlas d'Anatomie Humaine
Tec & Doc Lavoisier, Paris
Griechische Ausgabe (Nomenklatur Griechisch)
Maria G. Parissianos, Athen
Griechische Ausgabe (Nomenklatur Latein)
Maria G. Parissianos, Athen
Holländische Ausgabe
Bohn Stafleu van Loghum, Houten
Indonesische Ausgabe
Atlas Anatomi Manusia
Penerbit Buku Kedokteran EGC, Jakarta
Italienische Ausgabe
Atlante di Anatomia Umana
UTET, Torino
Japanische Ausgabe
Igaku Shoin Ltd., Tokyo
Koreanische Ausgabe
ShingHeung MedScience, Seoul
Kroatische Ausgabe
Naklada Slap, Jastrebarsko
Polnische Ausgabe
Atlas anatomii cztowieka
Urban & Partner, Wroclaw
Portugiesische Ausgabe (Nomenklatur Portugiesisch)
Atlas de Anatomia Humana
Editora Guanabara Koogan, Rio de Janeiro
Portugiesische Ausgabe (Nomenklatur Latein)
Atlas de Anatomia Humana
Editora Guanabara Koogan, Rio de Janeiro
Spanische Ausgabe
Atlas de Anatomia Humana
Editorial Medica Panamericana, Buenos Aires/Madrid
Türkische Ausgabe
Insan Anatomisi Atlasi
Beta Basim Yayim Dagitim, Istanbul
Ungarische Ausgabe
az ember anatómiájának atlasza
Alliter Kiadái, Budapest

Inhalt

Vorwort VI

Rücken **1–45**

Oberflächenrelief 1
Wirbelsäule, Columna vertebralis 2–25
Rückenmuskeln, Musculi dorsi, Nackenmuskeln, Musculi suboccipitales, und Halsmuskeln, Musculi colli 26–34
Computertomographische Schnitte durch die Wirbelsäule 35
Gefäße und Nerven des Rückens und des Hinterhaupts 36–40
Gefäße und Nerven des Wirbelkanals 41–45

Brust- und Bauchwand **46–73**

Oberflächenrelief 46
Rippen, Costae, Brustkorb, Cavea thoracis 47–49
Brustbein, Sternum 50–51
Brustmuskeln, Musculi thoracis, und Bauchmuskeln, Musculi abdominis 52–59
Leistenkanal 60–61
Zwerchfell, Diaphragma 62–63
Brustdrüse, Mamma 64–65
Gefäße und Nerven von Brust- und Bauchwand 66
Segmentale sensible Innervation 67
Plexus lumbosacralis 68
Vordere Bauchwand 69–71
Schnitte durch die Bauchwand 72–73

Thorax **74–127**

Herz, Cor 74–89
Luftröhre, Trachea 90–91
Lungen, Pulmones 92–100
Herzkontur 101
Bronchoskopie 102
Projektion von Trachea, Lungen- und Pleuragrenzen 103
Speiseröhre, Oesophagus 104–109
Thymus 110–111
Pleurahöhle, Cavitas pleuralis, und Mediastinum 112–113
Aorta 114
Hinteres Mediastinum 115–116
Vegetatives Nervensystem, Pars autonomica 117
Nervus phrenicus 118
Schnitte durch den Thorax 119–127

Baucheingeweide **128–181**

Magen, Gaster 128–133
Dünndarm, Intestinum tenue 134–137
Dickdarm, Colon 138–141
Leber, Hepar, Gallenblase, Vesica biliaris, und Gallengänge 142–151
Bauchspeicheldrüse, Pancreas 152–155
Milz, Splen [Lien] 156
Bauchhöhle, Cavitas peritonealis, Entwicklung 157
Lage der Baucheingeweide, Situs viscerum 158–167
Baucharterien, Übersicht 168
Bauchvenen, Übersicht 169
Truncus coeliacus und Arteriae bzw. Venae mesentericae superior et inferior 170–178
Gefäße und Nerven des Retroperitonealraums 179
Pfortader, Vena portae 180–181

Beckenorgane und Retroperitoneum **182–261**

Niere, Ren [Nephros] 182–188
Nebenniere, Glandula suprarenalis 189
Harnblase, Vesica urinaria 190–191
Männlicher Harn- und Geschlechtsapparat 192–199
Weiblicher Harn- und Geschlechtsapparat 200–209
Mastdarm, Rectum 210–215
Arteria renalis 216
Organe des Retroperitonealraums 217
Gefäße und Nerven des Retroperitonealraums 218–221
Innervation der männlichen Geschlechtsorgane 222
Innervation der weiblichen Geschlechtsorgane 223
Innere Beckenarterien 224–225
Beckenorgane 226–229
Beckenboden und Damm, äußere männliche und weibliche Geschlechtsorgane 230–241
Schnitte durch Bauch und Becken 242–261

Untere Extremität **262–384**

Oberflächenrelief 262
Knochen, Gelenke, Bänder 263–305
Muskeln der unteren Extremität 306–343
Blutgefäße und Nerven 344–379
Schnitte durch das Bein 380–384

Anhang **385–399**

Register 385–399

Vorwort

Johannes Sobotta hat vor etwas über 100 Jahren den Atlas der Anatomie des Menschen herausgebracht. Seither hat sich dieses Werk in ständiger Interaktion zwischen Studierenden, Dozenten und Herausgebern Schritt für Schritt weiterentwickelt. Es wurde für Generationen von Studierenden sowie Ärztinnen und Ärzten modernste Lerngrundlage für den komplexen Stoff der makroskopischen Anatomie und bleibendes Nachschlagewerk während der klinischen Ausbildung, der ärztlichen Weiterbildung und für die ganze berufliche Tätigkeit, eben ein „Buch für das ärztliche Leben". Auch in dieser Auflage wurden Neuzeichnungen grundsätzlich auf der Basis von Originalpräparaten angefertigt.

Die 22. Auflage folgt in besonderer Weise den Anliegen der Reform des Medizinstudiums, wie sie durch die neue Approbationsordnung für Ärzte (ÄAppO) vorgegeben wird. Die geforderte verstärkte Integration von klinischen Bezügen in die Vorklinik wurde in der 22. Auflage konsequent umgesetzt:
- Oberflächenanatomie einschließlich der Projektion innerer Organe (45 Farbfotos)
- anatomische Strukturen neben Abbildungen von bildgebenden Verfahren
- Integration von bildgebenden Verfahren in großem Umfang (Ultraschall, Röntgen, CT, MRT, 119 Abb.)
- endoskopische, intraoperative Farbfotos und Abbildungen zu Punktionstechniken und Untersuchungsverfahren (54 Abb.)
- beispielhafte Patientenbilder zu den häufigsten Lähmungen
- wichtigste Arterienvarietäten als Schemata (93 Abb.)
- häufige Lagevarianten innerer Organe (24 Abb.)
- Integration der Lupenanatomie wichtiger innerer Organe (Darm, Leber, Niere etc.).

Eine übersichtlichere Gliederung strukturiert das Wissen jetzt noch besser:
- eindeutige Kapitelgliederung nach Körperregionen
- Doppelseitensystematik mit thematisch passenden Abbildungen auf gegenüberliegenden Seiten
- Tabellen von Muskeln, Gelenken und Nerven als systematische Lernhilfe in einer kompakten separaten Broschüre (in Band 1), die der Leser neben die gewünschte Abbildung legen kann.

Besonderes didaktisches Anliegen der Neuauflage ist es, dem Leser optimale Orientierung zu bieten und ihn gesuchte Strukturen rasch finden zu lassen. Zu diesem Zweck wurden bewährte didaktische Hilfen ausgebaut und neue Wege entwickelt:
- Jedes Kapitel ist durch eine eigene Signalfarbe gekennzeichnet.
- Eine „Menüleiste" auf jeder Doppelseite schafft Klarheit, wo man sich innerhalb eines Kapitels befindet.
- Viele neue Orientierungsskizzen zu Blickrichtung und Schnittebene wurden aufgenommen (270 Abb.).
- Neue Bilder ganzer Körperregionen helfen, den Überblick zu behalten.
- Neue Darstellungen einzelner Muskeln verdeutlichen die Lage und den Verlauf der wichtigsten Muskeln (24 Abb.).
- Die ausschließliche Darstellung der rechten Extremitäten ermöglicht die sofortige Orientierung.
- „Windrosen" weisen auf die jeweils anschließenden Bilder hin und lassen den Verlauf einer Struktur über mehrere Abbildungen hinweg leichter verfolgen.
- Durchgezogene Hinweislinien erleichtern das rasche Finden der Strukturen.
- Farbpunkte an den Hinweislinien topographischer Abbildungen helfen Arterien, Venen, Nerven und Muskeln schnell und sicher zu finden.
- Die Querverweise zwischen Abbildungen und Tabellen verknüpfen die Inhalte von Bild und Text.
- Die Abbildungen des Tabellenhefts beziehen sich direkt auf die Atlasbilder.
- Das größere Buchformat (23 x 31) ermöglicht eine bessere Übersichtlichkeit.

Die Kapitel wurden wie bisher unter den Herausgebern aufgeteilt, wobei Konzept und Korrekturen wie immer gemeinsam diskutiert wurden:

R. Putz: Allgemeine Anatomie, obere Extremität, Gehirn, Auge, Ohr, Rücken, untere Extremität;

R. Pabst: Kopf, Hals, Brust- und Bauchwand, Brust, Bauch, Becken.

Um die vielen Neuzeichnungen haben sich in bewährter Weise Frau Ulrike Brugger, Herr Rüdiger Himmelhan und Herr Horst Ruß verdient gemacht. Bewusst wurde versucht, den bewährten plastischen „SOBOTTA-Stil" beizubehalten, der die individuelle Vorlage erahnen lässt und zugleich den Typus darstellt. Eine Reihe von computergraphischen Schemata stellte Frau Henriette Rintelen her. Dankbar sind wir den klinischen Kollegen, die auch für diese Auflage Abbildungen zur Verfügung gestellt haben (siehe Bildernachweis). Den beteiligten Mitarbeitern der Institute danken wir sehr herzlich für ihr Verständnis und für wichtige Anregungen. Herr Dr. N. Sokolov und Herr A. Buchhorn haben in akribischer Arbeit Präparate als Grundlage vieler Neuzeichnungen hergestellt; Frau S. Fryk und Frau G. Hoppmann haben uns bei der Textverarbeitung unterstützt.

Den Mitarbeitern des Verlages Elsevier, insbesondere dem Lektorat mit Frau Dr. D. Hennessen und Herrn A. Gattnarzik, sei sehr herzlich gedankt. Manche gestalterische Entwicklung geht auf überaus anregende Gespräche zurück. Dankbar sind wir für die hervorragende Betreuung der Herstellung durch Frau R. Hausdorf. Frau R. Putz übernahm gemeinsam mit Frau G. Meier die Hauptarbeit bei der Kontrolle der Korrekturen und sorgte für konsequente Seitenaufteilung und die Vereinheitlichung der Hinweise und Legenden. Unser besonderer Dank gilt Frau Dr. U. Osterkamp-Baust für die Erstellung des Registers und allen, die an den Korrekturarbeiten beteiligt waren. In gemeinsamer Anstrengung ist es gelungen, den SOBOTTA zu einem modernen Lehrbuch mit vielen neuen Inhalten und in neuem Glanz werden zu lassen.

Viele kritische Anmerkungen und Anregungen von Studierenden und Fachkollegen haben wir dankbar aufgenommen und größtenteils umgesetzt. Die Herausgeber waren und sind allen Nutzern für jeden Hinweis dankbar und bitten die Benutzer auch dieser Auflage, sich nicht zu scheuen und uns ihre Kommentare zu übermitteln.

München und Hannover, September 2005
R. Putz und R. Pabst

Univ.-Prof. Dr. med. Reinhard Putz

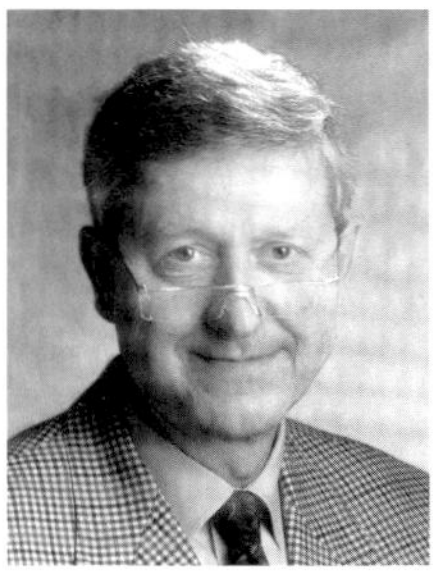

Geboren in Innsbruck/Österreich

1962–68	Medizinstudium an der Leopold-Franzens-Universität Innsbruck
1968	Promotion zum Dr. univ. med.
1968–82	Universitätsassistent am Institut für Anatomie der Universität Innsbruck
1978	Habilitation für das Fach Anatomie
1979	Facharzt für Anatomie
1982–89	Direktor des Lehrstuhls I des Anatomischen Instituts der Albert-Ludwigs-Universität Freiburg
seit 1989	Vorstand des Lehrstuhls I der Anatomischen Anstalt der Ludwig-Maximilians-Universität München
1992–1994	Präsident der European Association of Clinical Anatomists
1993	Approbation als Arzt
1998–1999	Vorsitzender der Anatomischen Gesellschaft
1999	Aufnahme in die Akademie der Naturforscher und Ärzte (LEOPOLDINA)
2002	Dr. h.c. Universität Constanta/Rumänien
2003	Prorektor I der Ludwig-Maximilians-Universität München

Forschungs- und Interessengebiete:

- Funktionelle Anatomie des passiven Bewegungsapparates
- Evolution und funktionelle Anatomie der Wirbelsäule
- Morphologische Parameter der Beanspruchung der Gelenke (Form-Funktions-Beziehung)
- Angewandte Anatomie (anatomische Grundlagen für Orthopädie, Chirurgie, Radiologie)
- Fragen zu Inhalt und Organisation der medizinischen Ausbildung
- Entwicklung von hochschuldidaktischen Ausbildungsprogrammen

Univ.-Prof. Dr. med. Reinhard Pabst

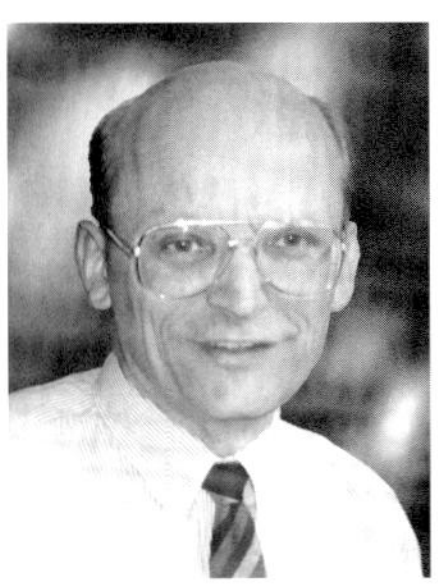

Geboren in Posen, aufgewachsen in Lüneburg

1965–70	Medizinstudium an der Medizinischen Hochschule Hannover und in Glasgow/Schottland
1970	Staatsexamen und Promotion zum Dr. med.
1971	Approbation als Arzt
1971–76	Wissenschaftlicher Mitarbeiter, Abteilung für Klinische Physiologie, Universität Ulm
1976	Habilitation für Klinische Physiologie, Universität Ulm, und Umhabilitation an die Medizinische Hochschule Hannover
1976–80	Oberassistent der Abteilung für Funktionelle und Angewandte Anatomie, MHH
1978	Erweiterung der Venia legendi auf Anatomie
1980-92	Leiter der Abteilung für Topographische Anatomie und Biomechanik
seit 1992	Leiter der Abteilung für Funktionelle und Angewandte Anatomie, MHH
1986–90	Prorektor Studium und Lehre, Medizinische Hochschule Hannover
1993–97	Rektor der Medizinischen Hochschule Hannover
1999–2003	Prorektor für Forschung, Medizinische Hochschule Hannover
1997–98	Vorsitzender der Anatomischen Gesellschaft
2001	Aufnahme in die Akademie der Naturforscher und Ärzte (LEOPOLDINA)

Forschungs- und Interessengebiete:

- Funktionelle Anatomie lymphatischer Organe
- Proliferation und Migration von Lymphozyten
- Entwicklung des Darmimmunsystems
- Funktion des Lungenimmunsystems
- Fragen einer klinisch orientierten Anatomie in der studentischen Lehre
- Lehrevaluation

Bildernachweis

Den nachstehend benannten klinischen Kollegen sind die Herausgeber für die Bereitstellung von Ultraschall-, Computertomographie- und Magnetresonanztomographiebildern sowie von endoskopischen Aufnahmen und Farbfotos von Operationssiten zu sehr großem Dank verpflichtet:

Prof. Altaras, Zentrum Radiologie, Universität Gießen
(Abb. 1009, 1031, 1032)
Dr. Baumeister, Abteilung Radiologie, Universität Freiburg
(Abb. 1157)
PD Dr. Burgkardt, Orthopädische Klinik, Technische Universität München
(Abb. 1431)
Prof. Brückmann & Dr. Linn, Neuroradiologie, Institut für radiologische Diagnostik, Universität München
(Abb. 662, 726, 727, 726, 727)
Prof. Daniel, Abteilung Kardiologie, Universität Erlangen
(Abb. 899, 900, 901, 973)
Prof. Degenhardt, Bielefeld
(Abb. 1133, 1135)
Prof. Galanski & Dr. Kirchhoff, Abteilung Diagnostische Radiologie, Med. Hochschule Hannover
(Abb. 962, 964, 1212, 1213)
Prof. Galanski & Dr. Schäfer, Abteilung Diagnostische Radiologie, Med. Hochschule Hannover
(Abb. 871a, b, 927, 971, 991, 1194, 1204, 1207, 1209)
Prof. Gebel, Abteilung Gastroenterologie und Hepatologie, Med. Hochschule Hannover
(Abb. 242, 1011, 1026, 1027, 1038, 1039, 1074, 1092)
Dr. Goei, Radiology, Heerlen, Niederlande
(Abb. 1150, 1151) (mit Genehmigung aus Radiology 173; 137–141:1989)
Dr. Greeven, St.-Elisabeth-Krankenhaus, Neuwied
(Abb. 150, 1238)
Prof. Hoffmann & Dr. Bektas, Klinik für Viszeral- und Transplantationschirurgie, Med. Hochschule Hannover
(Abb. 1028, 1040)
Prof. Hohlfeld, Klinik für Pneumologie, Med. Hochschule Hannover
(Abb. 929, 930)
Prof. Jonas, Urologie, Med. Hochschule Hannover
(Abb. 1102a, b, 1103)
Prof. Kampik & Prof. Müller, Augenklinik, Universität München
(Abb. 657)
Dr. Kirchhoff & Dr. Weidemann, Abteilung Diagnostische Radiologie, Med. Hochschule Hannover
(Abb. 1041, 1093, 1102, 1196, 1198, 1200, 1202, 1205)
Prof. Kremers, Poliklinik für Zahnerhaltung und Parodontologie, Universität München
(Abb. 169)
Prof. Kunze, von Haunersches Kinderspital, Universität München
(Abb. 327–330)
Dr. Meyer, Abteilung Gastroenterologie und Hepatologie, Med. Hochschule Hannover
(Abb. 944, 987a, b, 992, 1145, 1146)
Prof. Müller-Vahl, Neurologie, Med. Hochschule Hannover
(Abb. 128a, b)
Prof. Pfeifer, Radiologie Innenstadt, Institut für radiologische Diagnostik, Universität München
(Abb. 293, 294, 310, 312, 449, 451, 769–727, 807–810, 1255, 1286, 1287, 1317, 1318)
PD Dr. Rau, Abteilung Radiologie, Universität Freiburg
(Abb. 912, 925, 926)
Prof. Ravelli †, ehem. Institut für Anatomie, Universität Innsbruck
(Abb. 767)
PD Dr. Rieger, Radiologie Innenstadt, Institut für radiologische Diagnostik, Universität München
(Abb. 1395)
Prof. Reich, Klinik für Mund-Kiefer-Gesichtschirurgie, Universität Bonn
(Abb. 113a, b)
Prof. Reiser & Dr. Wagner, Institut für radiologische Diagnostik, Universität München
(Abb. 436, 449, 451, 453, 571, 572, 573, 576, 577, 792)
Prof. Rudzki-Janson, Poliklinik für Kieferorthopädie, Universität München
(Abb. 72, 73)
Dr. Scheibe, Chirurgische Abteilung, Rosman-Krankenhaus Breisach
(Abb. 1289 a–c)
Prof. Scheumann, Klinik für Viszeral- und Transplantationschirurgie, Med. Hochschule Hannover
(Abb. 243, 244, 245)
Prof. Schillinger, Frauenklinik, Universität Freiburg
(Abb. 1134)
Prof. Schliephake, Mund-Kiefer-Gesichtschirurgie, Göttingen
(Abb. 152, 196, 197)
Prof. Schlösser, Zentrum Frauenheilkunde, Med. Hochschule Hannover
(Abb. 1132a, b, 1140, 1141, 1178)
Prof. Schumacher, Neuroradiologie, Abteilung Radiologie, Universität Freiburg
(Abb. 461a, b)
Dr. Sommer und PD Dr. Bauer, Ärzte für Radiologie, München
(Abb. 662, 1290–1292)
Prof. Stotz, Kinderpoliklinik, Universität München
(Abb. 1239, 1240)
PD Dr. Vogl, Radiologische Poliklinik, Universität München
(Abb. 436, 453, 644, 645)
Prof. Vollrath, HNO-Klinik, Mönchengladbach
(Abb. 229, 230, 231)
Prof. Wagner †, Diagnostische Radiologie II, Med. Hochschule Hannover
(Abb. 952, 1064, 1065, 1069, 1072, 1152)
Prof. Wenz, Abteilung Radiologie, Universität Freiburg
(Abb. 768)
Prof. Witt, Klinik für Neurochirurgie, Universität München
(Abb. 405)
Dr. Willführ, ehem. Abdominal- und Transplantationschirurgie, Med. Hochschule Hannover
(Abb. 1051)
PD Dr. Wimmer, Abteilung Radiologie, Universität Freiburg
(Abb. 799)

Weitere Bilder wurden aus folgenden Büchern übernommen:

Benninghoff-Drenckhahn: Anatomie, Band 1 (Drenckhahn D., Hrsg.), 16. Aufl., Urban & Fischer, München 2003
(Abb. 823, 824, 848, 849, 850)
Welsch, U.: Lehrbuch Histologie, Urban & Fischer, München 2003
(Abb. 922, 1020, 1097, 1122, 1123)
Welsch, U. (Hrsg.): Sobotta, Atlas Histologie, 6. Aufl., Urban & Fischer, München 2002
(Abb. 1037, 1085, 1125a, b)
Wicke, L.: Atlas der Röntgenanatomie, 3. Aufl., Urban & Schwarzenberg, München – Wien – Baltimore 1985
(Abb. 943a, b)

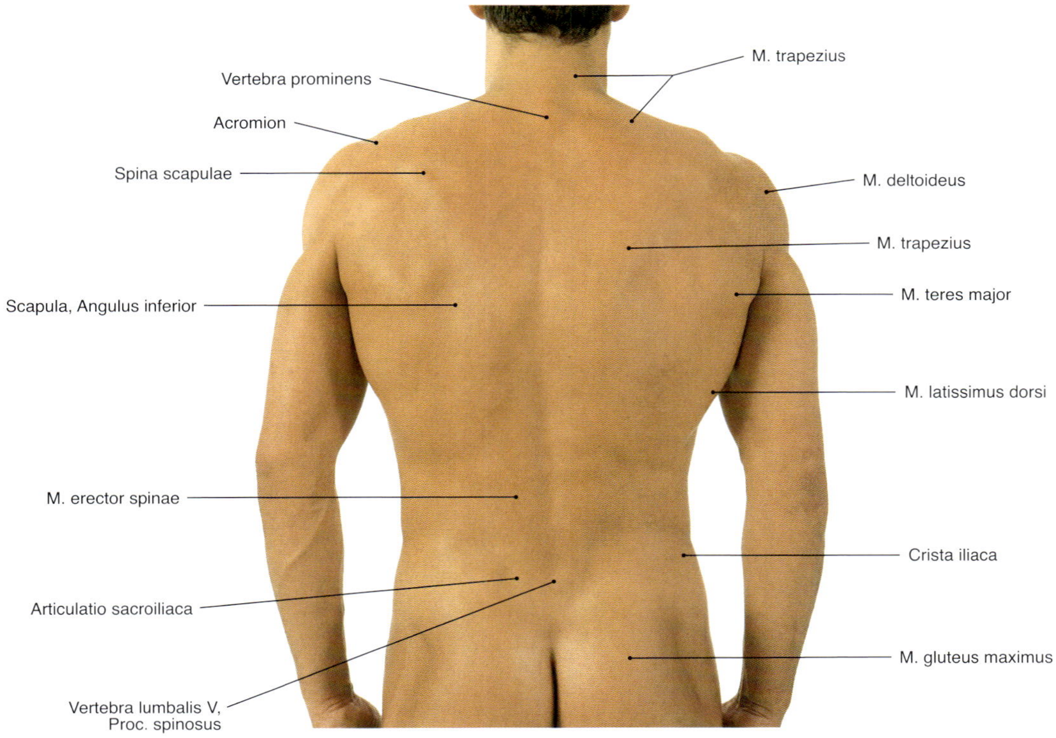

Abb. 728 Rücken, Dorsum; Oberflächenrelief.

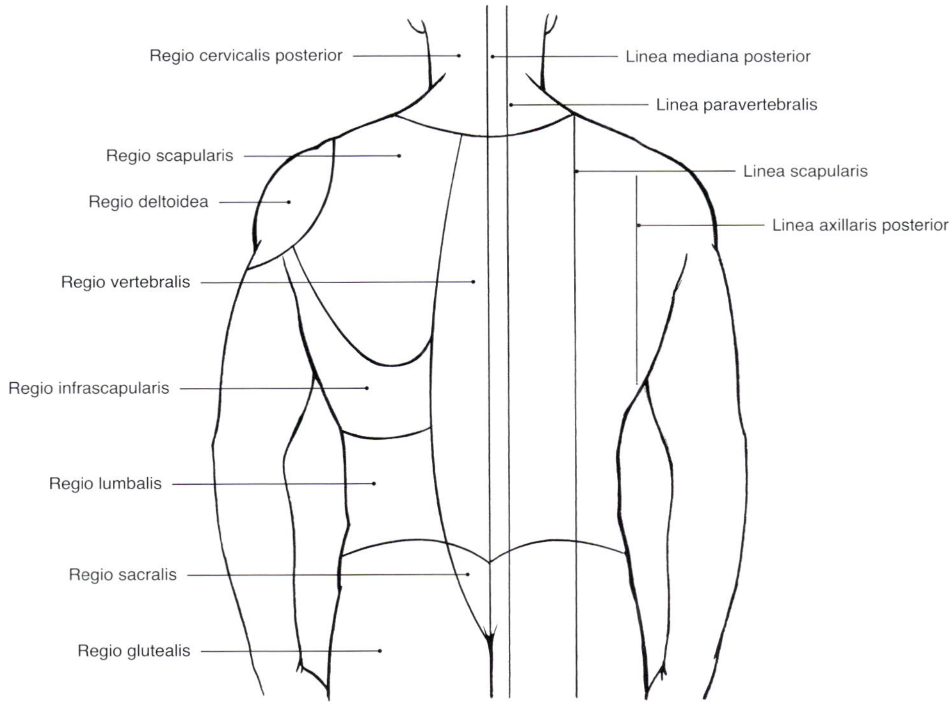

Abb. 729 Regionen und Orientierungslinien am Rücken.

Rumpfskelett

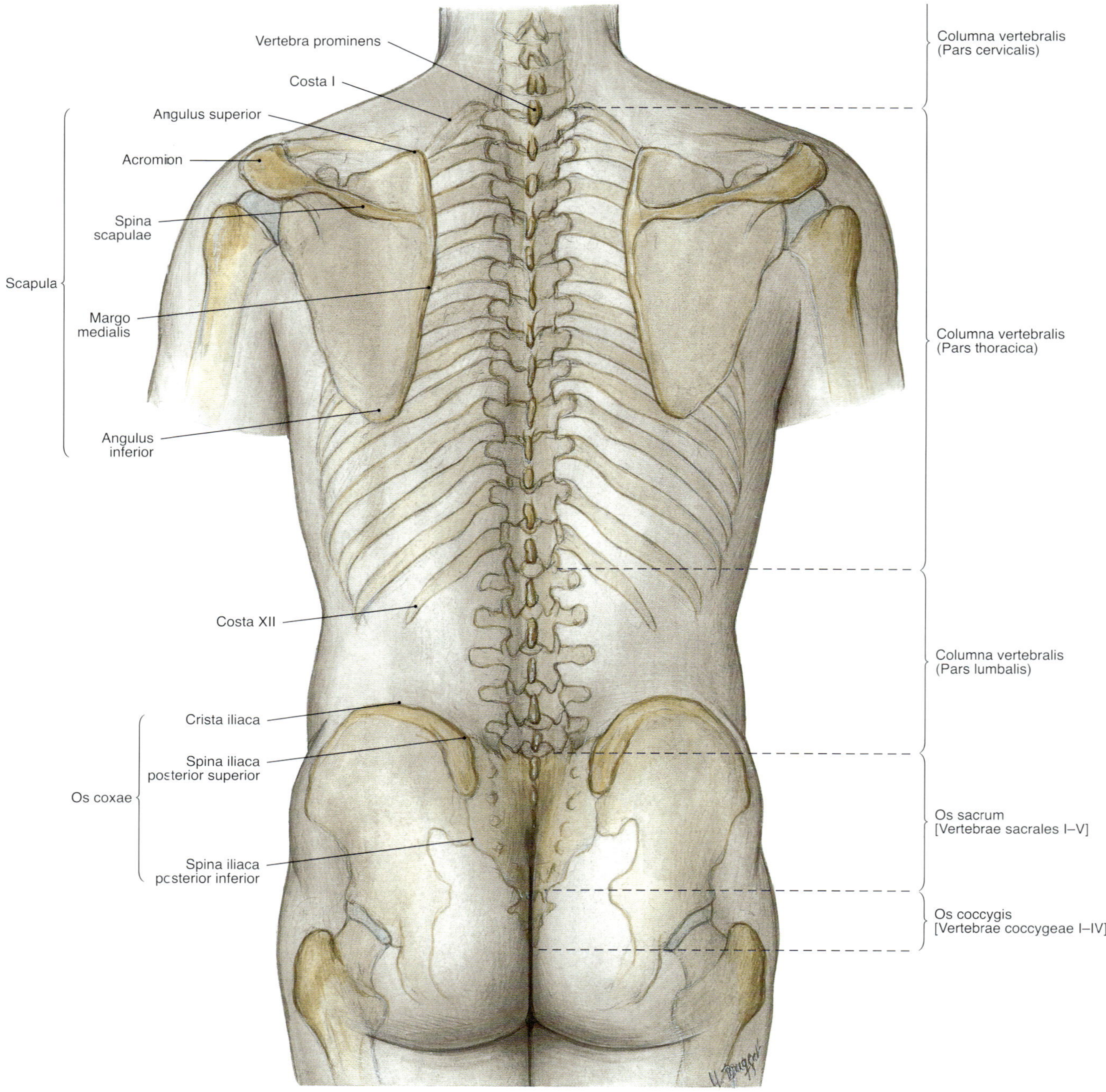

Abb. 730 Skelett, Systema skeletale, des Rumpfes.

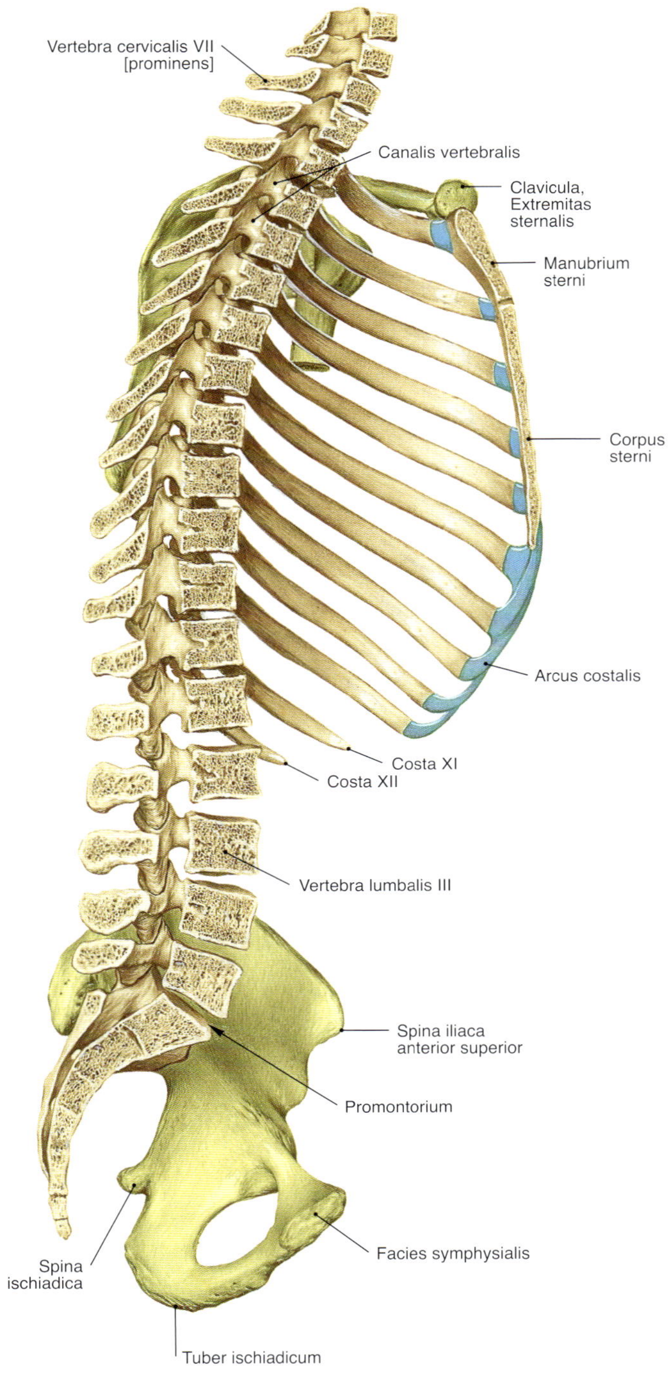

Abb. 731 Wirbelsäule, Columna vertebralis; Schultergürtel, Cingulum pectorale, und Beckengürtel, Cingulum pelvicum; Wirbelsäule median gespalten; von medial.

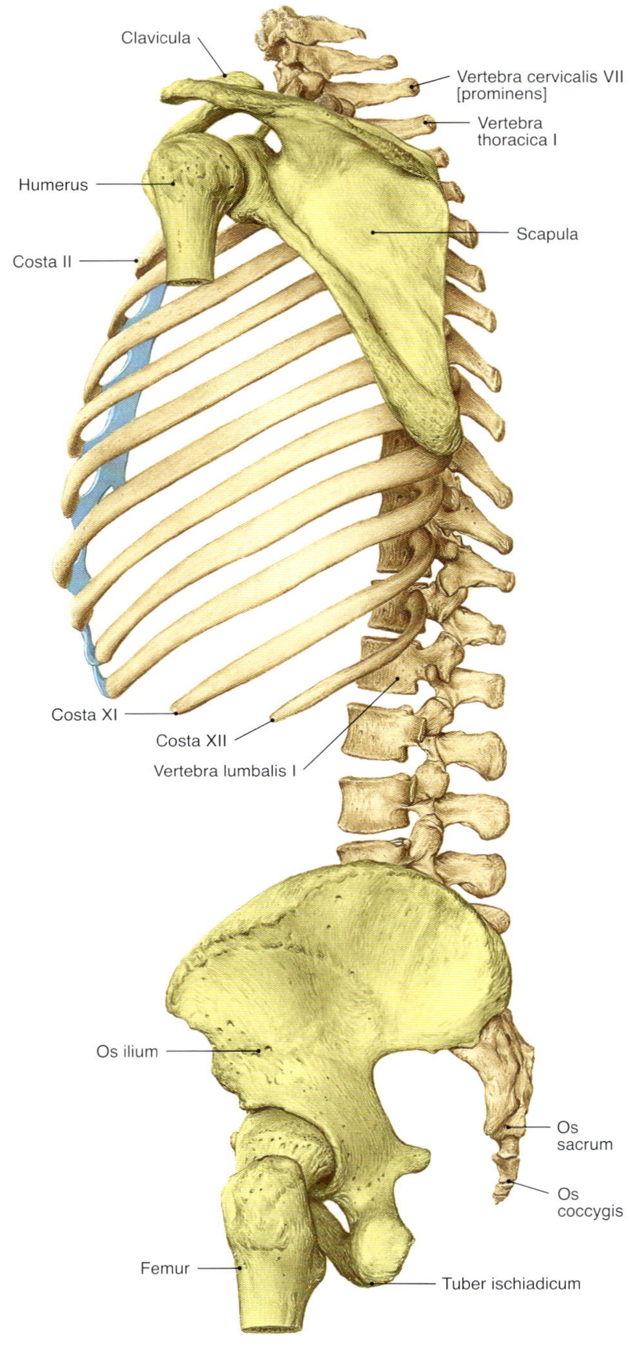

Abb. 732 Wirbelsäule, Columna vertebralis; Schultergürtel, Cingulum pectorale, und Beckengürtel, Cingulum pelvicum; Wirbelsäule median gespalten; von links.

Wirbelsäule

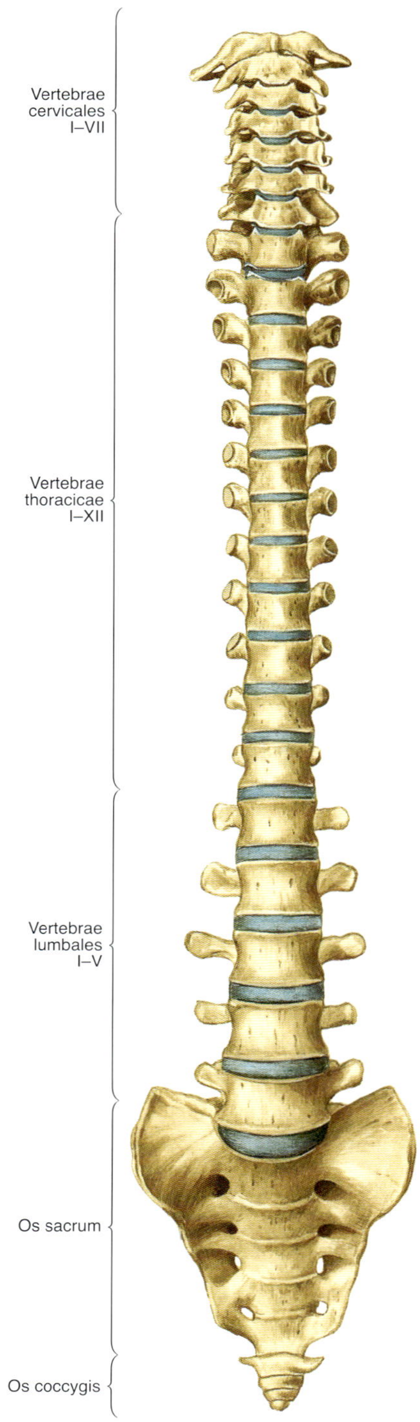

Abb. 733 Wirbelsäule, Columna vertebralis; von ventral.

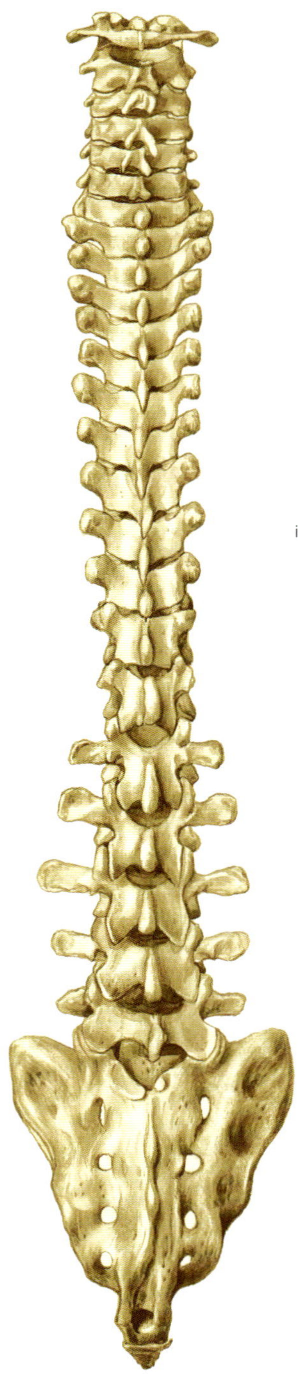

Abb. 734 Wirbelsäule, Columna vertebralis; von dorsal.

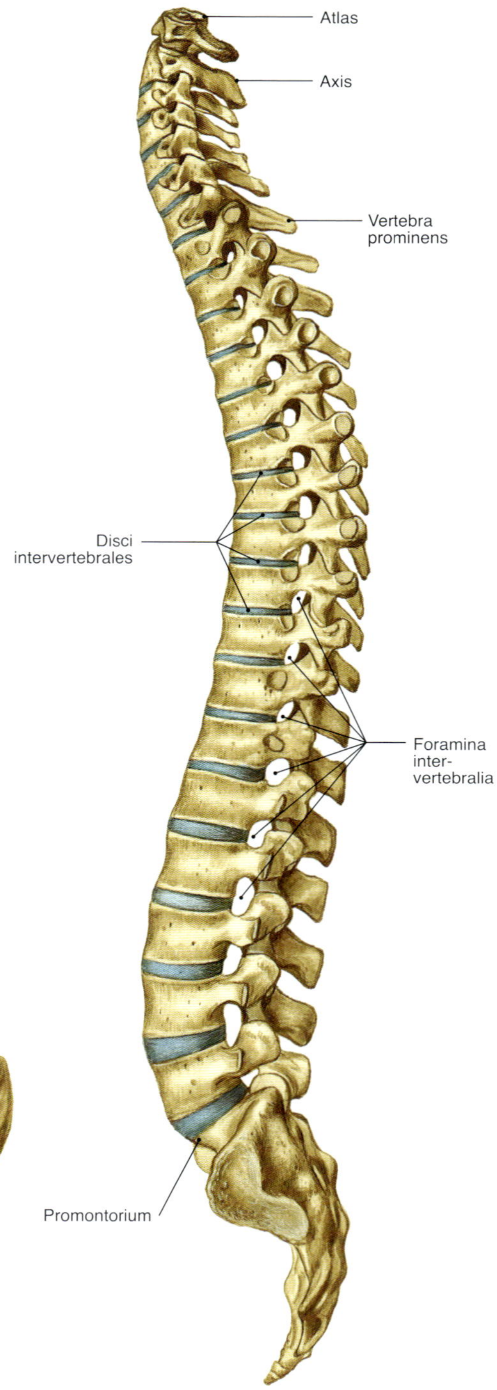

Abb. 735 Wirbelsäule, Columna vertebralis; von links.

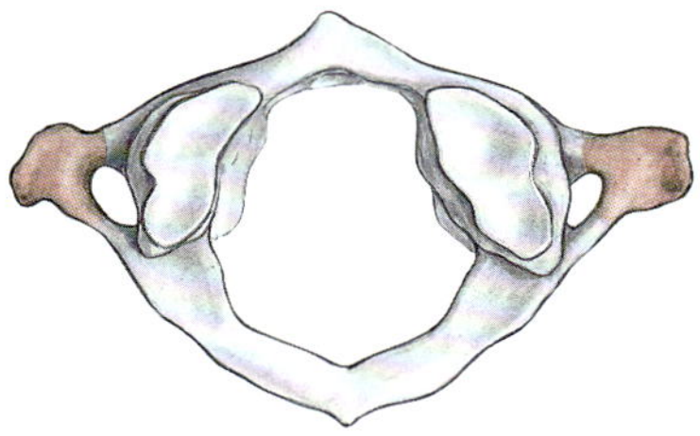
a

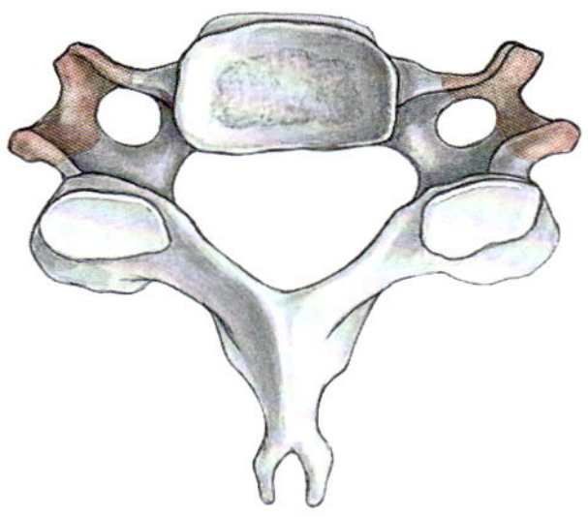
b

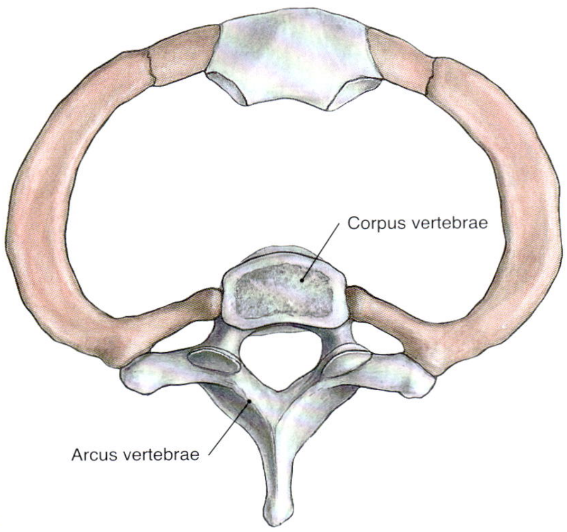

c

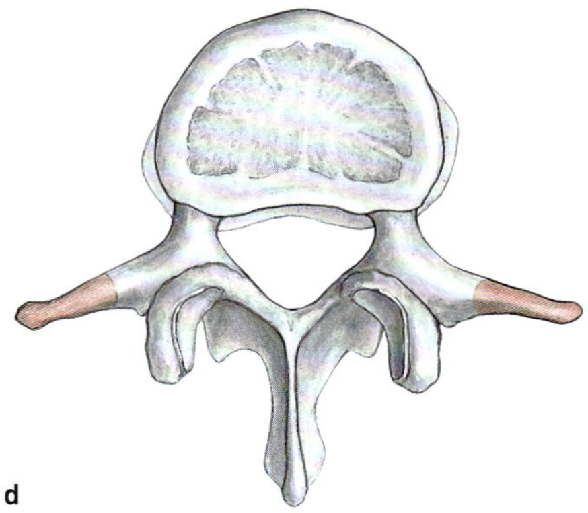
d

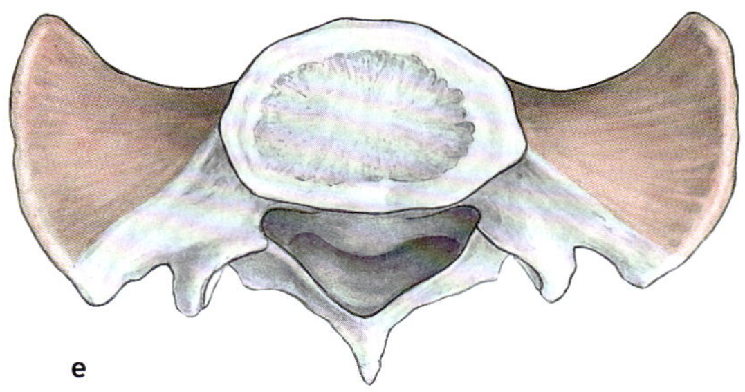
e

Abb. 736 a–e Regionale Charakteristika der Wirbel.
Nur im Bereich der Brustwirbelsäule ist das aus den Parietalspangen stammende Material (in Rot) in Form der Rippen selbständig geblieben.

- **a** 1. Halswirbel, Atlas
- **b** 4. Halswirbel, Vertebra cervicalis IV
- **c** 1. Brustwirbel, Vertebra thoracica I, zugehörige Rippen, Costae, und Brustbein, Sternum
- **d** 3. Lendenwirbel, Vertebra lumbalis III
- **e** Kreuzbein, Os sacrum

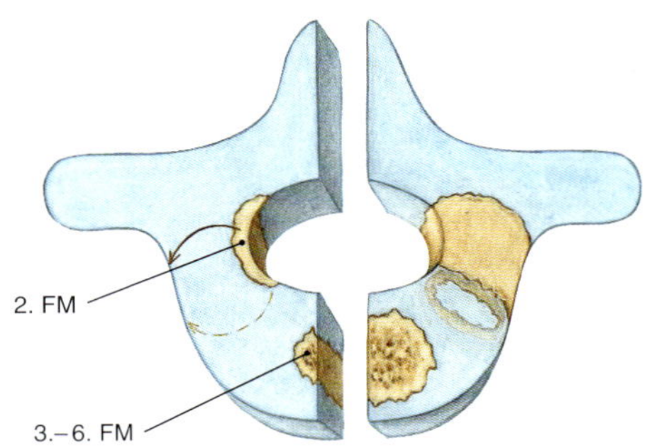

Abb. 737 Wirbelentwicklung.
Auftreten der primären Knochenkerne (Pediculus, 2. Fetalmonat; Corpus, 3.–6. Fetalmonat) am Beispiel eines Lendenwirbels.
Die Synostosierung der Wirbelbogenkerne mit dem Wirbelkörperkern erfolgt zwischen dem 3. und dem 6. Lebensjahr.

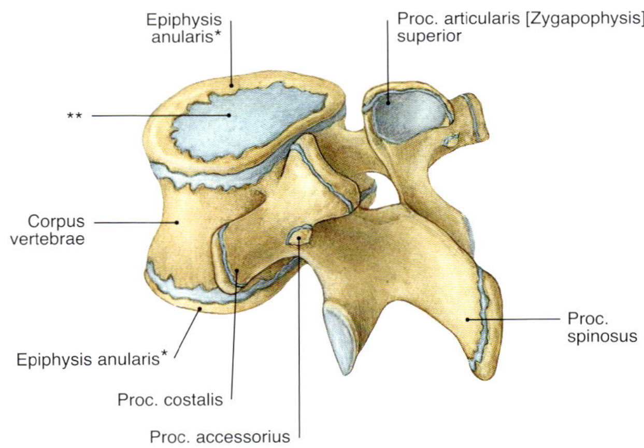

Abb. 738 Wirbelentwicklung.
In den Wirbelkörperepiphysen treten um das 8. Lebensjahr ringförmige Knochenkerne (= Randleisten*) auf, die bis zum 18. Lebensjahr mit den Wirbelkörpern synostosieren. Die zentralen Anteile der Epiphysen bleiben zeitlebens als hyalinknorpelige Platten** erhalten.
An den Fortsätzen bilden sich sekundäre Knochenkerne (Apophysen) aus.

Atlas und Axis

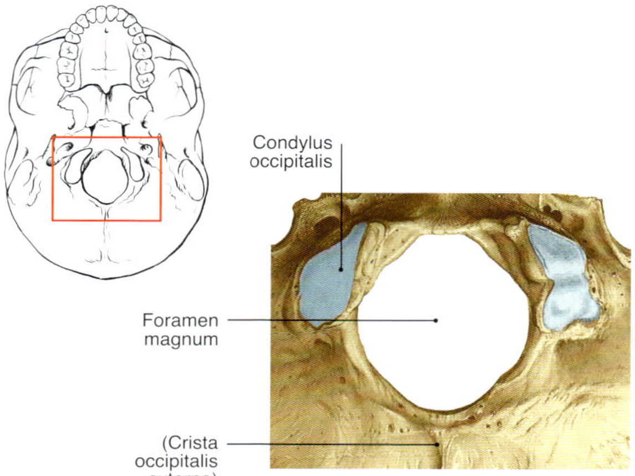

Abb. 739 Hinterhauptsbein, Os occipitale; Ausschnitt mit dem Hinterhauptsloch und den Gelenkkörpern für das obere Kopfgelenk; von kaudal.

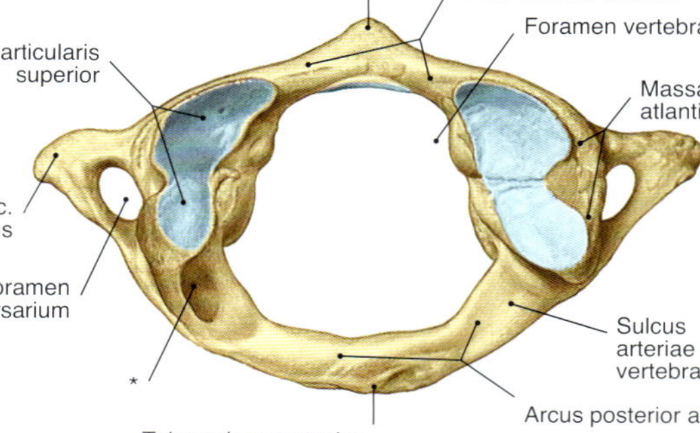

Abb. 740 1. Halswirbel, Atlas; von kranial. Die oberen Gelenkflächen des Atlas sind häufig unterteilt.

* Variante: Canalis arteriae vertebralis

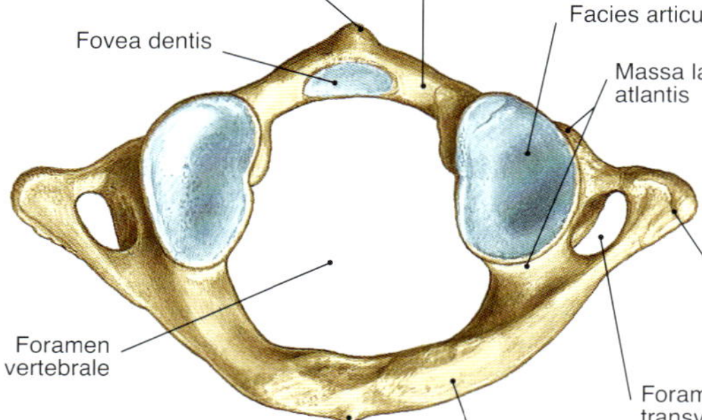

Abb. 741 1. Halswirbel, Atlas; von kaudal.

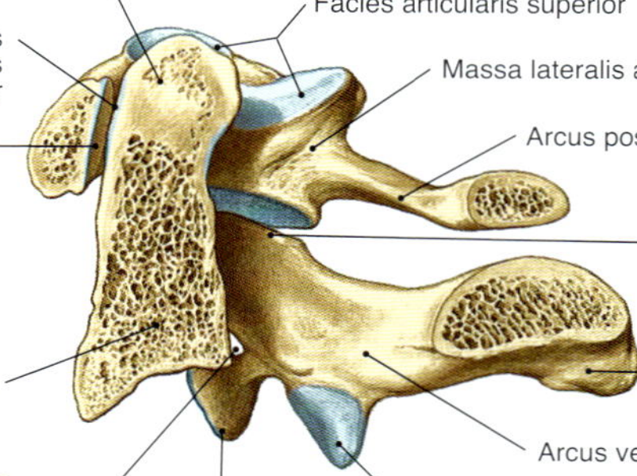

Abb. 742 1. und 2. Halswirbel, Atlas und Axis; Medianschnitt.

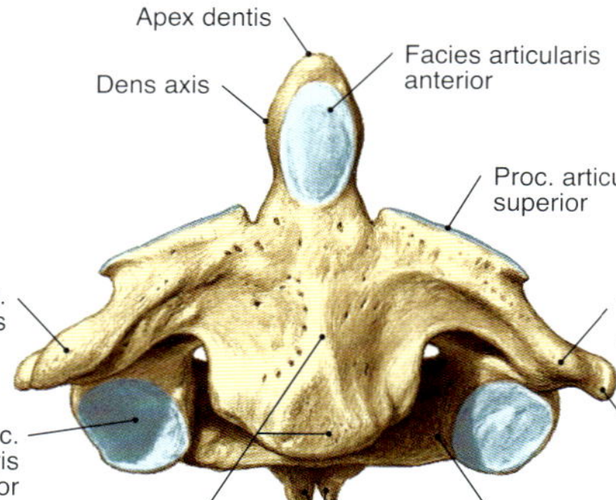

Abb. 743 2. Halswirbel, Axis; von ventral.

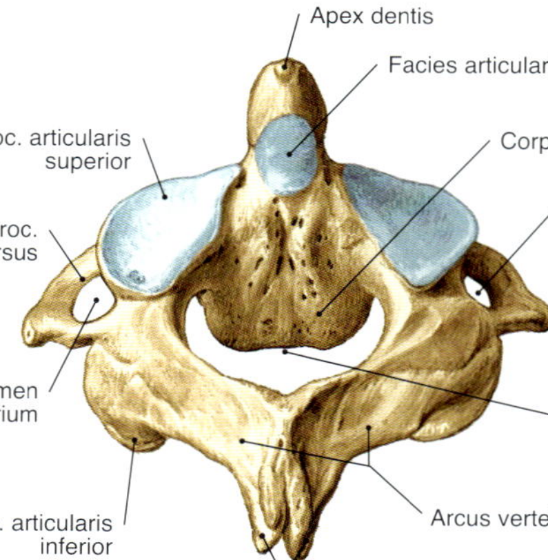

Abb. 744 2. Halswirbel, Axis; von dorsal kranial.

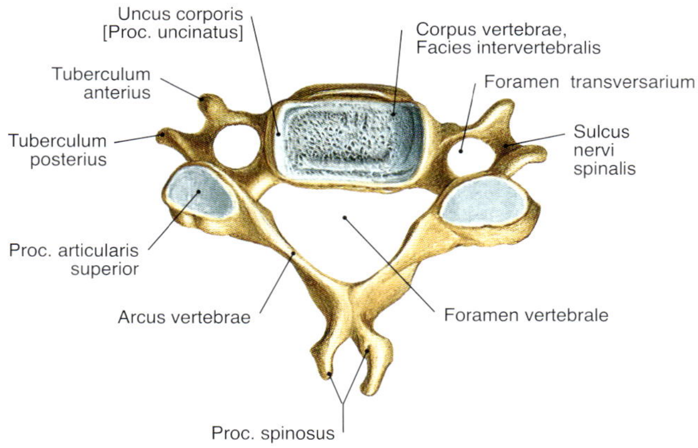

Abb. 745 5. Halswirbel, Vertebra cervicalis V; von kranial.
Die Spitzen der Dornfortsätze des 2.–6. Halswirbels sind meist gespalten.

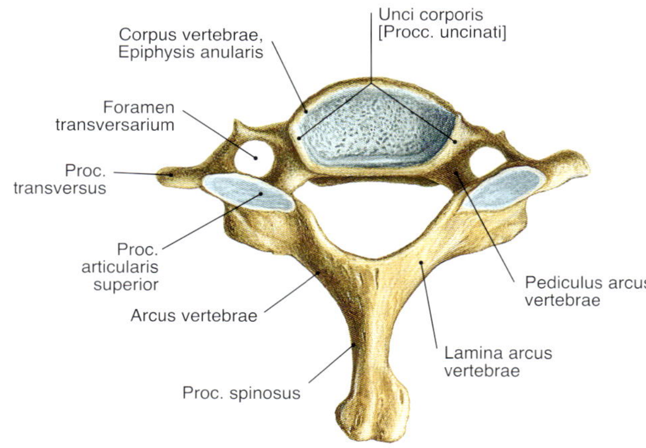

Abb. 746 7. Halswirbel, Vertebra cervicalis VII; von kranial.
Der 7. Halswirbel kann im Allgemeinen aufgrund seines weit vorspringenden Dornfortsatzes sicher bestimmt werden und wird als Vertebra prominens bezeichnet. Allerdings springt der Dornfortsatz des 1. Brustwirbels meist noch weiter vor.

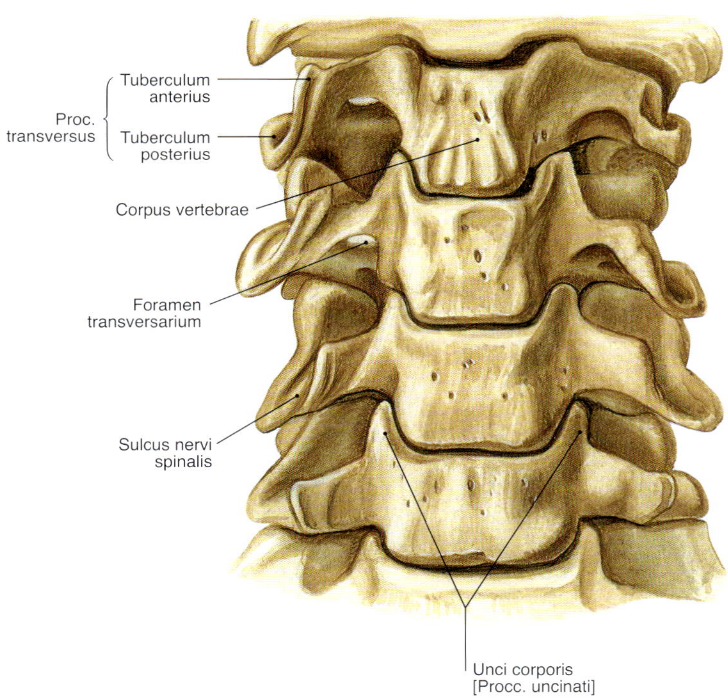

Abb. 747 2.–7. Halswirbel, Vertebrae cervicales II–VII; von ventral.

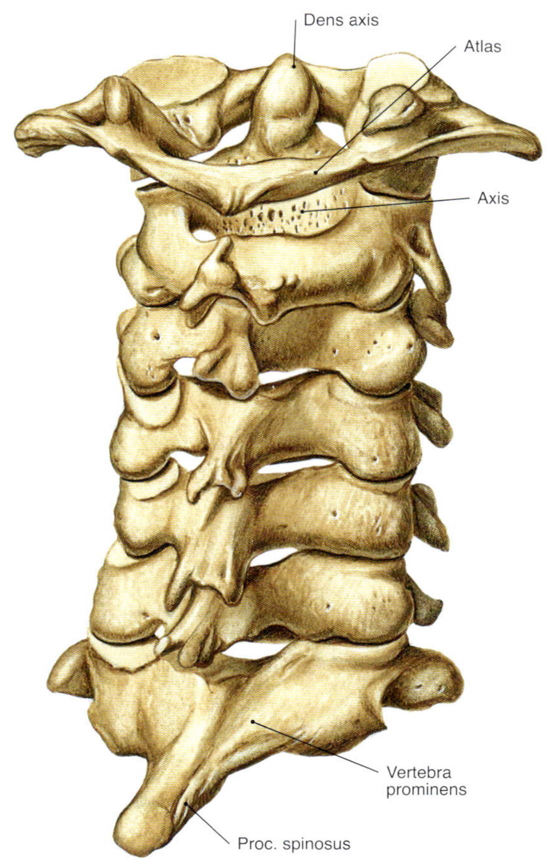

Abb. 748 1.–7. Halswirbel, Vertebrae cervicales I–VII; von lateral dorsal.

Brust- und Lendenwirbel

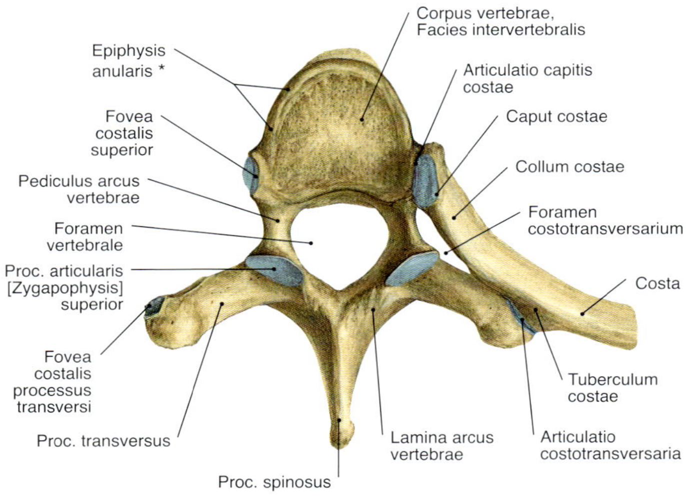

Abb. 749 Wirbel, Vertebra; Baumerkmale am Beispiel eines 5. Brustwirbels; von kranial.

* auch: Randleiste

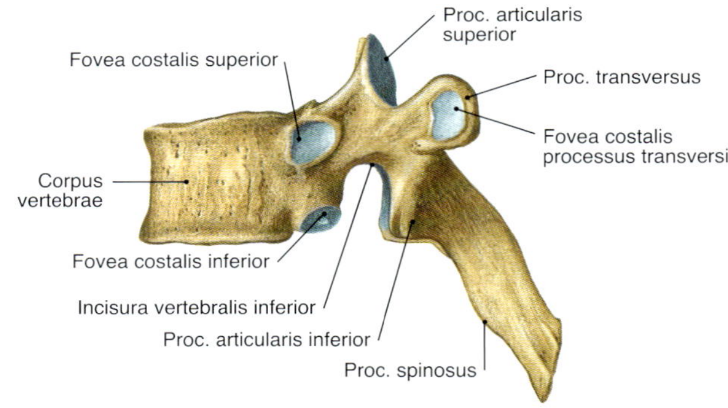

Abb. 750 6. Brustwirbel, Vertebra thoracica VI; von links.

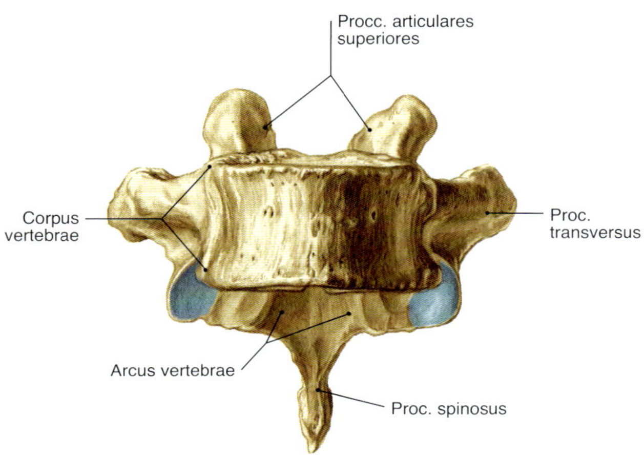

Abb. 751 10. Brustwirbel, Vertebra thoracica X; von ventral.

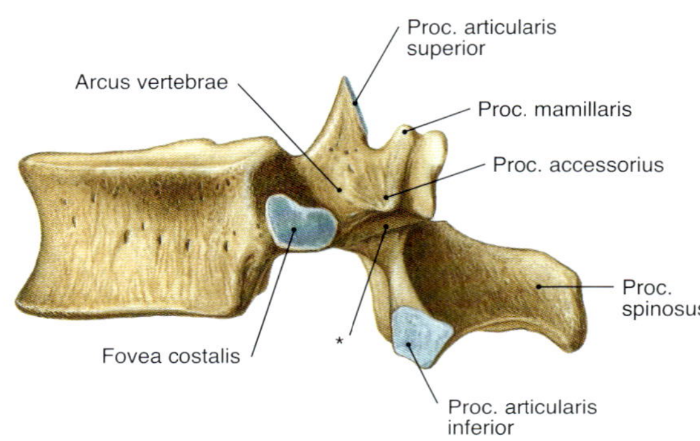

Abb. 752 12. Brustwirbel, Vertebra thoracica XII; von links.

* Bereich des Wirbelbogens zwischen oberem und unterem Gelenkfortsatz (sog. Isthmus = Interartikularportion)

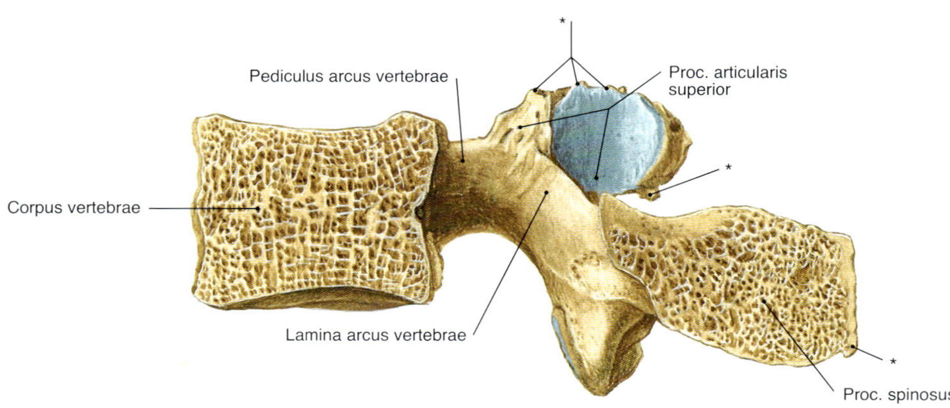

Abb. 753 3. Lendenwirbel, Vertebra lumbalis III; Medianschnitt; Präparat von einem älteren Menschen.

* Verknöcherungen von Bandansätzen

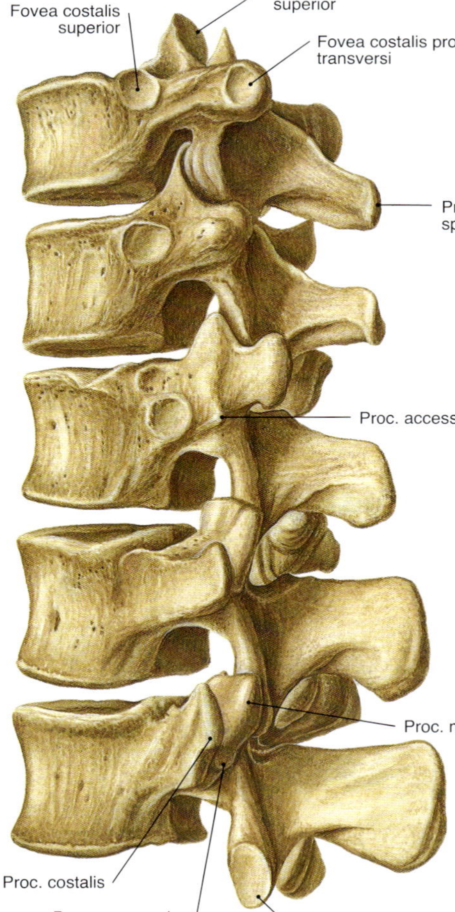

Abb. 754 10.–12. Brustwirbel, Vertebrae thoracicae X–XII, und 1.–2. Lendenwirbel, Vertebrae lumbales I–II; von links dorsal.

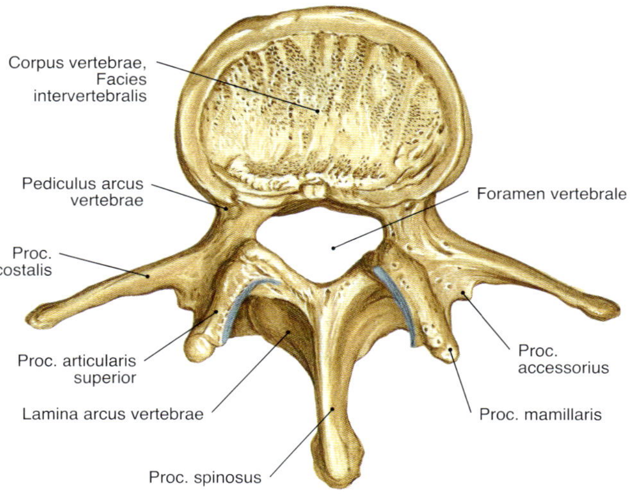

Abb. 755 4. Lendenwirbel, Vertebra lumbalis IV; von kranial.

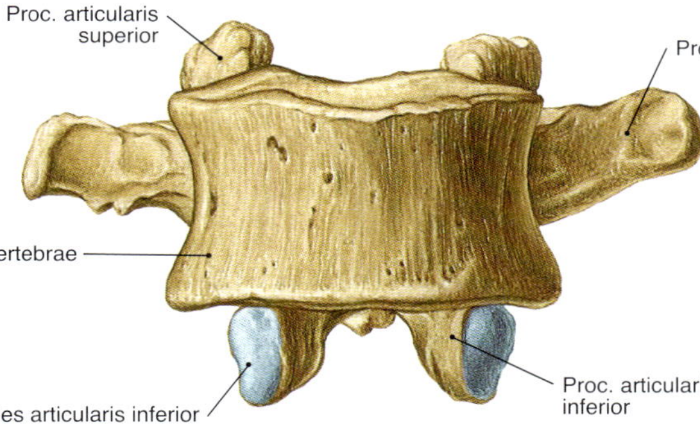

Abb. 756 4. Lendenwirbel, Vertebra lumbalis IV; von ventral.

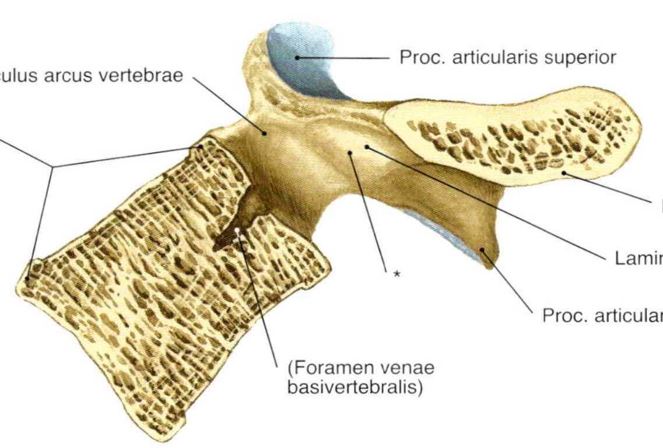

Abb. 757 5. Lendenwirbel, Vertebra lumbalis V; Medianschnitt.
Beachte die für den Körper des 5. Lendenwirbels charakteristische Keilform.

* Bereich des Wirbelbogens zwischen oberem und unterem Gelenkfortsatz. Hier kann sich beim 5., seltener beim 4. Lendenwirbel – wahrscheinlich aufgrund übermäßiger lokaler Biegebeanspruchung – ein bindegewebig überbrückter Spalt ausbilden (Spondylolyse) und in der weiteren Folge ein Abgleiten (= Olisthesis) des kranialen auf dem kaudalen Wirbel (Spondylolisthesis) erfolgen.

Kreuzbein

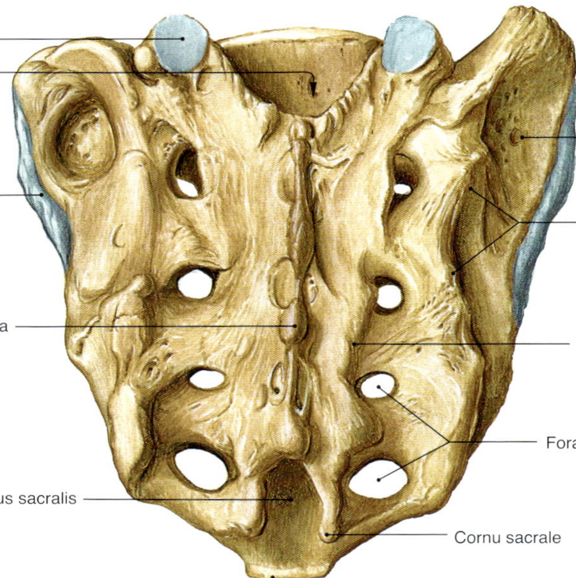

Abb. 758 Kreuzbein, Os sacrum; von dorsal.

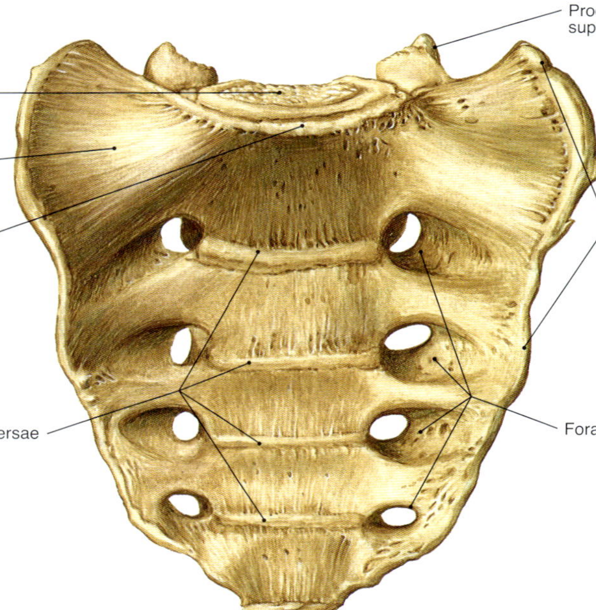

Abb. 759 Kreuzbein, Os sacrum; von ventral kaudal.

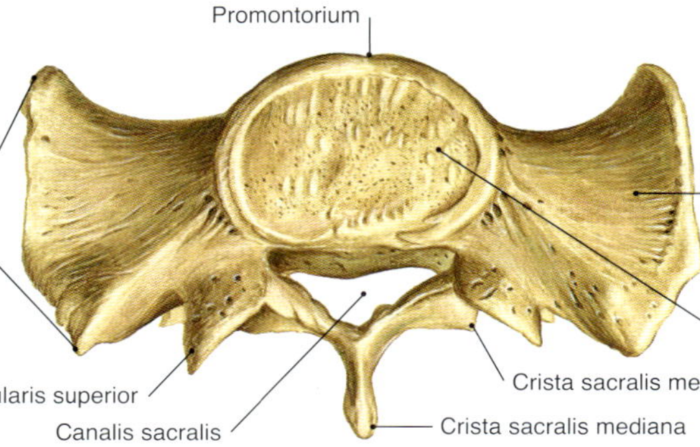

Abb. 760 Kreuzbein, Os sacrum; nach Durchtrennung auf Höhe des 2. Sakralwirbels; von kranial.

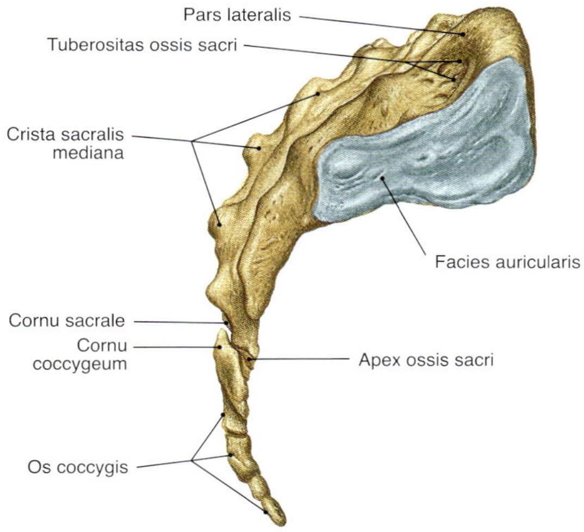

Abb. 761 Kreuzbein, Os sacrum; von rechts.

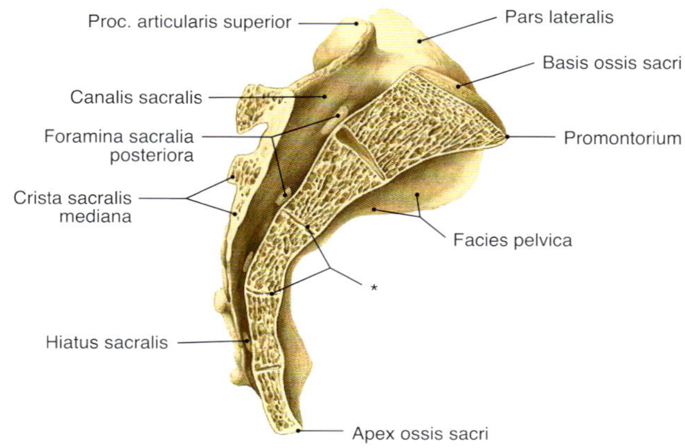

Abb. 762 Kreuzbein, Os sacrum; Medianschnitt.
* Auch beim Erwachsenen bleiben Reste von Bandscheibengewebe erhalten.

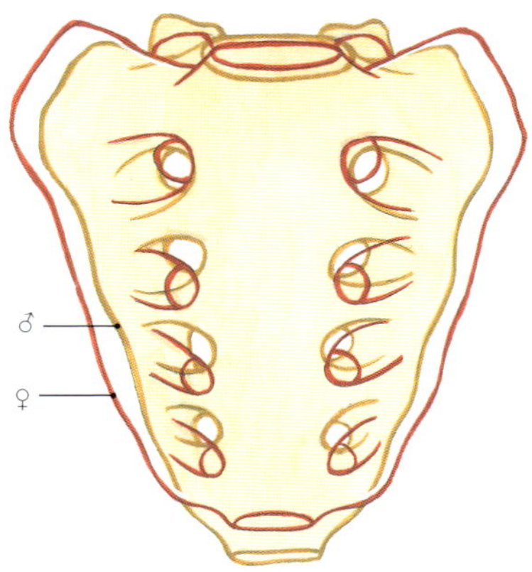

Abb. 763 Kreuzbein, Os sacrum; Geschlechtsunterschiede.

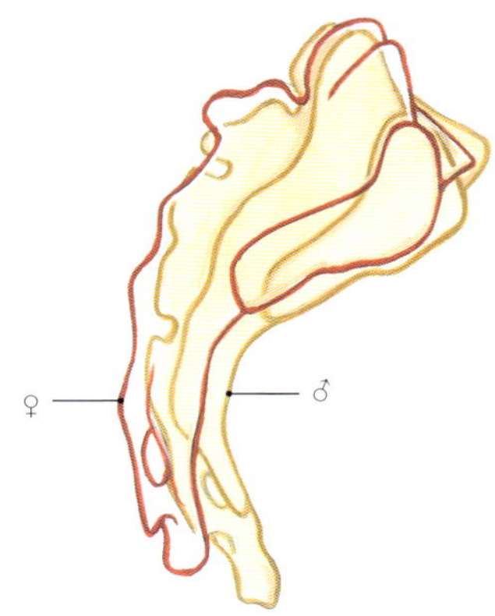

Abb. 764 Kreuzbein, Os sacrum; Geschlechtsunterschiede.

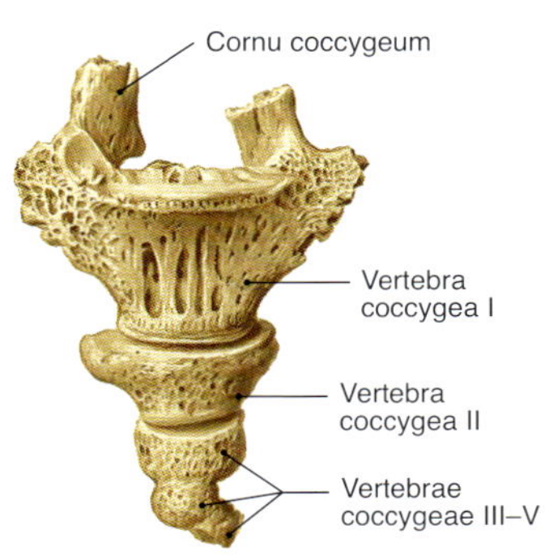

Abb. 765 Steißbein, Os coccygis; von ventral kranial.

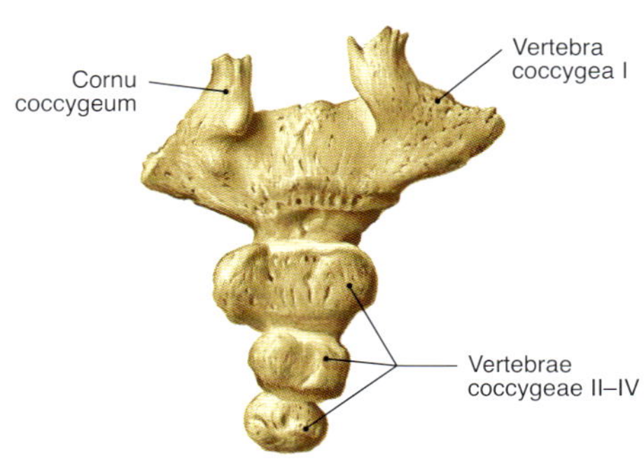

Abb. 766 Steißbein, Os coccygis; von dorsal kaudal.

Halswirbelsäule, Röntgen

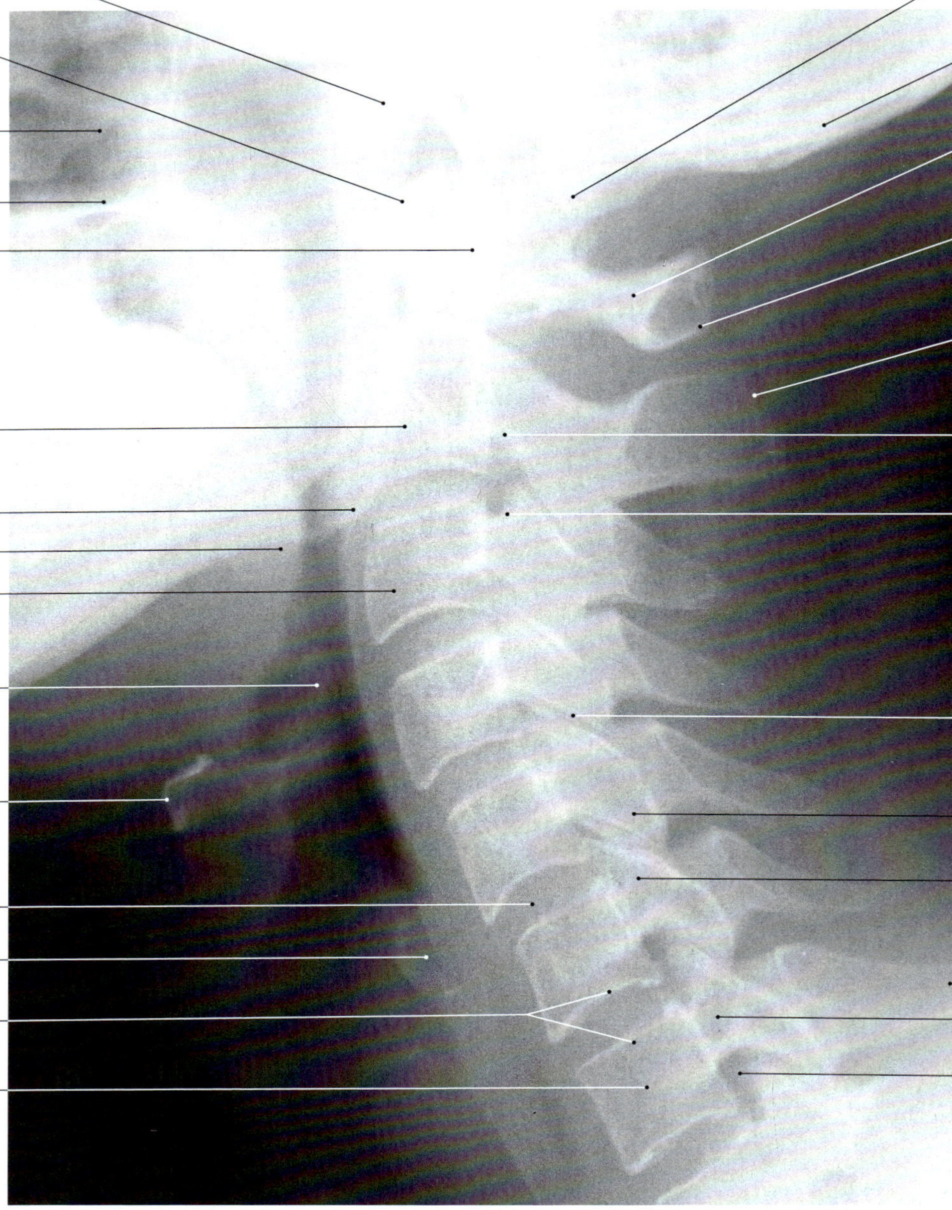

Abb. 767 Halswirbel, Vertebrae cervicales; laterales Röntgenbild der Halswirbelsäule; Einstellung: aufrechte Haltung; Zentralstrahl auf den 3. Halswirbel eingestellt; Schultern nach unten gezogen.

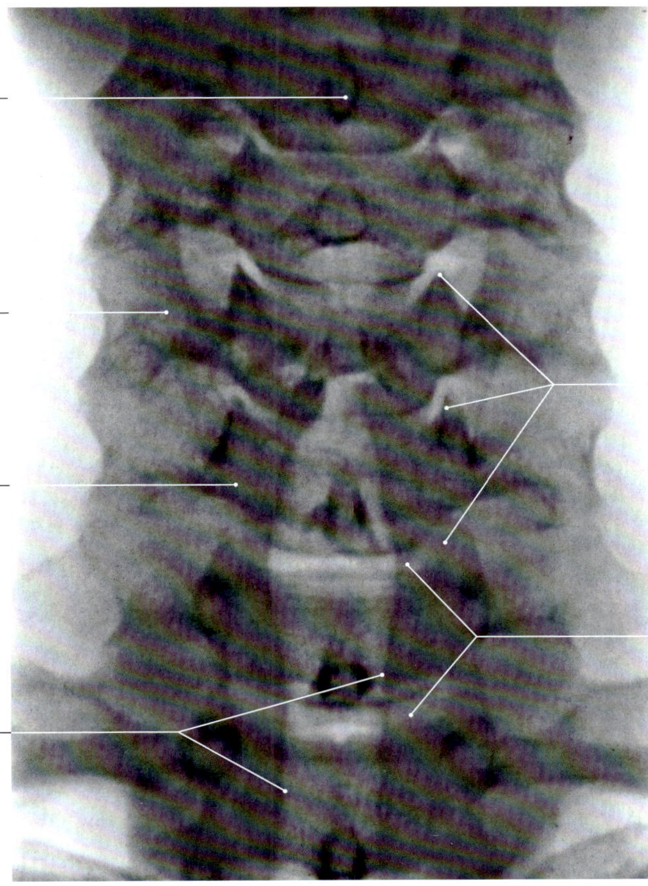

Abb. 768 Halswirbel, Vertebrae cervicales; ap-Röntgenbild der Halswirbelsäule; Einstellung: aufrechte Haltung; Zentralstrahl auf den 3. Halswirbel eingestellt.

* Räume der Zwischenwirbelscheiben

Brustwirbelsäule, Röntgen

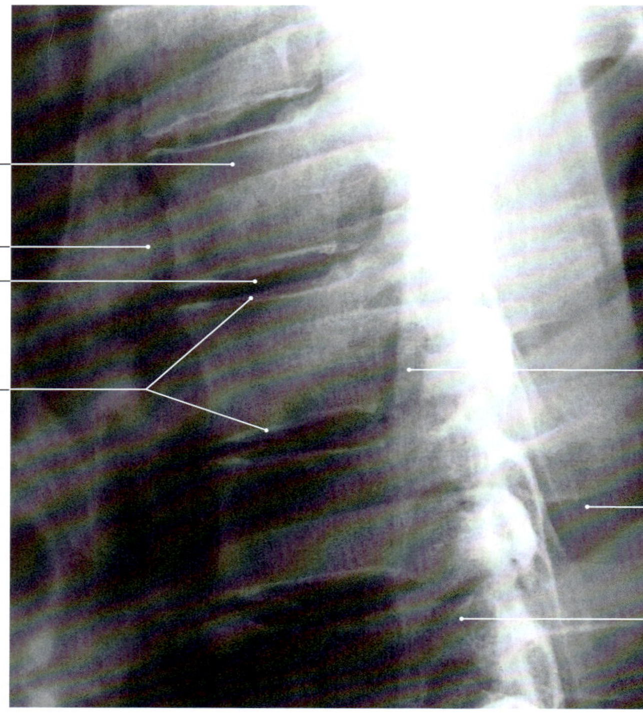

Abb. 769 Brustwirbel, Vertebrae thoracicae;
laterales Röntgenbild der Brustwirbelsäule;
Einstellung: aufrechte Haltung, Thorax in Einatmungsstellung;
Zentralstrahl auf den 6. Brustwirbel eingestellt.

* Raum einer Zwischenwirbelscheibe
** klinisch: Endplatten
Die jeweils obere Endplatte wird als Deckplatte, die untere als Grundplatte bezeichnet.

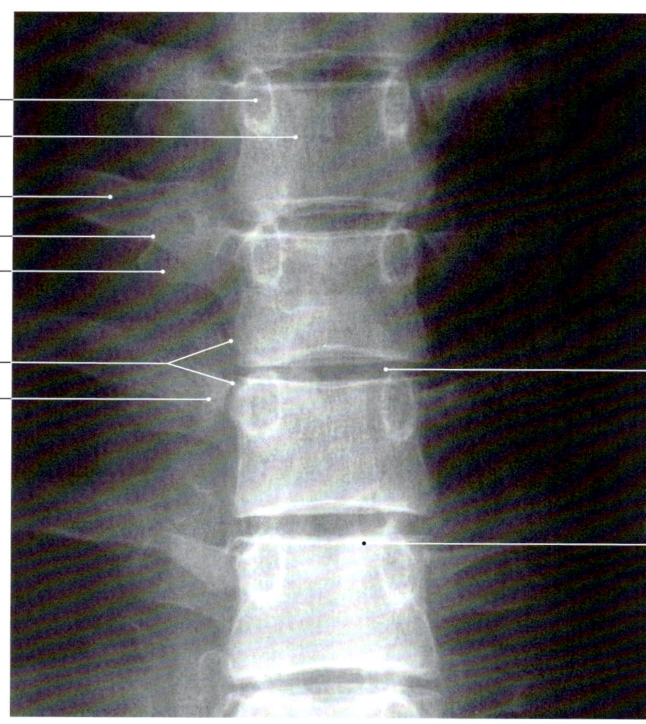

Abb. 770 Brustwirbel, Vertebrae thoracicae;
ap-Röntgenbild der Brustwirbelsäule;
Einstellung: aufrechte Haltung, Thorax in Einatmungsstellung;
Zentralstrahl auf den 6. Brustwirbel eingestellt.

* Raum einer Zwischenwirbelscheibe

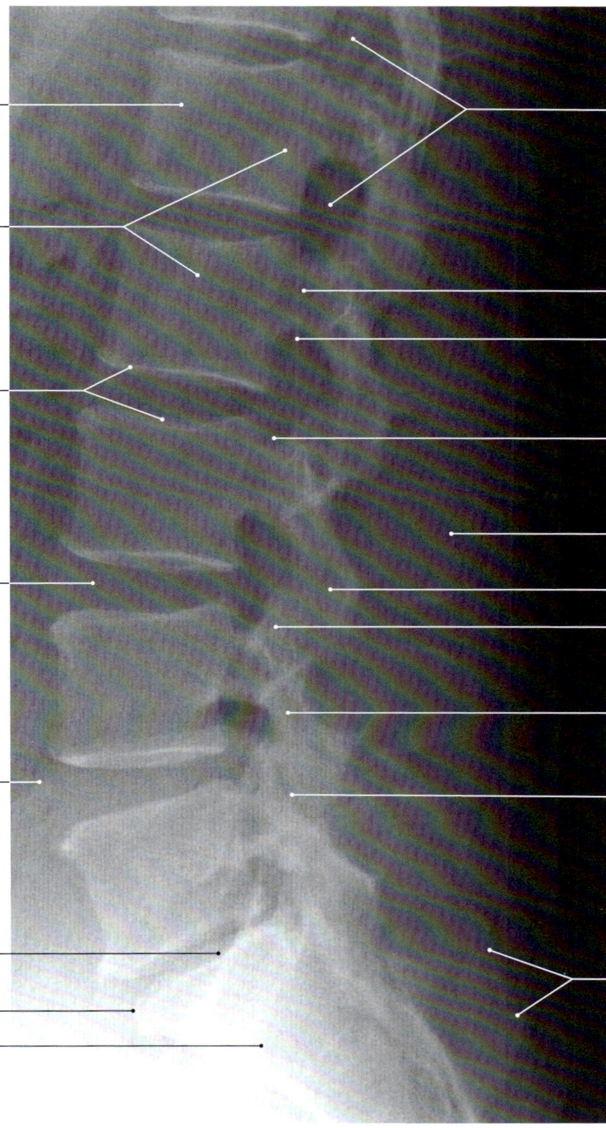

Abb. 771 Lendenwirbel, Vertebrae lumbales;
laterales Röntgenbild der Lendenwirbelsäule; Einstellung: aufrechte Haltung; Zentralstrahl auf den 2. Lendenwirbel eingestellt.
Die Abschrägung der Vorderkanten der unteren Lendenwirbel ist eine pathologische Veränderung.

* Raum einer Zwischenwirbelscheibe
** Bereich des Wirbelbogens zwischen oberem und unterem Gelenkfortsatz (sog. Isthmus = Interartikularportion)
*** Die Endpunkte geben den Verlauf der in der Reproduktion schlecht sichtbaren 12. Rippe an.

Lendenwirbelsäule, Röntgen

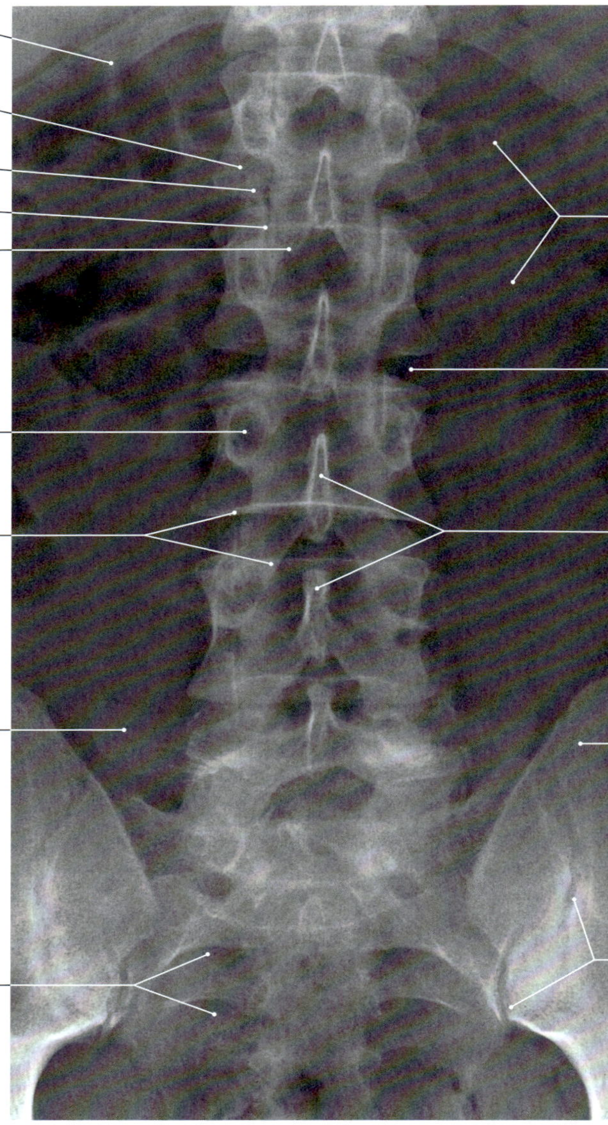

Abb. 772 Lendenwirbel, Vertebrae lumbales; ap-Röntgenbild der Lendenwirbelsäule und des Kreuzbeins; Einstellung: aufrechte Haltung; Zentralstrahl auf den 2. Lendenwirbel eingestellt.

* Raum einer Zwischenwirbelscheibe

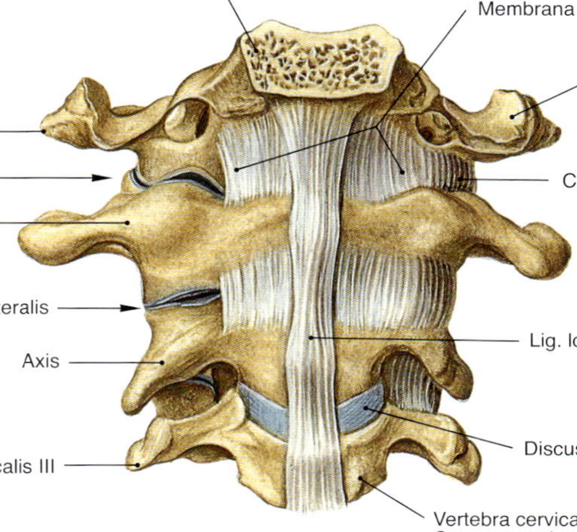

Abb. 773 Kopfgelenke und obere Halswirbelsäule; von ventral.

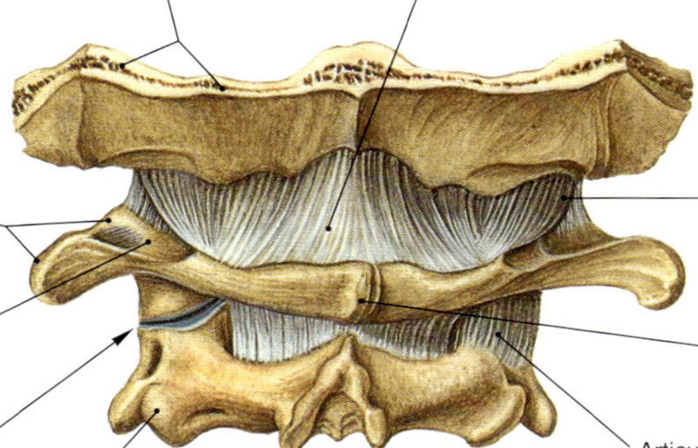

Abb. 774 Kopfgelenke; von dorsal.

Kopfgelenke

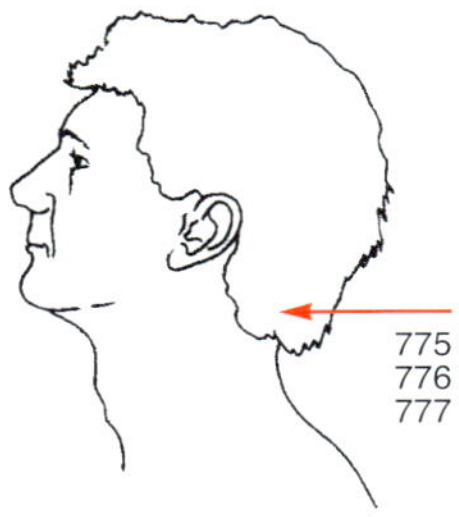

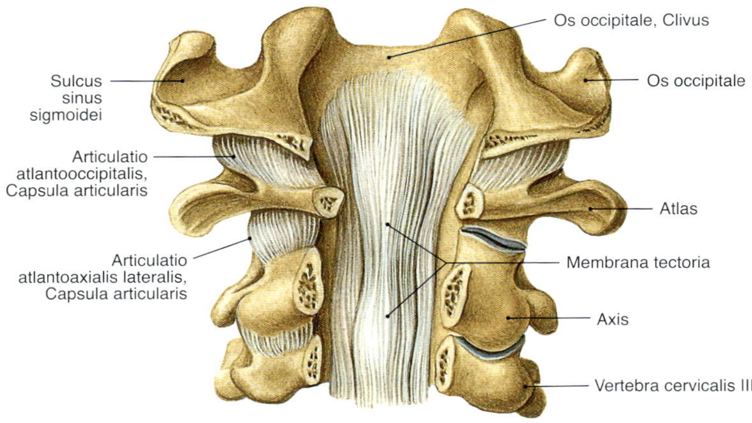

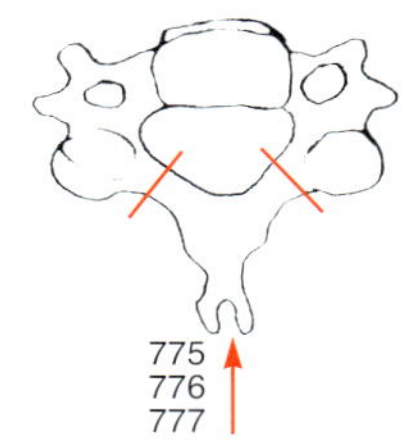

Abb. 775 Kopfgelenke; tiefe Bänder; von dorsal.

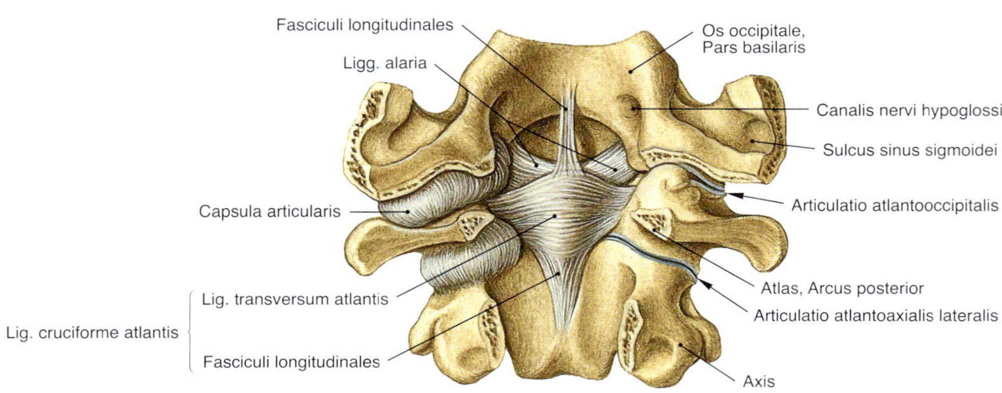

Abb. 776 Kopfgelenke; tiefe Bänder; von dorsal.

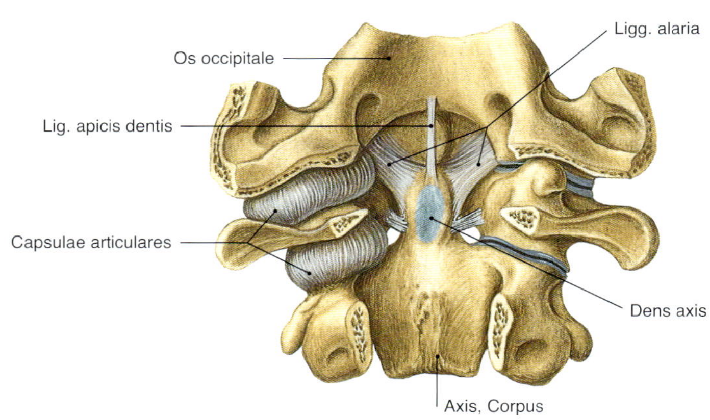

Abb. 777 Kopfgelenke; tiefe Bänder; von dorsal. Die Ligamenta alaria strahlen häufig auch zu den Massae laterales des Atlas aus.

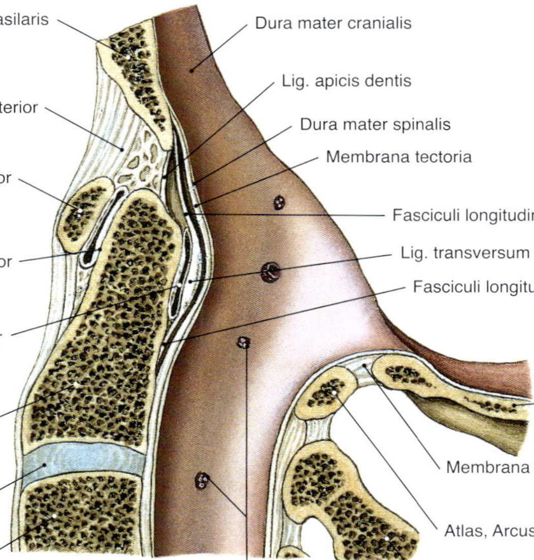

Abb. 778 Kopfgelenke; Medianschnitt.

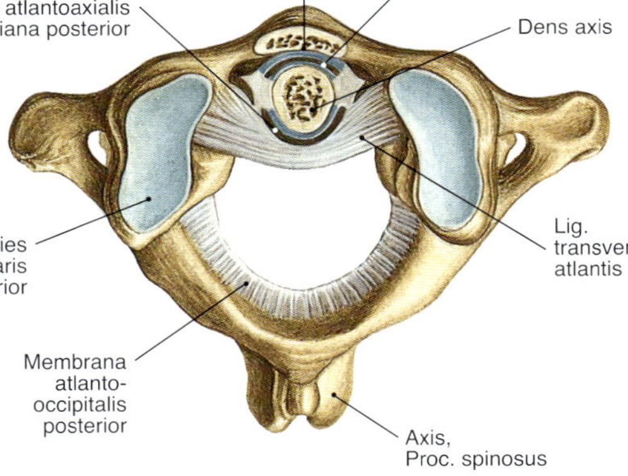

Abb. 779 Kopfgelenke; von kranial.

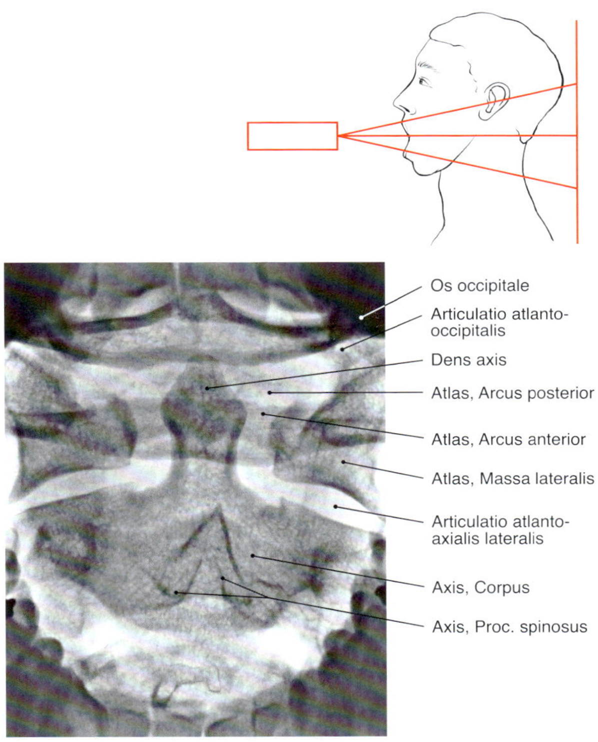

Abb. 780 Kopfgelenke; ap-Röntgenbild.

Bänder der Wirbelsäule

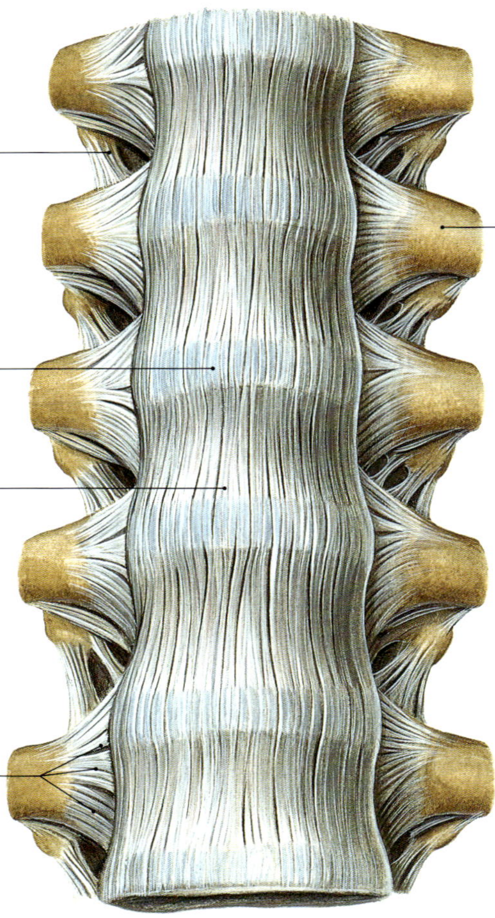

Abb. 781 Bänder der Wirbelsäule; am Beispiel der unteren Brustwirbelsäule; von ventral.

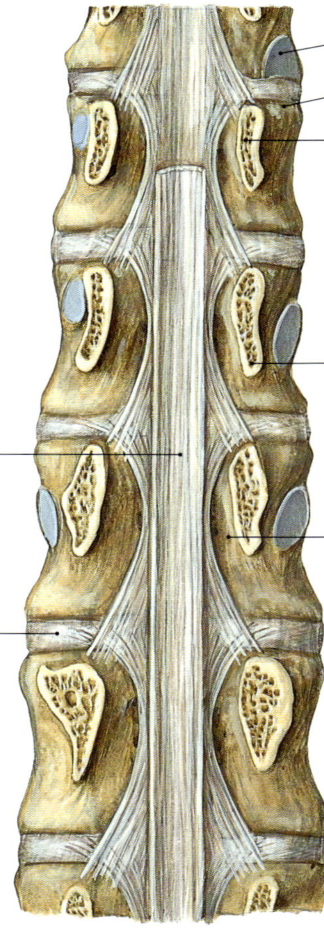

Abb. 782 Bänder der Wirbelsäule; am Beispiel der unteren Brust- und der oberen Lendenwirbelsäule; von dorsal.

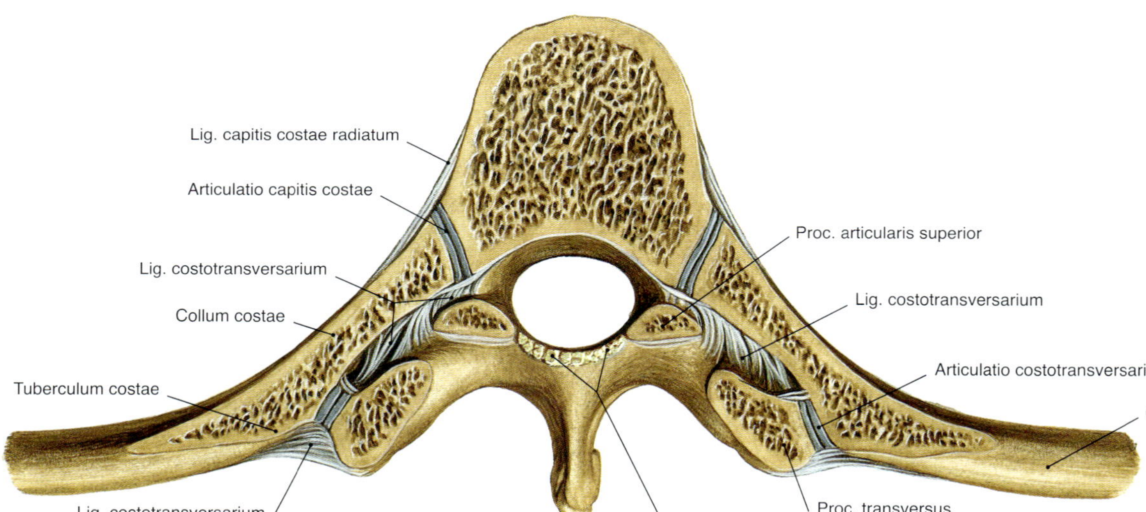

Abb. 783 Rippenwirbelgelenke, Articulationes costovertebrales; Querschnitt auf Höhe des unteren Anteils eines Rippenköpfchengelenks; von kranial.

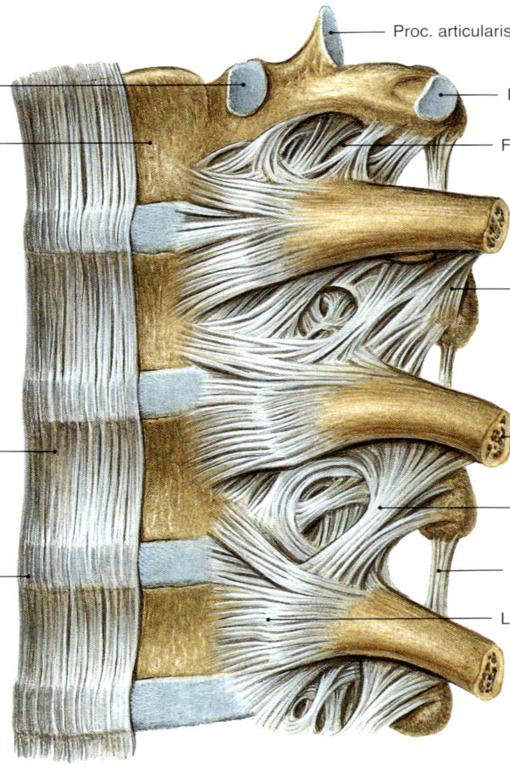

Abb. 784 Bänder der Wirbelsäule und der Rippenwirbelverbindungen, Articulationes costovertebrales; seitliche Anteile des vorderen Längsbandes abgetragen; von links.

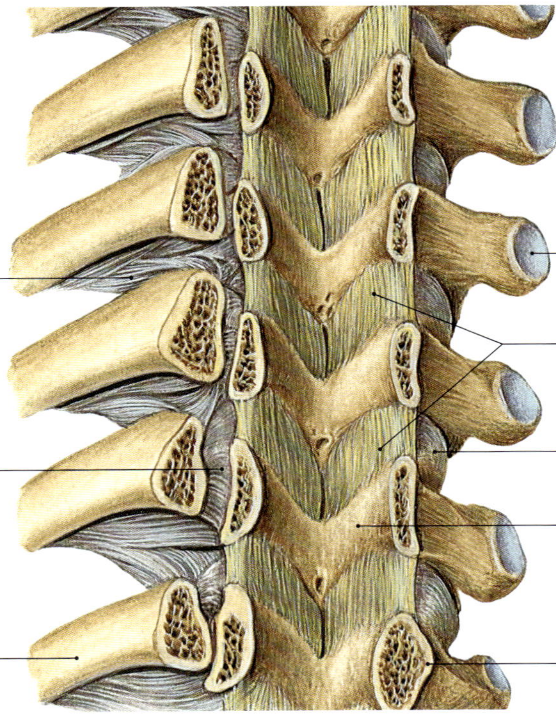

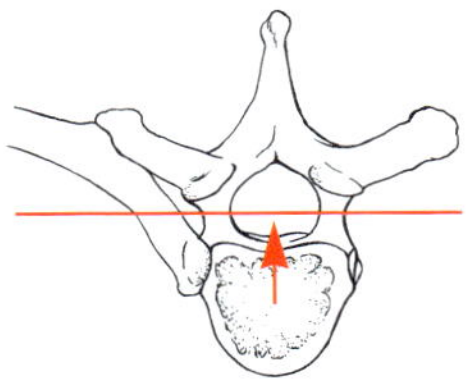

Abb. 785 Verbindungen der Wirbelbögen; von ventral.

Rippen-Wirbel-Verbindungen

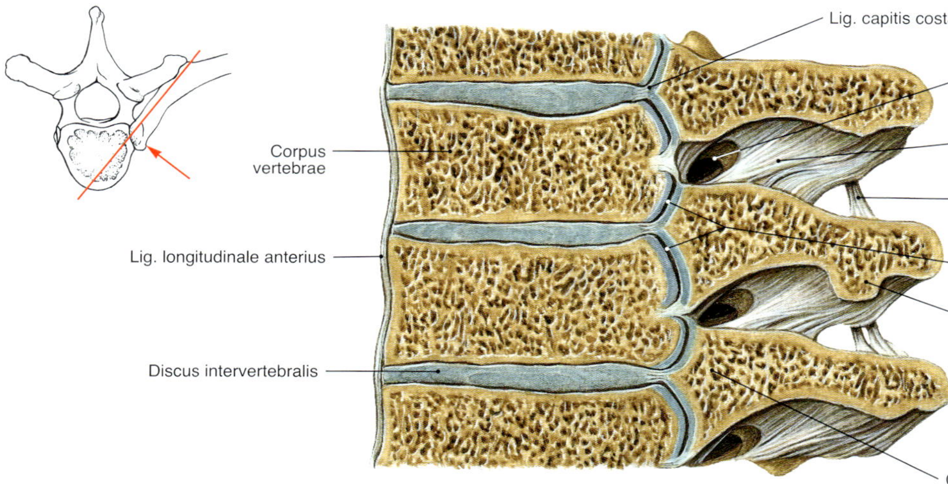

Abb. 786 Rippen-Wirbel-Verbindungen, Articulationes costovertebrales; von links ventral.

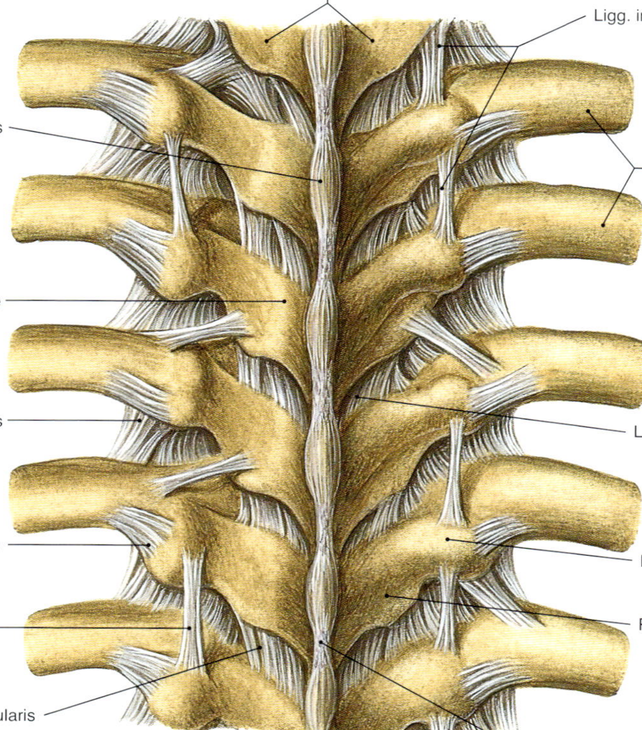

Abb. 787 Bänder der Wirbelbögen und der Rippen-Wirbel-Verbindungen, Articulationes costovertebrales; von dorsal.

* Als Lig. supraspinale wird der mediane Anteil der Fascia thoracolumbalis bezeichnet.

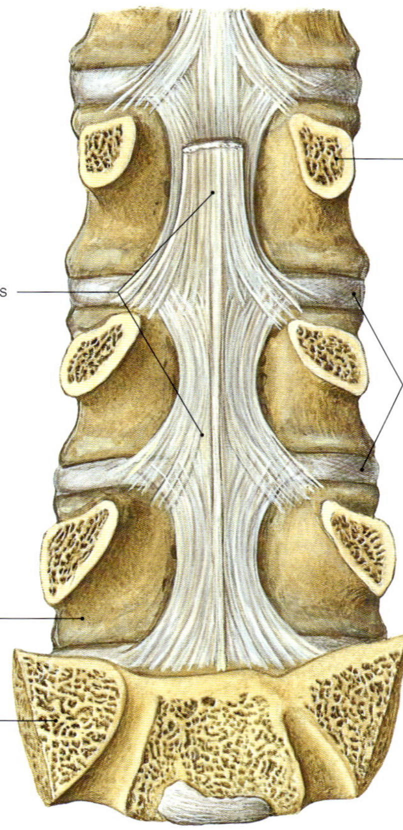

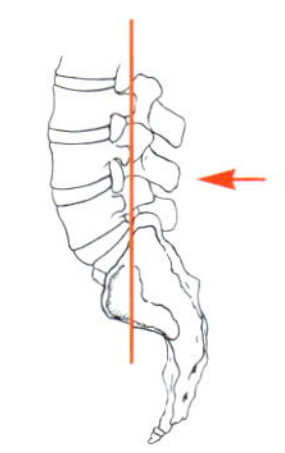

Abb. 788 Bänder der Lendenwirbelsäule.

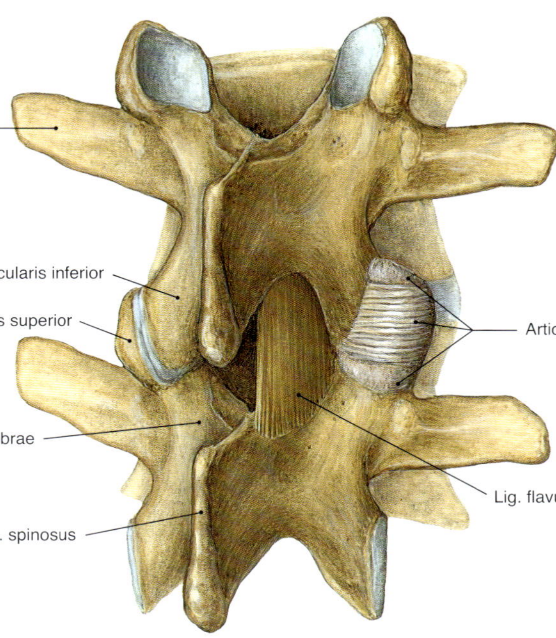

Abb. 789 Wirbelgelenke der Lendenwirbelsäule, Articulationes zygapophysiales lumbales; von rechts dorsal.

Nur in der Lendenwirbelsäule sind die Wirbelgelenke durch feste, quer ausgerichtete Faserzüge (Ligg. transversa) verstärkt.

Bandscheiben

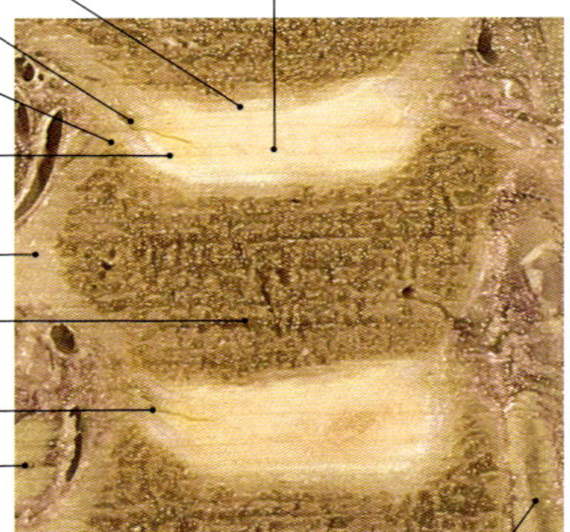

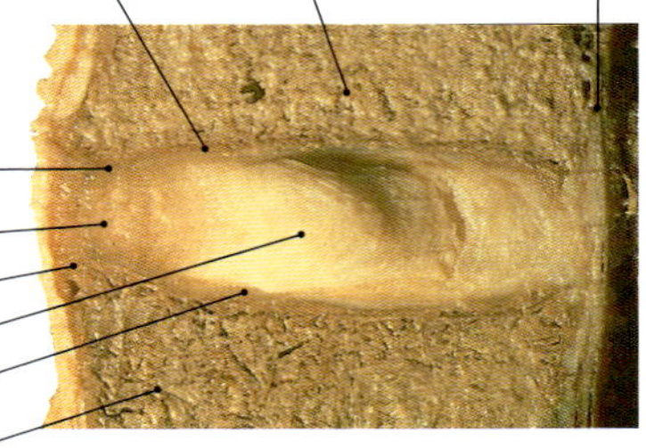

Abb. 790 a, b Zwischenwirbelscheiben, Disci intervertebrales.
a zervikale Zwischenwirbelscheiben, Disci intervertebrales cervicales;
Frontalschnitt
b lumbale Zwischenwirbelscheibe, Discus intervertebralis lumbalis;
Medianschnitt

* hyalinknorpelige Bedeckungen der Endplatten der Wirbelkörper als nicht verknöcherte Anteile der Wirbelkörperepiphysen
** Schon im 1. Lebensjahrzehnt bilden sich in den seitlichen Zonen der zervikalen Zwischenwirbelscheiben sog. unkovertebrale Spalte aus, die in den folgenden Lebensjahrzehnten individuell unterschiedlich weit nach medial durchreißen.

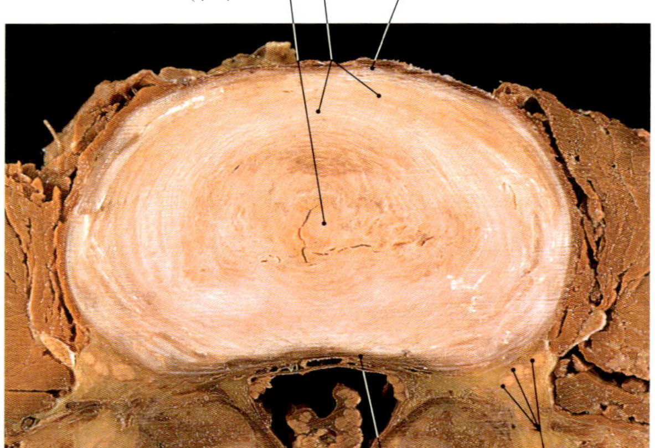

Abb. 791 Lumbale Zwischenwirbelscheibe, Discus intervertebralis lumbalis;
von kranial.

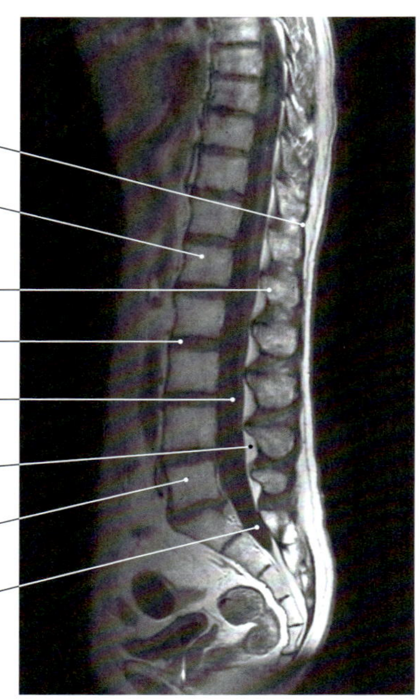

Abb. 792 Lendenwirbelsäule;
magnetresonanztomographischer Medianschnitt (MRT).

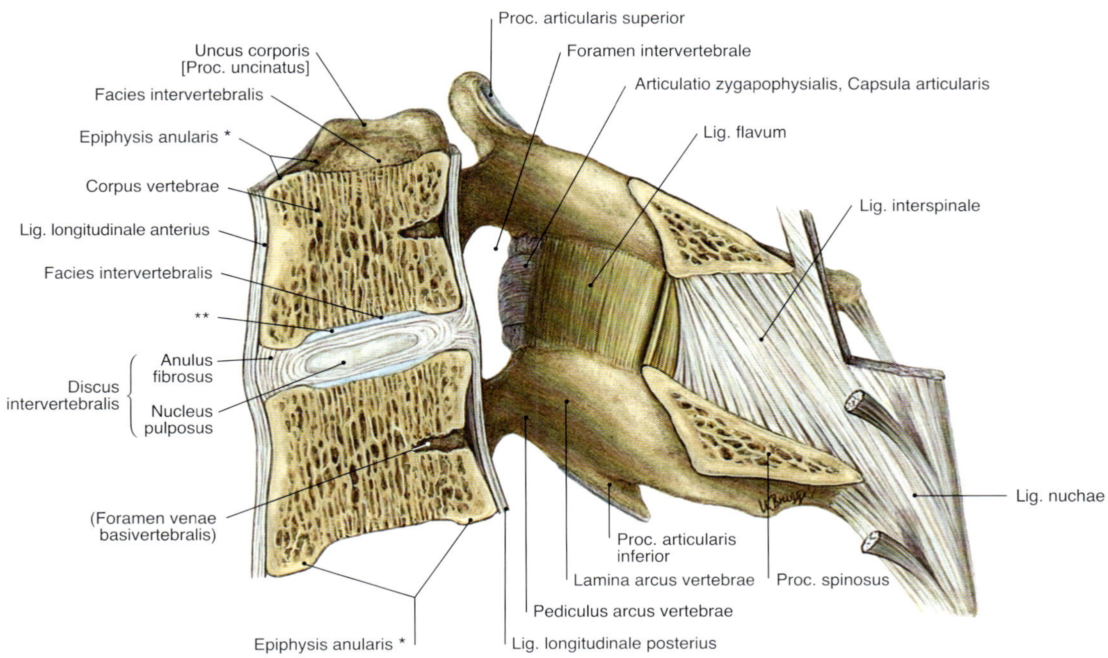

Abb. 793 Zervikales Bewegungssegment; Schema, Medianschnitt.

* auch: Randleiste
** hyalinknorpelige Bedeckung der Endplatte als nicht verknöcherter Anteil der Wirbelkörperepiphyse

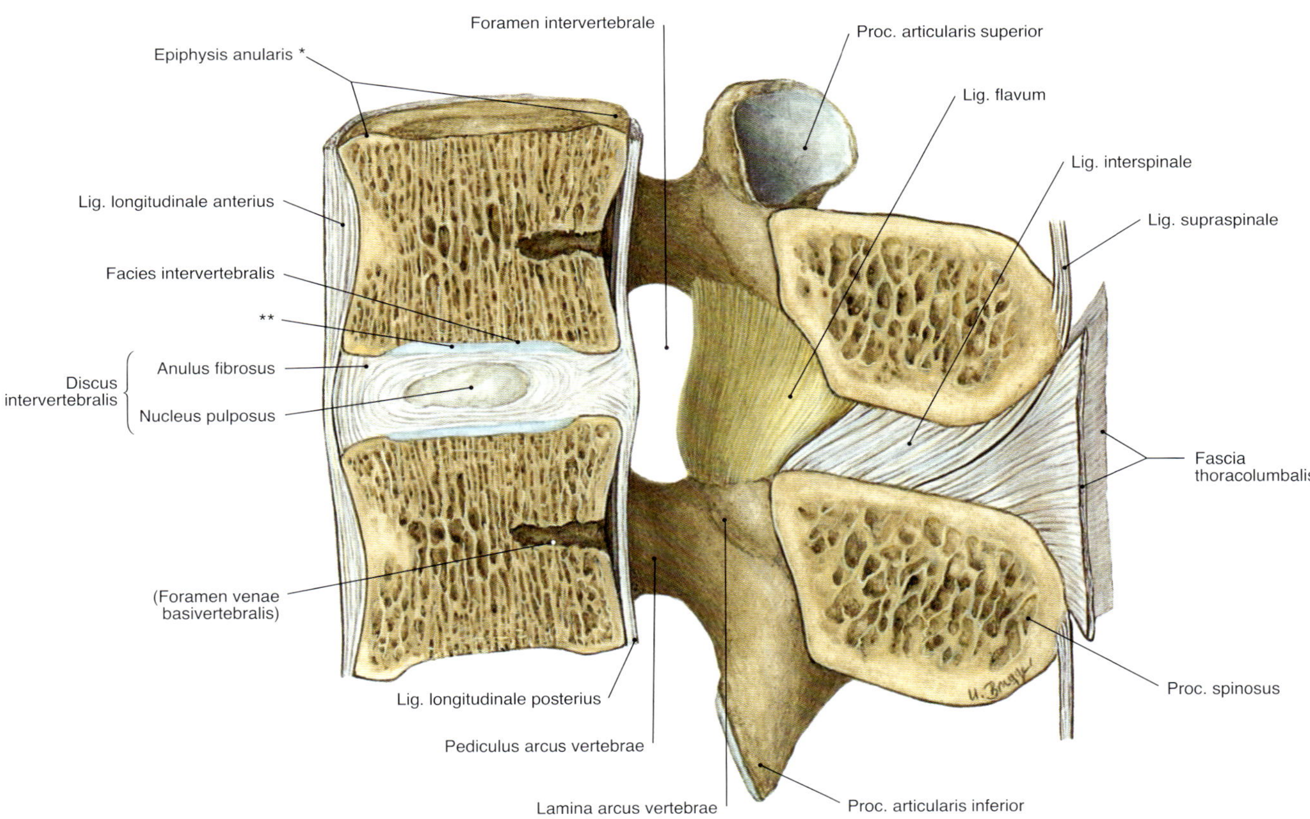

Abb. 794 Lumbales Bewegungssegment; Schema, Medianschnitt.

* auch: Randleiste
** hyalinknorpelige Bedeckung der Endplatte als nicht verknöcherter Rest der Wirbelkörperepiphyse

Oberflächliche Rückenmuskeln

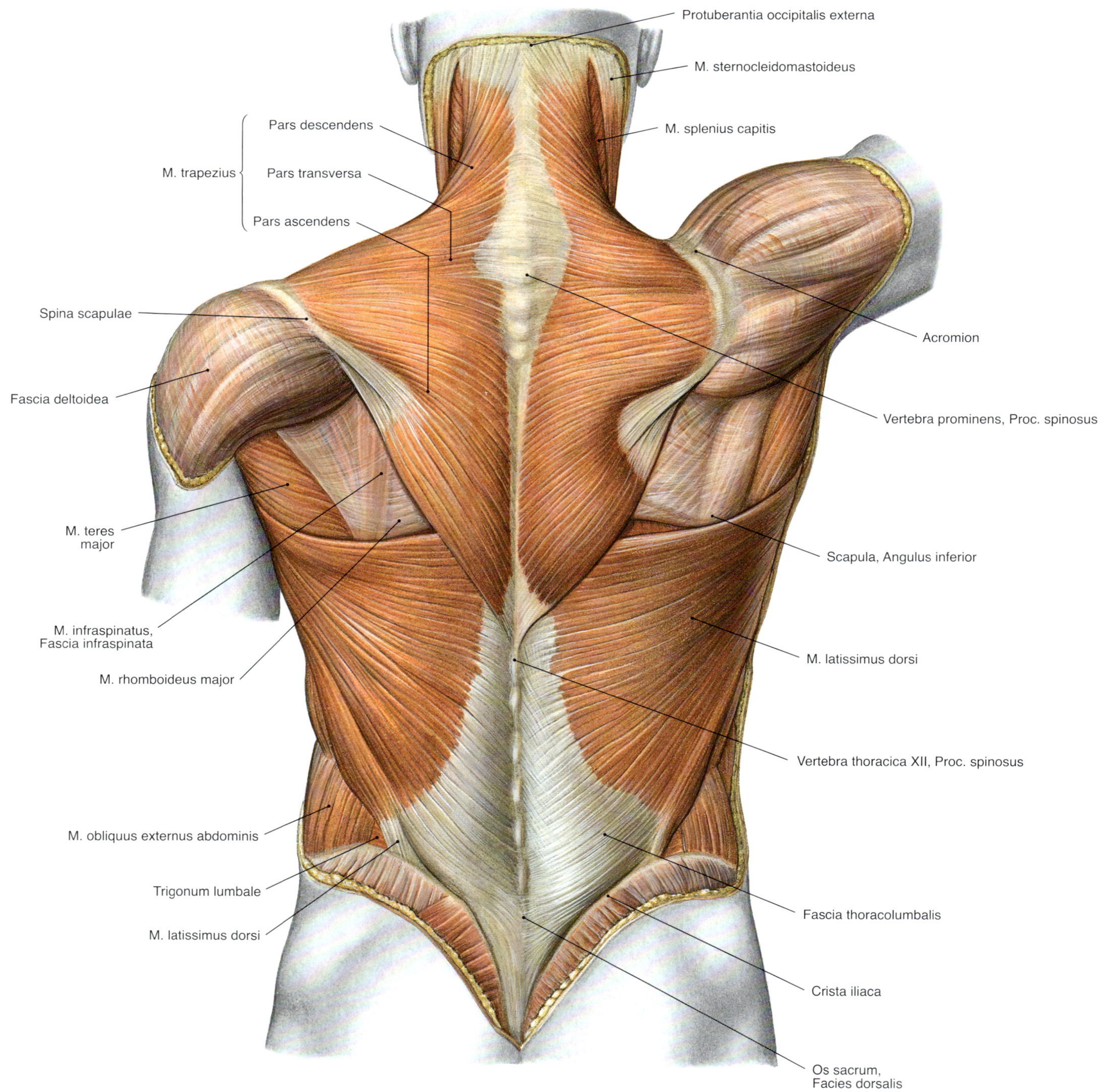

→ T 17, T 18

Abb. 795 Rückenmuskeln, Mm. dorsi; oberflächliche Schicht der Rumpf-Arm- und Rumpf-Schultergürtel-Muskulatur.

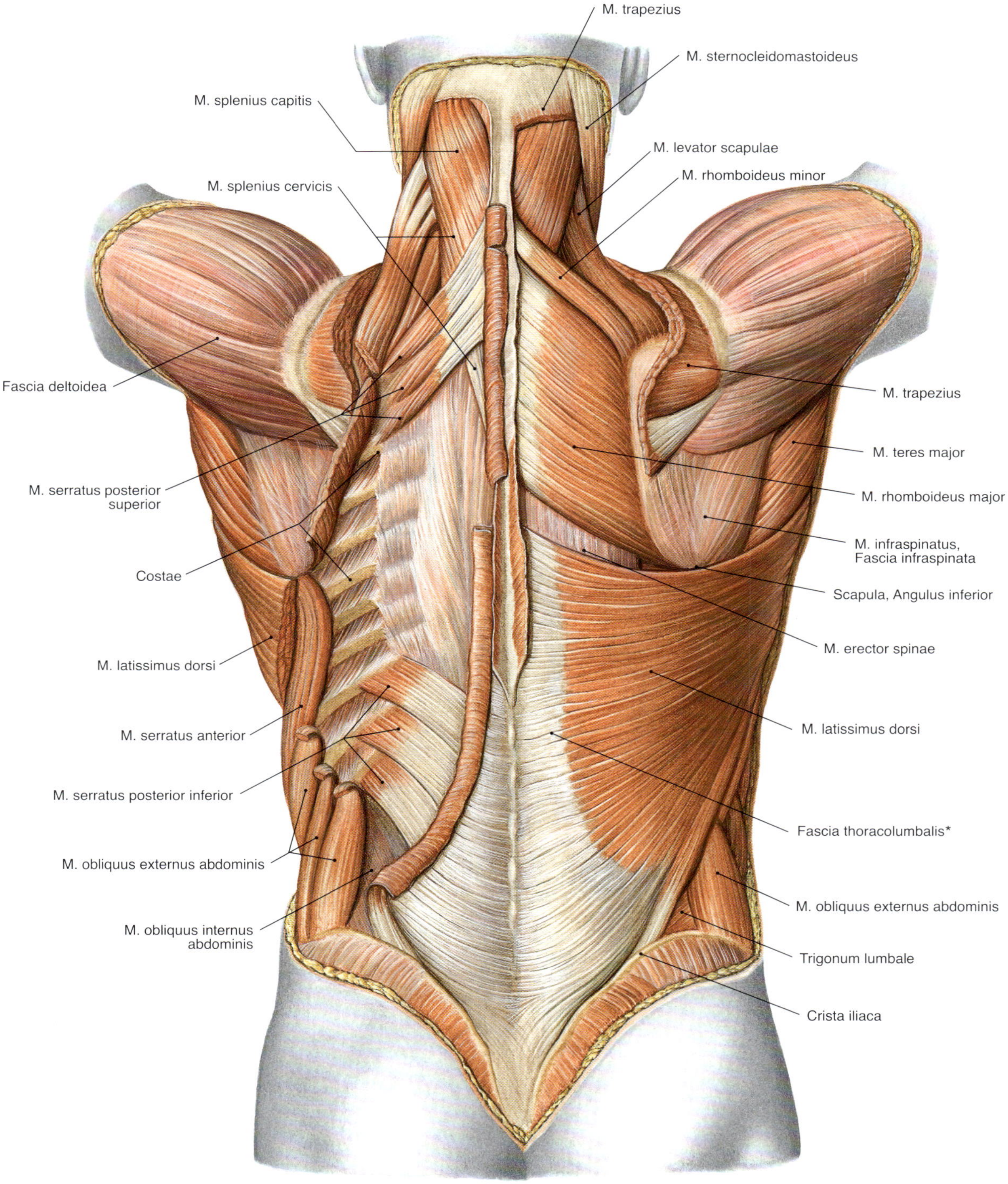

Abb. 796 Rückenmuskeln, Mm. dorsi; tiefe Schicht der Rumpf-Arm- und der Rumpf-Schultergürtel-Muskulatur.

* Die sog. Fascia thoracolumbalis ist als derbe Aponeurose ausgebildet.

→ T 17–T 19

Tiefe Rückenmuskeln

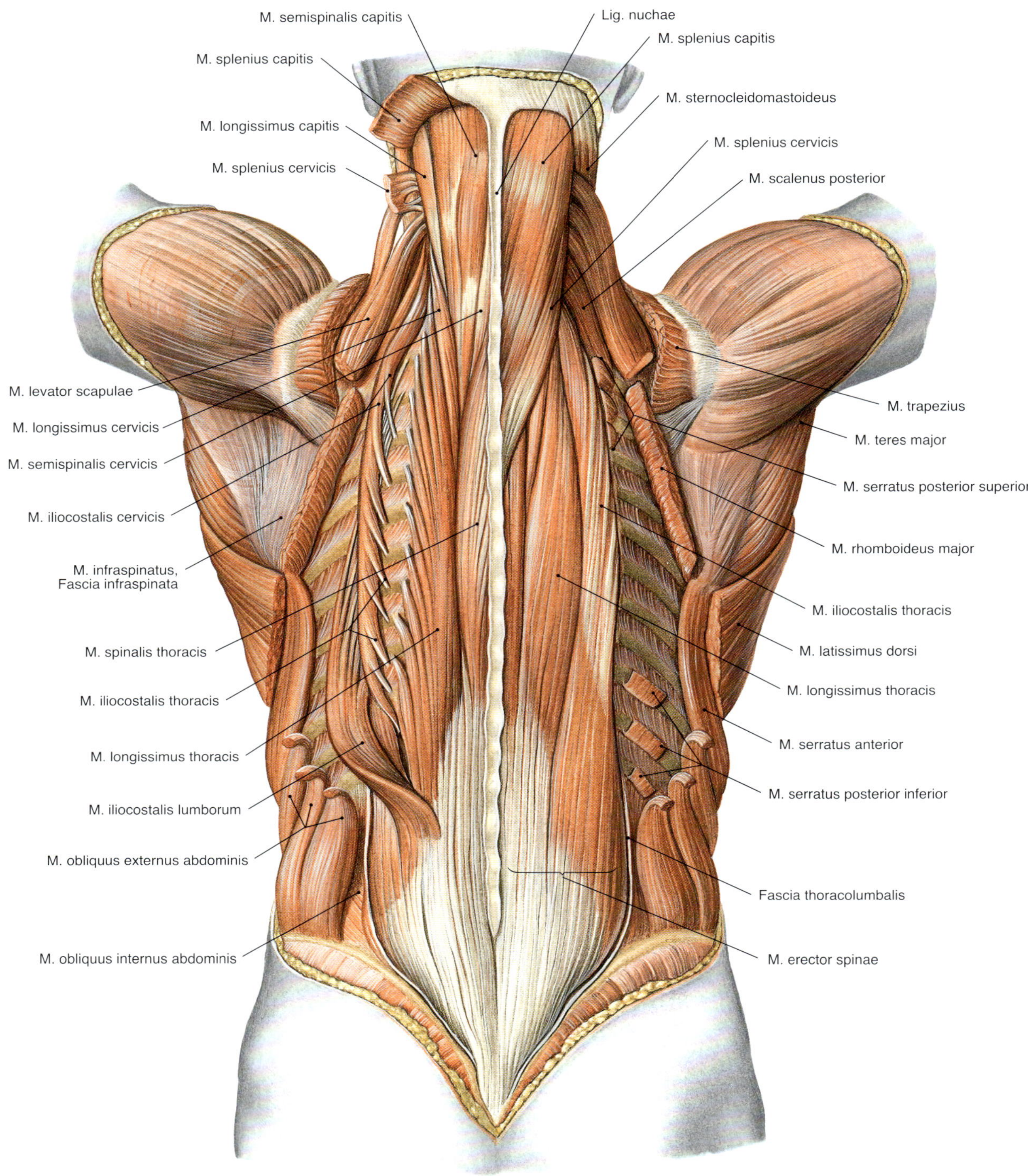

→ T 20 a, b

Abb. 797 Rückenmuskeln, Mm. dorsi; oberflächliche Schicht der tiefen (autochthonen) Muskulatur.

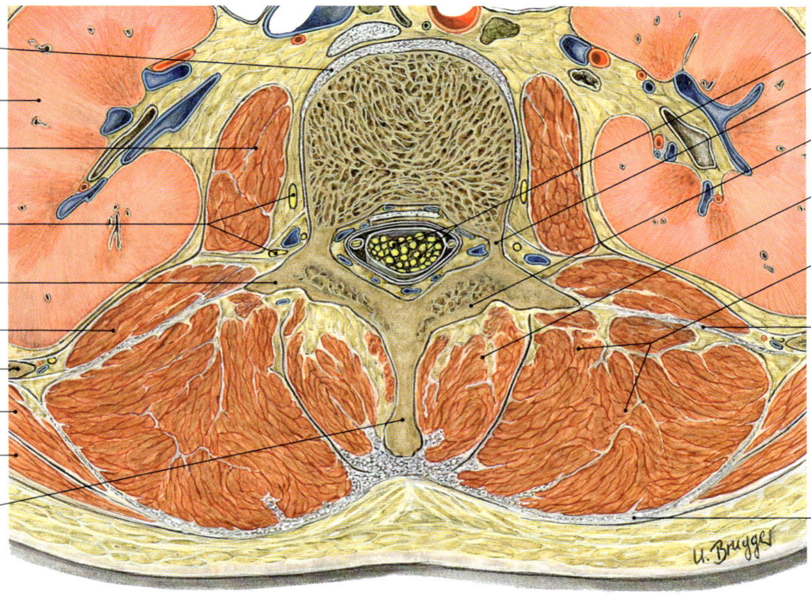

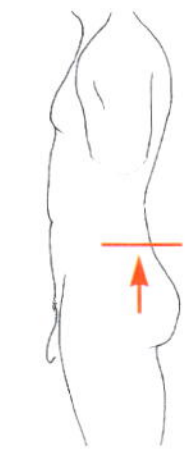

Abb. 798 Rückenmuskeln, Mm. dorsi; Querschnitt auf Höhe des 2. Lendenwirbels; von kaudal.

Die autochthone Rückenmuskulatur liegt in einer osteofibrösen Röhre, die innen von den dorsalen Wirbelanteilen und außen von der aponeurotischen Fascia thoracolumbalis umschlossen wird. Sie gliedert sich in einen lateralen Trakt * und einen medialen Trakt **.

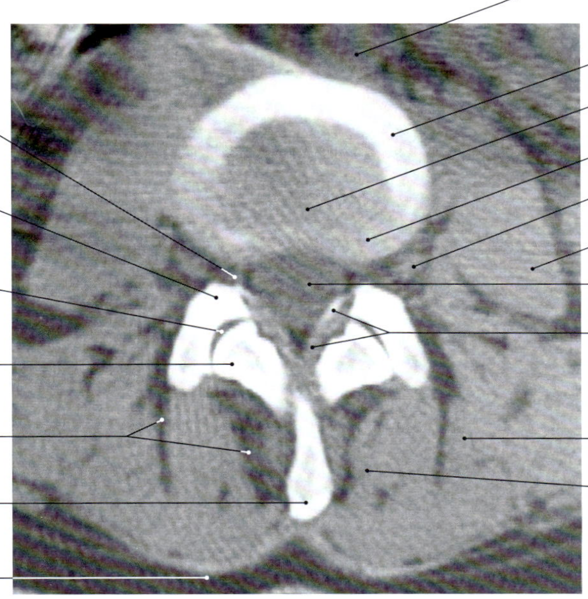

Abb. 799 Rückenmuskeln, Mm. dorsi; computertomographischer Querschnitt (CT) auf Höhe der Zwischenwirbelscheibe zwischen 3. und 4. Lendenwirbel; von kaudal.

* Im Anheftungsbereich der Ligamenta flava treten häufig auch schon beim jüngeren Menschen Verkalkungen bzw. Verknöcherungen auf.

** Fetteinlagerungen

Tiefe Rückenmuskeln

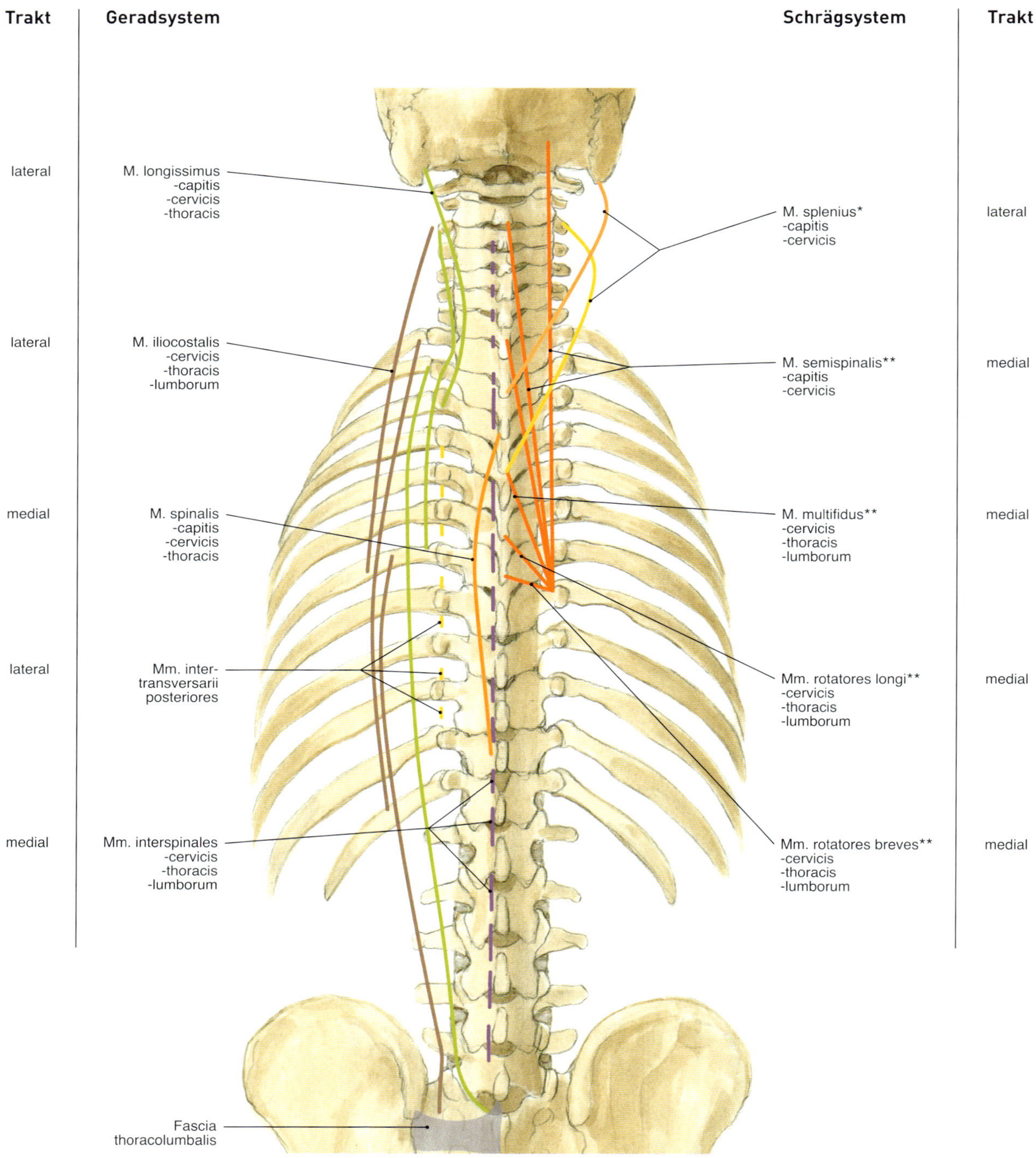

Abb. 800 Tiefe (autochthone) Rückenmuskulatur; Orientierungsschema der Muskelgruppen.
Die autochthone Rückenmuskulatur kann sowohl in ein Gerad- bzw. Schrägsystem als auch in einen lateralen bzw. medialen Trakt unterteilt werden.

* spinotransversal

** transversospinal

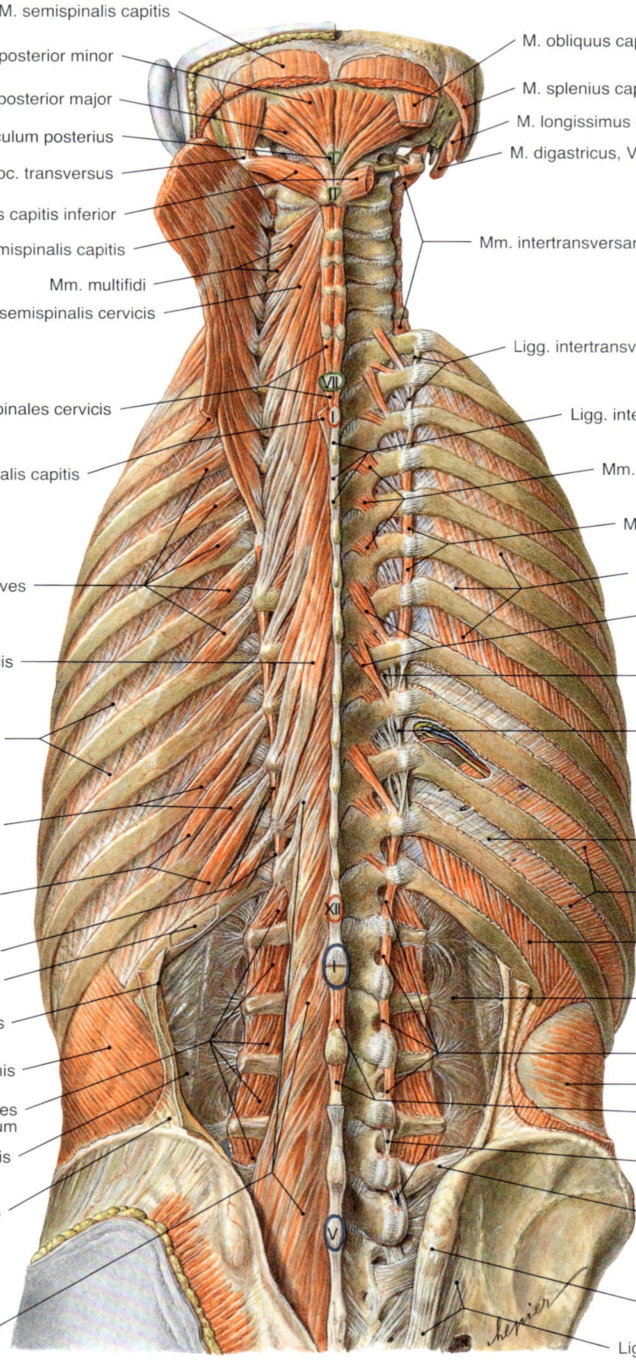

Abb. 801 Rückenmuskeln, Mm. dorsi, und Nackenmuskeln, Mm. suboccipitales.

→ T 20 b, c

Tiefe Rückenmuskeln

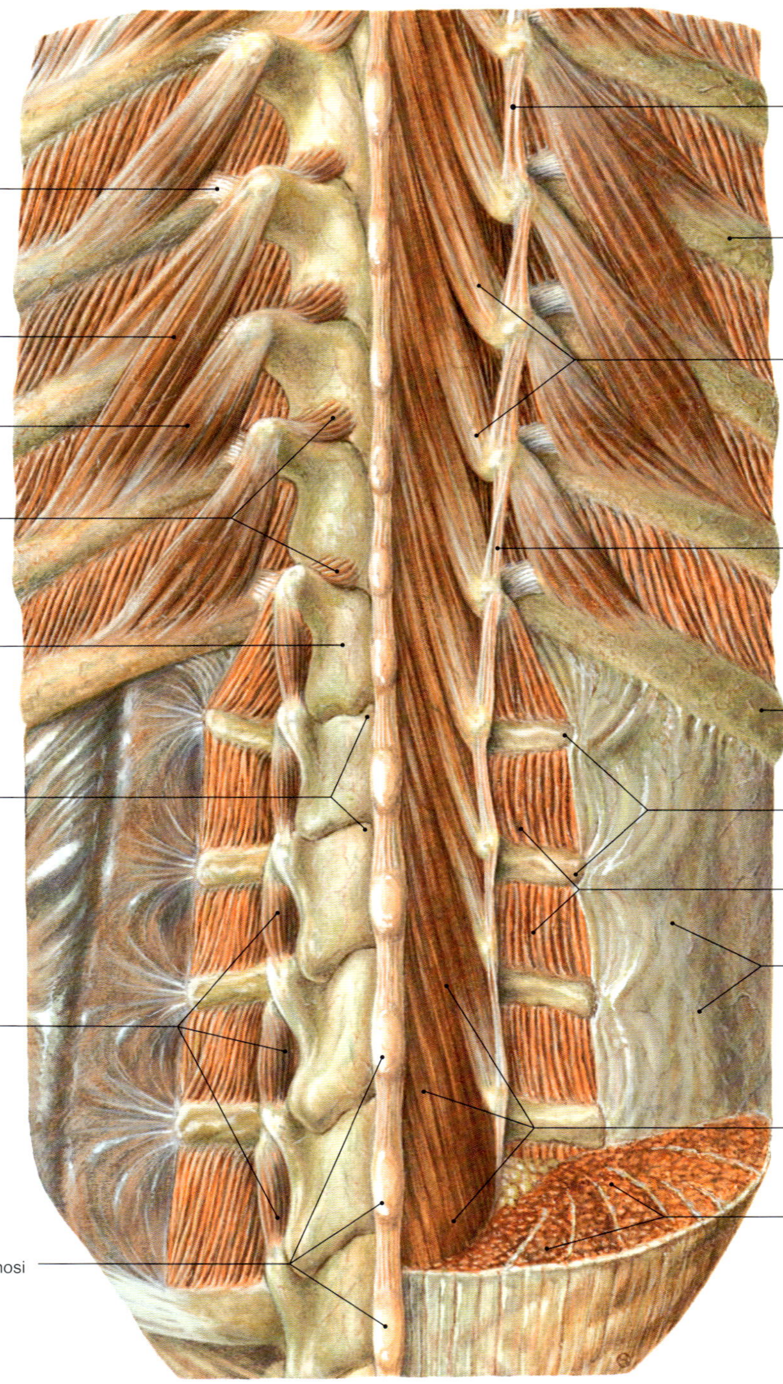

→ T 20a, b

Abb. 802 Rückenmuskeln, Mm. dorsi;
tiefste Schicht im Bereich der unteren Brust- und der Lendenwirbelsäule.

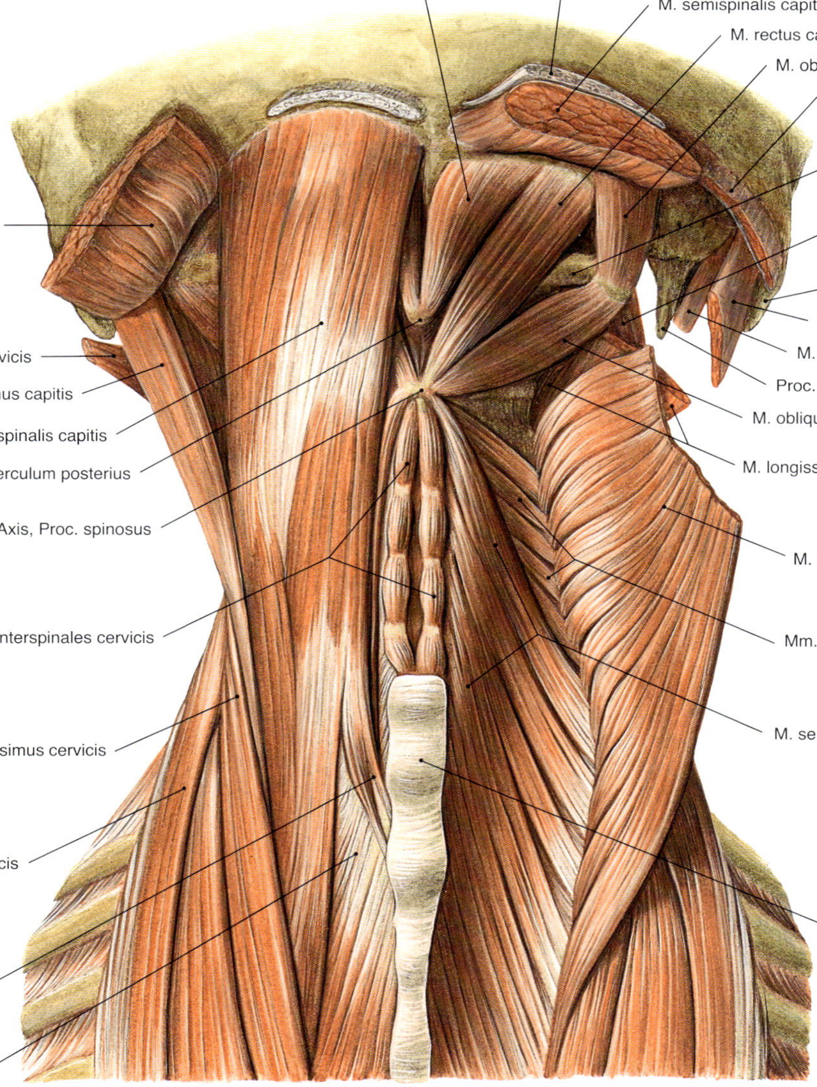

Abb. 803 Rückenmuskeln, Mm. dorsi, und Nackenmuskeln, Mm. suboccipitales.

→ T 20 b, c

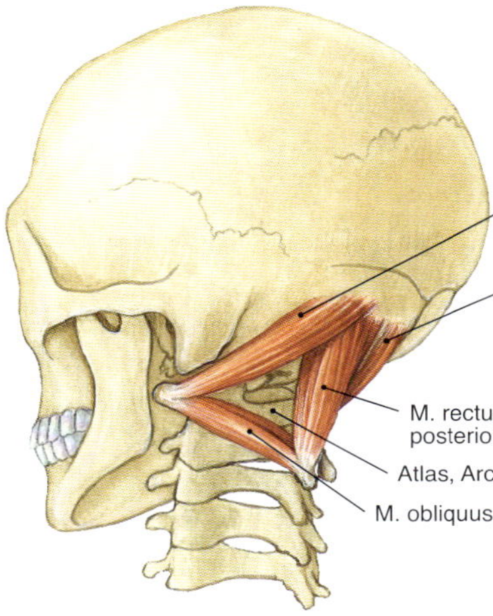

Abb. 804 Nackenmuskeln, Mm. suboccipitales.

→ T 20 c

Nackenmuskeln

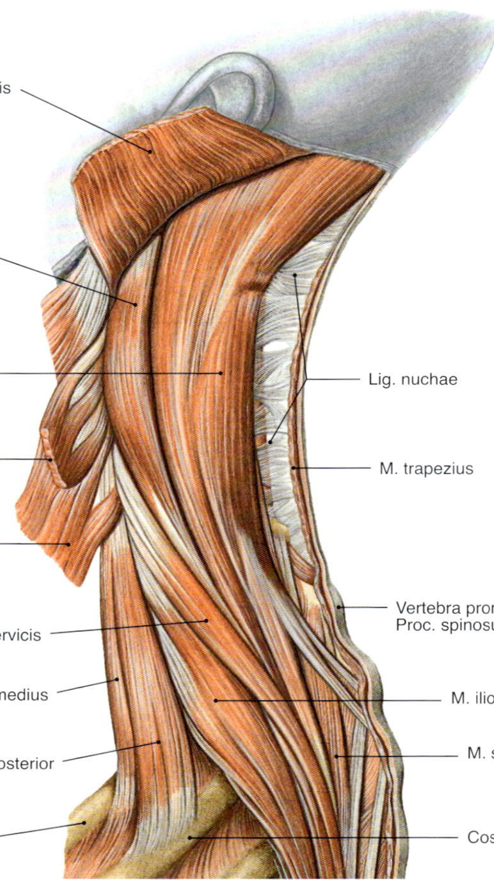

→ T 20 a, b

Abb. 805 Rückenmuskeln, Mm. dorsi, und Halsmuskeln, Mm. colli.

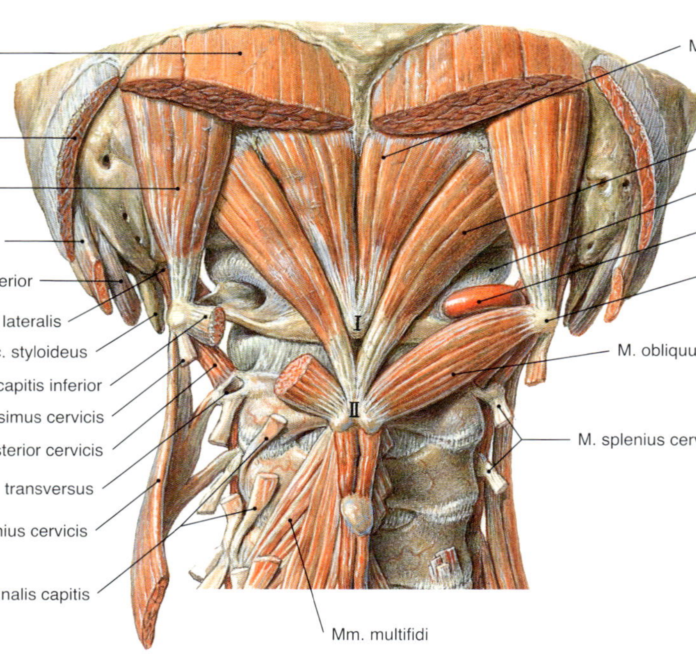

→ T 20 c

Abb. 806 Nackenmuskeln, Mm. suboccipitales.

I = Tuberculum posterius des Atlas
II = Proc. spinosus des Axis

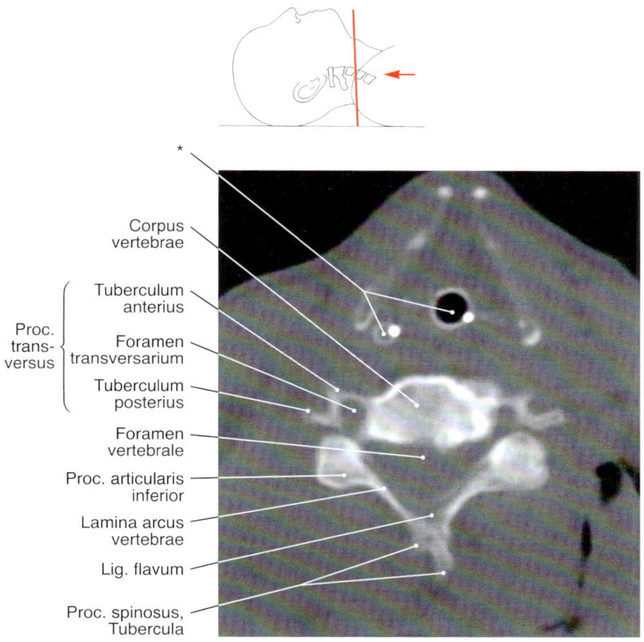

Abb. 807 Halswirbelsäule; computertomographischer Querschnitt (CT) auf Höhe der Bandscheibe zwischen 4. und 5. Halswirbel.
* Beatmungstubus und endoskopisches Instrument

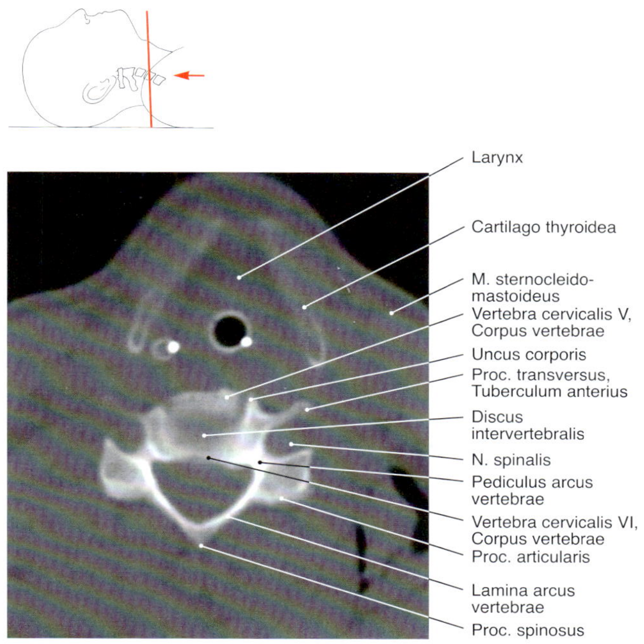

Abb. 808 Halswirbelsäule; computertomographischer Querschnitt (CT) auf Höhe des 5./6. Halswirbels.

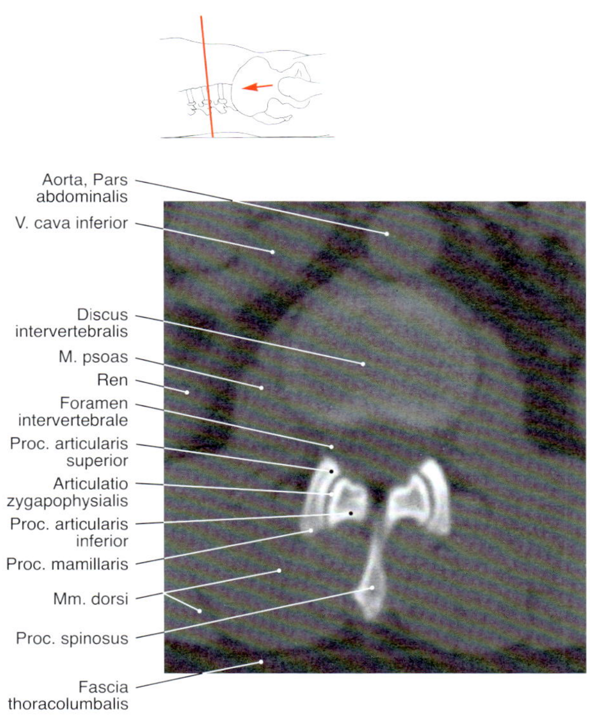

Abb. 809 Lendenwirbelsäule; computertomographischer Querschnitt (CT) auf Höhe der Bandscheibe zwischen 2. und 3. Lendenwirbel.

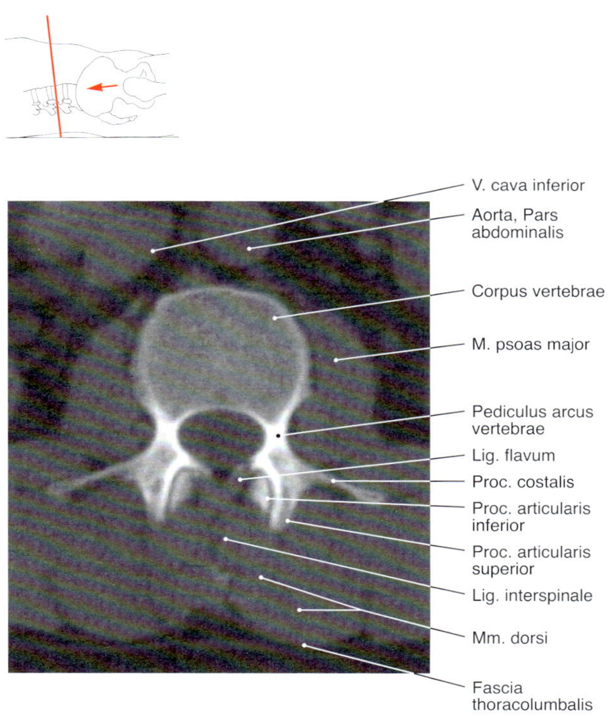

Abb. 810 Lendenwirbelsäule; computertomographischer Querschnitt (CT) auf Höhe der Pediculi des 3. Lendenwirbels.

Hautinnervation

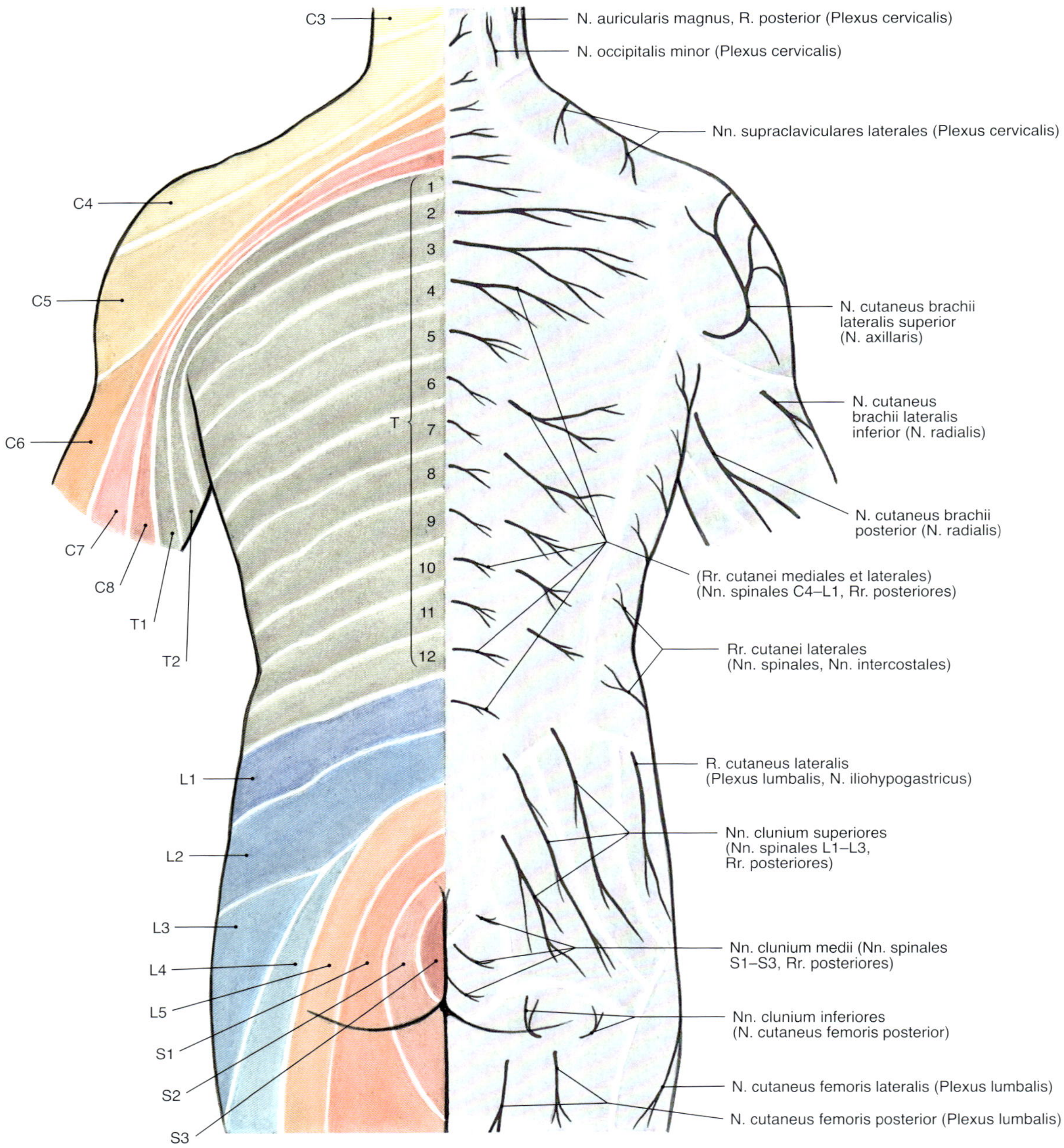

Abb. 811 Segmentale Hautinnervation (Dermatome) und Hautnerven des Rückens.

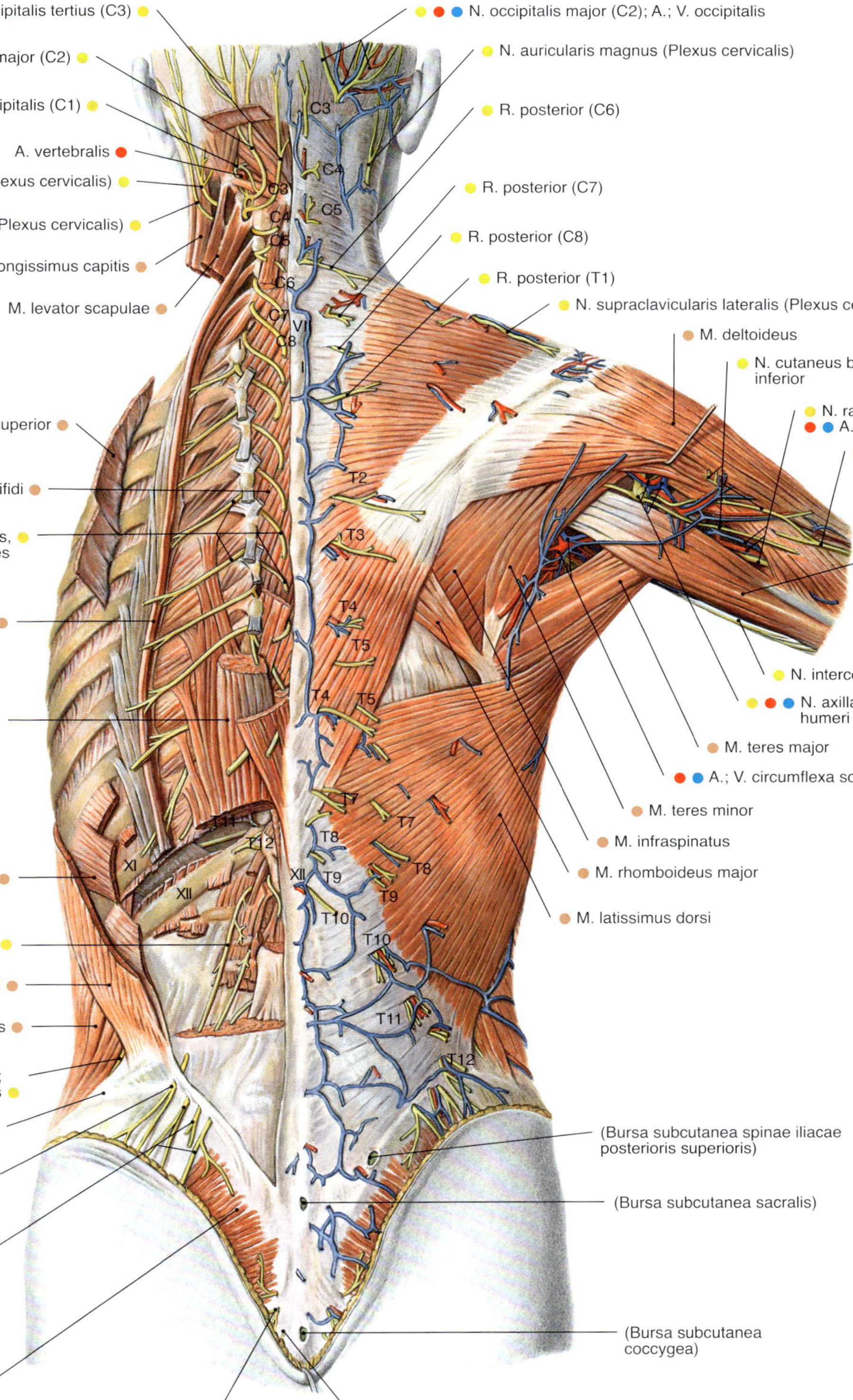

813
814

Abb. 812 Gefäße und Nerven des Rückens.
* Gefäße und Nerven in der medialen Achsellücke
** Gefäße und Nerven in der lateralen Achsellücke

Gefäße und Nerven des Nackens

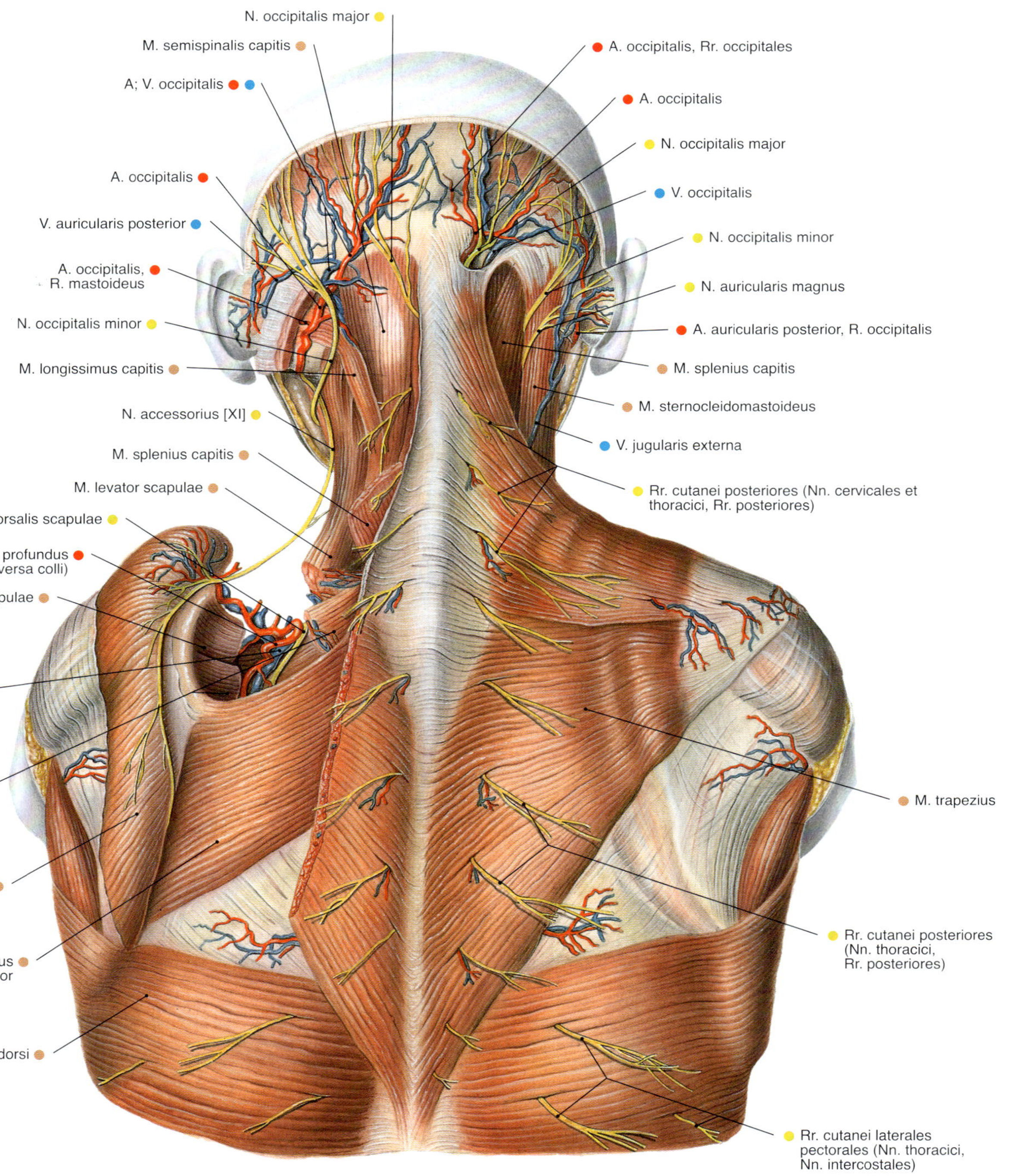

814

812

Abb. 813 Gefäße und Nerven von Hinterhauptsregion, Regio occipitalis, und Nacken, Regio cervicalis posterior, und oberem Rückenbereich.

Gefäße und Nerven des Nackens

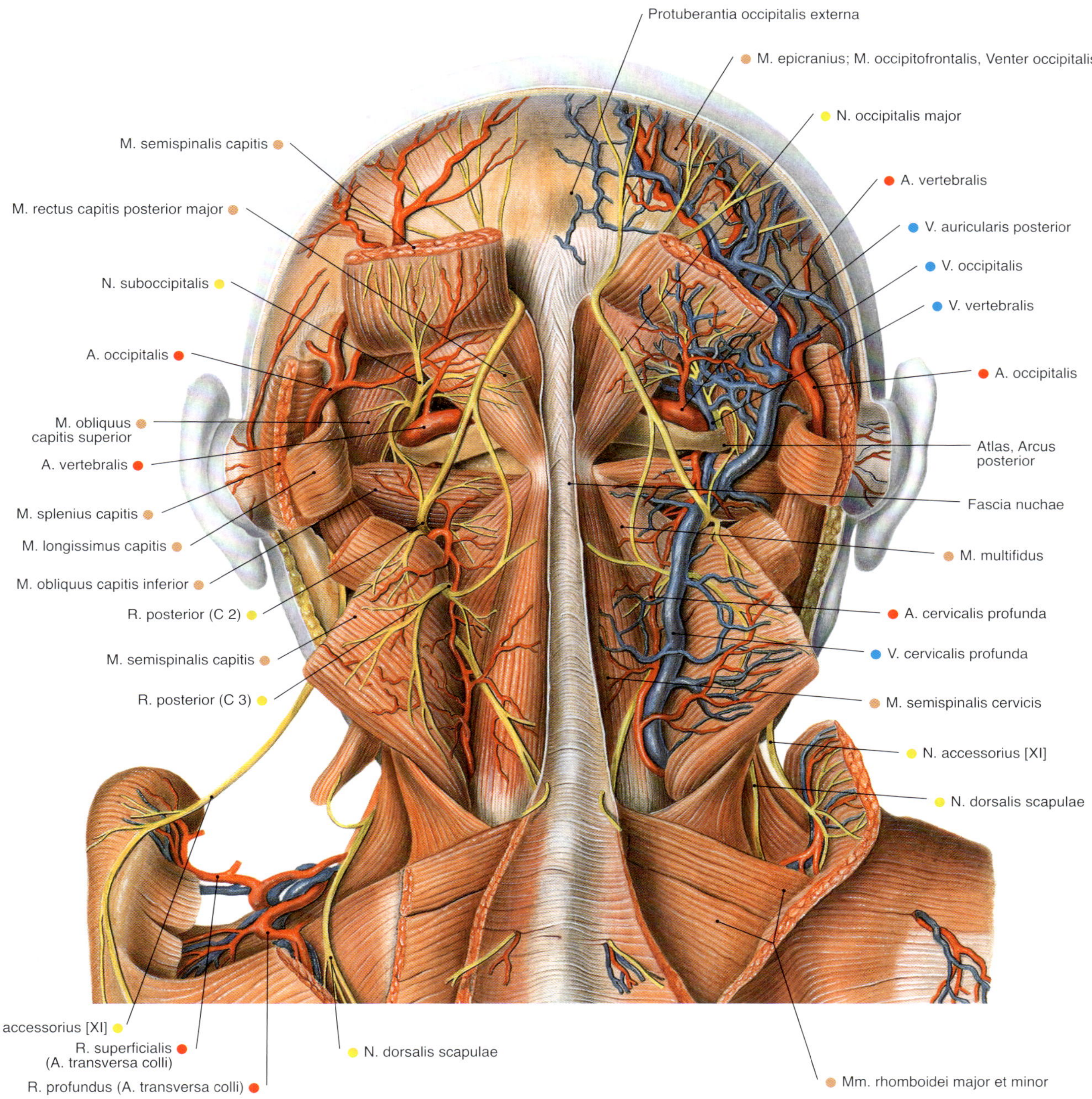

Abb. 814 Gefäße und Nerven von Hinterhauptsregion, Regio occipitalis, und Nacken, Regio cervicalis posterior.

815
813

Zervikaler Wirbelkanal

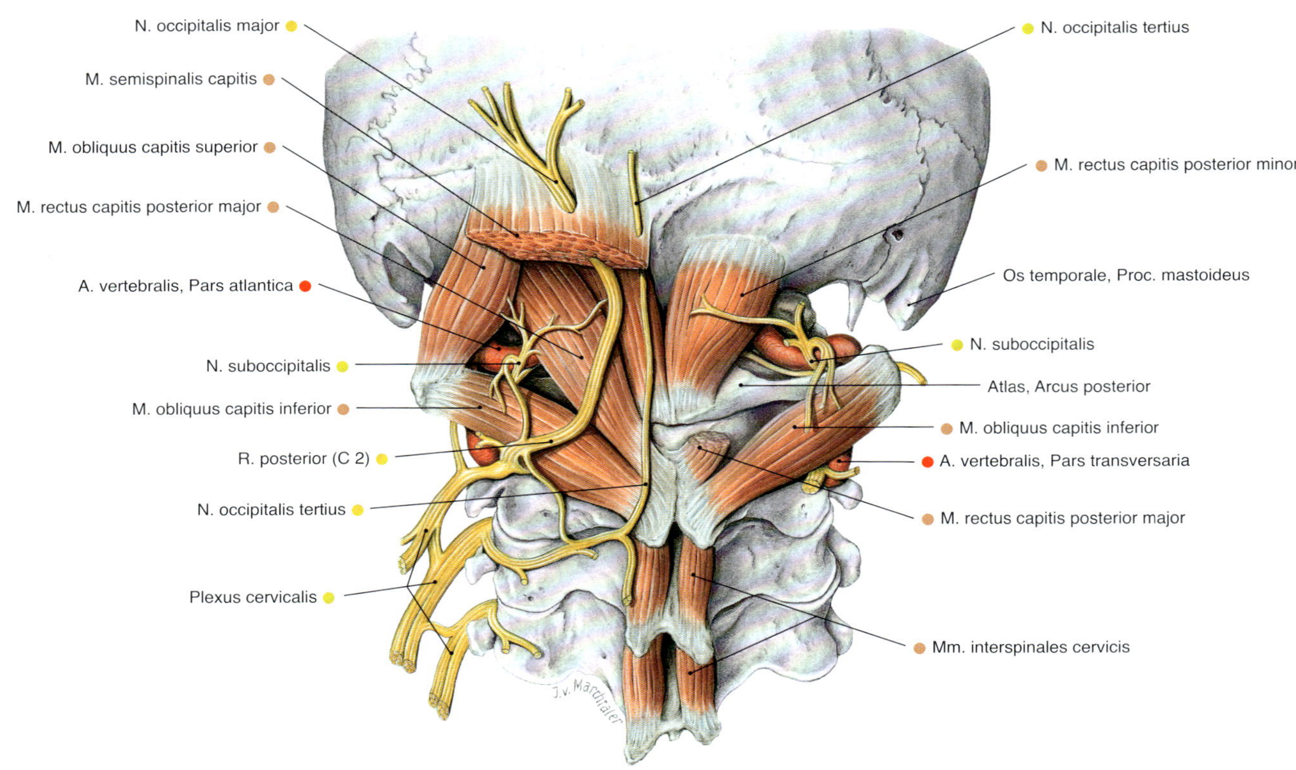

814

Abb. 815 Nerven des Nackens, Regio cervicalis posterior, und A. vertebralis.

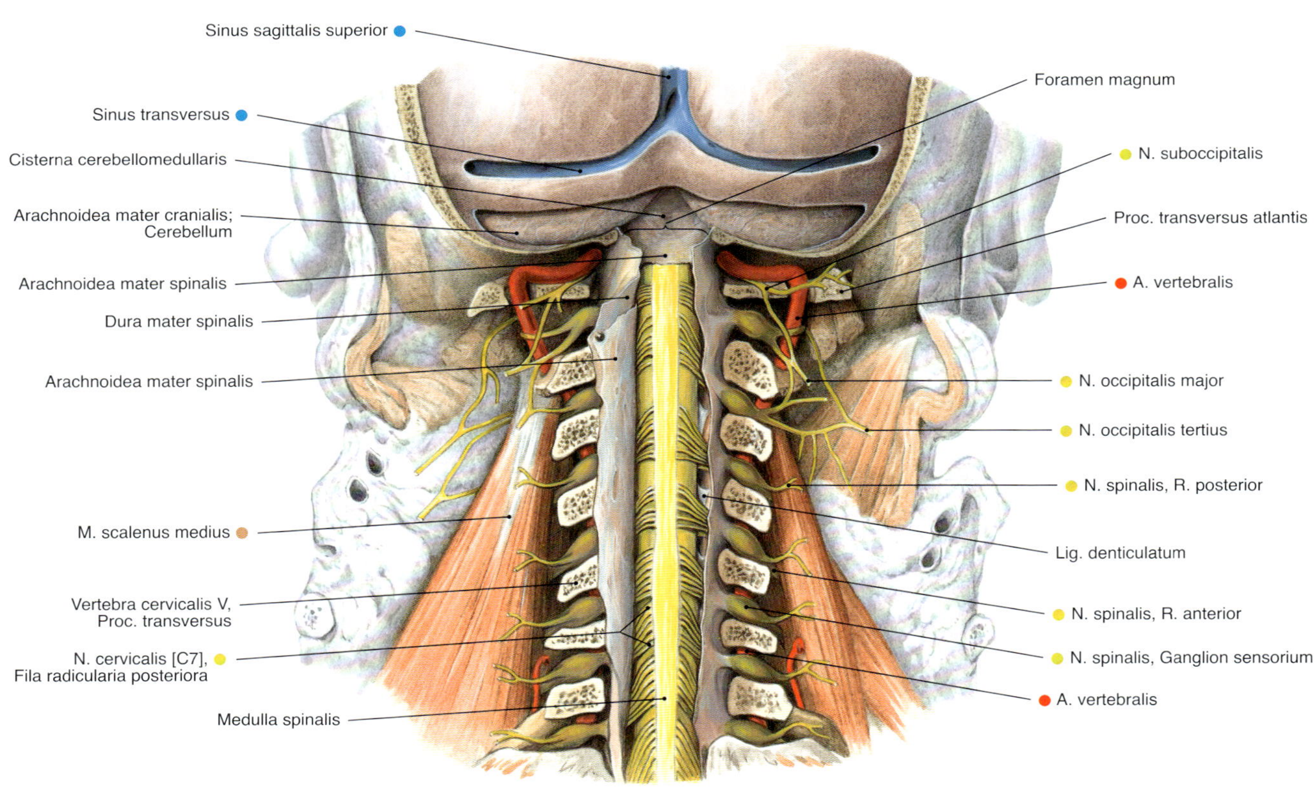

Abb. 816 Gefäße und Nerven der tiefen hinteren Halsregion, Regio cervicalis posterior, und Inhalt des Wirbelkanals.

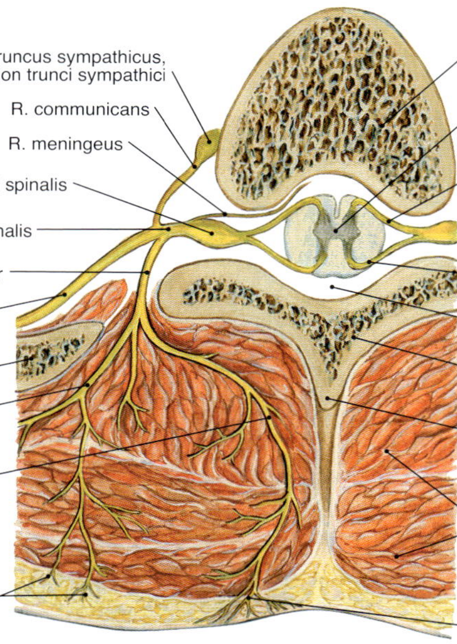

Abb. 817 Spinalnerv, Nervus spinalis; Thorakalbereich.

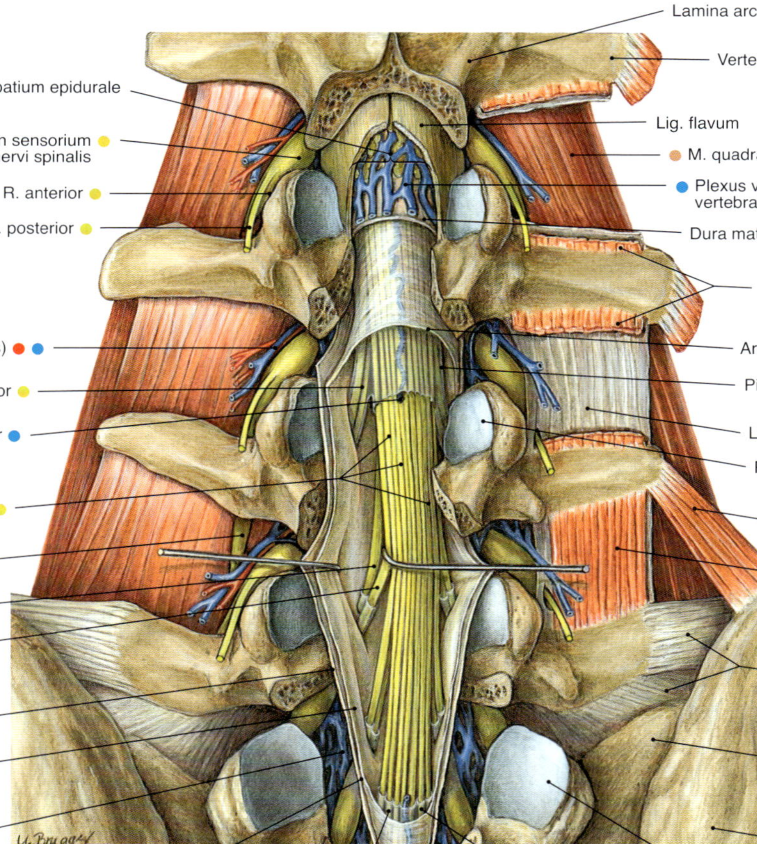

Abb. 818 Gefäße und Nerven des Wirbelkanals der Lendenwirbelsäule, Regio lumbalis.

Venen und Nerven der Lendenwirbelsäule

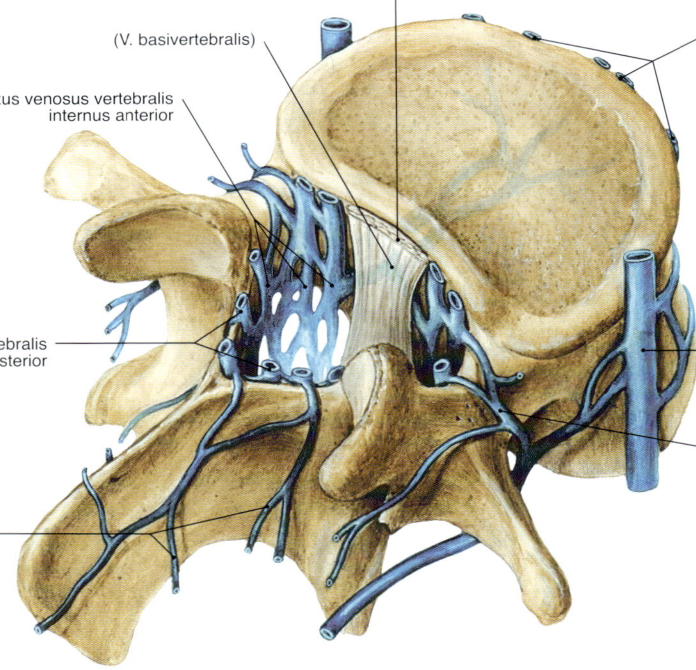

Abb. 819 Venen des Wirbelkanals, Canalis vertebralis; Venenplexus.

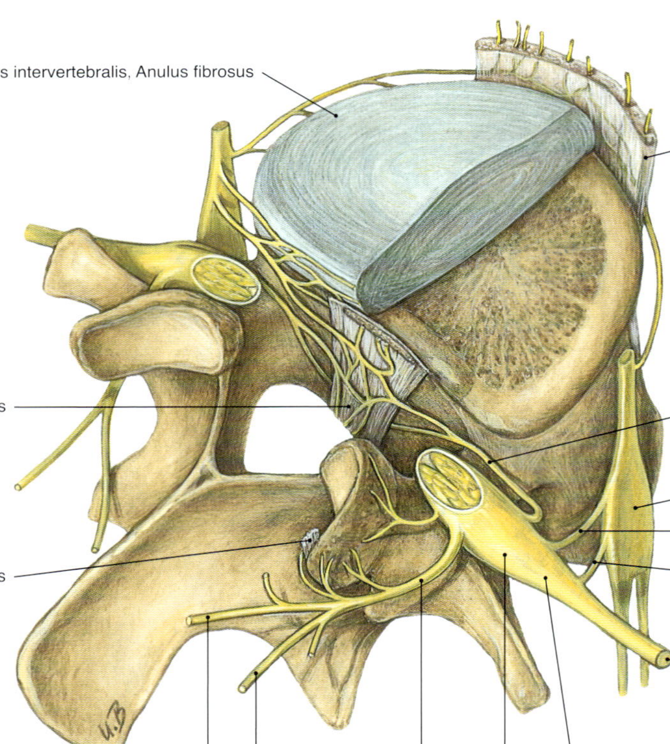

Abb. 820 Nerven der Wirbelsäule, Columna vertebralis; somatische und vegetative Innervation.

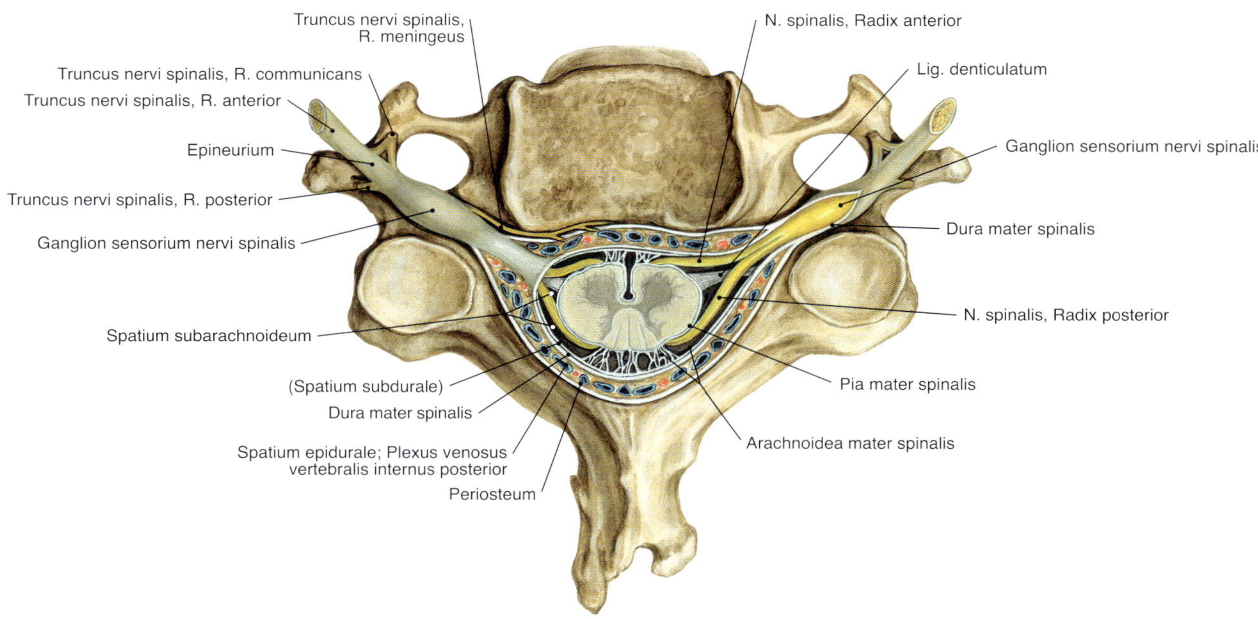

Abb. 821 Inhalt des Wirbelkanals, Canalis vertebralis; Querschnitt auf Höhe des fünften Halswirbels.

→ 599 ff

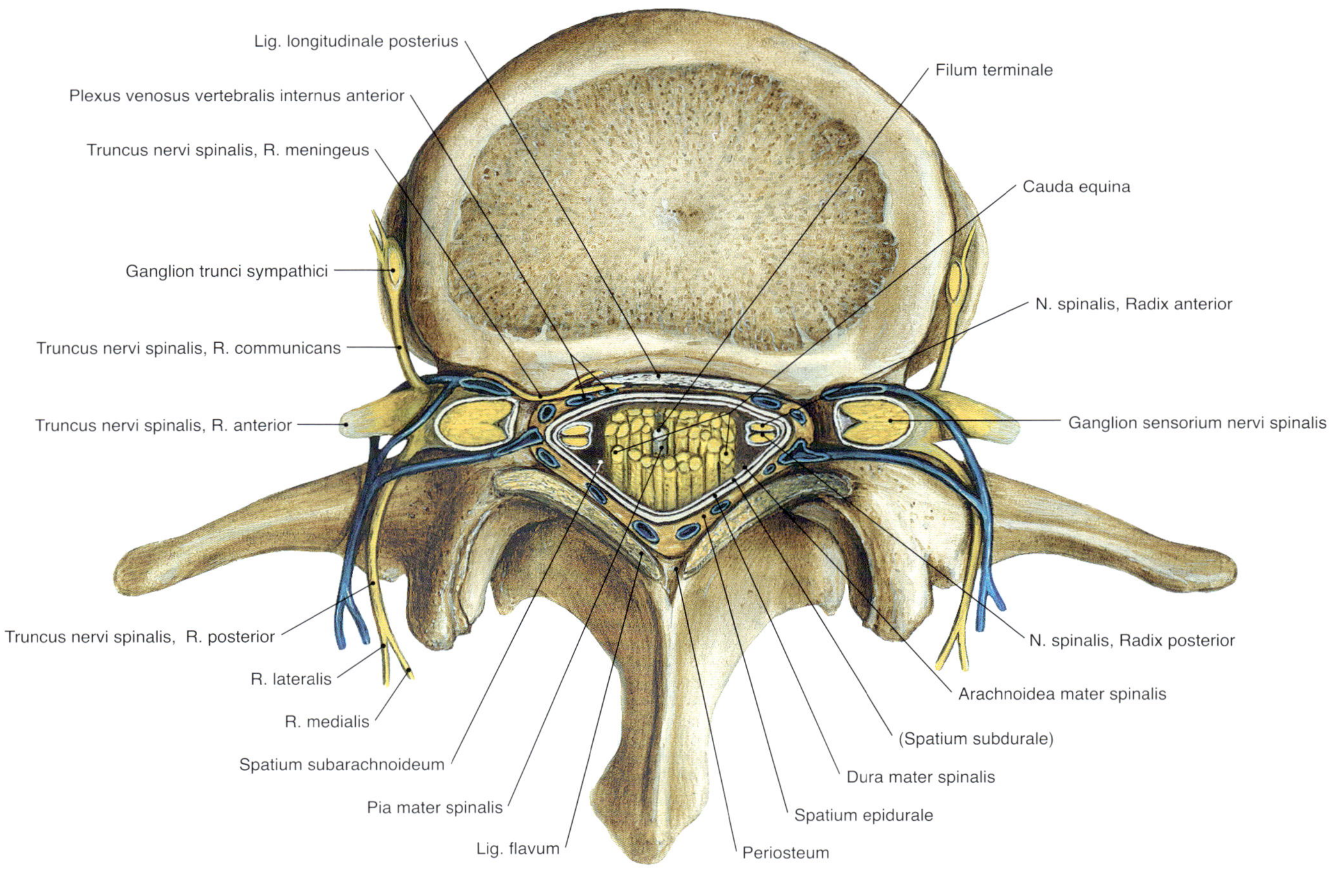

Abb. 822 Inhalt des Wirbelkanals, Canalis vertebralis; Querschnitt auf Höhe des dritten Lendenwirbels.

→ 599 ff

Lumbal- und Sakralpunktion

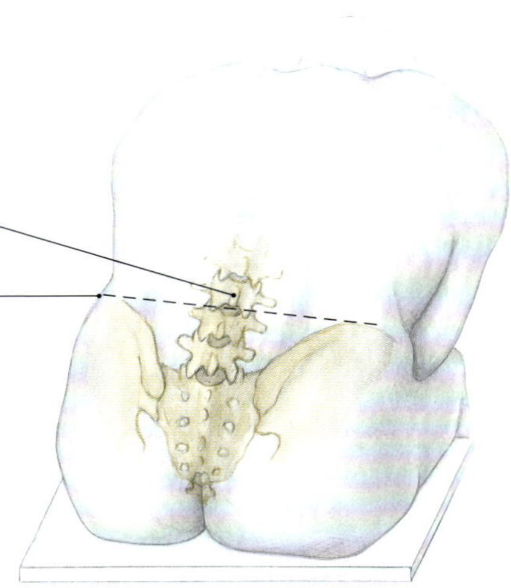

Abb. 823 Lumbalpunktion zur Gewinnung von Liquor cerebrospinalis oder für die Lumbalanästhesie;
Position des Patienten.

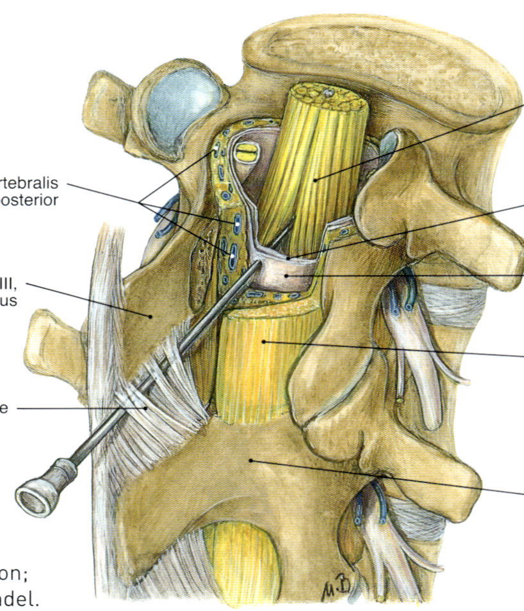

→ 818

Abb. 824 Lumbalpunktion;
Führung der Punktionsnadel.

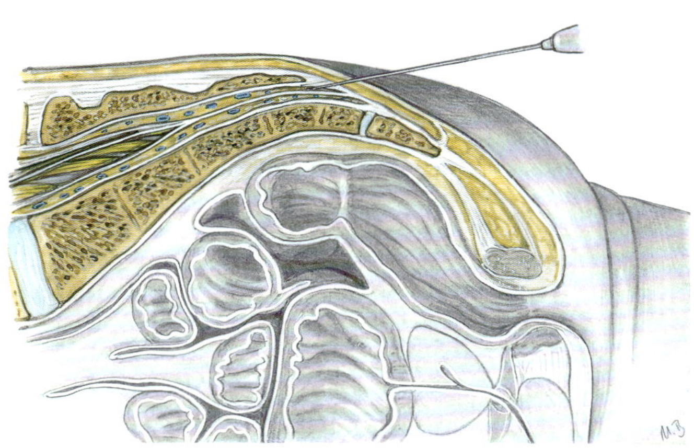

Abb. 825 Sakralpunktion;
Führung der Punktionsnadel.

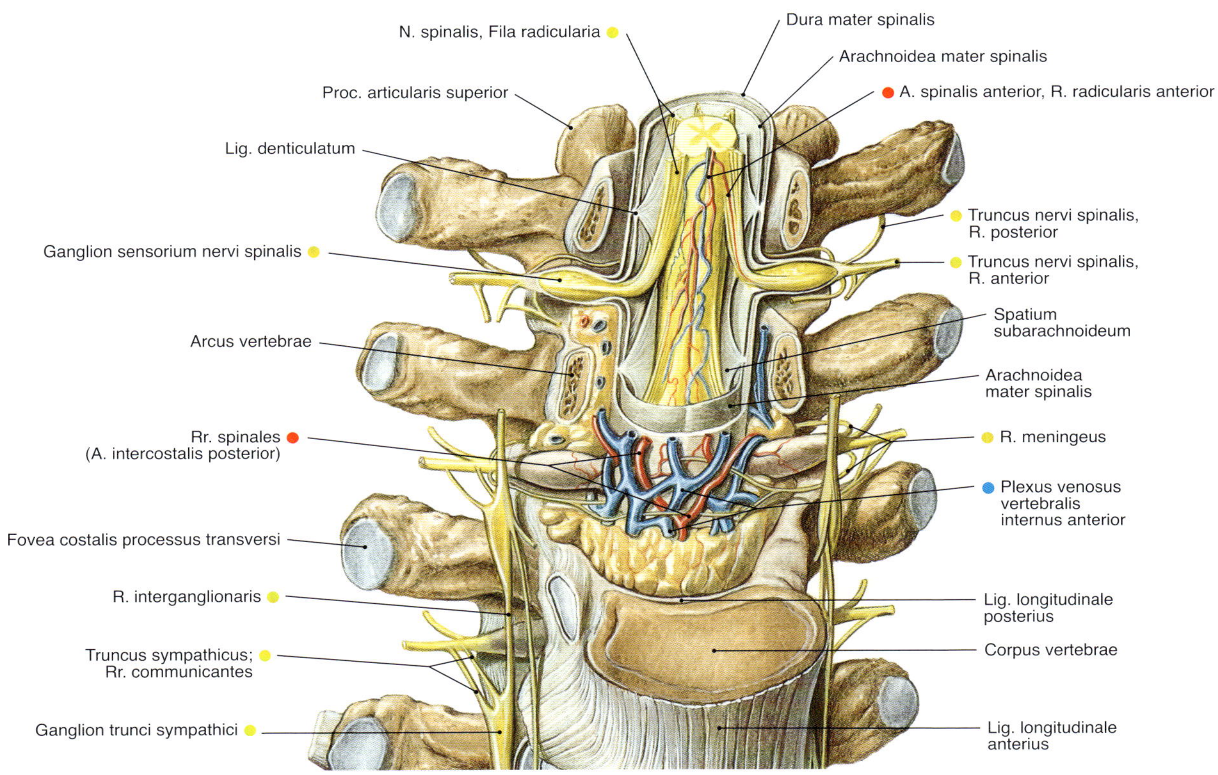

Abb. 826 Inhalt des Wirbelkanals, Canalis vertebralis; thorakaler Anteil nach stufenweiser Freilegung; von ventral.

→ 599 ff

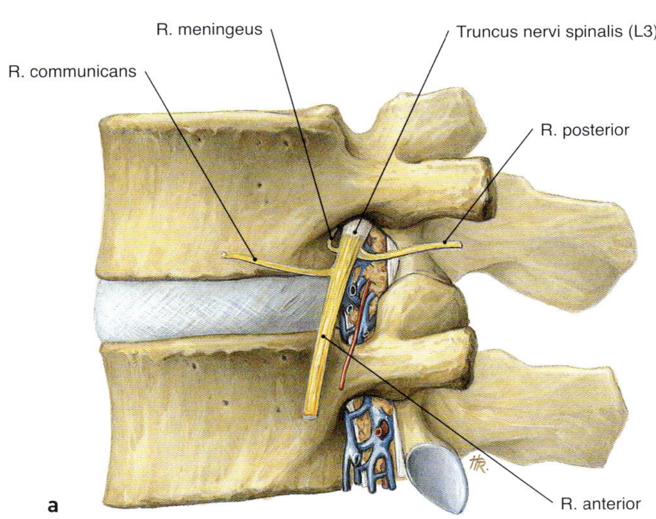

a

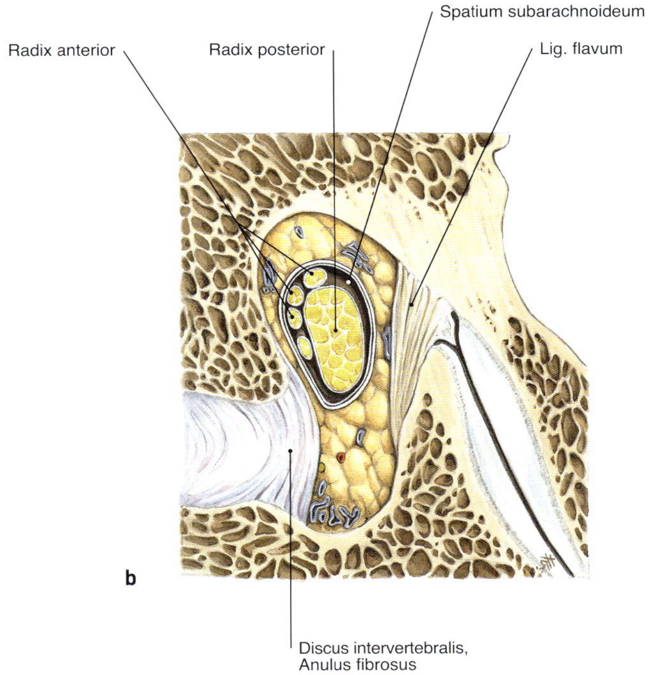

b

Abb. 827 a, b Foramina intervertebralia; Lumbalwirbelsäule.

a von links
b Sagittalschnitt

Oberflächenrelief

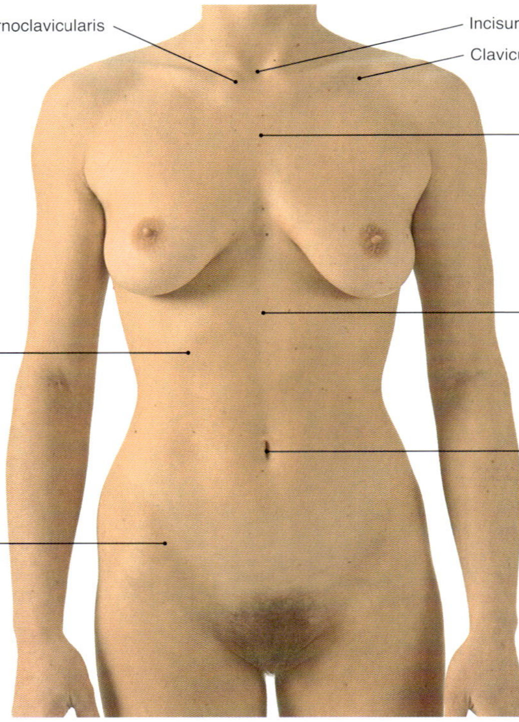

Abb. 828 Oberflächenrelief der Brust- und Bauchwand einer jungen Frau.

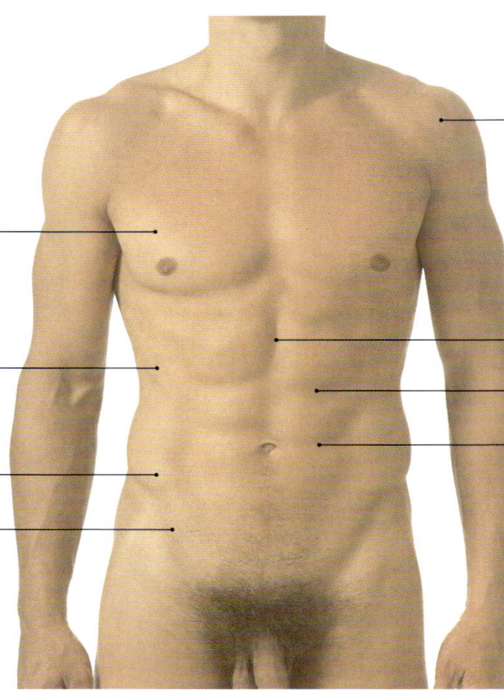

Abb. 829 Oberflächenrelief der Brust- und Bauchwand eines jungen Mannes.

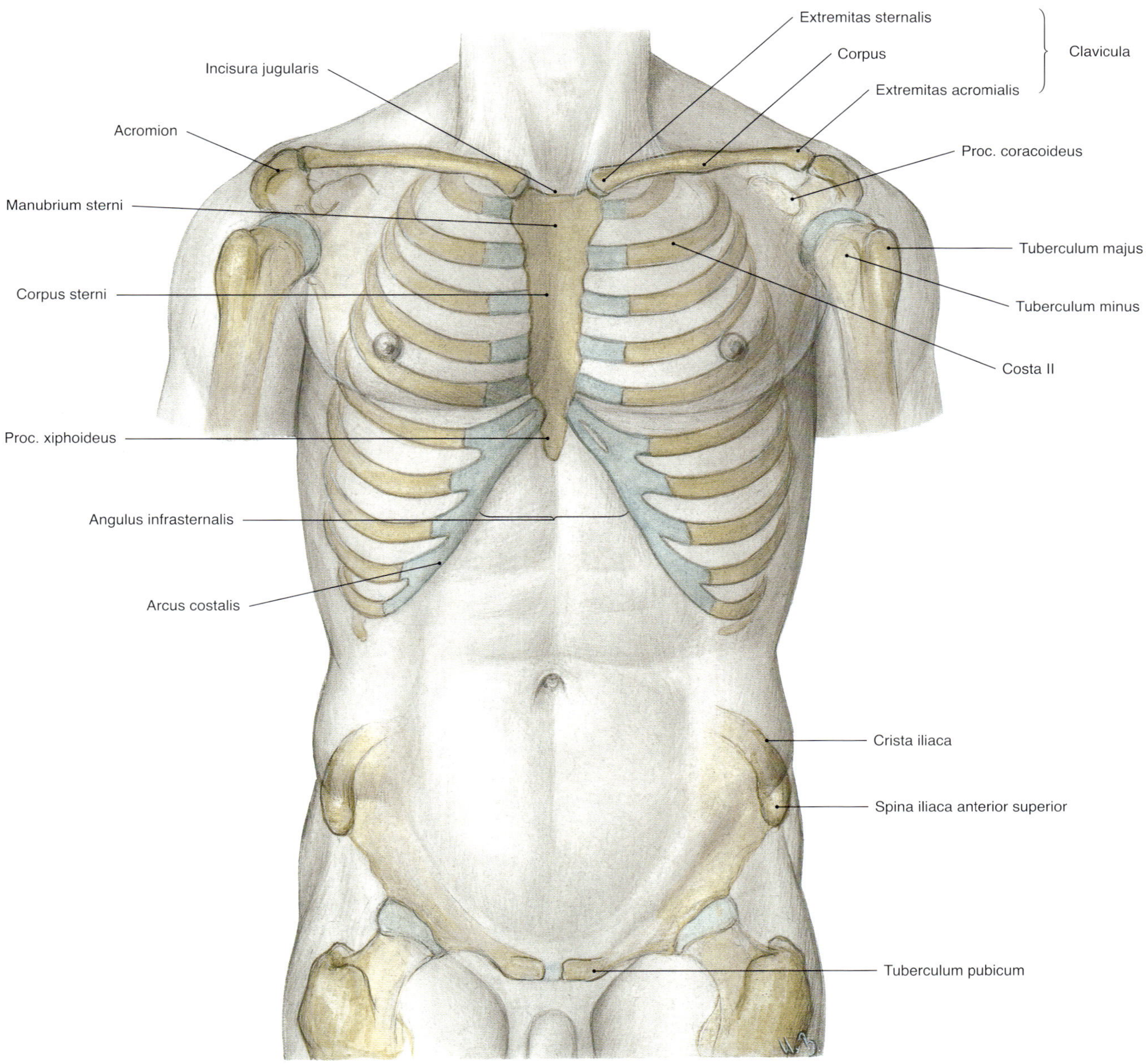

Abb. 830 Skelettprojektion auf Brust- und Bauchwand.

Rumpfskelett

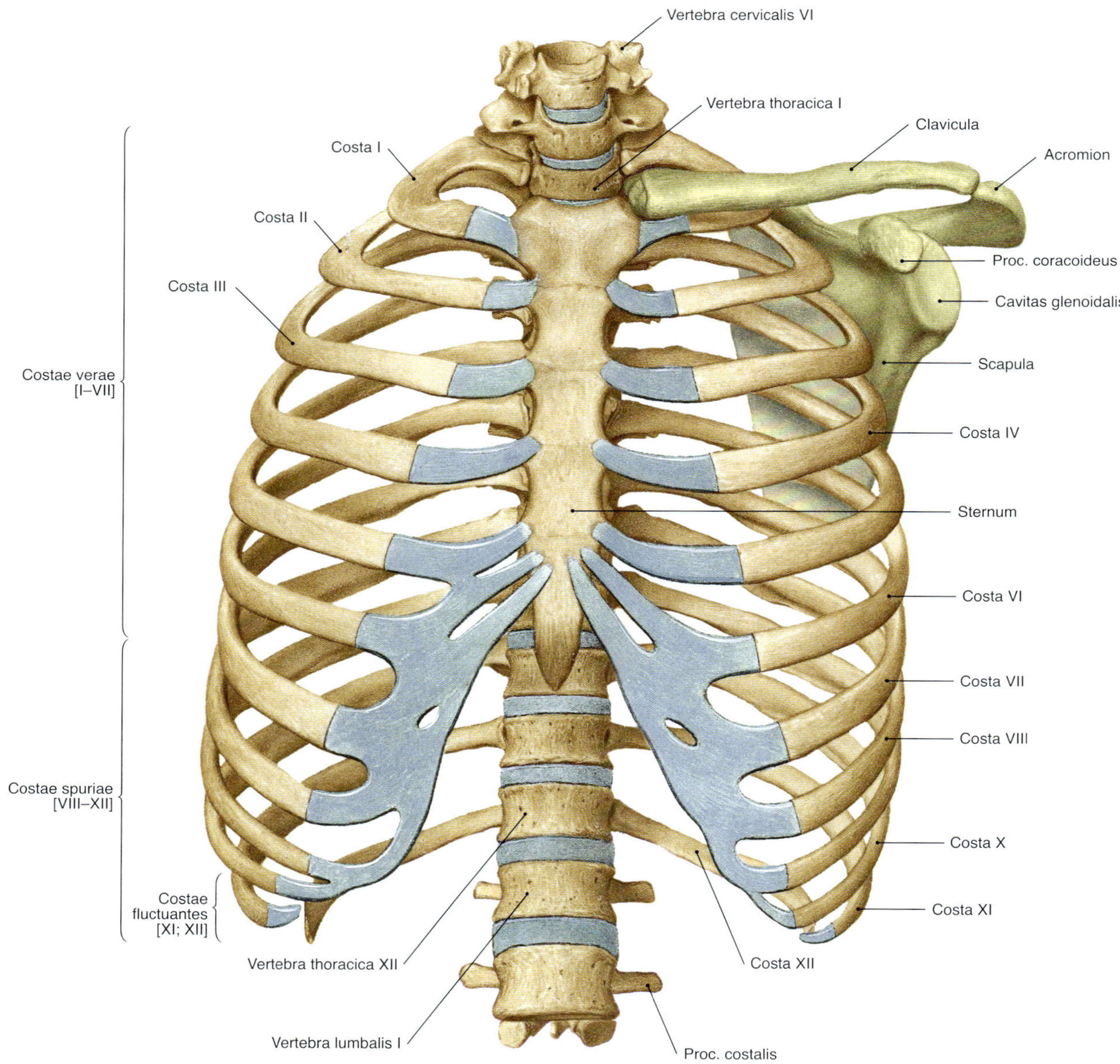

Abb. 831 Brustkorb, Cavea thoracis, und linker Schultergürtel, Cingulum pectorale.

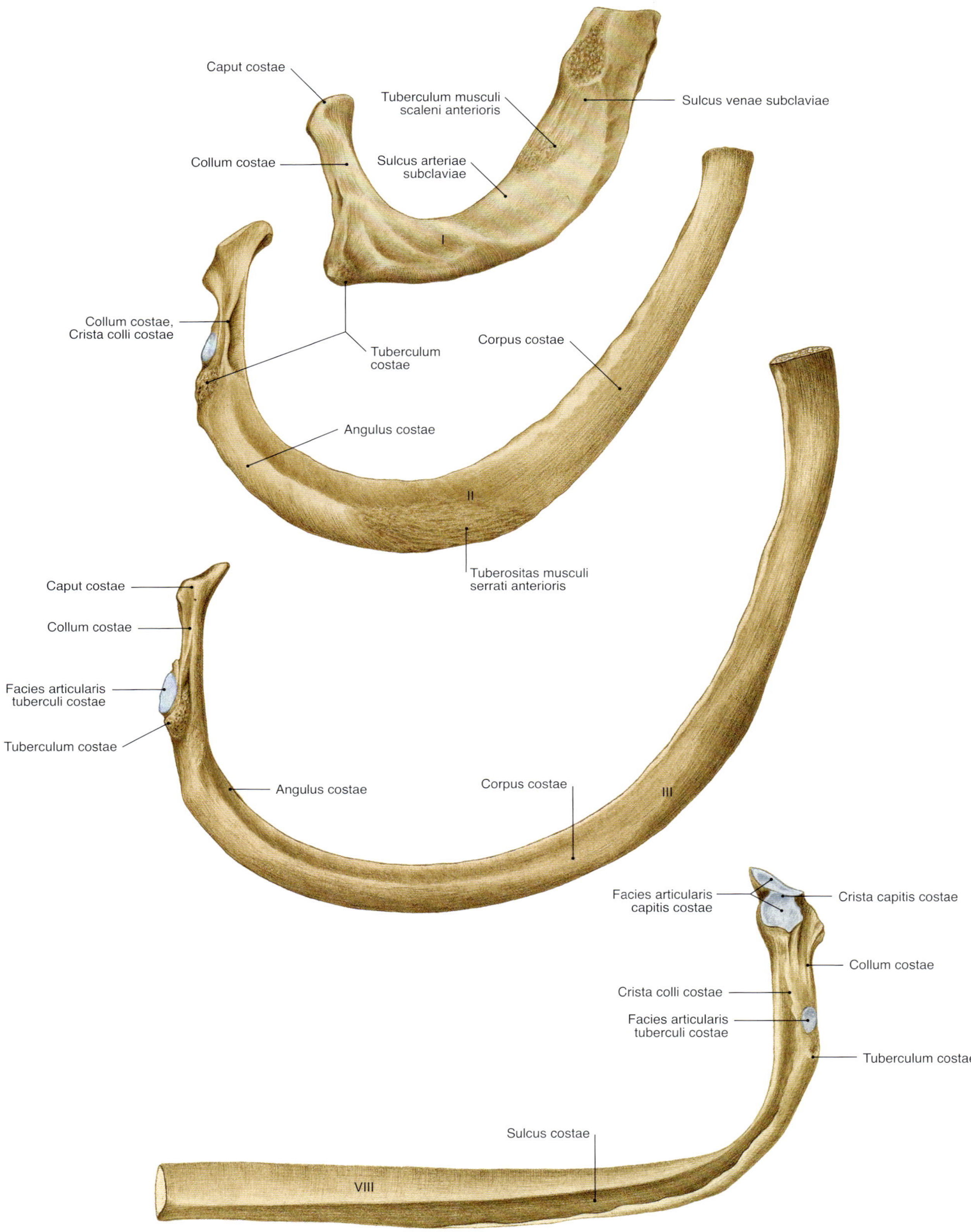

Abb. 832 Rippen, Costae;
I.–III. Rippe von kranial;
VIII. Rippe von kaudal.

Brustbein

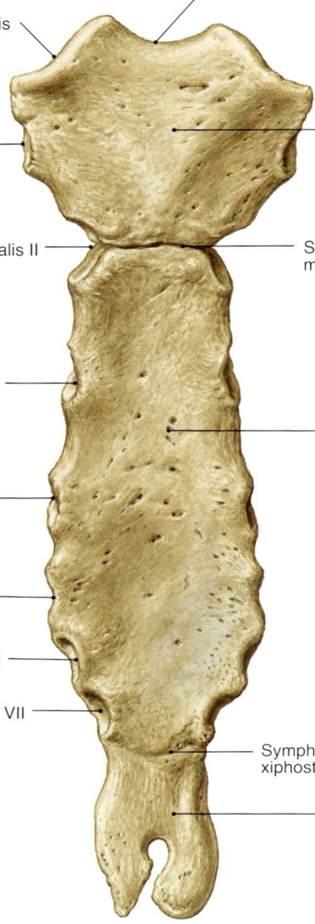

Abb. 833 Brustbein, Sternum.

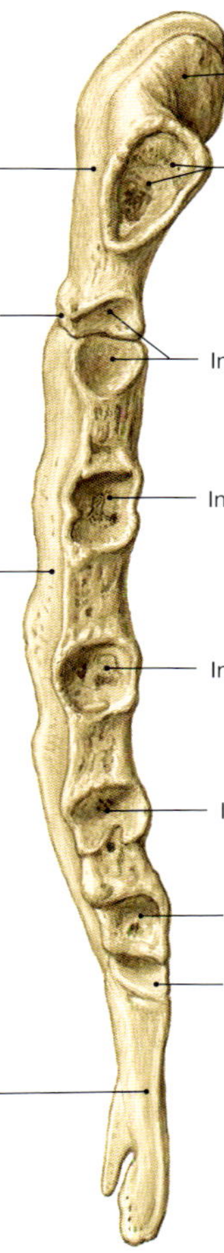

Abb. 834 Brustbein, Sternum.

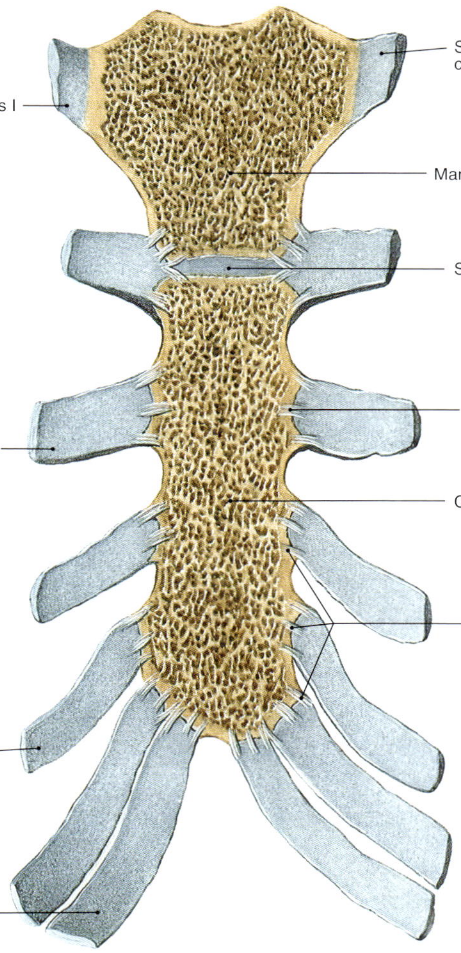

Abb. 835 Brustbein, Sternum, und Rippenknorpel, Cartilagines costales; Sägeschnitt.

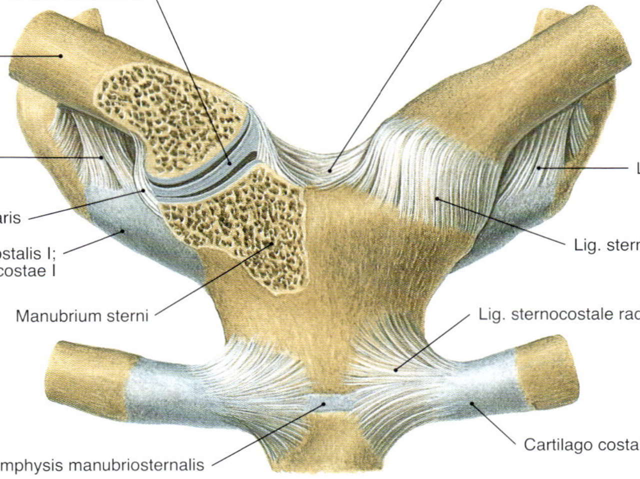

Abb. 836 Brustbein-Schlüsselbein-Gelenk, Articulatio sternoclavicularis.

Brust- und Bauchmuskeln

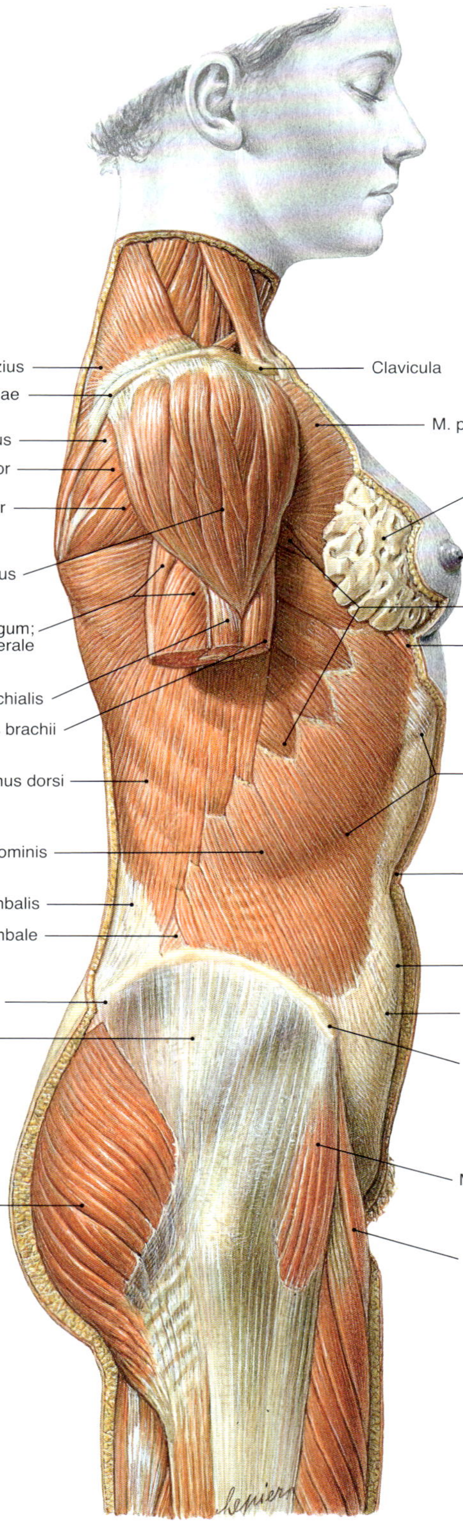

→ T 15, T 17, T 18, T 26

Abb. 837 Muskeln der Brust- und Bauchwand, Mm. thoracis und Mm. abdominis.

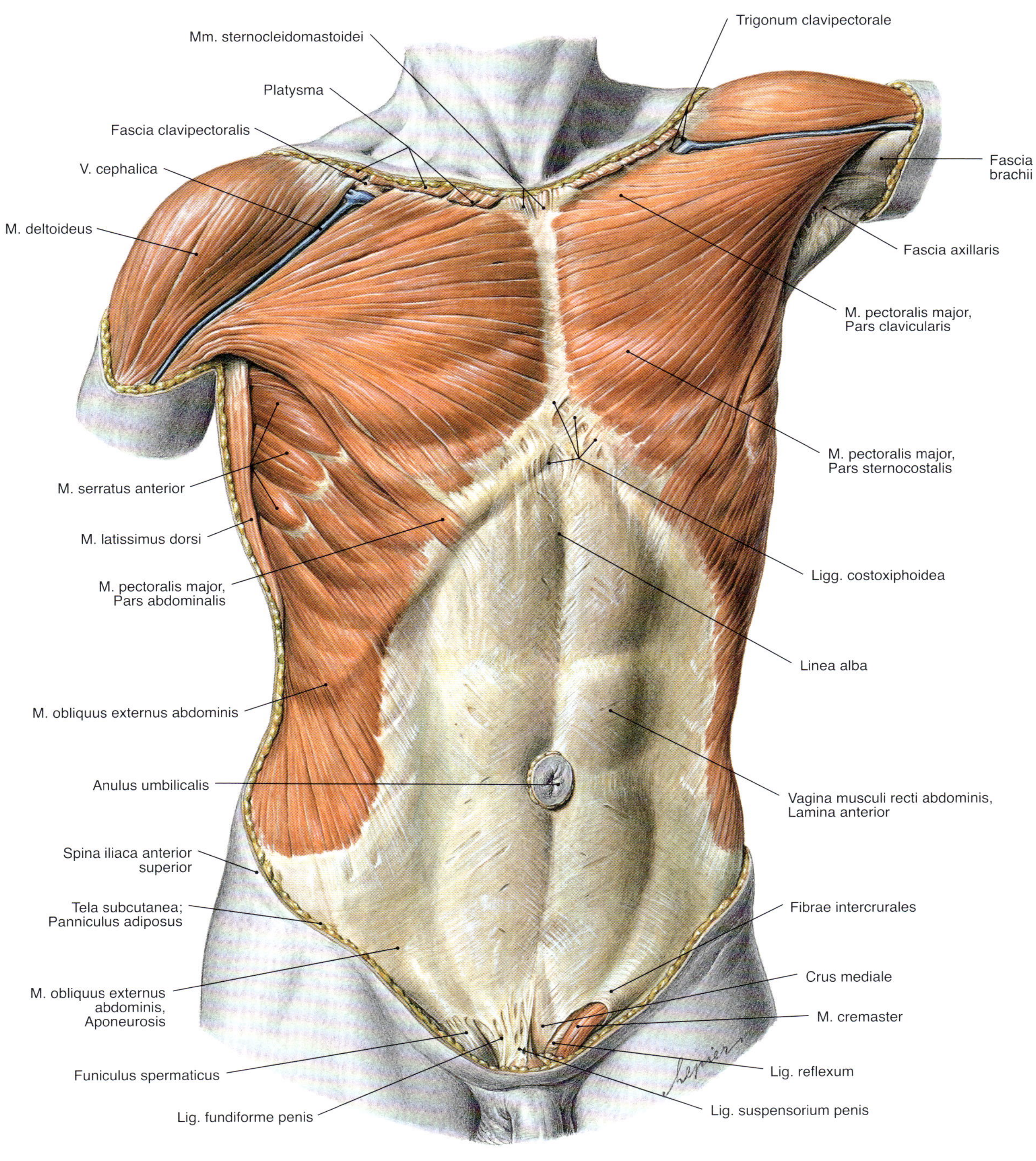

Abb. 838 Muskeln der Brust- und Bauchwand; oberflächliche Schicht.

→ T 15, T 17, T 18, T 26

Brust- und Bauchwandmuskeln

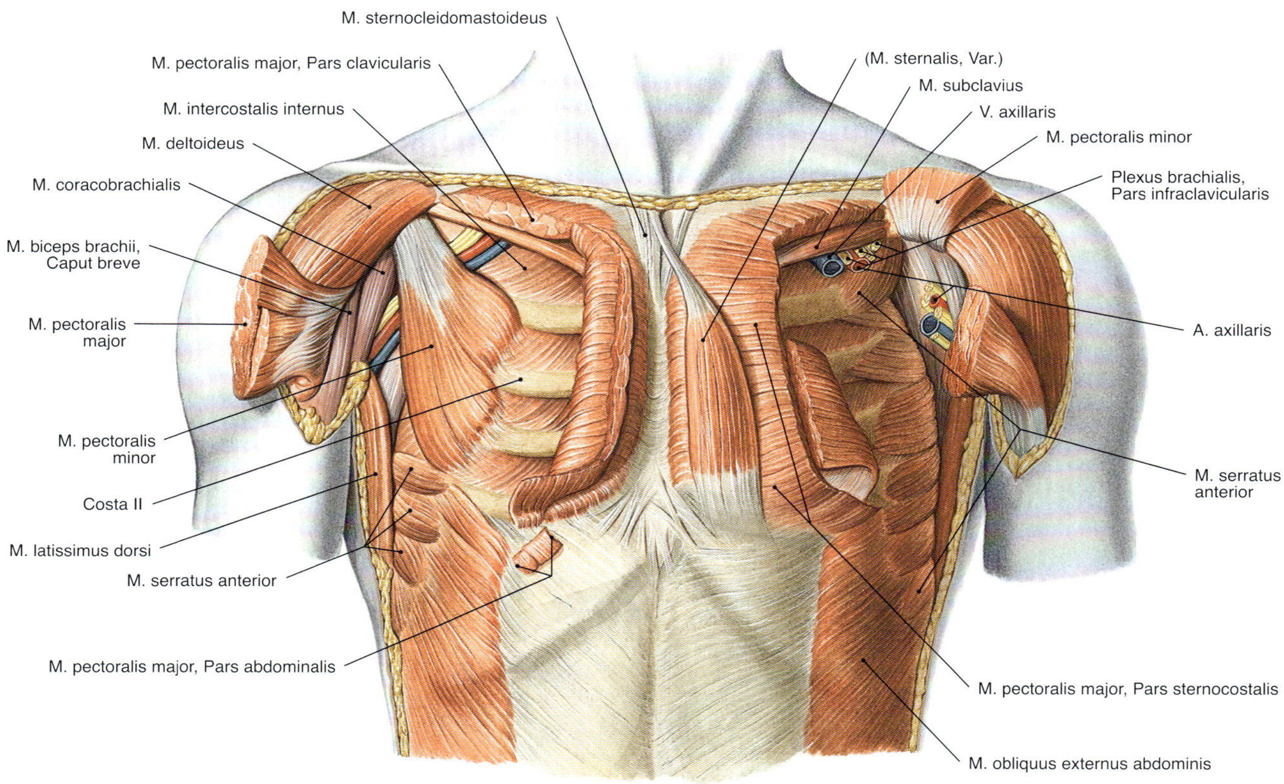

→ T 13, T 15, T 26

Abb. 839 Muskeln der Brustwand, Mm. thoracis.

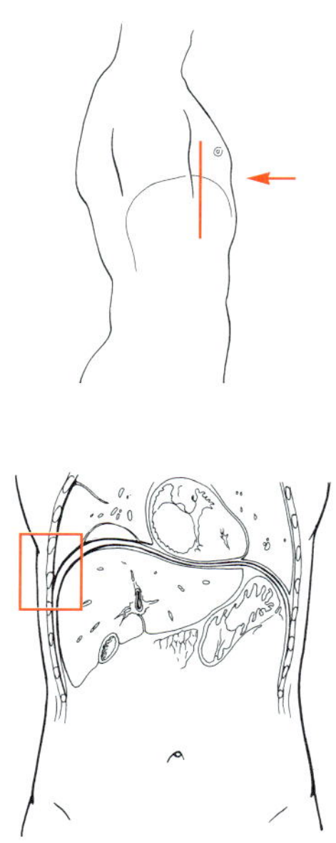

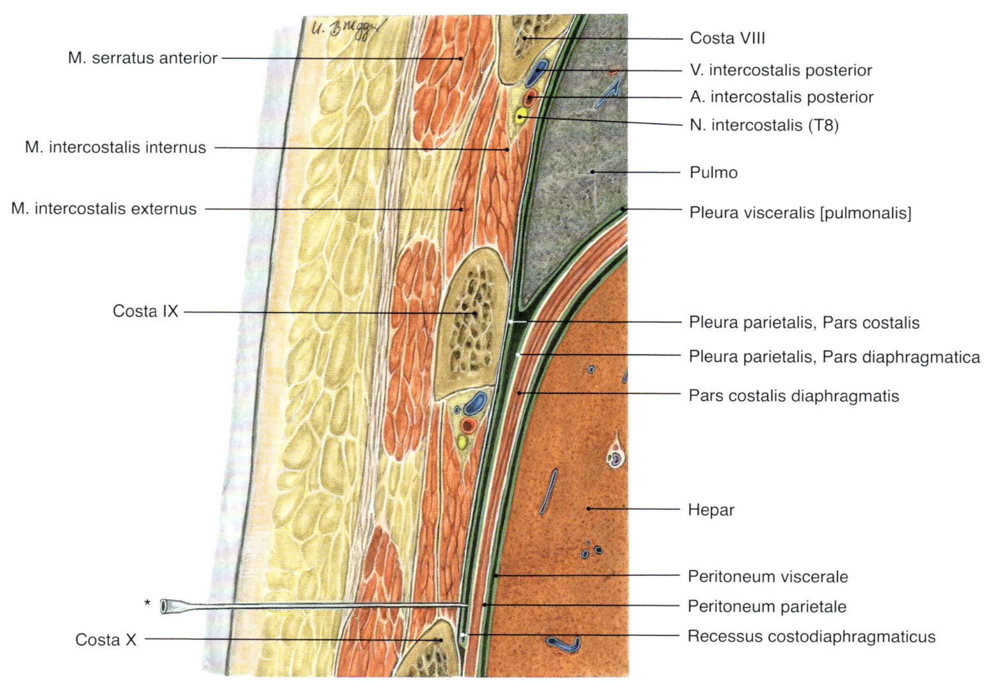

→ T 13

Abb. 840 Muskeln der Brustwand, Mm. thoracis; Frontalschnitt.

* Nadellage bei der Pleurapunktion

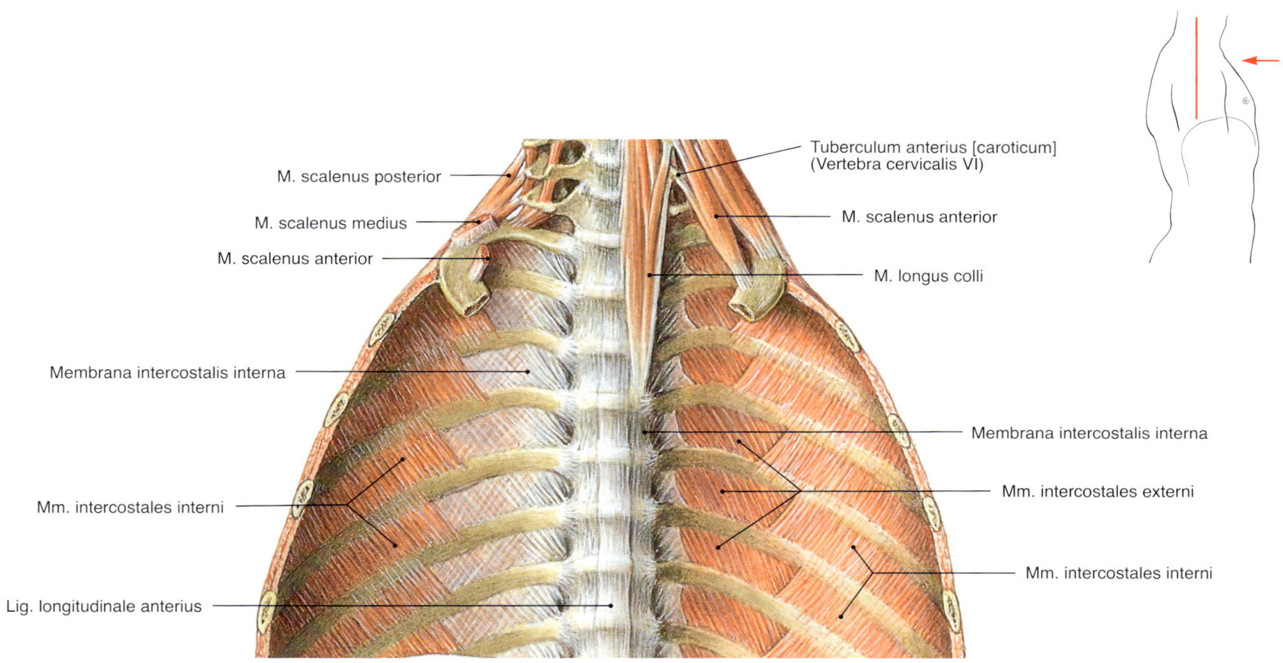

Abb. 841 Brustkorb, Cavea thoracis; Hinterwand.

→ T 11–T 13

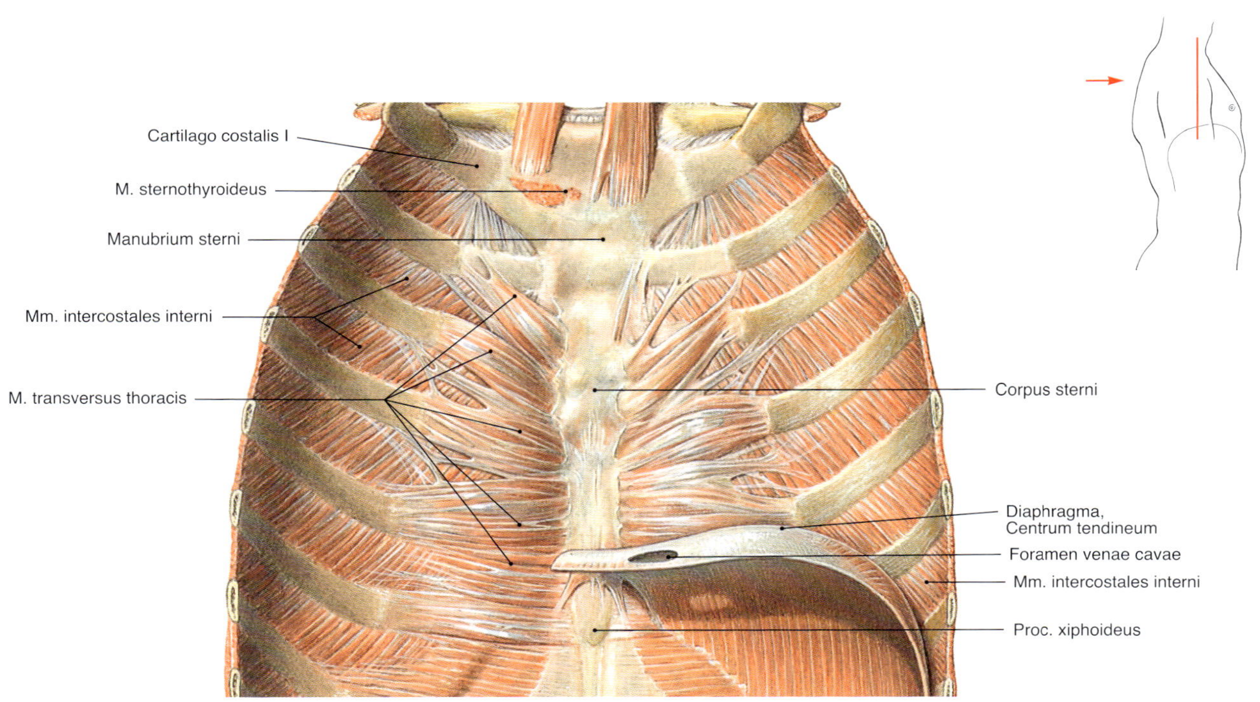

Abb. 842 Brustkorb, Cavea thoracis; Vorderwand.

→ T 13

Bauchmuskeln

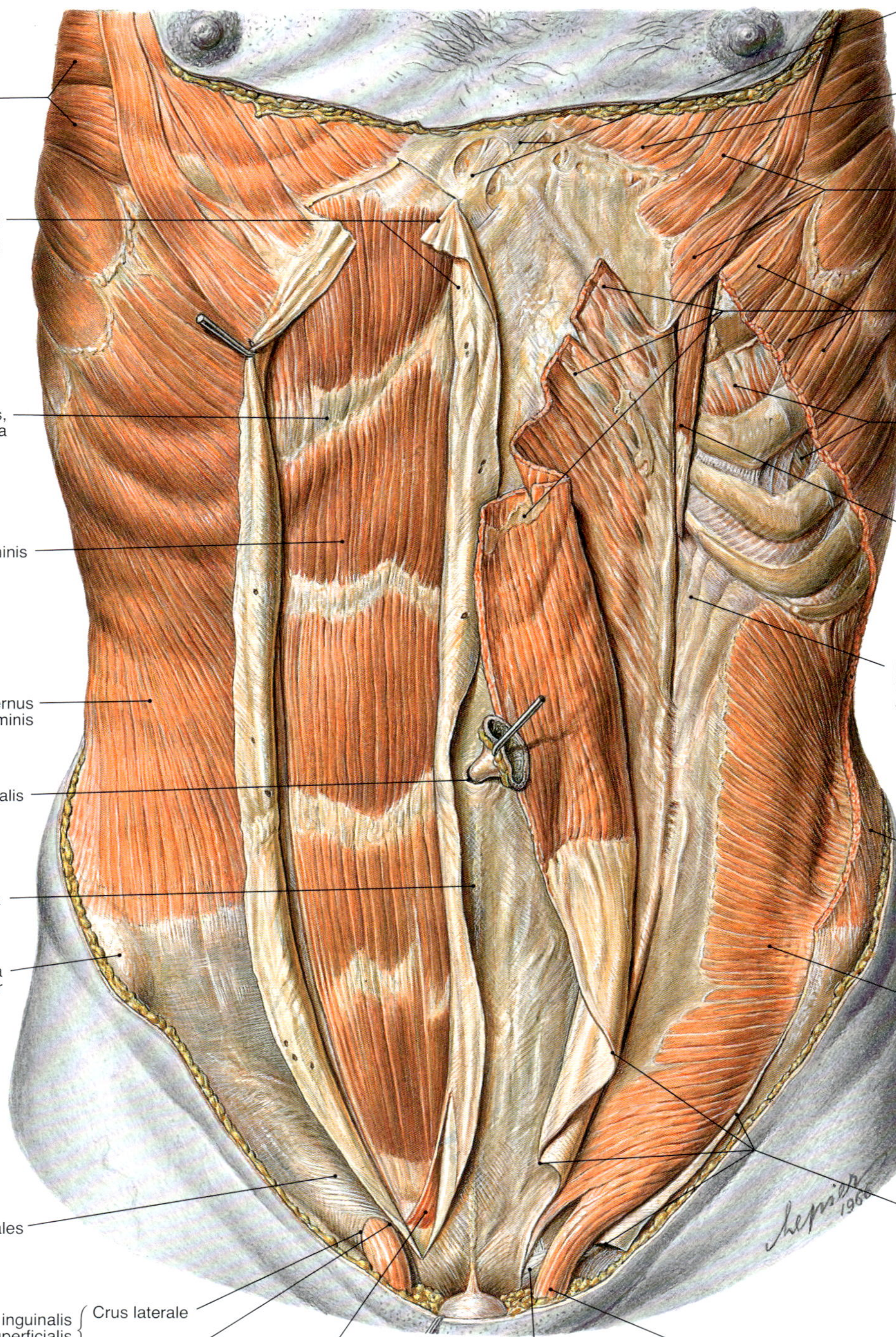

→ T 13–T 15, T 17, T 26

Abb. 843 Bauchmuskeln, Mm. abdominis; oberflächliche und mittlere Schicht.

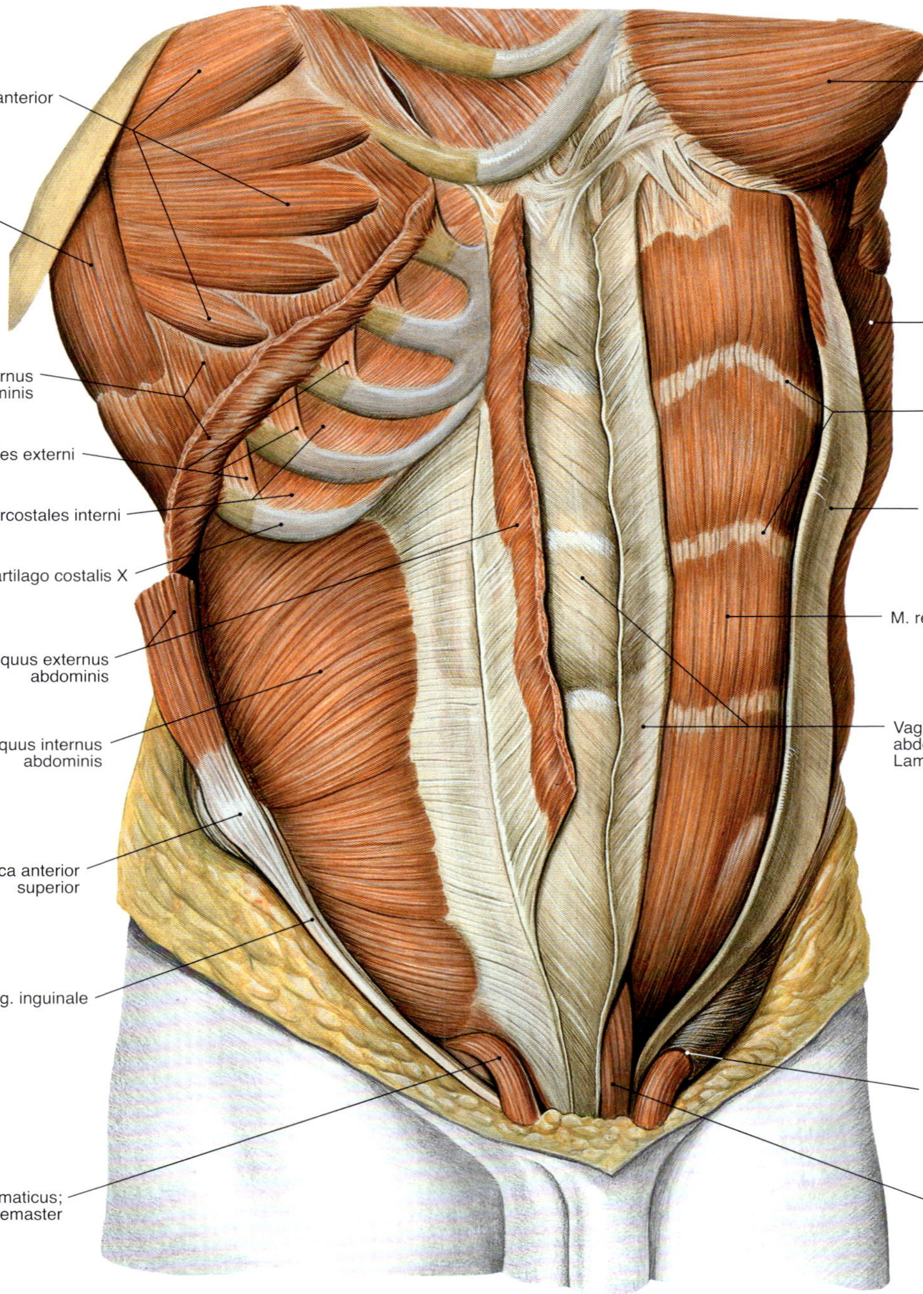

Abb. 844 Bauchmuskeln, Mm. abdominis; mittlere Schicht.

→ T 13–T 15, T 17

Bauchmuskeln

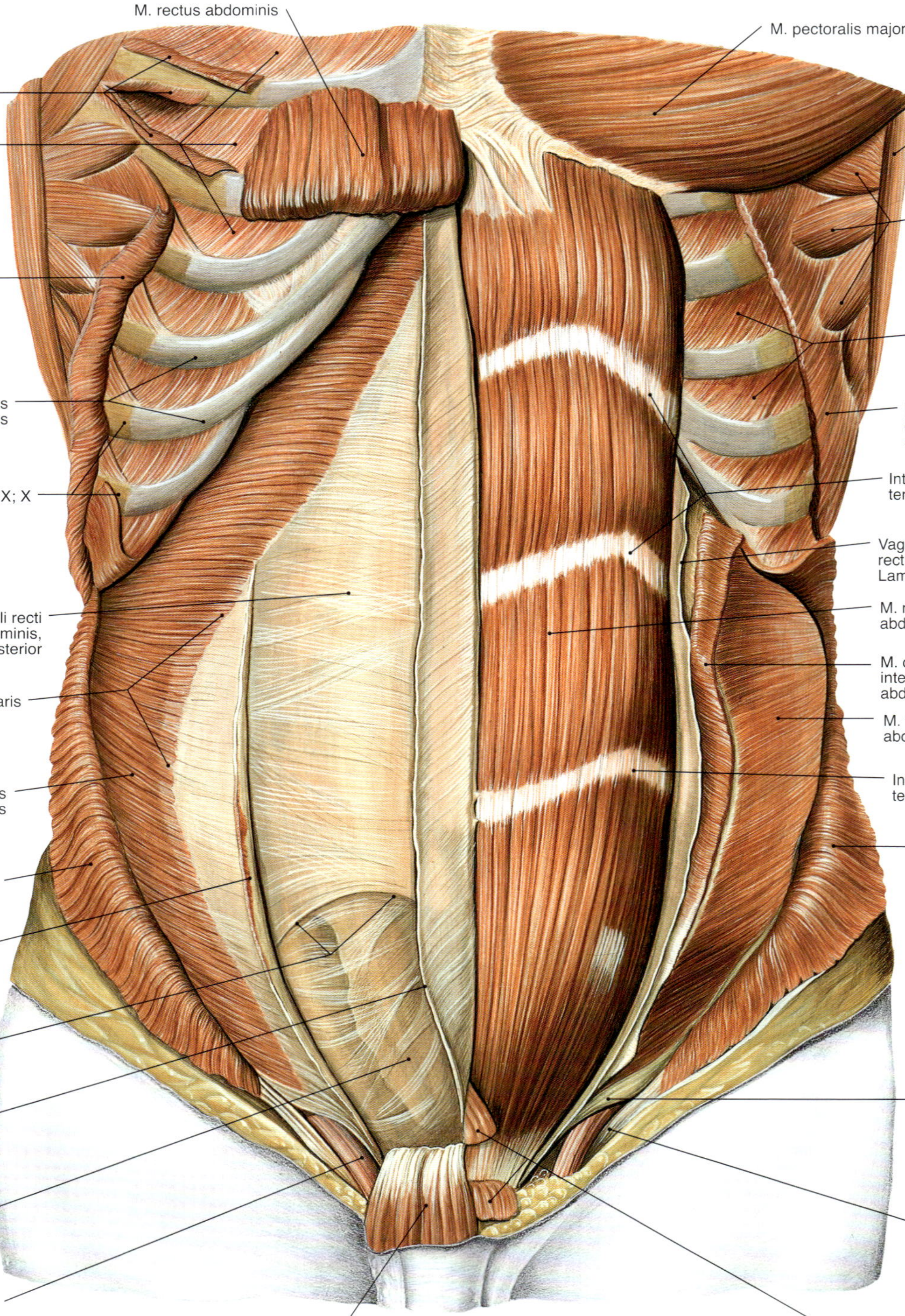

→ T 13–T 15

Abb. 845 Bauchmuskeln, Mm. abdominis; tiefe Schicht.

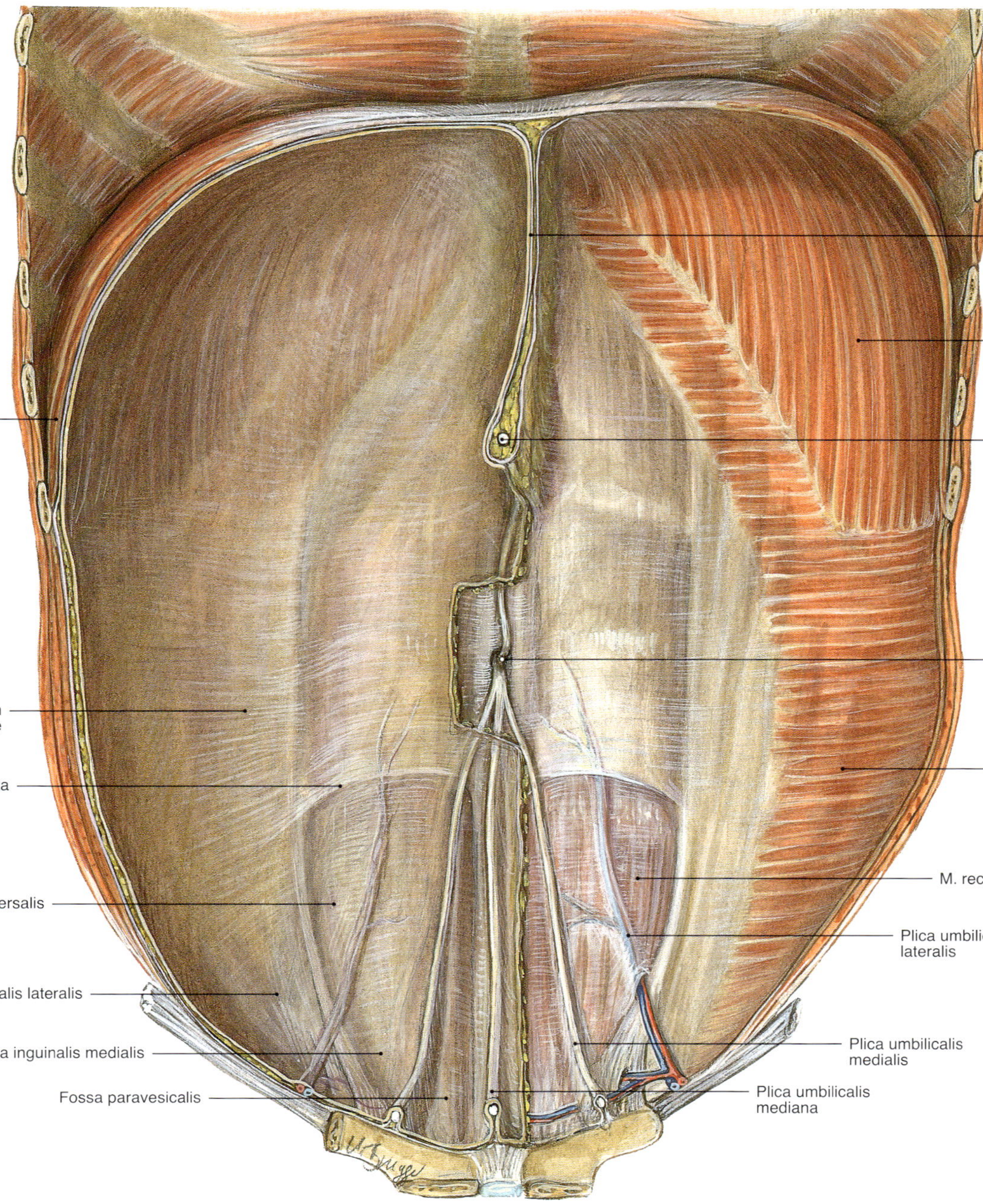

Abb. 846 Innenseite der vorderen Bauchwand.

→ T 14, T 15, T 21

Leistenkanal

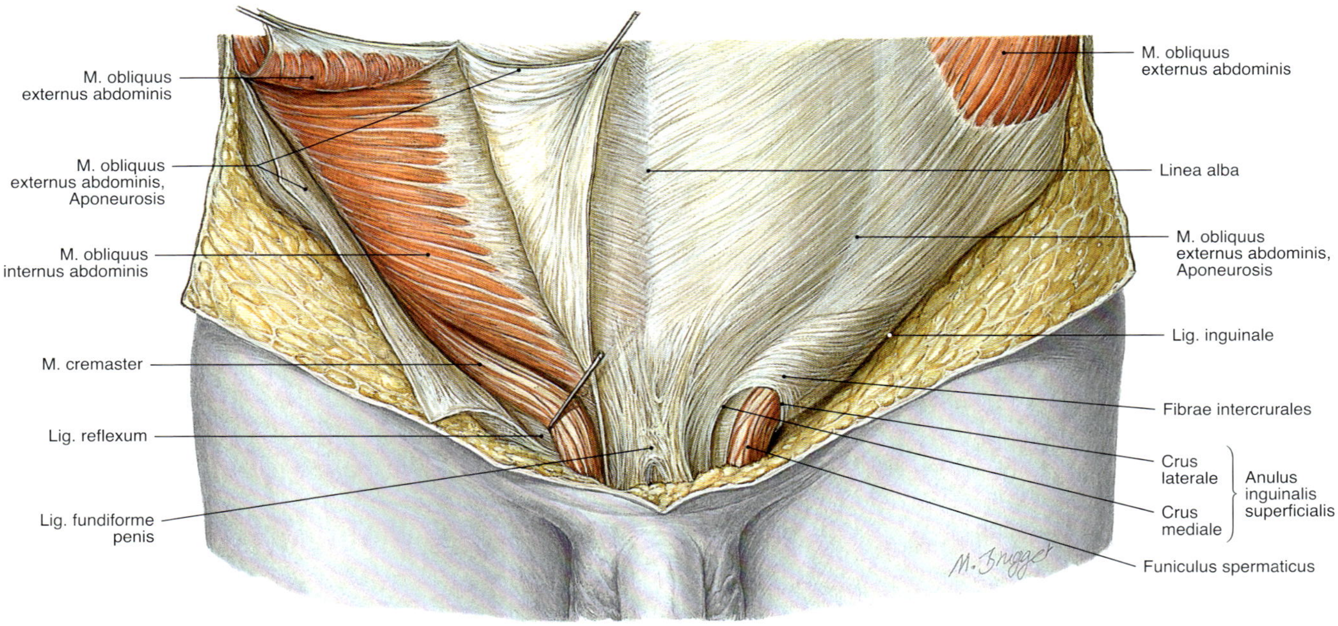

Abb. 847 Äußerer Leistenring, Anulus inguinalis superficialis.

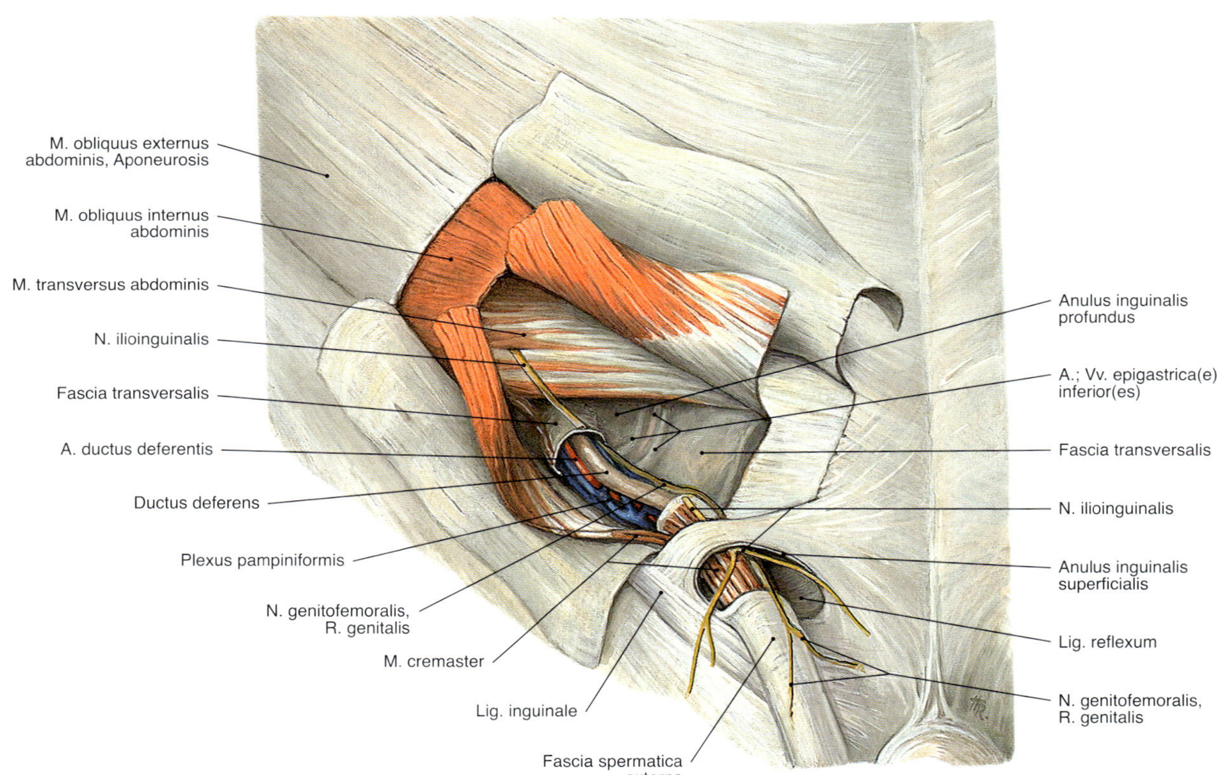

Abb. 848 Wände des Leistenkanals.

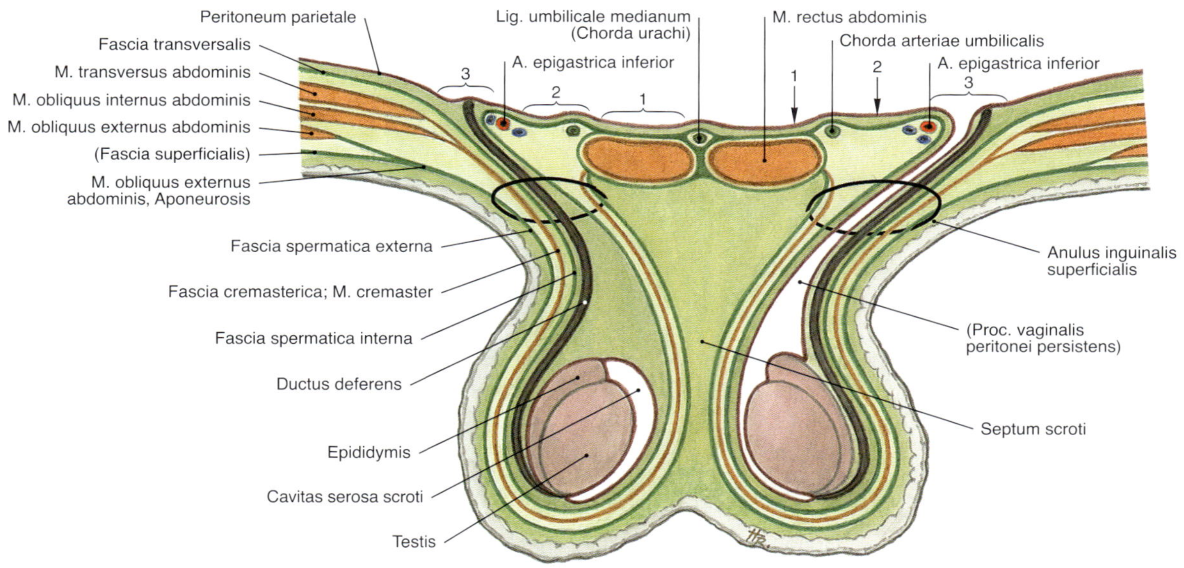

Abb. 849 Schema des Leistenkanals.
Aus didaktischen Gründen sind der Leistenkanal, der Samenstrang und das Skrotum in einer Ebene gezeichnet.

1 Fossa supravesicalis
2 Fossa inguinalis medialis
3 Fossa inguinalis lateralis

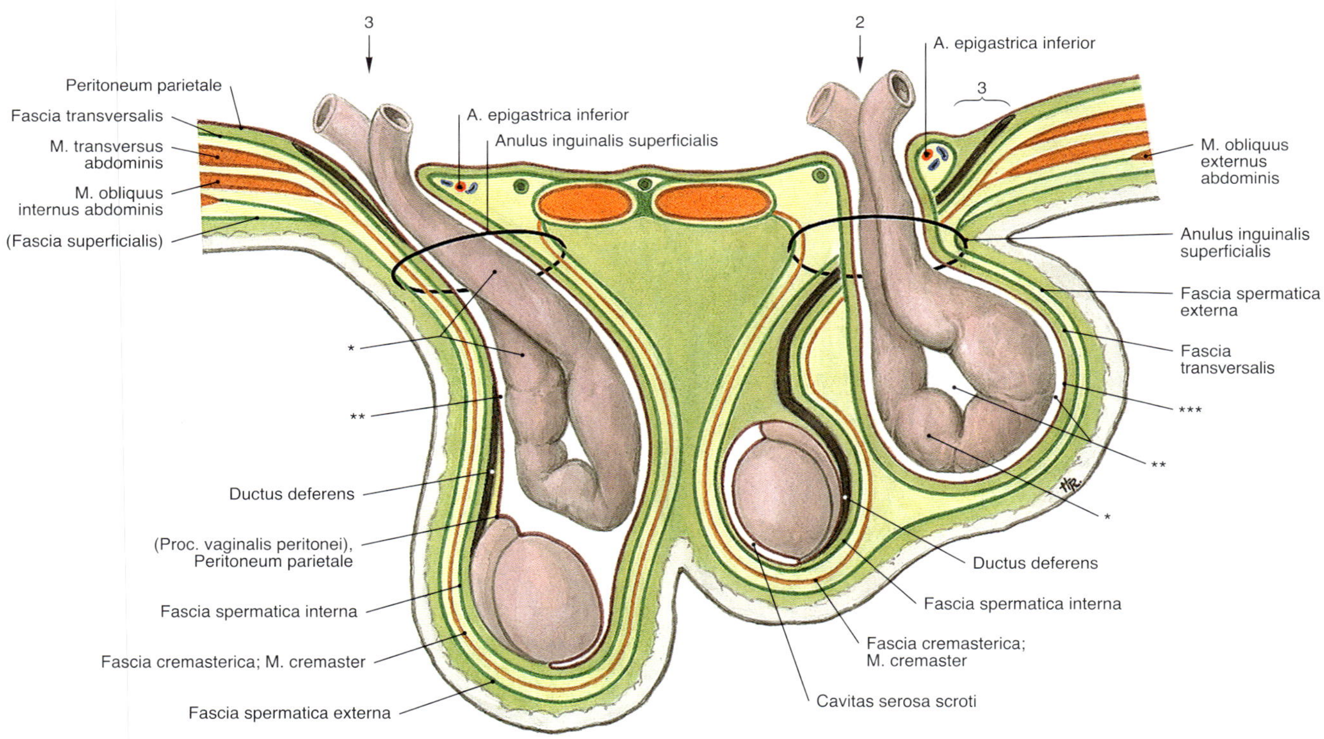

Abb. 850 Schema der Leistenbrüche;
linke Bildhälfte: laterale, indirekte Hernie;
rechte Bildhälfte: mediale, direkte Hernie.

* Darmschlinge im Bruchsack
** Peritonealraum
*** neu gebildeter peritonealer Bruchsack

Zwerchfell und hintere Bauchwand

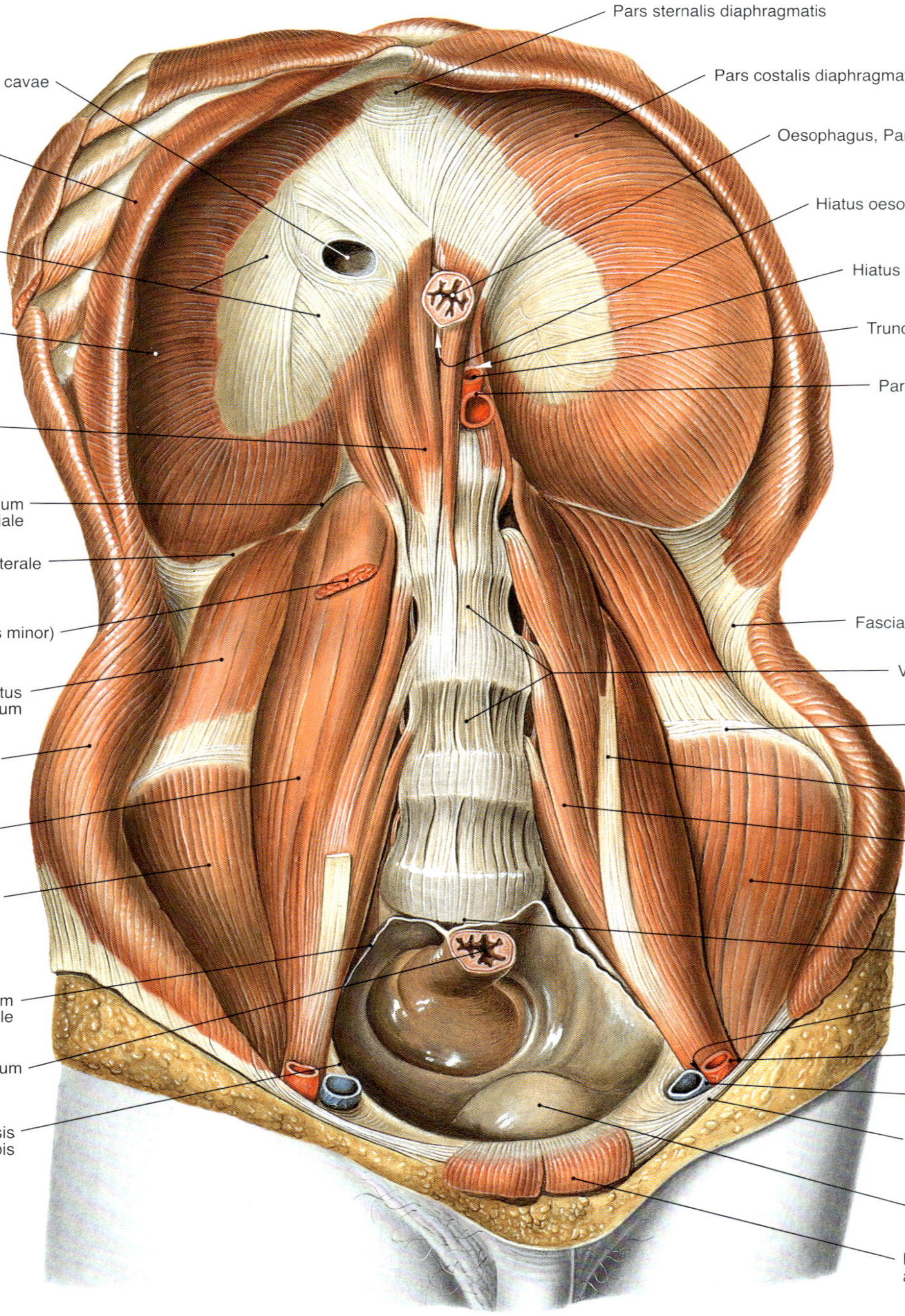

→ T 15, T 16, T 21, T 42

Abb. 851 Zwerchfell, Diaphragma, und Bauchmuskeln, Mm. abdominis.

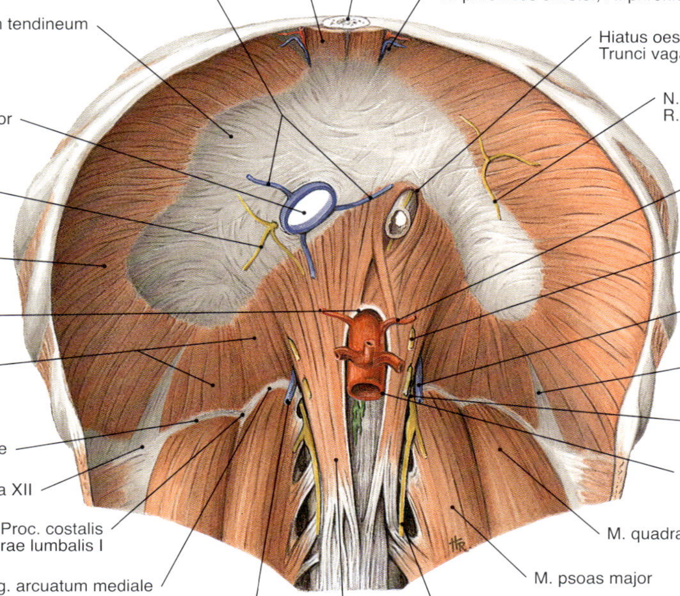

Abb. 852 Zwerchfell, Diaphragma.

→ T 21

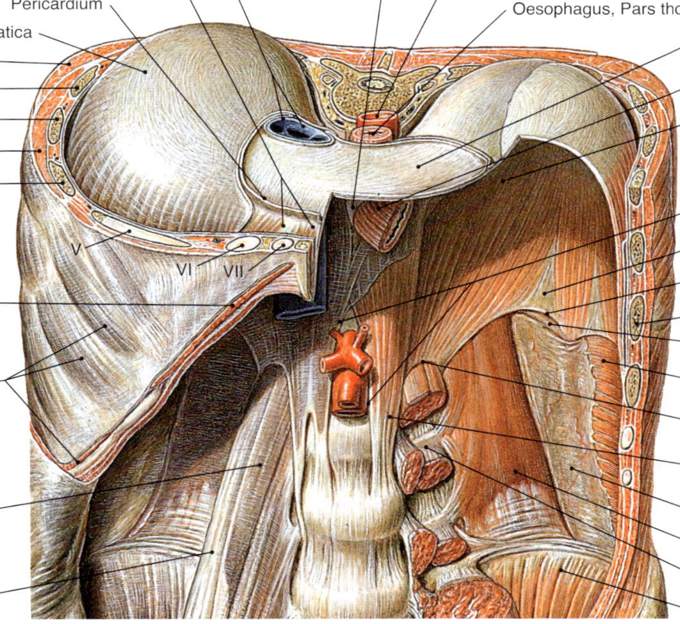

Abb. 853 Zwerchfell, Diaphragma, mit Durchtrittspforten und hintere Bauchwandmuskeln.

* klinisch: BOCHDALEK'sches Dreieck

** Psoasarkade

→ T 21

Brustdrüse

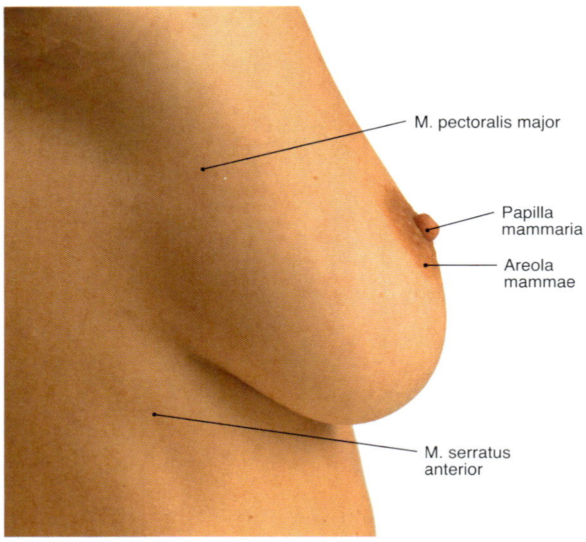

Abb. 854 Brustdrüse, Mamma.

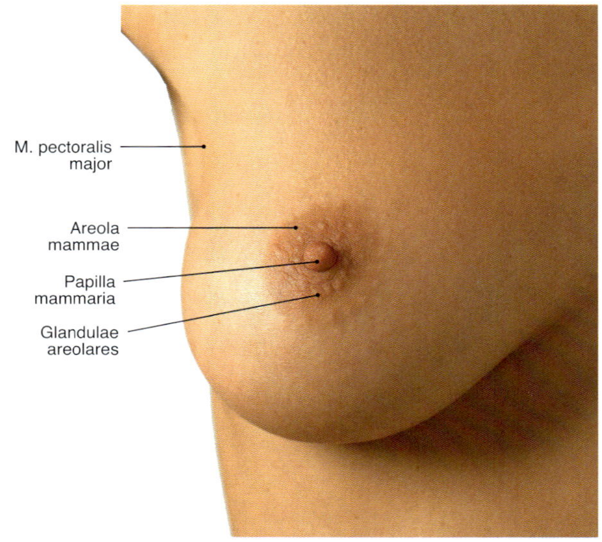

Abb. 855 Brustdrüse, Mamma.

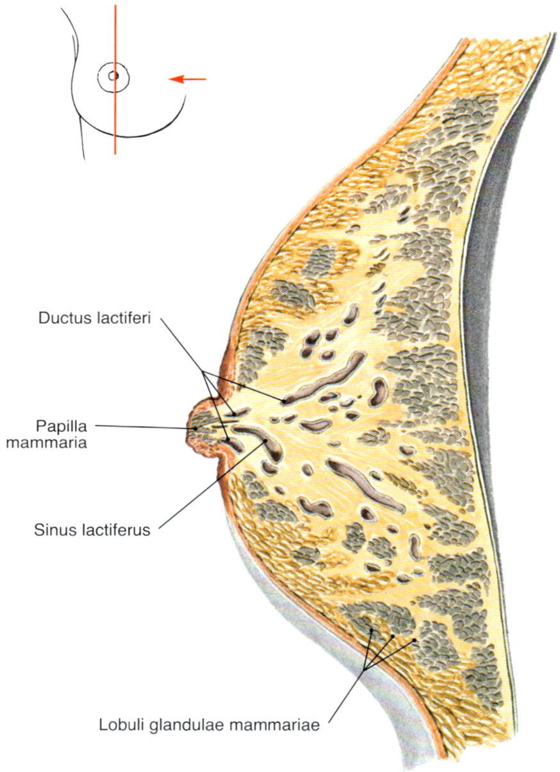

Abb. 856 Brustdrüse, Mamma, einer Schwangeren.

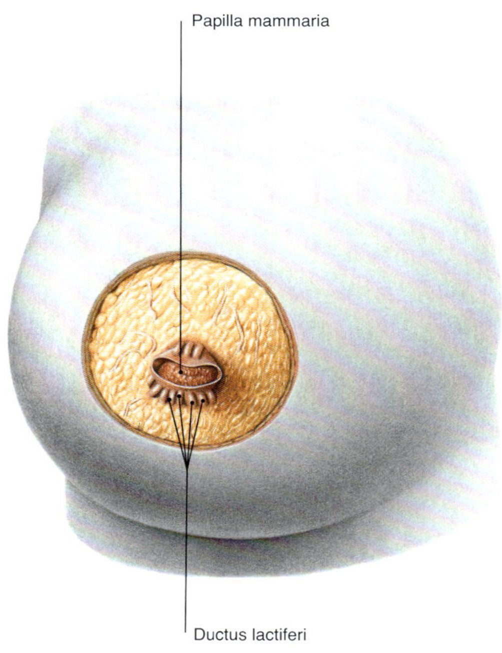

Abb. 857 Brustdrüse, Mamma, einer Schwangeren.

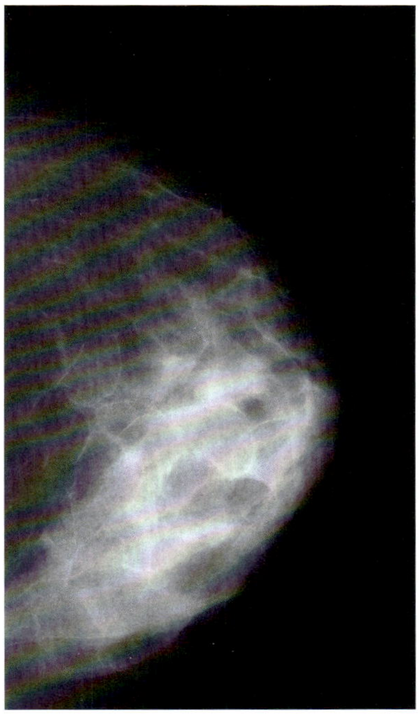

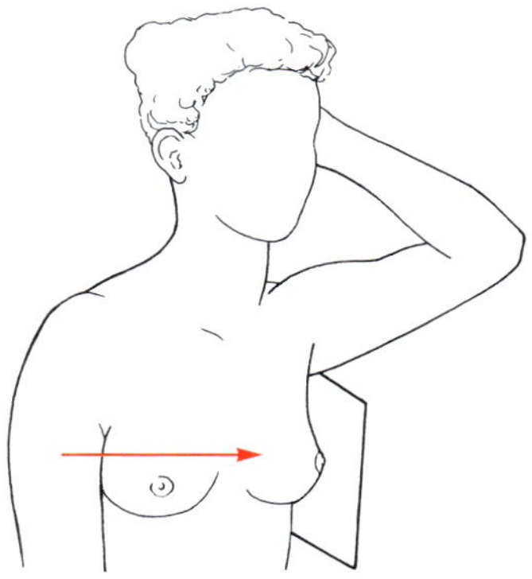

Abb. 858 Röntgenaufnahme der Brustdrüse, Mammographie, einer 47-jährigen Frau.

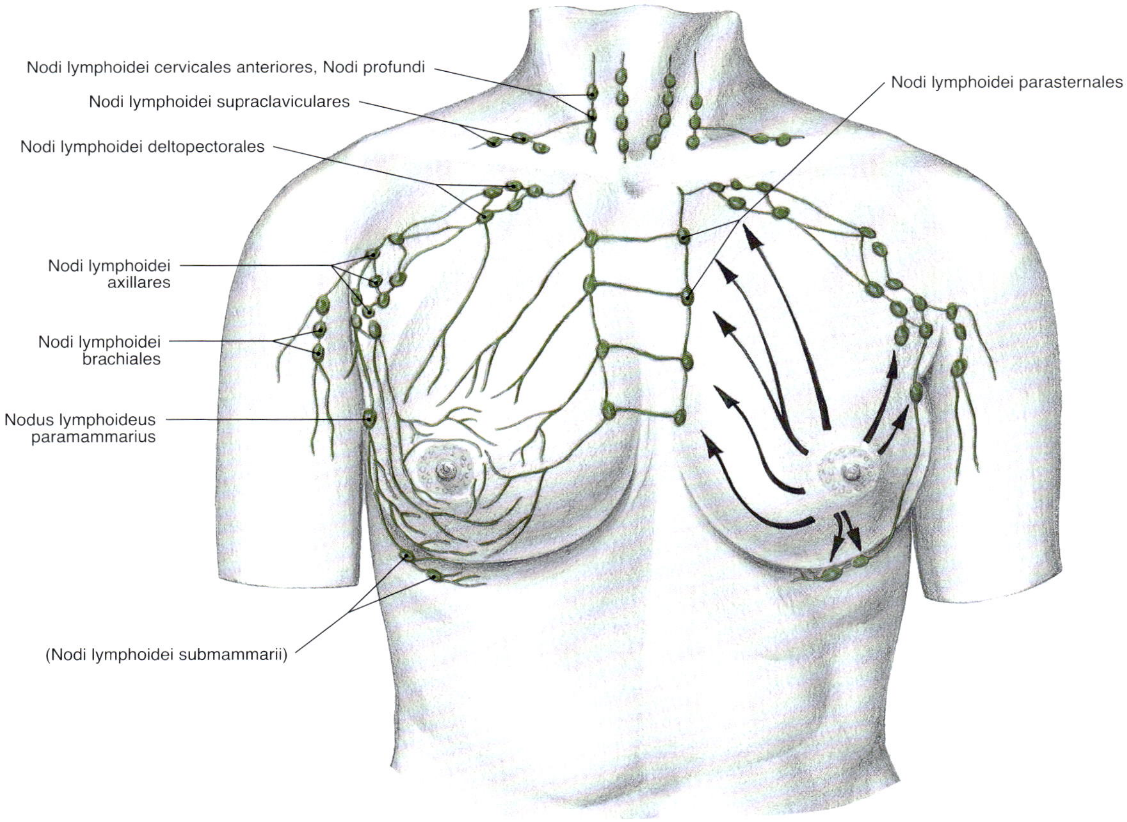

Abb. 859 Abflusswege der Lymphe der weiblichen Brustdrüse und Lage der regionären Lymphknoten.

Gefäße und Nerven der Rumpfwand

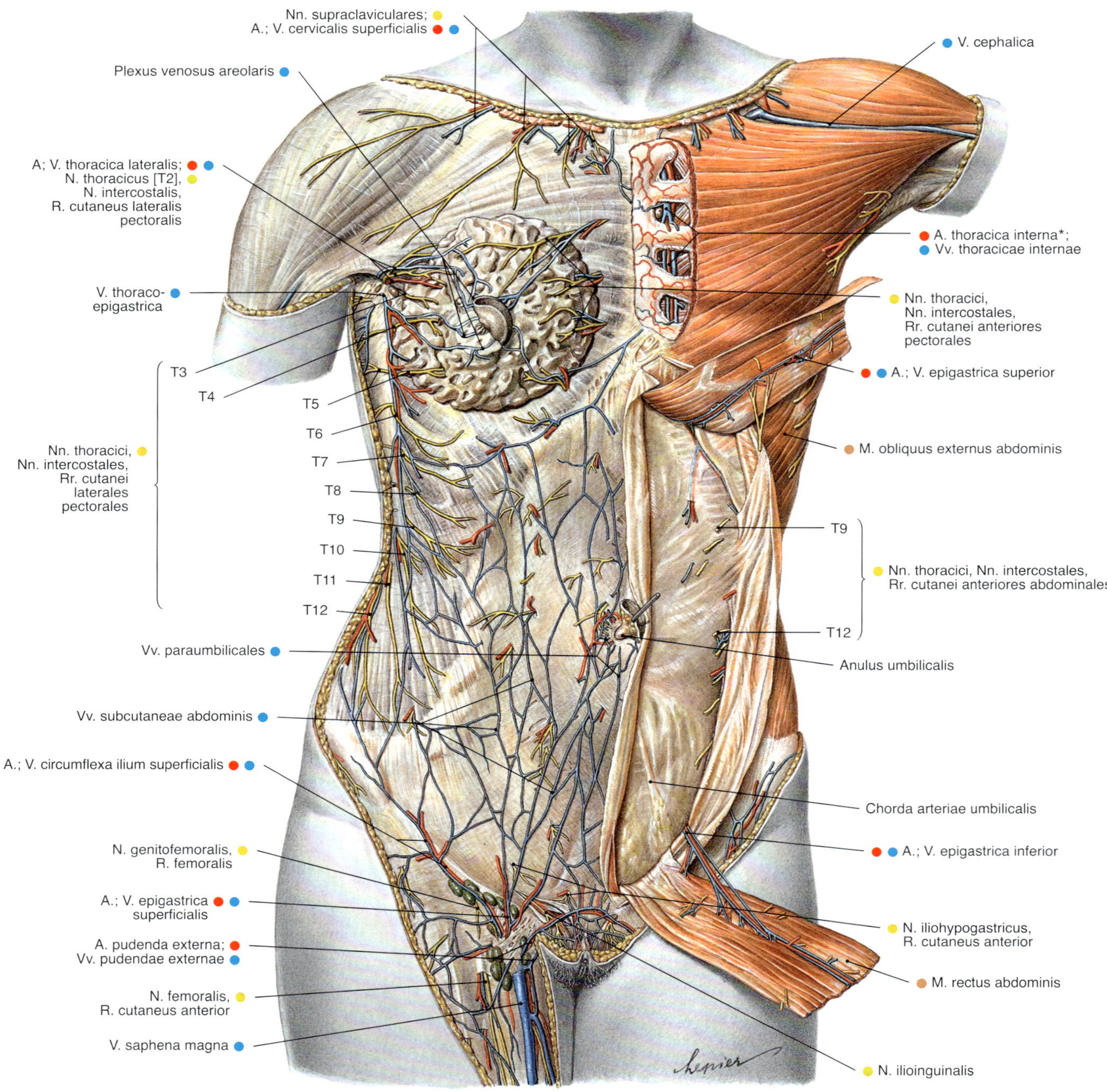

Abb. 860 Gefäße und Nerven der Brust- und Bauchwand.
* klinisch: A. mammaria interna

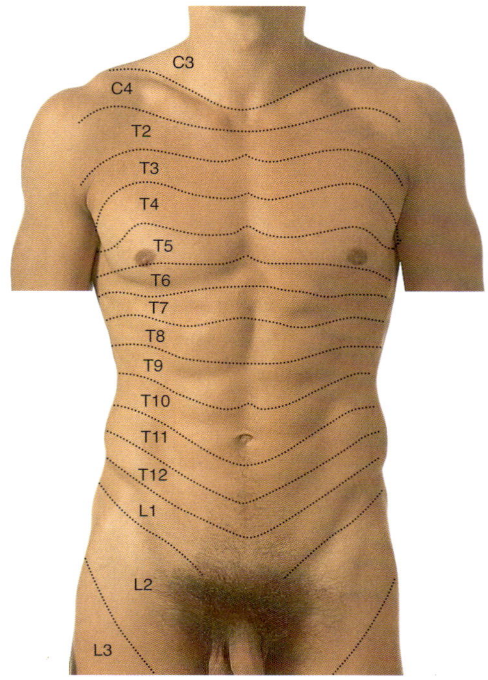

Abb. 861 Segmentale sensible Innervation der vorderen Brust- und Bauchwand (Dermatome).

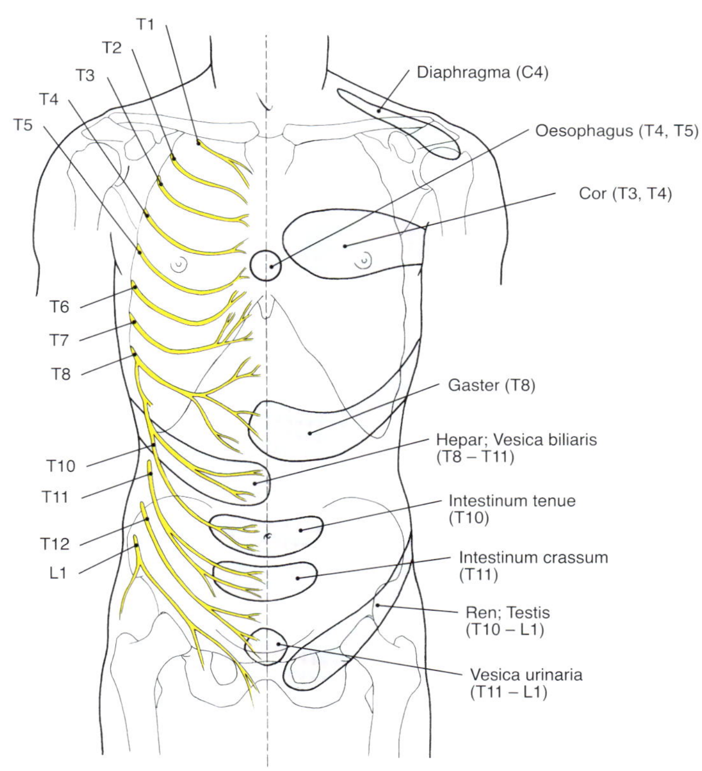

Abb. 862 Segmentale sensible Innervation der Brust- und Bauchwand.
Die Regionen, in die bei Erkrankungen innerer Organe Schmerzen projiziert werden (HEAD'sche Zonen), sind grau bezeichnet.

Plexus lumbosacralis

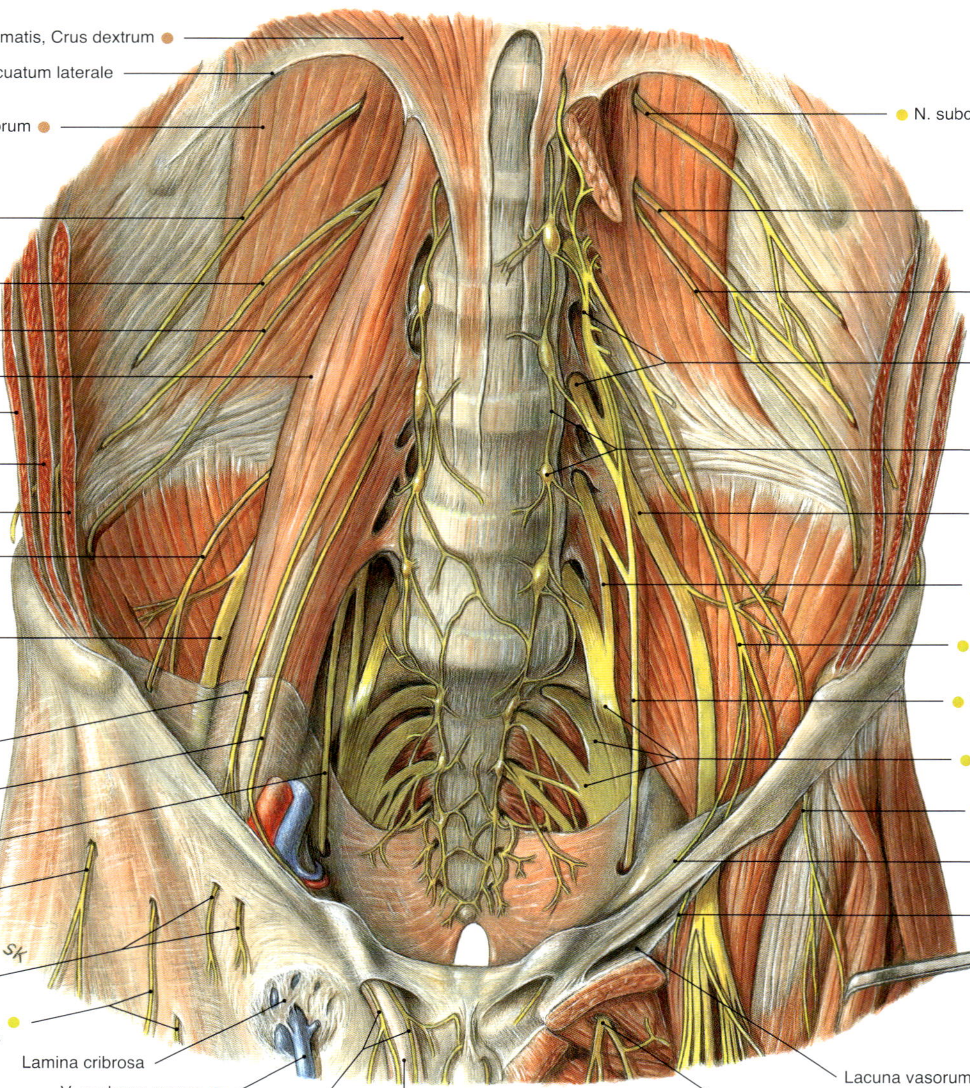

→ 47, T 40

Abb. 863 Plexus lumbosacralis.

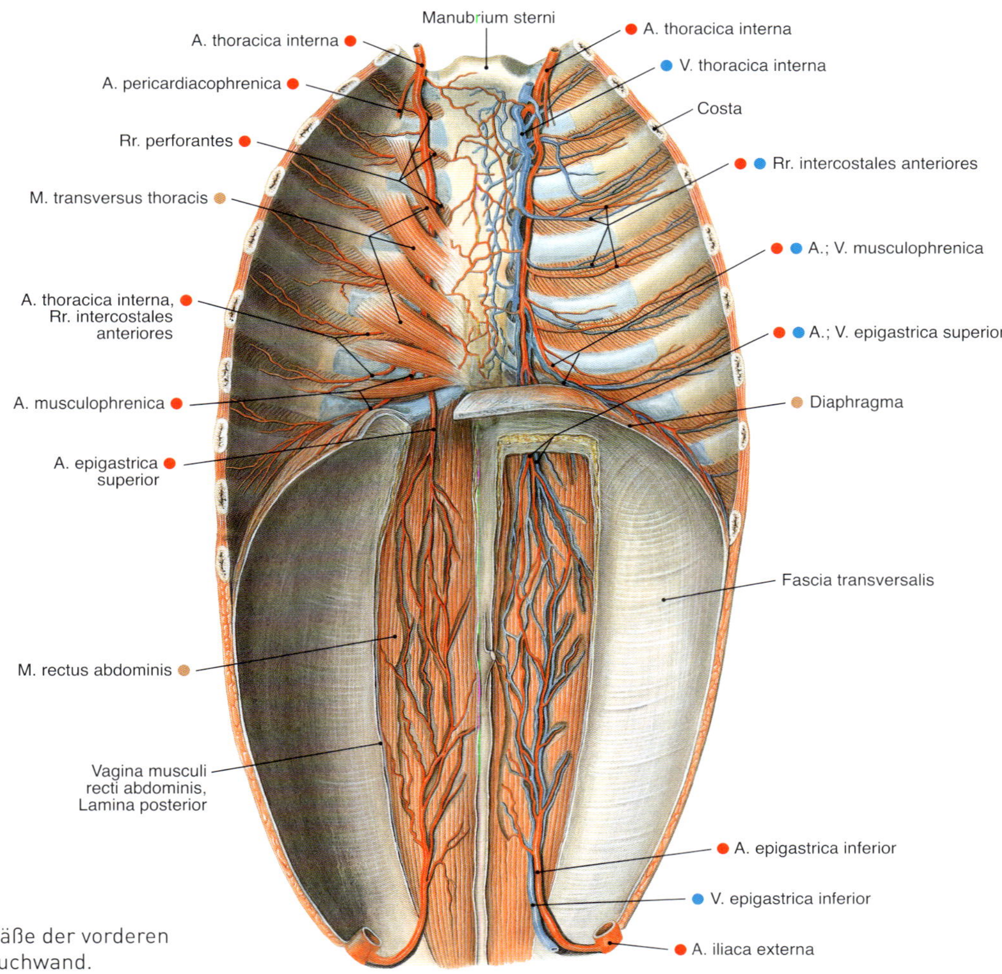

Abb. 864 Gefäße der vorderen Brust- und Bauchwand.

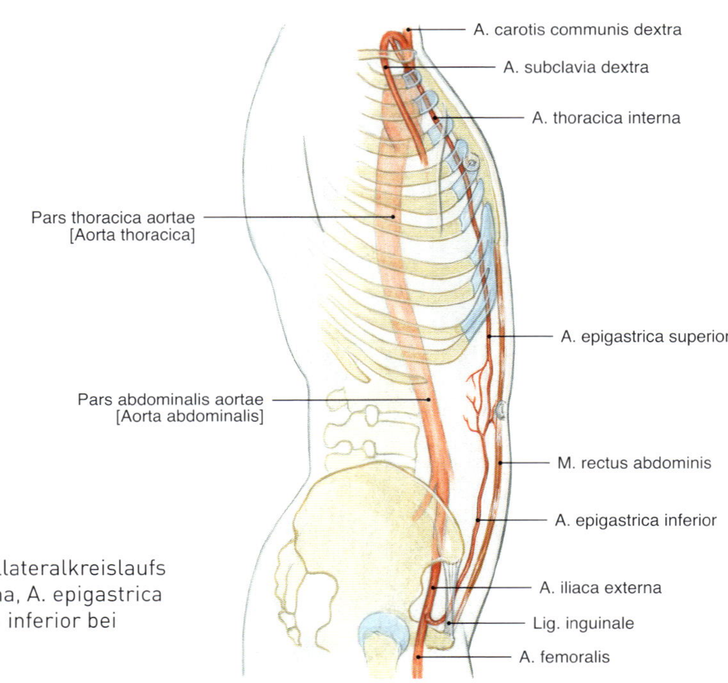

Abb. 865 Schema des Kollateralkreislaufs über die A. thoracica interna, A. epigastrica superior und A. epigastrica inferior bei Einengungen der Aorta; von rechts.

Bauchwand des Neugeborenen

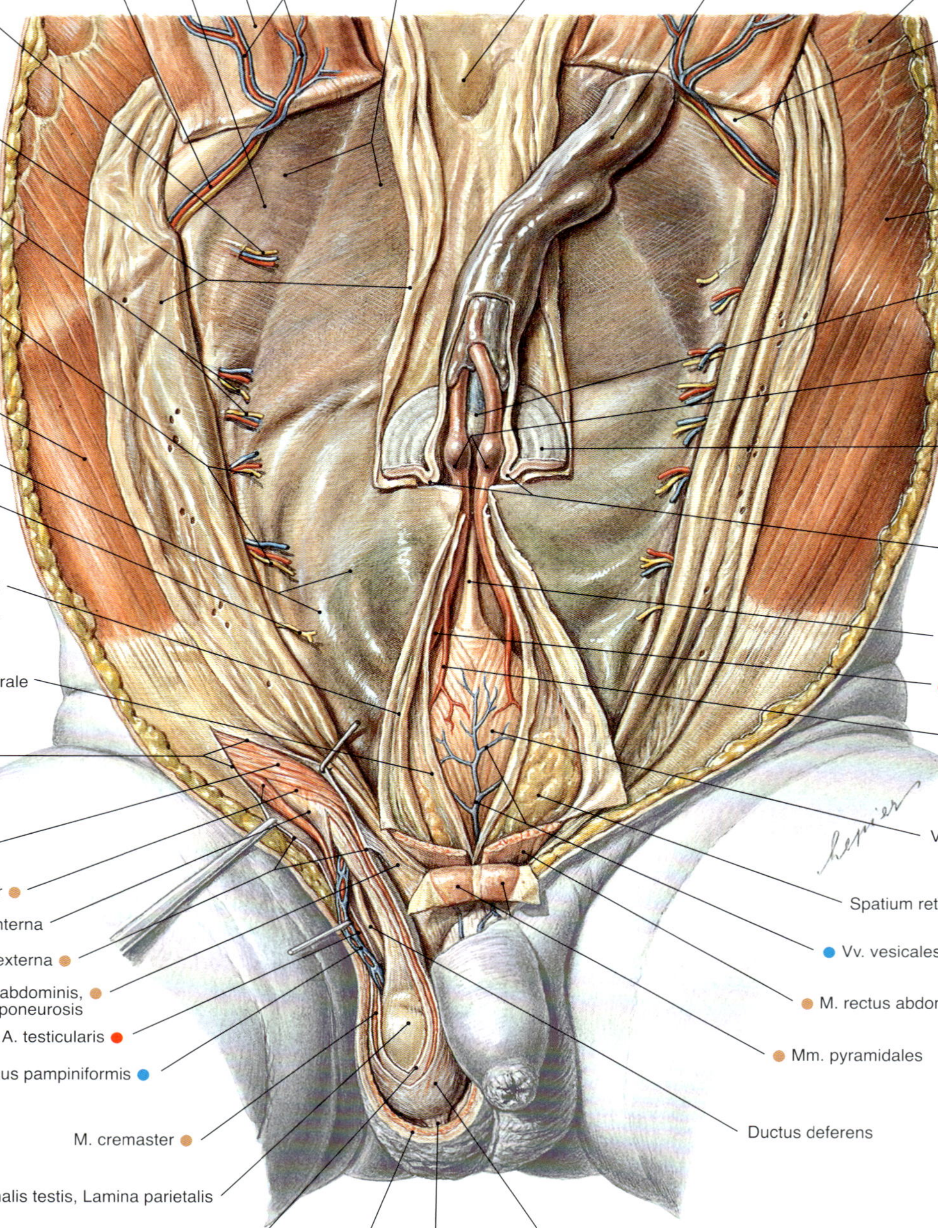

Abb. 866 Vordere Bauchwand eines Neugeborenen.

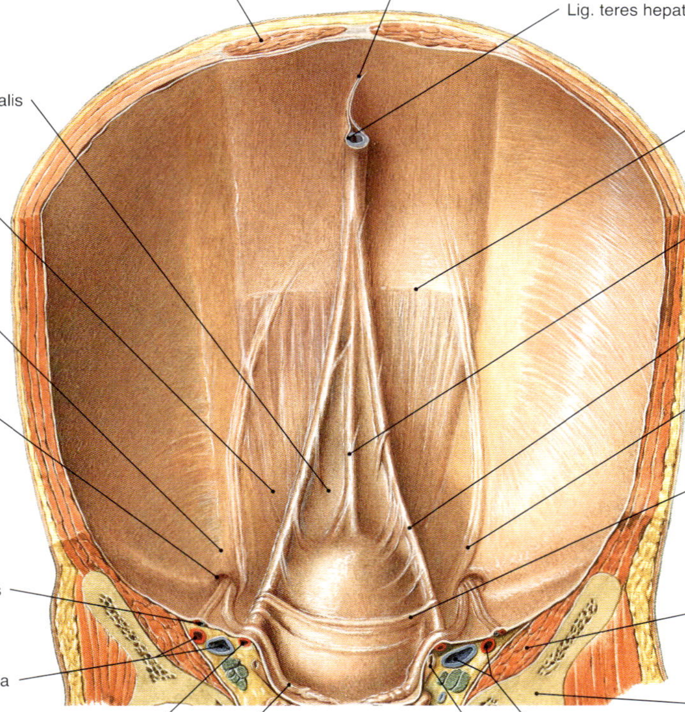

Abb. 867 Vordere Bauchwand eines Neugeborenen.

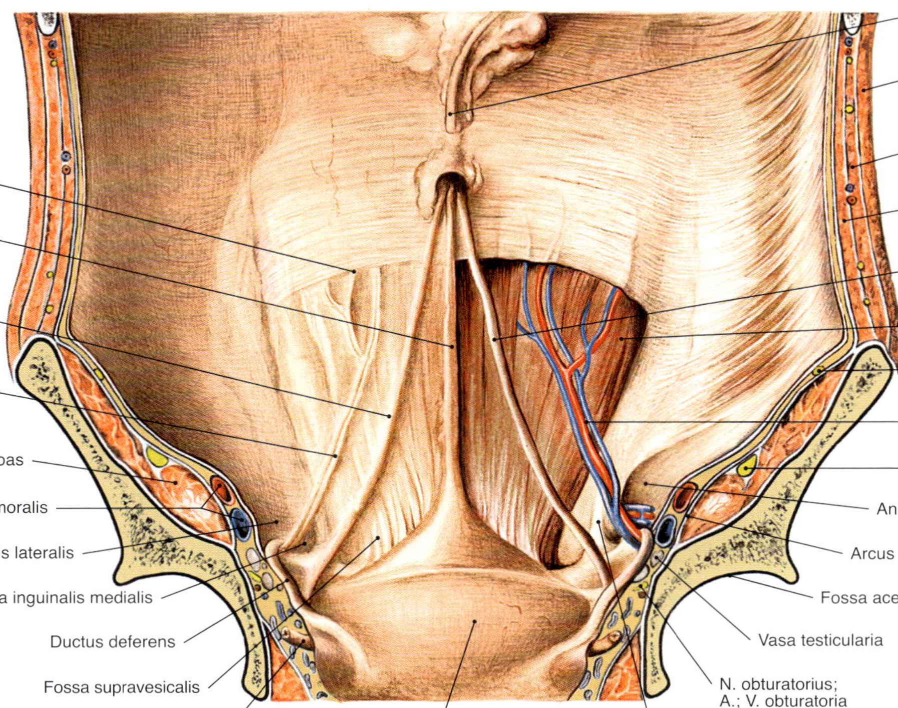

Abb. 868 Vordere Bauchwand; von innen.

Bauchwand, Schnitte

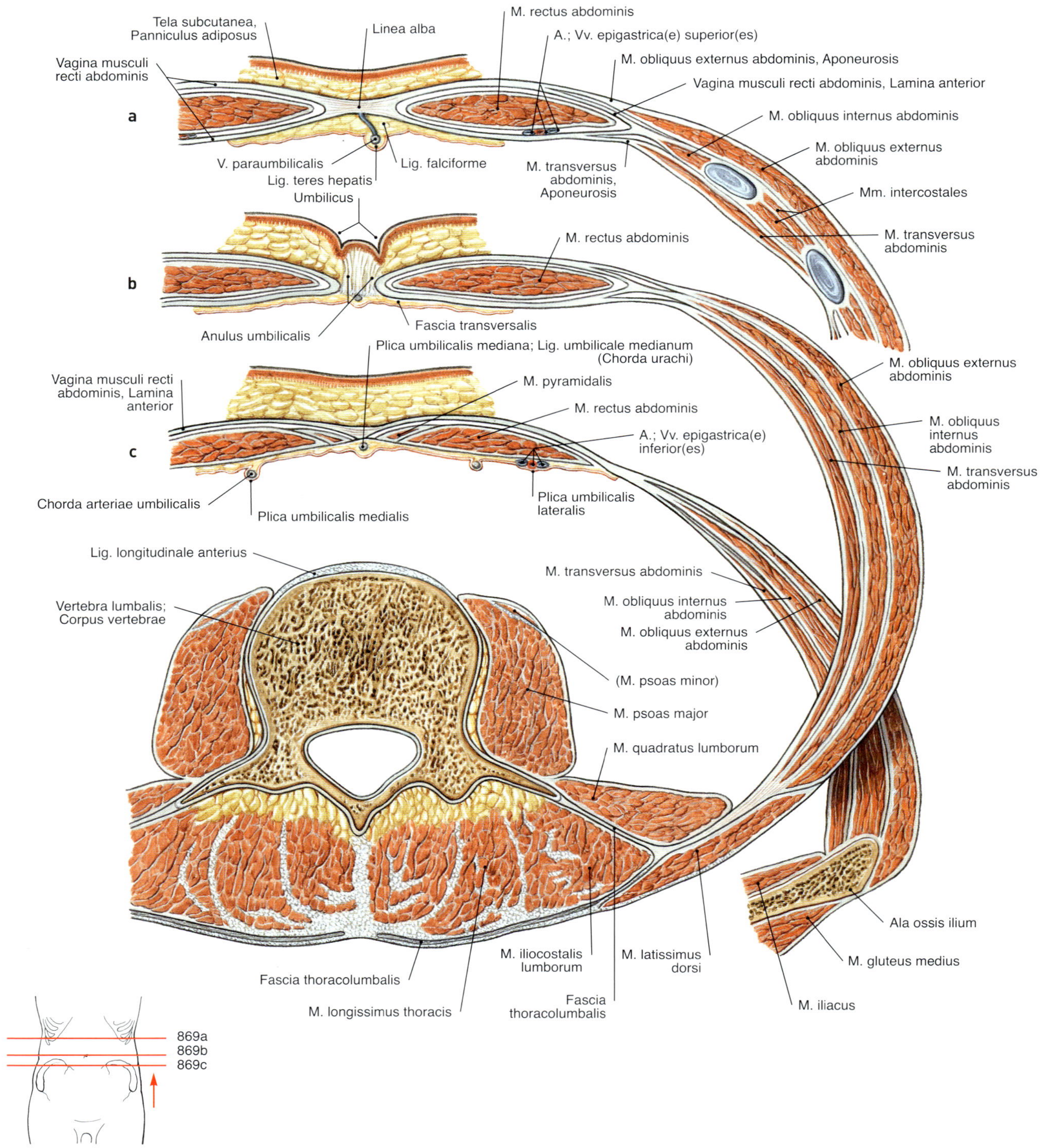

→ T 14–T 16, T 20 a, b, T 42

Abb. 869 a–c Bauchmuskeln, Mm. abdominis; Horizontalschnitte.

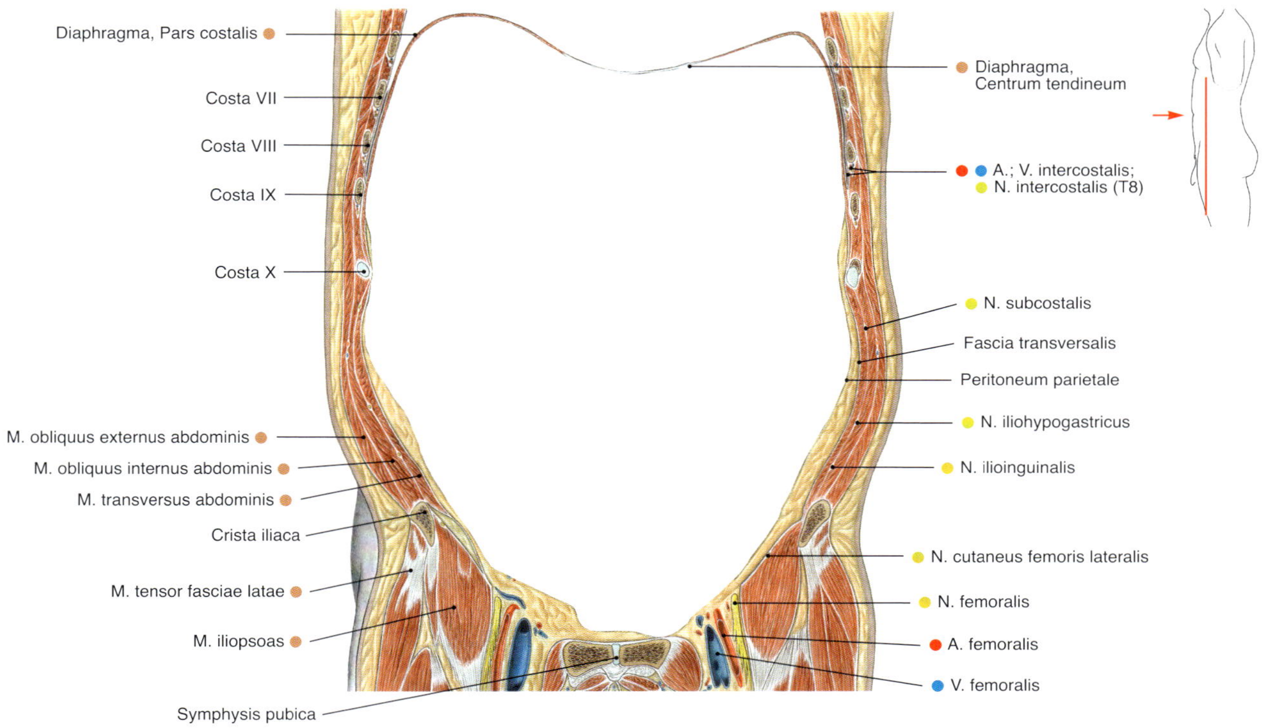

Abb. 870 Bauchmuskeln, Mm. abdominis; Frontalschnitt.

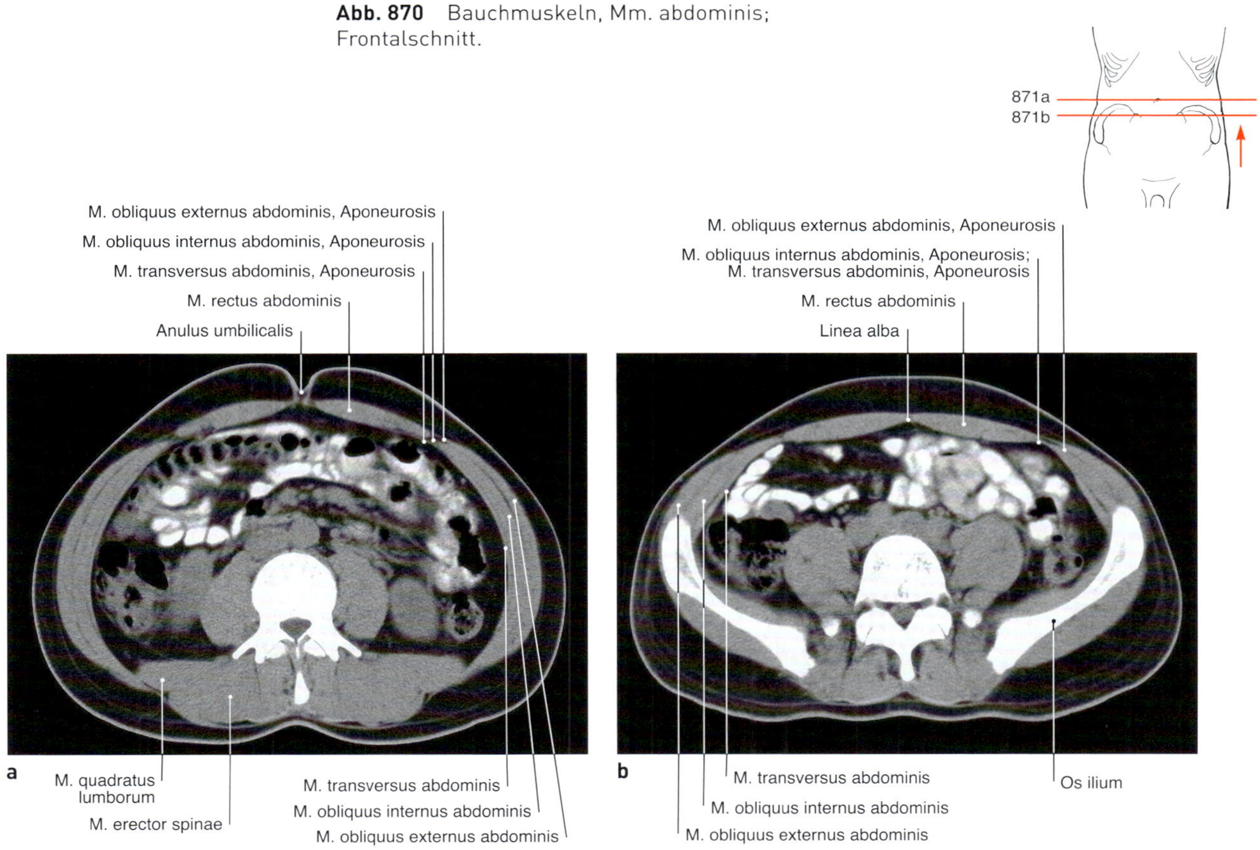

Abb. 871 a, b Bauchmuskeln, Mm. abdominis; computertomographische Querschnitte (CT).

Herz

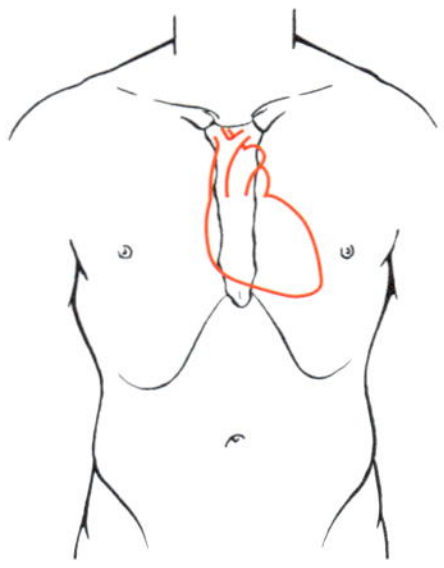

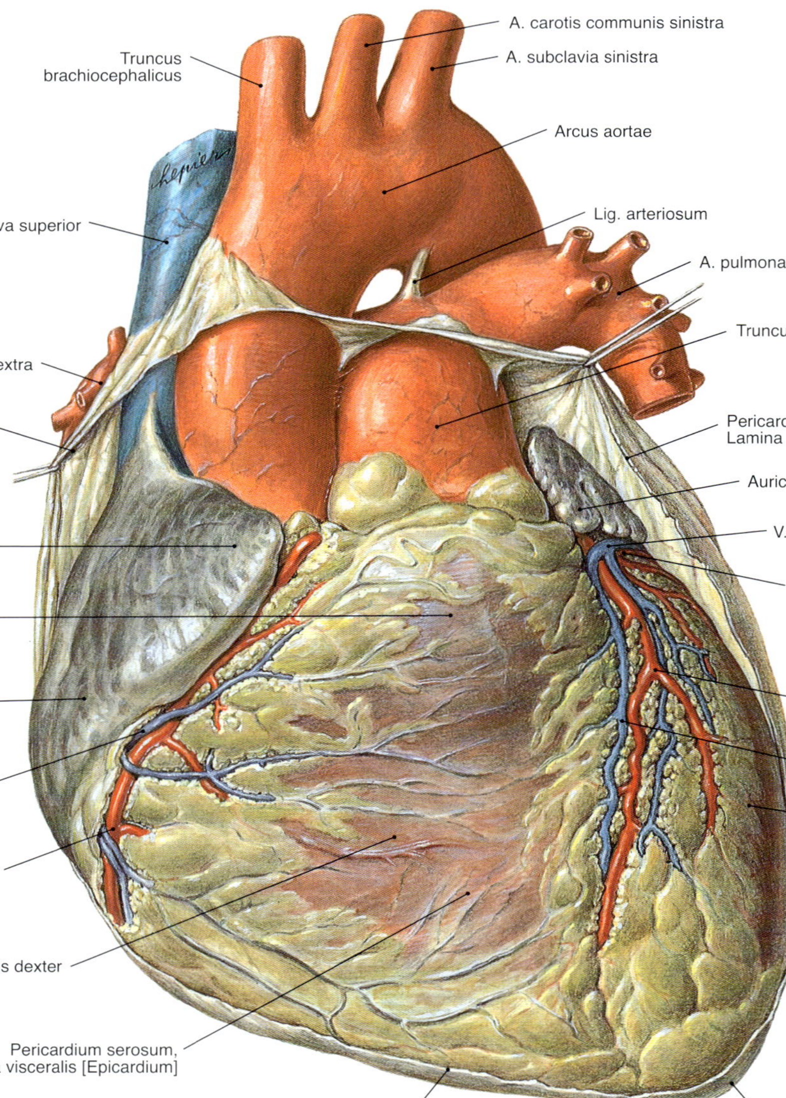

Abb. 872 Herz, Cor.

Pericardium fibrosum		Perikard
Pericardium serosum		
Lamina parietalis		
Lamina visceralis	=	Epikard

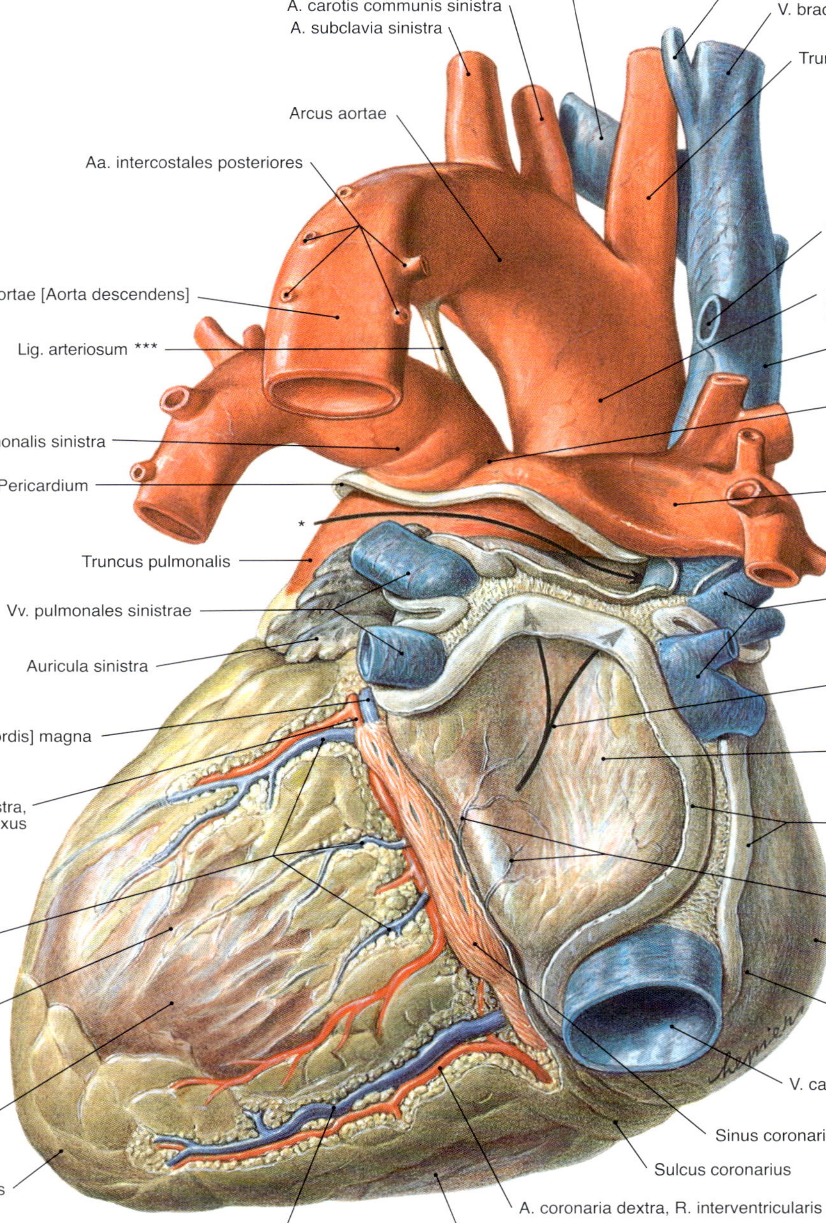

Abb. 873 Herz, Cor, und herznahe Gefäße; von dorsal.

* Pfeil im Sinus transversus pericardii
** Doppelpfeil im Sinus obliquus pericardii
*** aus dem fetalen Ductus arteriosus (BOTALLO) zurückgebildete ligamentäre Struktur

Herzmuskulatur

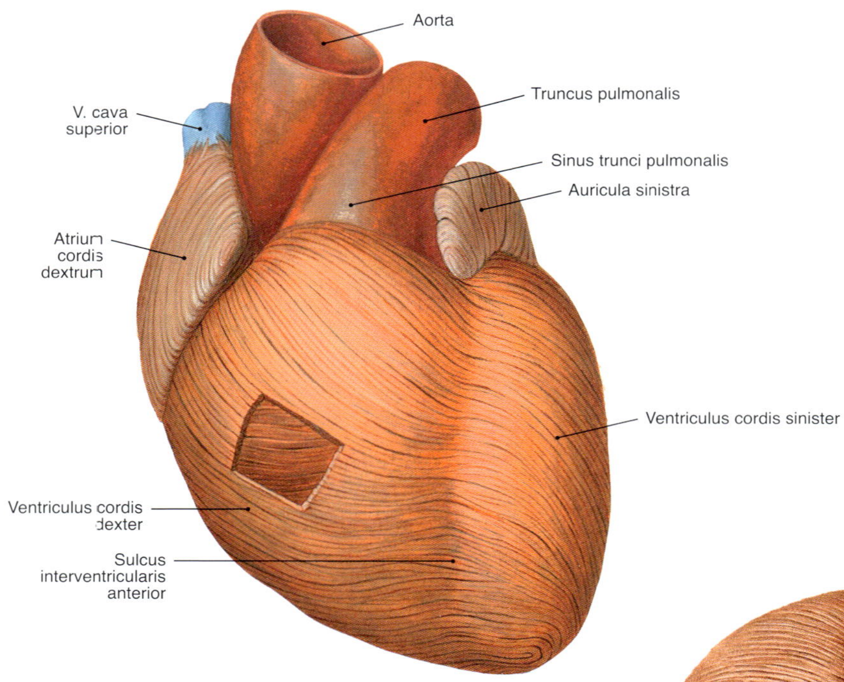

Abb. 874 Herzmuskulatur, Myocardium; von ventral.

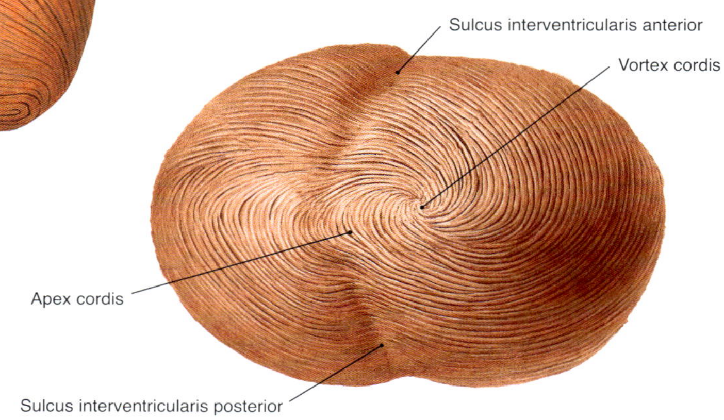

Abb. 875 Herzmuskulatur, Myocardium; von der Herzspitze her.

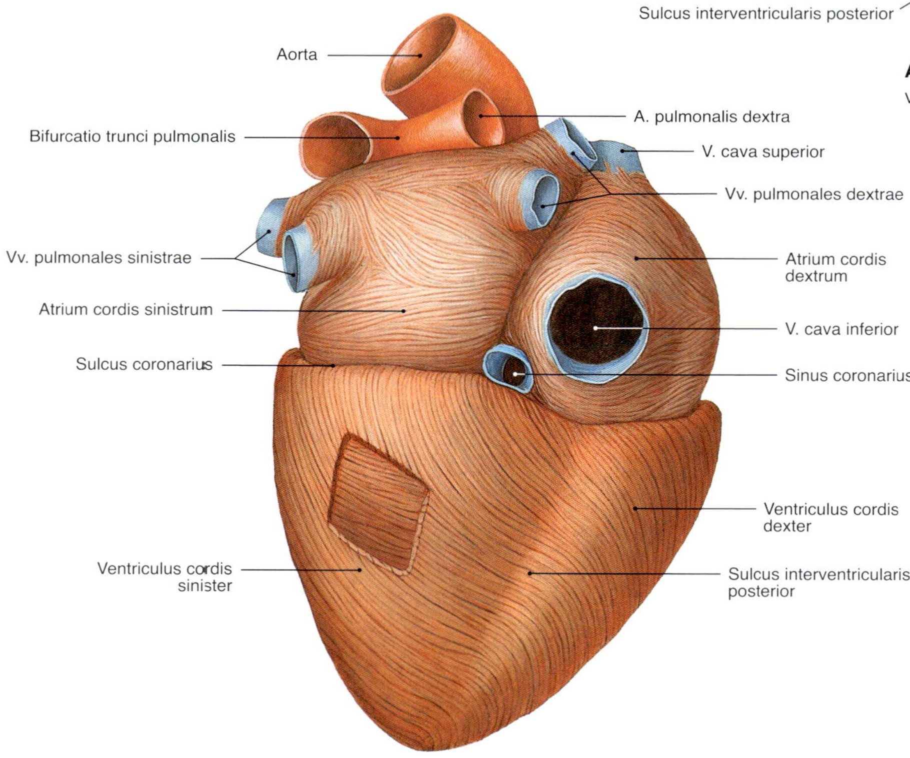

Abb. 876 Herzmuskulatur, Myocardium; von dorsal kaudal.

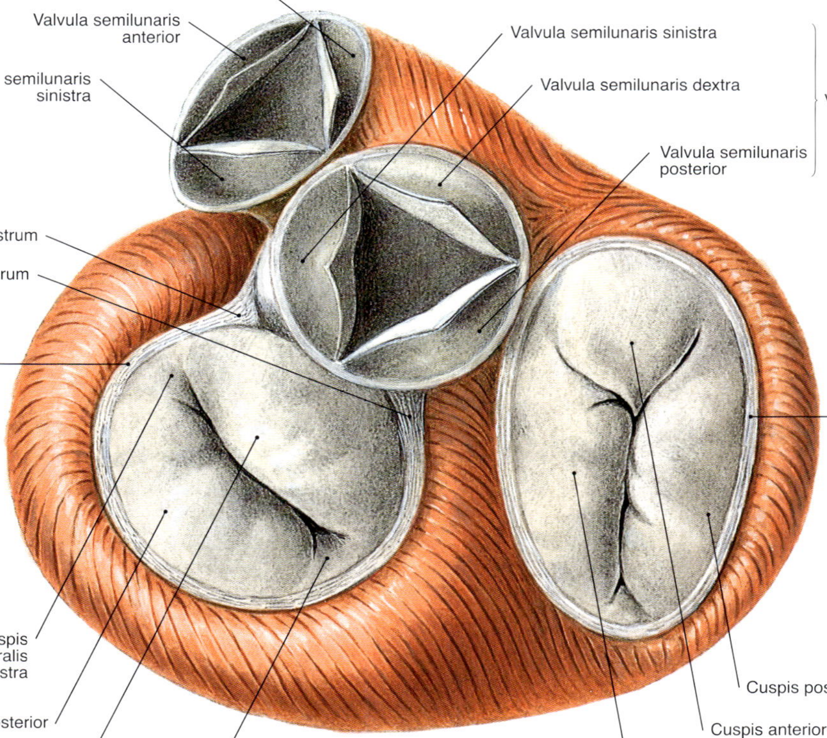

Abb. 877 Herzklappen, Valvae cordis; von kranial.

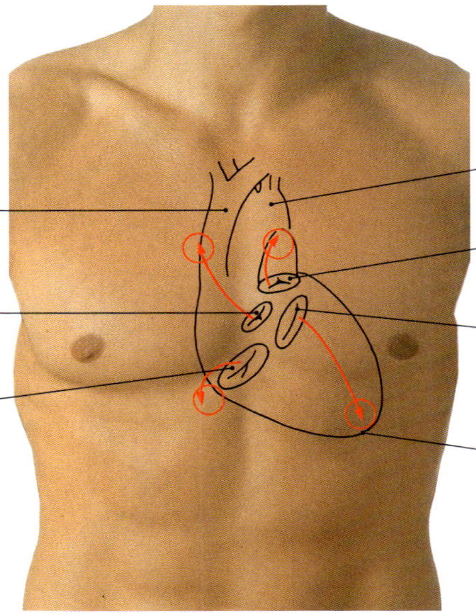

Abb. 878 Projektion der Herzkontur, der Herzklappen und der Auskultationsstellen auf die vordere Brustwand (Kreise).

Die Pfeile zeigen die Ausbreitungsrichtung der im Bereich der Klappen entstehenden Herztöne und gegebenenfalls der Herzgeräusche an.

Räume des Herzens

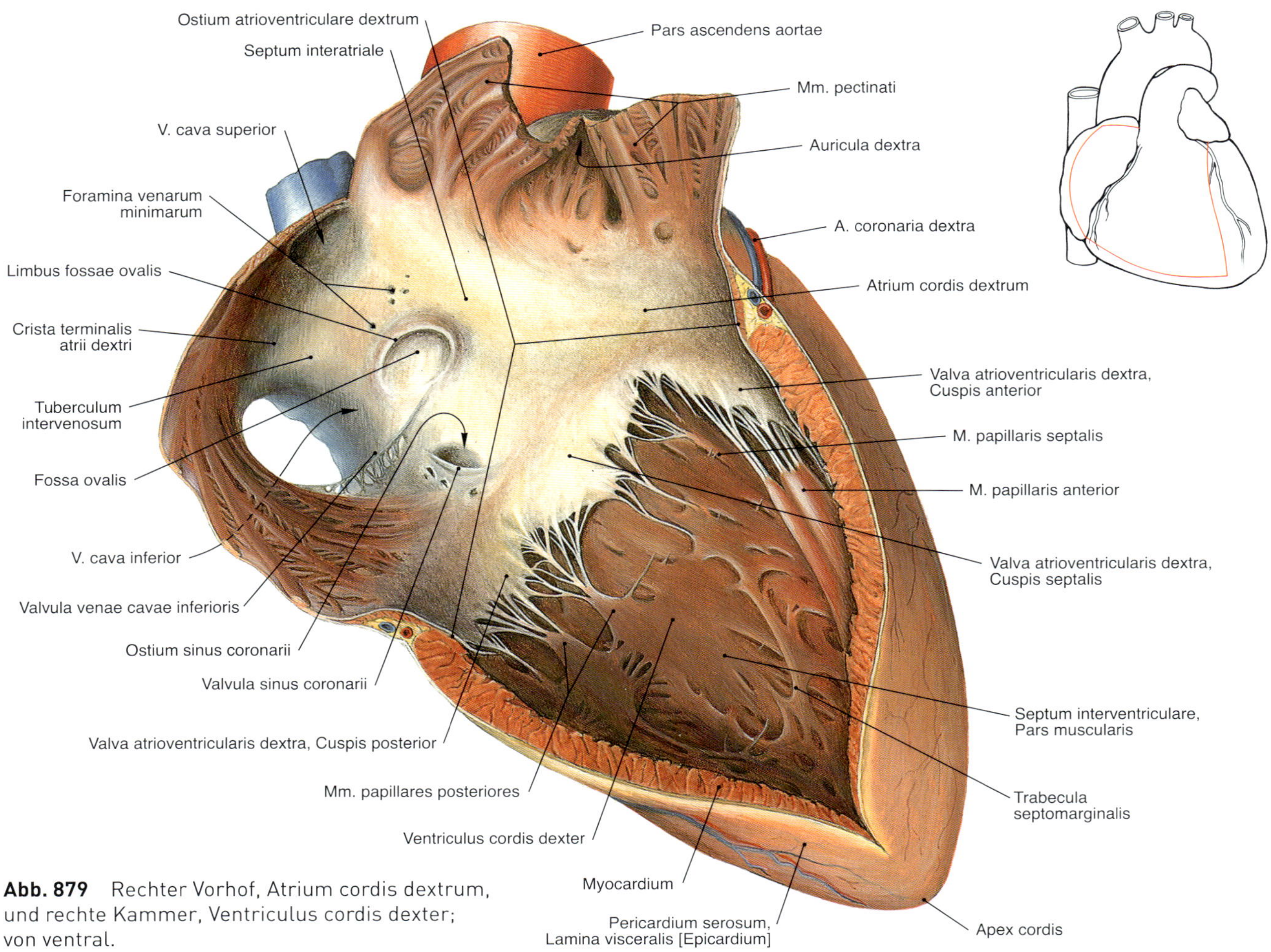

Abb. 879 Rechter Vorhof, Atrium cordis dextrum, und rechte Kammer, Ventriculus cordis dexter; von ventral.

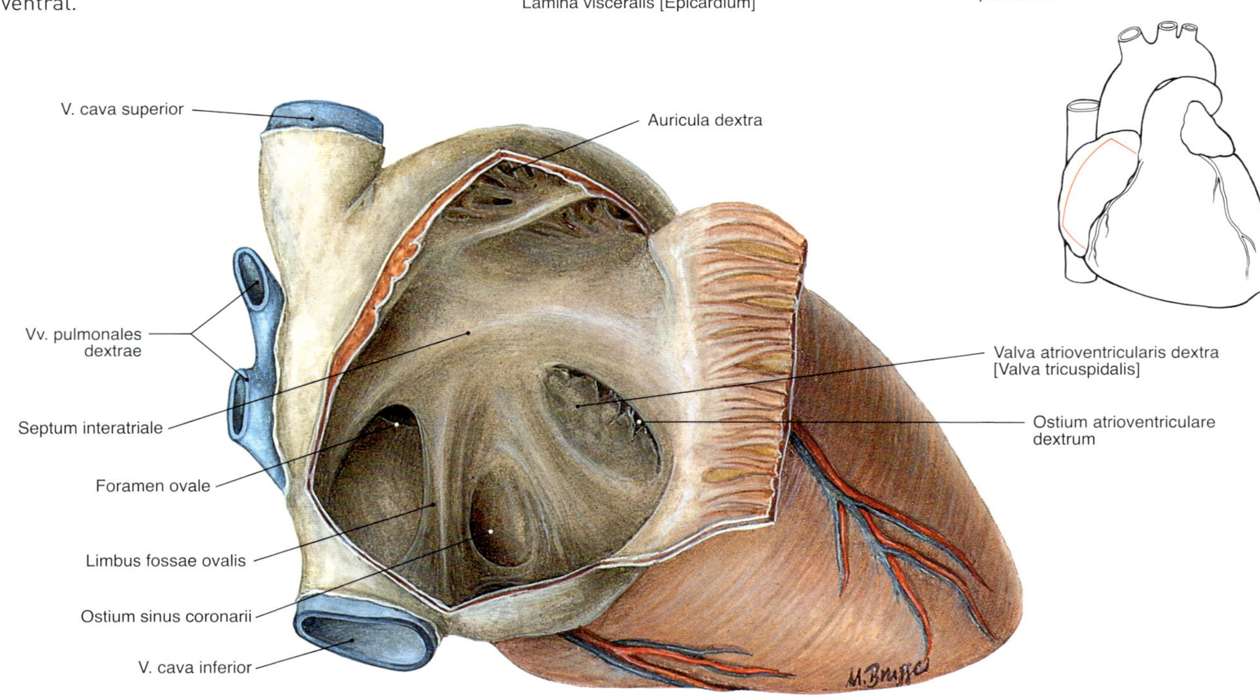

Abb. 880 Rechter Vorhof, Atrium cordis dextrum, beim Neugeborenen; von ventral rechts.

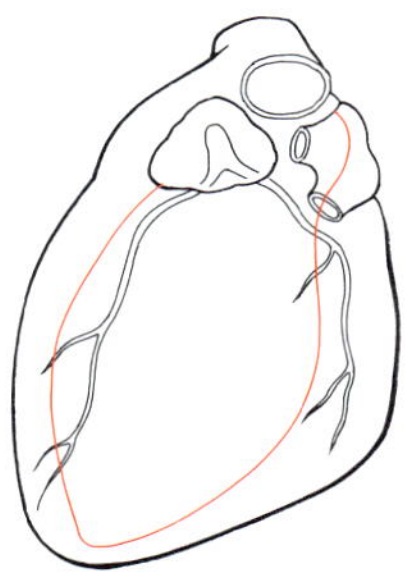

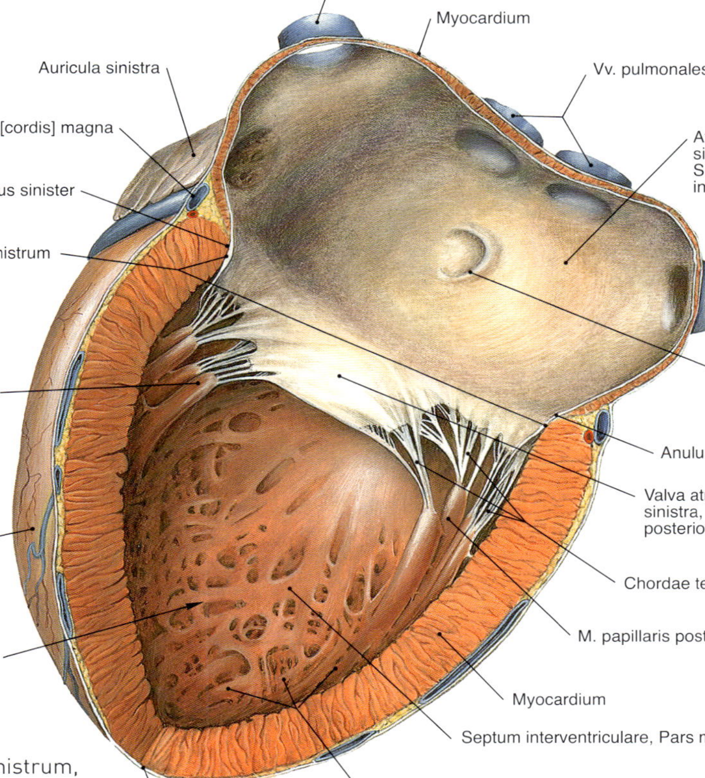

Abb. 881 Linker Vorhof, Atrium cordis sinistrum, und linke Kammer, Ventriculus cordis sinister; von lateral.

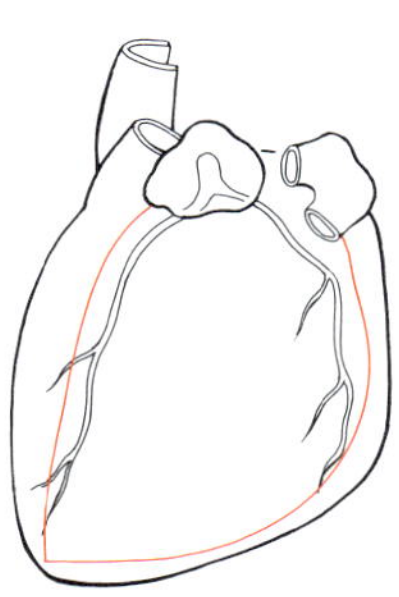

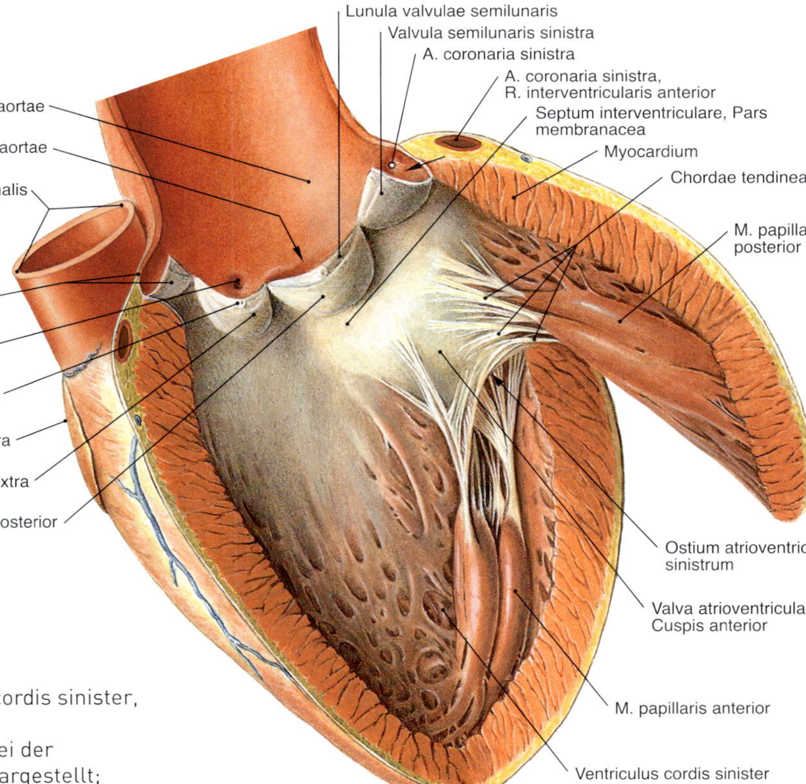

Abb. 882 Linke Kammer, Ventriculus cordis sinister, und Aorta ascendens;
Taschen der Aortenklappe (Pfeile) wie bei der Füllungsphase des Herzens (Diastole) dargestellt;
von lateral.

Räume des Herzens

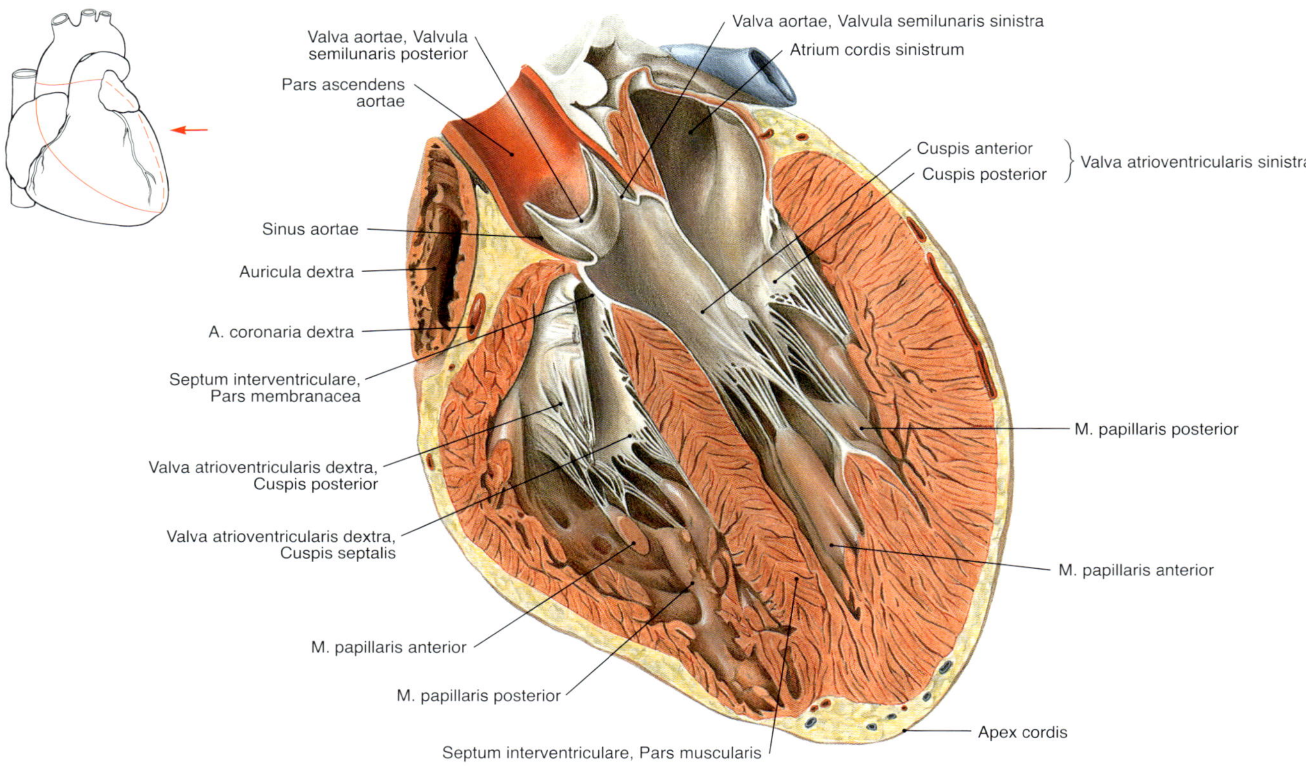

Abb. 883 Linke und rechte Kammer, Ventriculus cordis sinister et dexter.

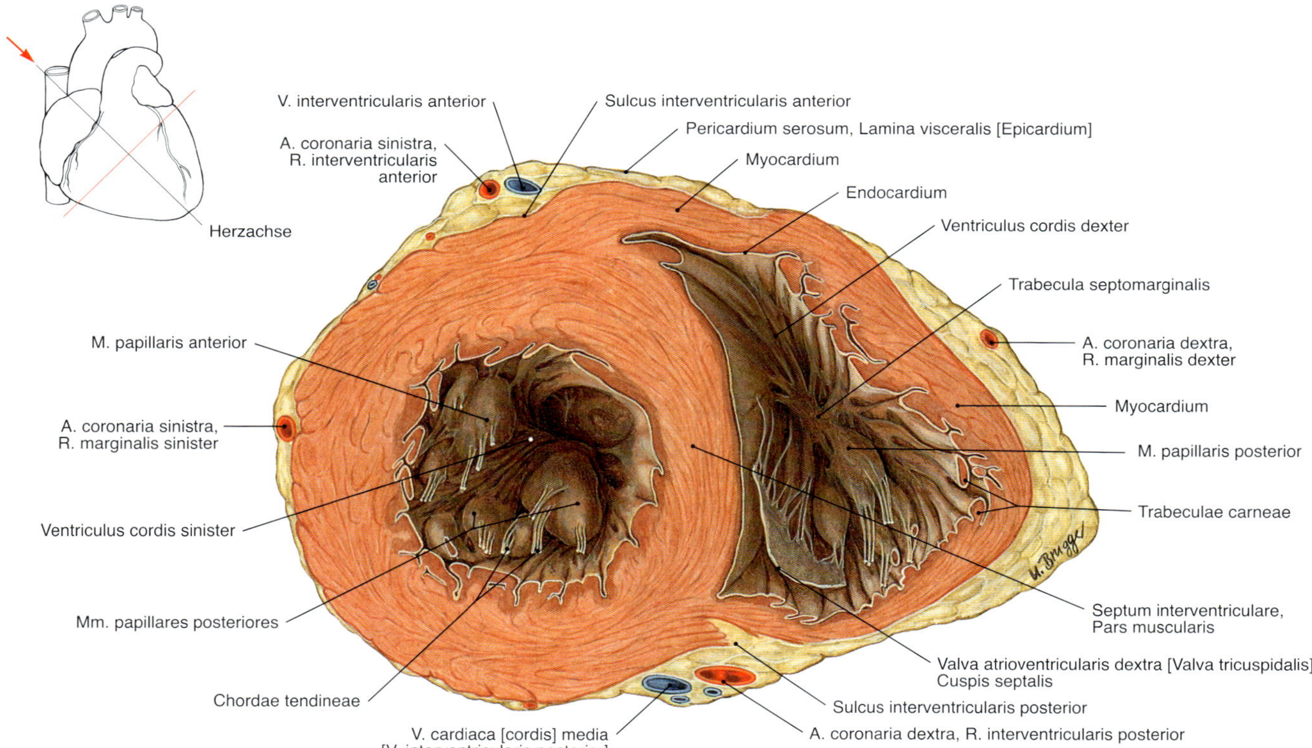

Abb. 884 Linke und rechte Kammer, Ventriculus cordis sinister et dexter; von kranial.

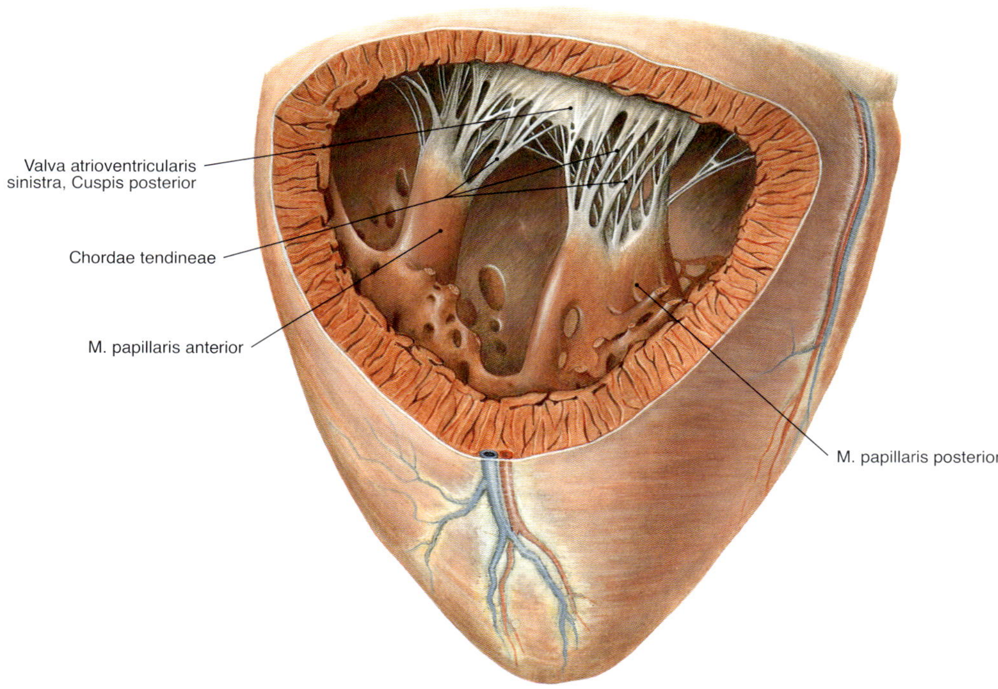

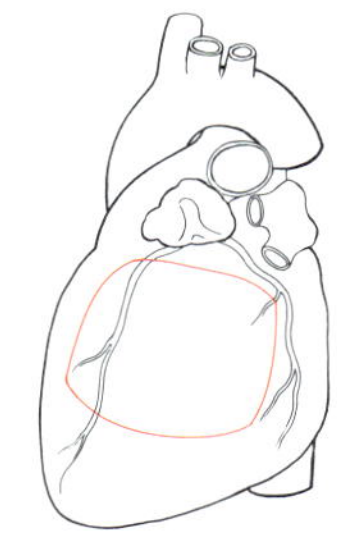

Abb. 885 Linke Kammer, Ventriculus cordis sinister; von links ventral, kranial.

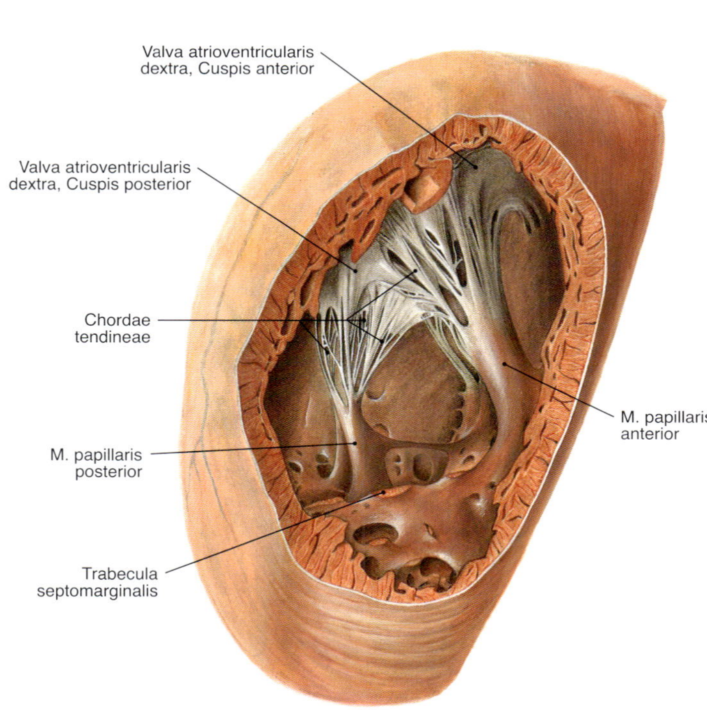

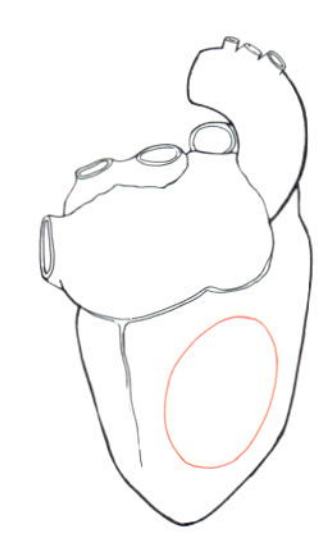

Abb. 886 Rechte Kammer, Ventriculus cordis dexter; von dorsal.

Erregungsleitungssystem

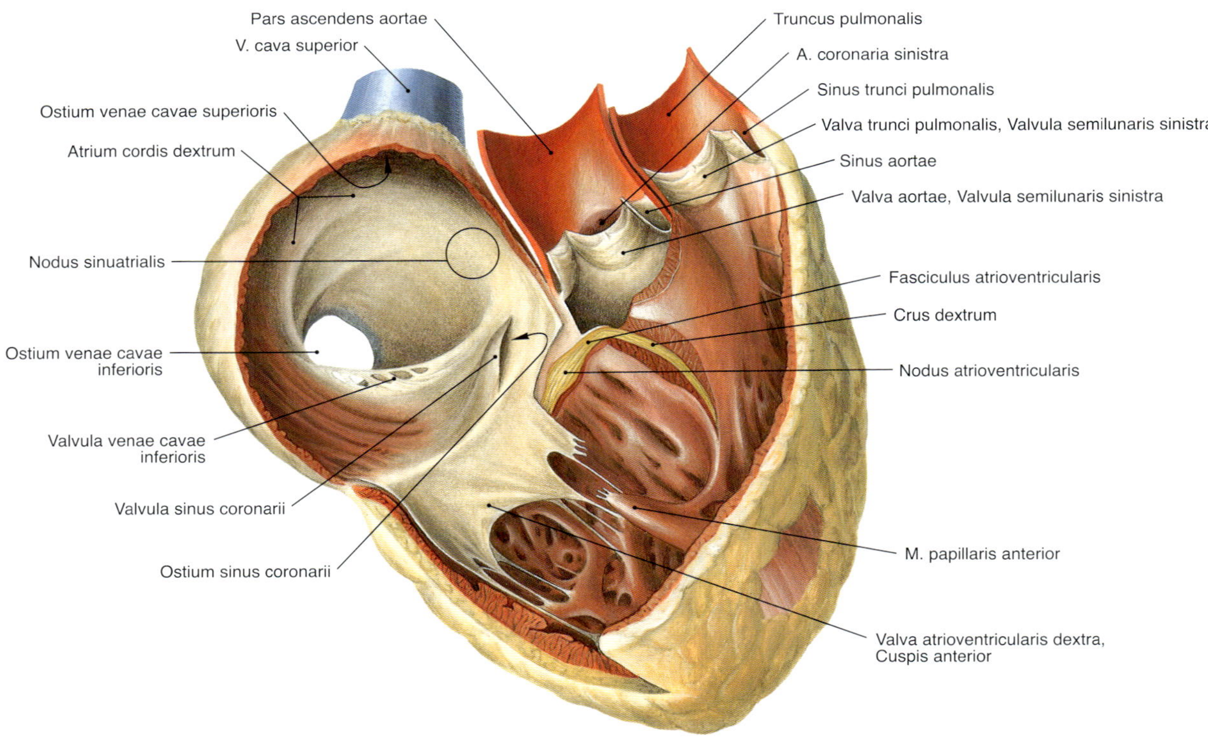

Abb. 887 Rechter Vorhof, Atrium cordis dextrum, und rechte Kammer, Ventriculus cordis dexter; Erregungsleitungssystem, Complexus stimulans cordis [Systema conducente cordis], gelb hervorgehoben; von ventral.

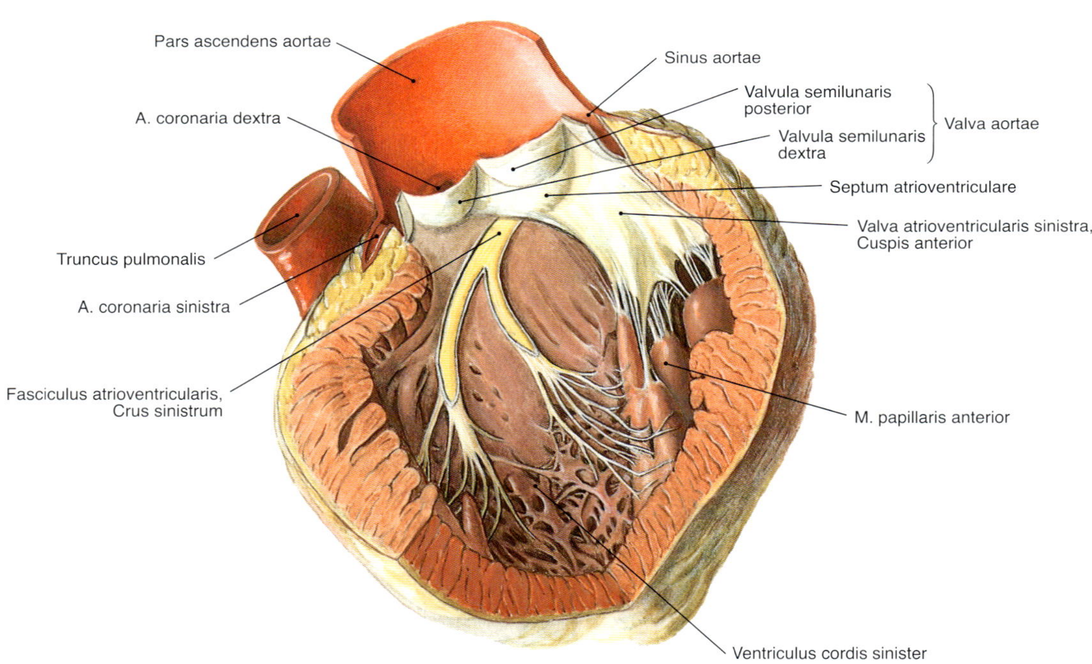

Abb. 888 Linke Kammer, Ventriculus cordis sinister; Erregungsleitungssystem, Complexus stimulans cordis [Systema conducente cordis], gelb hervorgehoben; von links ventral.

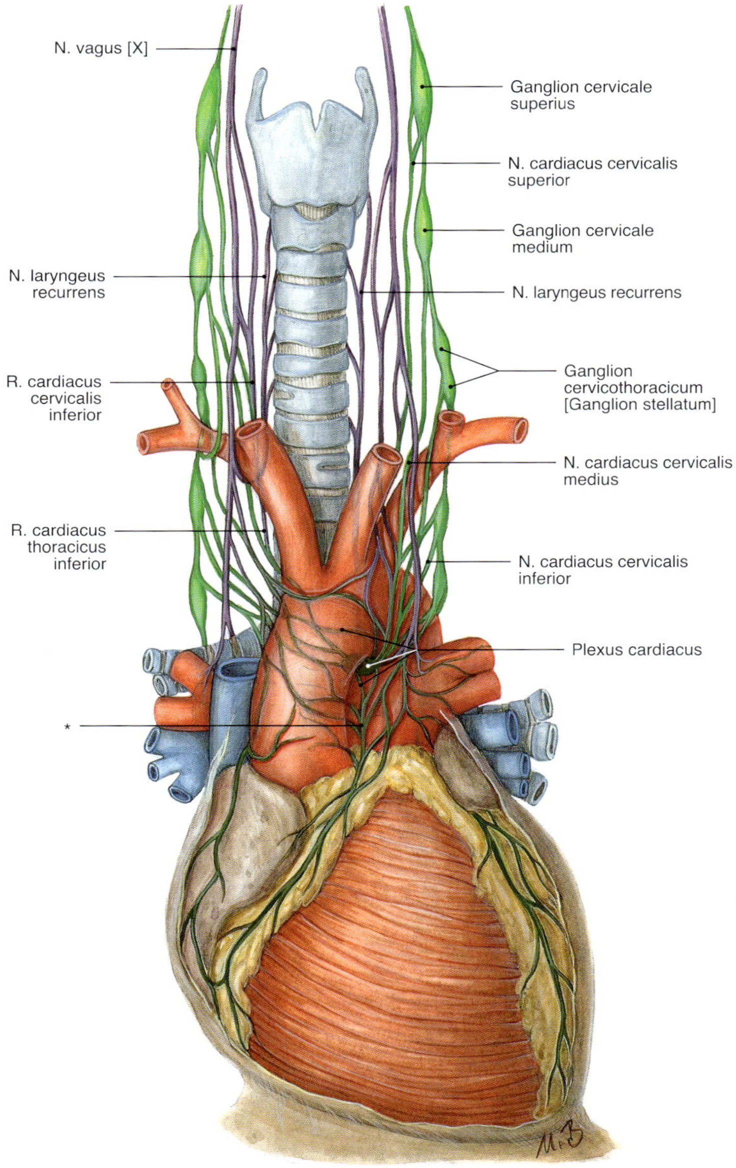

Abb. 889 Innervation des Herzens;
Schema;
Truncus sympathicus: grün; N. vagus: lila.
* Die Äste nach dem Plexus cardiacus enthalten Fasern des Sympathikus und des N. vagus.

→ 956

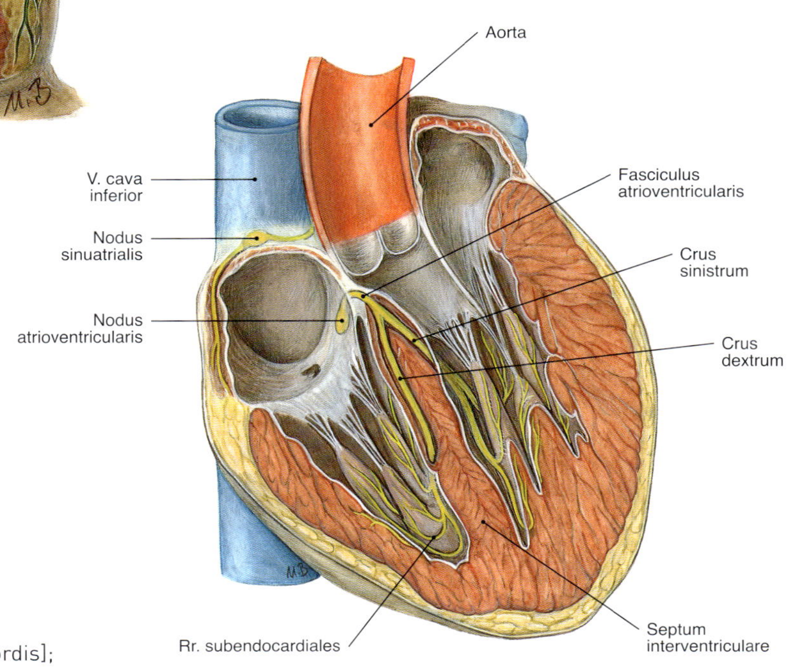

Abb. 890 Erregungsleitungssystem des Herzens, Complexus stimulans cordis [Systema conducente cordis]; in der Herzachse aufgeschnittenes Herz.

Herzkranzgefäße

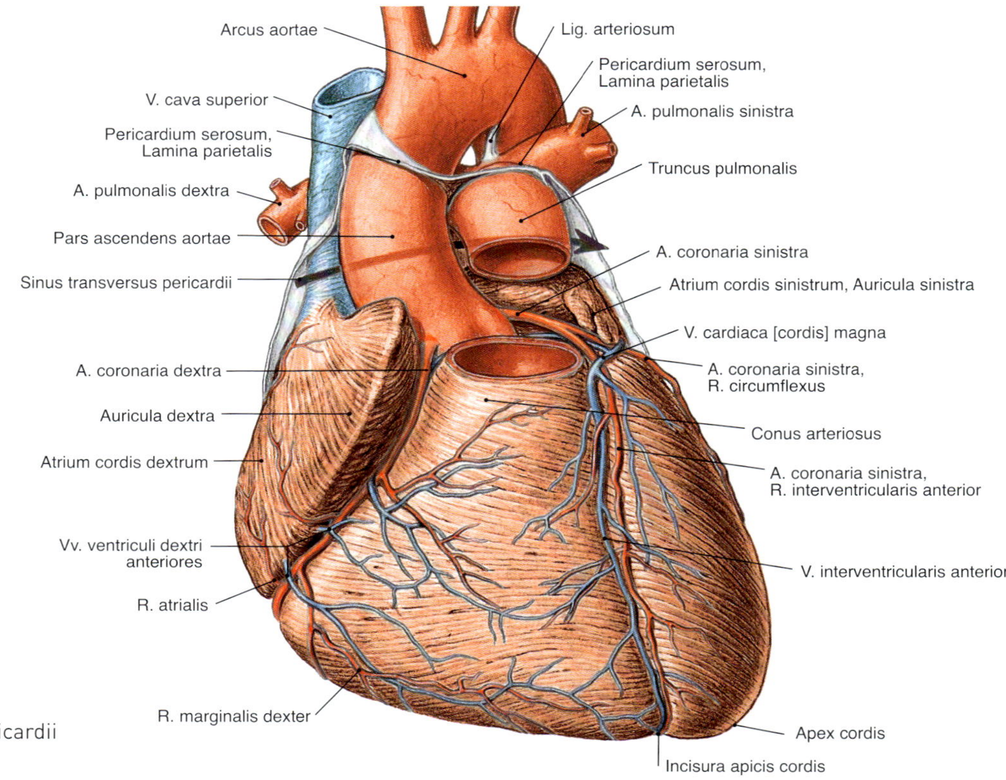

Abb. 891 Herzkranzarterien, Aa. coronariae; von ventral. Pfeil im Sinus transversus pericardii

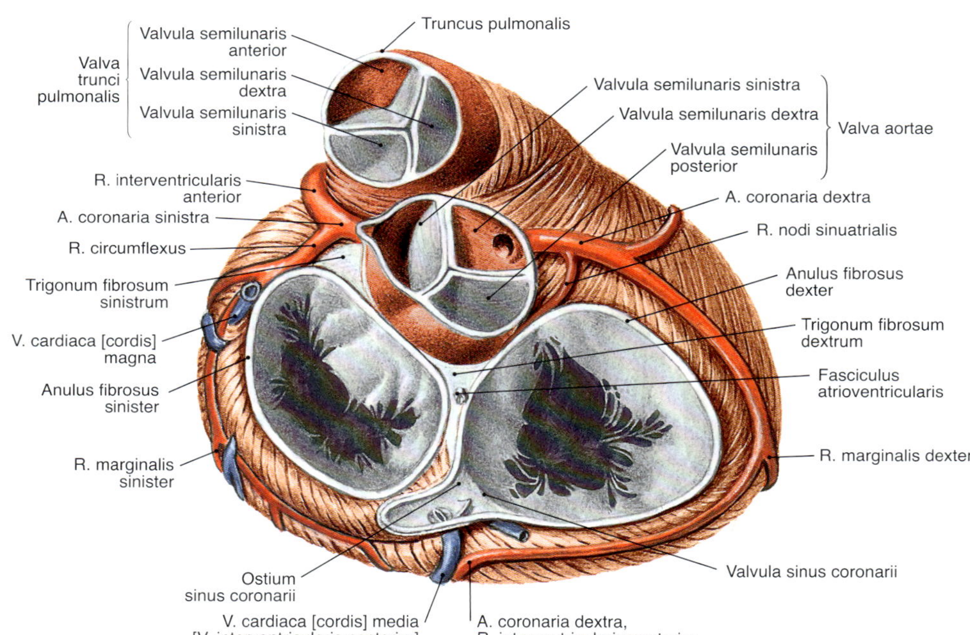

Abb. 892 Herzkranzarterien, Aa. coronariae; von kranial.

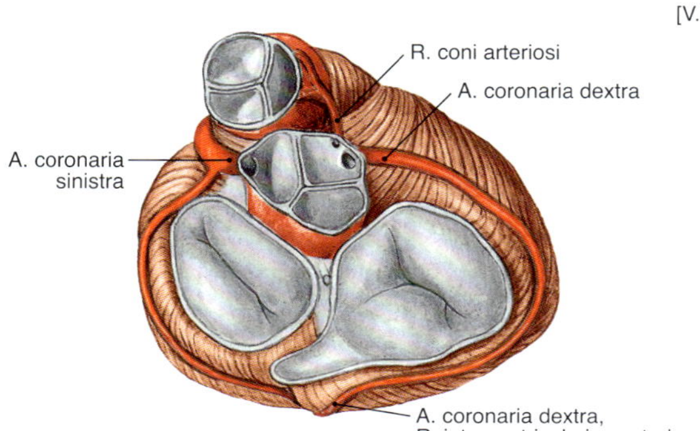

Abb. 893 Variabilität der Herzkranzarterien. Der R. coni arteriosi entspringt als selbständige Arterie aus der Aorta (~37 %).

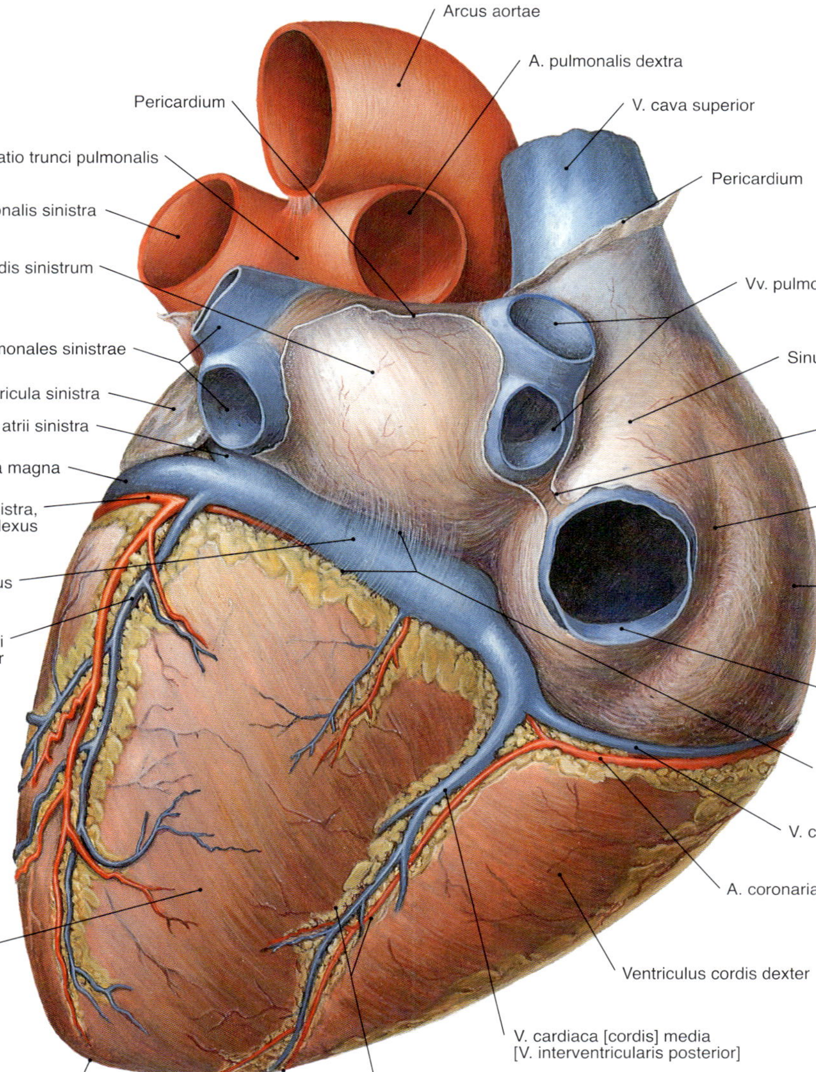

Abb. 894 Herzvenen, Vv. cordis.

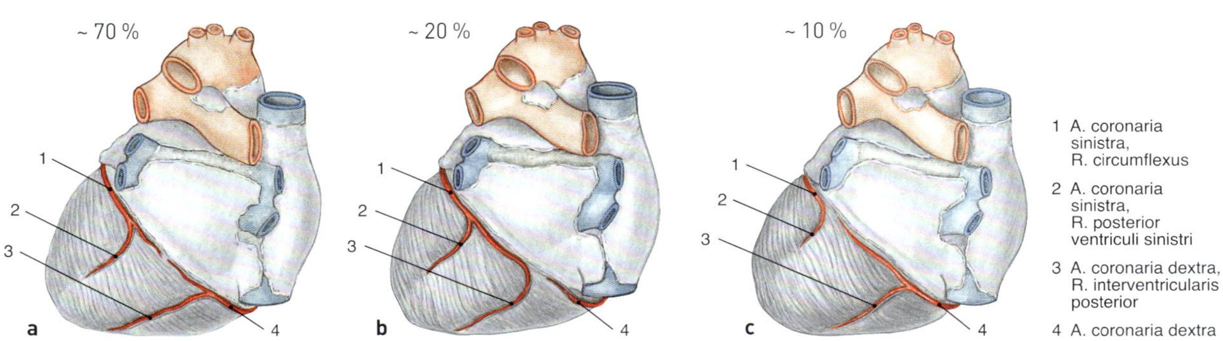

Abb. 895 a–c Arterielle Versorgung der Herzrückseite und ihre Variabilität; von dorsal.

a ausgeglichener Versorgungstyp
b Linksversorgungstyp
c Rechtsversorgungstyp

Herzkranzarterien, Versorgungstypen

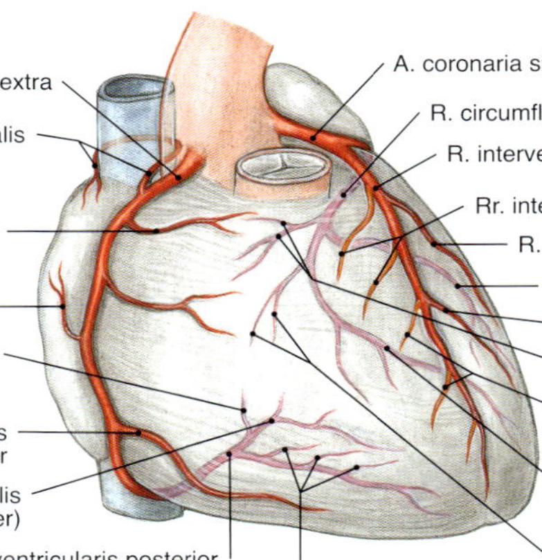

Abb. 896 Herzkranzarterien, Aa. coronariae; dorsal verlaufende Gefäße heller gezeichnet; der R. interventricularis posterior entspringt aus der A. coronaria dextra (ausgeglichener Versorgungstyp); von ventral.

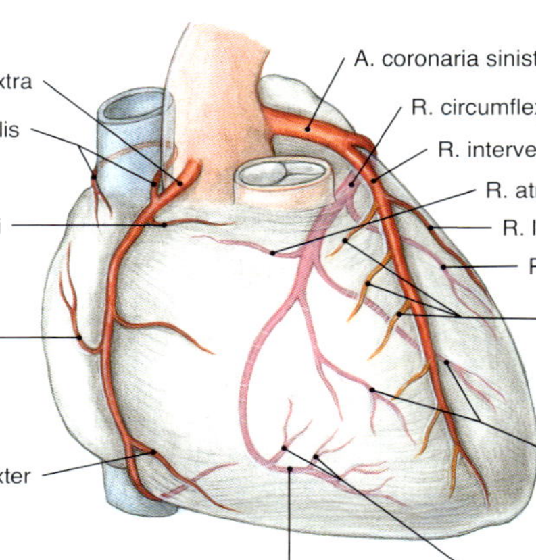

Abb. 897 Herzkranzarterien, Aa. coronariae; der R. interventricularis posterior entspringt aus der A. coronaria sinistra (Linksversorgungstyp); von ventral.

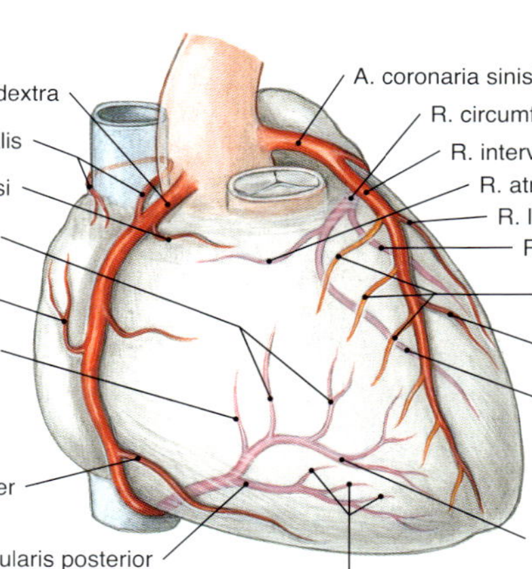

Abb. 898 Herzkranzarterien, Aa. coronariae; Rückwand der Ventrikel wird überwiegend von Ästen der A. coronaria dextra versorgt (Rechtsversorgungstyp); von ventral.

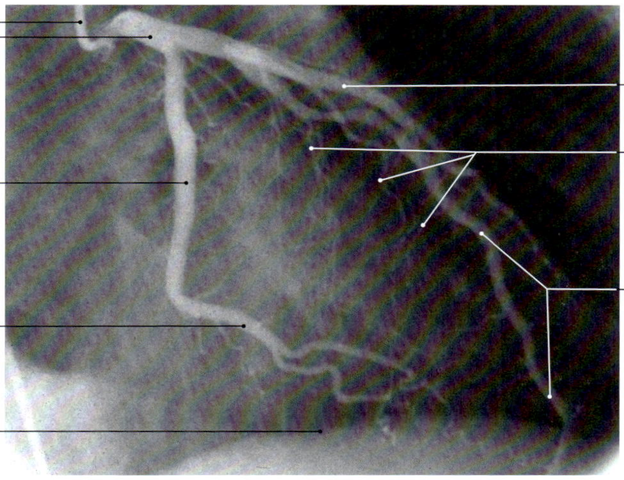

* Katheter in der Aorta und im Ostium der A. coronaria sinistra

Abb. 899 Linke Herzkranzarterie, A. coronaria sinistra; Koronarangiographie; Einstellung: schräger Strahlengang von rechts anterior nach links posterior (RAO).

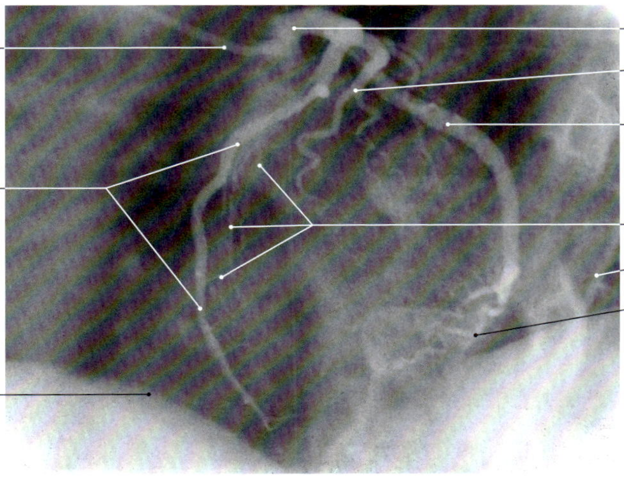

* Katheter im Bulbus aortae und im Ostium der A. coronaria sinistra
** Katheterschatten in der Aorta thoracica, Pars descendens

Abb. 900 Linke Herzkranzarterie, A. coronaria sinistra; Koronarangiographie; Einstellung: schräger Strahlengang von links anterior nach rechts posterior (LAO).

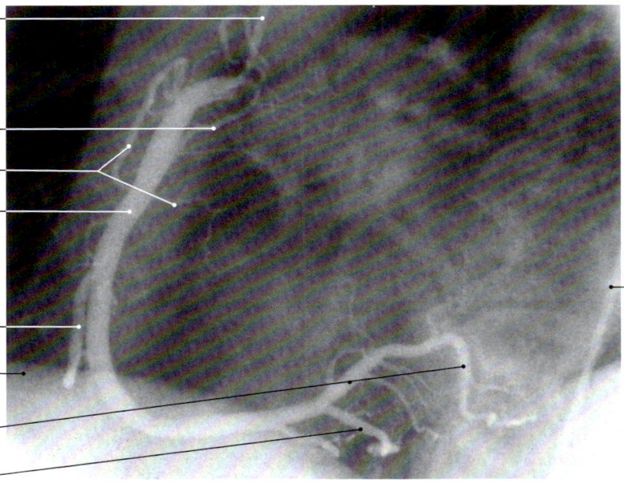

* Katheter in der Aorta und im Ostium der A. coronaria dextra
** Katheterschatten in der Aorta thoracica, Pars descendens

Abb. 901 Rechte Herzkranzarterie, A. coronaria dextra; Koronarangiographie; Einstellung: schräger Strahlengang von links anterior nach rechts posterior (LAO).

Herzsitus

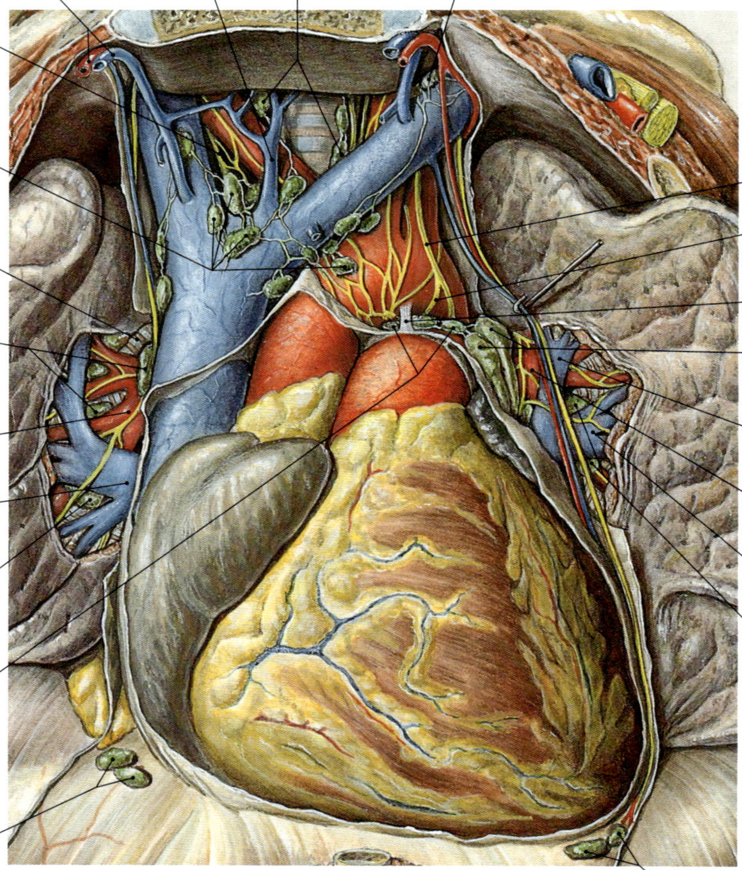

Abb. 902 Lage des Herzens im Thorax, Situs cordis.

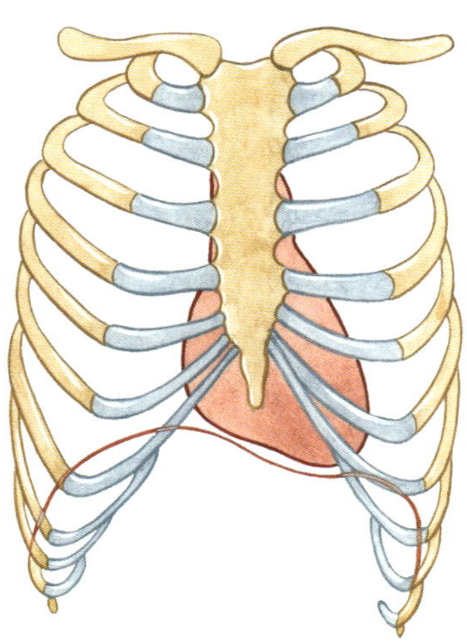

Abb. 903 Lage des Herzens bei Inspirationsstellung des Thorax.

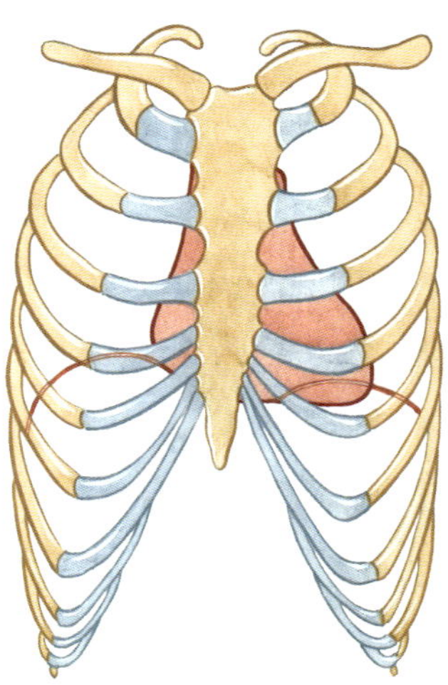

Abb. 904 Lage des Herzens bei Exspirationsstellung des Thorax.

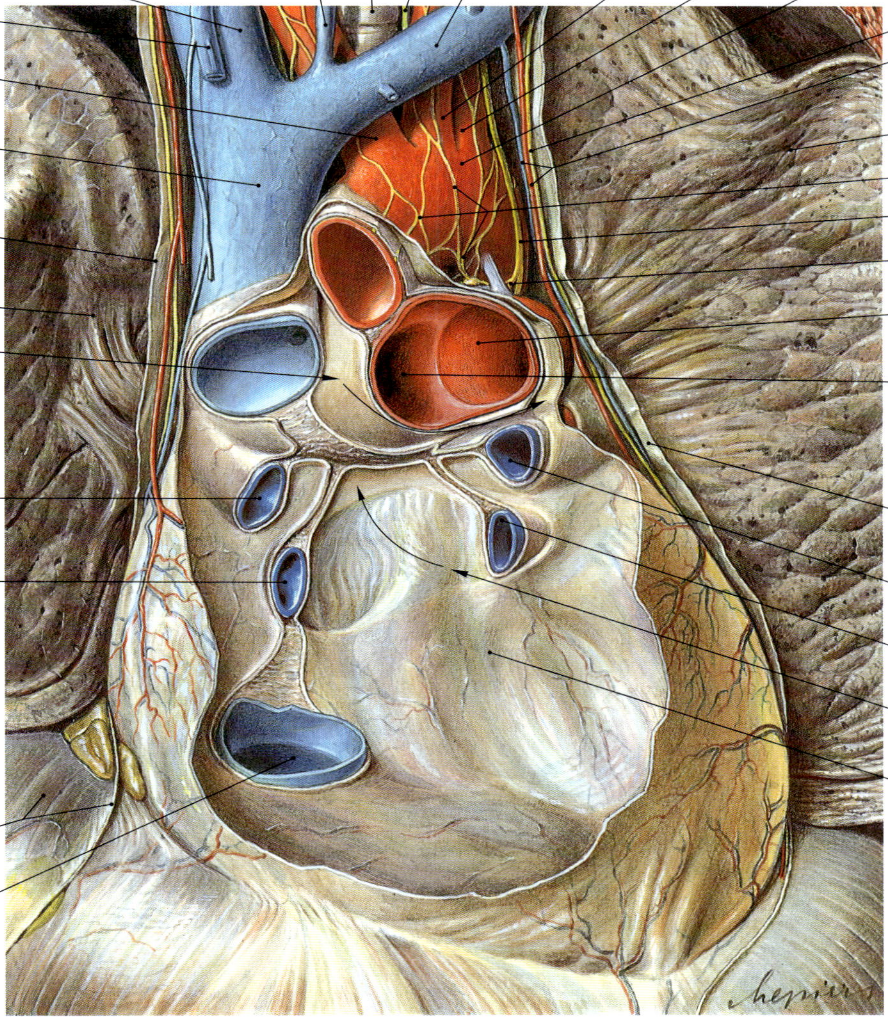

Abb. 905 Herzbeutel, Pericardium.

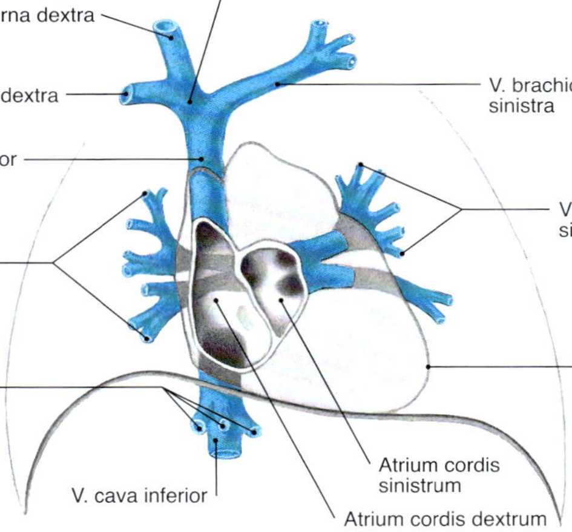

Abb. 906 In das Herz einmündende große Venen; von ventral.

Luftröhre und Bronchien

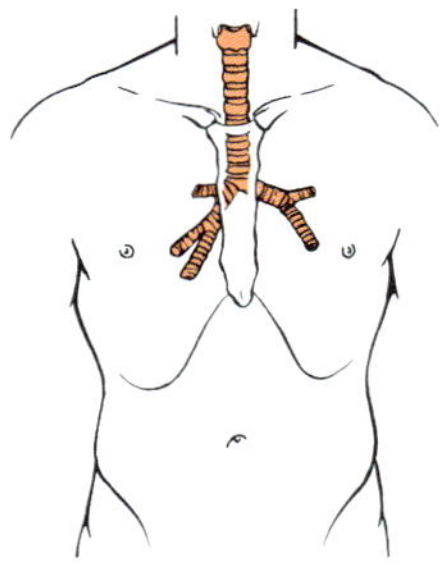

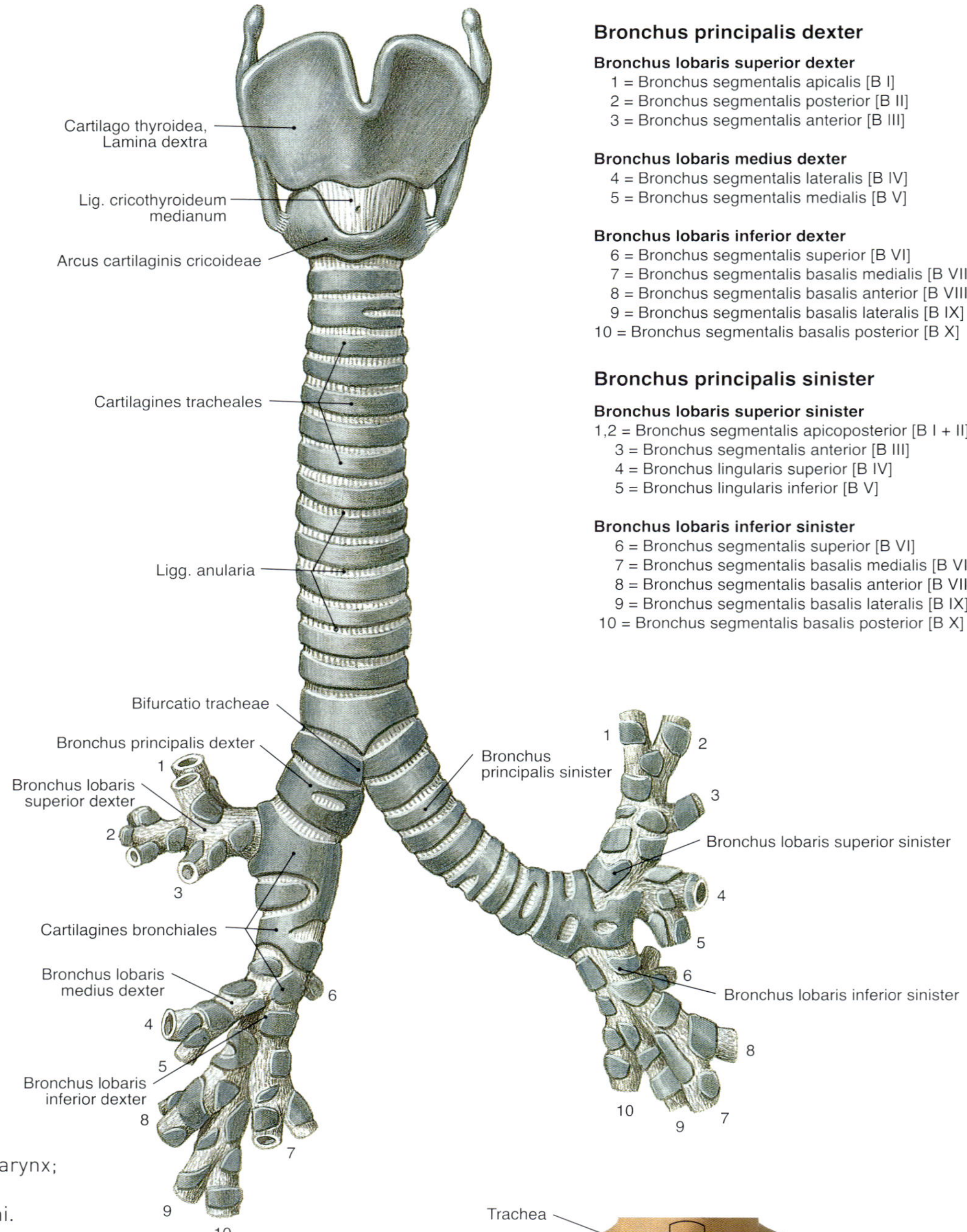

Bronchus principalis dexter

Bronchus lobaris superior dexter
1 = Bronchus segmentalis apicalis [B I]
2 = Bronchus segmentalis posterior [B II]
3 = Bronchus segmentalis anterior [B III]

Bronchus lobaris medius dexter
4 = Bronchus segmentalis lateralis [B IV]
5 = Bronchus segmentalis medialis [B V]

Bronchus lobaris inferior dexter
6 = Bronchus segmentalis superior [B VI]
7 = Bronchus segmentalis basalis medialis [B VII]
8 = Bronchus segmentalis basalis anterior [B VIII]
9 = Bronchus segmentalis basalis lateralis [B IX]
10 = Bronchus segmentalis basalis posterior [B X]

Bronchus principalis sinister

Bronchus lobaris superior sinister
1,2 = Bronchus segmentalis apicoposterior [B I + II]
3 = Bronchus segmentalis anterior [B III]
4 = Bronchus lingularis superior [B IV]
5 = Bronchus lingularis inferior [B V]

Bronchus lobaris inferior sinister
6 = Bronchus segmentalis superior [B VI]
7 = Bronchus segmentalis basalis medialis [B VII]
8 = Bronchus segmentalis basalis anterior [B VIII]
9 = Bronchus segmentalis basalis lateralis [B IX]
10 = Bronchus segmentalis basalis posterior [B X]

Abb. 907 Kehlkopf, Larynx; Luftröhre, Trachea, und Bronchien, Bronchi.

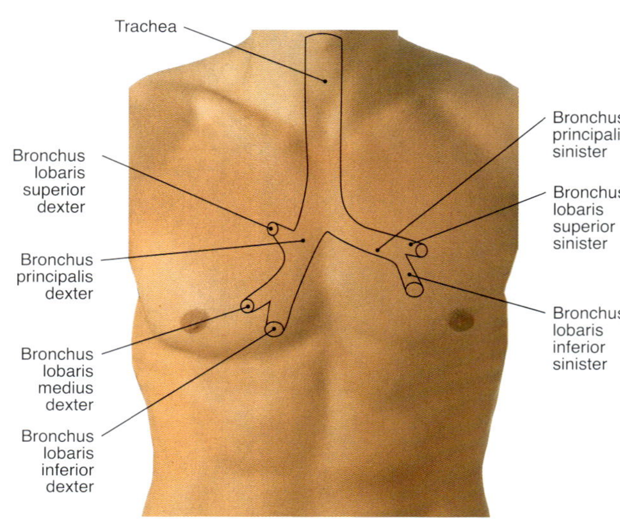

Abb. 908 Luftröhre, Trachea, und Bronchien, Bronchi; Projektion auf die vordere Brustwand.

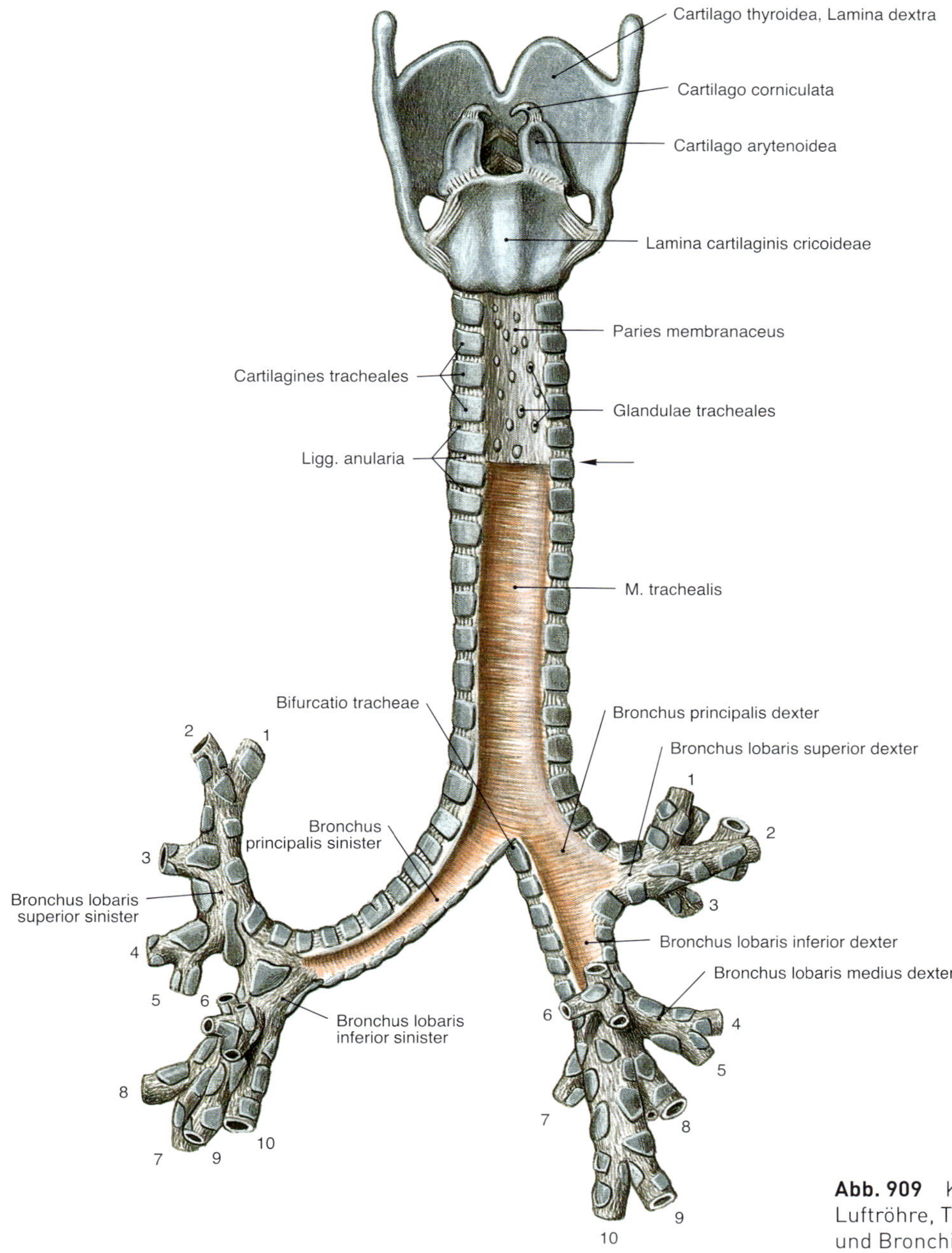

Abb. 909 Kehlkopf, Larynx; Luftröhre, Trachea, und Bronchien, Bronchi; von dorsal.

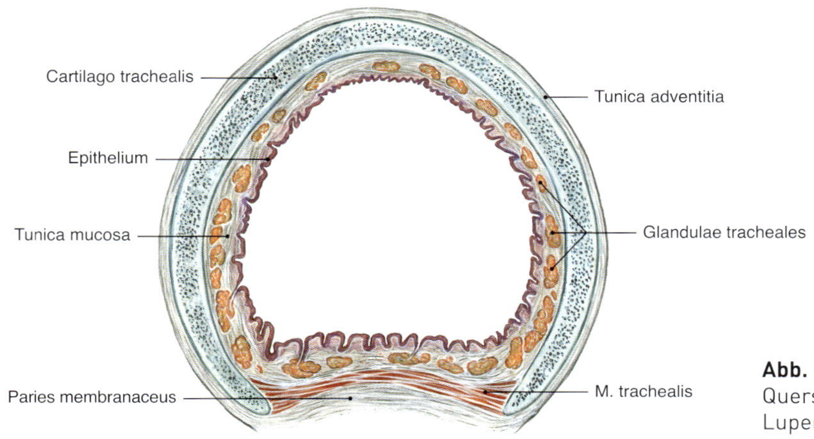

Abb. 910 Luftröhre, Trachea; Querschnitt; Lupenvergrößerung.

Segmentbronchien

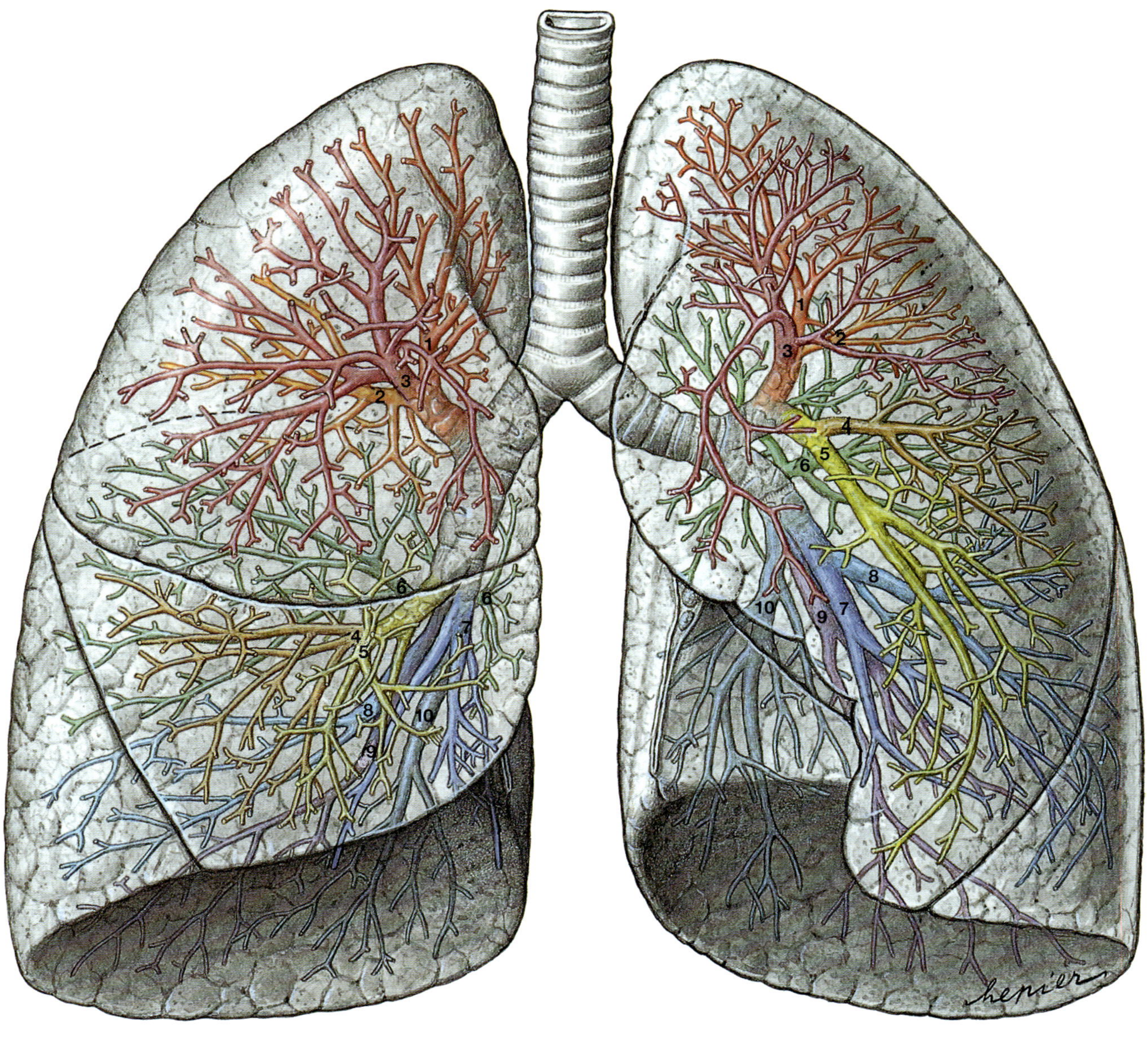

Abb. 911 Bronchien, Bronchi;
Lappen- und Segmentbronchien in unterschiedlichen Farben auf die Lunge projiziert;
von ventral.
Die Zahlen geben die Segmentbronchien an (siehe S. 90).

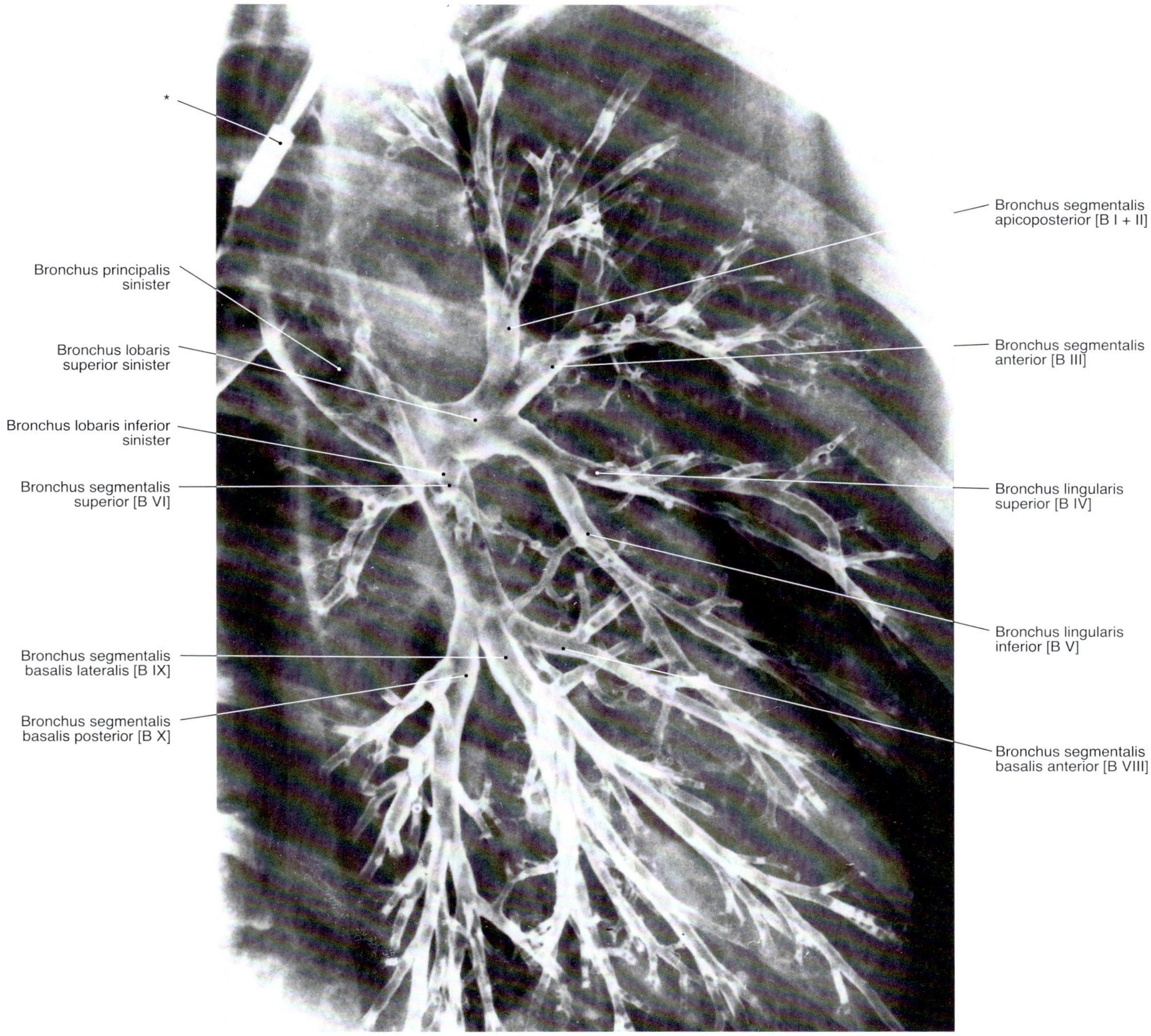

Abb. 912 Bronchien, Bronchi;
ap-Röntgenbild; Bronchographie links.
* Bronchographiekatheter in der Trachea

Lunge

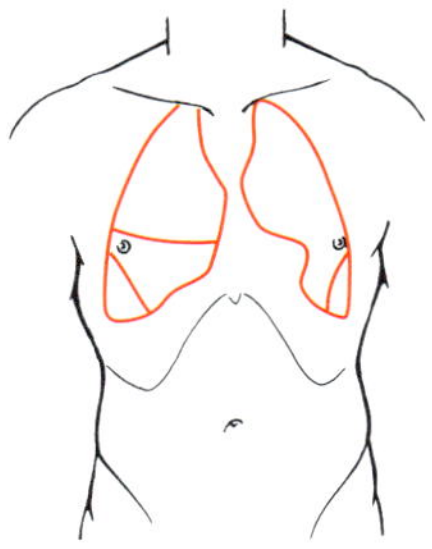

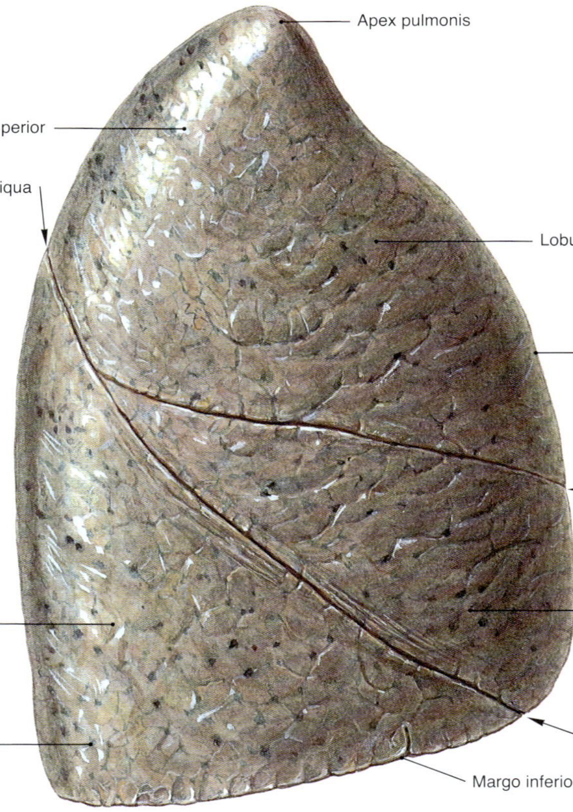

Abb. 913 Rechte Lunge, Pulmo dexter; von lateral.

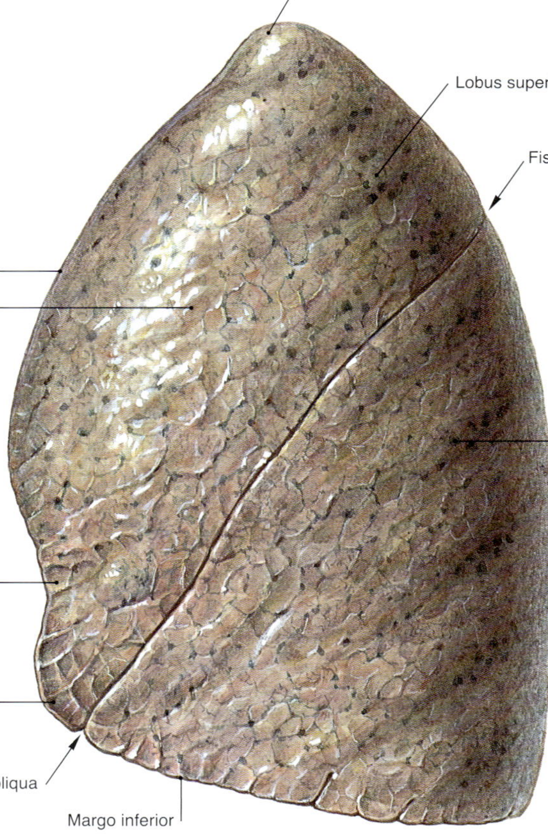

Abb. 914 Linke Lunge, Pulmo sinister; von lateral.

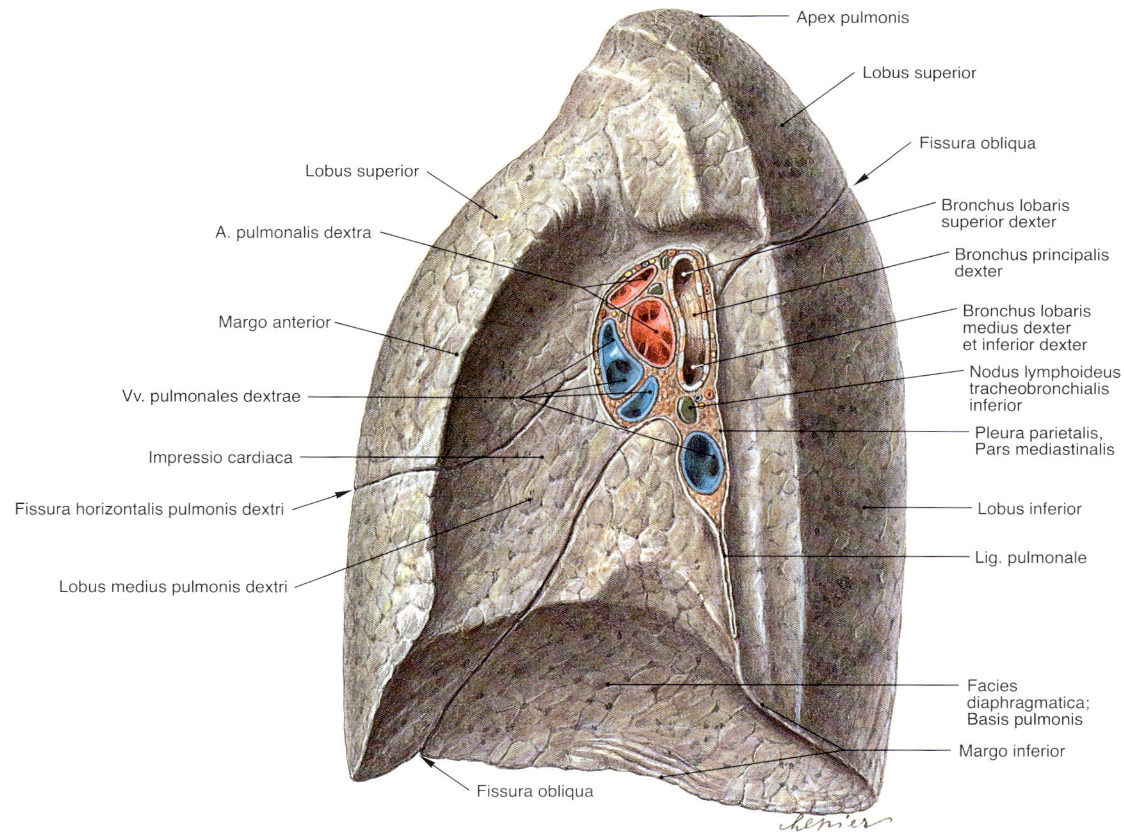

Abb. 915 Rechte Lunge, Pulmo dexter; Sagittalschnitt durch den Lungenstiel am Übergang zum Hilum; von medial.

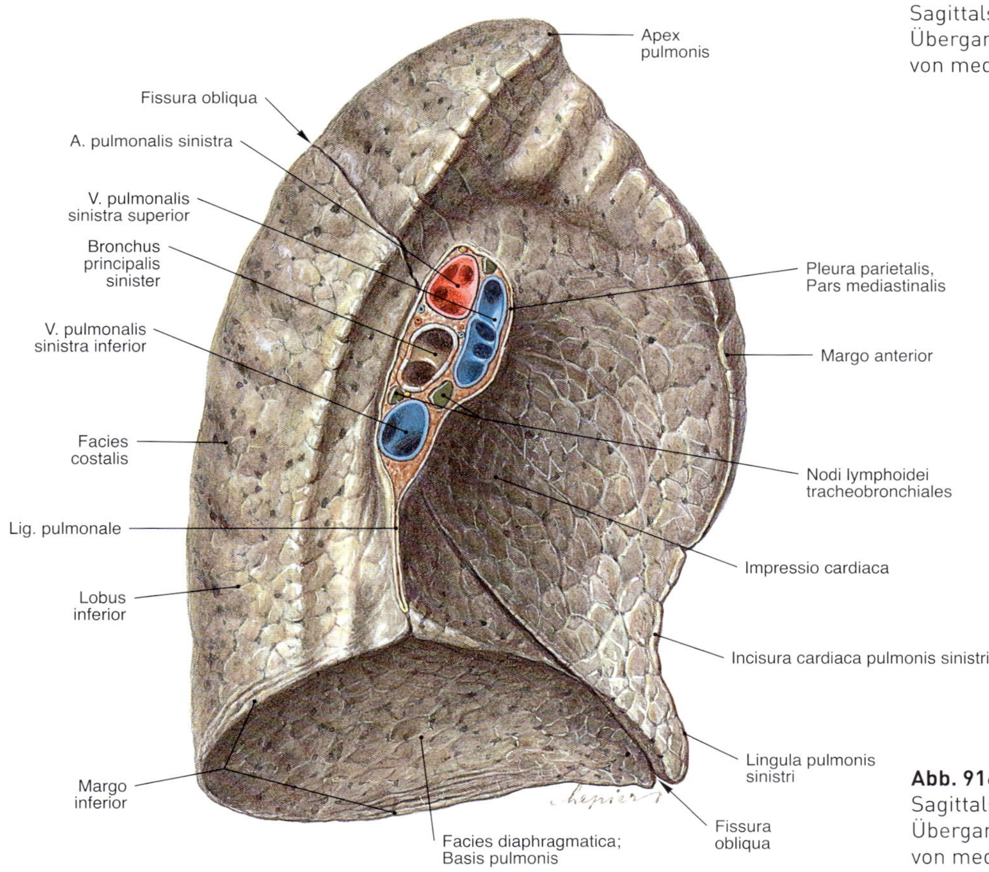

Abb. 916 Linke Lunge, Pulmo sinister; Sagittalschnitt durch den Lungenstiel am Übergang zum Hilum; von medial.

Lungensegmente

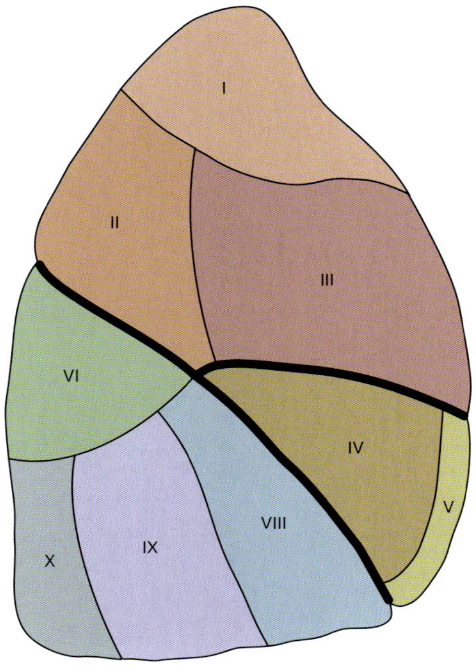

Pulmo dexter

Pulmo dexter, Lobus superior

- Segmentum apicale [S I]
- Segmentum posterius [S II]
- Segmentum anterius [S III]

Pulmo dexter, Lobus medius

- Segmentum laterale [S IV]
- Segmentum mediale [S V]

Pulmo dexter, Lobus inferior

- Segmentum superius [S VI]
- Segmentum basale mediale [cardiacum] [S VII]*
- Segmentum basale anterius [S VIII]
- Segmentum basale laterale [S IX]
- Segmentum basale posterius [S X]

Abb. 917 Rechte Lunge, Pulmo dexter; bronchopulmonale Segmente, Segmenta bronchopulmonalia; von lateral.

Pulmo sinister

Pulmo sinister, Lobus superior

- Segmentum apicoposterius [S I + II]
- Segmentum anterius [S III]
- Segmentum lingulare superius [S IV]
- Segmentum lingulare inferius [S V]

Pulmo sinister, Lobus inferior

- Segmentum superius [S VI]
- Segmentum basale mediale [cardiacum] [S VII]*
- Segmentum basale anterius [S VIII]
- Segmentum basale laterale [S IX]
- Segmentum basale posterius [S X]

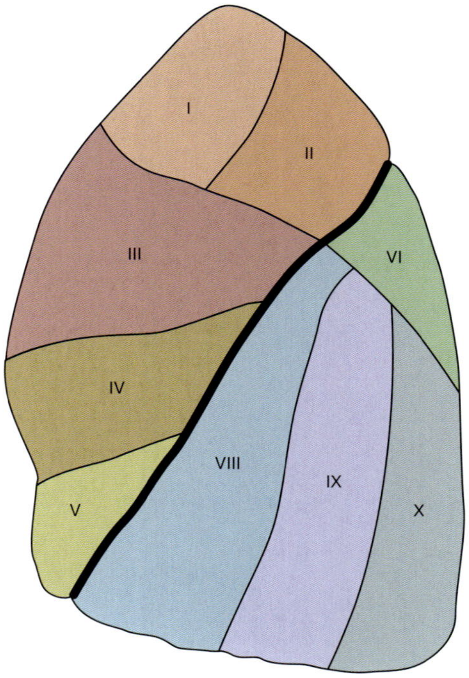

Abb. 918 Linke Lunge, Pulmo sinister; bronchopulmonale Segmente, Segmenta bronchopulmonalia; von lateral.

* Dieses Segment ist meist keine selbständige Einheit, sondern ist mit dem Segmentum basale anterius [S VIII] verschmolzen.

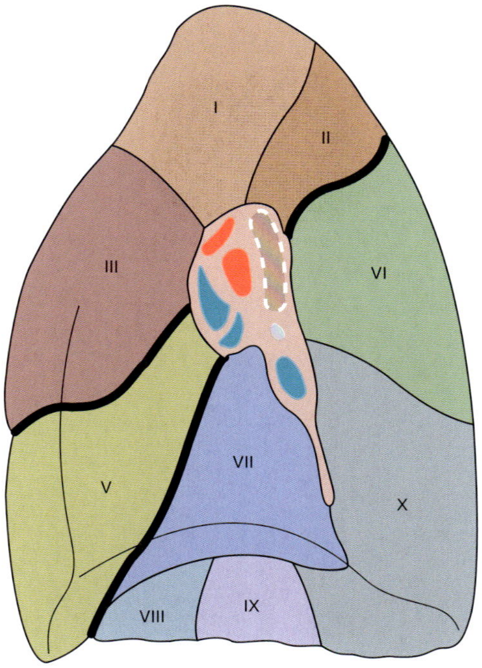

Abb. 919 Rechte Lunge, Pulmo dexter; bronchopulmonale Segmente, Segmenta bronchopulmonalia; von medial.

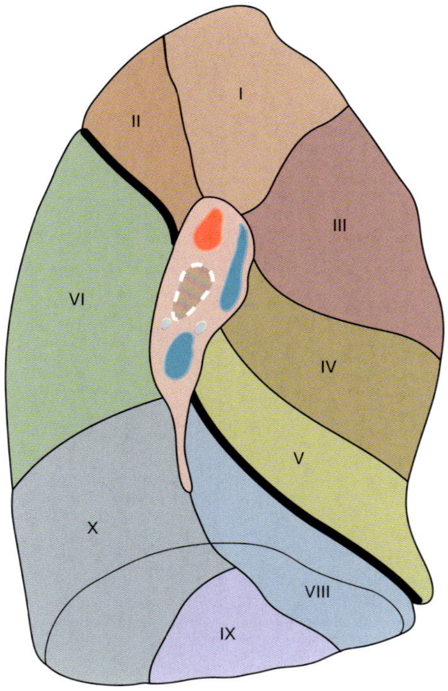

Abb. 920 Linke Lunge, Pulmo sinister; bronchopulmonale Segmente, Segmenta bronchopulmonalia; von medial.

Lunge, Aufbau

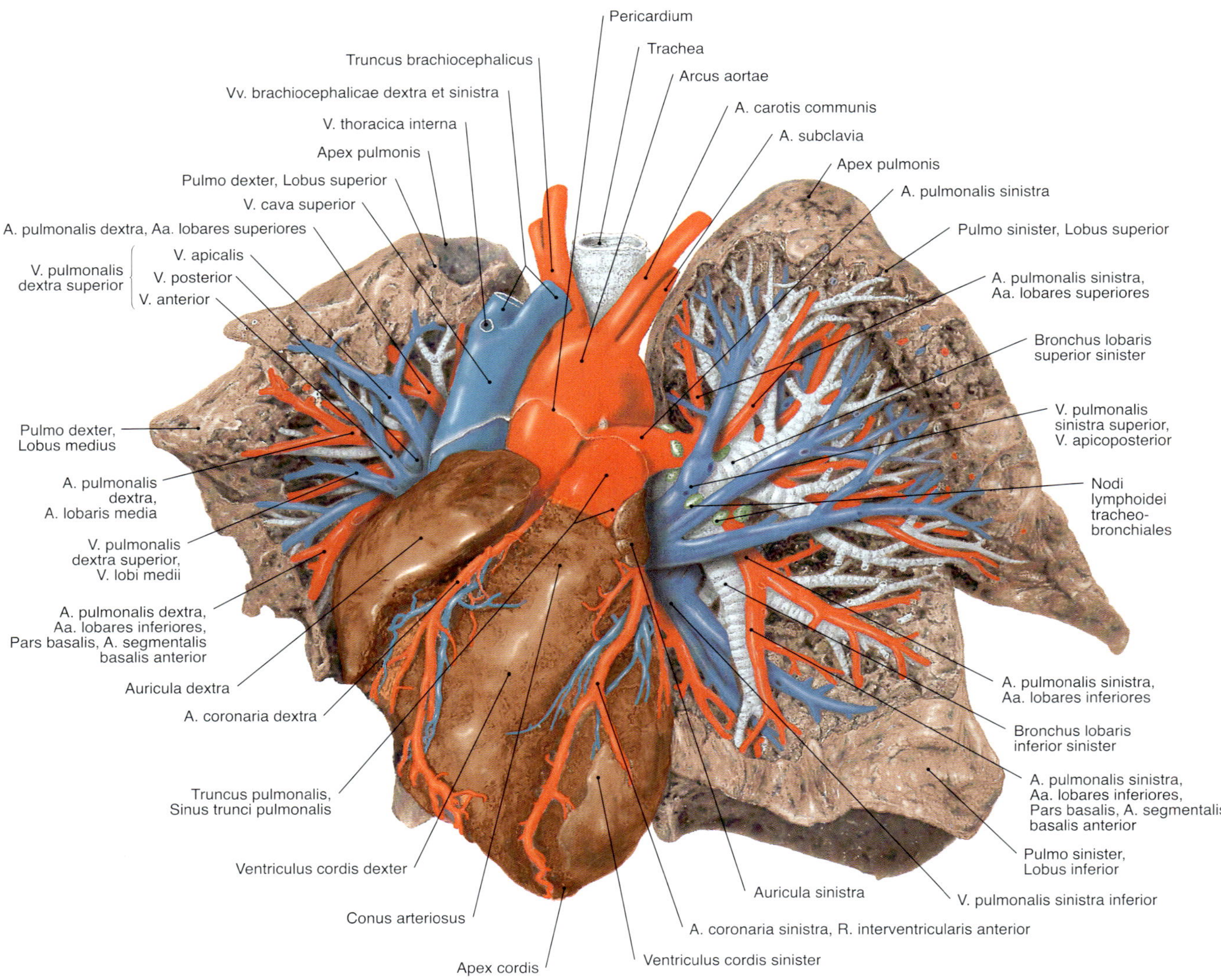

Abb. 921 Lungen, Pulmones, und Herz, Cor; Arterien, Venen und Bronchien der Lungen bis zum Lungenmantel präpariert.

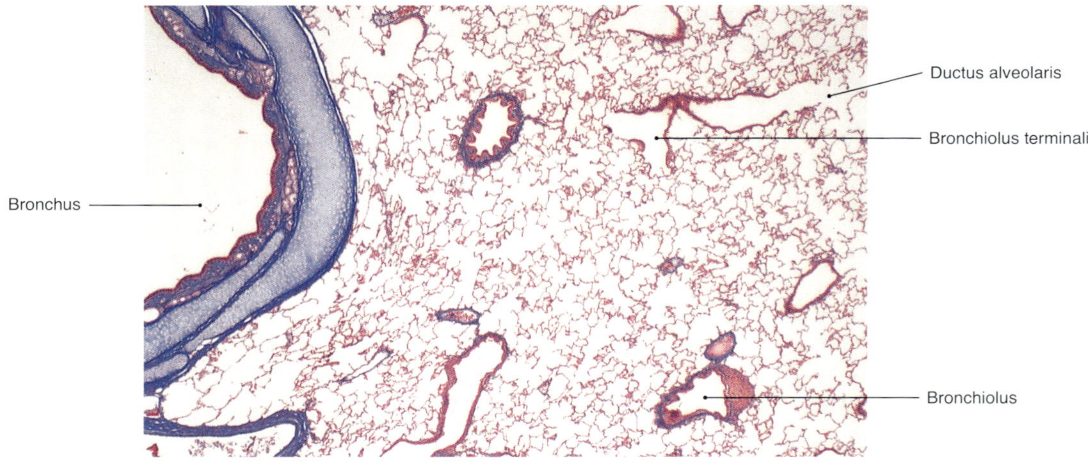

Abb. 922 Lunge, Pulmo; Übersicht des Lungenaufbaus; Lupenvergrößerung.

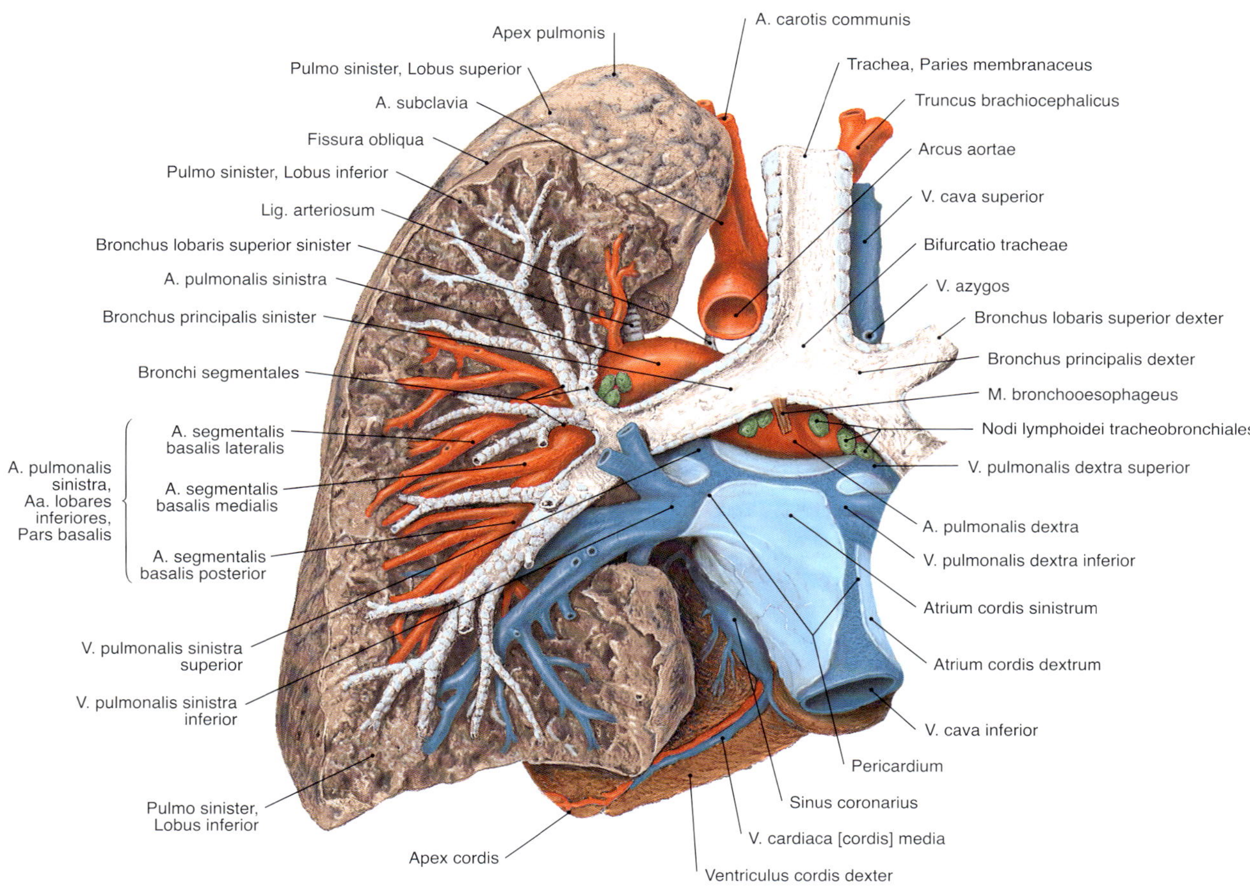

Abb. 923 Gefäße der linken Lunge, Pulmo sinister; von dorsal.

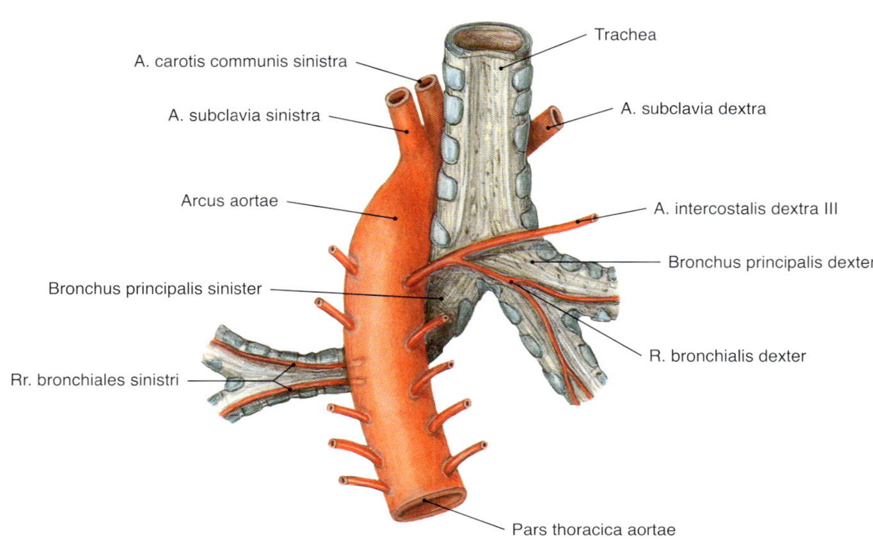

Abb. 924 Bronchien, Bronchi; arterielle Versorgung.

Lungengefäße, Röntgen

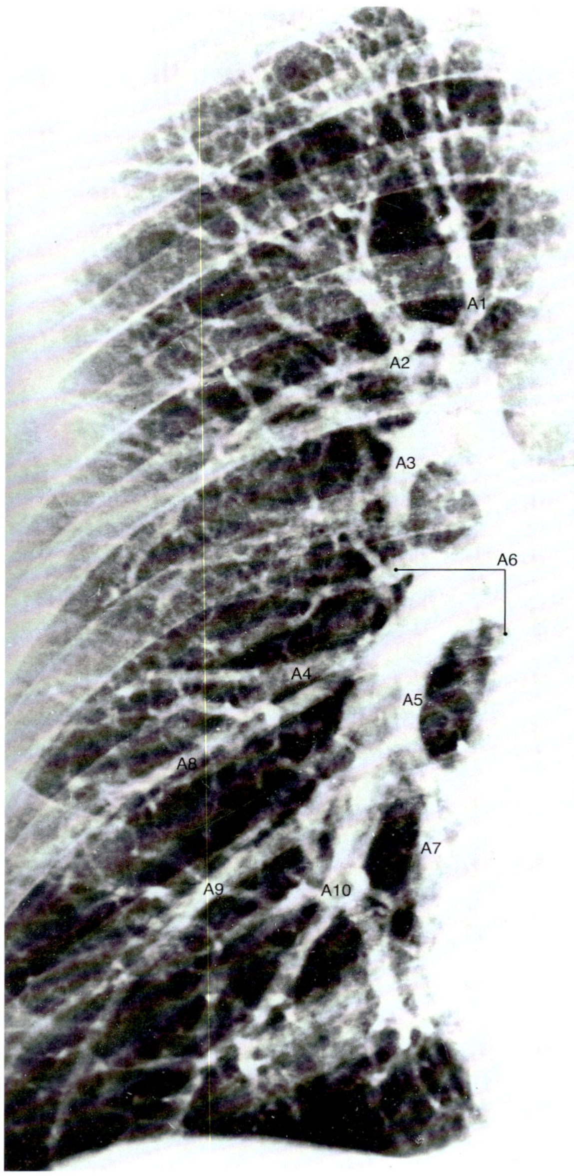

Abb. 925 Arterien der rechten Lunge,
Aa. pulmonales dextrae;
ap-Röntgenbild (Pulmonalisangiographie); Injektion eines Kontrastmittels in den rechten Ventrikel;
von ventral.
Die Zahlen bezeichnen die Arterienstämme der Segmente (vergleiche S. 96).

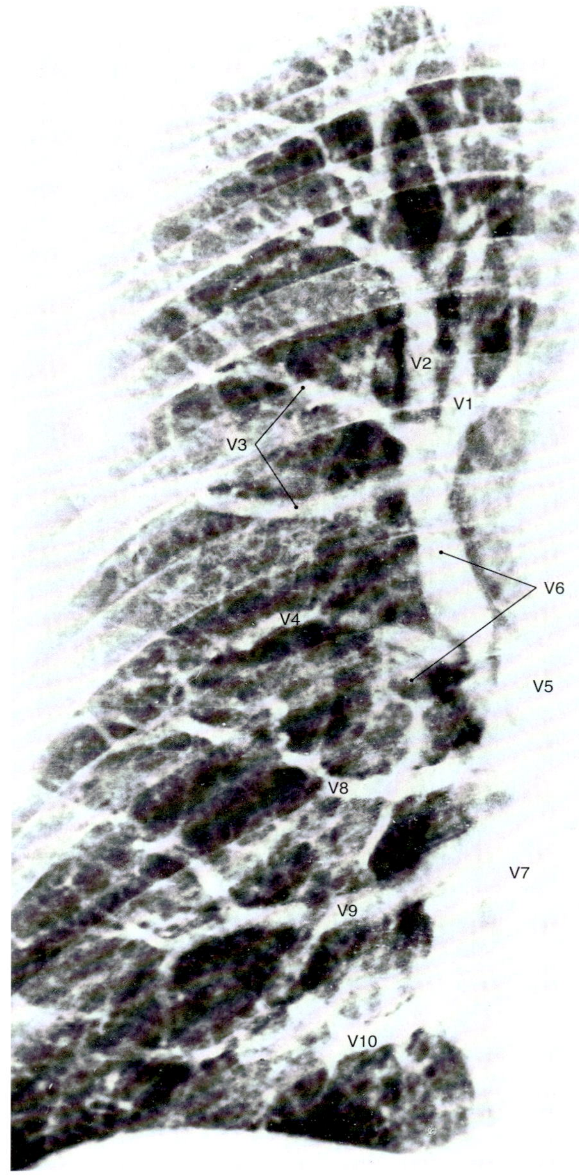

Abb. 926 Venen der rechten Lunge,
Vv. pulmonales dextrae;
ap-Röntgenbild (Rückstrom eines in den rechten Ventrikel injizierten Kontrastmittels aus der Lunge);
von ventral.
Die Zahlen bezeichnen die Venen der Segmente (vergleiche S. 96).

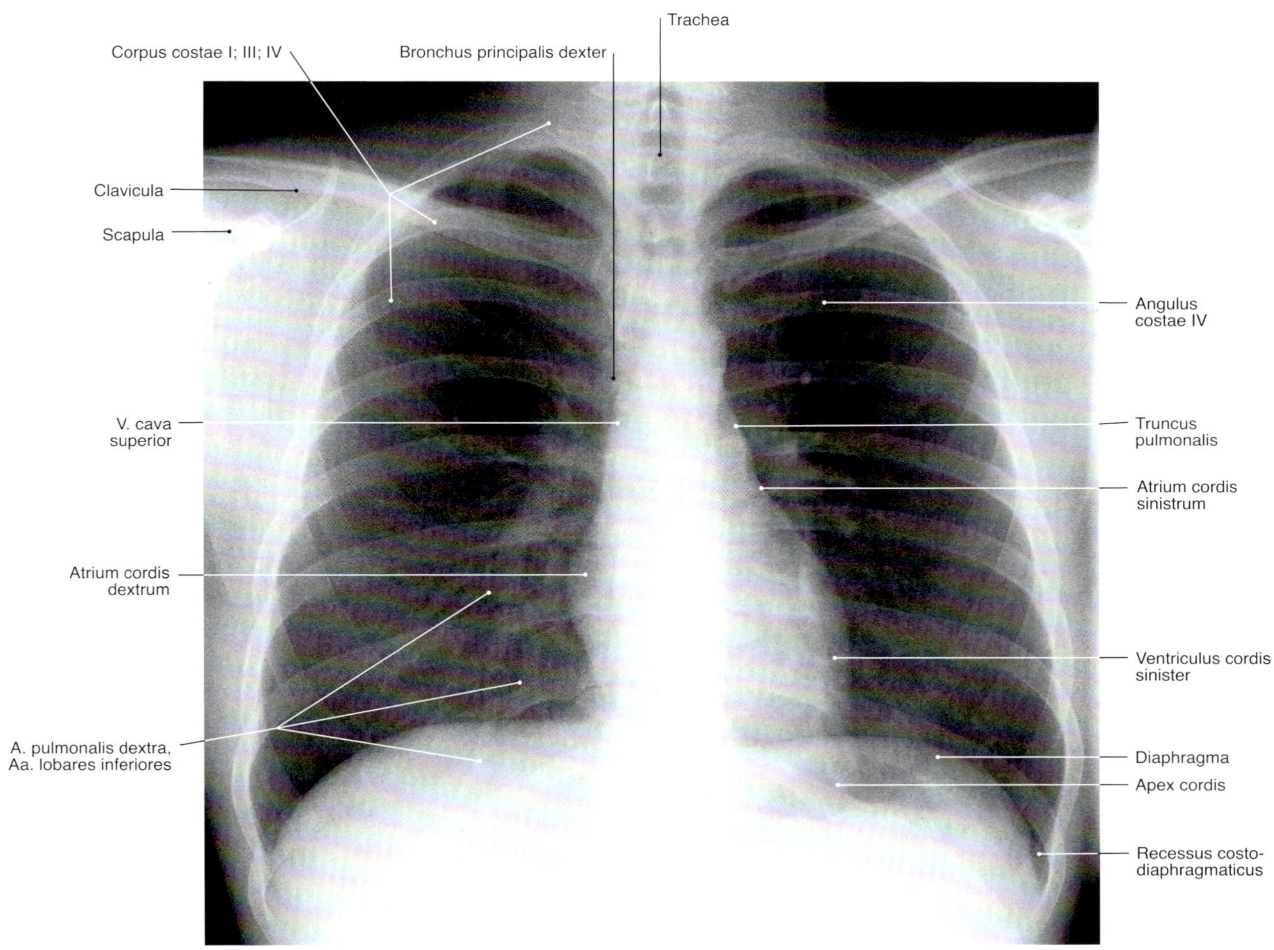

Abb. 927 Brustkorb, Cavea thoracis, und Brusteingeweide; pa-Röntgenbild eines 27-jährigen Mannes (Thoraxröntgen).

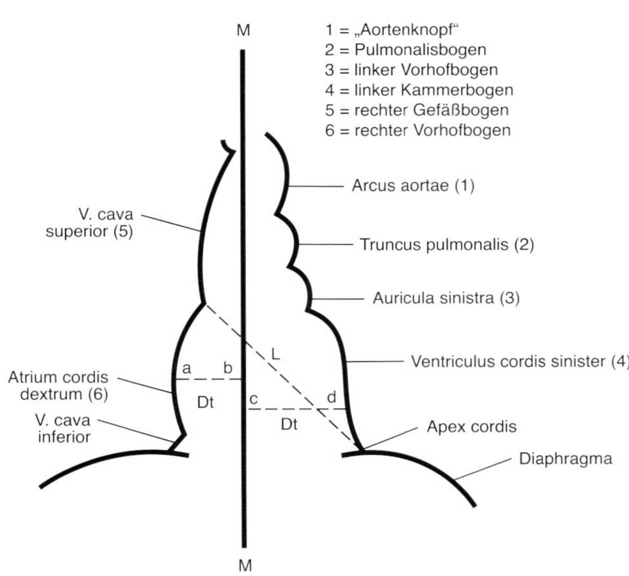

Abb. 928 Schema des Herzschattens im Röntgenbild;
Dt = Diameter transversa (Transversaldurchmesser), ab + cd = 13–14 cm
L = Längsachse des Herzens (vom oberen Ende des rechten Vorhofbogens bis zur Herzspitze) = 15–16 cm
M = Medianebene des Körpers

Bronchoskopie

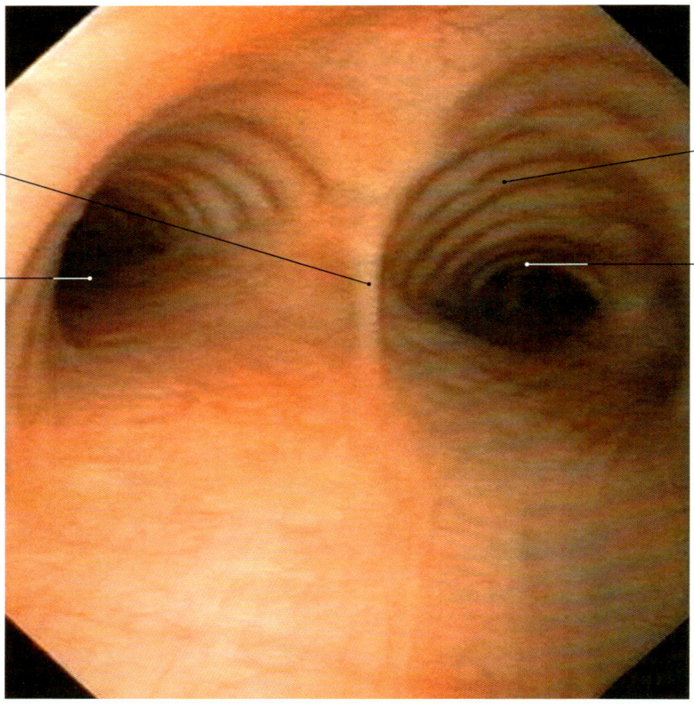

Abb. 929 Bronchien, Bronchi;
Bronchoskopie beim Gesunden mit Blick auf die Bifurcatio tracheae und auf die Carina tracheae.

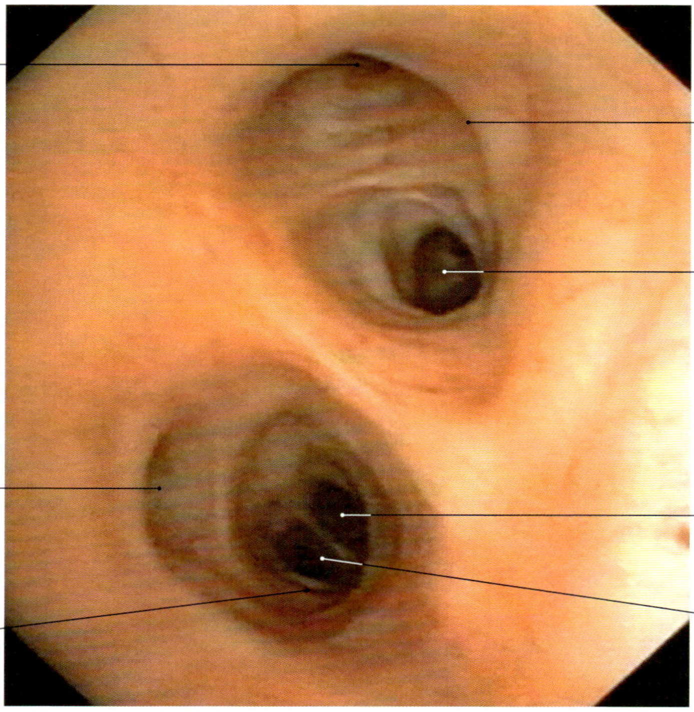

Abb. 930 Bronchien, Bronchi;
Bronchoskopie mit Blick auf die Segmentbronchien links.

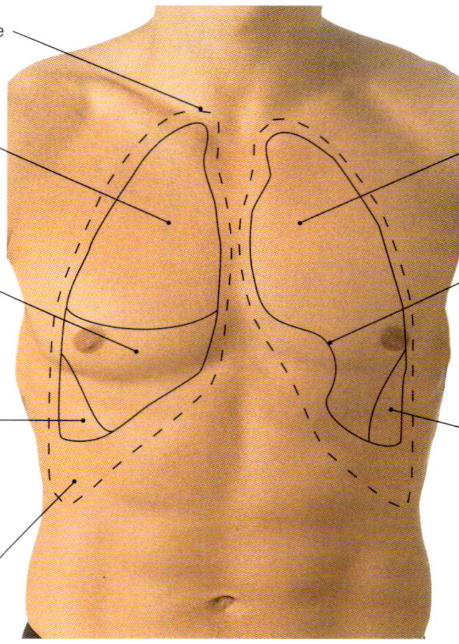

Abb. 931 Projektion von Lungen- und Pleuragrenzen auf die vordere Brustwand.

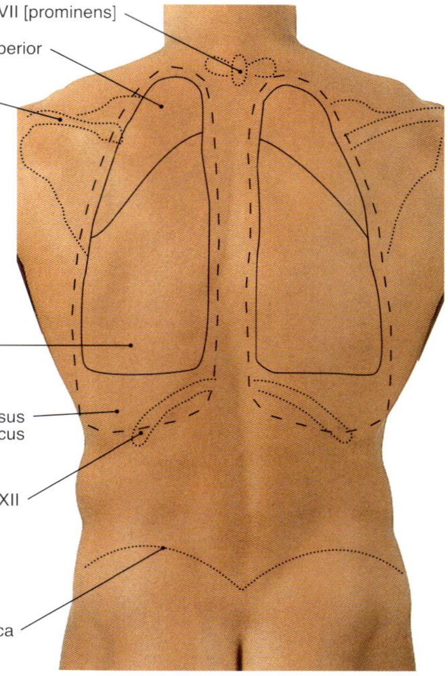

Abb. 932 Projektion von Lungen- und Pleuragrenzen auf den Rücken.

Lungengrenzen – durchgezogene Linie
Pleuragrenzen – gestrichelte Linie

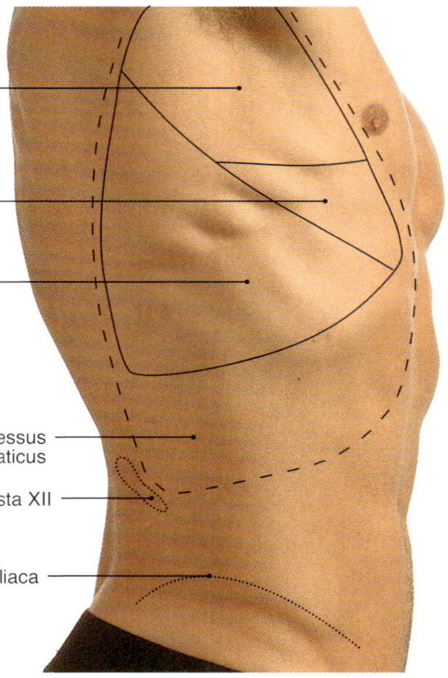

Abb. 933 Projektion von Lungen- und Pleuragrenzen auf die seitliche Brustwand.

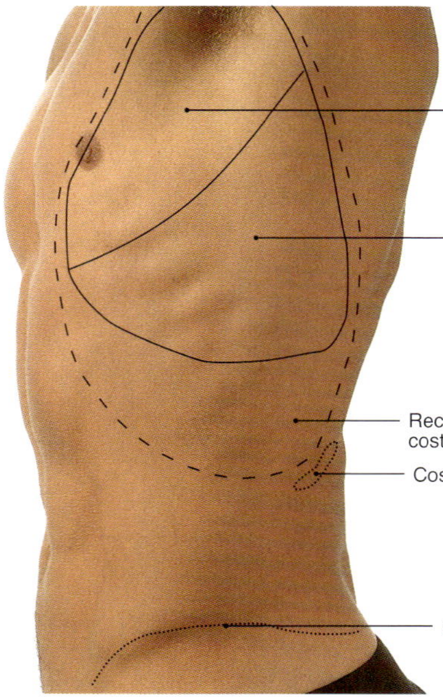

Abb. 934 Projektion von Lungen- und Pleuragrenzen auf die seitliche Brustwand.

Speiseröhre

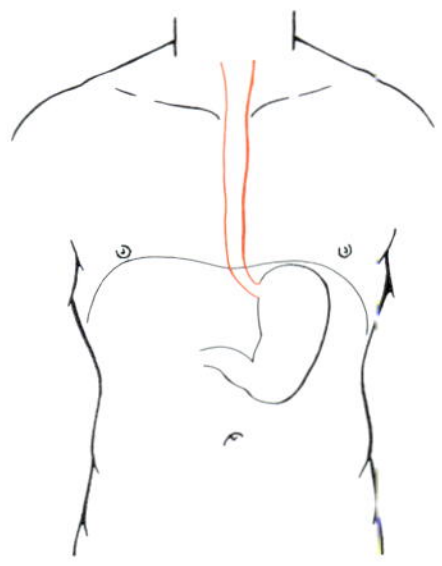

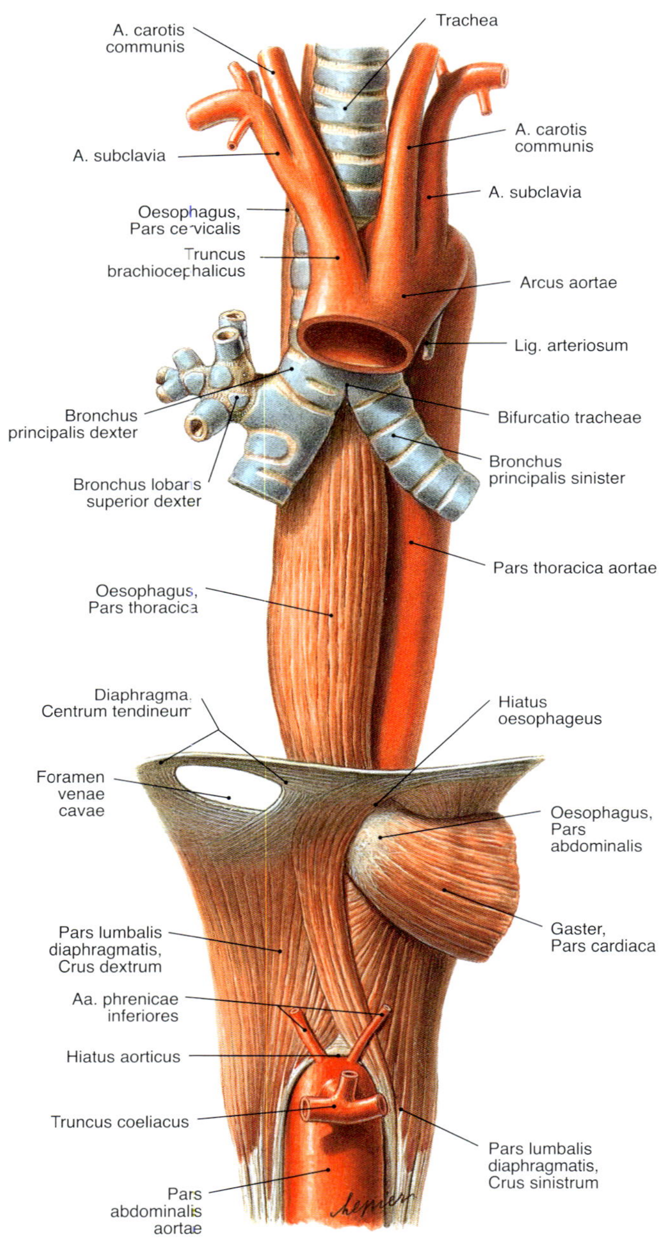

Abb. 935 Speiseröhre, Oesophagus; Luftröhre, Trachea, und Brustaorta, Pars thoracica aortae; von ventral.

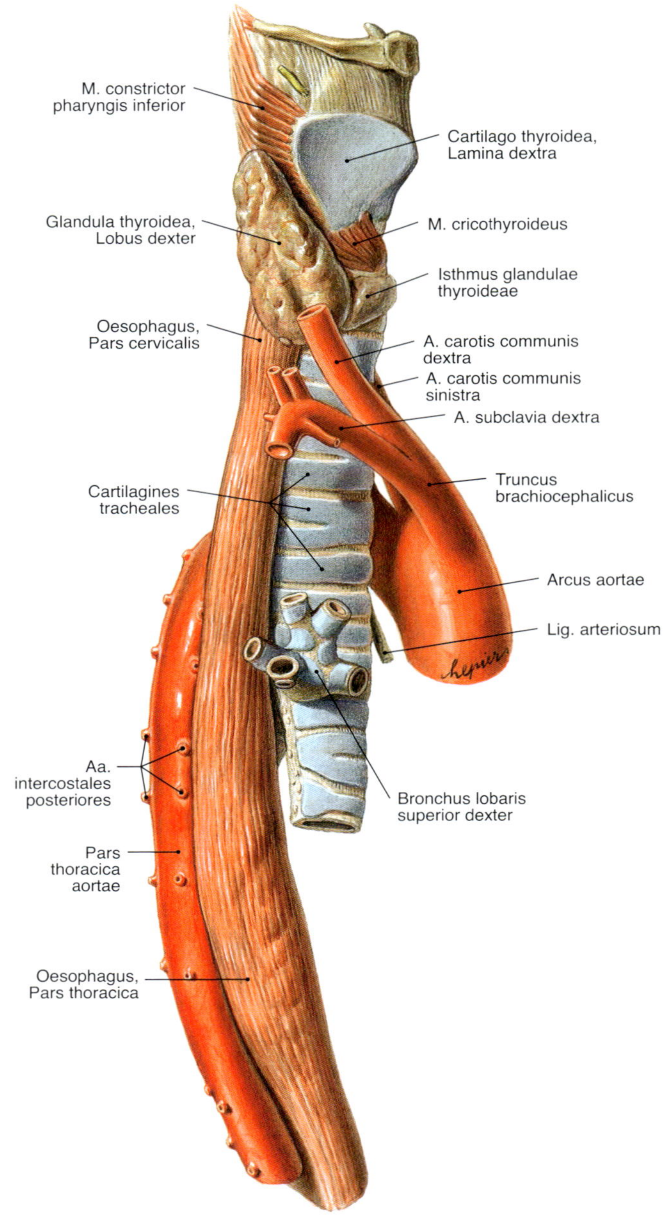

Abb. 936 Speiseröhre, Oesophagus; Luftröhre, Trachea, und Brustaorta, Pars thoracica aortae; von rechts.

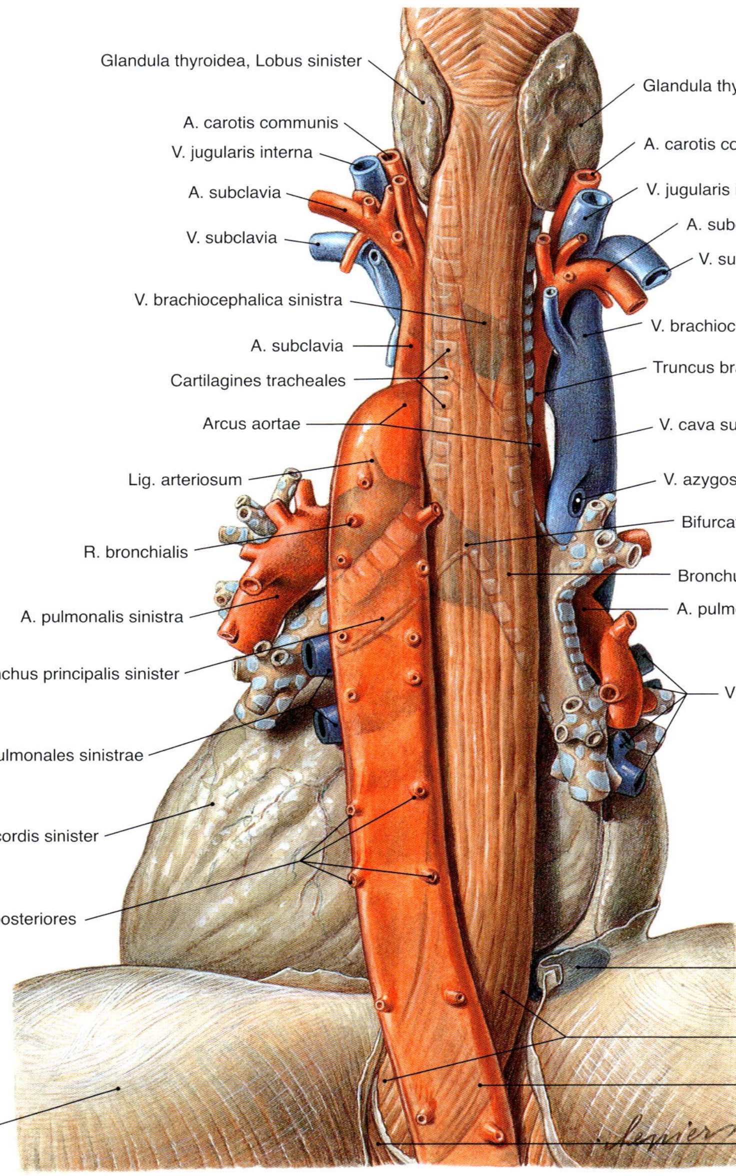

Abb. 937 Speiseröhre, Oesophagus, und Brustaorta, Pars thoracica aortae; von dorsal.

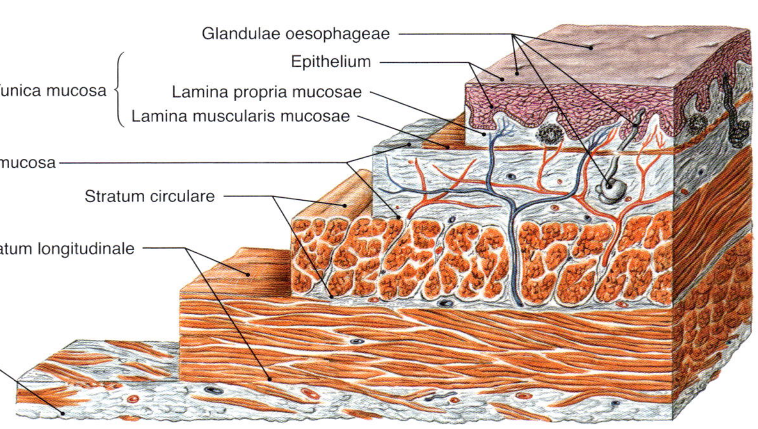

Abb. 938 Speiseröhre, Oesophagus; Lupenvergrößerung.

Gefäße der Speiseröhre

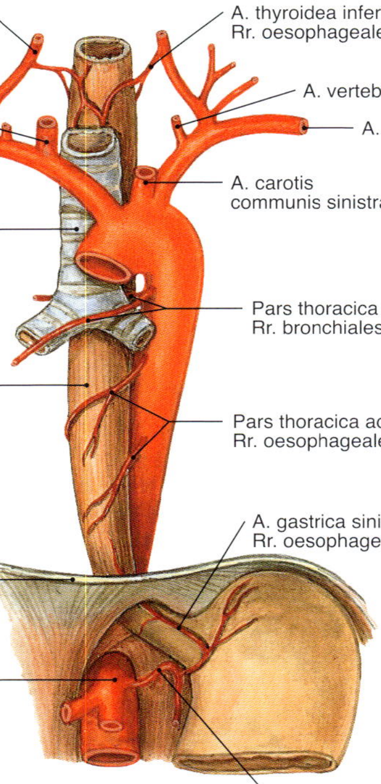

Abb. 939 Speiseröhre, Oesophagus; versorgende Arterien; von ventral.

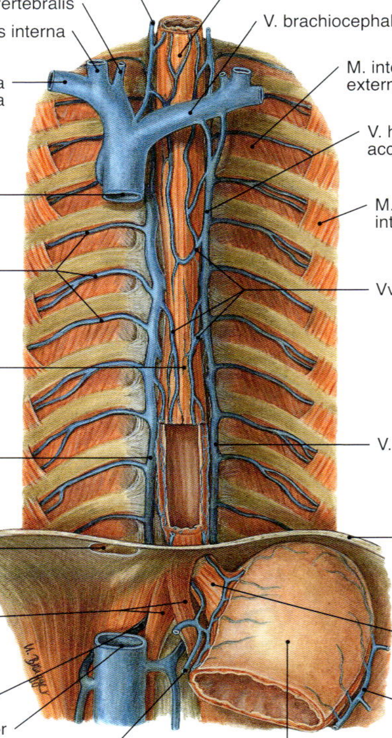

Abb. 940 Venen der Speiseröhre, Vv. oesophageae.

→ 1077, 1078

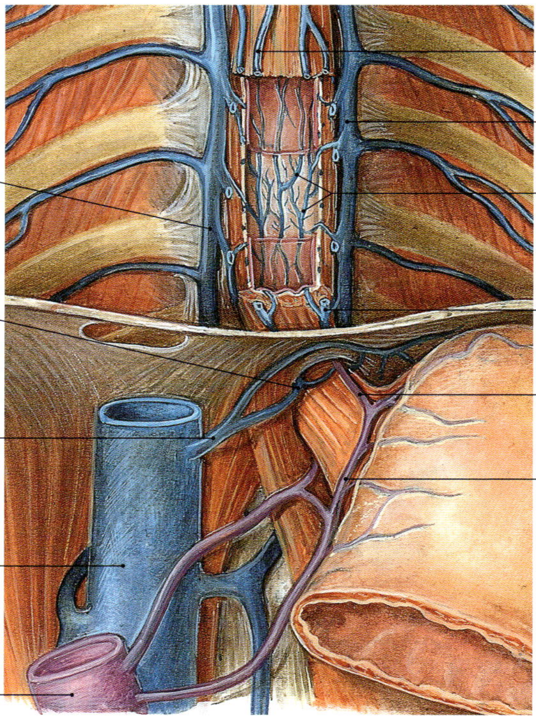

→ 1078

Abb. 941 Venen der Speiseröhre, Vv. oesophageae; Vergrößerung von Abb. 940; Darstellung der Verbindungen zwischen Ästen der V. portae hepatis und der V. cava superior.

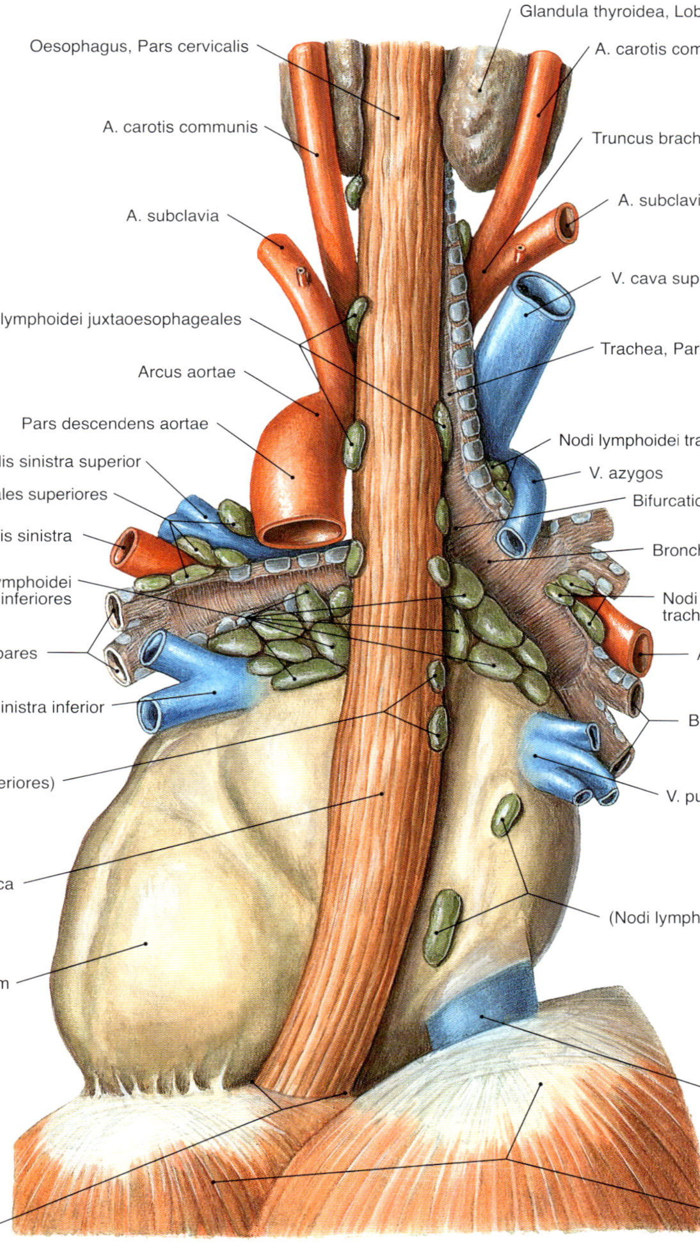

Abb. 942 Lymphknoten der Brustorgane, Nodi lymphoidei thoracis; von dorsal.

Speiseröhre, Röntgen und Oesophagoskopie

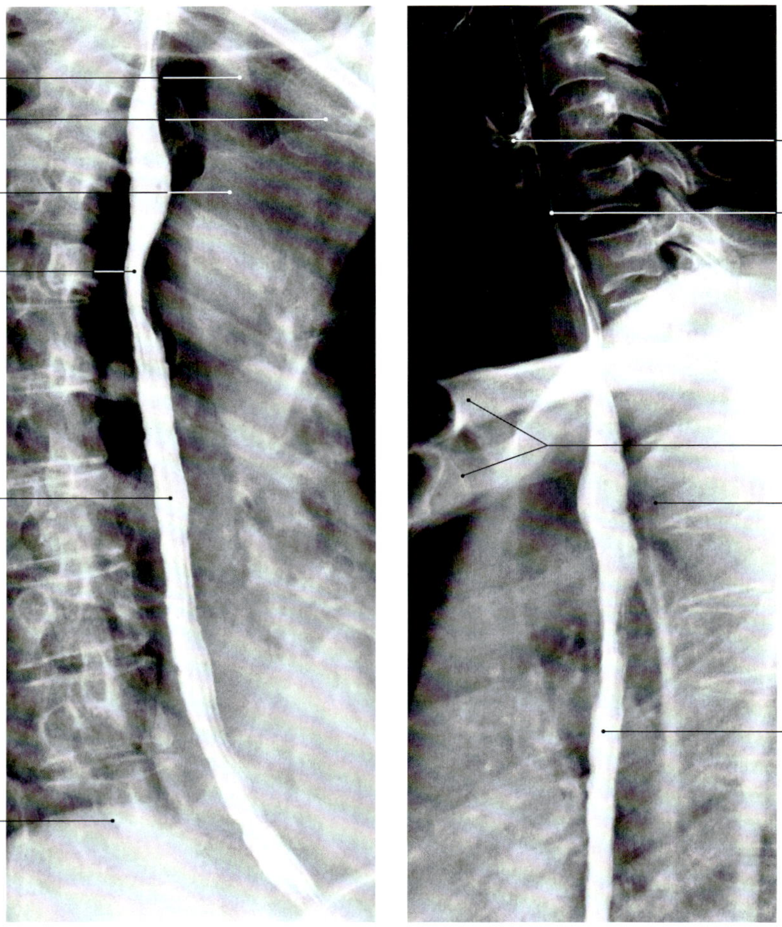

Abb. 943 a, b Speiseröhre, Oesophagus;
Röntgenbild nach Schlucken von Kontrastmittel.
a Einstellung: im I. schrägen Durchmesser (von links vorn nach rechts hinten)
b Einstellung: im II. schrägen Durchmesser (von rechts vorn nach links hinten)

* Oesophagusenge durch den Arcus aortae
** retrokardial gelegener Abschnitt
*** Oesophagusenge am Beginn des Oesophagus

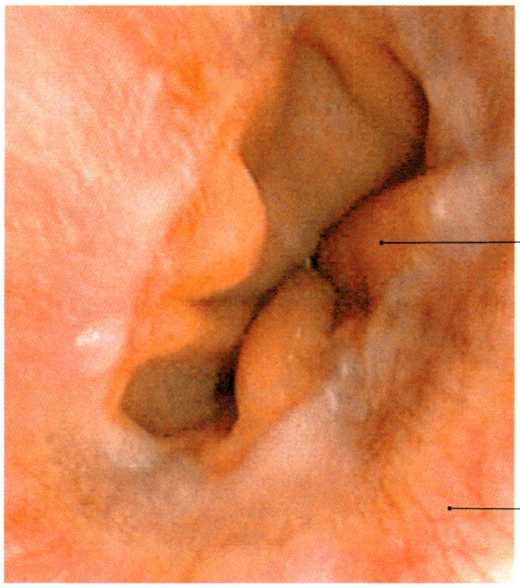

Abb. 944 Speiseröhre, Oesophagus;
Oesophagoskopie (Technik siehe Abb. 986);
von kranial.

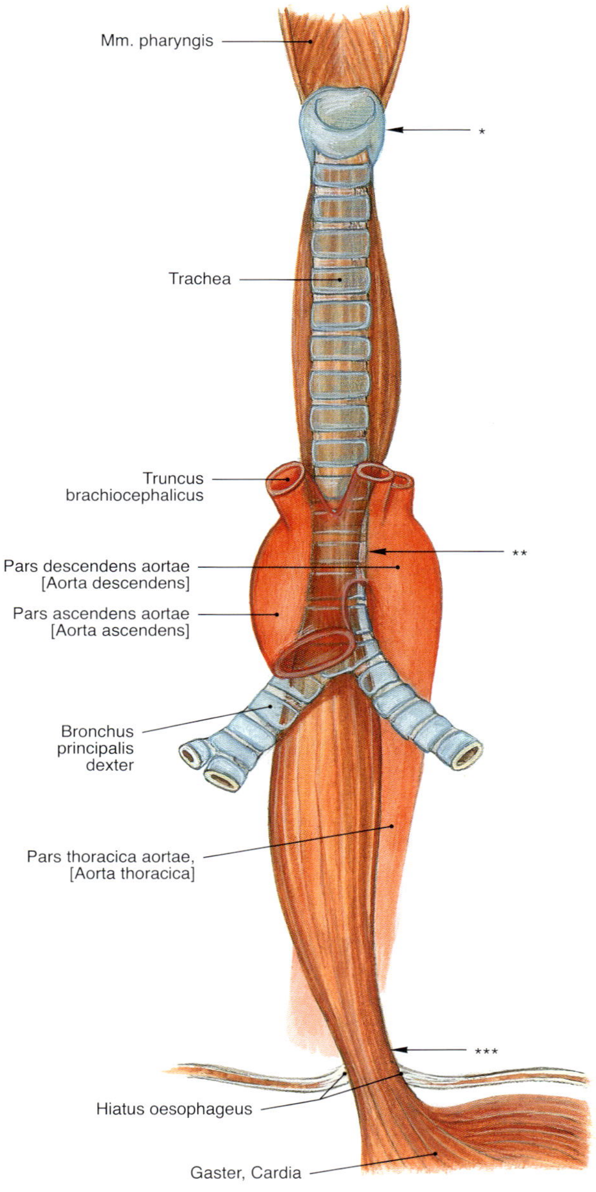

Abb. 945 Speiseröhre, Oesophagus; Engstellen.
* Oesophagusmund
** Aortenenge
*** Zwerchfellenge

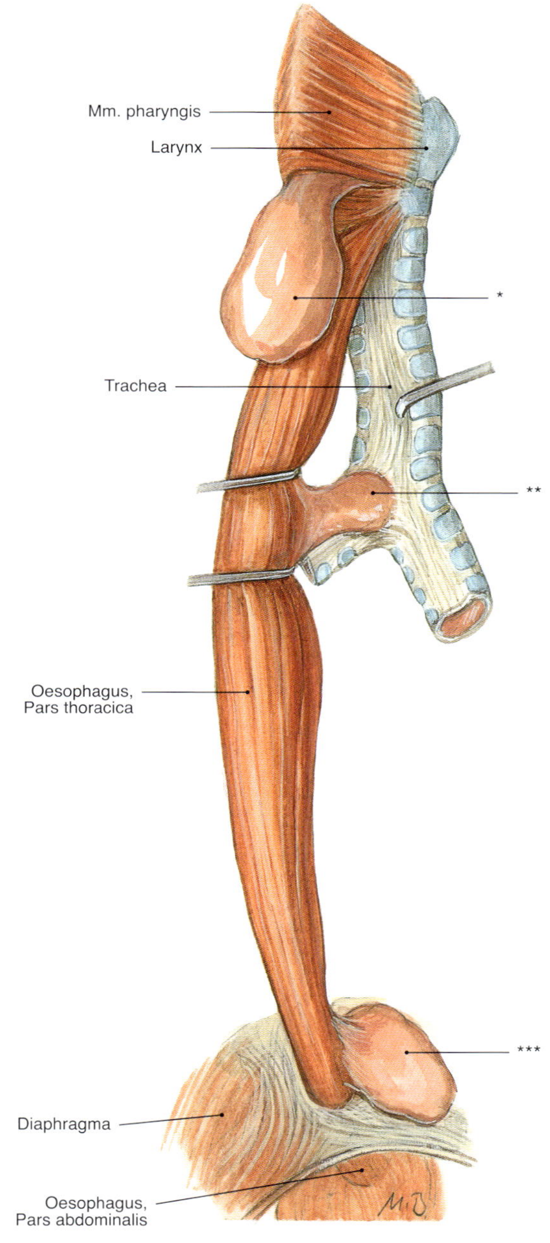

Abb. 946 Speiseröhre, Oesophagus; typische Lage und Häufigkeit von Divertikeln.
* zervikales Divertikel (ZENKER'sches Divertikel), (~ 70 %)
** Traktionsdivertikel (~ 22 %)
*** epiphrenisches Divertikel (~ 8 %)

Bries

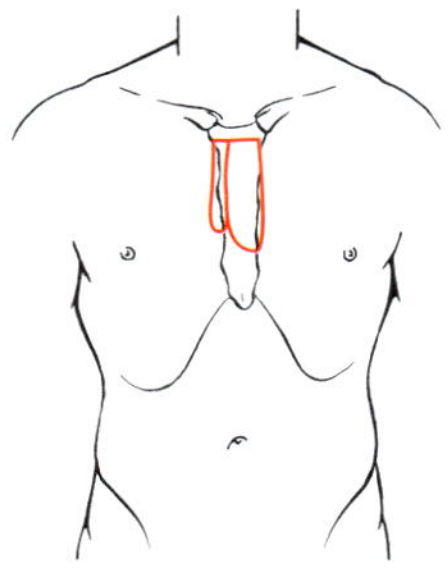

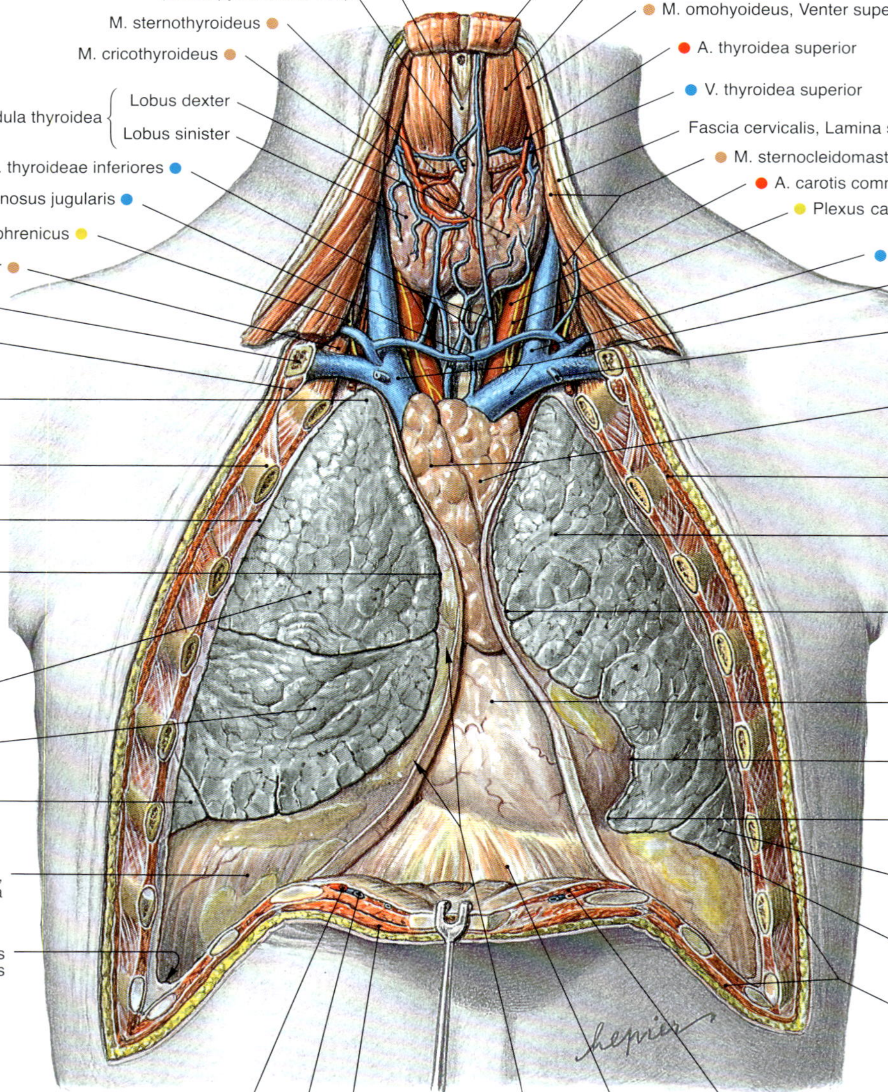

→ 1049

Abb. 947 Bries, Thymus; Herzbeutel, Pericardium; und Lungen, Pulmones, eines Jugendlichen.
Beachte die Größe des Thymus beim jungen Erwachsenen. Beim alten Menschen ist das Thymusgewebe fast vollständig durch Fettgewebe ersetzt.

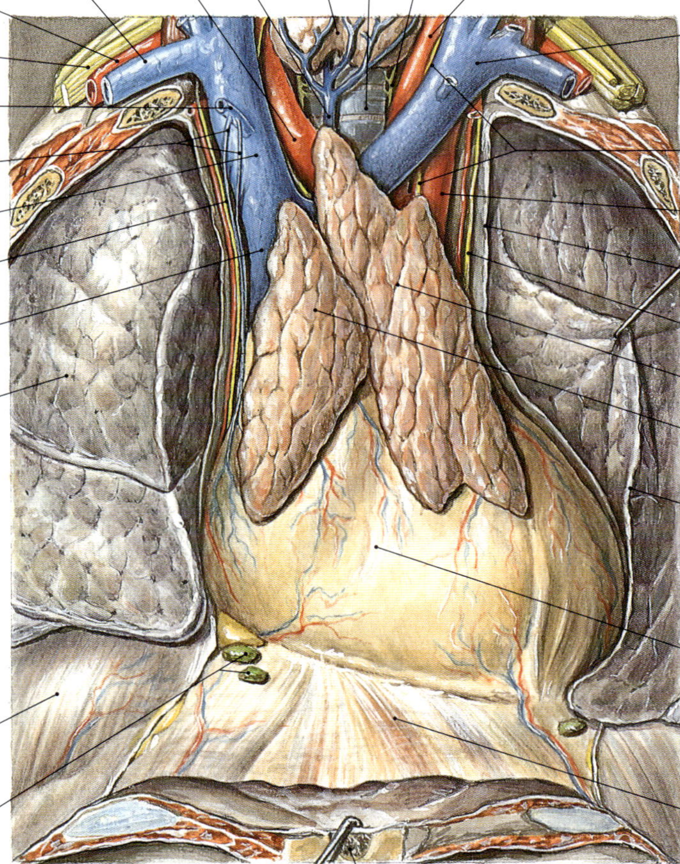

Abb. 948 Bries, Thymus, eines Jugendlichen.

→ 1049

Pleurahöhle

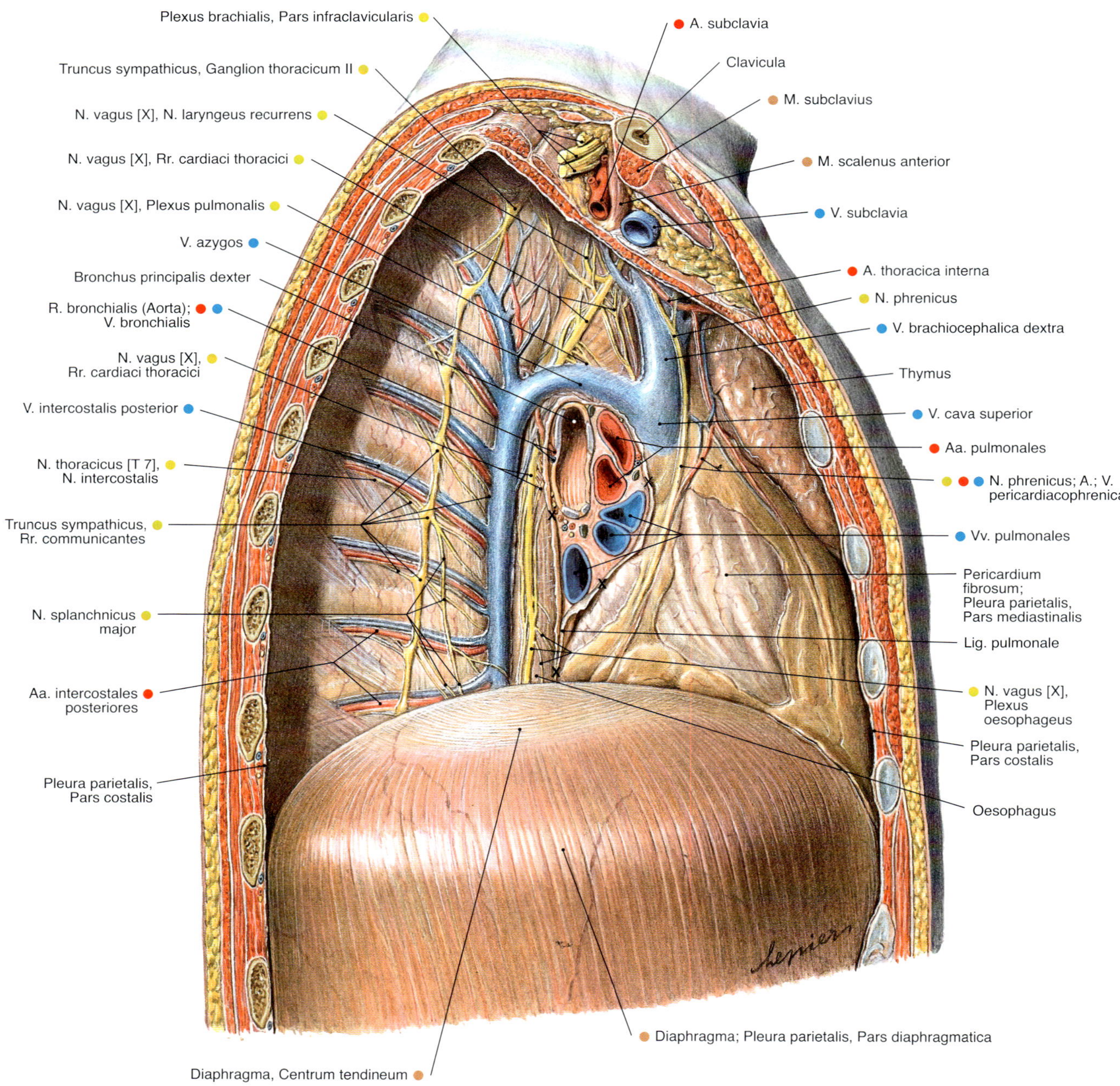

Abb. 949 Pleurahöhle, Cavitas pleuralis, und Mediastinum eines Jugendlichen;
seitliche Brustwand und rechte Lunge entfernt;
von rechts.
Die mit x gekennzeichneten Stellen markieren den Umschlagrand der Pleura visceralis in die Pleura parietalis an der Lungenwurzel und am Lig. pulmonale.

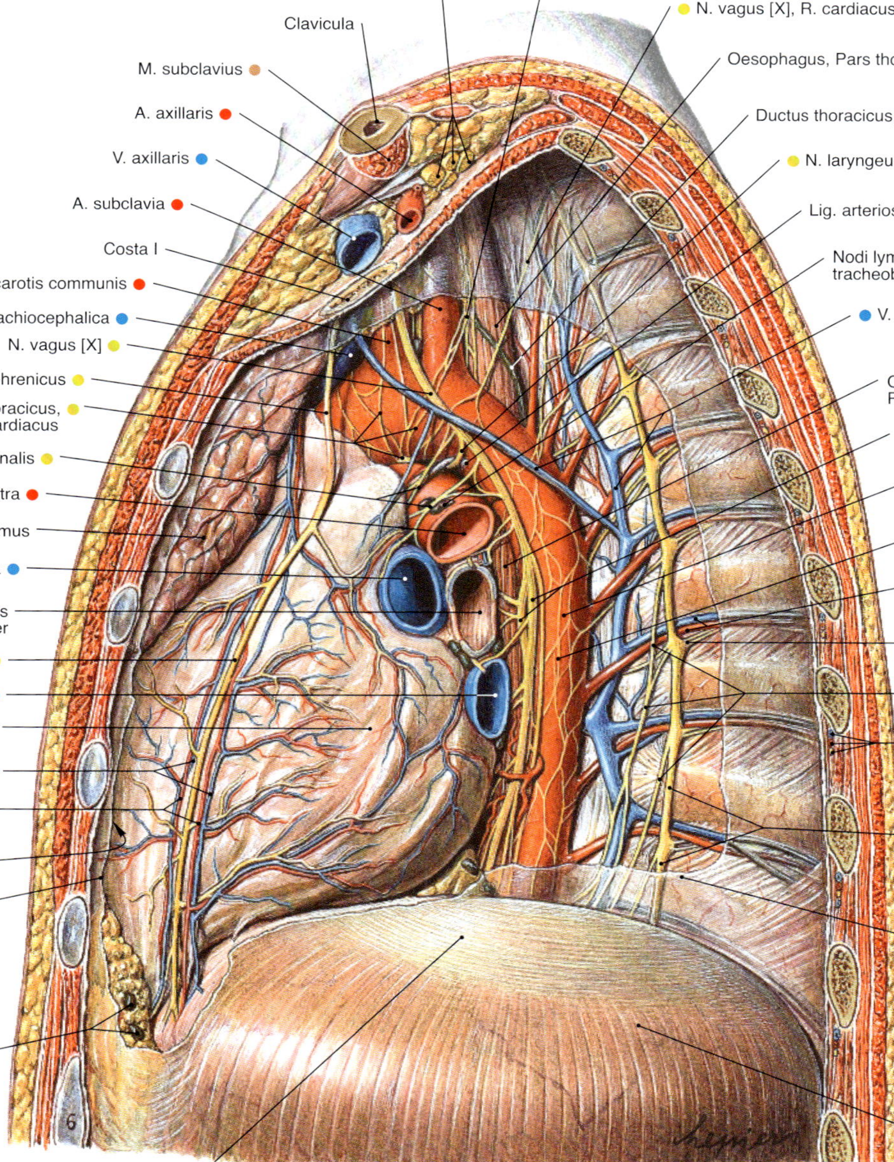

Abb. 950 Pleurahöhle, Cavitas pleuralis, und Mediastinum eines Jugendlichen;
von links.
Beim alten Menschen ist der Thymus fast völlig durch Fettgewebe ersetzt.

Aortenbogen

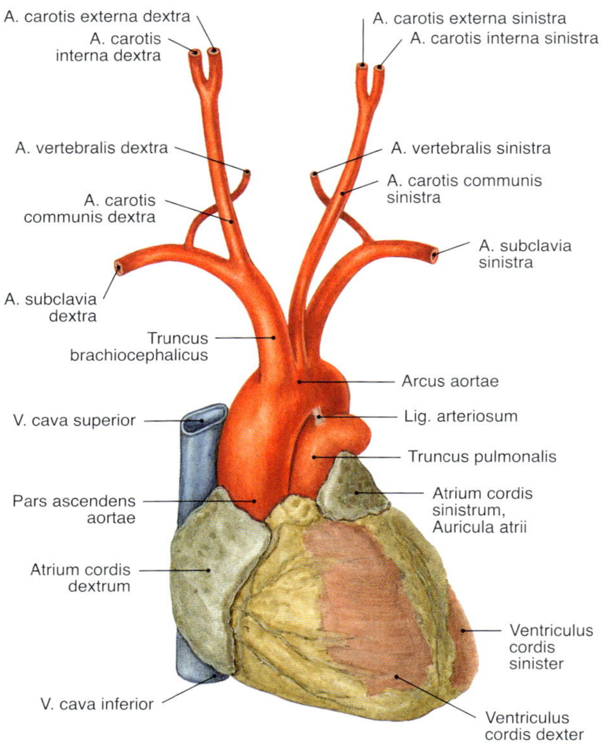

Abb. 951 Herz, Cor, und Aortenbogen, Arcus aortae, mit Abgängen der großen Arterien; von ventral.

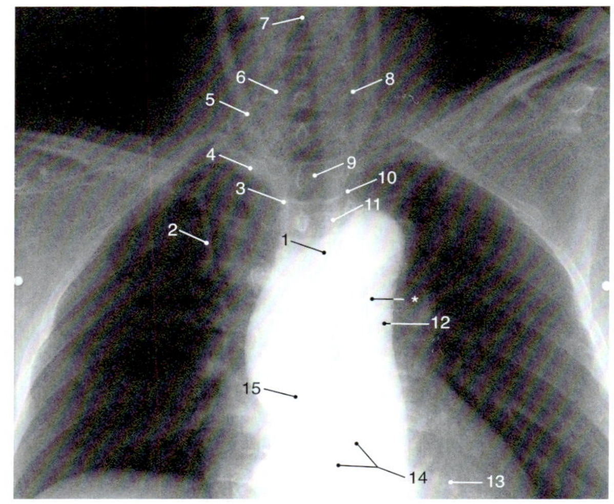

1 Arcus aortae
2 A. thoracica interna
3 Truncus brachiocephalicus
4 A. subclavia dextra
5 A. carotis communis dextra
6 A. vertebralis dextra
7 Rima glottidis
8 A. vertebralis sinistra
9 Trachea
10 A. subclavia sinistra
11 A. carotis communis sinistra
12 Pars descendens aortae
13 Cor
14 Valva aortae
15 Pars ascendens aortae

Abb. 952 Aortenbogen, Arcus aortae, und Äste; ap-Röntgenbild nach Injektion eines Kontrastmittels in den Bulbus aortae; von ventral.
* Katheter

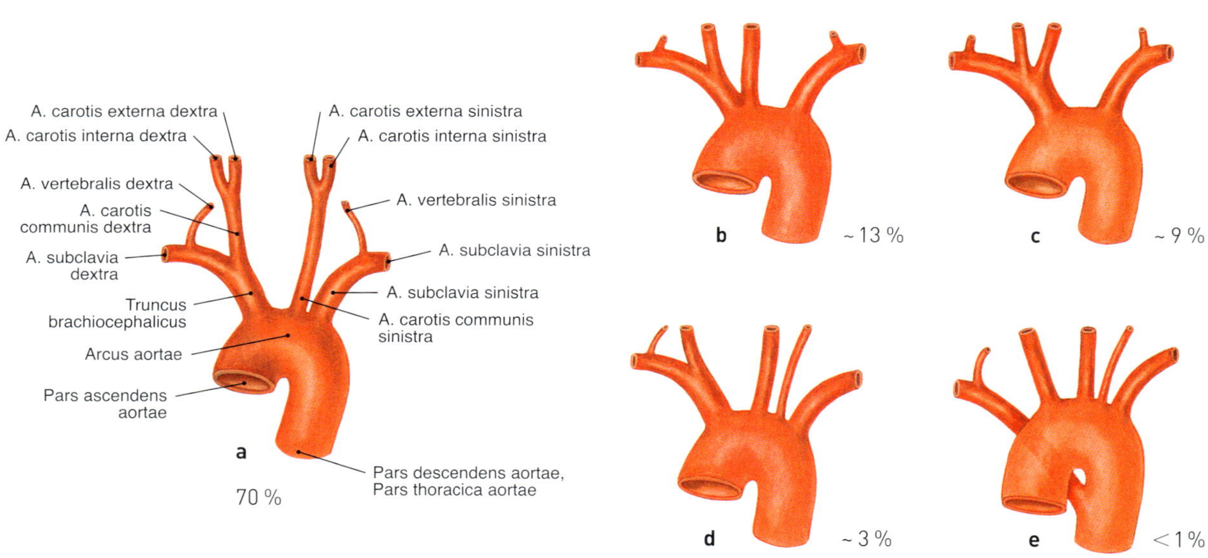

Abb. 953 a–e Varietäten der Abgänge der großen Arterien vom Arcus aortae.

- **a** „Lehrbuchfall"
- **b** gemeinsamer Ursprung von Truncus brachiocephalicus und A. carotis communis sinistra
- **c** gemeinsamer Stamm für Truncus brachiocephalicus und A. carotis communis sinistra
- **d** selbständiger Abgang der A. vertebralis sinistra aus dem Arcus aortae
- **e** Abgang der A. subclavia dextra als letzter Ast aus dem Arcus aortae
  Diese abnorme Arterie verläuft meist hinter dem Oesophagus nach rechts und kann Schluckbeschwerden hervorrufen (Dysphagia lusoria).

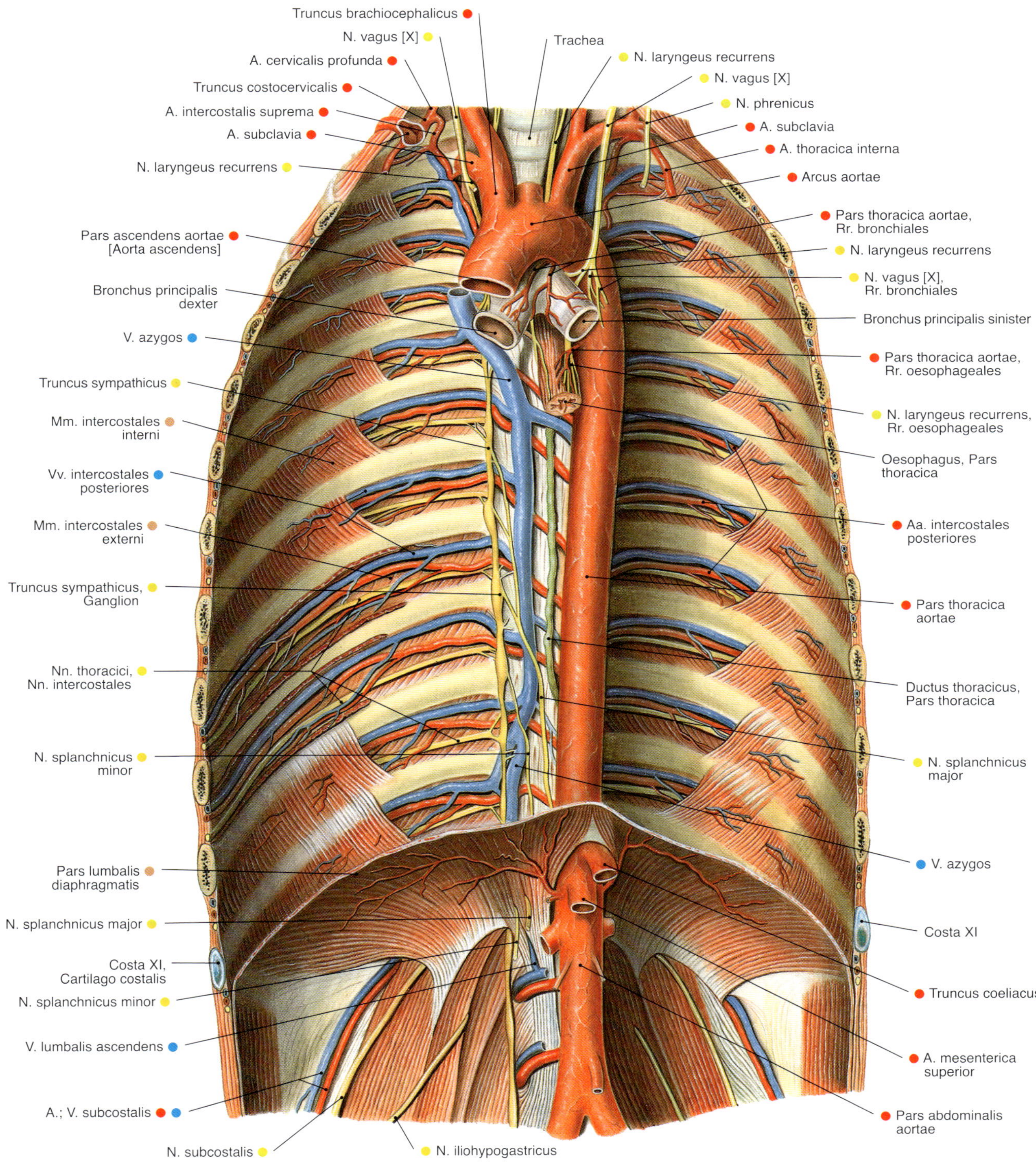

Abb. 954 Brust- und Bauchaorta, Pars thoracica aortae und Pars abdominalis aortae.

Hinteres Mediastinum

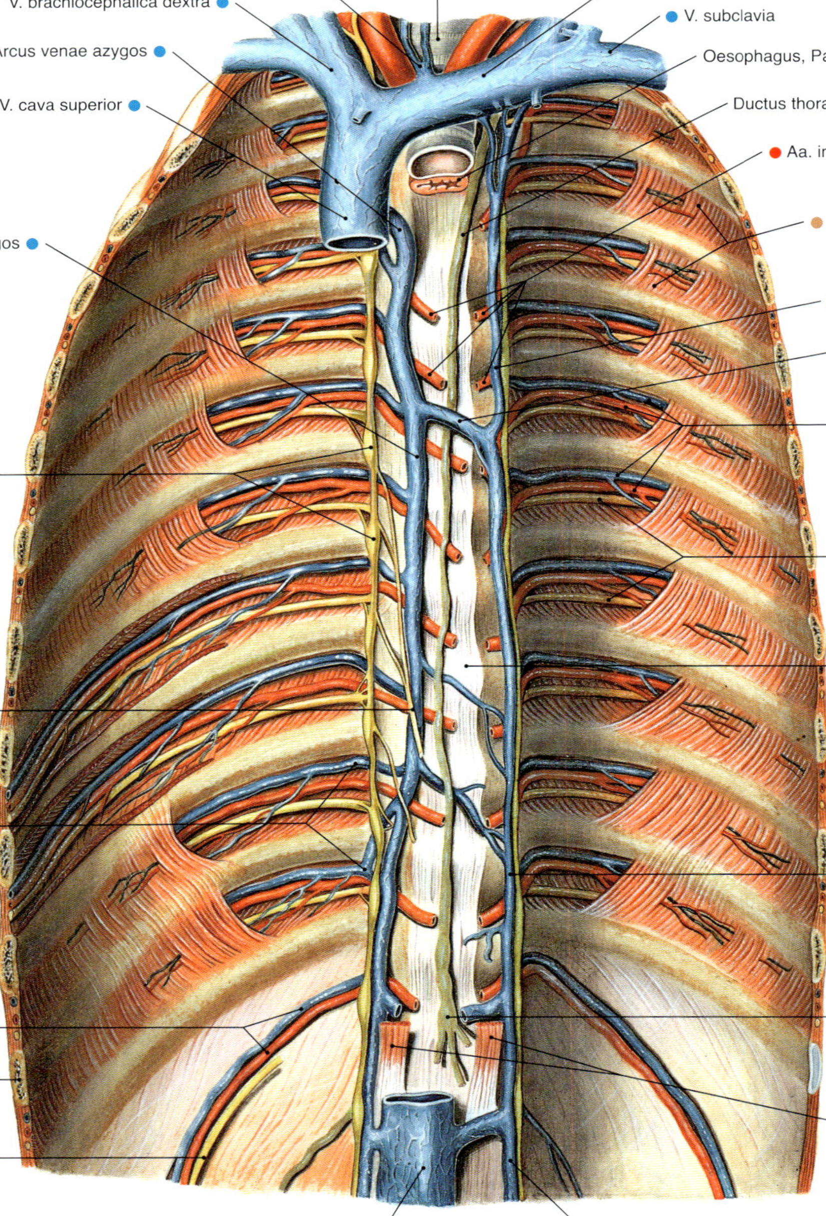

Abb. 955 Gefäße und Nerven des hinteren Mittelfells, Mediastinum posterius.

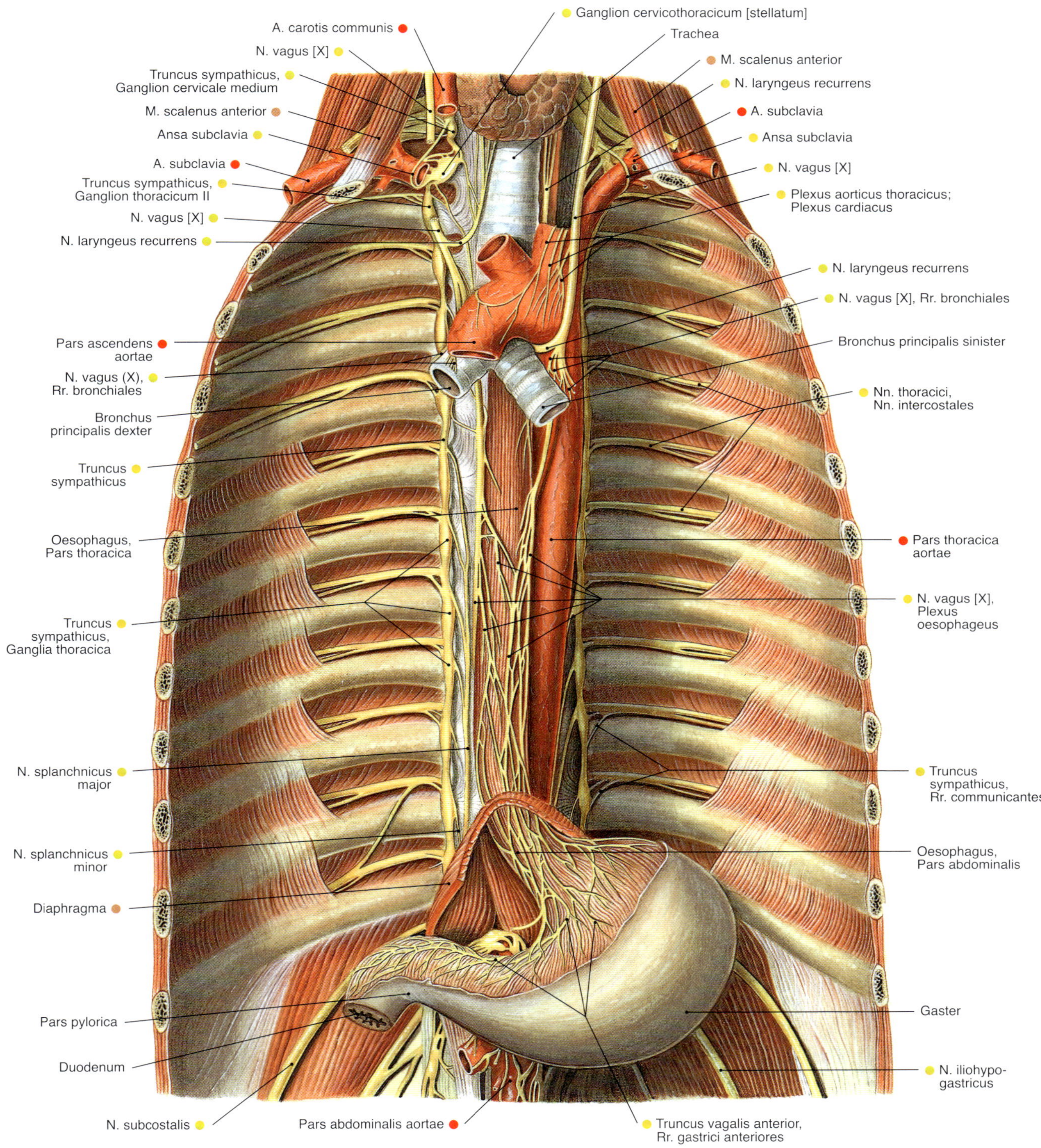

Abb. 956 Vegetatives Nervensystem der Brusthöhle, Pars thoracica autonomica.

→ 49, 50

N. phrenicus

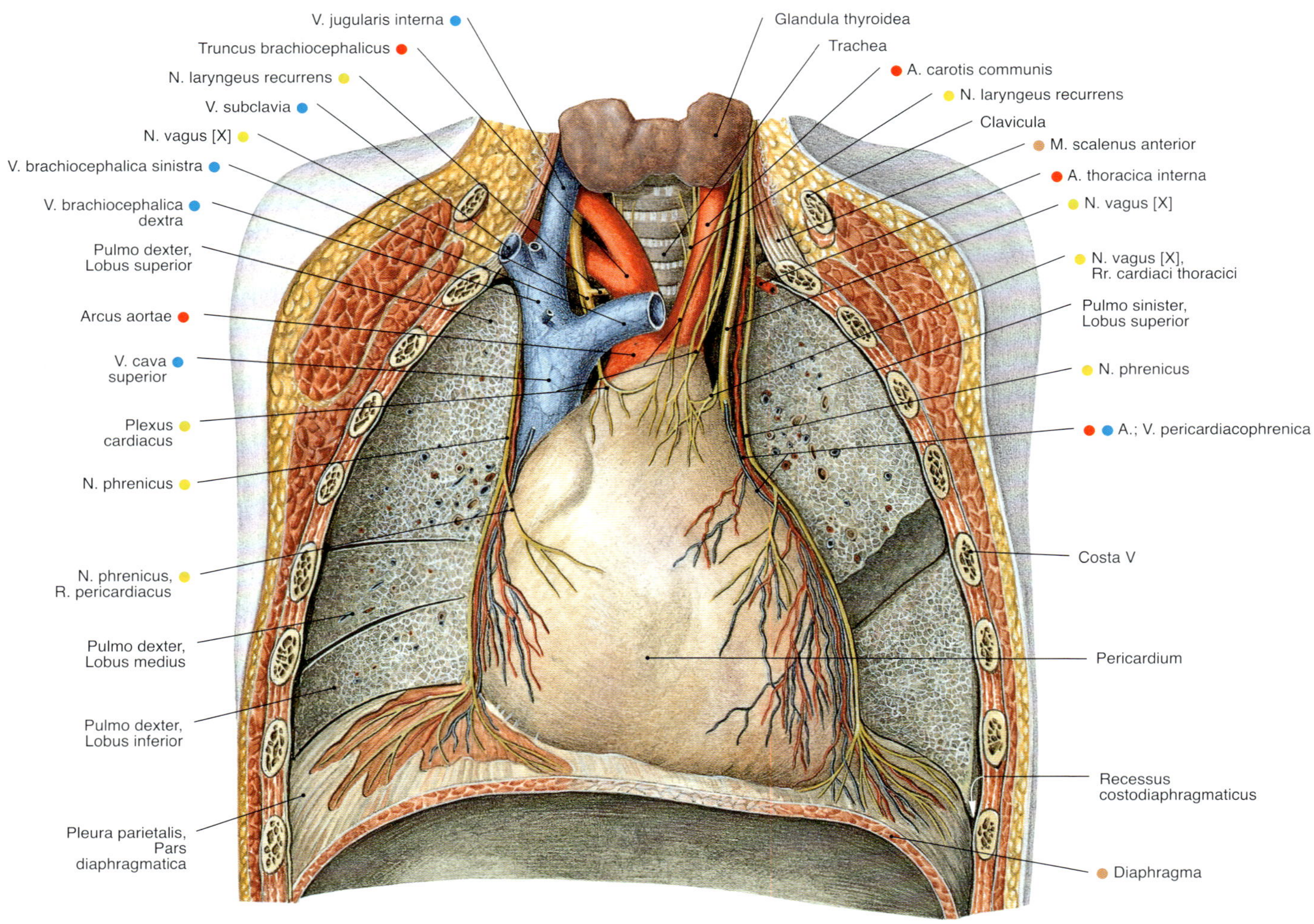

Abb. 957 Brustorgane eines Erwachsenen; vordere Brustwand entfernt; rechte und linke Lunge in der Frontalebene durchgeschnitten; von ventral.

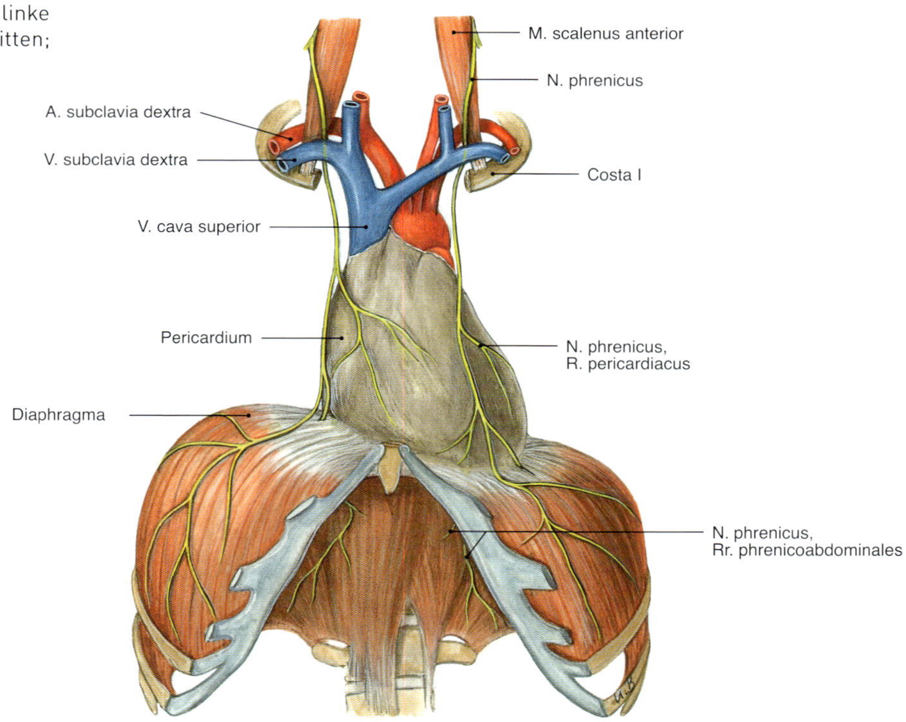

Abb. 958 Verlauf des N. phrenicus.

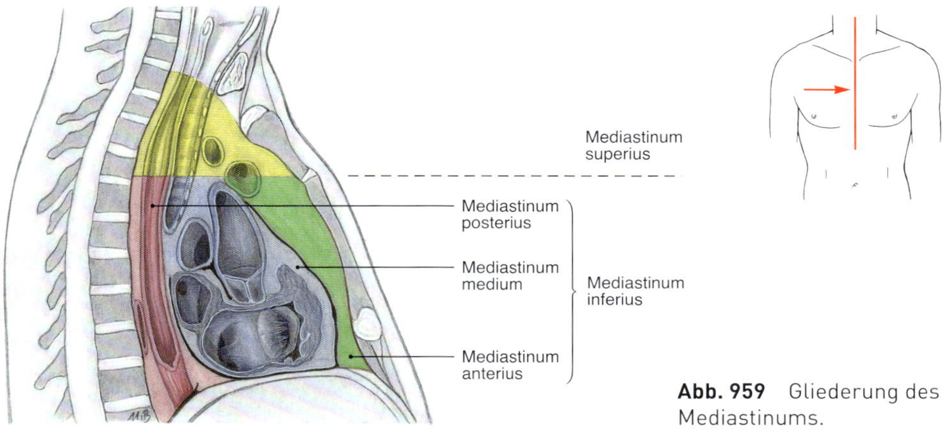

Abb. 959 Gliederung des Mediastinums.

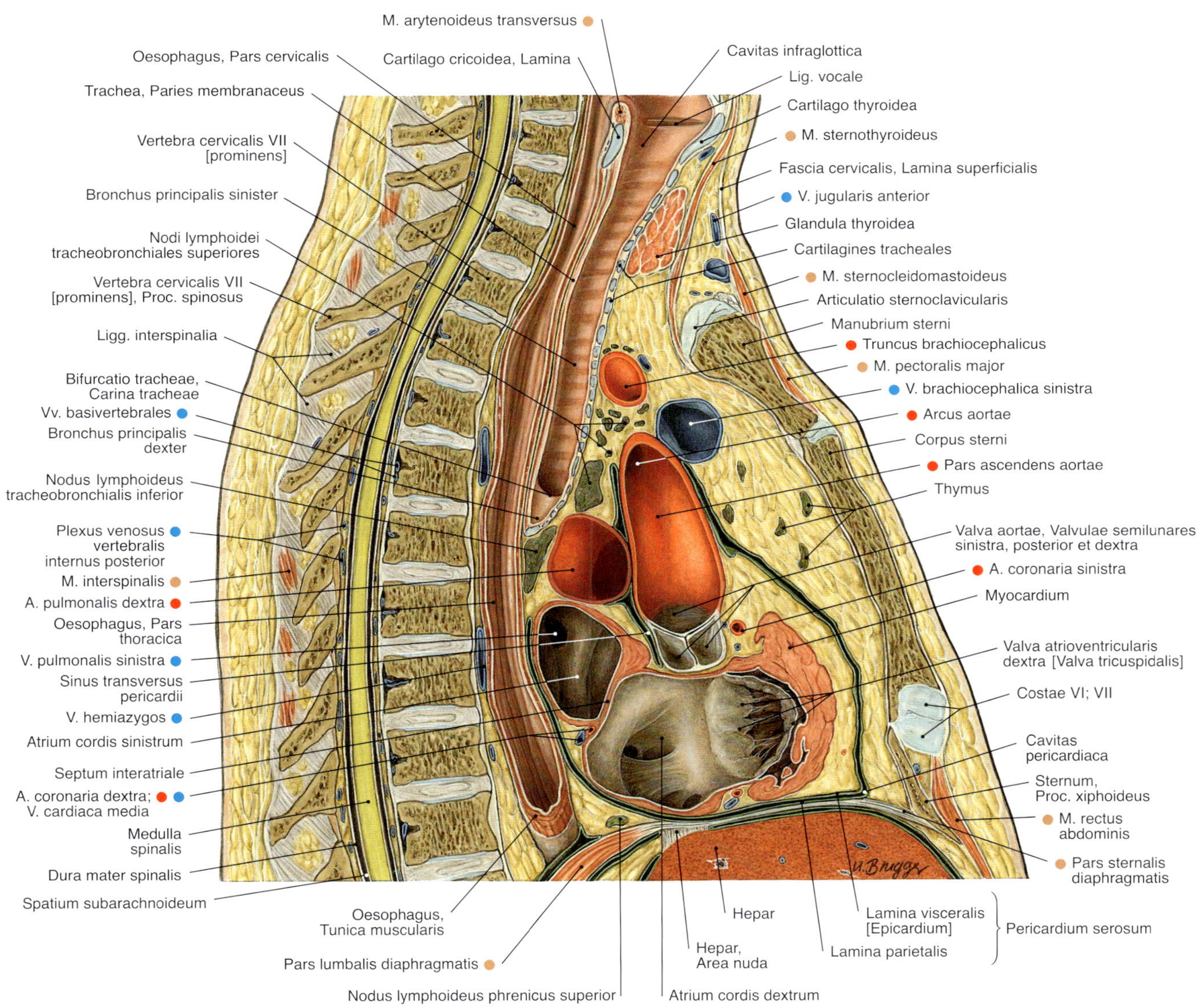

Abb. 960 Brusthöhle, Cavitas thoracis, und Mediastinum; Mediansagittalschnitt durch Hals und Thorax; von lateral rechts.

Brust, Frontalschnitte

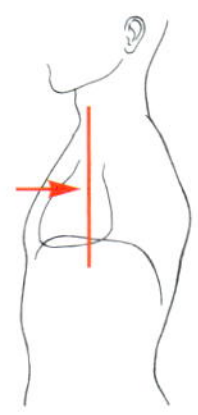

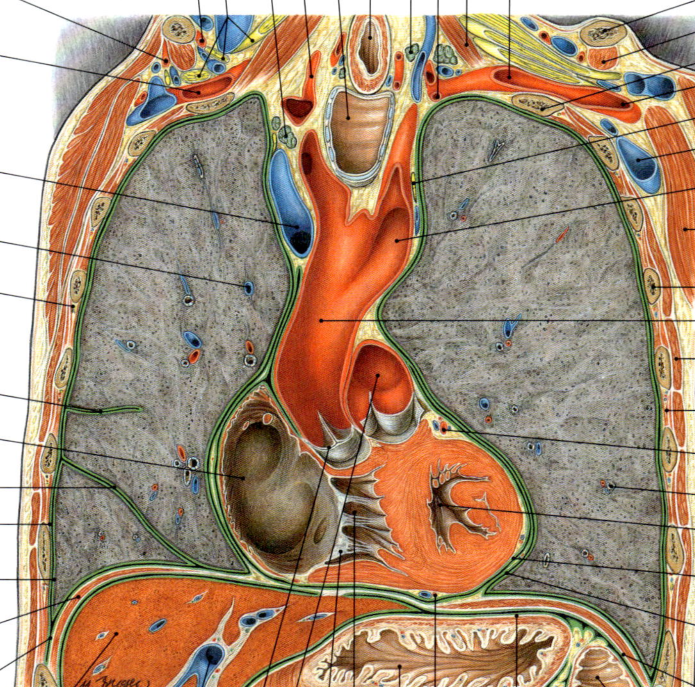

Abb. 961 Brusthöhle, Cavitas thoracis.

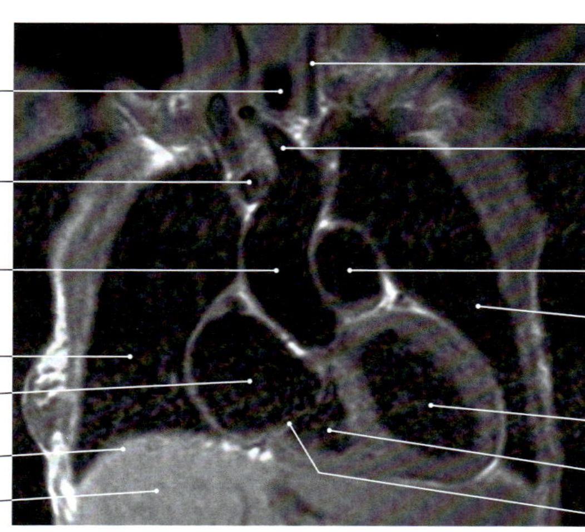

Abb. 962 Brusthöhle, Cavitas thoracis; magnetresonanztomographischer Frontalschnitt (MRT) in Höhe der V. cava superior; von ventral.

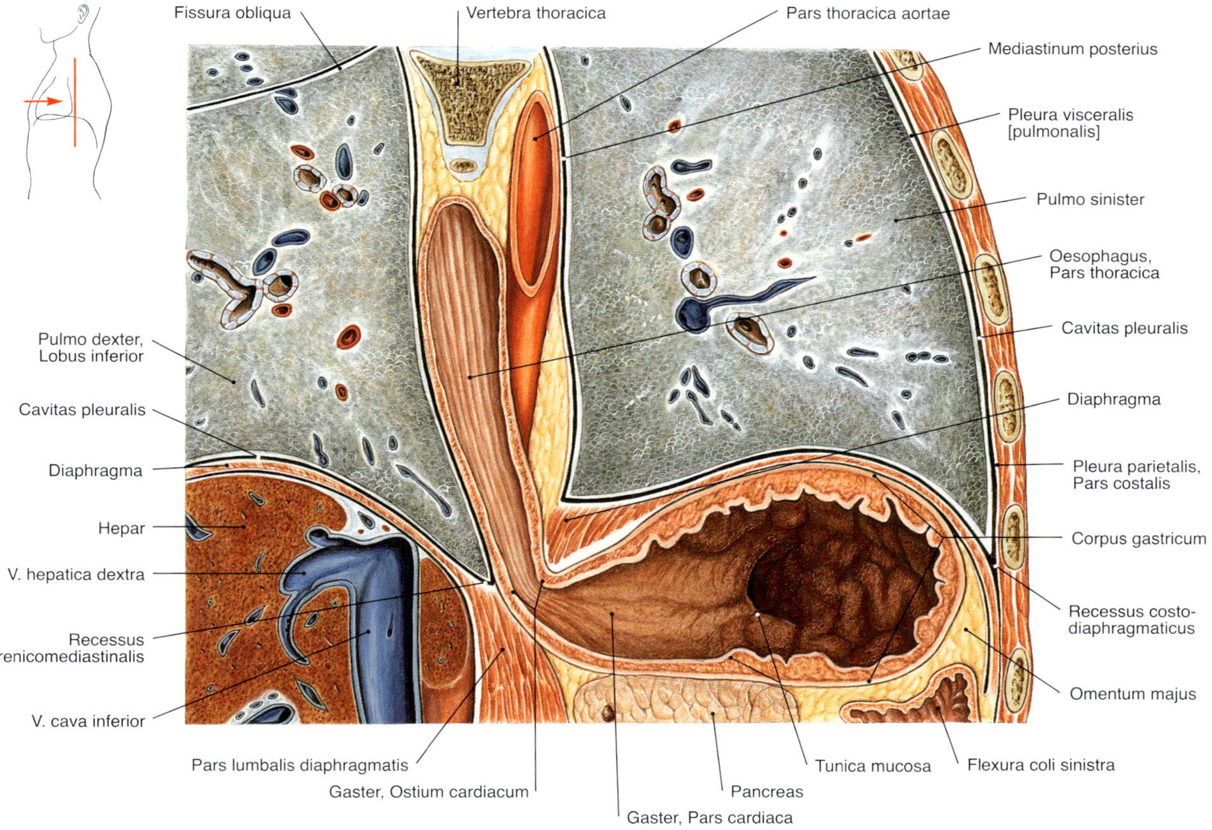

Abb. 963 Zwerchfell, Diaphragma, und Speiseröhre, Oesophagus, mit Übergang in den Magen, Gaster; Frontalschnitt durch den unteren Teil der Brust- und den oberen Teil der Bauchhöhle.

→ 1187

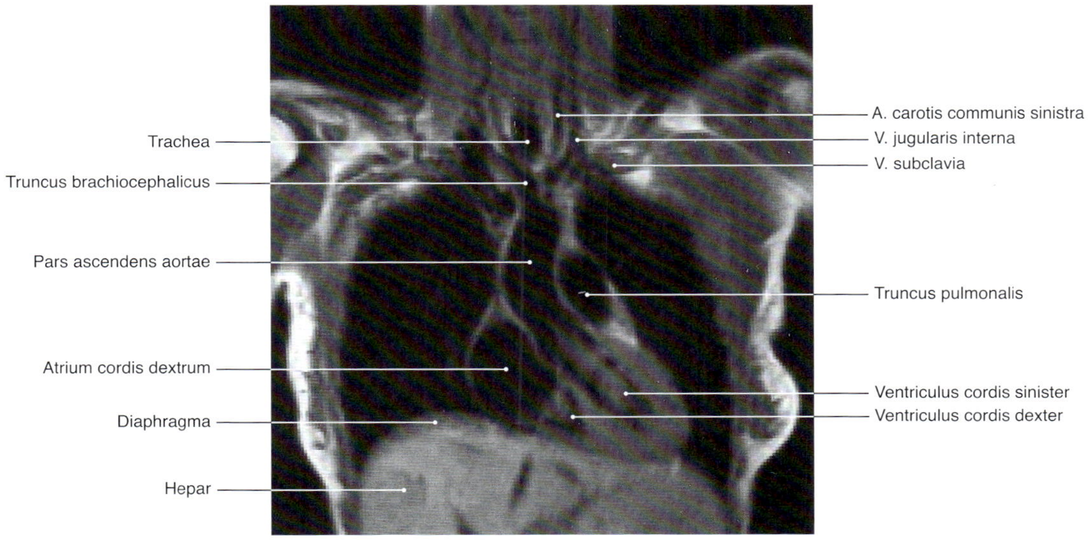

Abb. 964 Brusthöhle, Cavitas thoracis; magnetresonanztomographischer Frontalschnitt (MRT) in Höhe der Valva aortae; von ventral.

Brust, Frontalschnitte

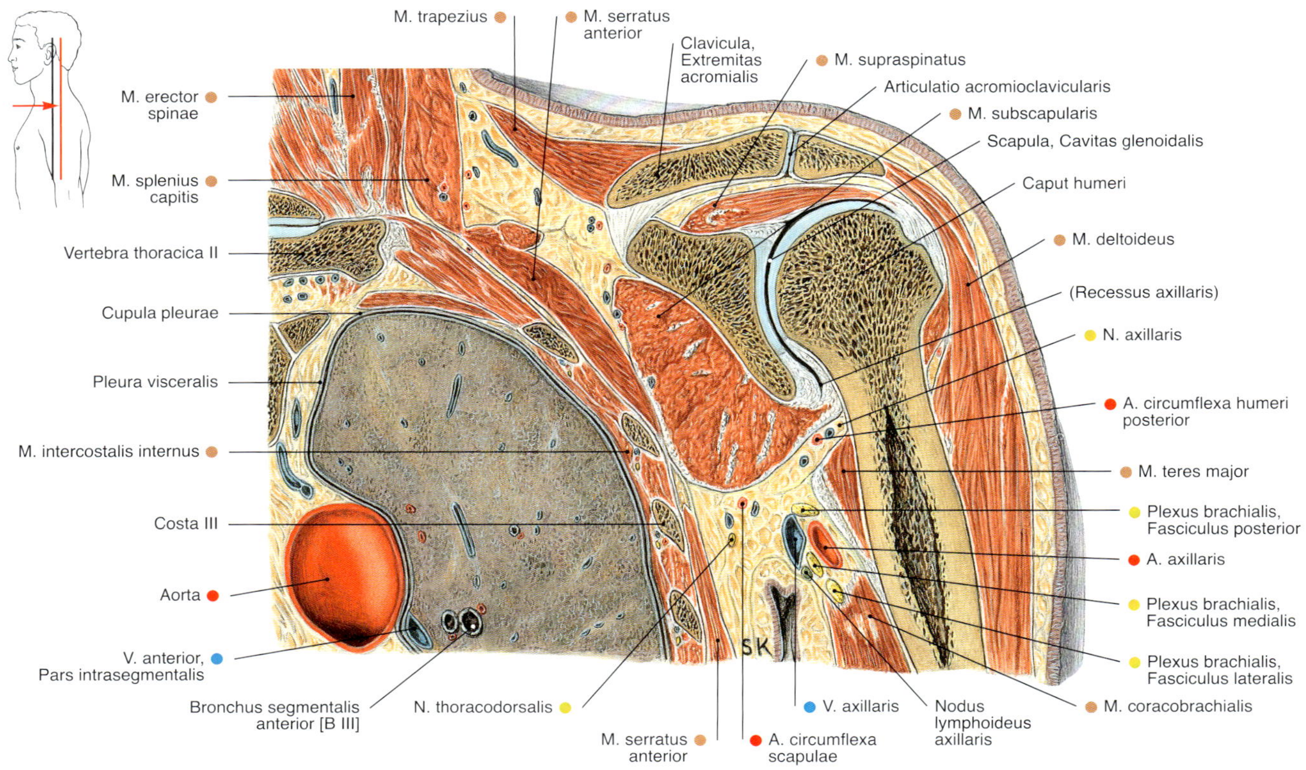

Abb. 965 Brusthöhle, Cavitas thoracis; Achselhöhle, Axilla, und Schultergelenk, Articulatio humeri.

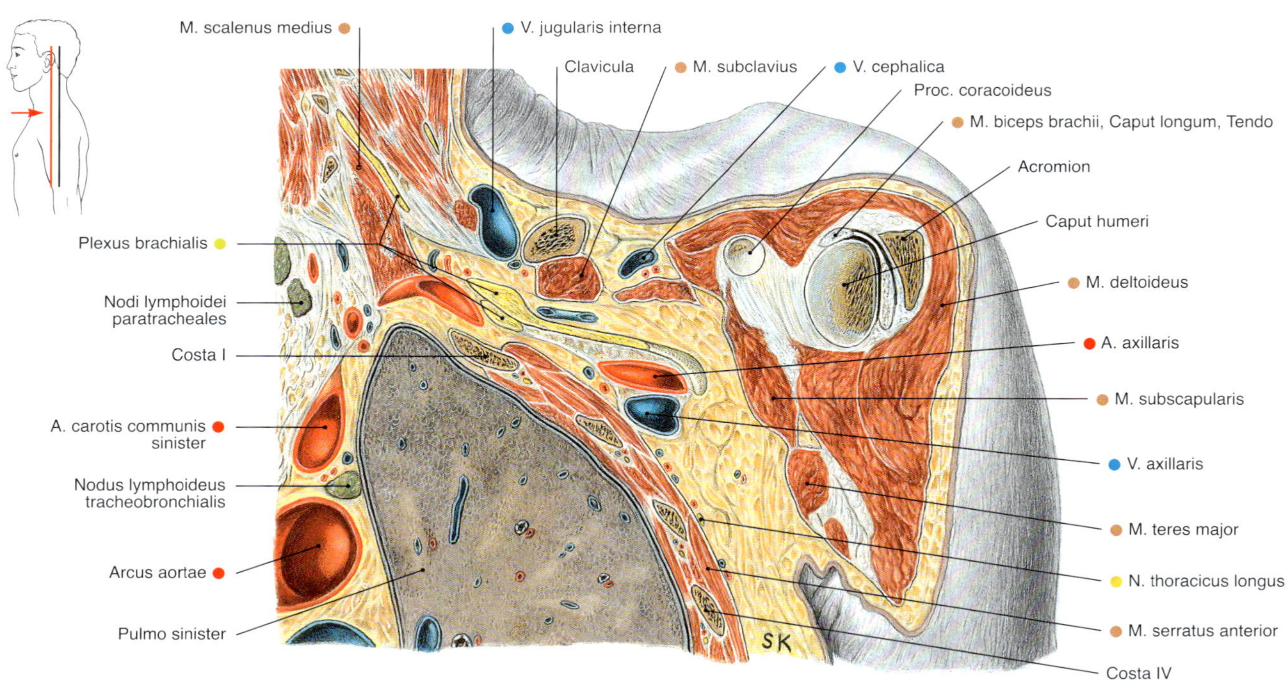

Abb. 966 Brusthöhle, Cavitas thoracis; Achselhöhle, Axilla, und Schultergelenk, Articulatio humeri.

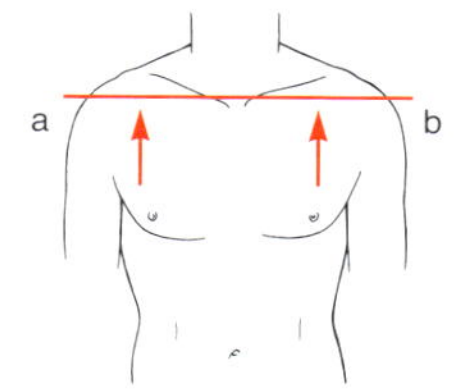

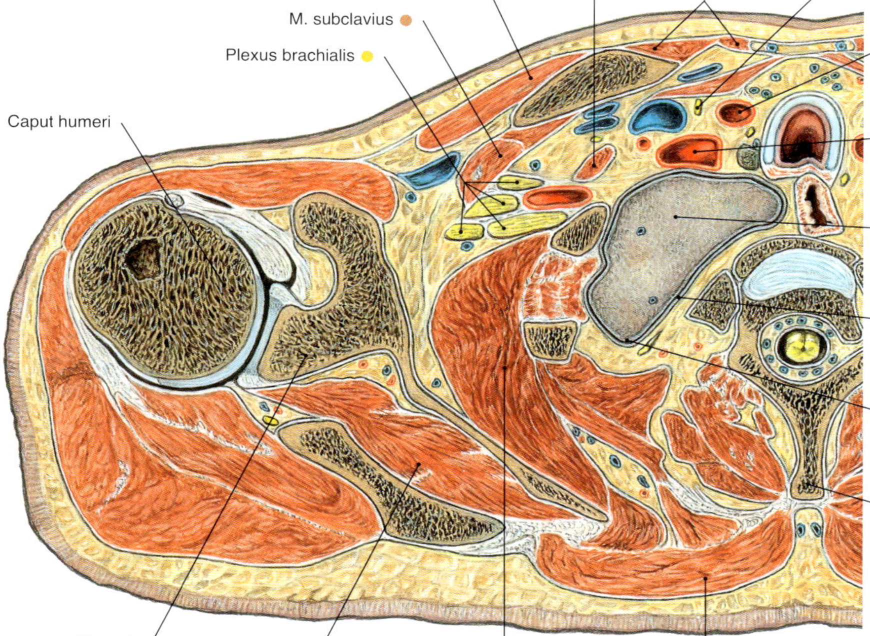

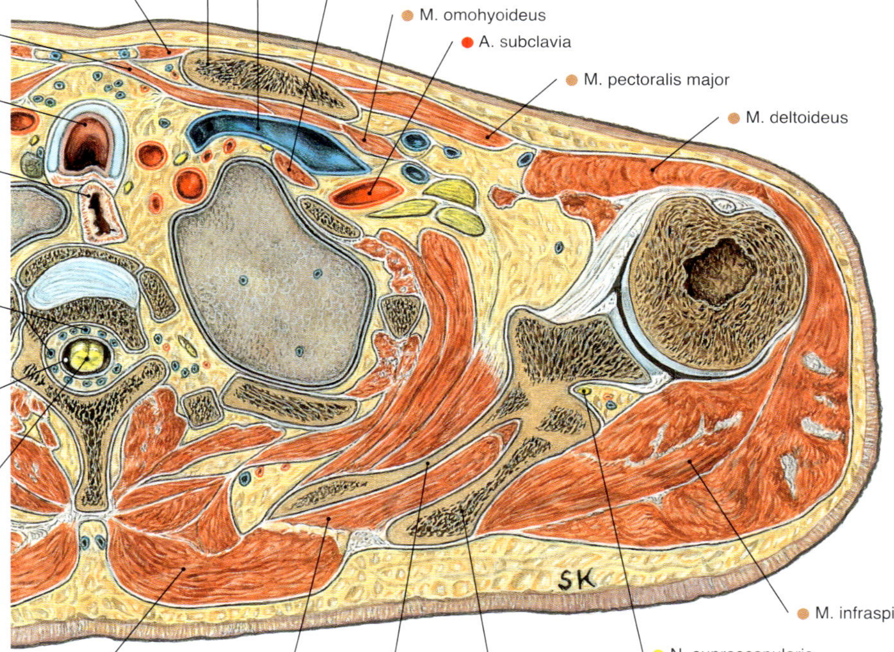

Abb. 967 a, b Brusthöhle, Cavitas thoracis; Achselhöhle, Axilla, und Schultergelenk, Articulatio humeri.

a rechte Körperhälfte
b linke Körperhälfte

→ 294

Brust, Transversalschnitte

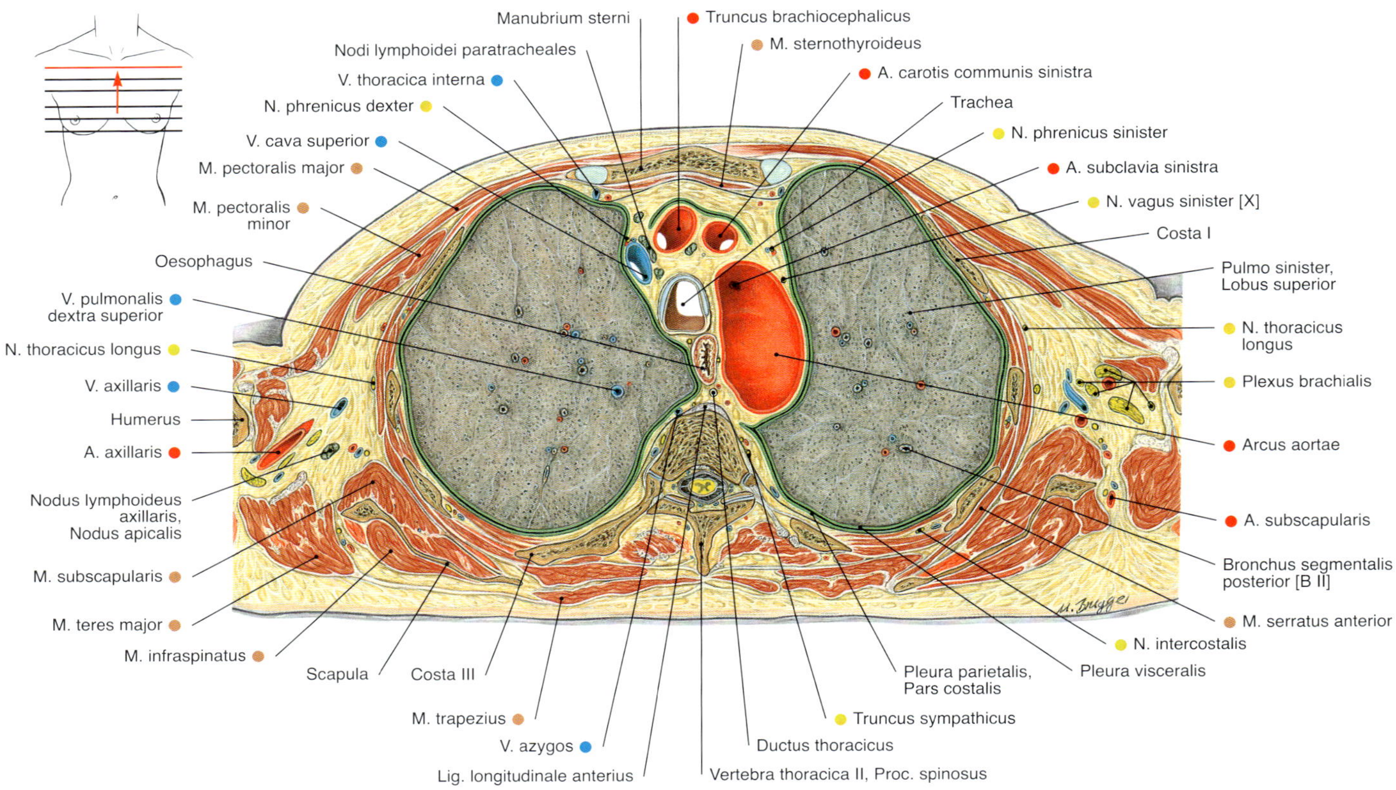

Abb. 968 Brusthöhle, Cavitas thoracis.

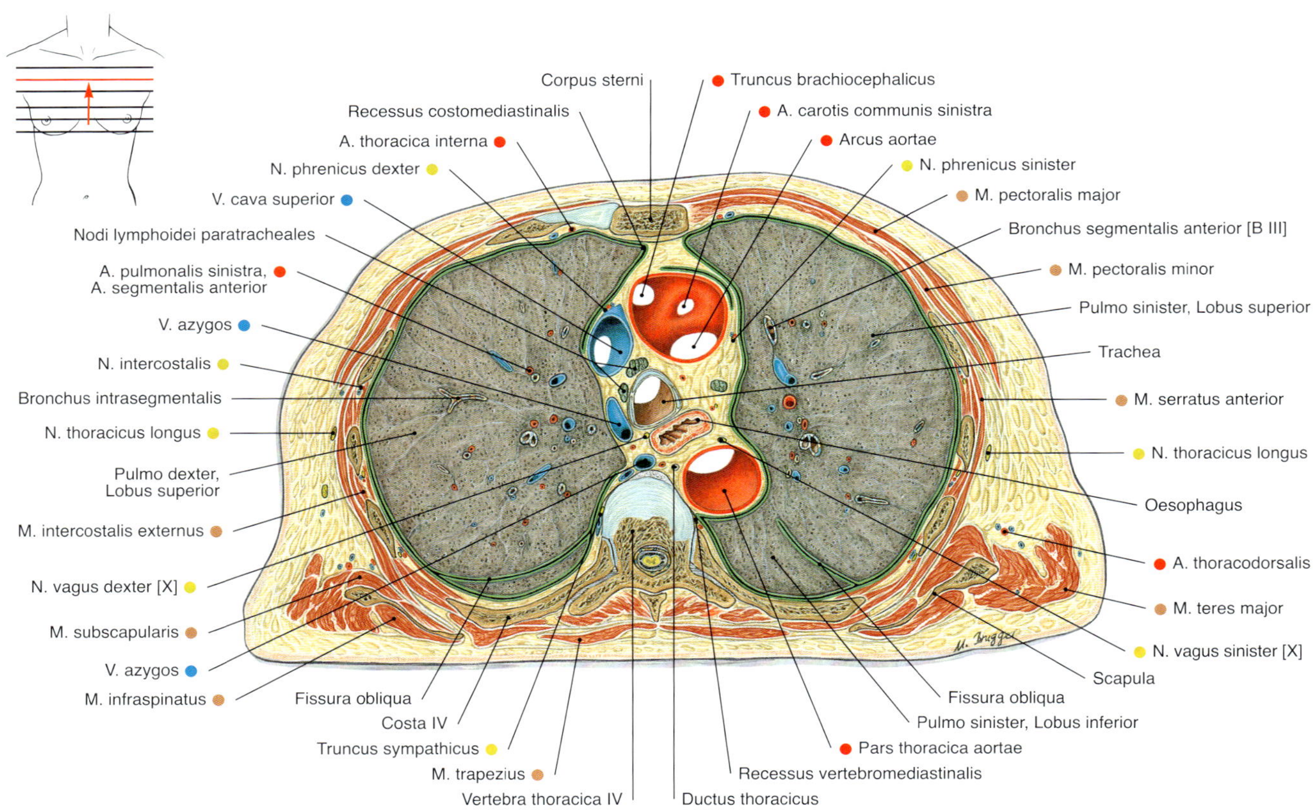

Abb. 969 Brusthöhle, Cavitas thoracis.

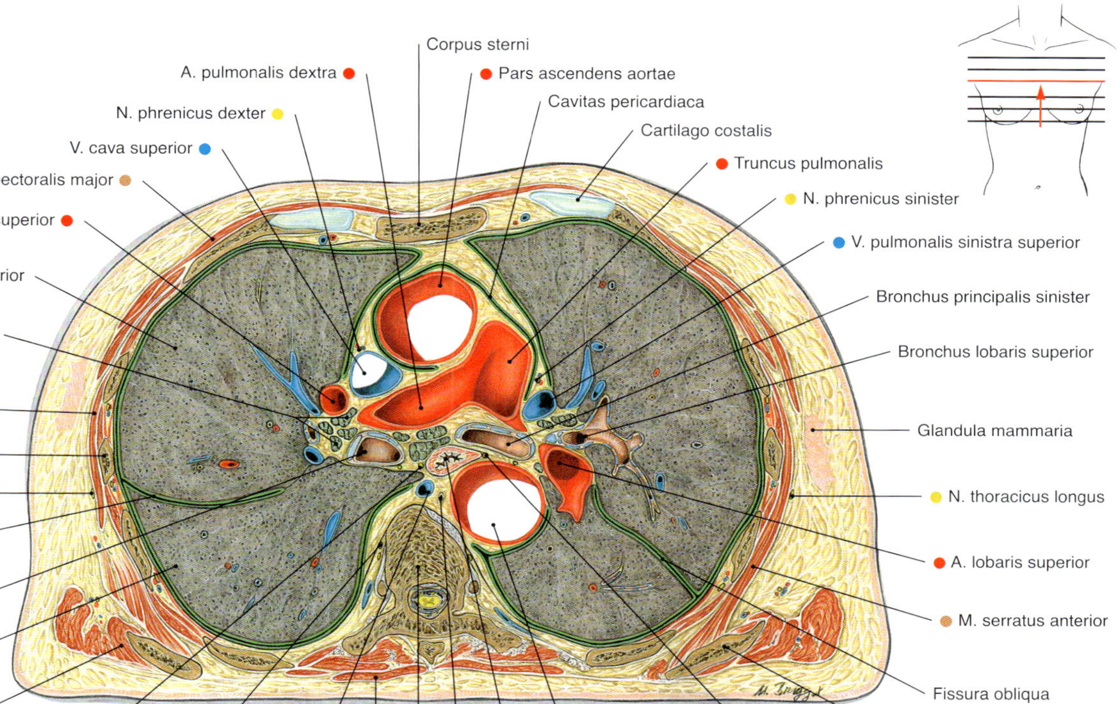

Abb. 970 Brusthöhle, Cavitas thoracis.

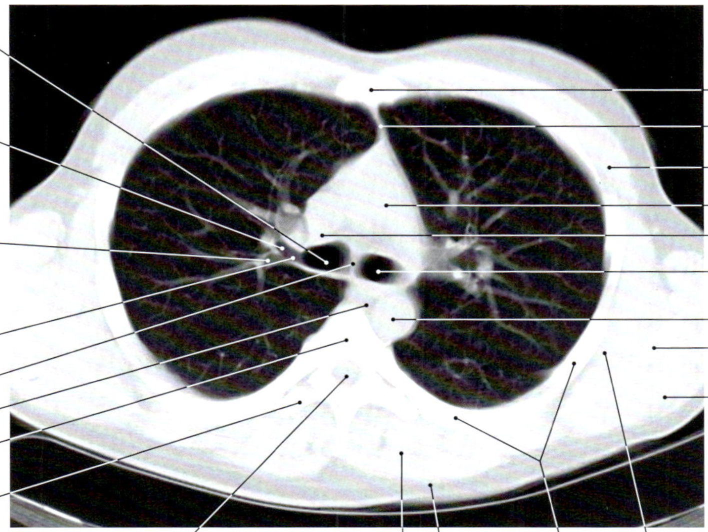

Abb. 971 Brusthöhle, Cavitas thoracis; computertomographischer Querschnitt (CT).

Brust, Transversalschnitte

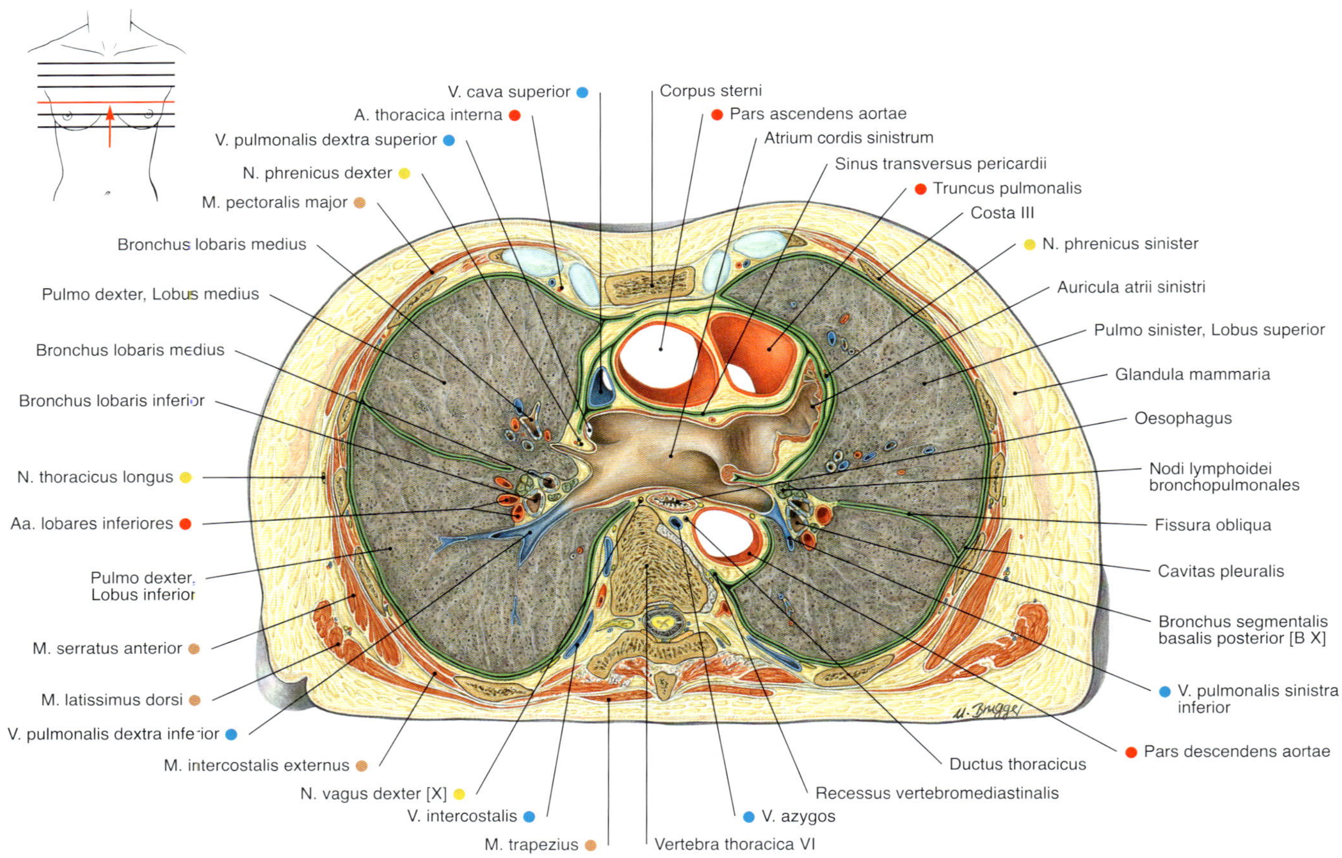

Abb. 972 Brusthöhle, Cavitas thoracis.

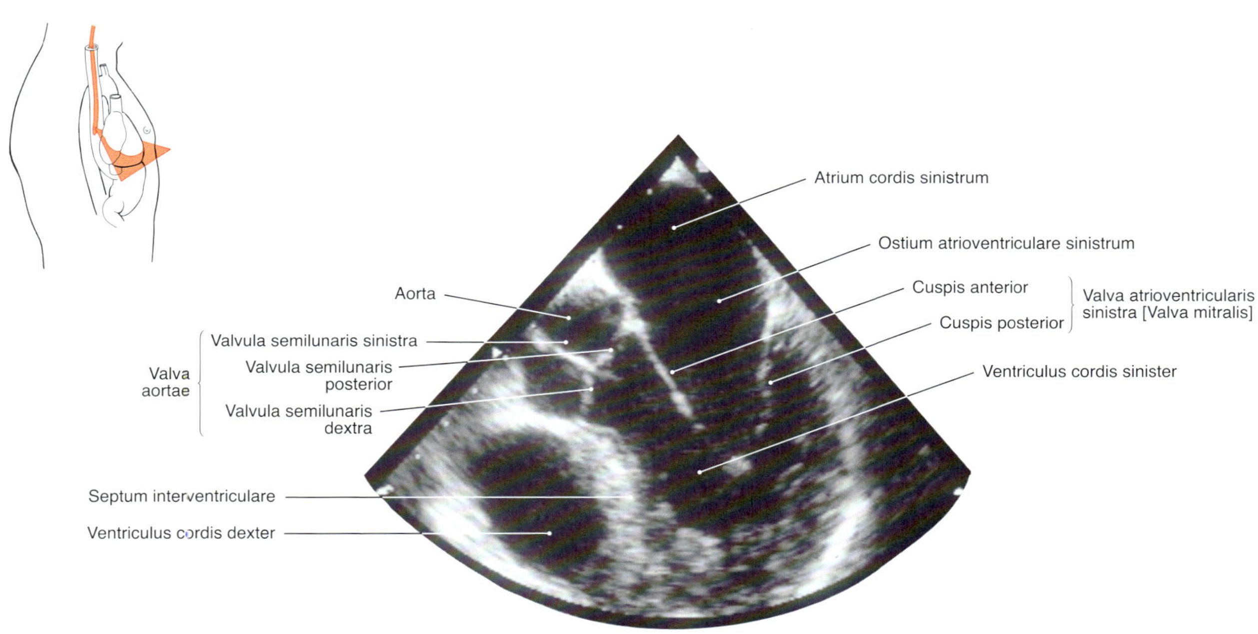

Abb. 973 Herz, Cor;
Ultraschallbild vom Oesophagus aus
(transoesophageale Echocardiographie).

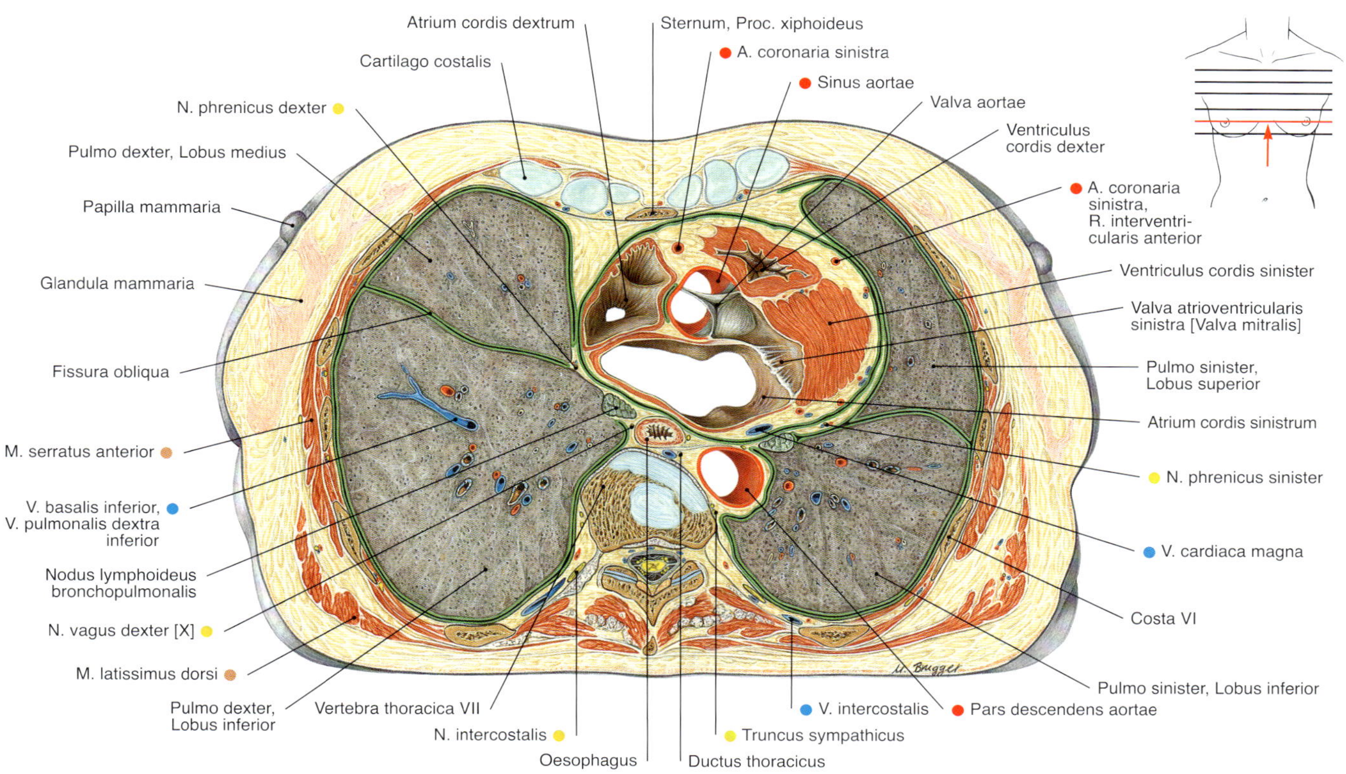

Abb. 974 Brusthöhle, Cavitas thoracis.

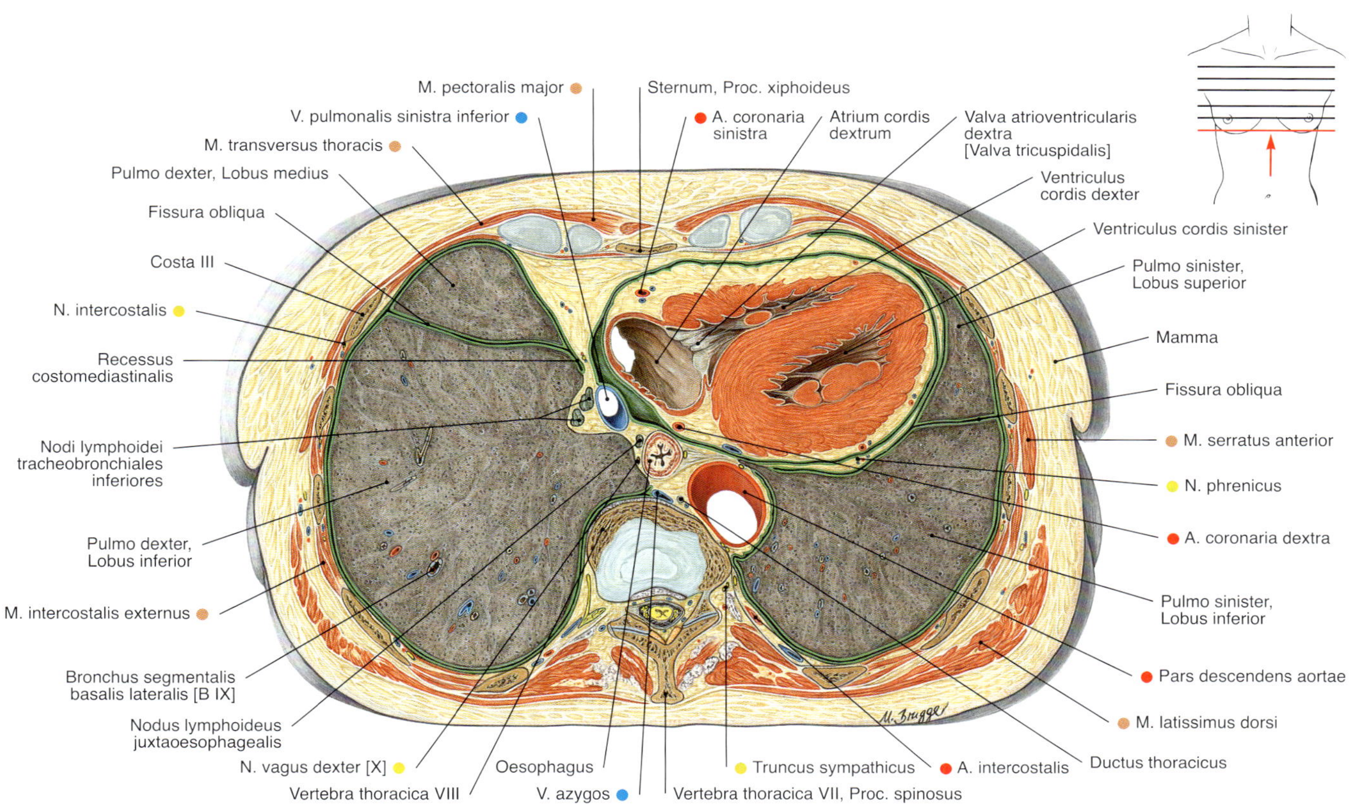

Abb. 975 Brusthöhle, Cavitas thoracis.

Magen

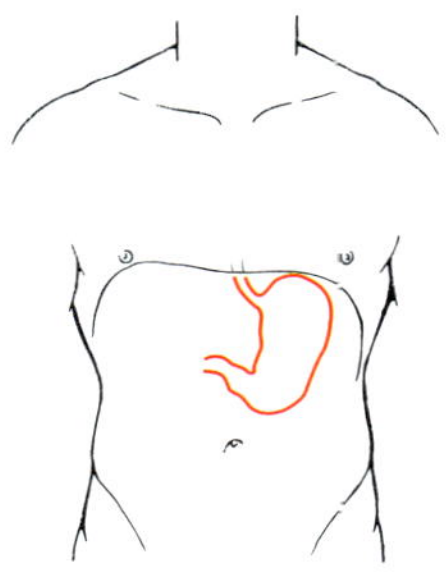

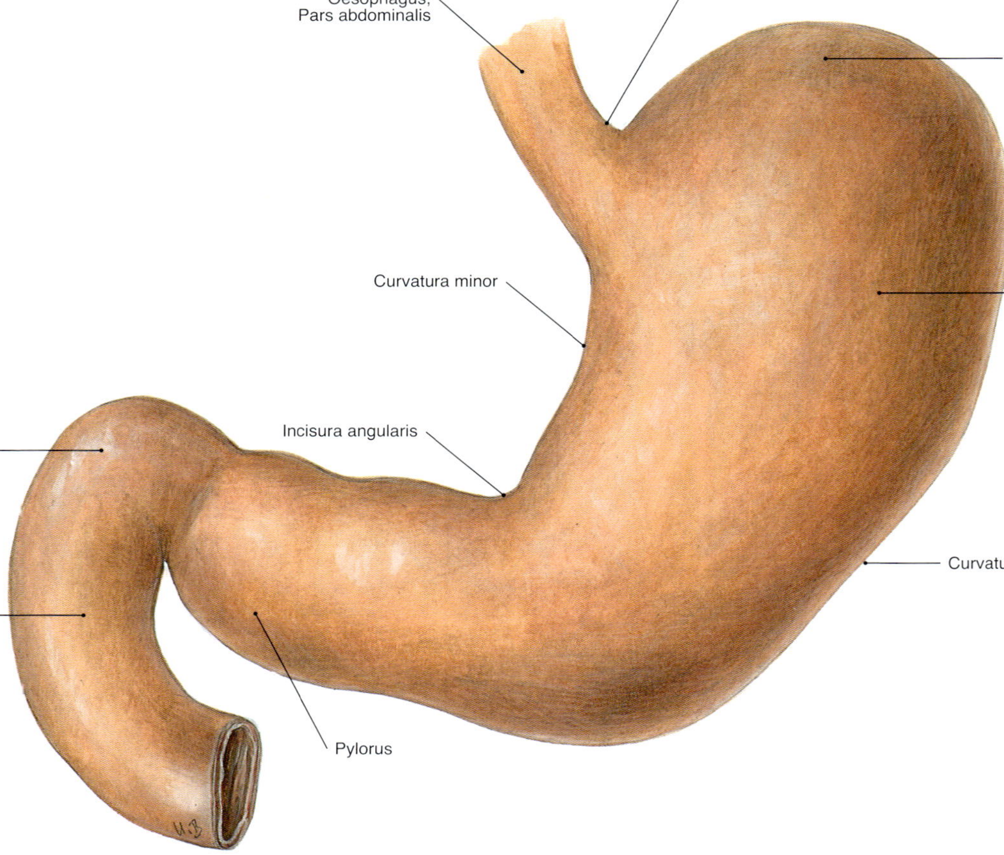

Abb. 976 Magen, Gaster;
von ventral.

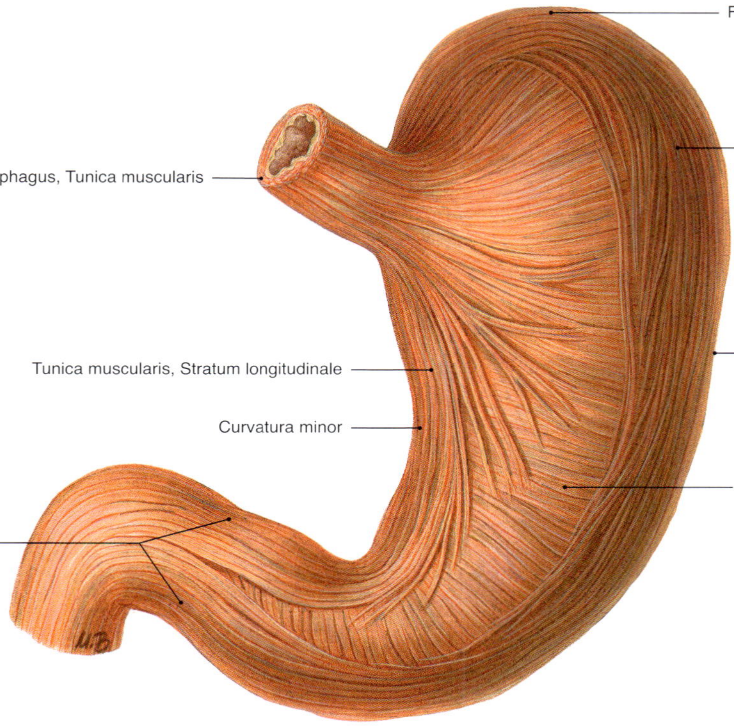

Abb. 977 Magen, Gaster; äußere Muskelschichten; von ventral.

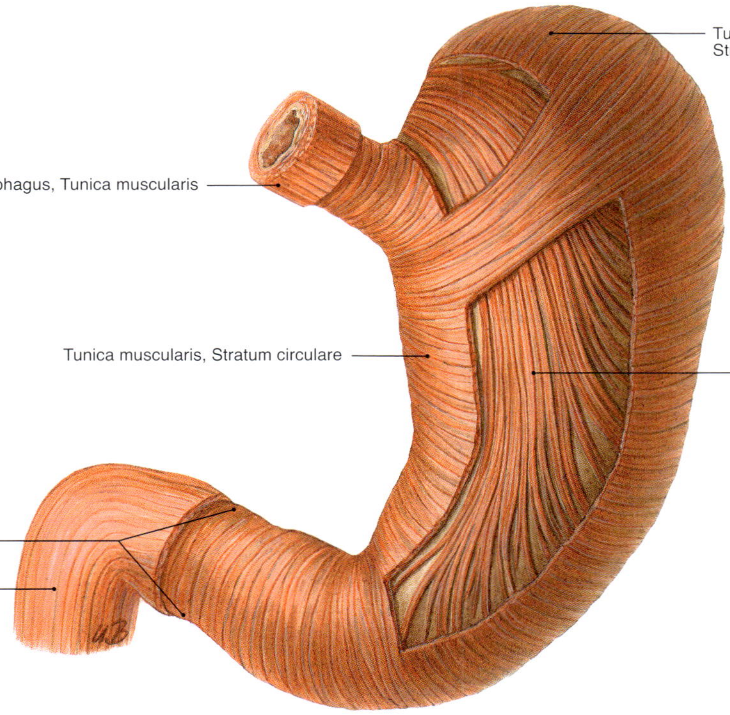

Abb. 978 Magen, Gaster; Peritoneum entfernt; innere Muskelschichten; von ventral.

Magen, Aufbau

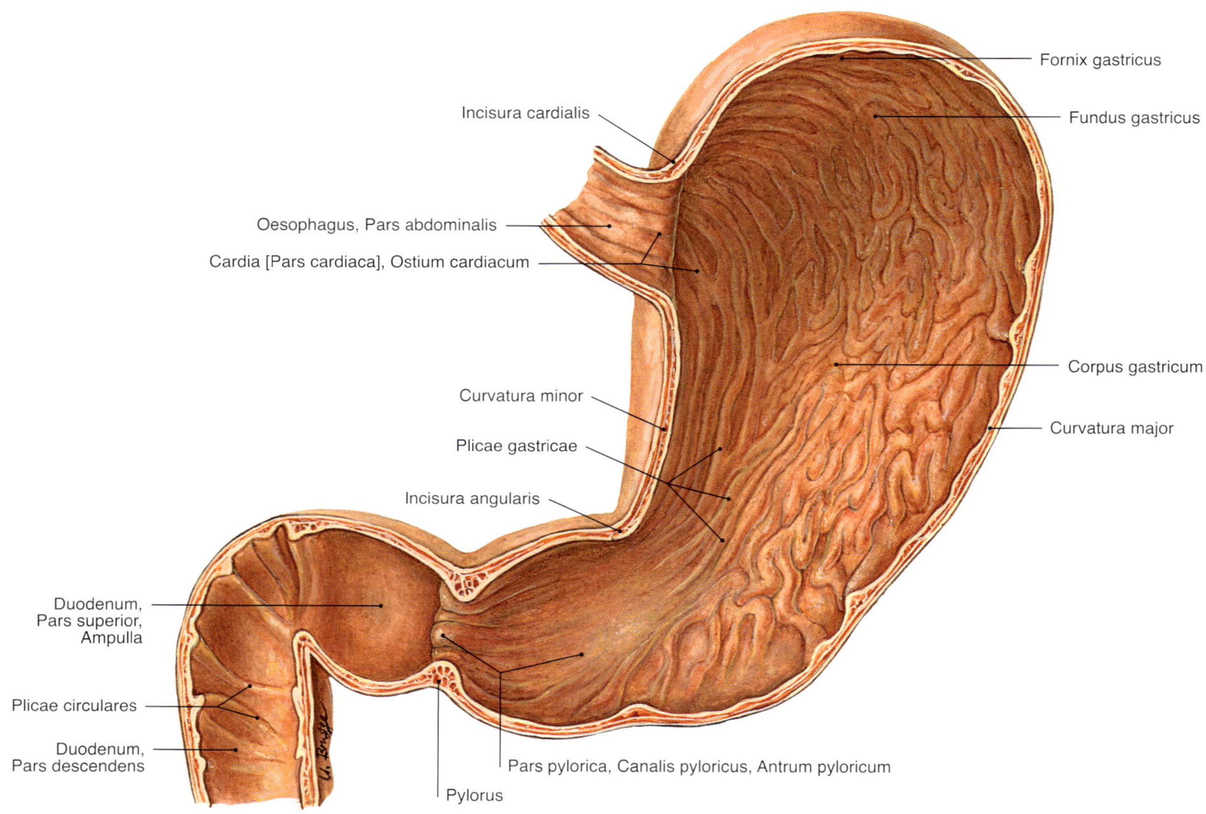

Abb. 979 Magen, Gaster, und Zwölffingerdarm, Duodenum; von ventral.

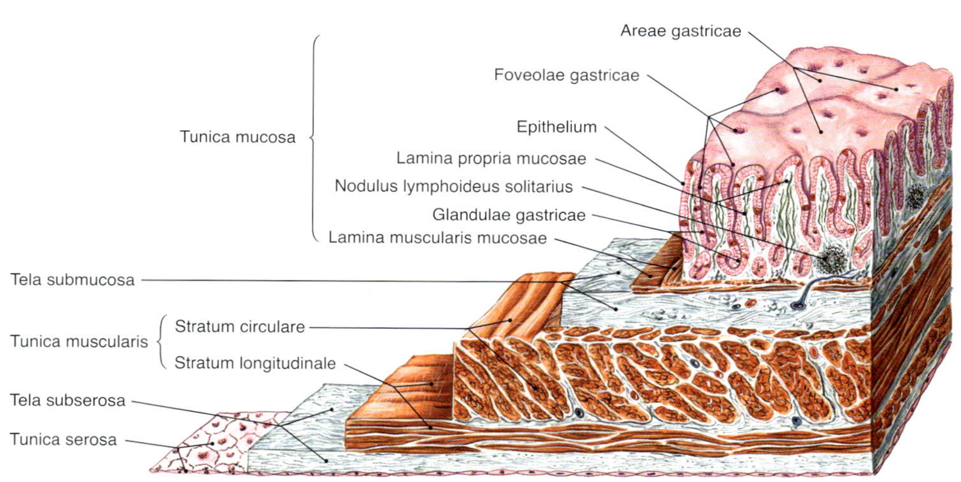

Abb. 980 Schema der Magenwand; Wandschichten stufenweise abgetragen; Lupenvergrößerung.

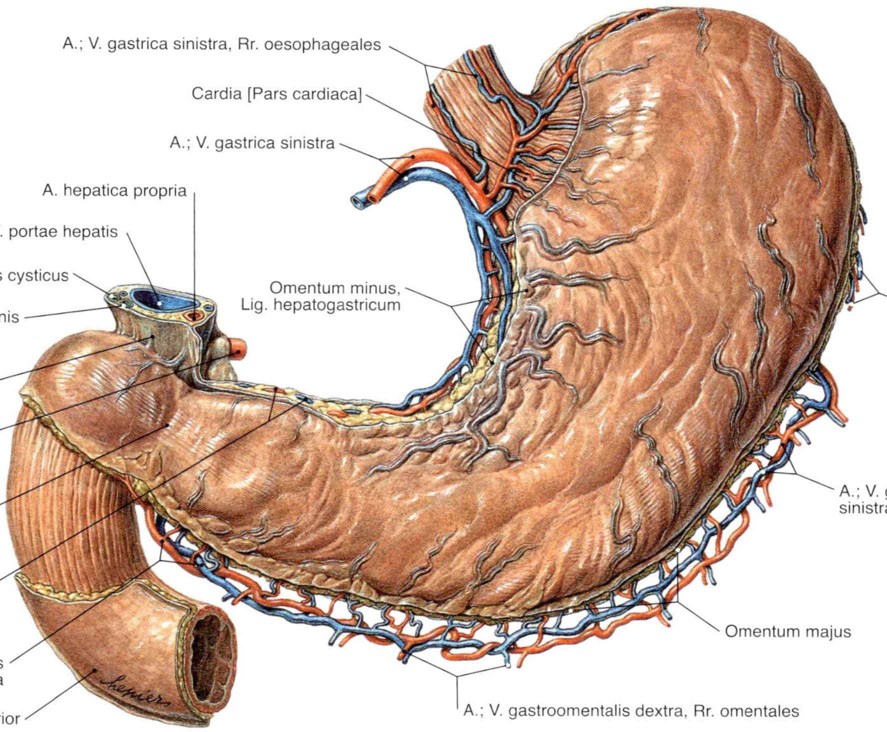

Abb. 981 Blutgefäße des Magens, Gaster; von ventral.

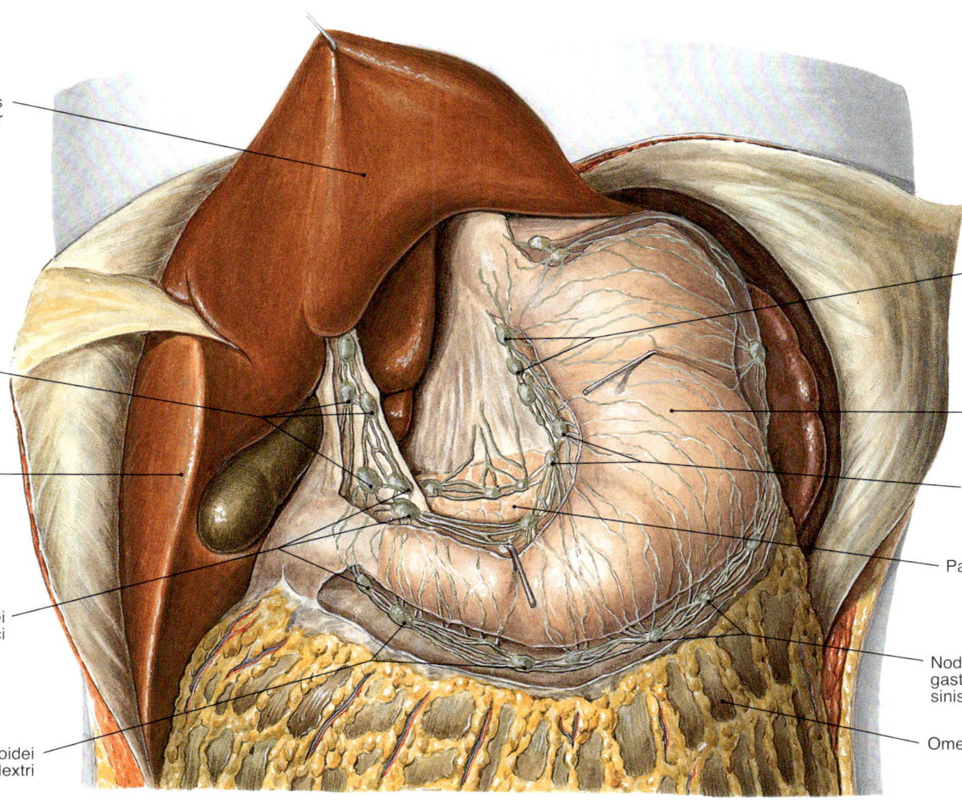

Abb. 982 Magen, Gaster, und Leber, Hepar, mit Lymphknoten, Nodi lymphoidei; von ventral.

Magen, Röntgen

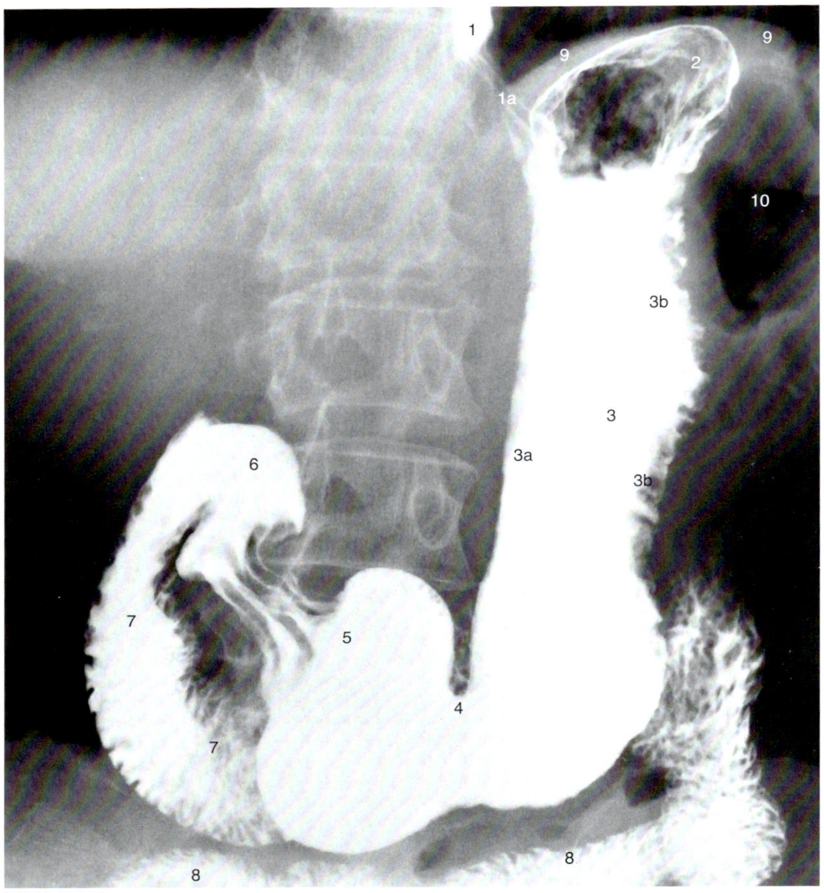

1 = Oesophagus mit Kontrastbrei. Am Übergang (1a) in den Fundus gastricus sind die Rinnen zwischen den Falten als dunkle Streifen sichtbar.
2 = Fundus gastricus mit Luftblase
3 = Corpus gastricum
3a = Curvatura minor
3b = Curvatura major. In der Begrenzung der Letzteren werden Aussparungen entsprechend dem Relief der Schleimhautfalten sichtbar.
4 = peristaltische Einschnürung an der Incisura angularis
5 = Pars pylorica vor der Weitergabe einer Portion Mageninhalts
6 = Ampulla duodeni
7 = Pars descendens duodeni mit Plicae circulares
8 = Jejunum
9 = linke Zwerchfellkuppel
10 = Flexura coli sinistra (luftgefüllt)

Abb. 983 Magen, Gaster, und Zwölffingerdarm, Duodenum; ap-Röntgenbild nach oraler Gabe eines Kontrastmittels; Einstellung: aufrechte Haltung; von ventral.

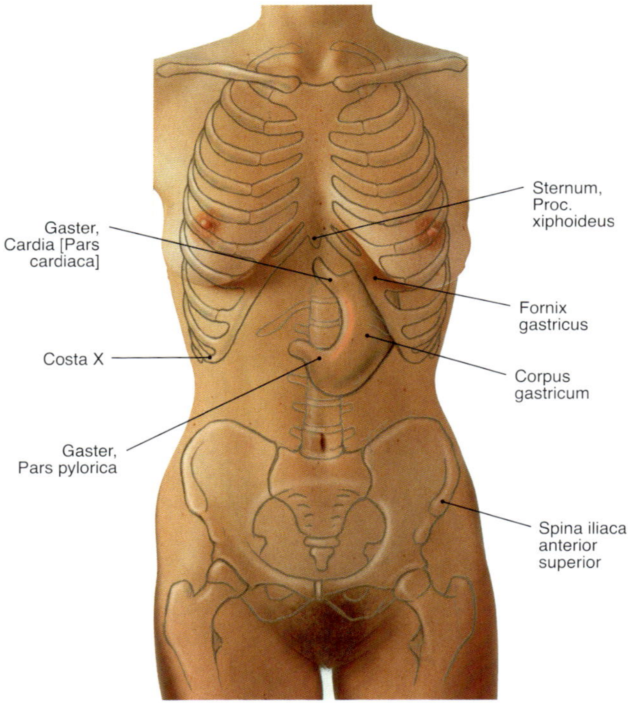

Abb. 984 Magen, Gaster; Projektion eines „normalen" Magens auf die vordere Bauchwand im Stehen.

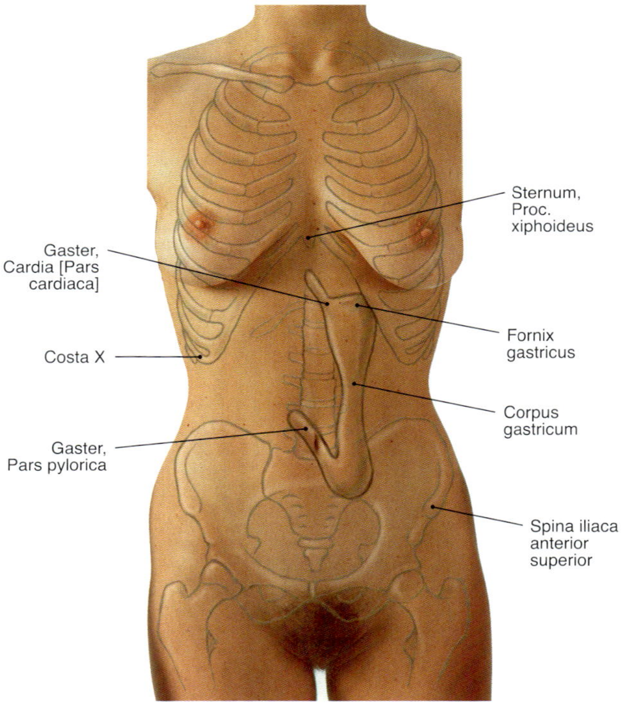

Abb. 985 Magen, Gaster; Projektion eines „Langmagens" auf die vordere Bauchwand im Stehen.

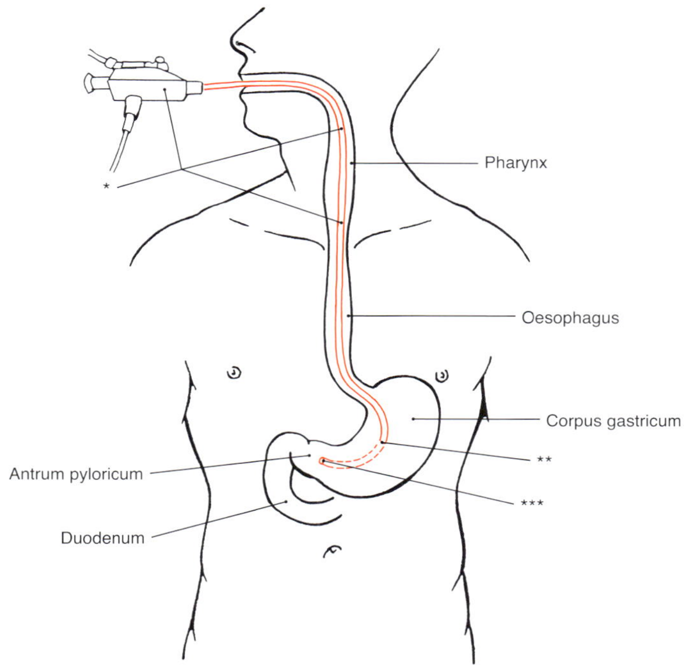

Abb. 986 Technik der Oesophagoskopie und der Gastroskopie.
* Gastroskop
** Gastroskop, Spitze im Corpus (vgl. Abb. 987 a)
*** Gastroskop, Spitze im Antrum (vgl. Abb. 987 b)

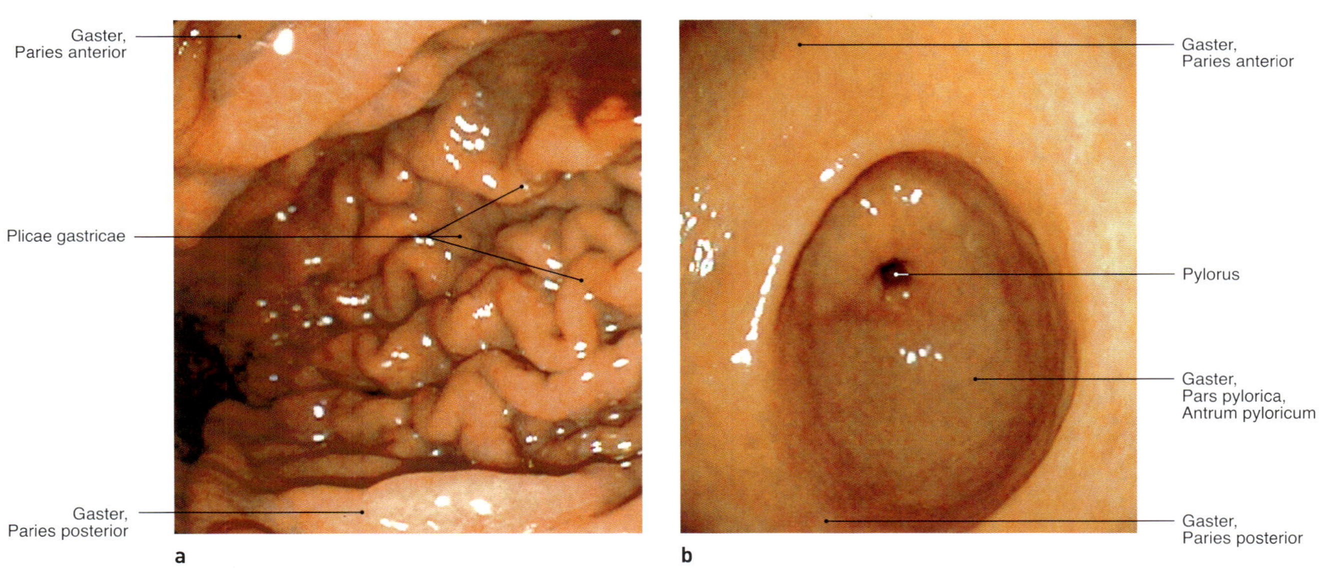

Abb. 987 a, b Magen, Gaster; Blick durch ein Endoskop in den Magen (Gastroskopie); von kranial.

a Ansicht vom Corpus mit den ausgeprägten Längsfalten der Schleimhaut (Plicae gastricae)
b Ansicht vom Antrum mit überwiegend glatter Schleimhaut

Zwölffingerdarm

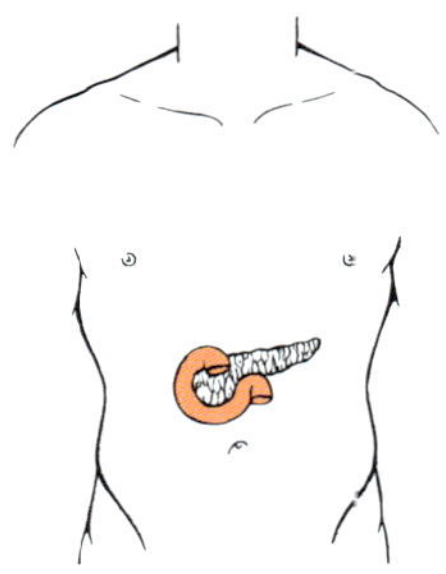

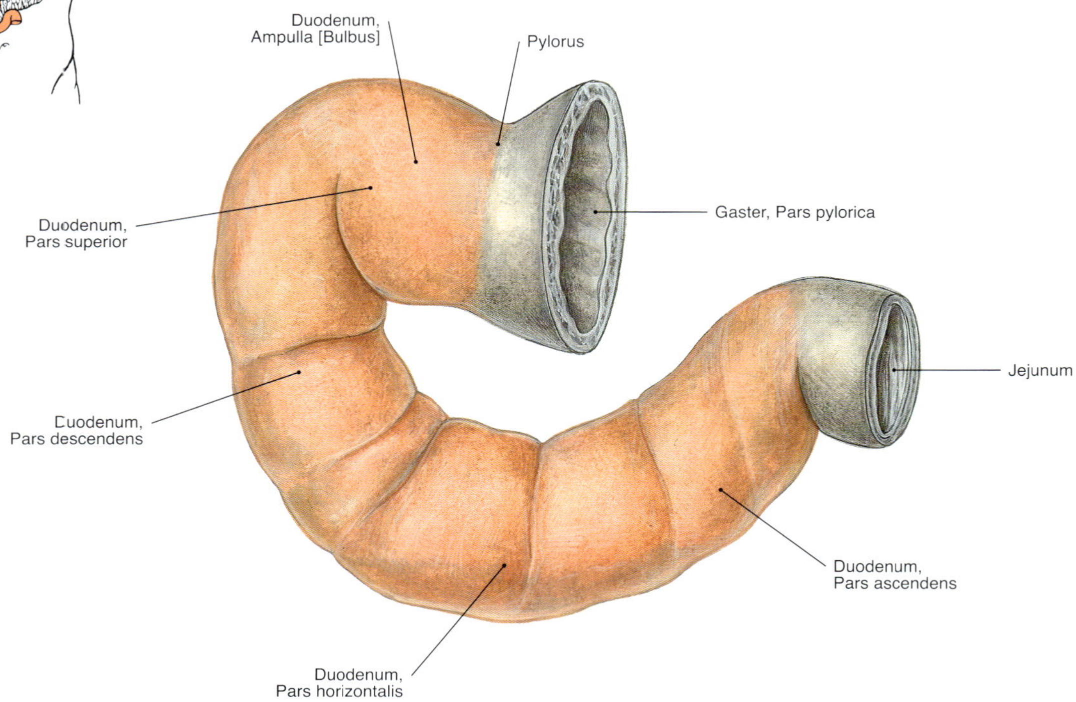

Abb. 988 Zwölffingerdarm, Duodenum.

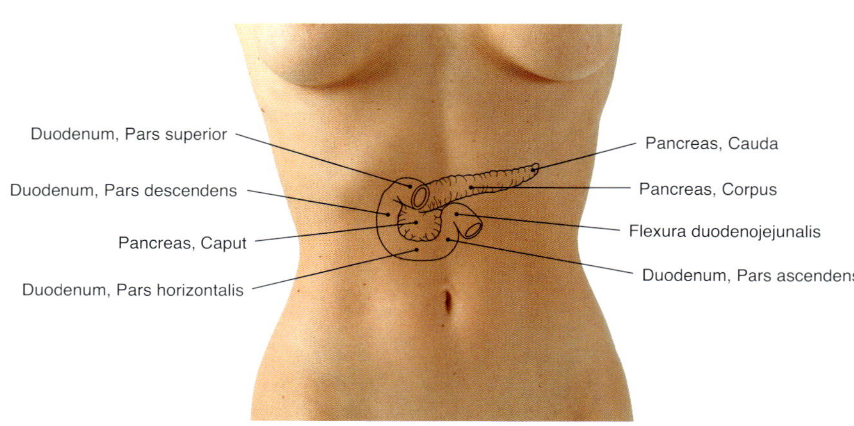

Abb. 989 Zwölffingerdarm, Duodenum, und Bauchspeicheldrüse, Pancreas; Projektion auf die vordere Bauchwand.

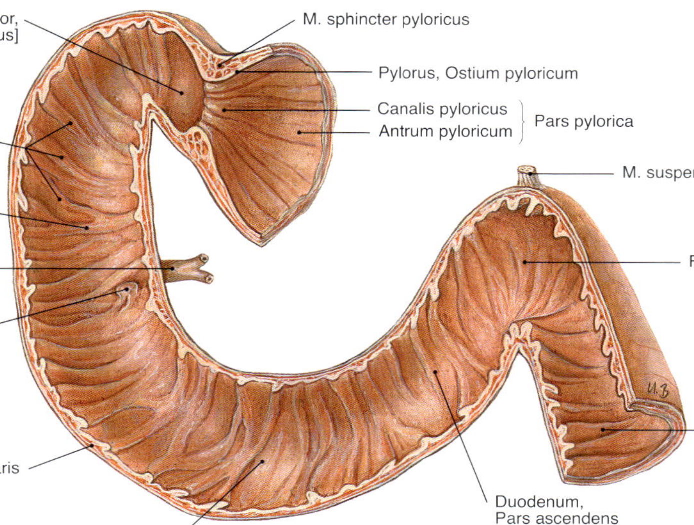

Abb. 990 Zwölffingerdarm, Duodenum;
von ventral.
* klinisch: TREITZ'scher Muskel
** klinisch: VATER'sche Papille

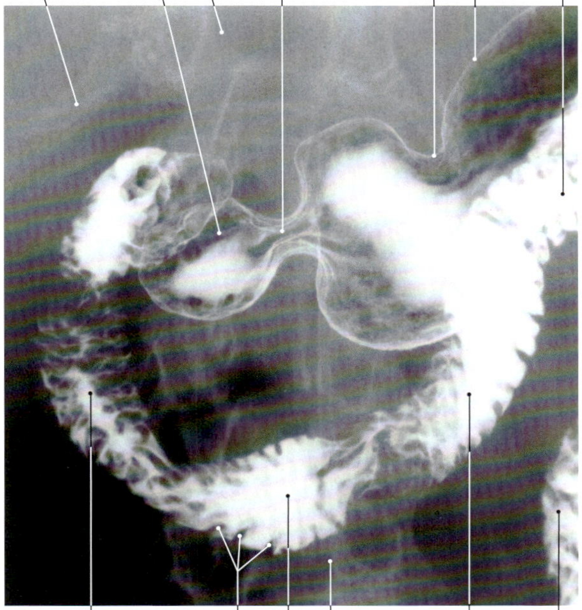

Abb. 991 Zwölffingerdarm, Duodenum;
ap-Röntgenbild nach oraler Gabe eines Kontrastmittels;
Einstellung: aufrechte Haltung;
von ventral.

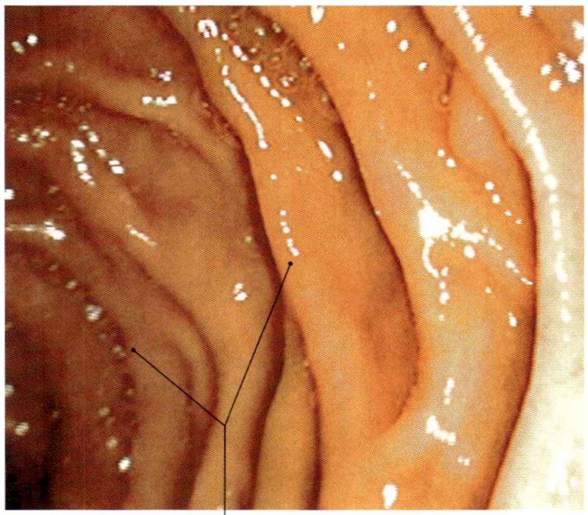

Abb. 992 Zwölffingerdarm, Duodenum;
endoskopische Aufnahme.

Dünndarm, Aufbau

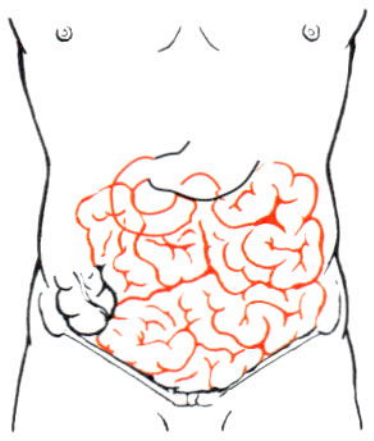

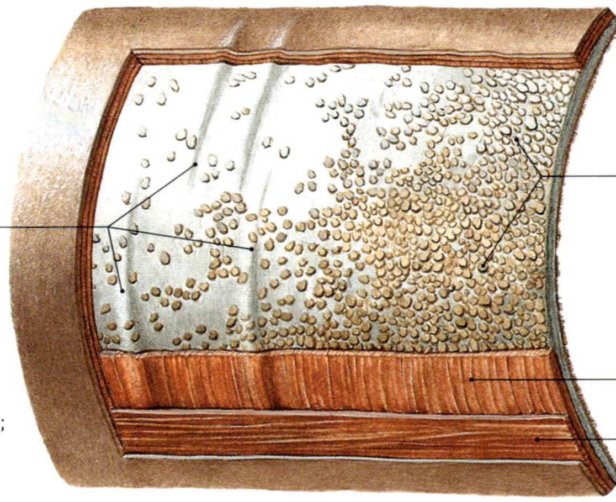

Abb. 993 Zwölffingerdarm, Duodenum, Pars superior; Wandschichten.
* klinisch: BRUNNER'sche Drüsen

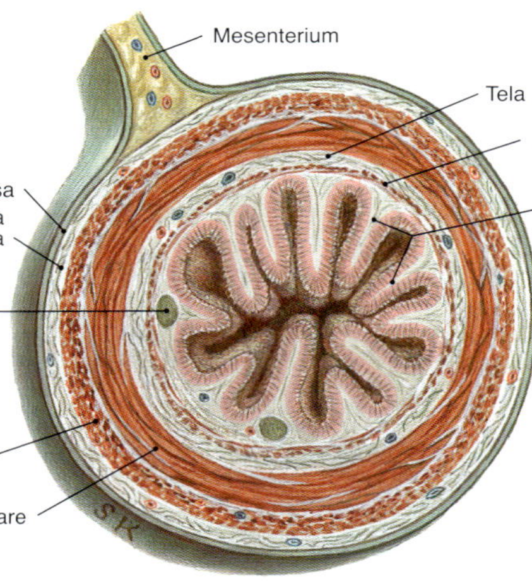

Abb. 994 Dünndarm, Intestinum tenue; Querschnitt durch den oberen Dünndarm.

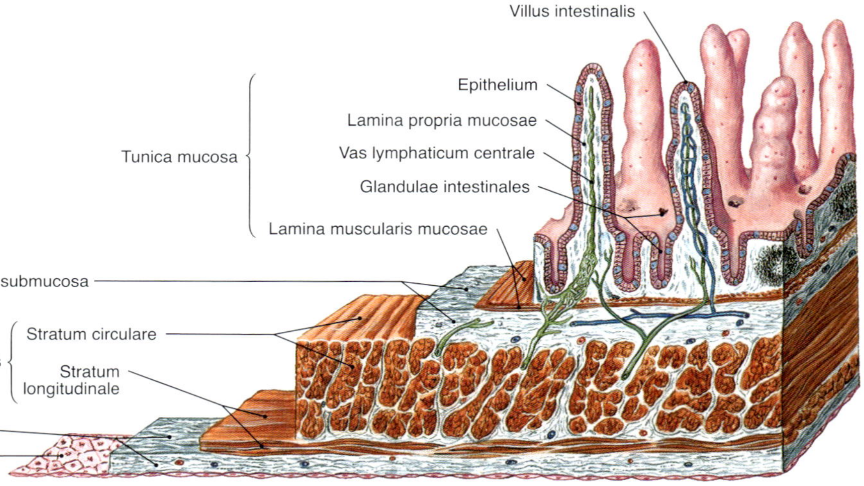

Abb. 995 Dünndarm, Intestinum tenue; Wandschichten; Lupenvergrößerung.

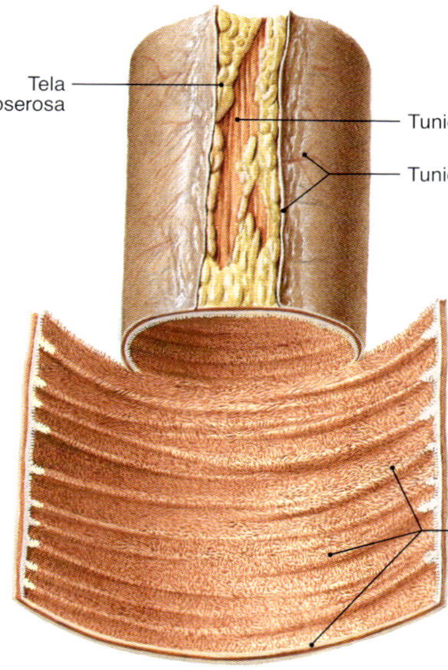

Abb. 996 Oberer Dünndarm, Jejunum.

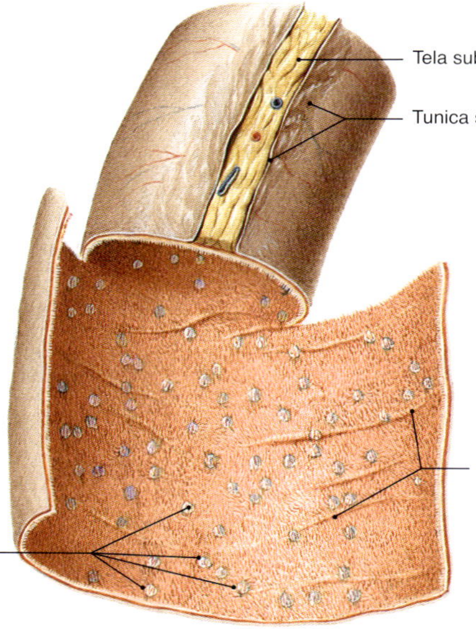

Abb. 997 Unterer Dünndarm, Ileum.

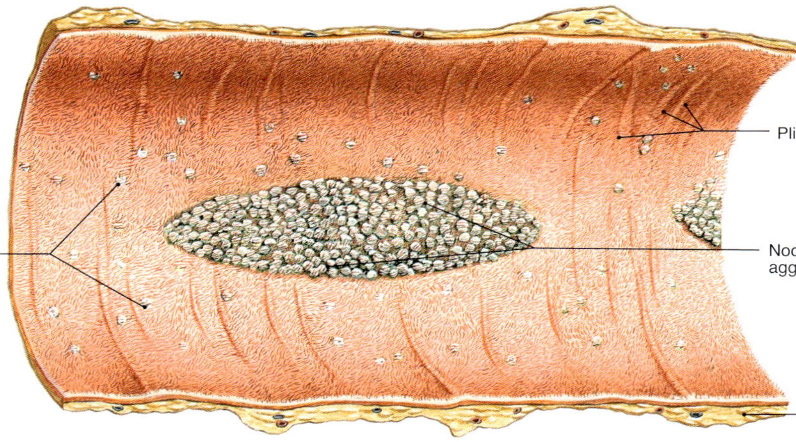

Abb. 998 Unterster Dünndarmabschnitt, Ileum, Pars terminalis.
* klinisch: PEYER'sche Platten

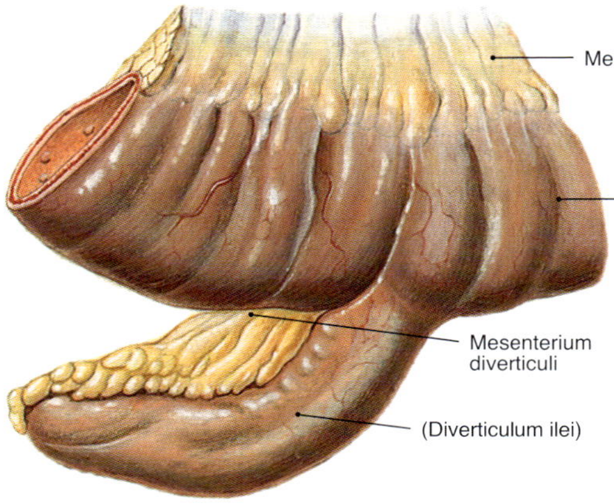

Abb. 999 MECKEL'sches Divertikel (Diverticulum ilei). Bei 1–3 % der Menschen findet man 30–70 cm oral der Ileozäkalklappe dem Mesenterialansatz gegenüber ein Divertikel als Rest des Ductus omphaloentericus.

Dickdarm

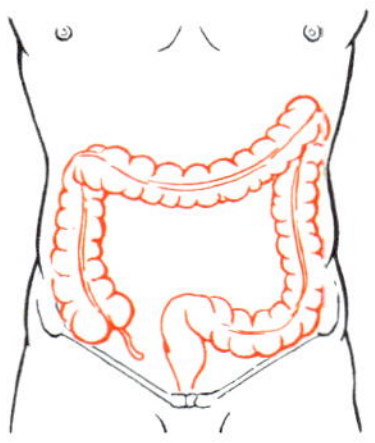

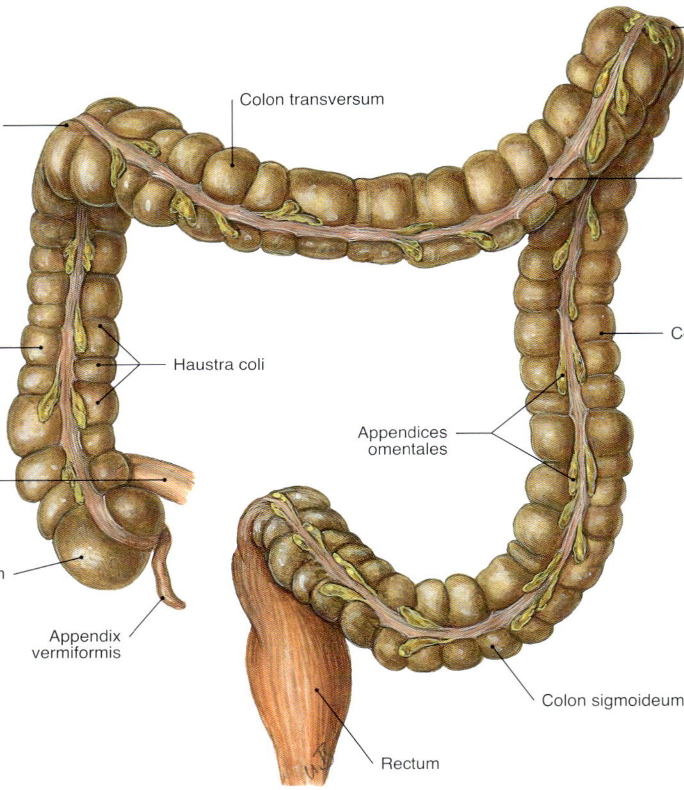

Abb. 1000 Dickdarm, Colon;
von ventral.

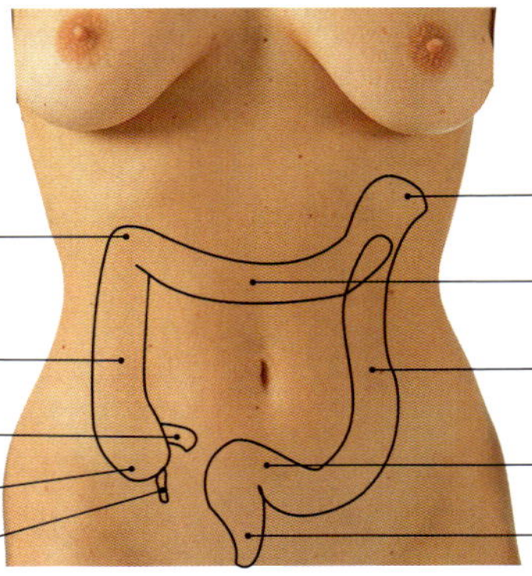

Abb. 1001 Dickdarm, Colon;
Projektion auf die vordere Bauchwand.
Die Lage des Querkolons und des Sigmoids ist sehr variabel.

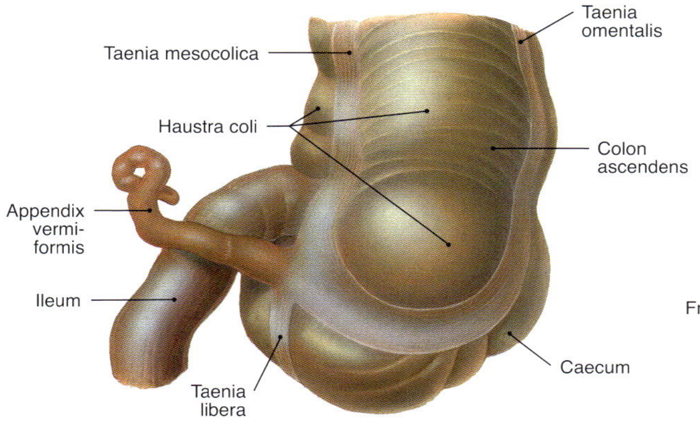

Abb. 1002 Blinddarm, Caecum; Wurmfortsatz, Appendix vermiformis, und Ende vom Dünndarm, Pars terminalis ilei; von dorsal.

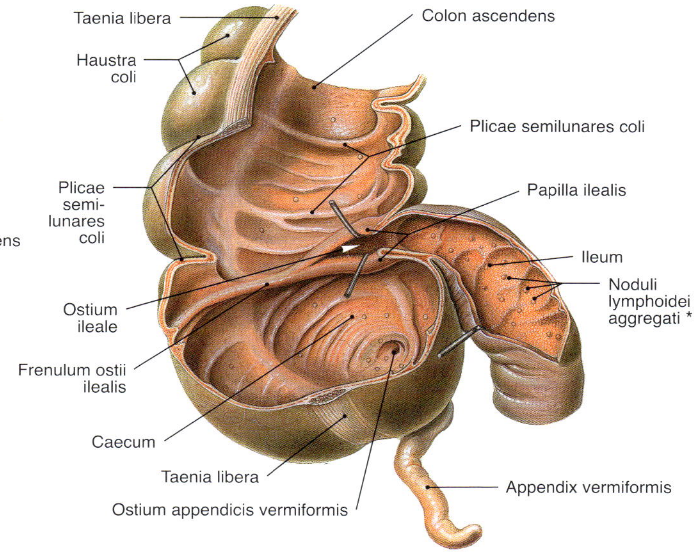

Abb. 1003 Aufsteigender Dickdarm, Colon ascendens; Blinddarm, Caecum, und Wurmfortsatz, Appendix vermiformis; von ventral.

* PEYER'sche Platten

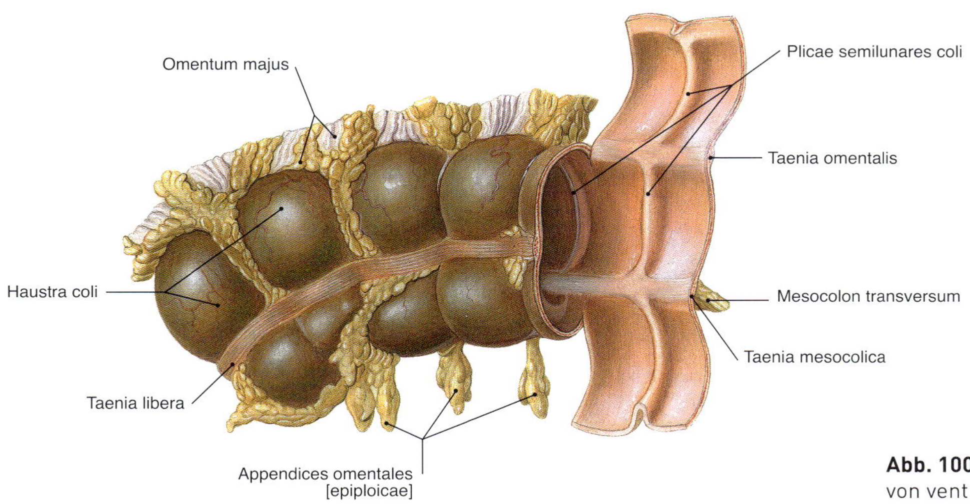

Abb. 1004 Querkolon, Colon transversum; von ventral kaudal.

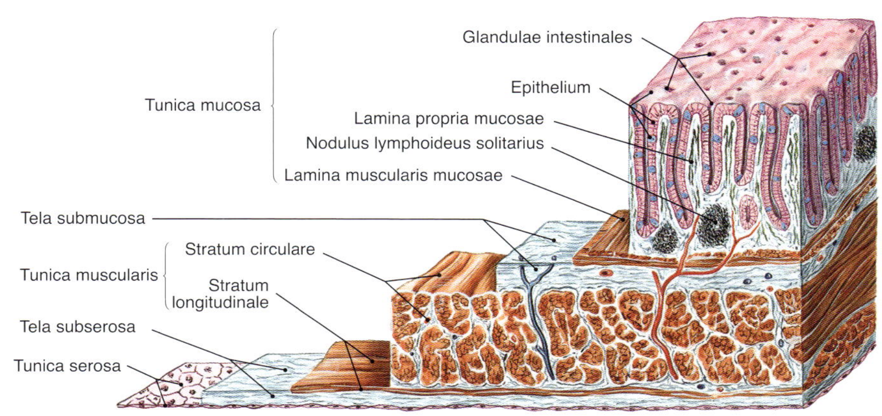

Abb. 1005 Dickdarm, Colon; Wandschichten; Lupenvergrößerung.

Wurmfortsatz

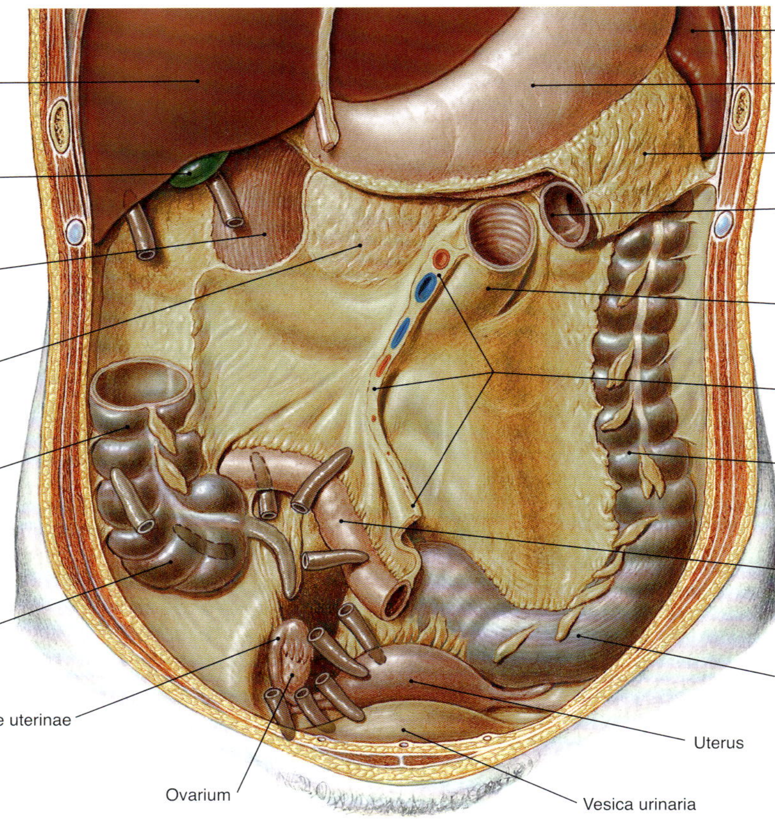

Abb. 1006 Wurmfortsatz, Appendix vermiformis; Lagevarianten; von ventral.

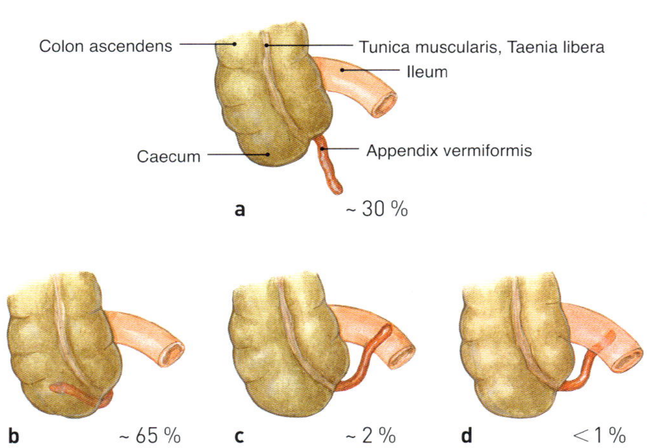

Abb. 1007 a–d Wurmfortsatz, Appendix vermiformis; Lagevarianten.
a in das kleine Becken absteigend
b retrozäkal
c präileal
d retroileal

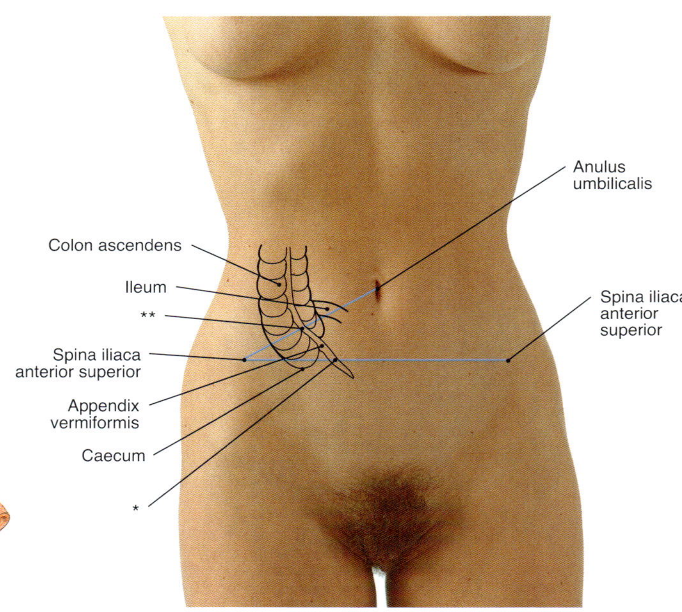

Abb. 1008 Blinddarm, Caecum, und Wurmfortsatz, Appendix vermiformis; Projektion auf die vordere Bauchwand.

* klinisch: v. LANZ'scher Punkt, rechter Drittelpunkt der Verbindungslinien der vorderen oberen Darmbeinstacheln als Hinweis auf die Spitze des herabhängenden Wurmfortsatzes

** klinisch: McBURNEY'scher Punkt, äußerer Drittelpunkt der Verbindungslinie Nabel – vorderer oberer Darmbeinstachel rechts als Hinweis auf die Basis des Wurmfortsatzes

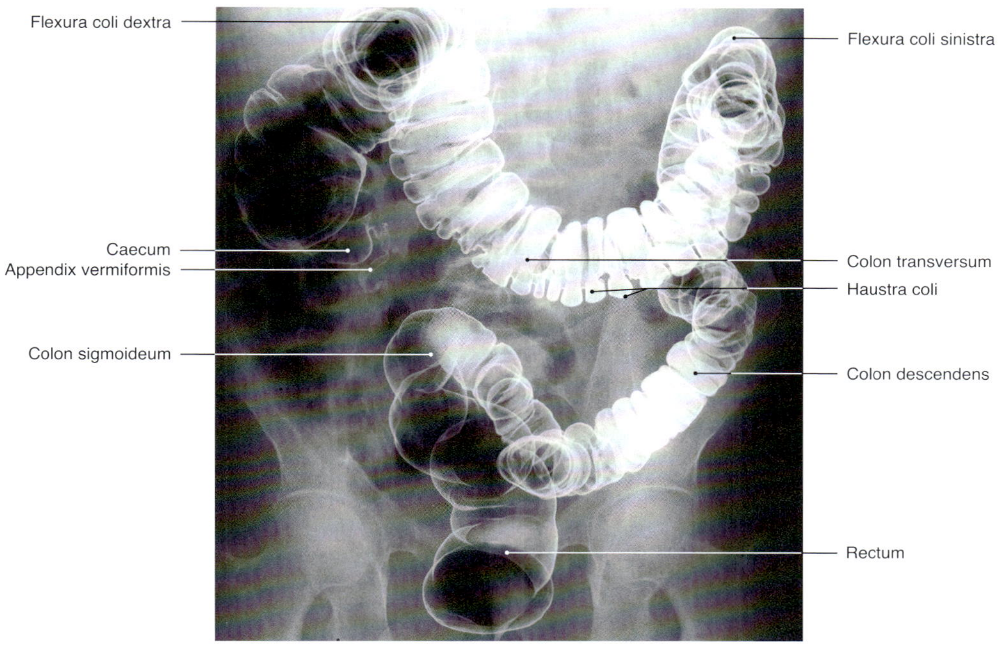

Abb. 1009 Dickdarm, Colon, und Enddarm, Rectum; ap-Röntgenbild nach Füllung mit Kontrastmittel und Luft (Doppelkontrastmethode).

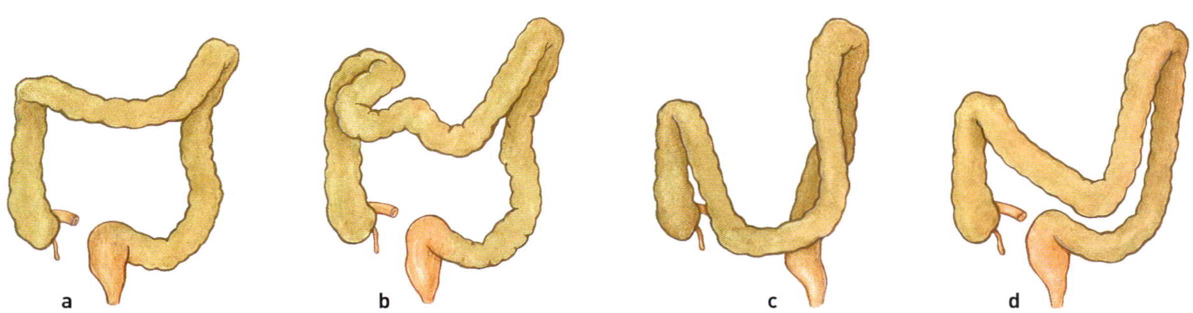

Abb. 1010 a–d Querkolon, Colon transversum; häufige Lagevarianten; von ventral.

a normale Lage
b Schlängelung
c U-förmig
d V-förmig

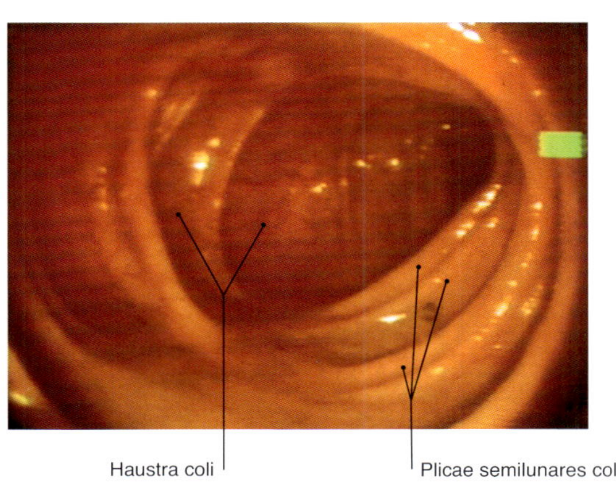

Abb. 1011 Aufsteigender Dickdarm, Colon ascendens; Blick durch ein über das Rektum, Sigmoid, Colon descendens und Querkolon eingeführtes Endoskop (Koloskopie).

Leber

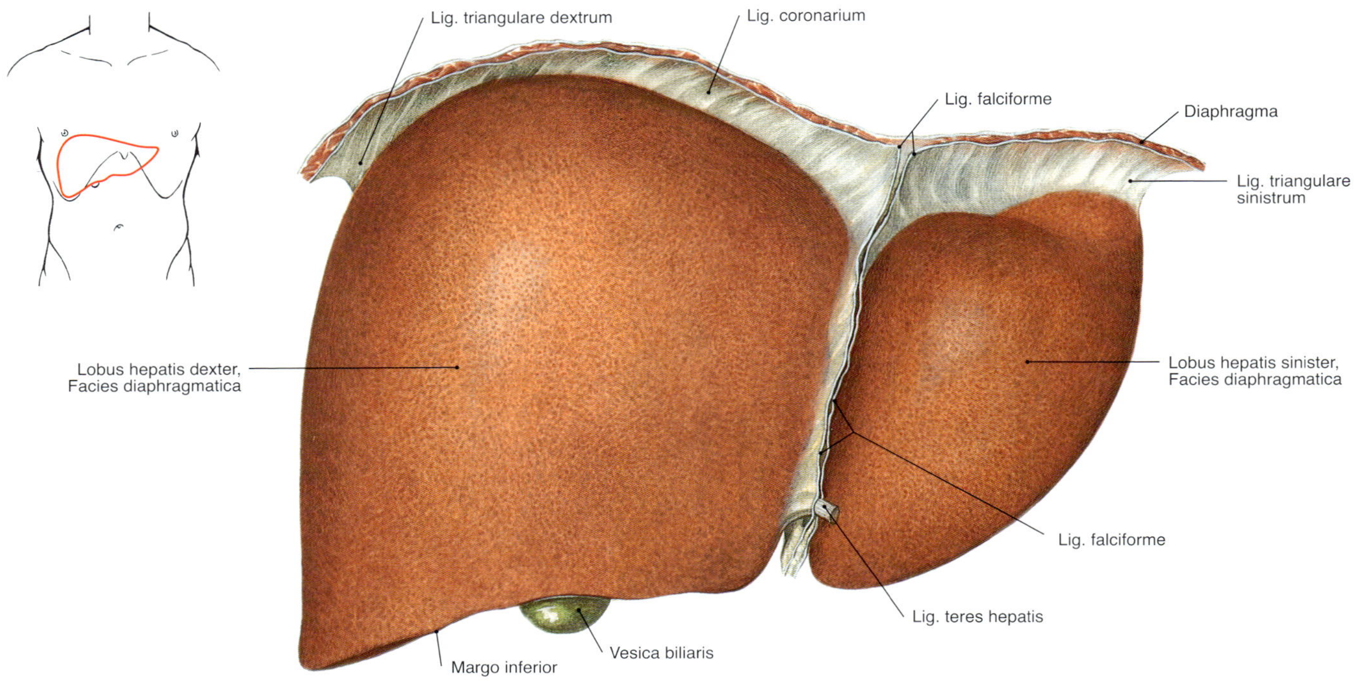

Abb. 1012 Leber, Hepar; von ventral.

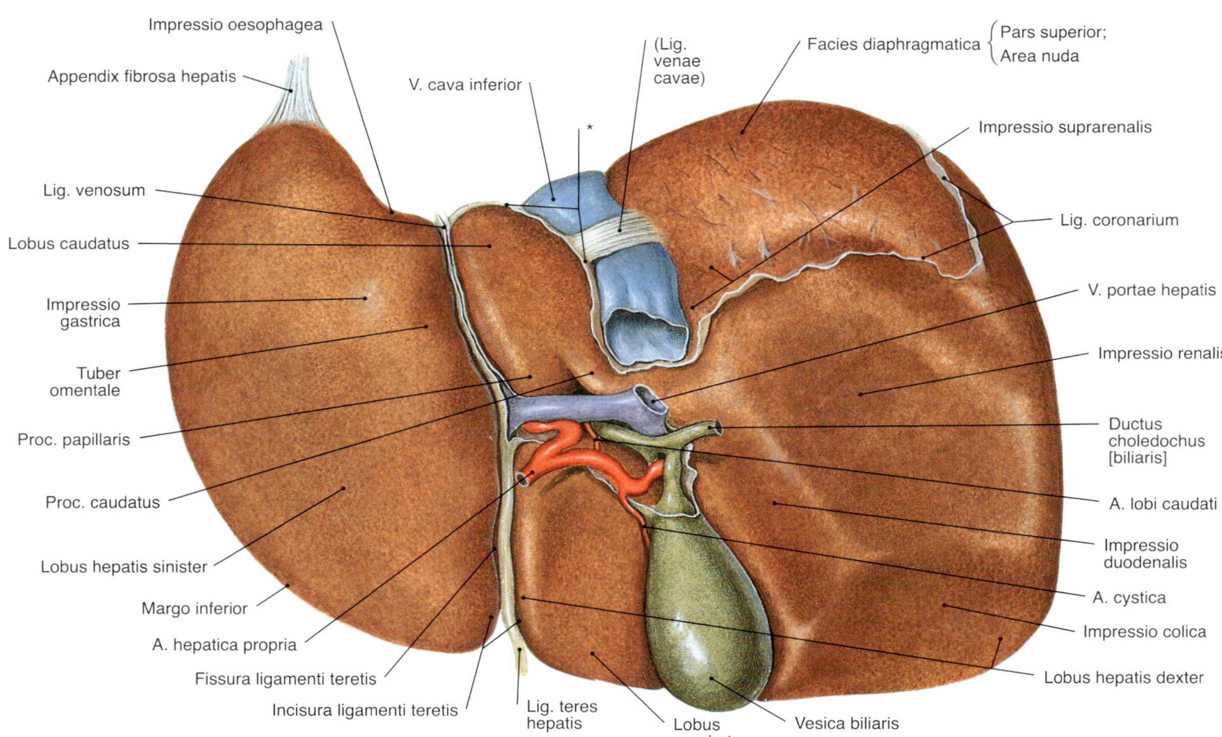

Abb. 1013 Leber, Hepar, und Leberpforte, Porta hepatis; von dorsal.
* Begrenzung des Recessus superior der Bursa omentalis

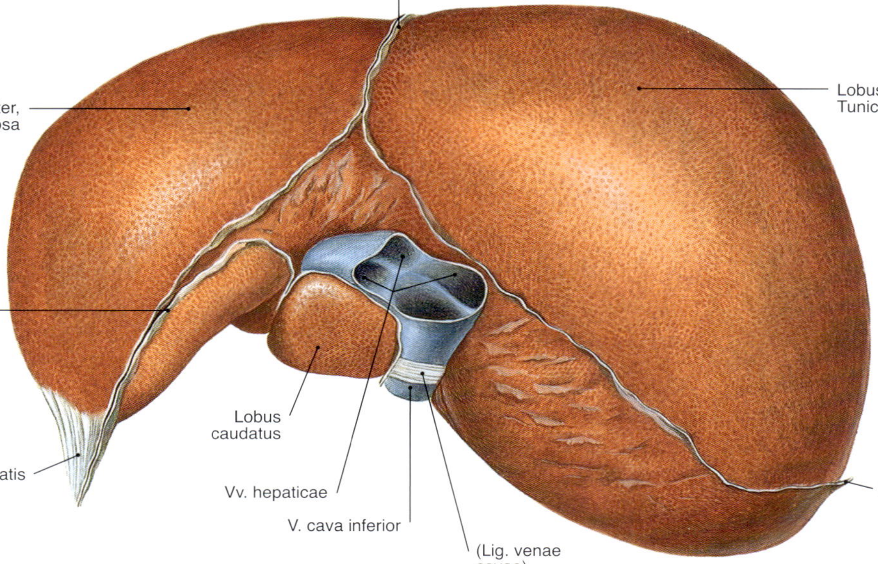

Abb. 1014 Leber, Hepar; von kranial.

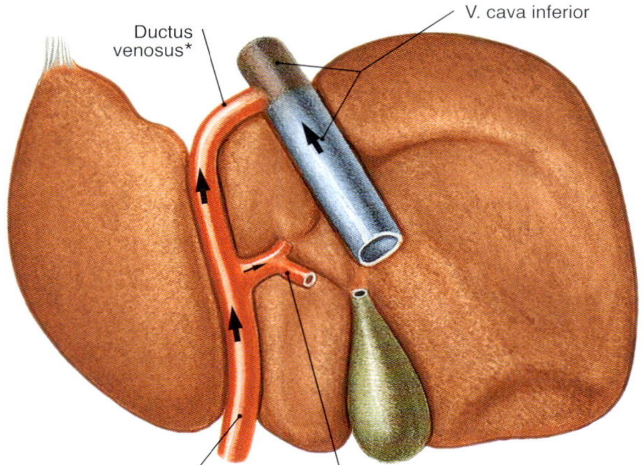

Abb. 1015 Leber, Hepar, eines Fetus; Sauerstoffgehalt des Blutes durch Farben, die Flussrichtung durch Pfeile angegeben; von dorsal.

* auch: Ductus ARANTII

Leberpunktion

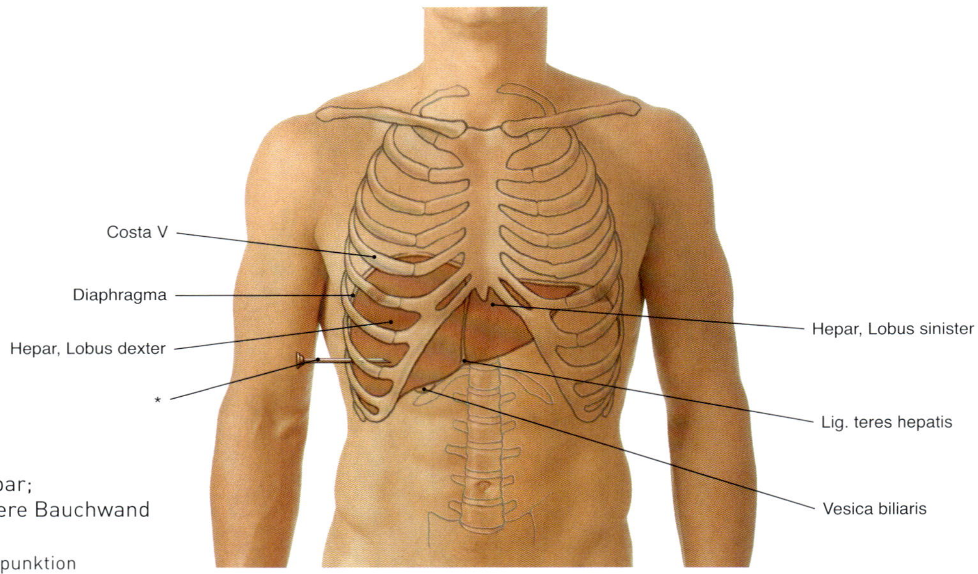

Abb. 1016 Leber, Hepar;
Projektion auf d e vordere Bauchwand in Atemmittelstellung.
* Nadellage bei der Leberpunktion

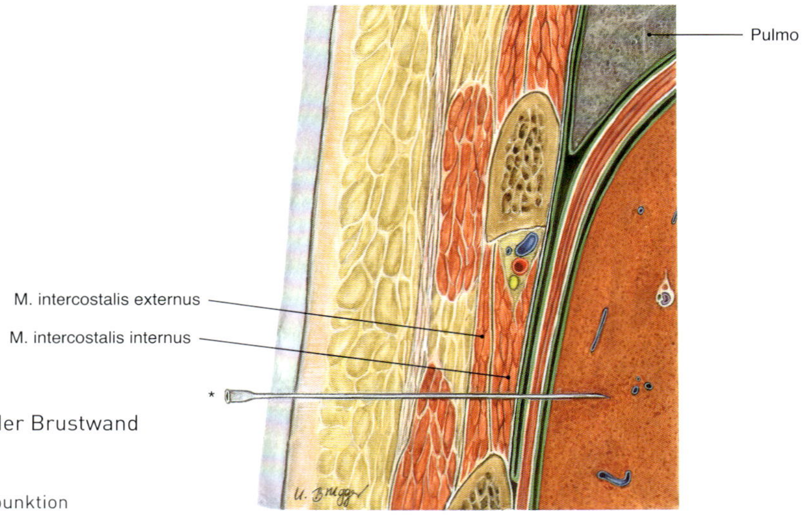

Abb. 1017 Schichten der Brustwand und der Leber, Hepar;
Frontalschnitt.
* Nadellage bei der Leberpunktion

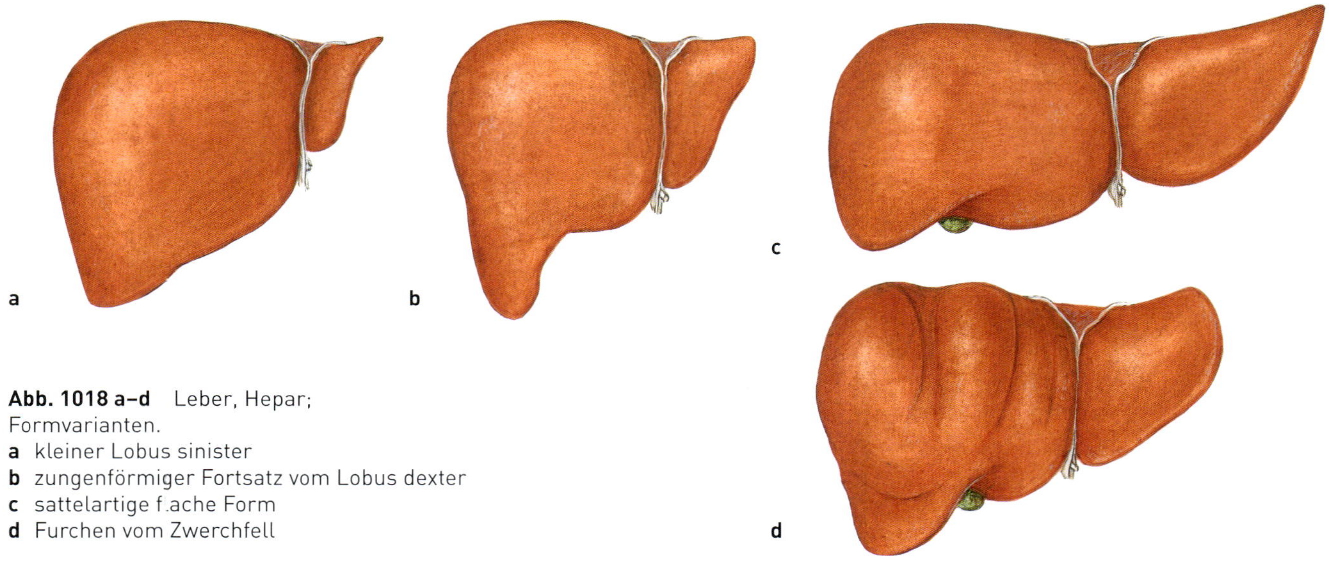

Abb. 1018 a–d Leber, Hepar;
Formvarianten.

a kleiner Lobus sinister
b zungenförmiger Fortsatz vom Lobus dexter
c sattelartige f.ache Form
d Furchen vom Zwerchfell

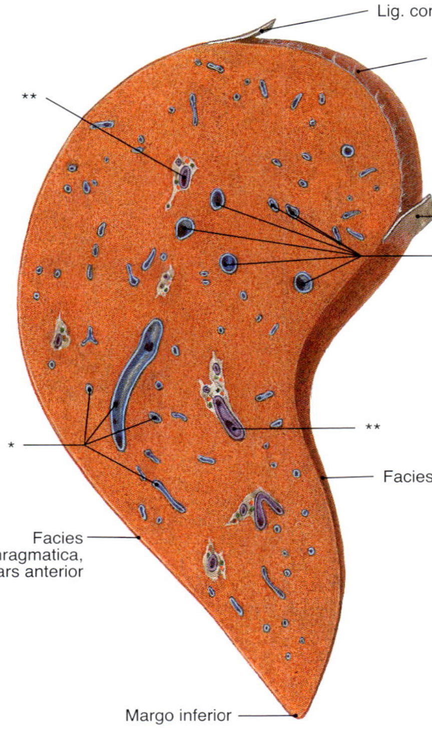

Abb. 1019 Leber, Hepar;
Sagittalschnitt durch den rechten Leberlappen zur Darstellung der Lebervenen- und der Pfortaderäste.
* intrahepatische Äste der Lebervenen
** intrahepatische Äste der Pfortader und der Leberarterie

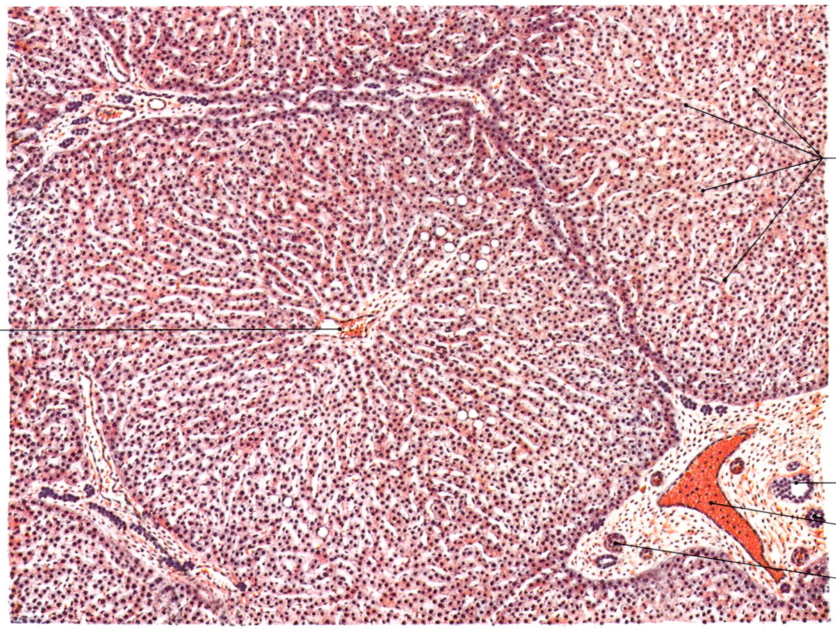

Abb. 1020 Leber, Hepar;
mikroskopischer Aufbau (Lupenvergrößerung);
GLISSON'sche Trias (Ast der V. portae hepatis, Ast der A. hepatica propria und Ast der kleinen Gallengänge) und Leberläppchen um eine V. centralis.

Blutgefäße der Leber

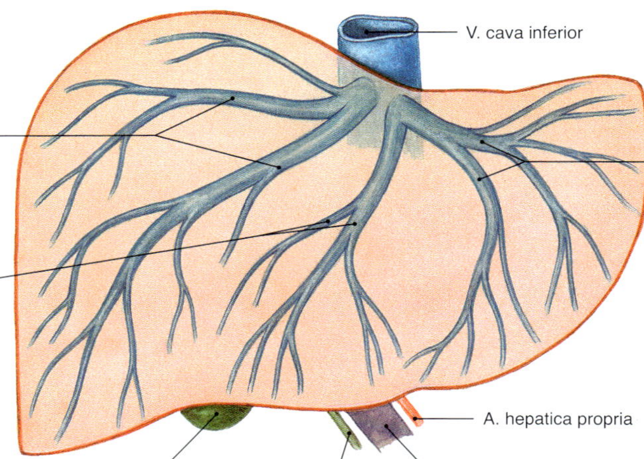

Abb. 1021 Leber, Hepar, und Lebervenen, Vv. hepaticae; von ventral.

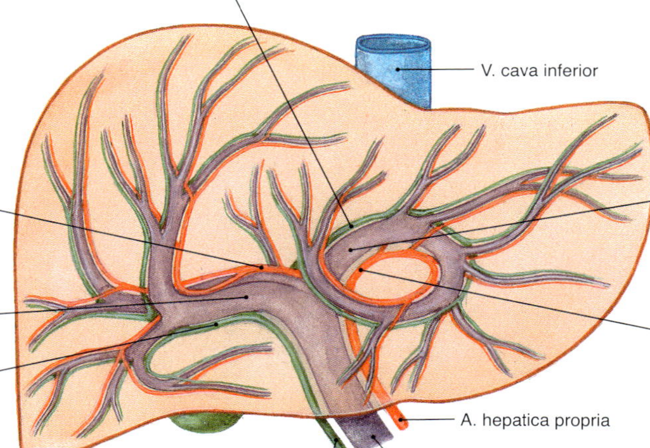

Abb. 1022 Leber, Hepar, und Pfortader, V. portae hepatis; von ventral.

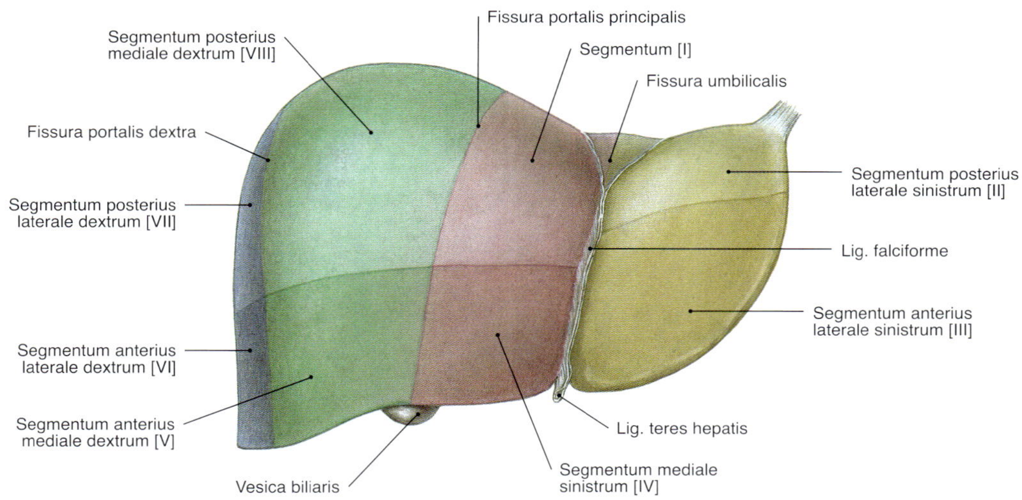

Abb. 1023 Leber, Hepar;
Segmente der Leberlappen farblich hervorgehoben;
von ventral.

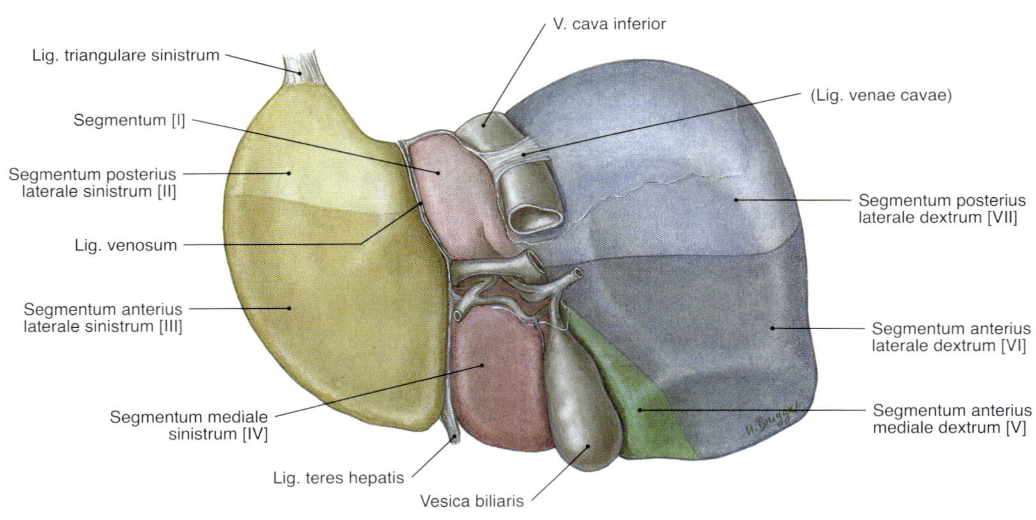

Abb. 1024 Leber, Hepar;
Segmente der Leberlappen farblich hervorgehoben;
von dorsal.

Leber, Ultraschall

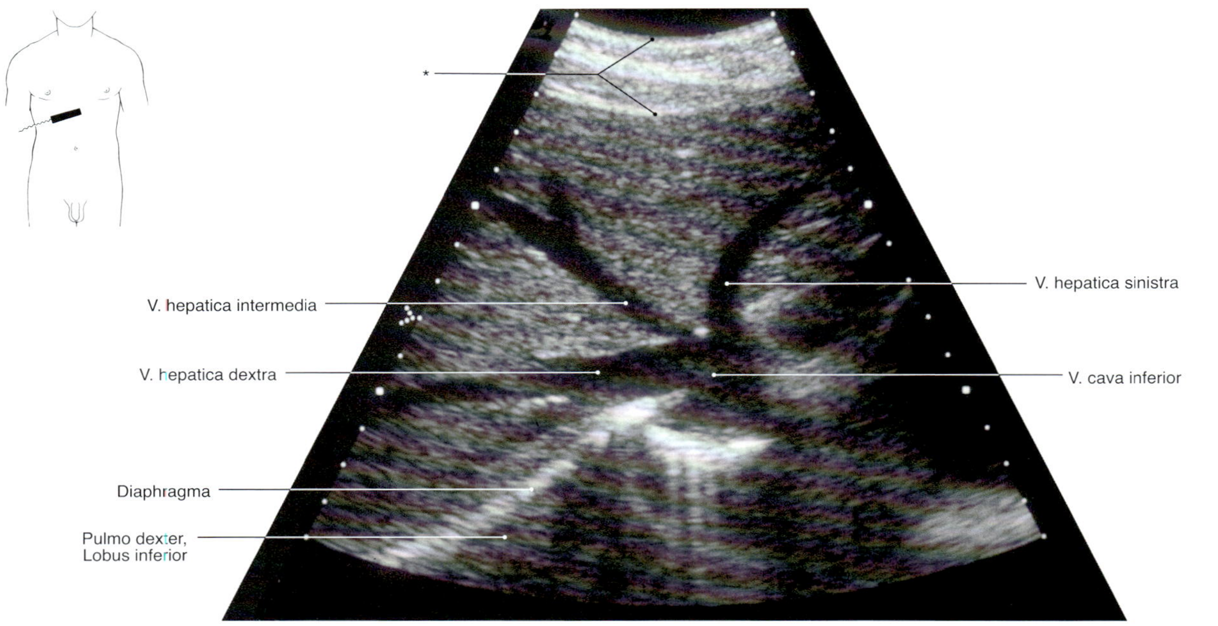

→ 1021

Abb. 1025 Lebervenen, Vv. hepaticae;
Ultraschallbild der Einmündung der Lebervenen in die untere Hohlvene;
von kaudal.
* Bauchwand

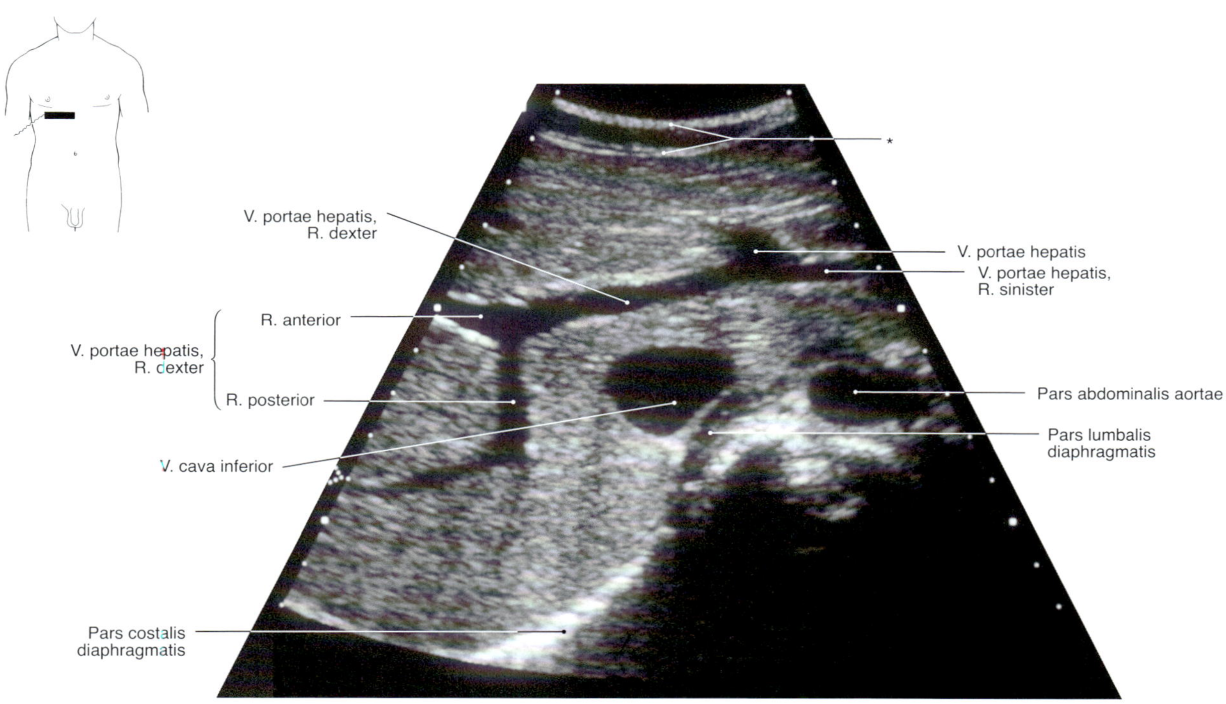

→ 1022

Abb. 1026 Pfortader, V. portae hepatis;
Ultraschallbild der Aufzweigung der Pfortader;
von kaudal.
* Bauchwand

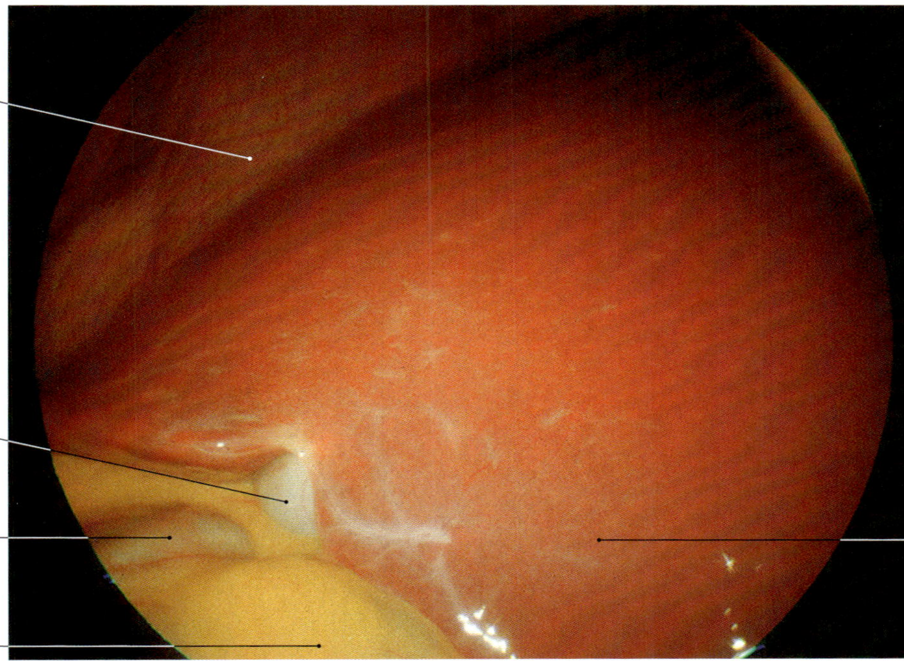

Abb. 1027 Leber, Hepar, und Gallenblase, Vesica biliaris;
Laparoskopie;
von schräg links kaudal.

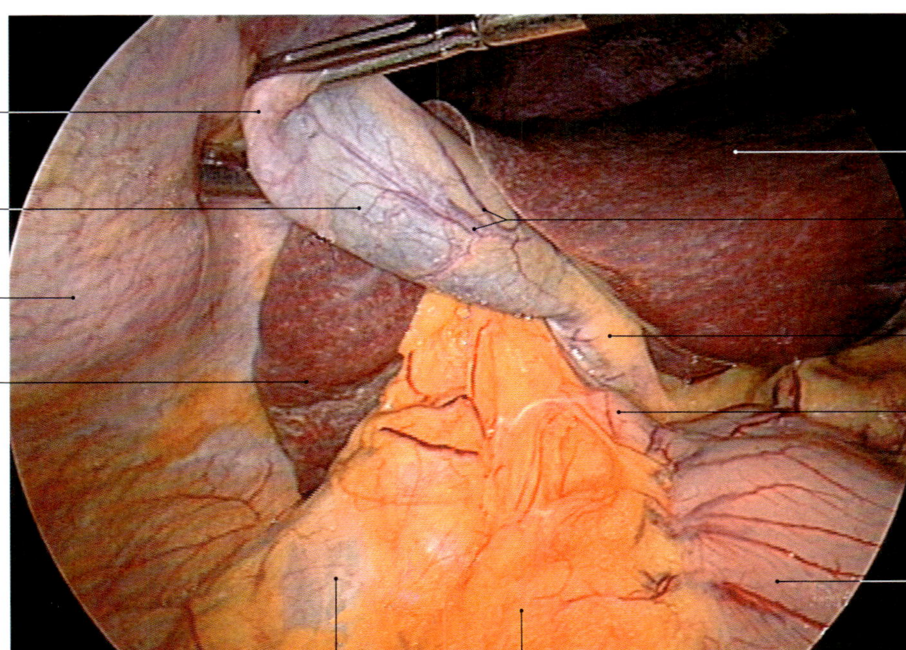

Abb. 1028 Gallenblase, Vesica biliaris, und Leber, Hepar;
Laparoskopie;
von ventral.

Gallenblase und Gallenwege

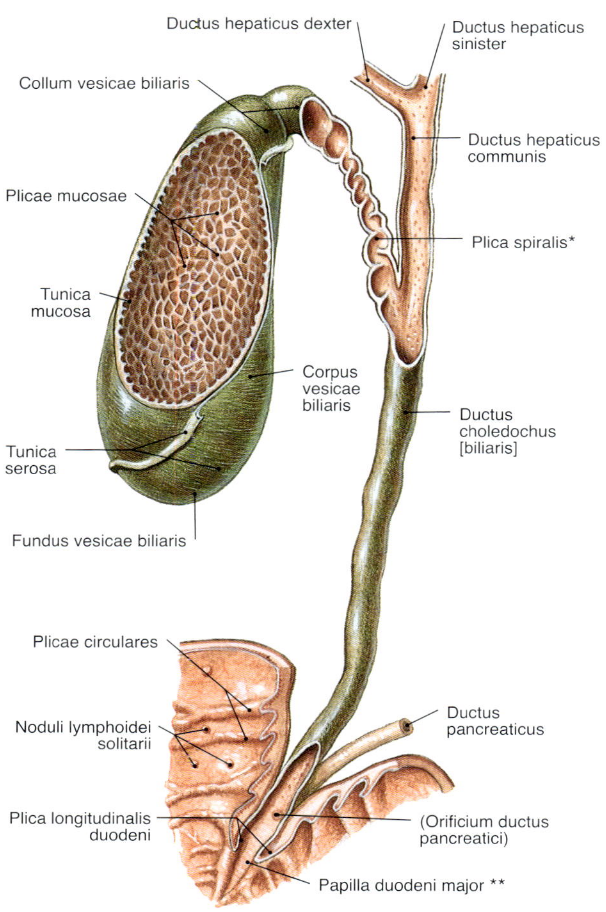

Abb. 1029 Gallenblase, Vesica biliaris [fellea], und Gallengänge; von ventral.
* klinisch: HEISTER'sche Klappe
** klinisch: VATER'sche Papille

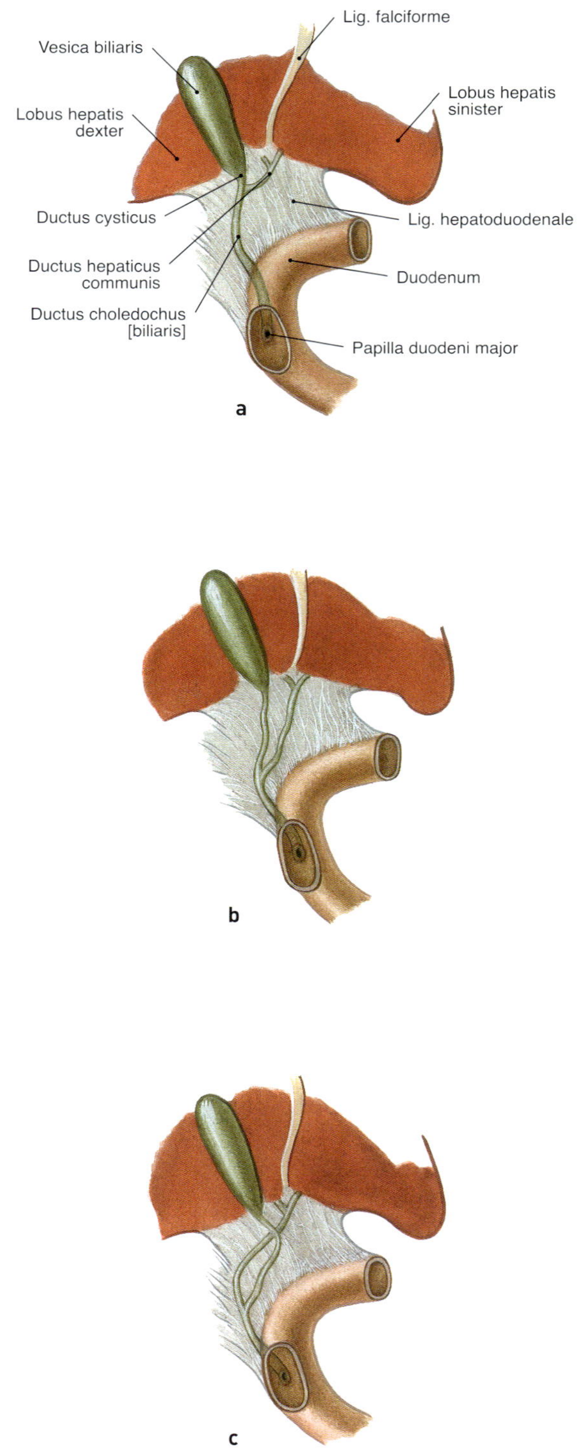

Abb. 1030 a–c Variabilität der Gallengänge, Ductus hepaticus communis, Ductus choledochus.
a hohe Vereinigung von Ductus hepaticus communis mit Ductus cysticus
b tiefe Vereinigung von Ductus hepaticus communis mit Ductus cysticus
c tiefe Vereinigung mit Überkreuzung von Ductus cysticus und Ductus hepaticus communis

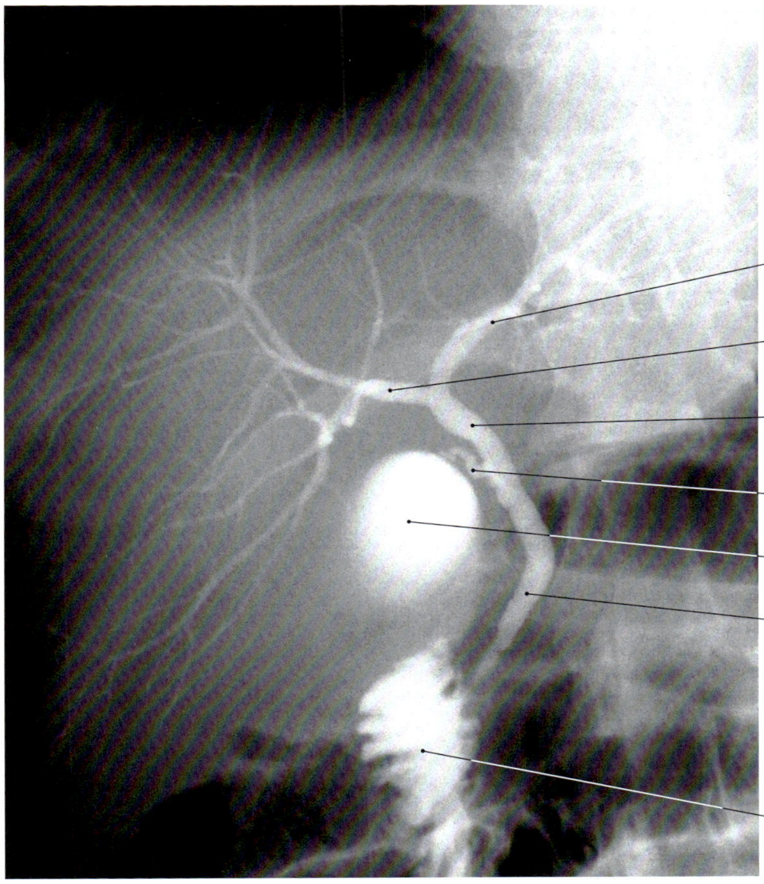

Abb. 1031 Gallengänge;
ap-Röntgenbild nach Gabe eines Kontrastmittels;
aufrechte Haltung;
von ventral.

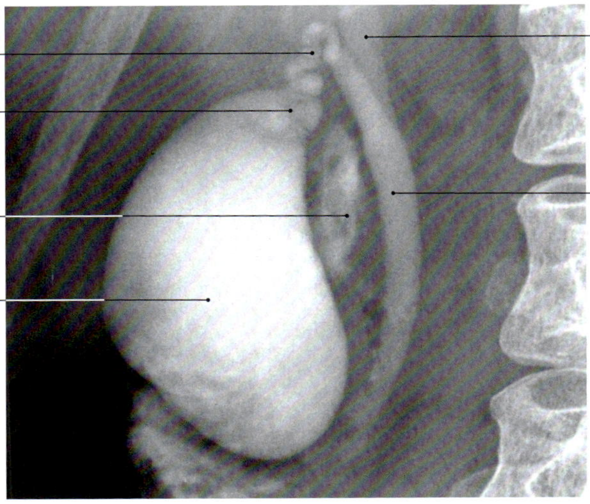

Abb. 1032 Gallenblase, Vesica biliaris [fellea];
Gallengänge;
ap-Röntgenbild nach Gabe eines Kontrastmittels;
aufrechte Haltung;
von ventral.

Bauchspeicheldrüse

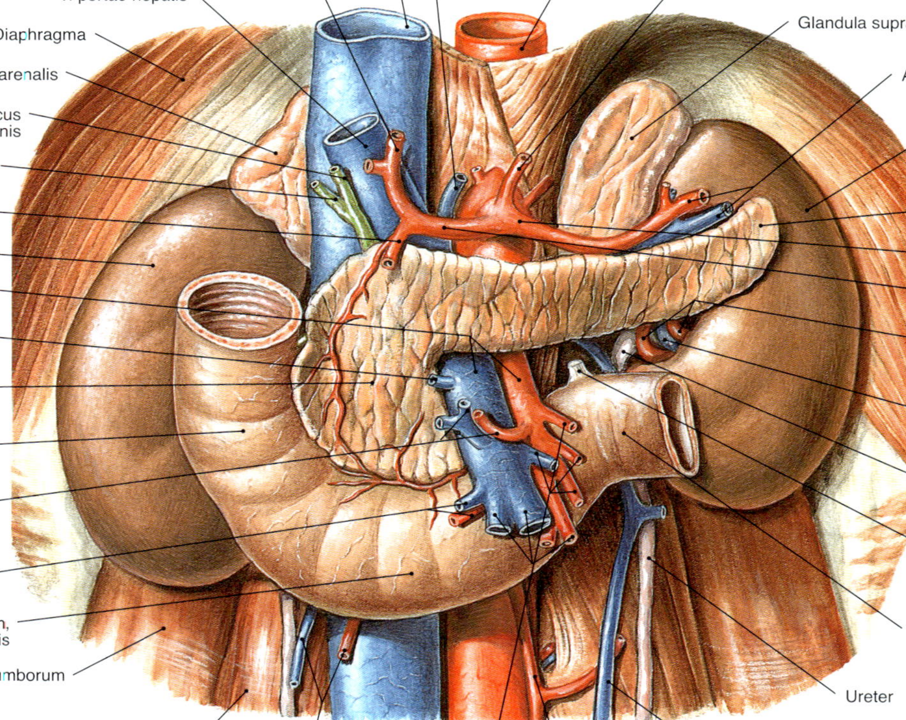

Abb. 1033 Retroperitoneale Organe und Gefäße des Oberbauchs; von ventral.

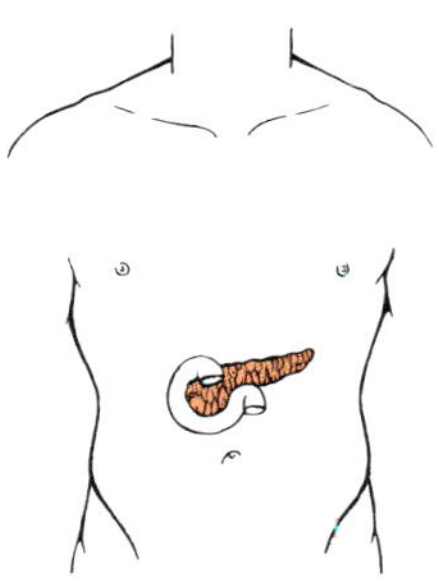

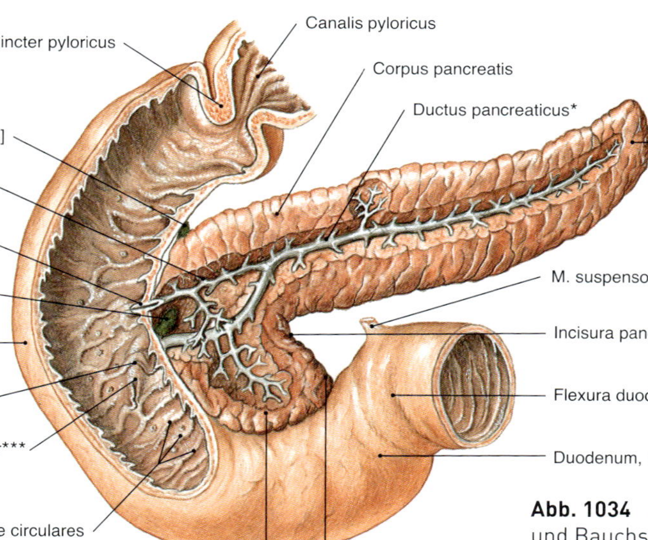

Abb. 1034 Zwölffingerdarm, Duodenum, und Bauchspeicheldrüse, Pancreas; von ventral.

* klinisch: WIRSUNG'scher Gang
** klinisch: SANTORINI'scher Gang
*** klinisch: VATER'sche Papille
**** klinisch: TREITZ'scher Muskel

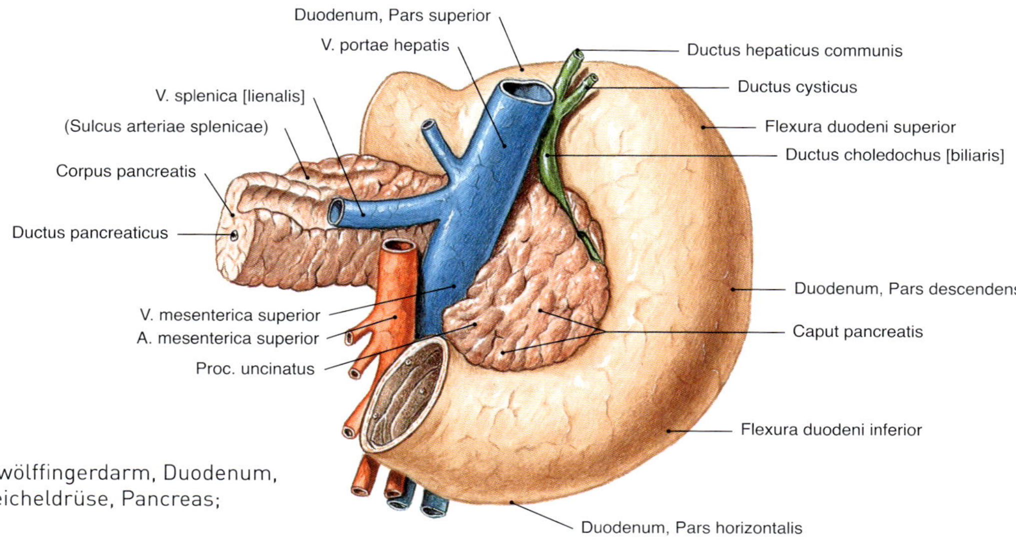

Abb. 1035 Zwölffingerdarm, Duodenum, und Bauchspeicheldrüse, Pancreas; von dorsal.

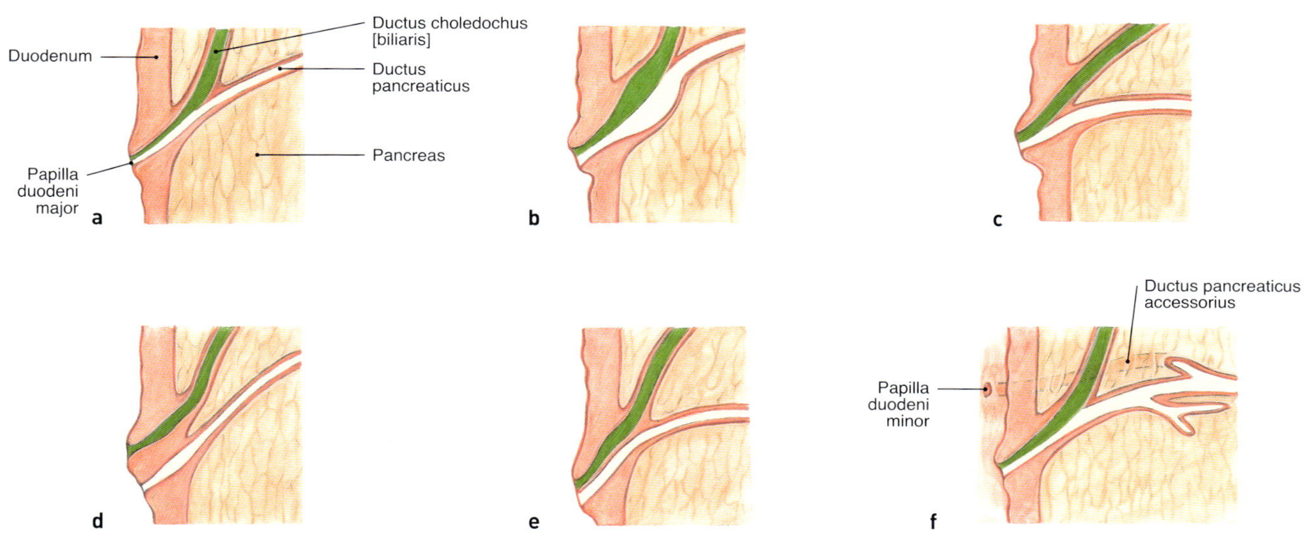

Abb. 1036 a–f Variabilität der Mündung von Ductus choledochus und Ductus pancreaticus.
a langer gemeinsamer Abschnitt
b ampulläre Erweiterung des Endstücks
c kurzer gemeinsamer Abschnitt
d getrennte Mündung
e einheitliche Mündung mit Septierung des gemeinsamen Gangs
f zusätzlicher Gang, Ductus pancreaticus accessorius

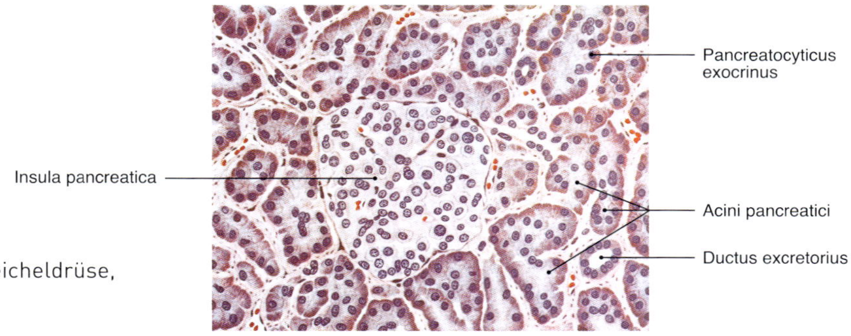

Abb. 1037 Bauchspeicheldrüse, Pancreas; Lupenvergrößerung.

Bauchspeicheldrüse, Bildgebung

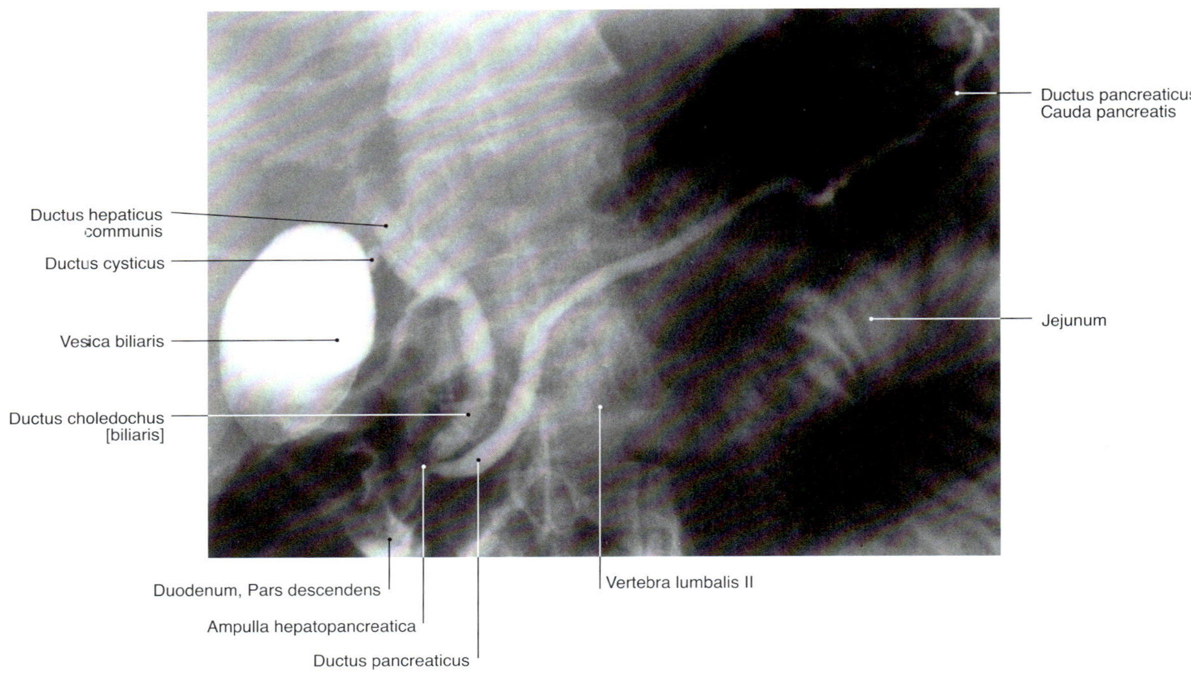

Abb. 1038 Gang der Bauchspeicheldrüse, Ductus pancreaticus; Gallengang, Ductus choledochus, und Gallenblase, Vesica biliaris; ap-Röntgenbild; Einstellung: Rückenlage; nach endoskopischer Kanülierung des gemeinsamen Ausführungsgangs der Bauchspeicheldrüse und der Leber sowie Injektion eines Röntgenkontrastmittels; von ventral.
Klinisch: ERCP (endoskopische retrograde Cholangio-Pankreatikographie).

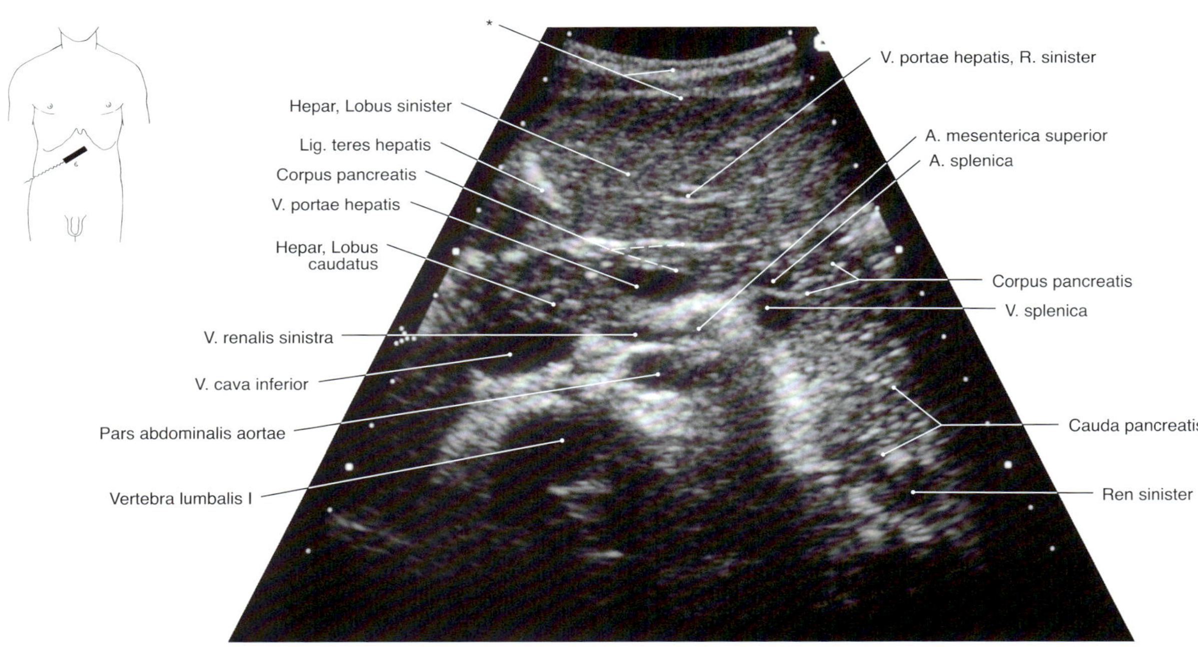

Abb. 1039 Bauchspeicheldrüse, Pancreas; Ultraschallbild zur Darstellung der Bauchspeicheldrüse und der benachbarten großen Gefäße bei tiefer Inspiration des Patienten; von schräg kaudal.
* Bauchwand

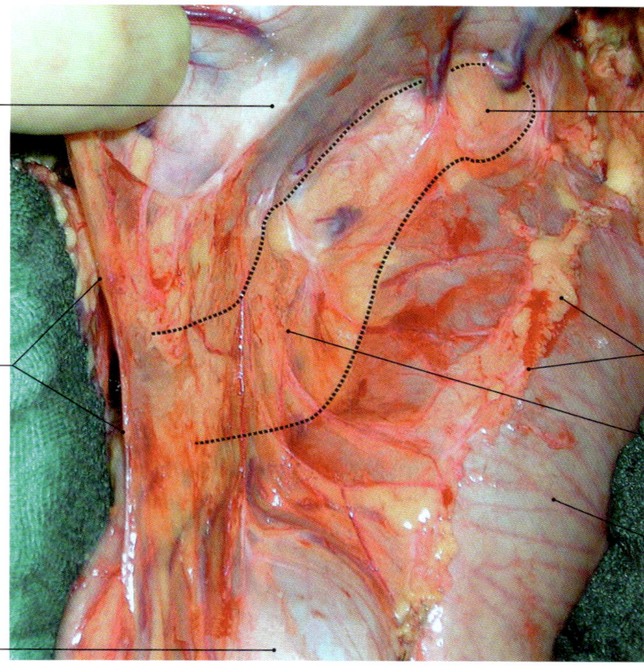

Abb. 1040 Bauchspeicheldrüse, Pancreas; intraoperatives Foto nach Durchtrennung des Lig. gastrocolicum des Omentum majus zur Eröffnung der Bursa omentalis.
* Schnittlinie vom großen Netz, Omentum majus

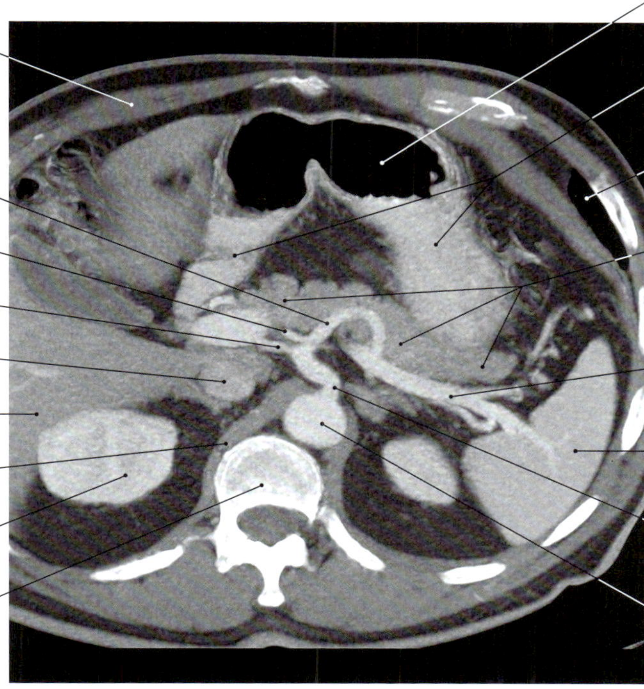

Abb. 1041 Bauchspeicheldrüse, Pancreas; computertomographischer Horizontalschnitt (CT); von kaudal.

Der Truncus coeliacus liegt in diesem Fall ungewöhnlich weit kaudal.
* Luftblase im Magen

Milz

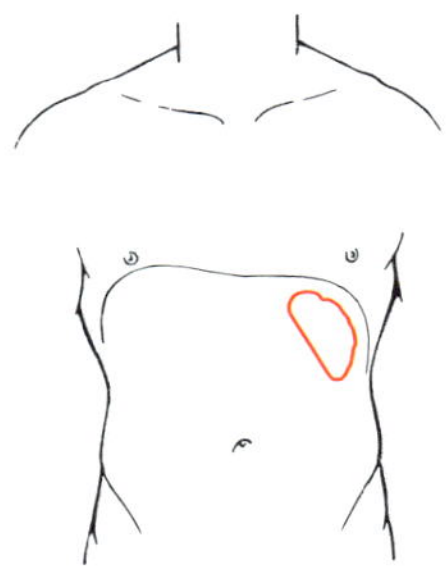

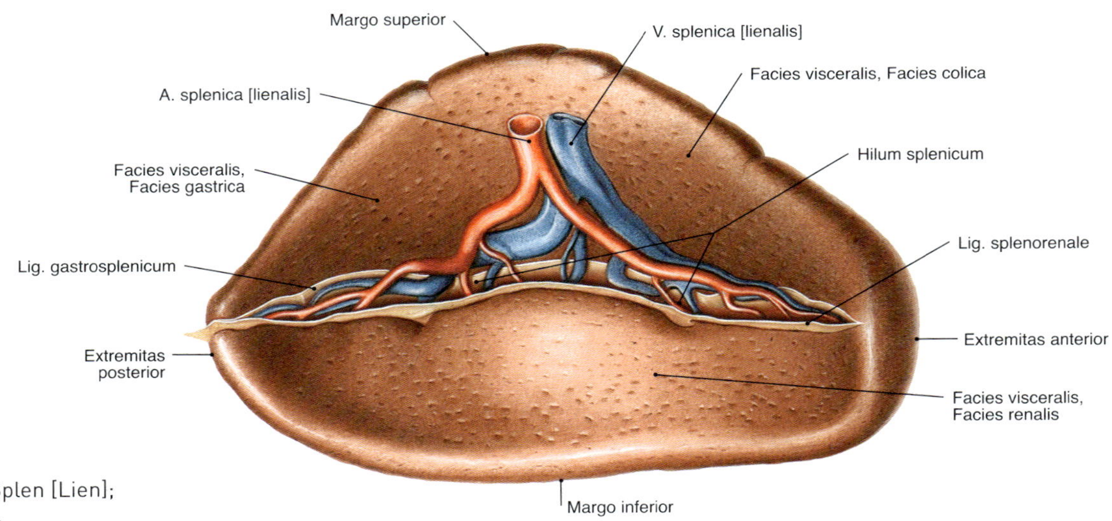

Abb. 1042 Milz, Splen [Lien]; von medial ventral.

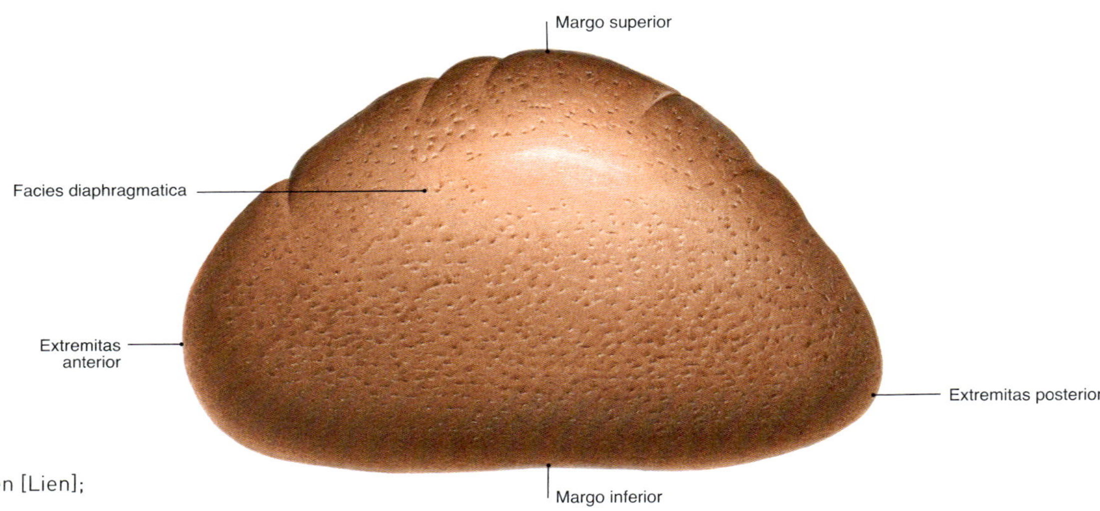

Abb. 1043 Milz, Splen [Lien]; von lateral kranial.

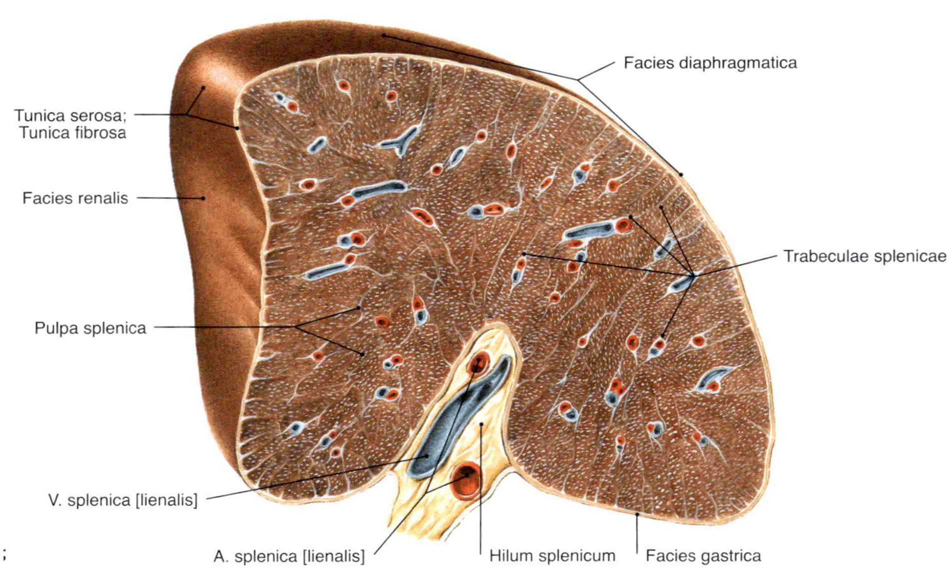

Abb. 1044 Milz, Splen [Lien]; Querschnitt durch das Milzhilum; von medial kranial.

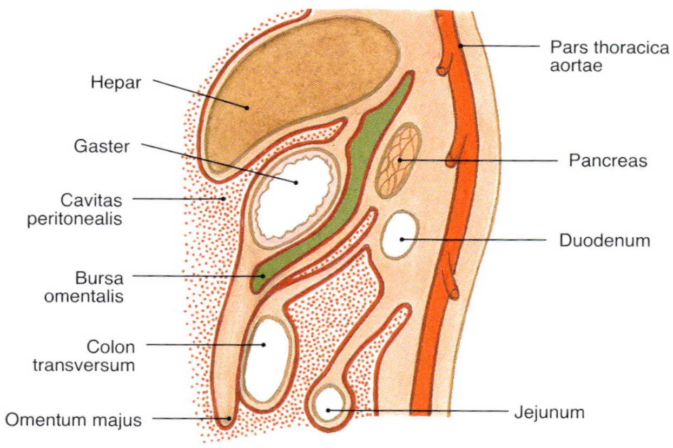

Abb. 1045 Entwicklung der Bauchhöhle, Cavitas peritonealis, und der Peritonealverhältnisse; schematischer Medianschnitt; von lateral.

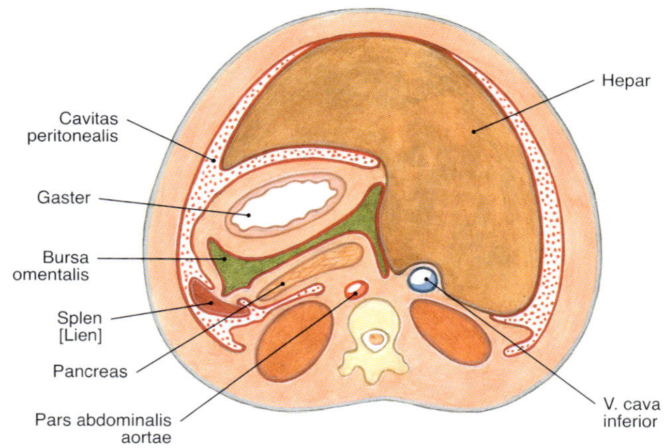

Abb. 1046 Entwicklung der Bauchhöhle, Cavitas peritonealis, schematischer Horizontalschnitt; von kranial.

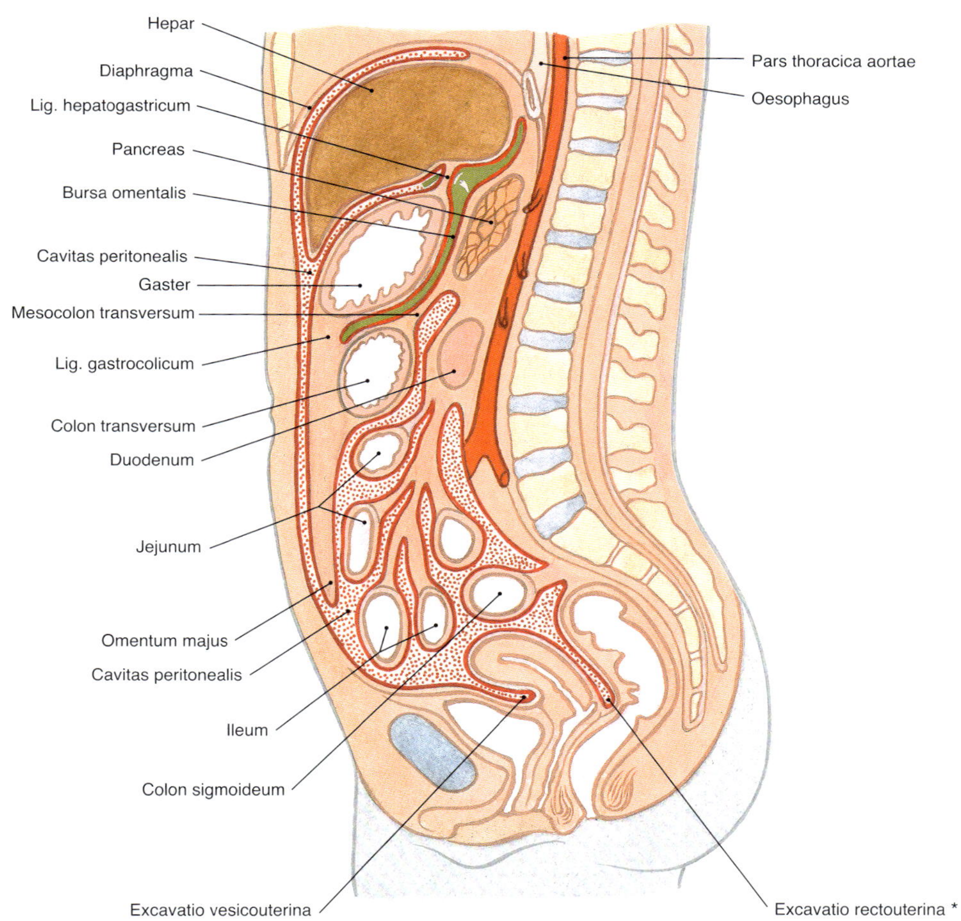

Abb. 1047 Entwicklung der Bauchhöhle, Cavitas peritonealis, und der Peritonealverhältnisse bei der Frau; Endzustand der Bauchhöhle mit Verklebung des Omentum majus am Colon transversum; schematischer Medianschnitt; von lateral.
Die Bursa omentalis steht über das Foramen omentale mit der übrigen Bauchhöhle in Verbindung.

* klinisch: DOUGLAS'scher Raum

Großes Netz

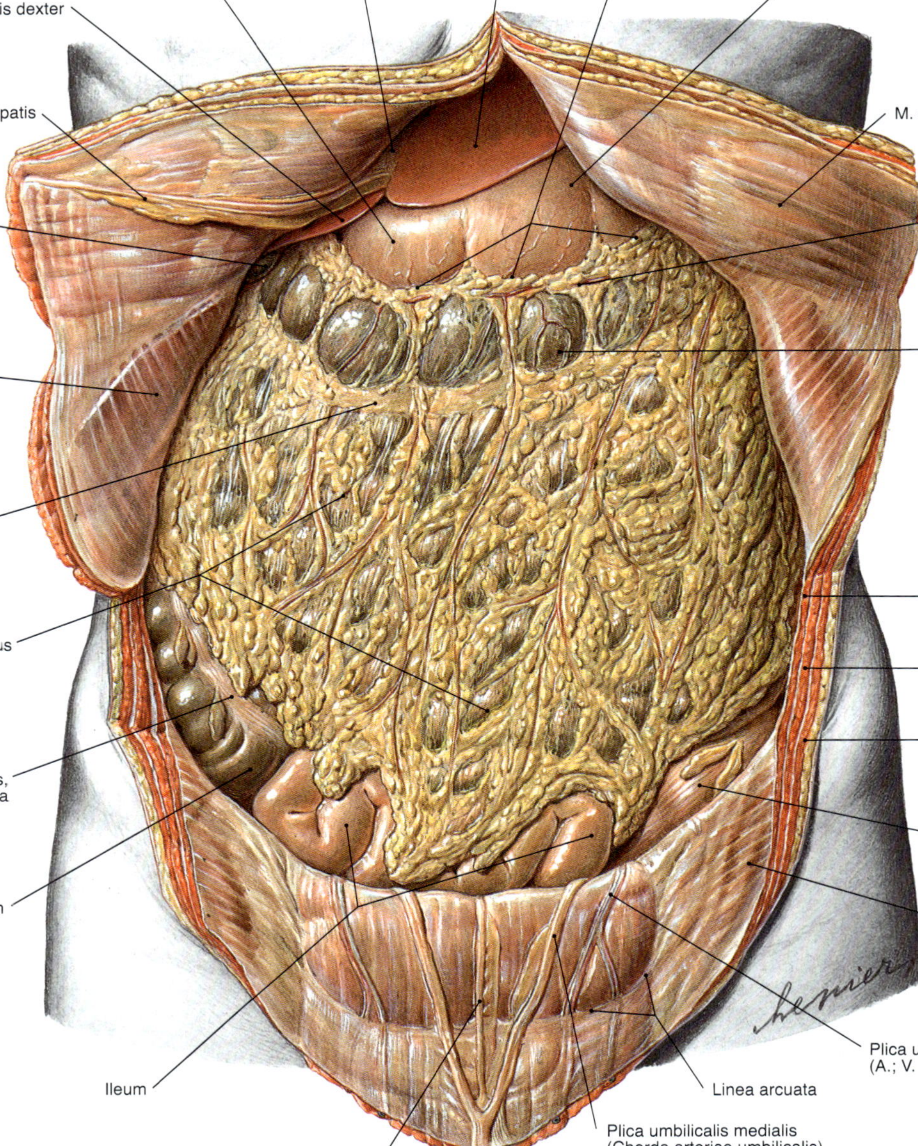

→ 846

Abb. 1048 Lage der Baucheingeweide, Situs viscerum, und großes Netz, Omentum majus.

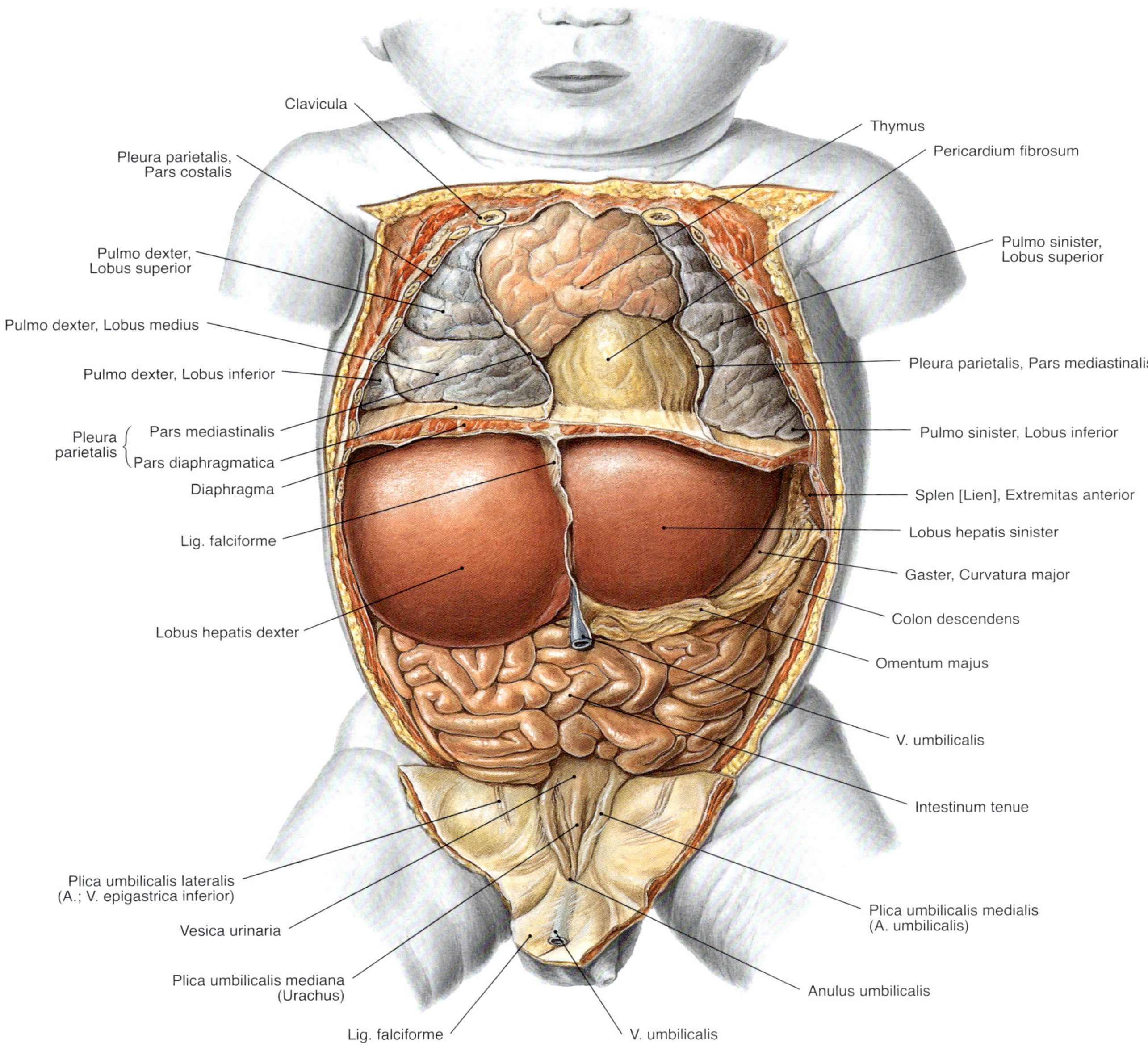

Abb. 1049 Lage der Eingeweide beim Neugeborenen.

Oberbauchsitus

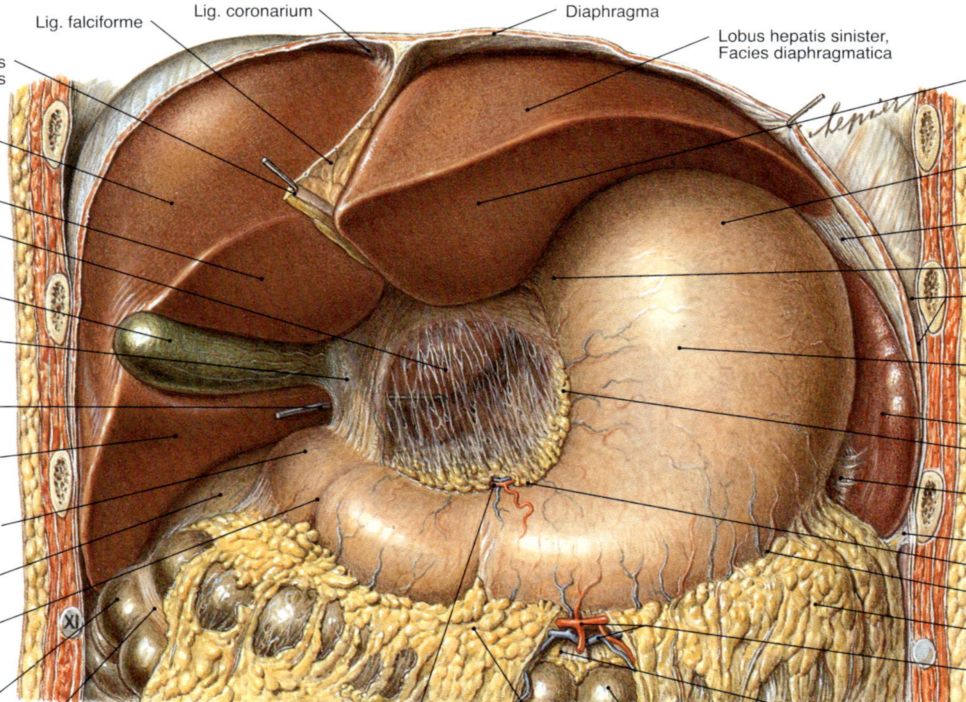

Abb. 1050 Lage der Eingeweide im Oberbauch; von ventral.

* auch: Foramen WINSLOWI

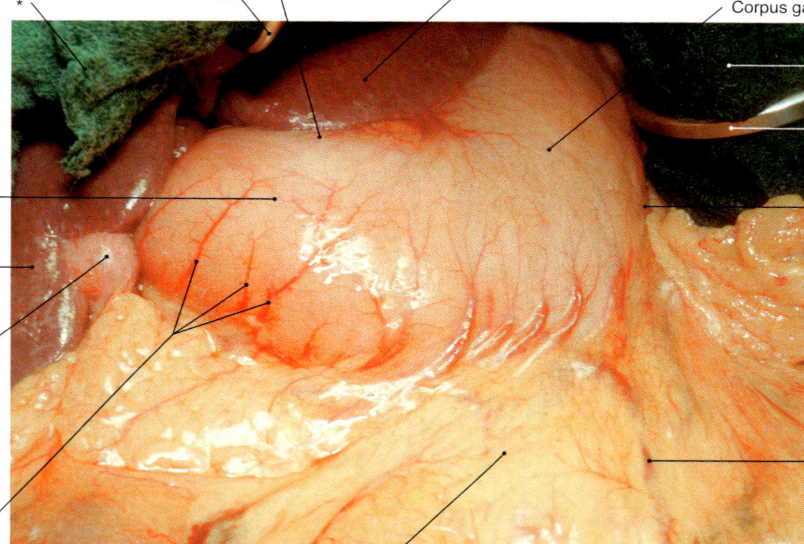

Abb. 1051 Magen, Gaster, und großes Netz, Omentum majus; intraoperatives Foto; von ventral.

* Operationstuch
** Operationshaken

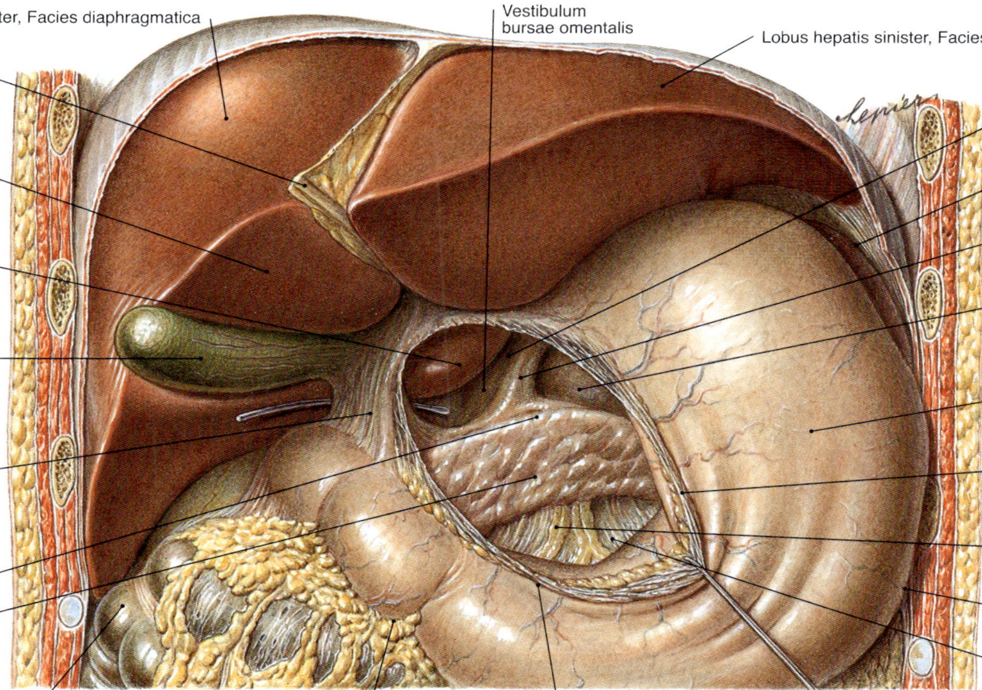

Abb. 1052 Oberbauchorgane;
Einblick von kranial in die Bursa omentalis und auf die Bauchspeicheldrüse nach Durchtrennung des Omentum minus.

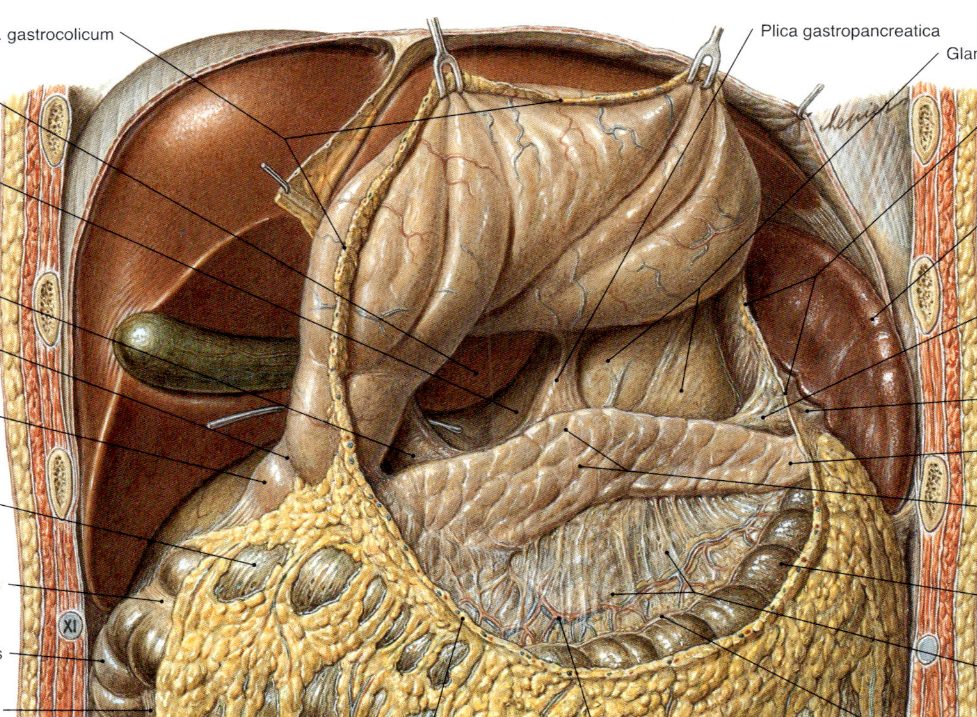

Abb. 1053 Bursa omentalis;
Einblick von kaudal nach Durchtrennung des Lig. gastrocolicum.

Unterbauchsitus

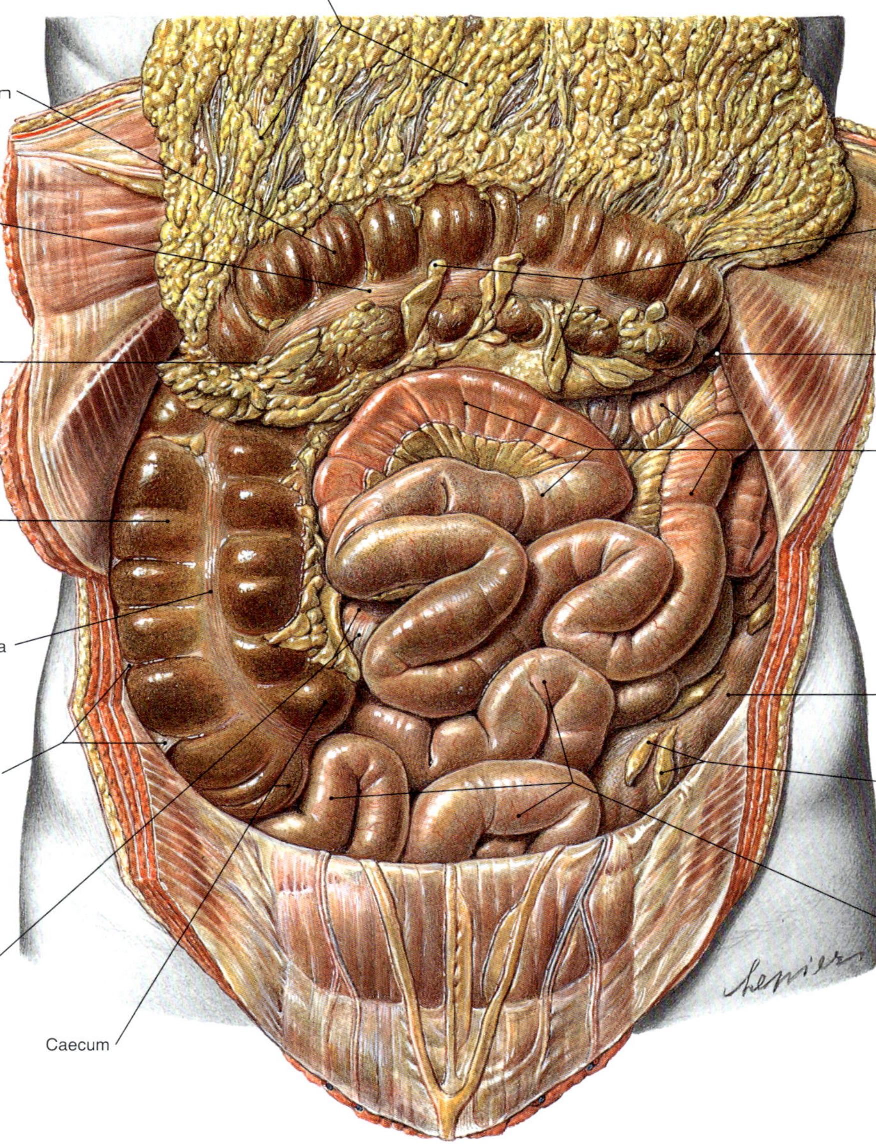

Abb. 1054 Lage der Baucheingeweide, Situs viscerum.

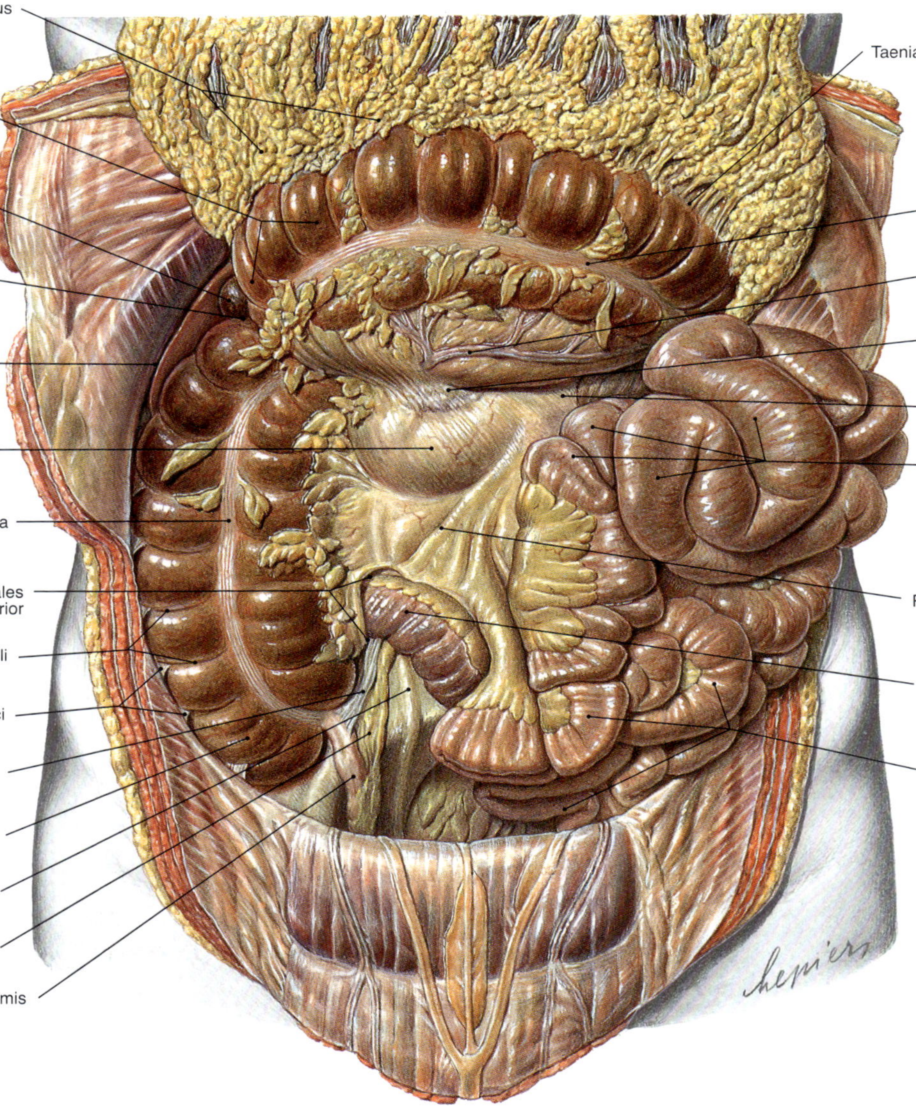

Abb. 1055 Dünndarm, Intestinum tenue, und Dickdarm, Intestinum crassum.

Unterbauchsitus

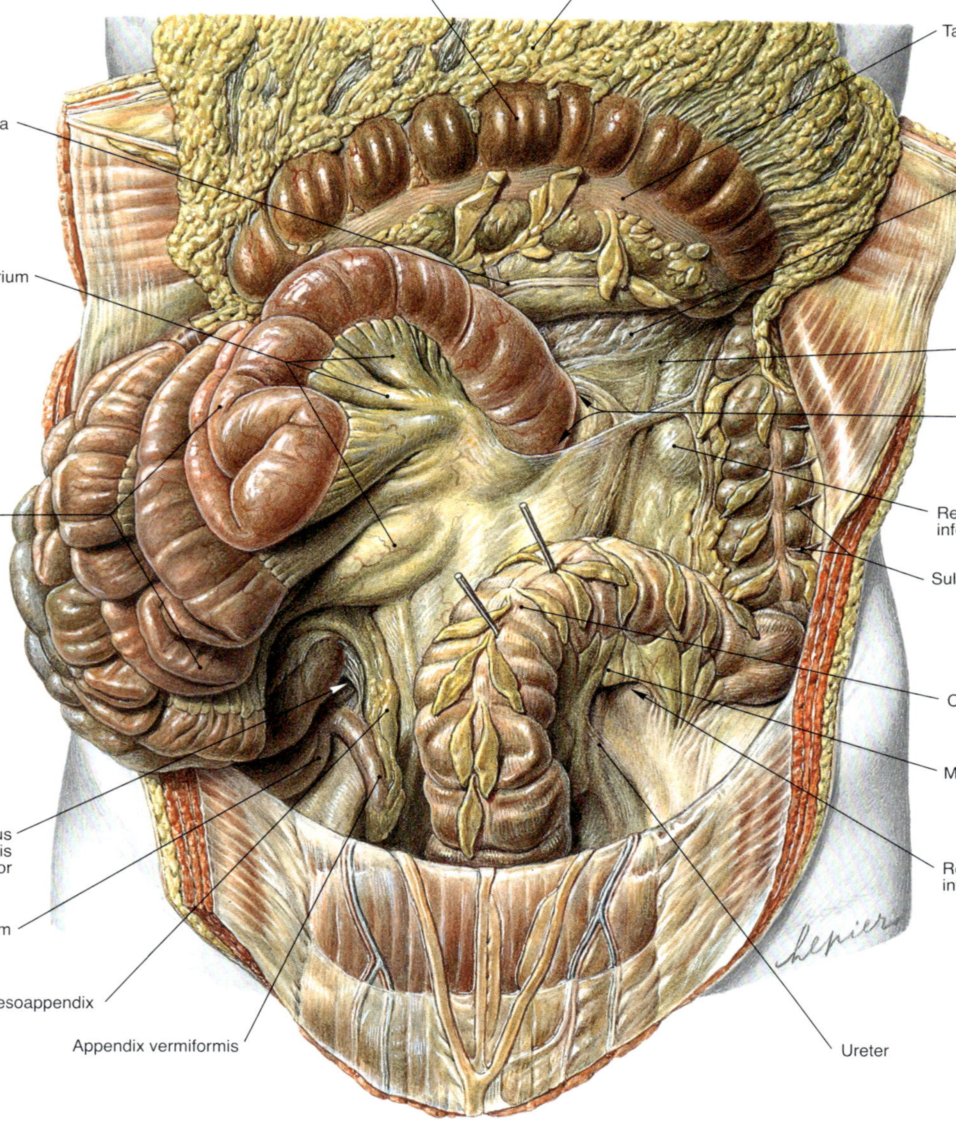

Abb. 1056 Dünndarm, Intestinum tenue, und Dickdarm, Intestinum crassum.

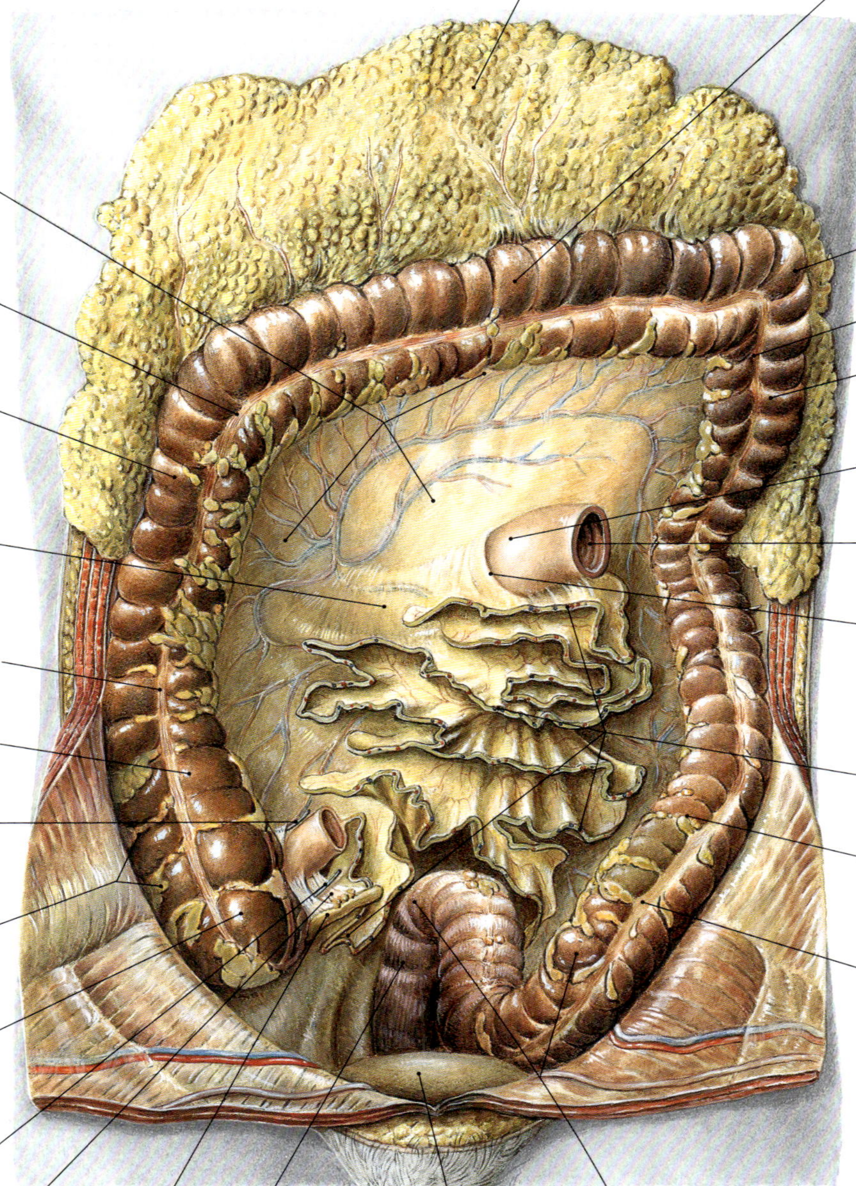

Abb. 1057 Dünndarmgekröse, Mesenterium, und Dickdarm, Intestinum crassum.

Mesenterialwurzel und Retroperitoneum

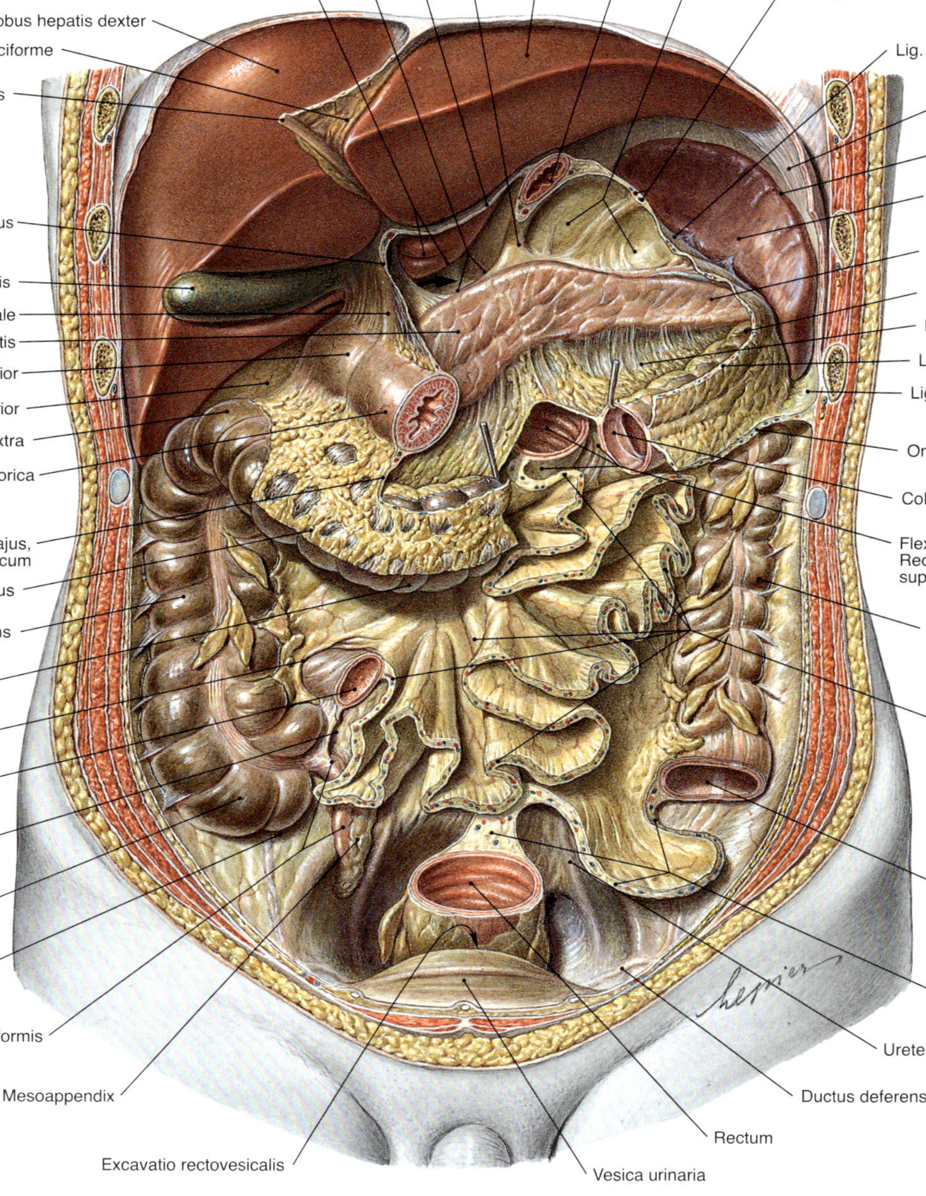

Abb. 1058 Lage der Baucheingeweide, Situs viscerum, mit Bursa omentalis.
Pfeil im Foramen omentale [epiploicum]

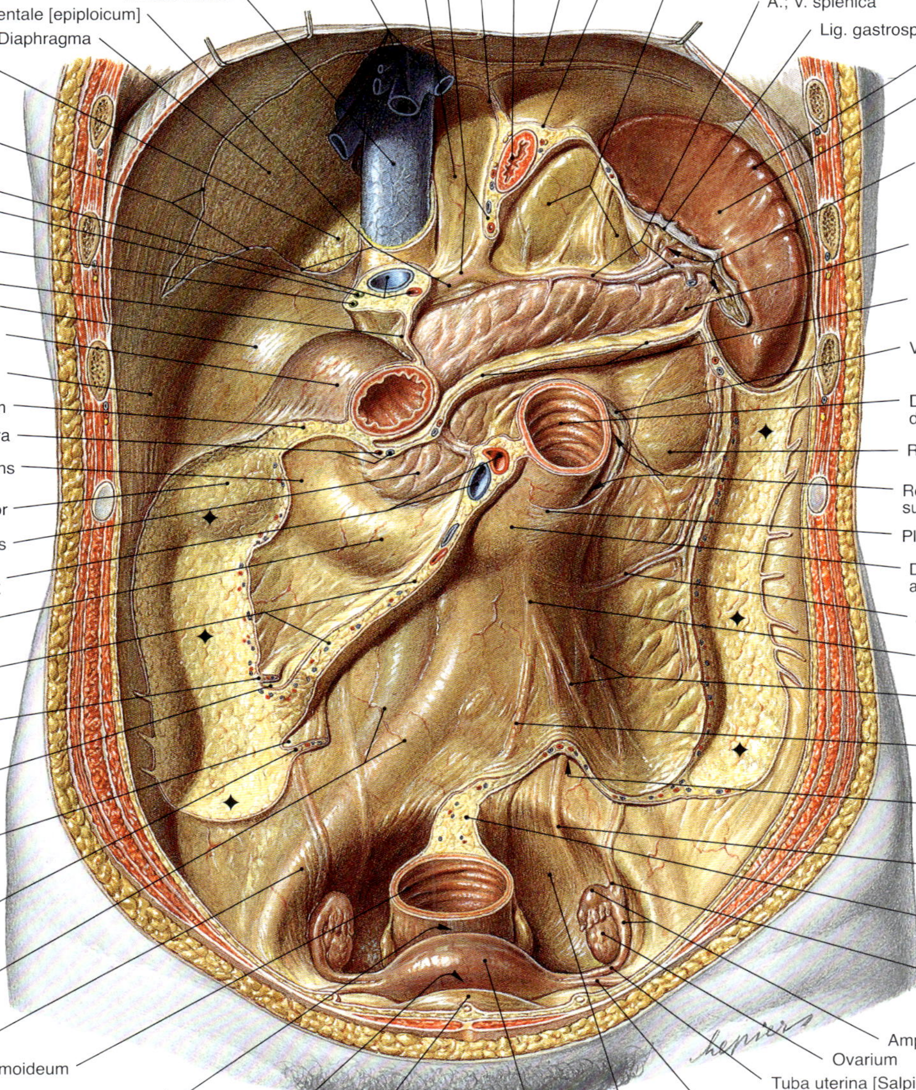

Abb. 1059 Dorsale Wand der Bauchhöhle, Cavitas peritonealis, und Milz, Splen [Lien], bei der Frau. Die Verklebungsstellen des aufsteigenden und absteigenden Kolons sind gekennzeichnet (✦).

* klinisch: DOUGLAS'scher Raum

** klinisch: Lig. rotundum

Baucharterien, Übersicht

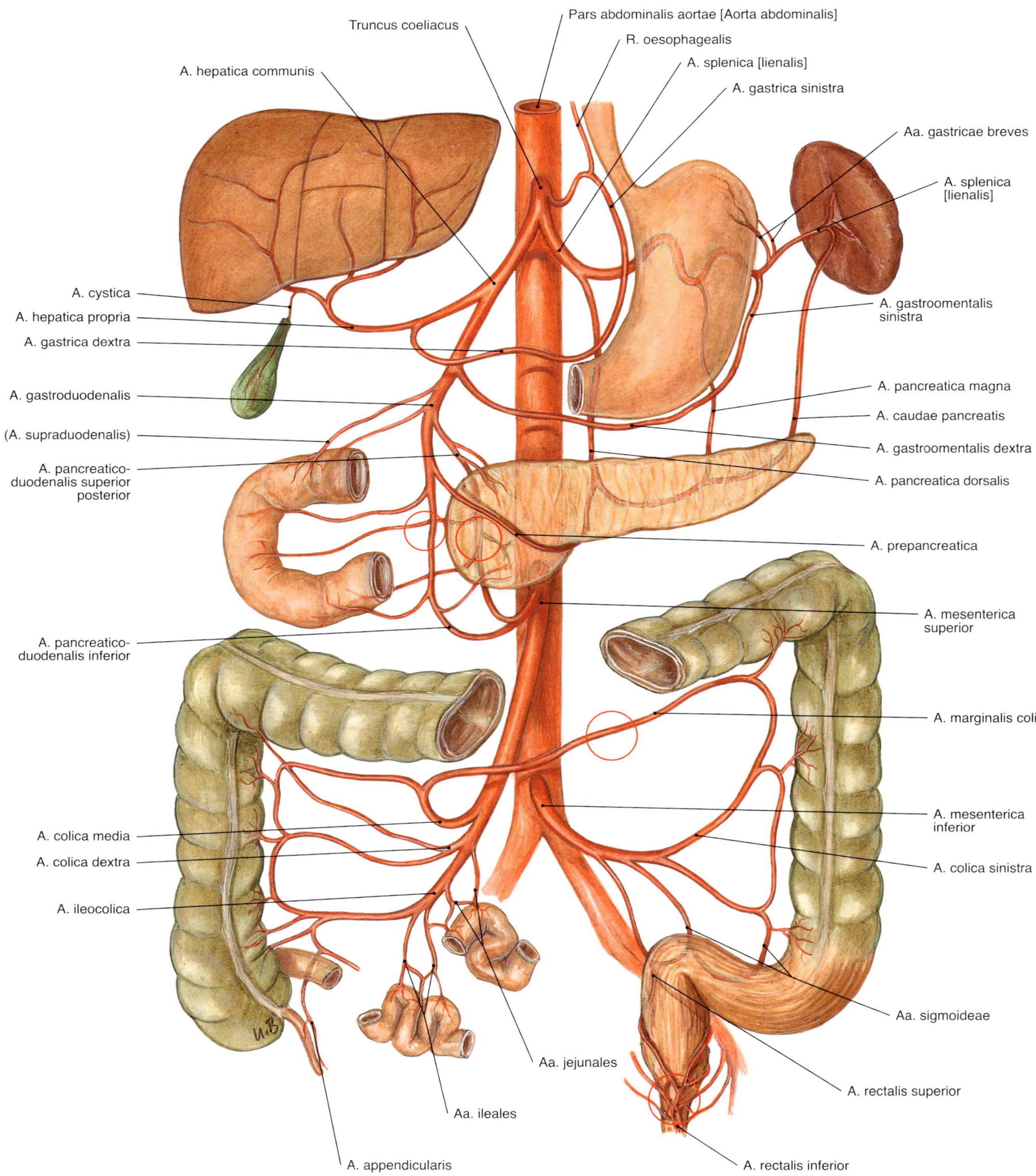

Abb. 1060 Arterien der Baucheingeweide; halbschematisch; mögliche Anastomosen sind gekennzeichnet (○).

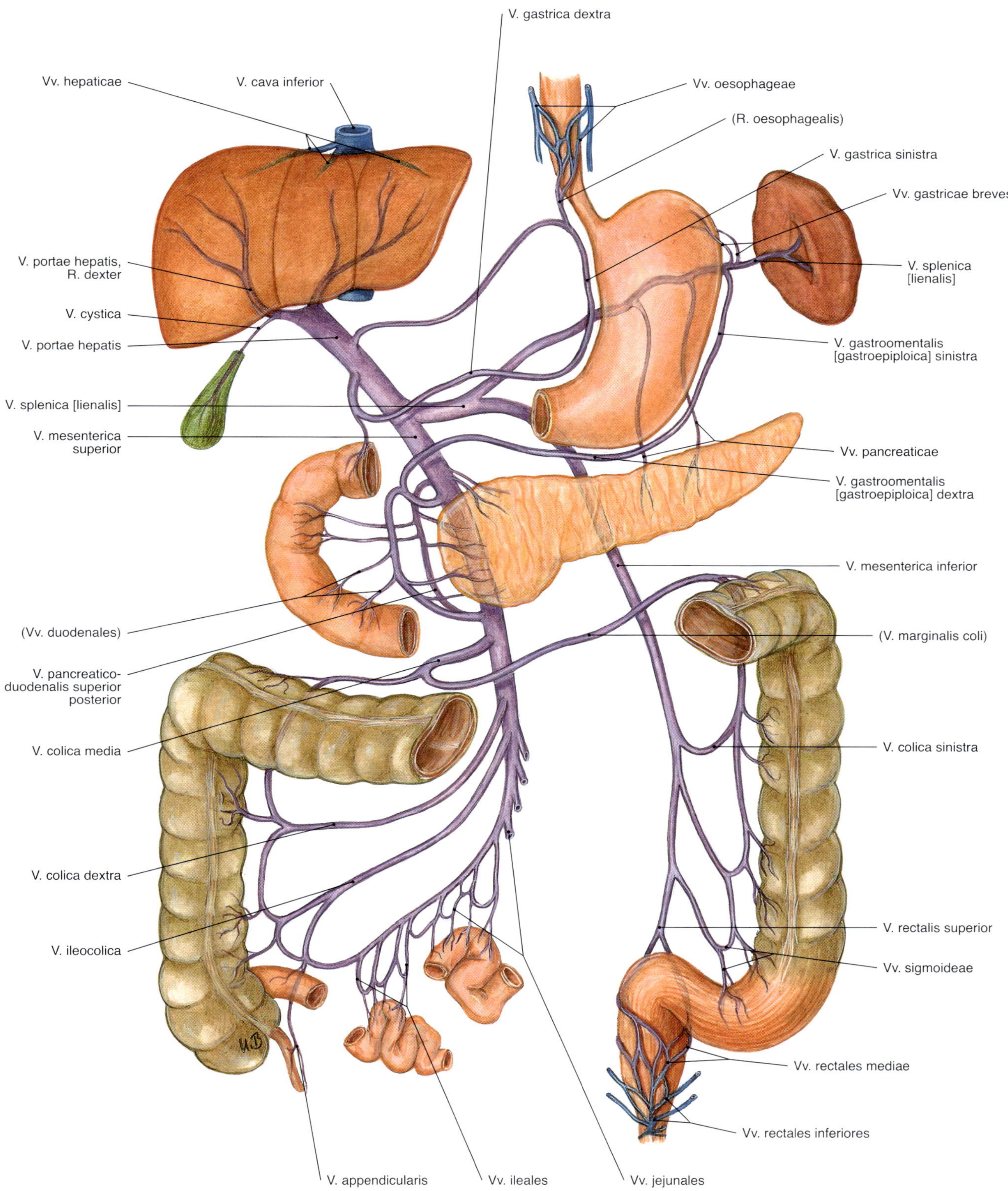

Abb. 1061 Pfortader, V. portae hepatis, mit Zuflüssen; halbschematisch.

Truncus coeliacus

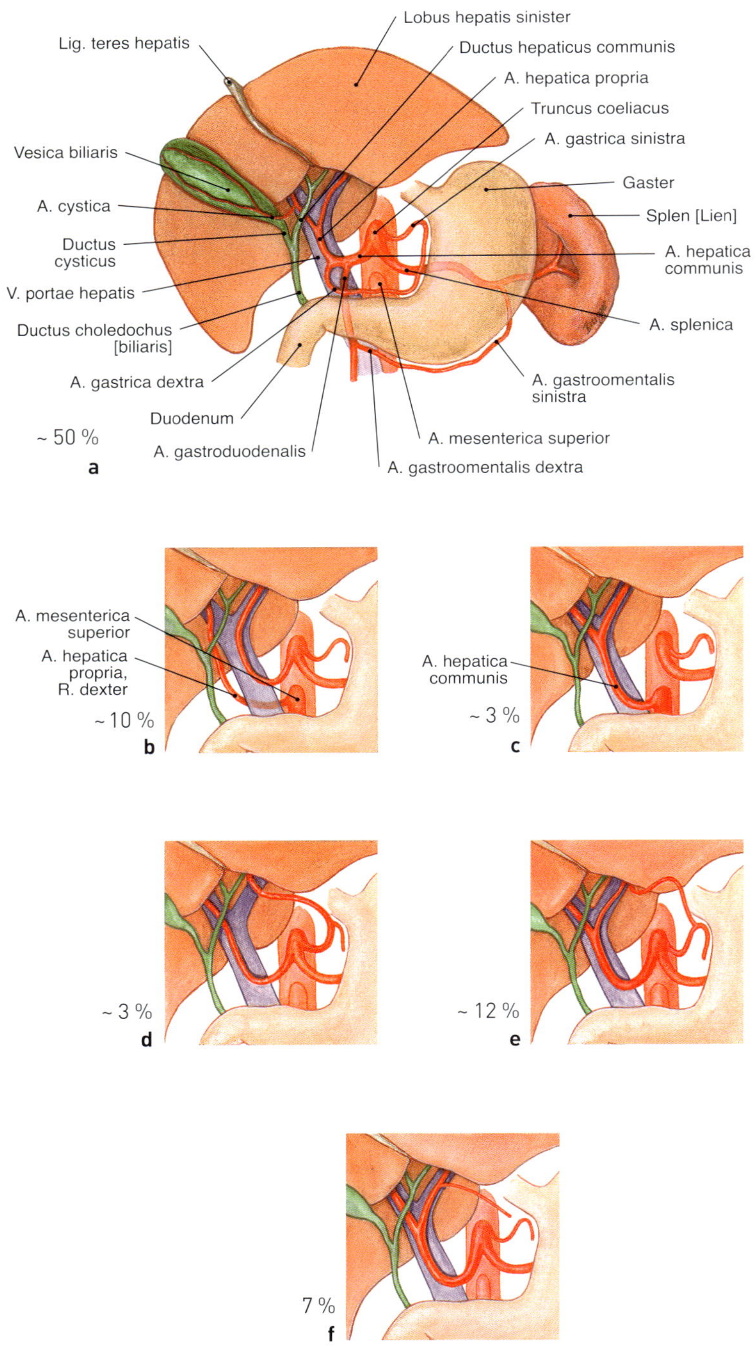

Abb. 1062 a–f Varietäten der Blutversorgung der Leber.
a Lehrbuchfall
b Beteiligung der A. mesenterica superior an der Versorgung des rechten Leberlappens
c Ursprung der A. hepatica communis aus der A. mesenterica superior
d Versorgung des linken Leberlappens durch die A. gastrica sinistra
e Beteiligung eines Astes der A. gastrica sinistra an der Versorgung des linken Leberlappens zusätzlich zum R. sinister der A. hepatica propria
f Versorgung der kleinen Kurvatur des Magens durch einen akzessorischen Ast der A. hepatica propria

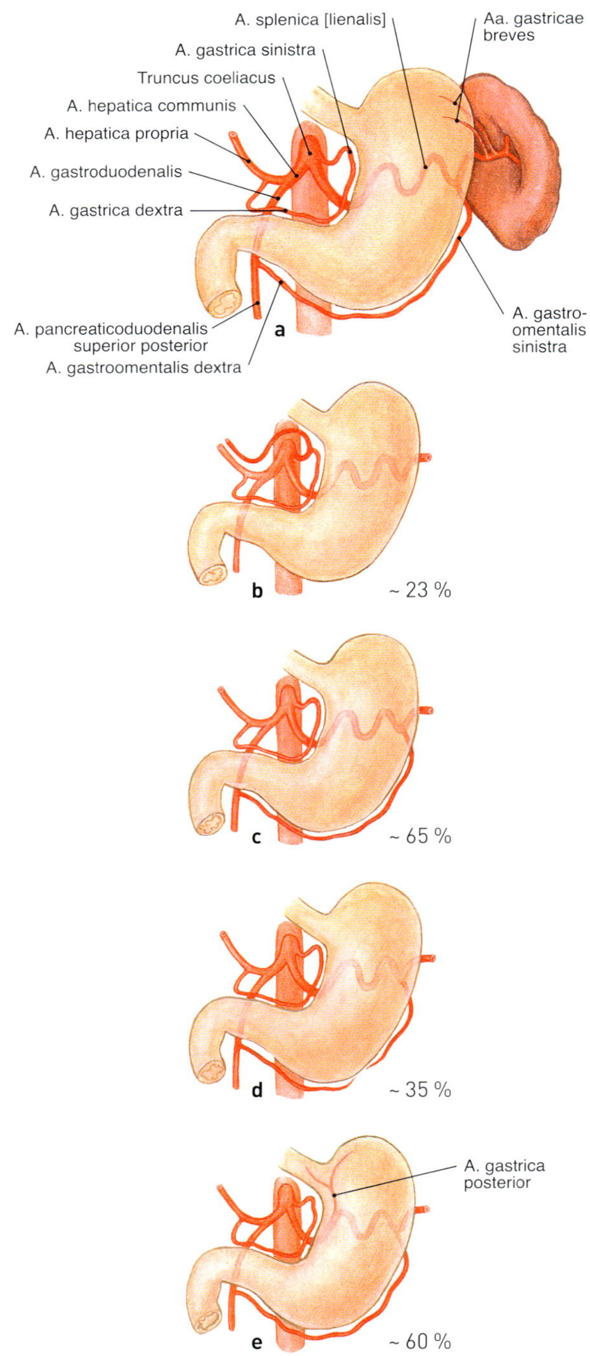

Abb. 1063 a–e Variabilität der arteriellen Blutversorgung des Magens.
a Lehrbuchfall, geschlossene Gefäßarkade an der kleinen und an der großen Kurvatur
b Beteiligung der A. gastrica sinistra an der Versorgung des linken Leberlappens
c Anastomose der Aa. gastroomentales dextra und sinistra an der großen Kurvatur
d keine Anastomose der Aa. gastroomentales dextra und sinistra an der großen Kurvatur
e zusätzliche A. gastrica posterior als Ast der A. splenica zur Versorgung der Magenhinterwand

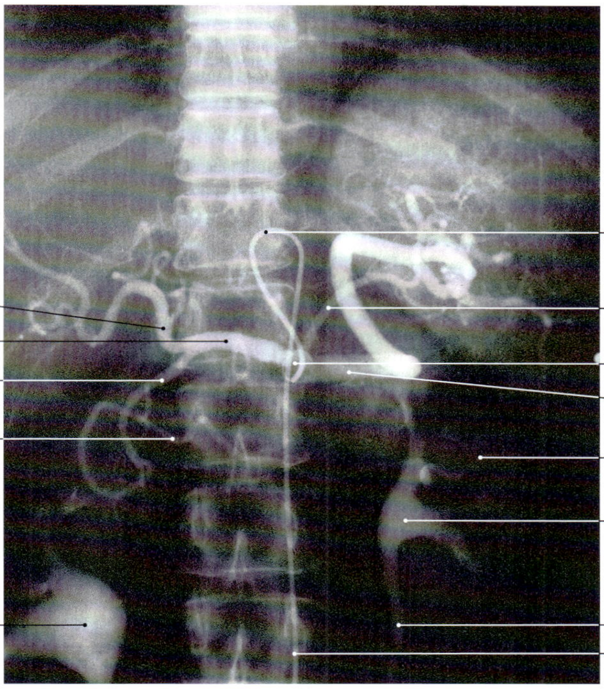

Abb. 1064 Arterien von Magen, Gaster; Milz, Splen [Lien], und Leber, Hepar;
ap-Röntgenbild nach selektiver Injektion von Kontrastmittel in den Truncus coeliacus (Zöliakographie) mit gleichzeitiger Darstellung der Nierenbecken nach i.v. Injektion eines durch die Nieren ausscheidbaren Kontrastmittels; von ventral.

* Katheterschlinge in der Aorta
** Katheter in der Aorta

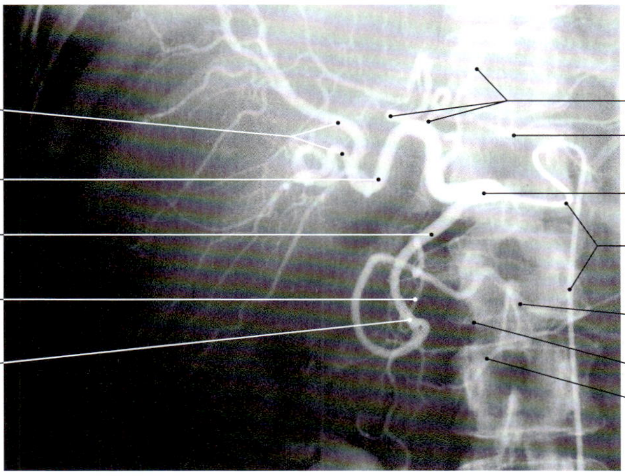

Abb. 1065 A. hepatica communis;
ap-Röntgenbild nach selektiver Injektion eines Kontrastmittels in die A. hepatica communis;
von ventral.

* Äste zum linken Leberlappen anstelle eines R. sinister der A. hepatica propria
** akzessorischer Ast aus der A. hepatica zur kleinen Kurvatur des Magens
*** Katheter in der Aorta

Gefäße des Oberbauchs

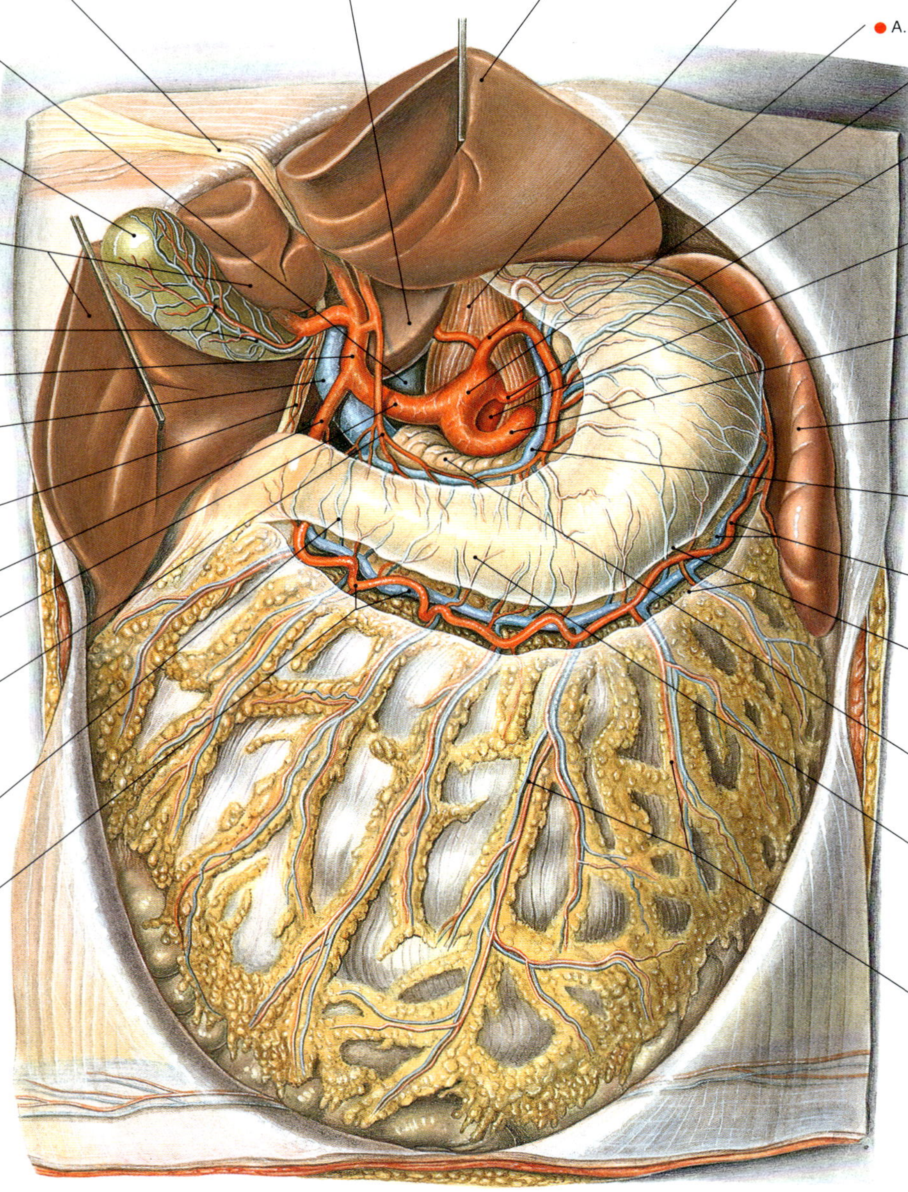

Abb. 1066 Gefäße des Oberbauchs.

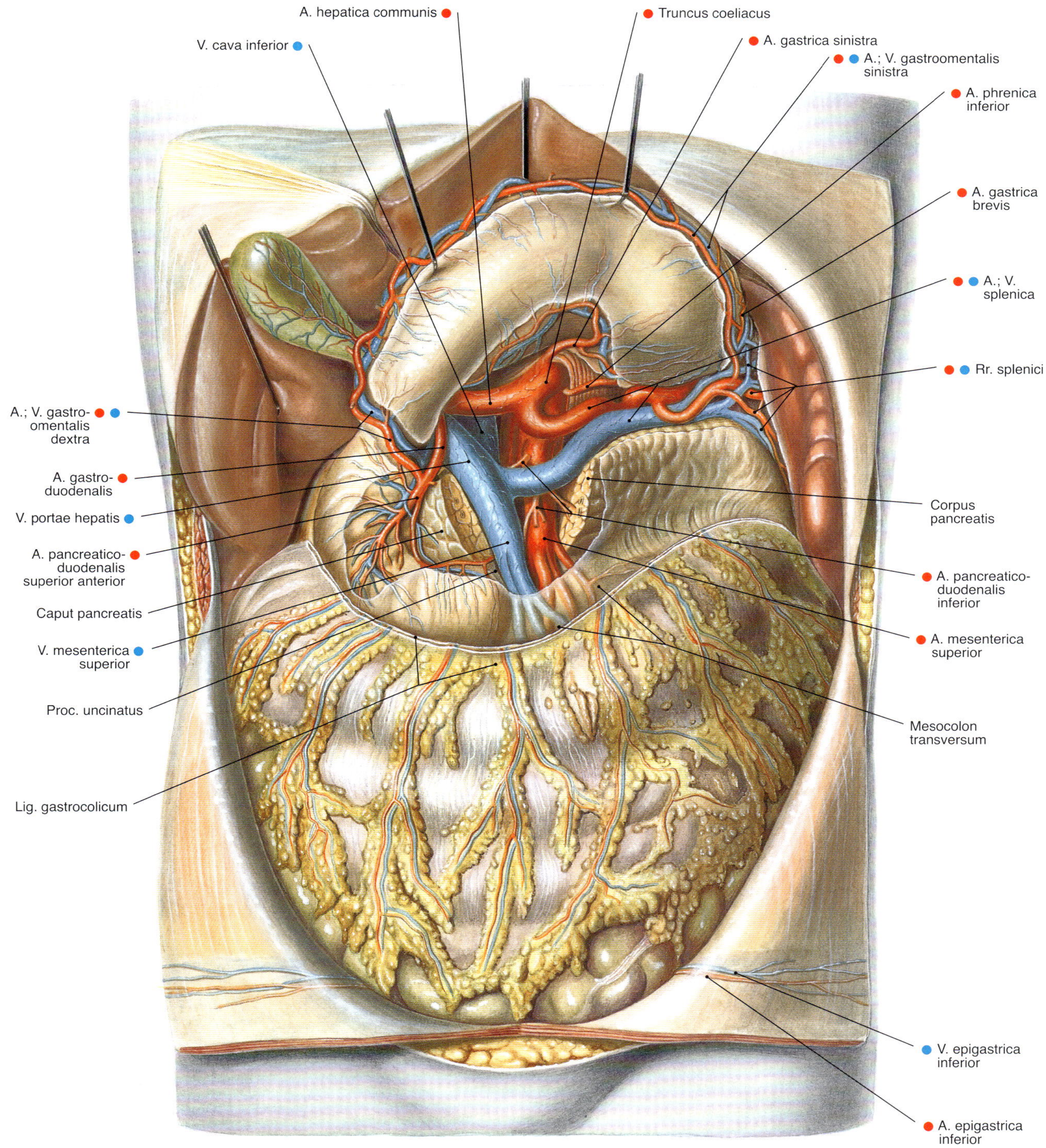

Abb. 1067 Gefäße des Oberbauchs.

A. mesenterica superior

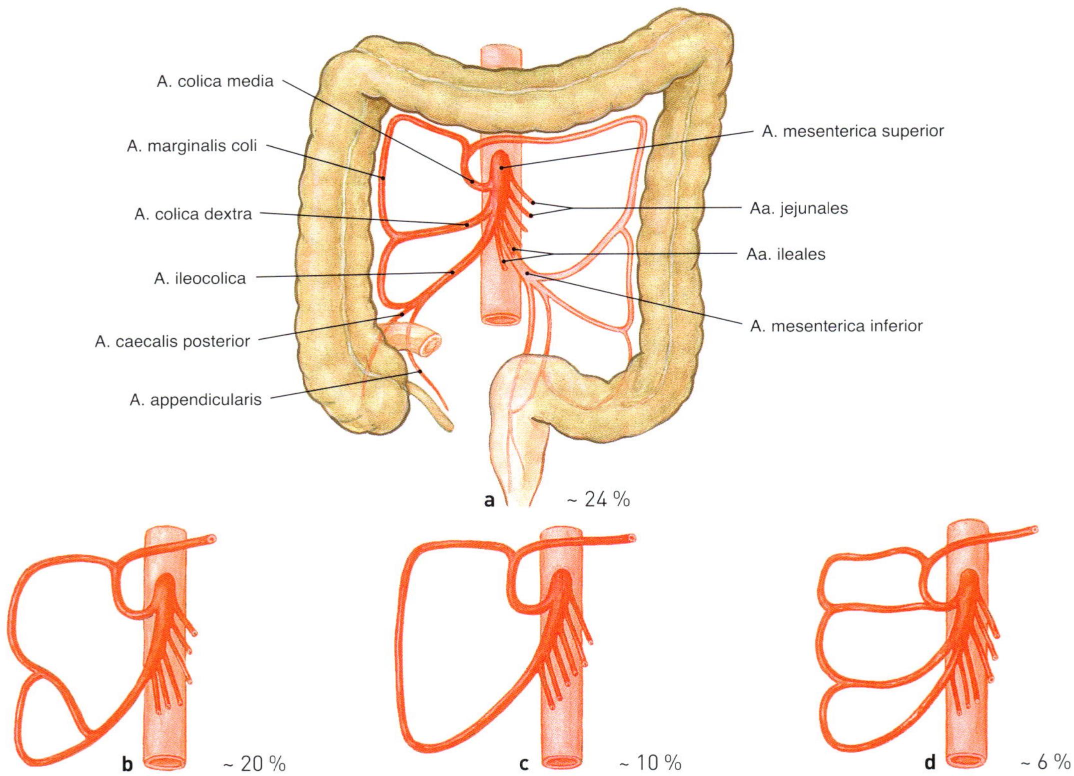

Abb. 1068 a–d Varietäten der Äste der A. mesenterica superior zum Dickdarm.

a Lehrbuchfall, Versorgung von Colon ascendens und Colon transversum durch drei Äste

b Stammbildung von A. ileocolica und A. colica dextra

c Ausbildung von nur zwei Ästen bei Fehlen einer A. colica dextra

d Verdopplung der A. colica dextra

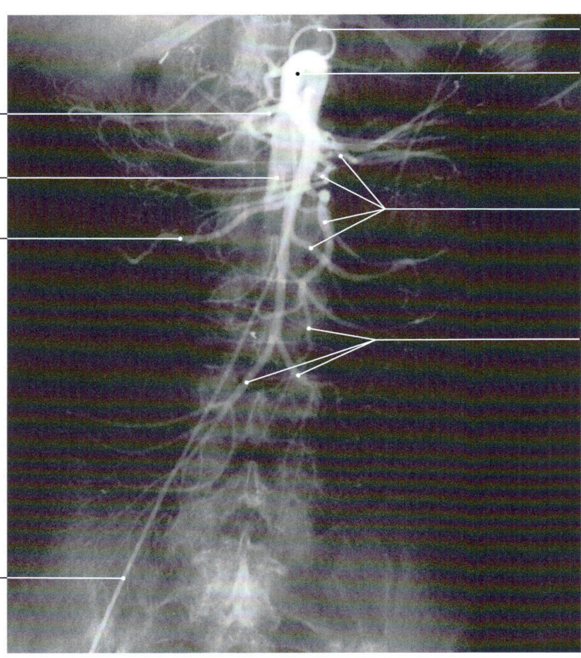

Abb. 1069 A. mesenterica superior; ap-Röntgenbild nach Injektion eines Kontrastmittels in den Beginn der A. mesenterica superior; von ventral.

* Katheter in der Aorta
** Katheter in der A. iliaca communis

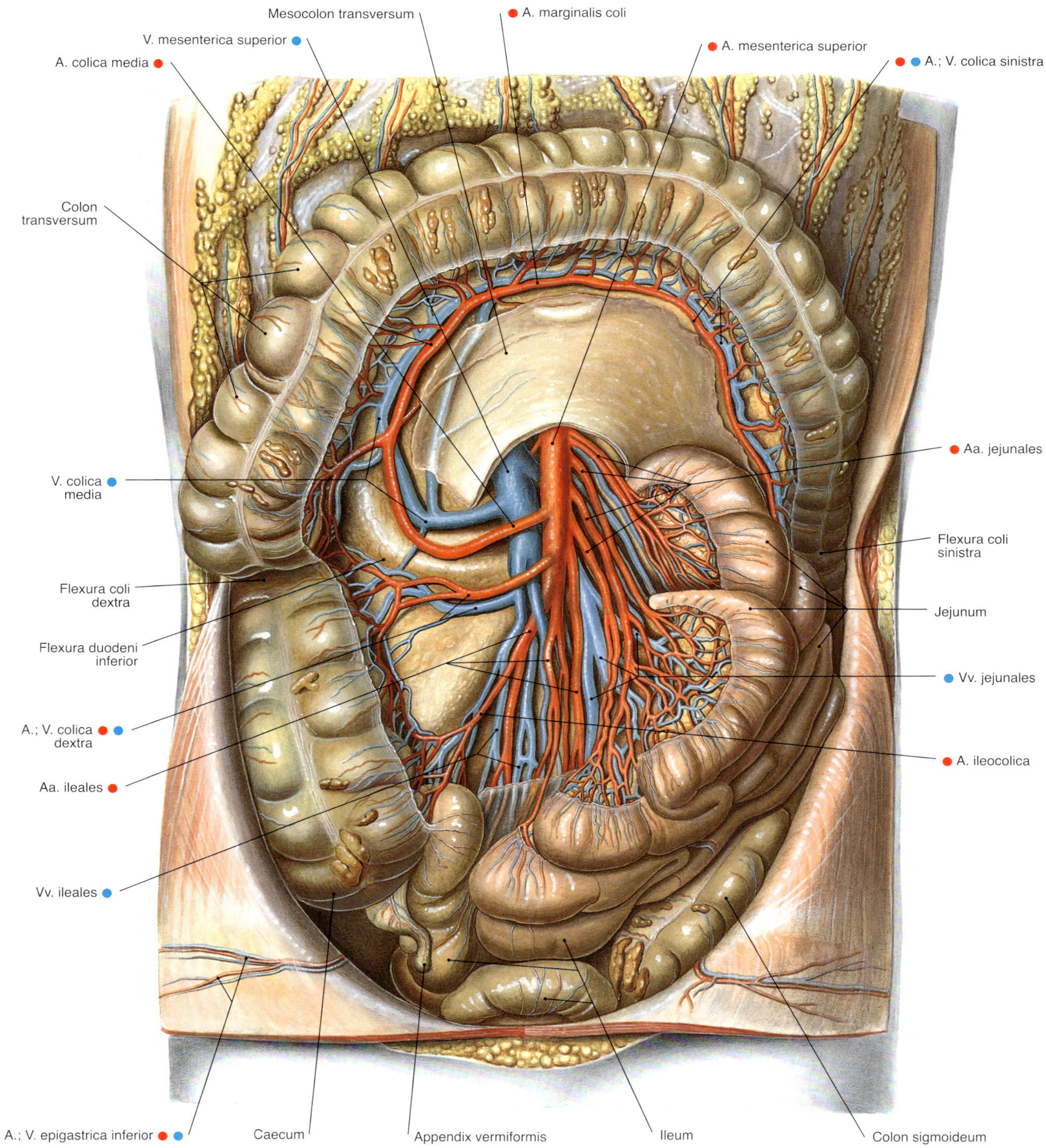

Abb. 1070 A. und V. mesenterica superior.
Die Dünndarmarterien bilden Arkaden.

A. mesenterica inferior

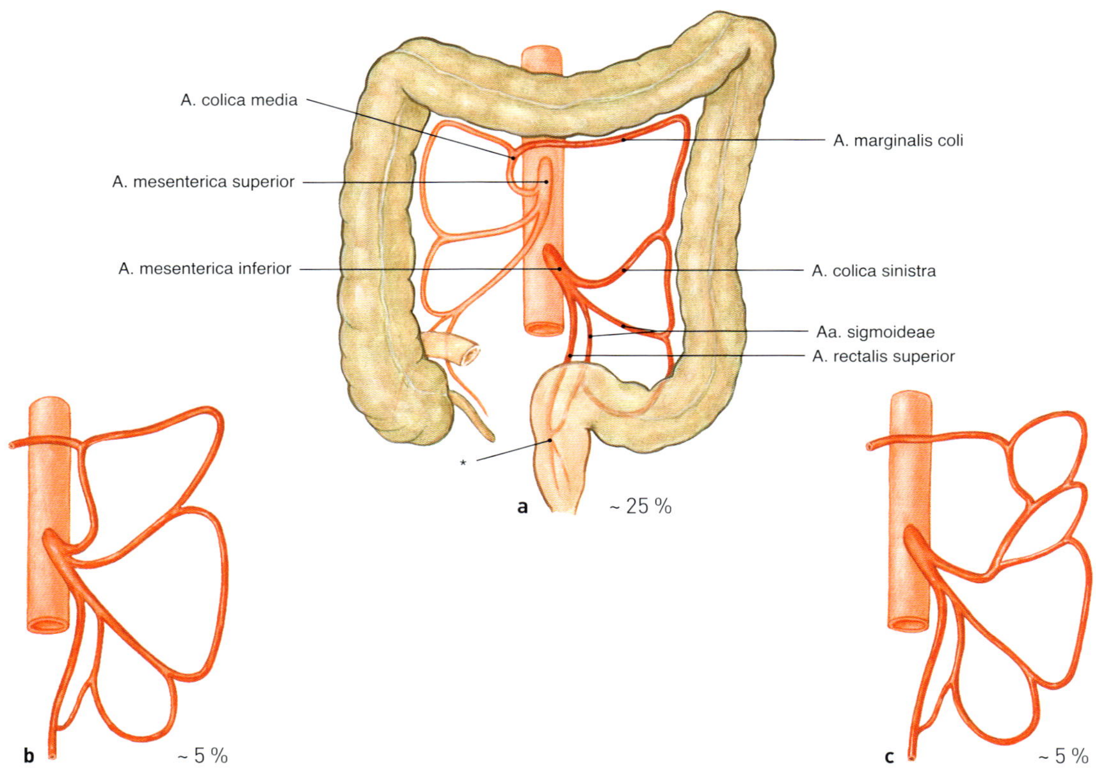

Abb. 1071 a–c Varietäten der A. mesenterica inferior.
a Dreiteilung des Hauptstamms zur Versorgung von Colon descendens, Colon sigmoideum und Rectum
b akzessorische A. colica media aus der A. mesenterica inferior
c akzessorische A. colica media aus der A. colica sinistra
* klinisch: SUDECK'scher Punkt

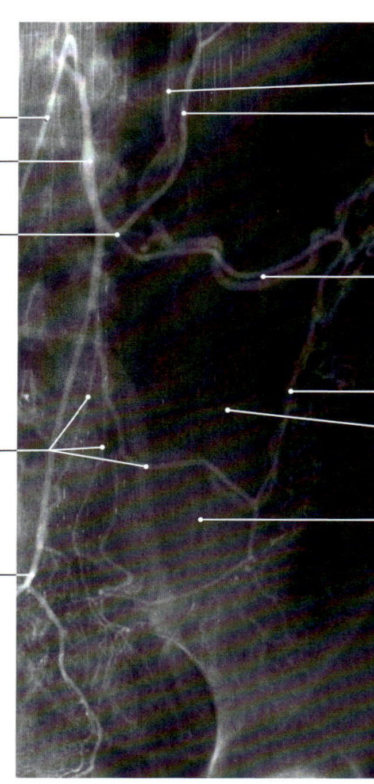

Abb. 1072 A. mesenterica inferior; ap-Röntgenbild nach selektiver Injektion eines Kontrastmittels in den Beginn der A. mesenterica inferior; von ventral.
* Katheter in der Aorta

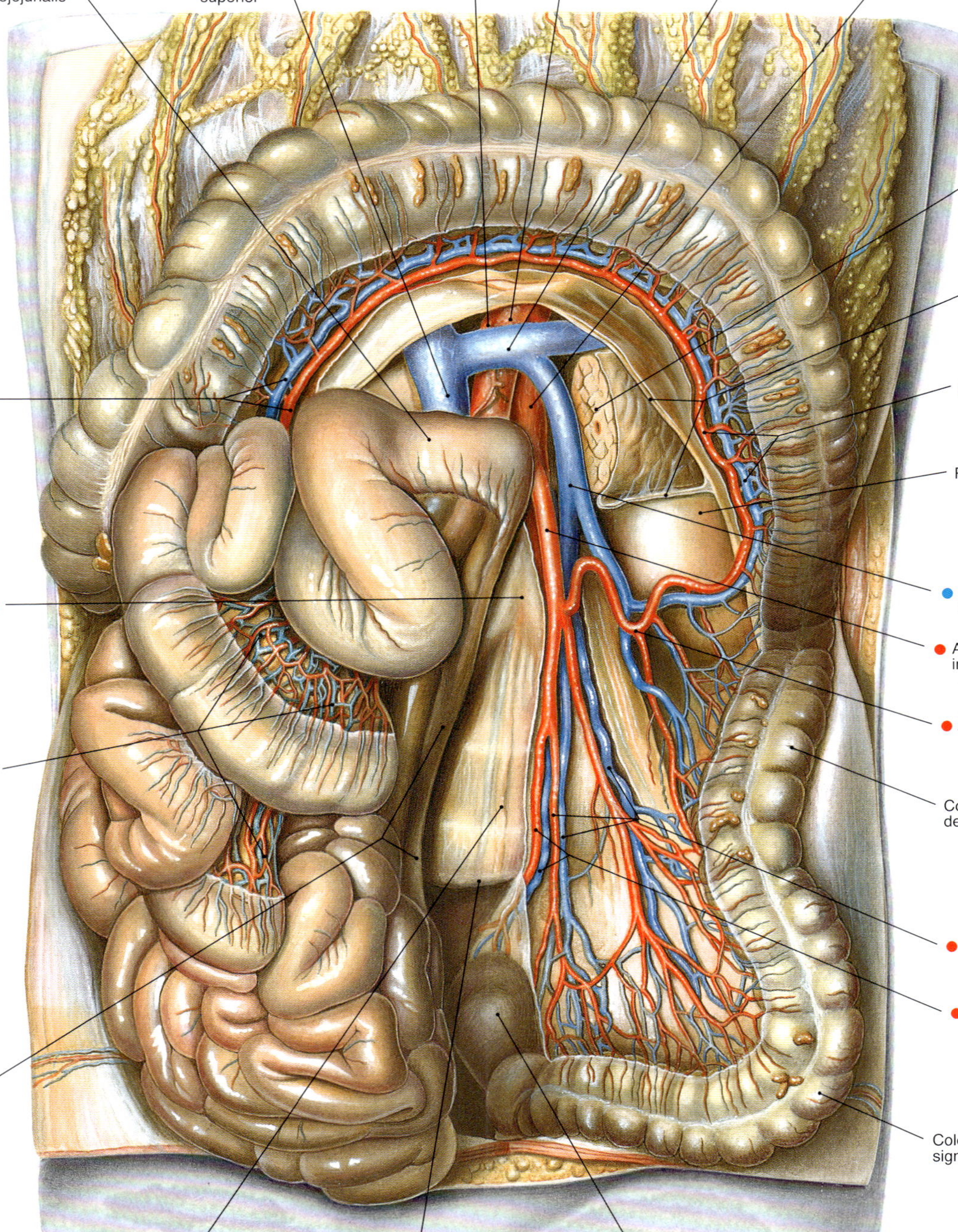

Abb. 1073 A. und V. mesenterica inferior.

Truncus coeliacus

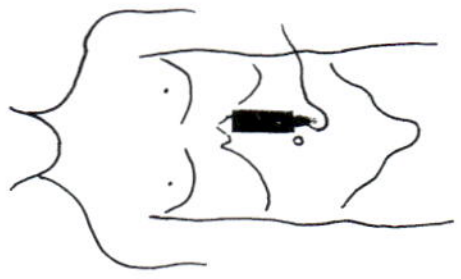

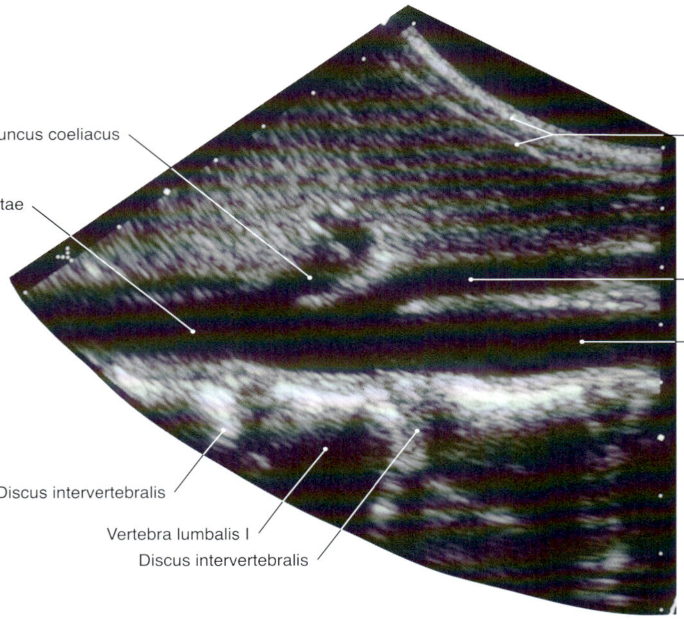

Abb. 1074 Bauchschlagader, Pars abdominalis aortae, mit Truncus coeliacus und A. mesenterica superior; Ultraschallbild; annähernd sagittale Schallebene.
* Bauchwand

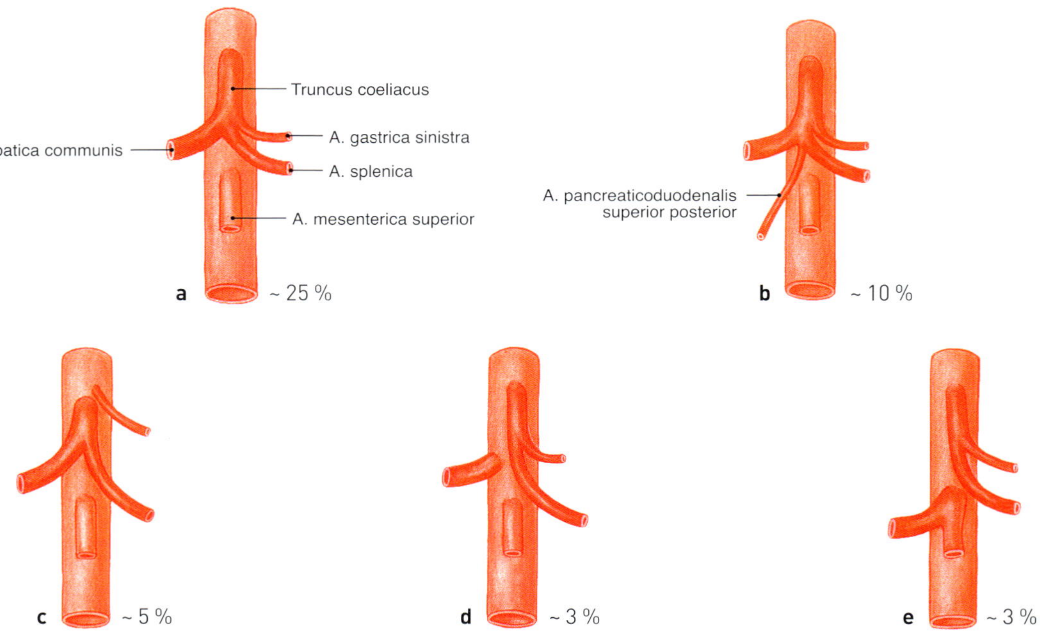

Abb. 1075 a–e Varietäten des Truncus coeliacus.
a Lehrbuchfall, Aufteilung des Truncus in drei Äste
b Aufteilung des Truncus in vier Äste
c Ausbildung eines Truncus hepatosplenicus
d Ausbildung eines Truncus gastrosplenicus
e Ausbildung eines Truncus gastrosplenicus und eines Truncus hepatomesentericus

Gefäße des Retroperitonealraums

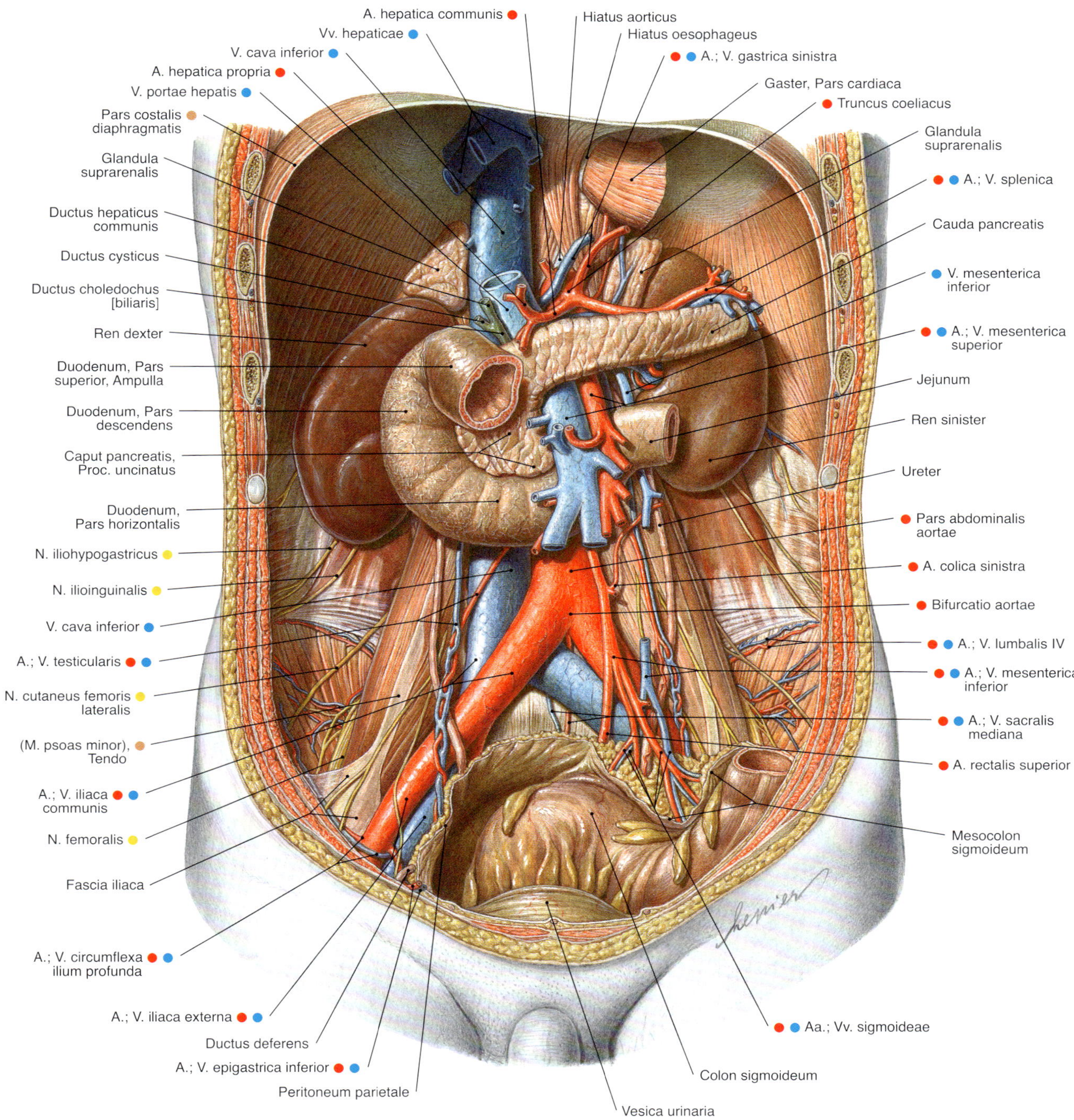

Abb. 1076 Gefäße des Retroperitonealraums, Situs retroperitonealis, beim Mann.

Pfortader, Übersicht

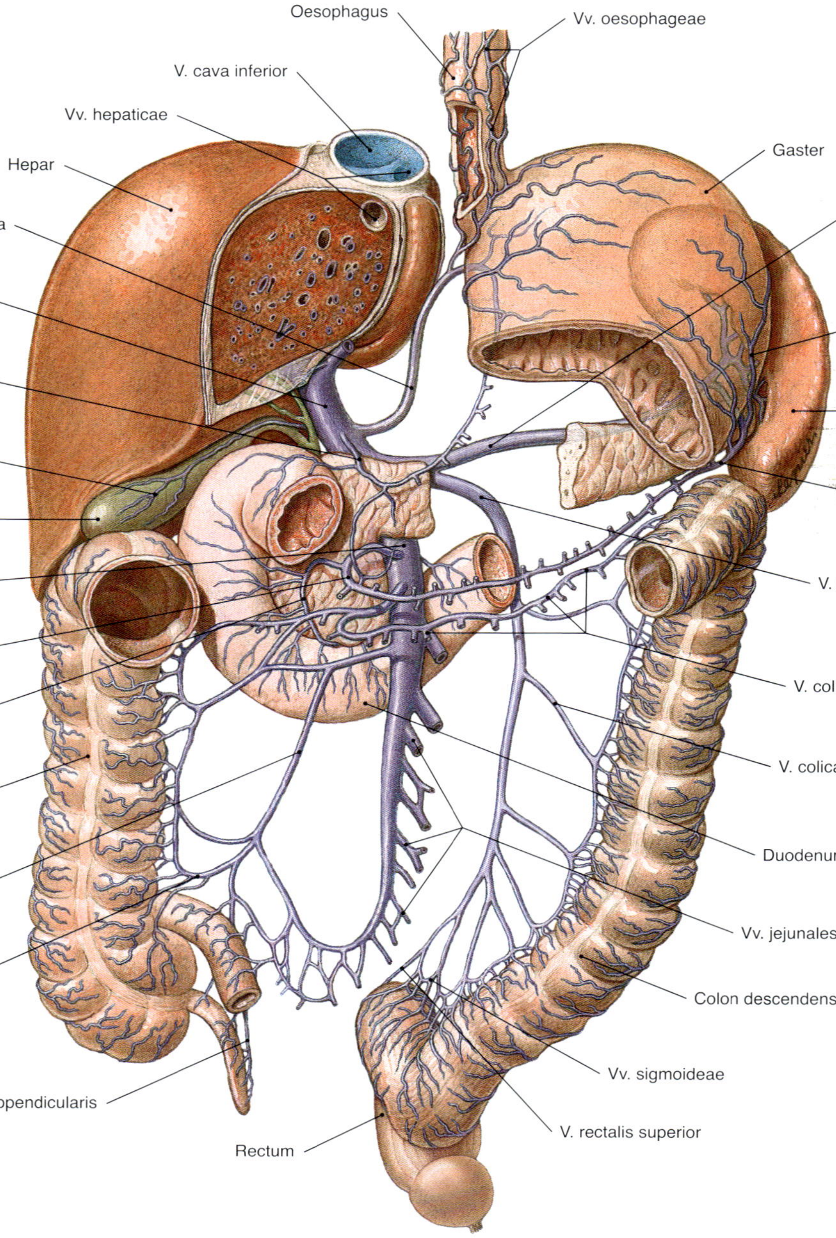

Abb. 1077 Pfortader, V. portae hepatis; von ventral.

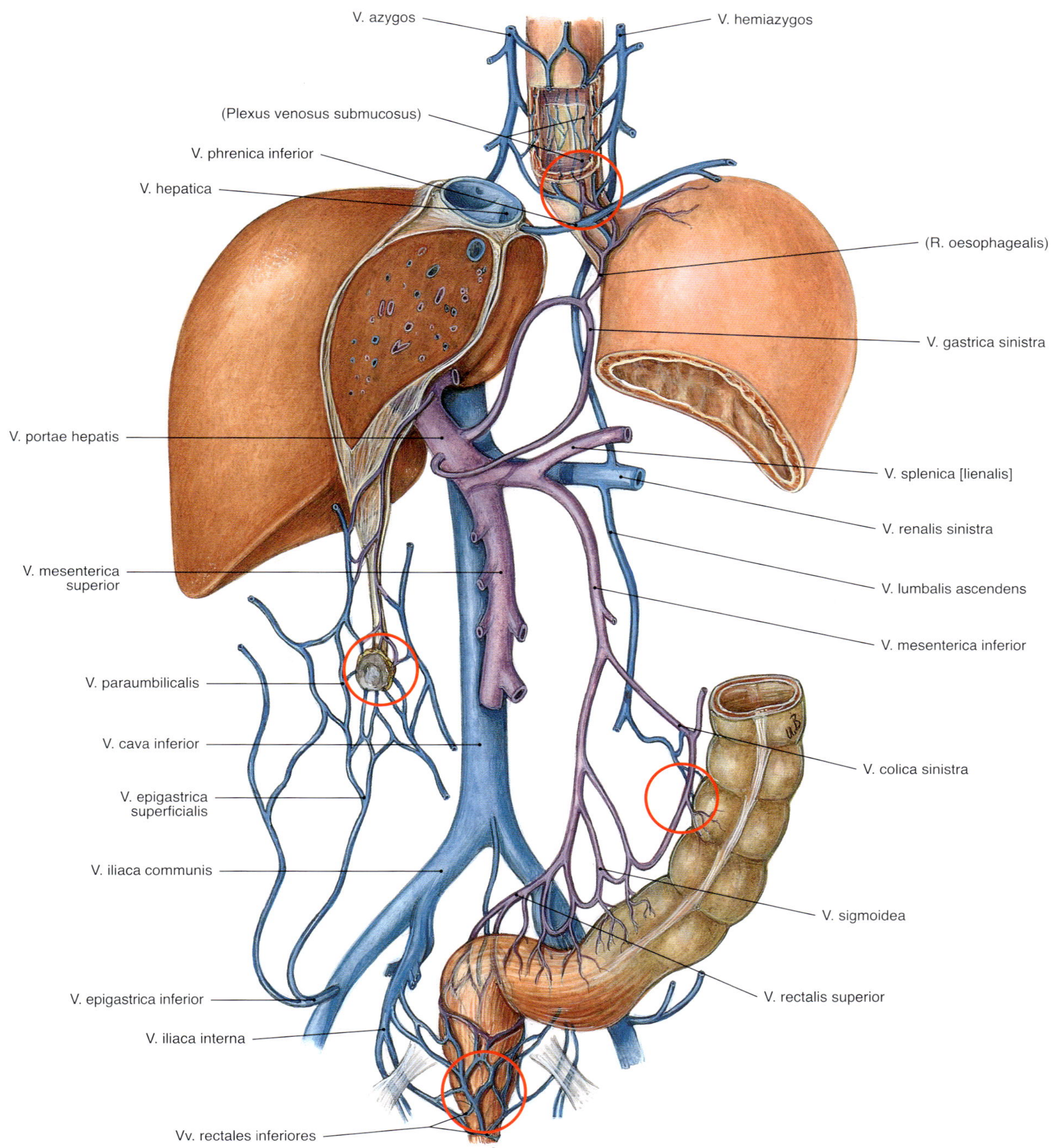

Abb. 1078 Pfortader, V. portae hepatis, und untere Hohlvene, V. cava inferior; halbschematisch;
Zuflüsse zur V. cava inferior in Blau;
Zuflüsse zur V. portae hepatis in Lila;
mögliche portokavale Anastomosen sind durch Kreise hervorgehoben.

Niere

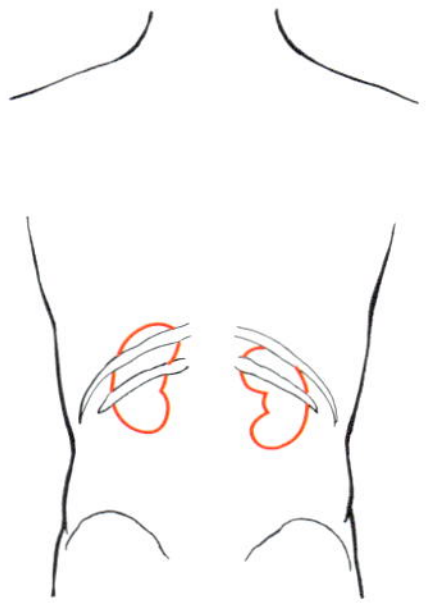

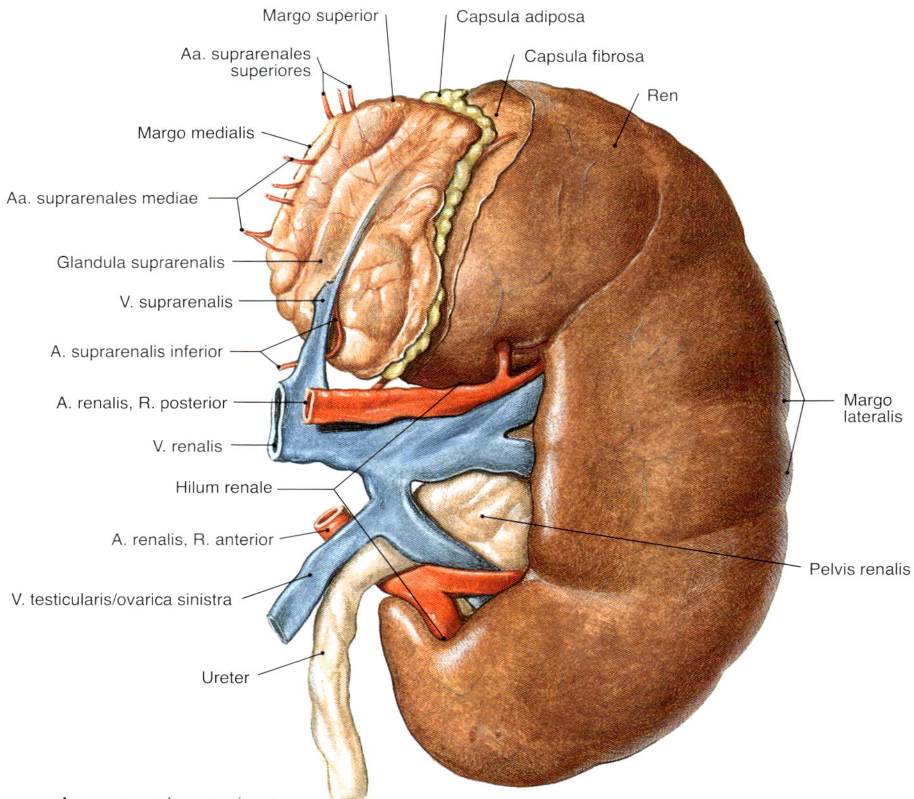

Abb. 1079 Niere, Ren [Nephros], und Nebenniere, Glandula suprarenalis; von ventral (li).

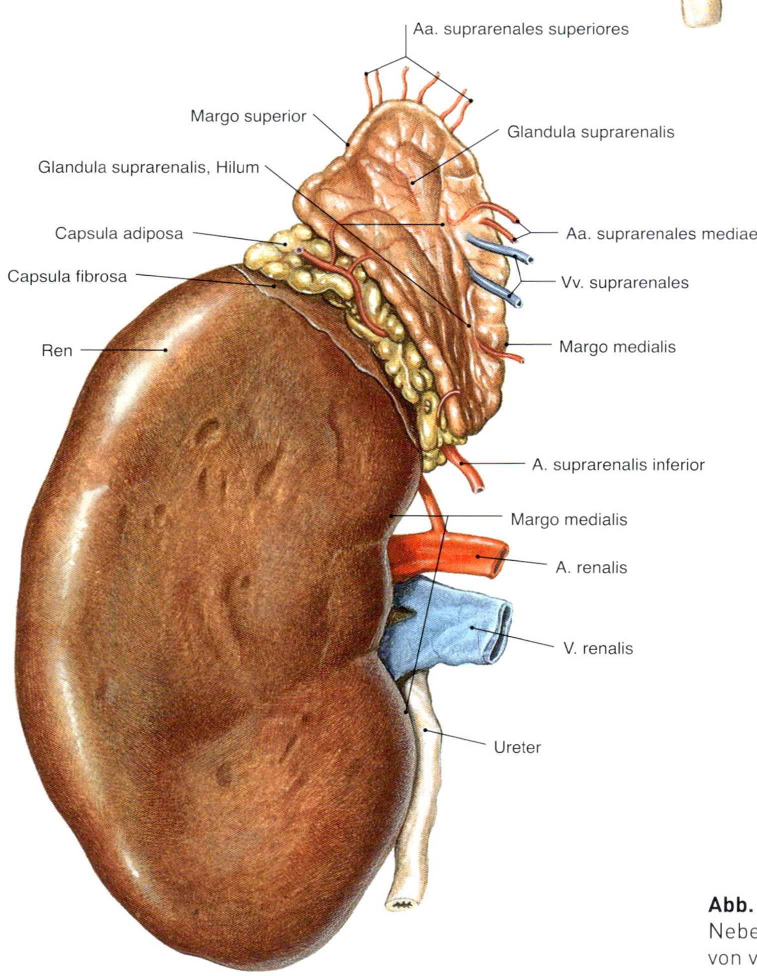

Abb. 1080 Niere, Ren [Nephros], und Nebenniere, Glandula suprarenalis; von ventral (re).

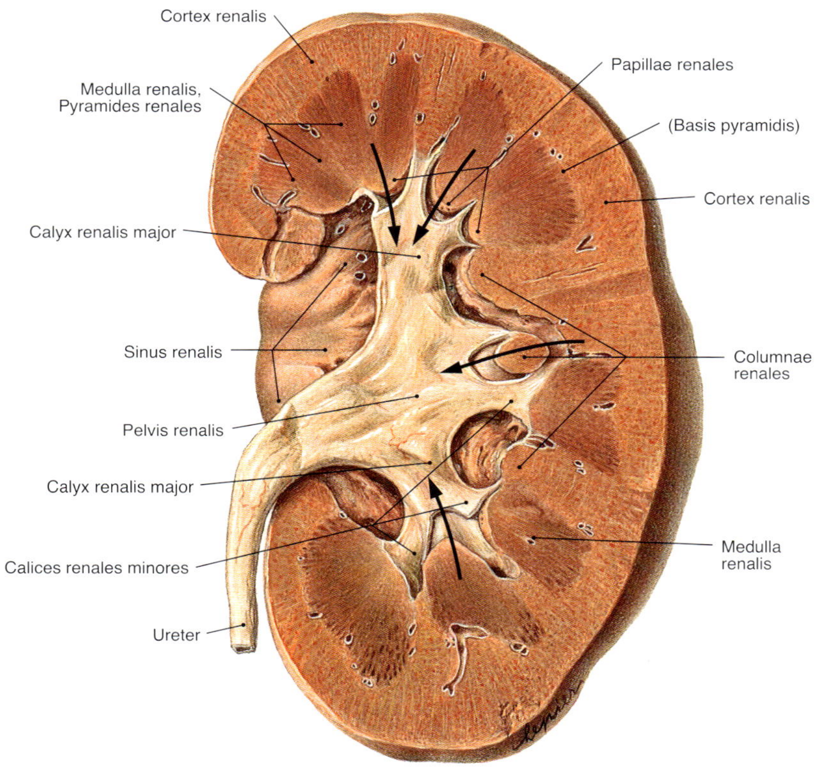

Abb. 1081 Niere, Ren [Nephros]; schräger, vertikaler Halbierungsschnitt zur Darstellung von Rinde, Mark und Nierenbecken; von ventral (li). Von den Pyramiden zeigen Pfeile in die Nierenkelche.

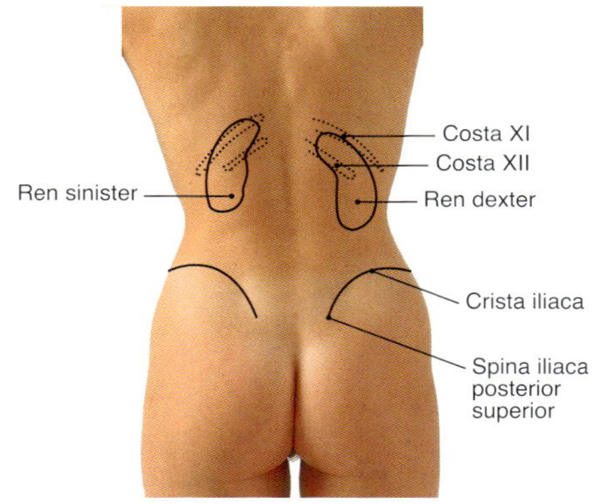

Abb. 1082 Projektion der Nieren auf den Rücken.

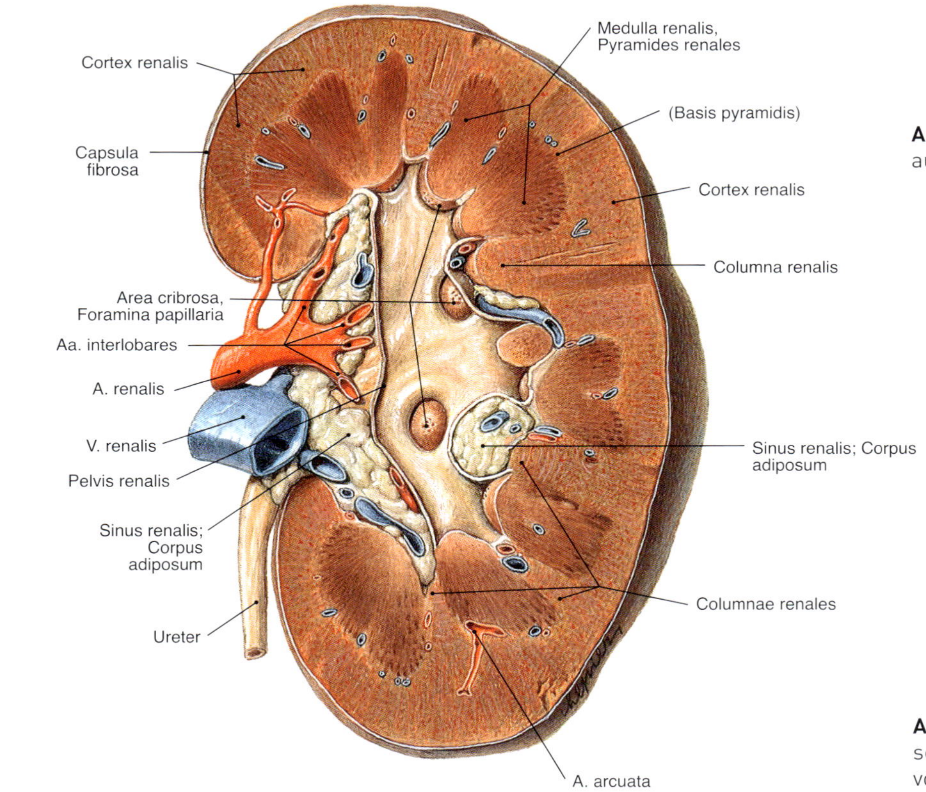

Abb. 1083 Niere, Ren [Nephros]; schräger, vertikaler Halbierungsschnitt; von ventral (li).

Niere, Aufbau

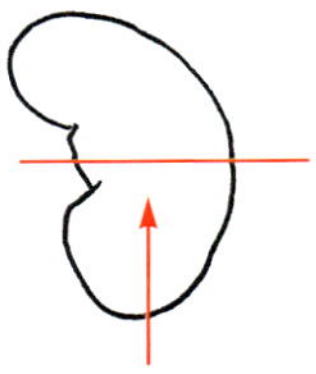

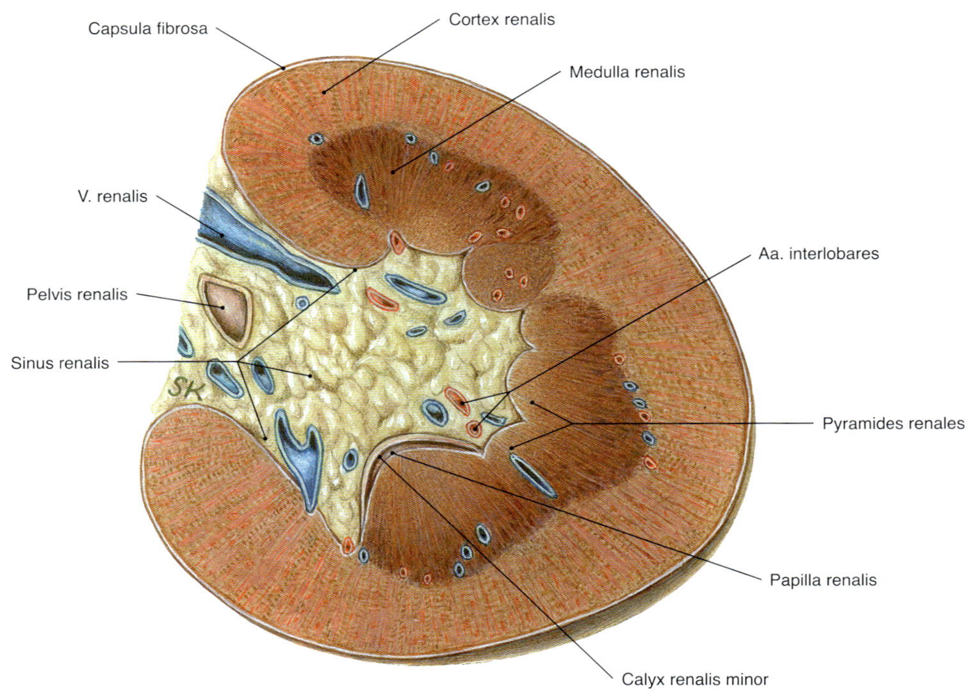

Abb. 1084 Niere, Ren [Nephros];
Transversalschnitt durch die Nierenbucht,
Sinus renalis;
von kaudal (li).

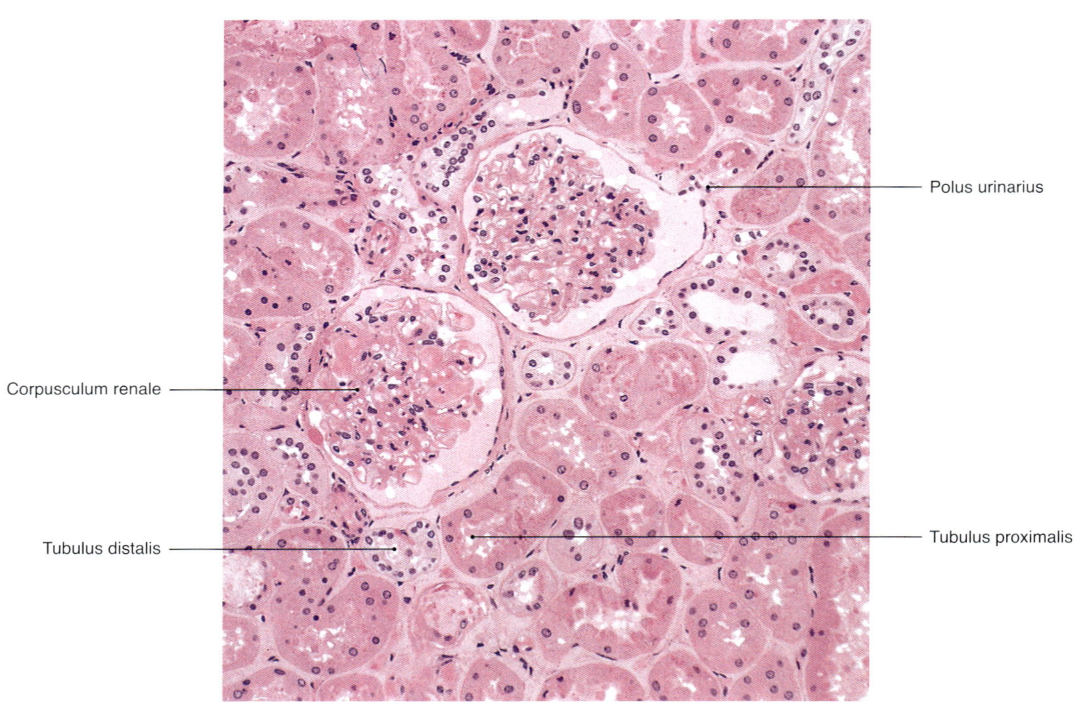

Abb. 1085 Niere, Ren [Nephros];
mikroskopischer Ausschnitt aus der Rinde (100×).

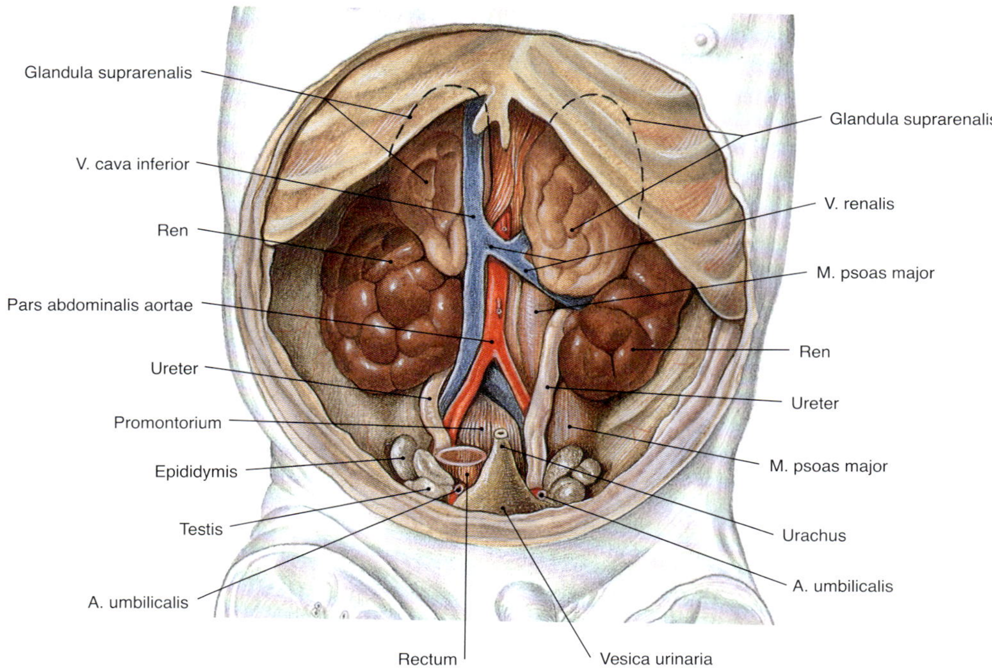

Abb. 1086 Niere, Ren [Nephros], und Nebenniere, Glandula suprarenalis, eines ~ 5 Monate alten Fetus.

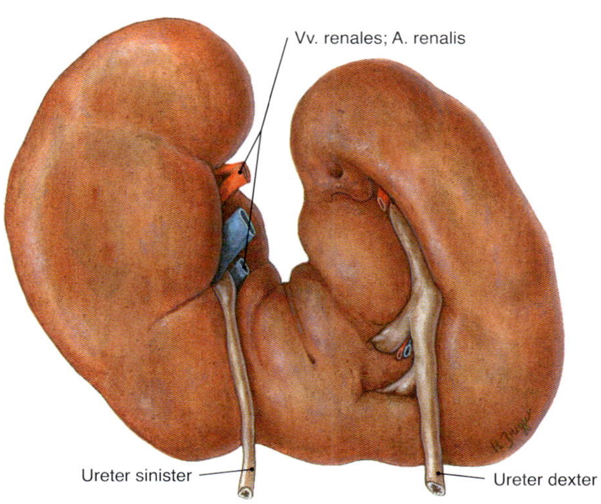

Abb. 1087 Niere, Ren [Nephros]; von dorsal.
Die unteren Pole beider Nieren sind verschmolzen (= Hufeisenniere).

Nierenbecken und Nierenkelche

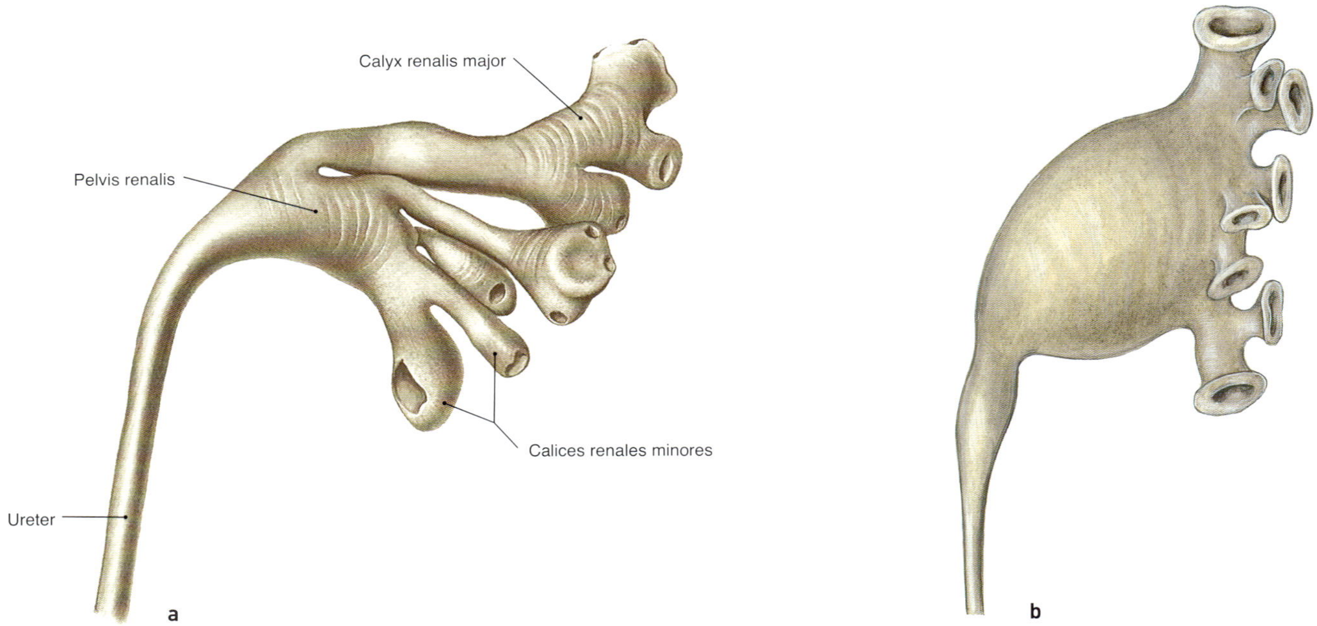

Abb. 1088 a, b Nierenbecken, Pelvis renalis;
Ausgusspräparate;
von ventral (li).
a dendritischer Typ
b ampullärer Typ

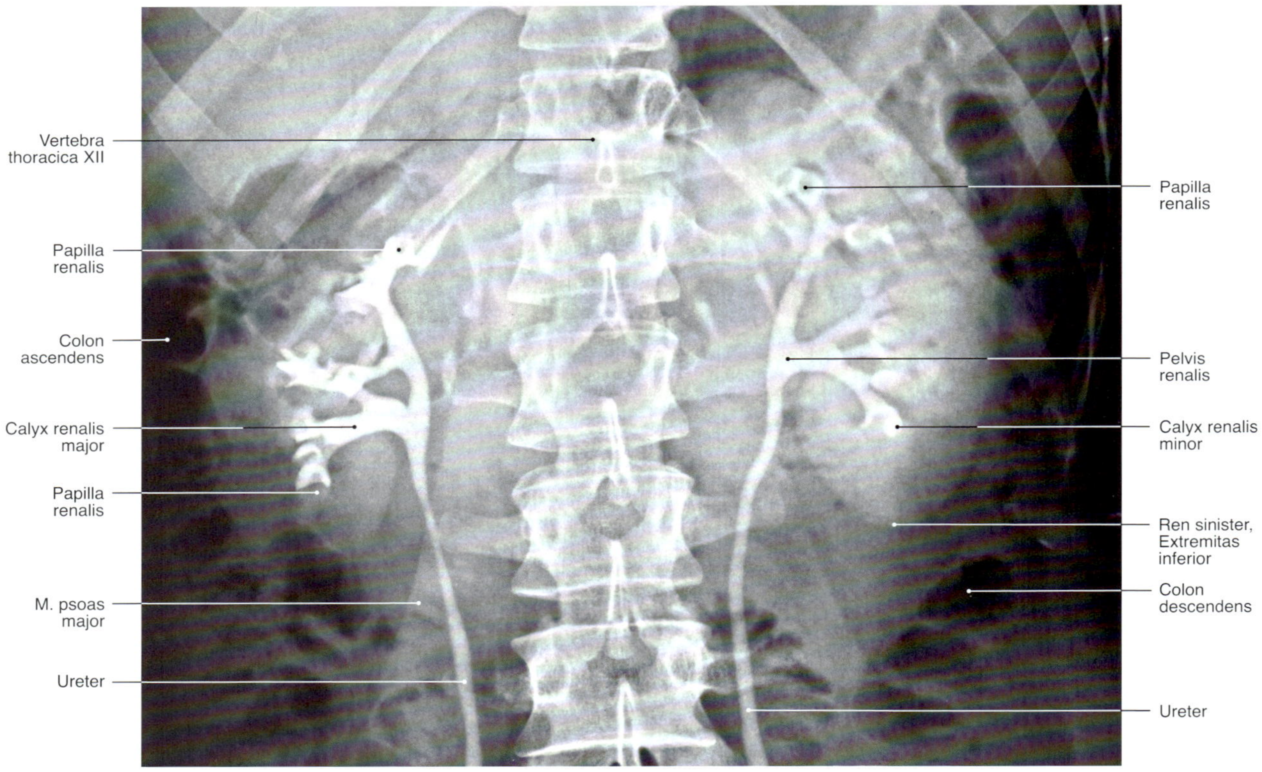

Abb. 1089 Niere, Ren;
Nierenbecken, Pelvis renalis, und Harnleiter, Ureter;
ap-Röntgenbild nach retrograder Injektion eines Röntgenkontrastmittels über beide Ureteren.

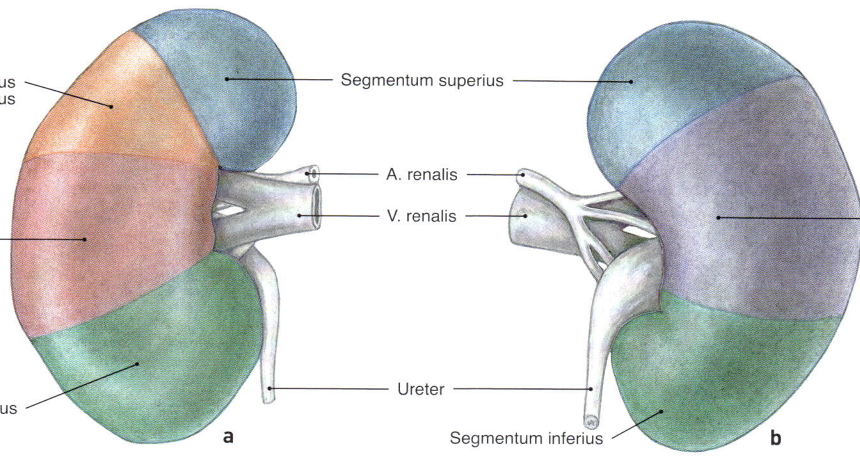

Abb. 1090 a, b Nierensegmente, Segmenta renalia.

a von ventral (re)
b von dorsal (re)

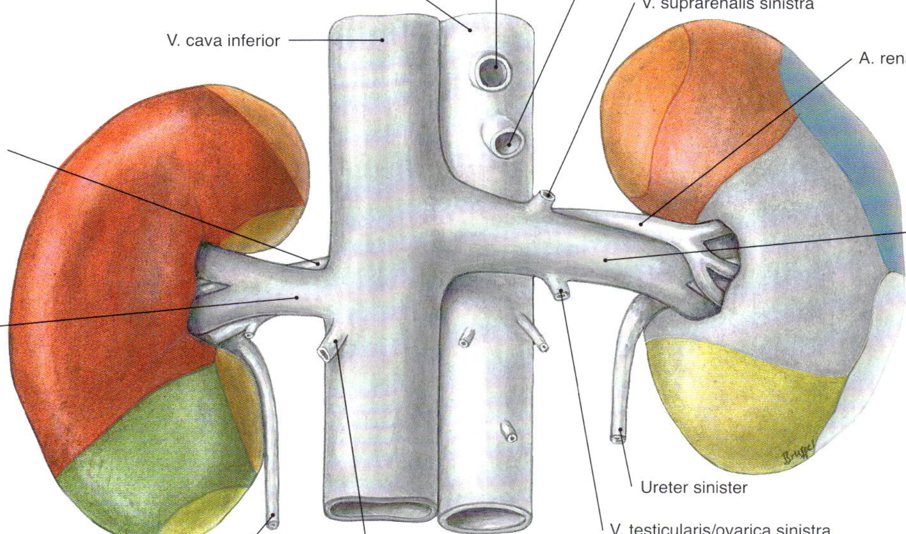

Abb. 1091 Niere, Ren;
Kontaktflächen mit benachbarten Organen;
von ventral.

Kontaktflächen der Nieren

- Glandulae suprarenales
- Hepar
- Duodenum, Pars descendens
- Colon, Flexura dextra
- Jejunum
- Gaster
- Splen [Lien]
- Pancreas
- Colon descendens

Niere, Bildgebung

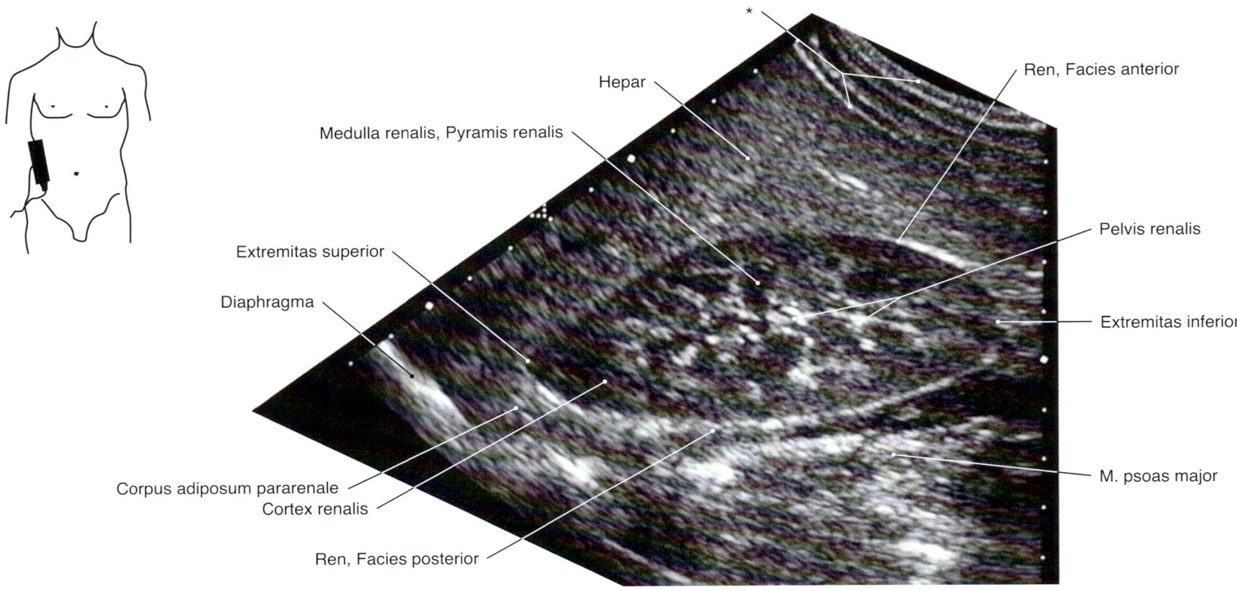

Abb. 1092 Niere, Ren [Nephros];
Ultraschallbild;
Schallkopf von ventrokaudal nach dorsokranial gerichtet;
von lateral (re).
* Bauchwand

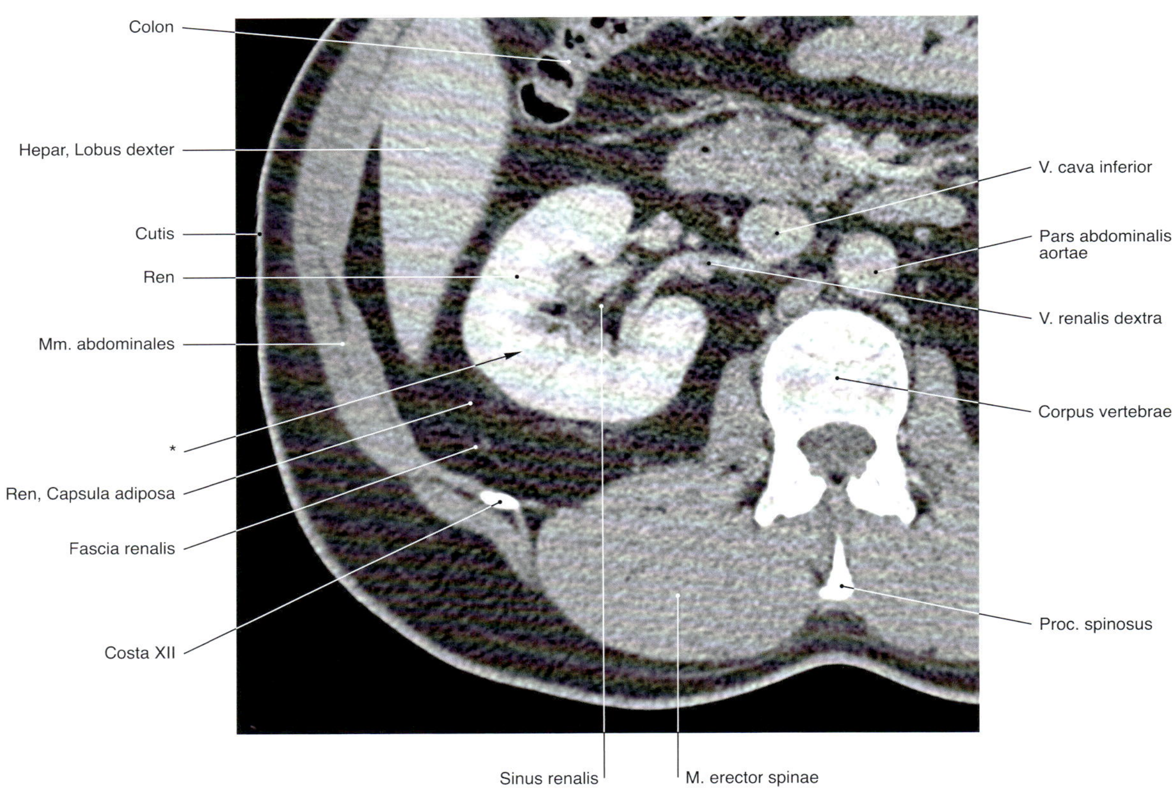

→ 1196

Abb. 1093 Niere, Ren;
Punktion der rechten Niere;
computertomographischer Querschnitt (CT);
von kaudal.
* Führung der Nadel zur Nierenbiopsie

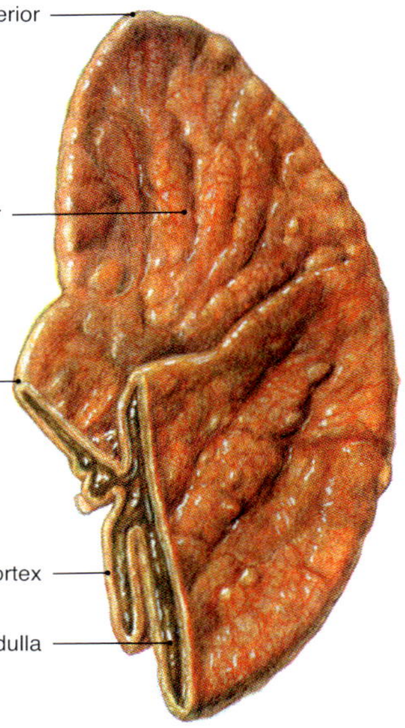

Abb. 1094 Nebenniere, Glandula suprarenalis; von ventral (re).

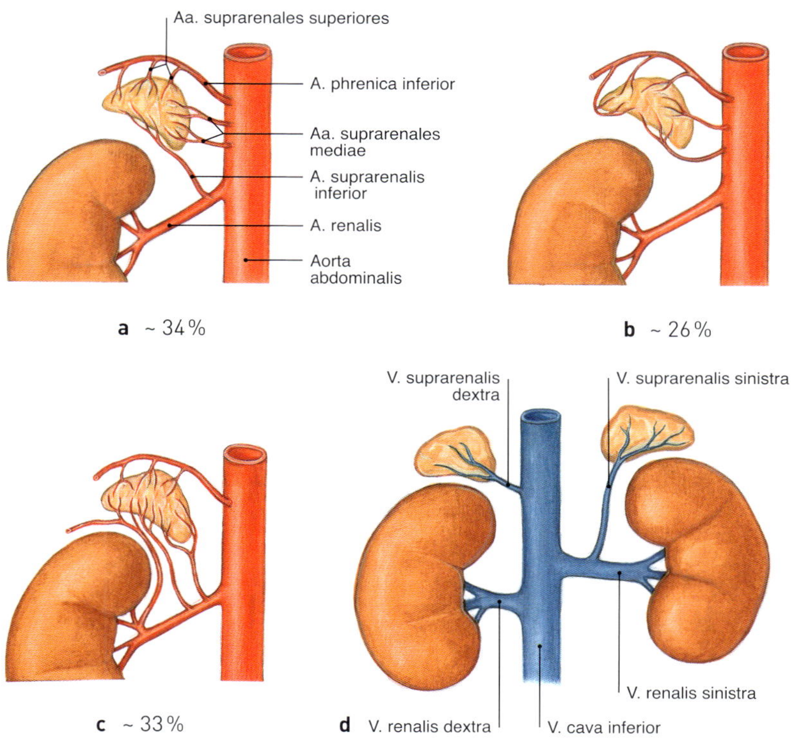

Abb. 1095 a–d Varietäten der Nebennierenarterien, Aa. suprarenales, und Verlauf der Nebennierenvenen, Vv. suprarenales.
a arterielle Versorgung über drei Arterien (Lehrbuchfall)
b arterielle Versorgung ohne Zufluss aus der A. renalis
c arterielle Versorgung ohne Arterie direkt aus der Aorta
d Verlauf der Vv. suprarenales

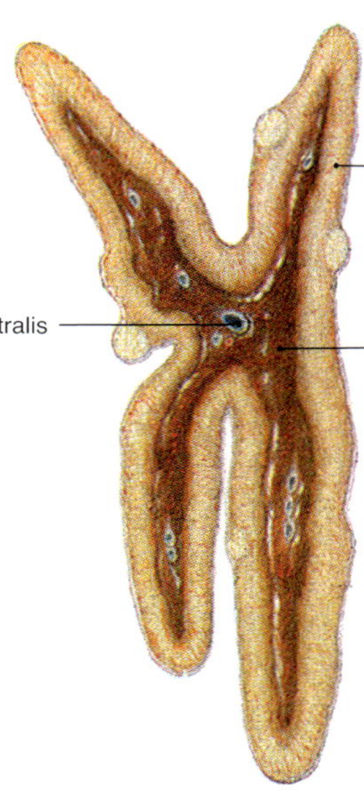

Abb. 1096 Nebenniere, Glandula suprarenalis; Sagittalschnitt; von lateral (re).

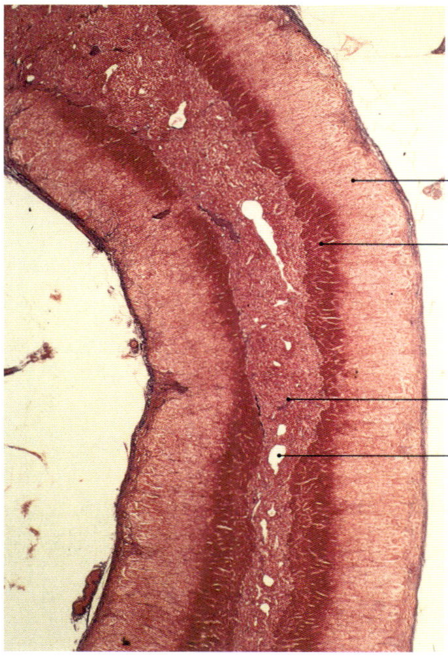

Abb. 1097 Nebenniere, Glandula suprarenalis; Lupenvergrößerung.

Harnblase

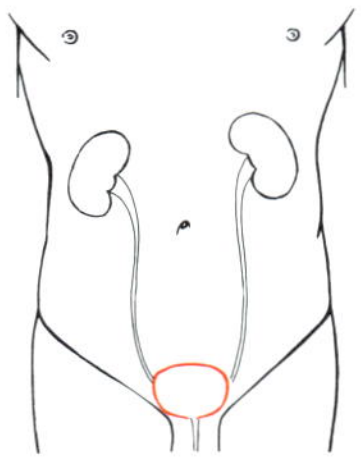

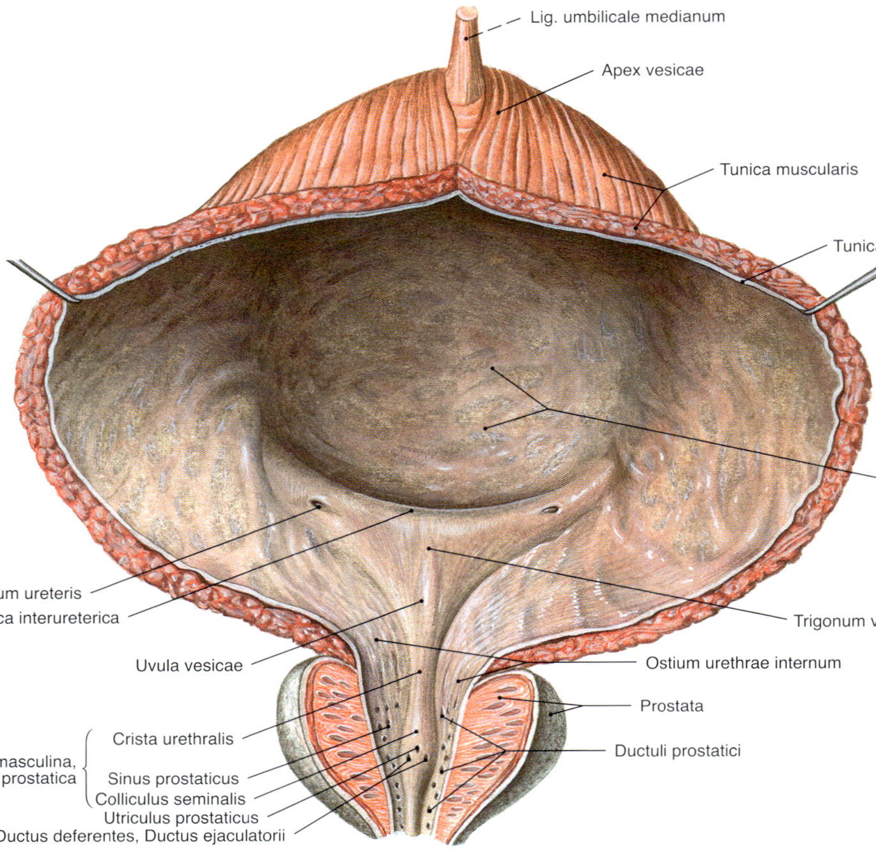

Abb. 1098 Harnblase, Vesica urinaria; Vorsteherdrüse, Prostata, und Harnröhre, Urethra; von ventral.

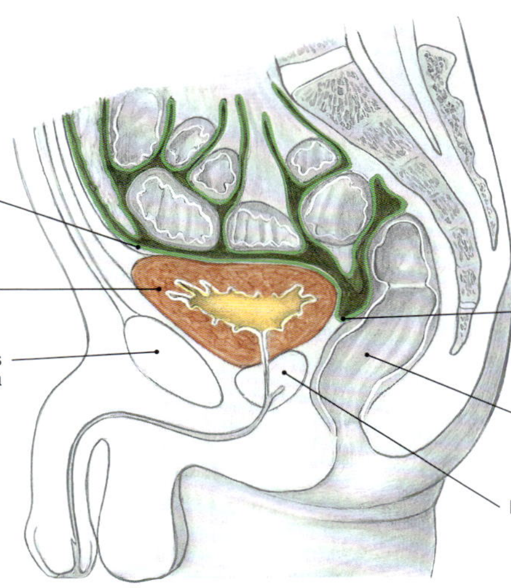

Abb. 1099 Harnblase, Vesica urinaria, im fast entleerten Zustand.

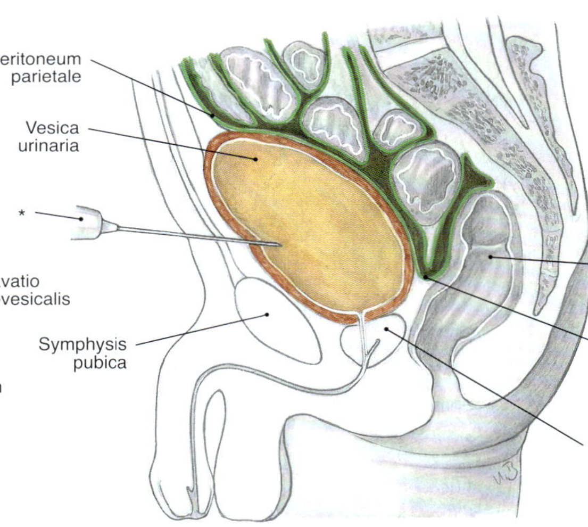

Abb. 1100 Harnblase, Vesica urinaria, im gefüllten Zustand.
In diesem Füllungszustand kann die Blase oberhalb vom Schambein punktiert werden, ohne die Peritonealhöhe zu eröffnen.
* Punktionsnadel

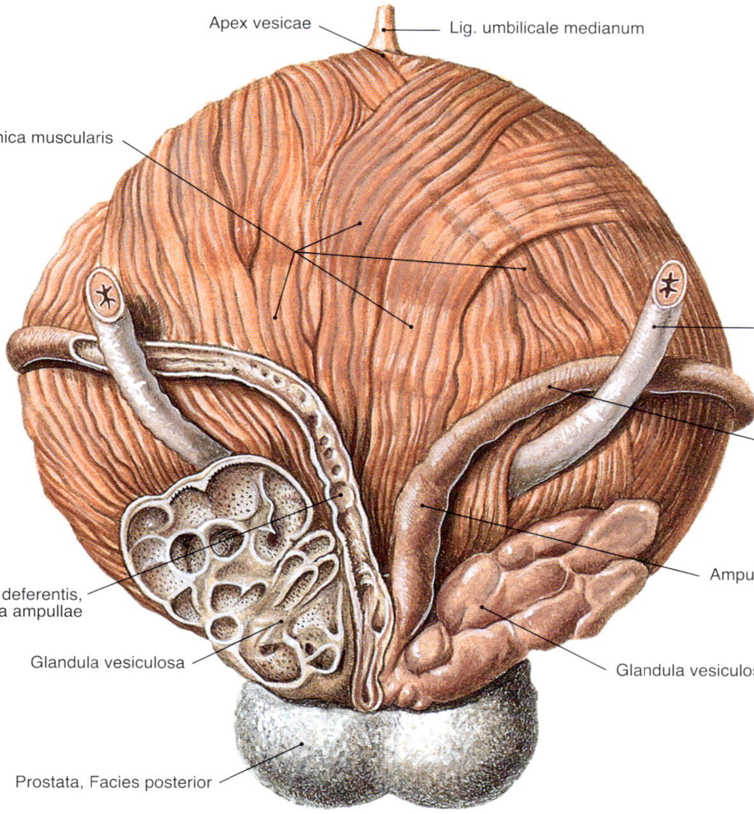

Abb. 1101 Harnblase, Vesica urinaria; Samenleiter, Ductus deferentes; Samenbläschen, Glandulae vesiculosae, und Vorsteherdrüse, Prostata; von dorsal.

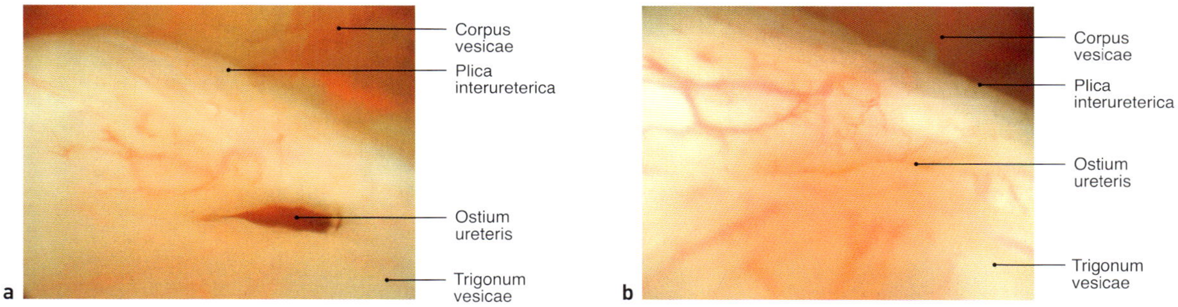

Abb. 1102 a, b Harnblase, Vesica urinaria; Darstellung der Ureteröffnung mit einem durch die Harnröhre eingeführten Endoskop (Zystoskopie).
a Uretermündung geöffnet, eine peristaltische Welle hat Urin in die Harnblase transportiert
b Uretermündung geschlossen

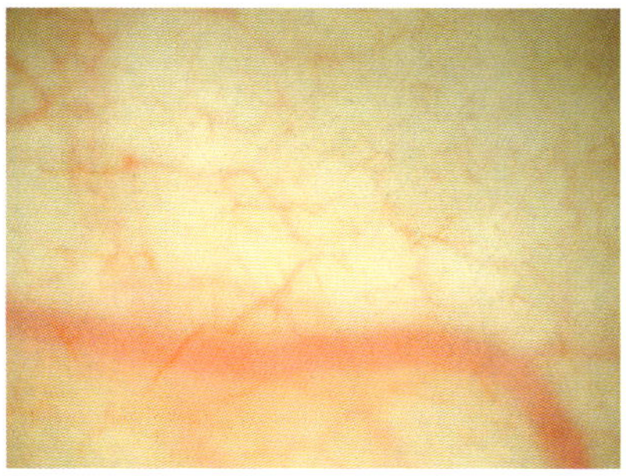

Abb. 1103 Harnblase, Vesica urinaria; Aufnahme der Schleimhaut im Corpus vesicae durch ein Endoskop (Zystoskopie); von kaudal.

Männliche Harn- und Geschlechtsorgane, Übersicht

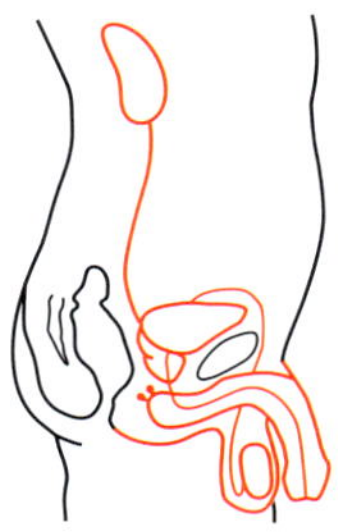

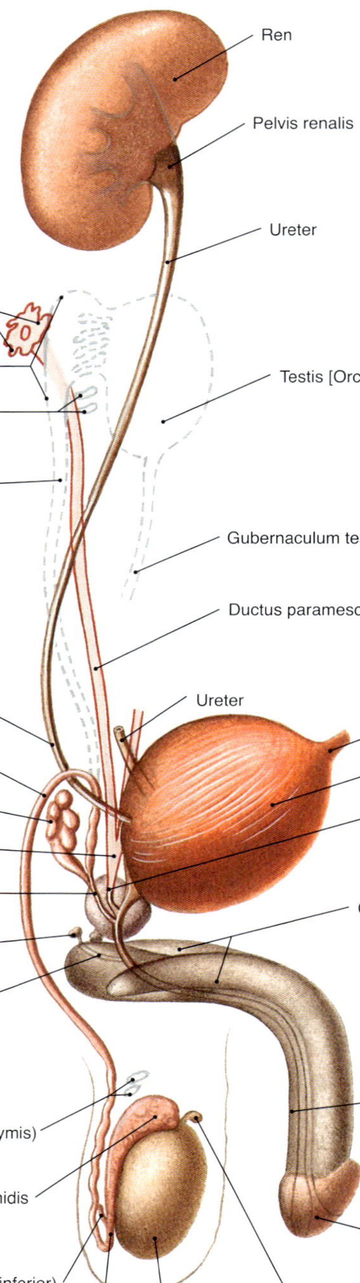

→ 1119

Abb. 1104 Männliche Harn- und Geschlechtsorgane, Organa urogenitalia masculina; schematische Darstellung der Entwicklung: zugrunde gehende Anteile in Blassrosa, Lage vor dem Descensus testis in gestrichelten Konturen; von rechts.

Epididymis = Geschlechtsteil der Urniere;
Paradidymis = Nierenteil der Urniere

* WOLFF'scher Gang
** MÜLLER'scher Gang
*** Vereinigungsstelle der MÜLLER'schen Gänge, Ductus paramesonephrici

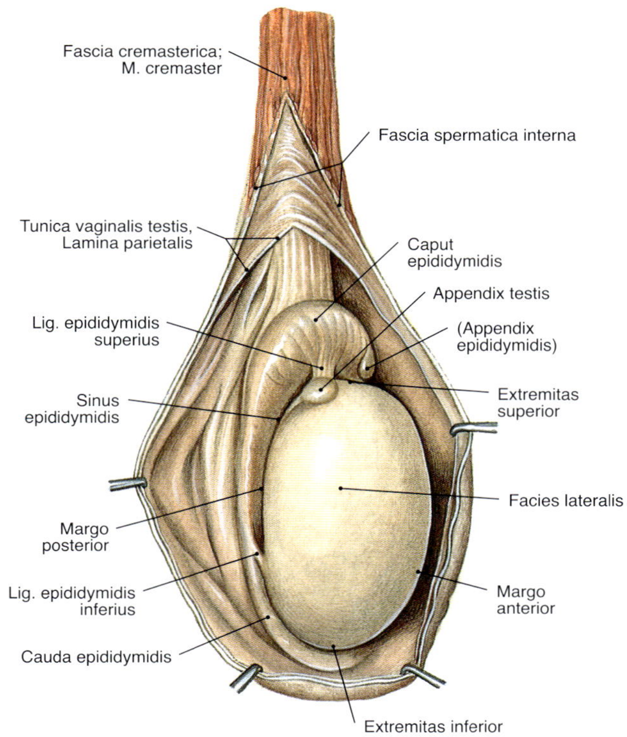

Abb. 1105 Hoden, Testis [Orchis], und Nebenhoden, Epididymis; von rechts.

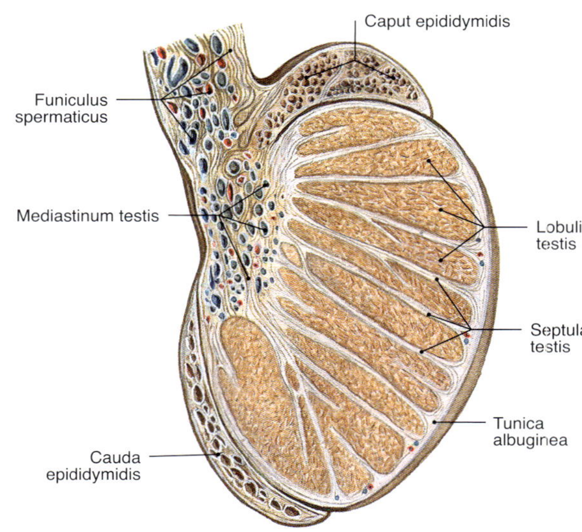

Abb. 1106 Hoden, Testis [Orchis], und Nebenhoden, Epididymis; von rechts.

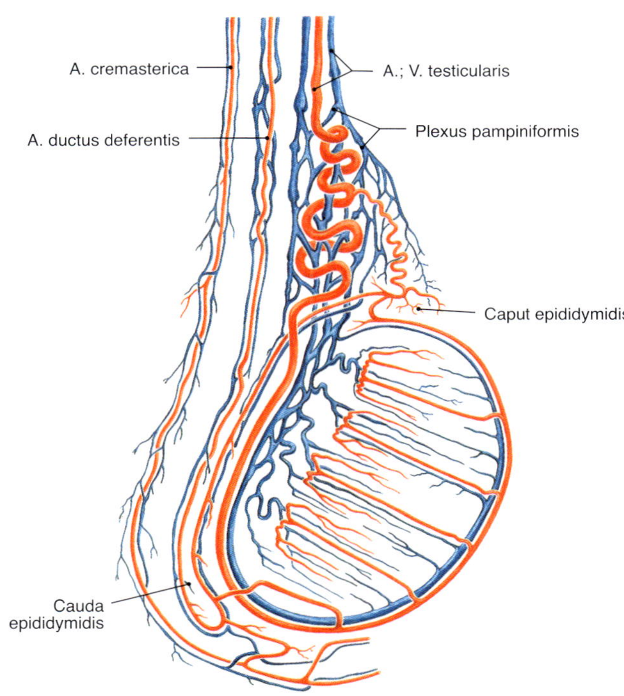

Abb. 1107 Blutgefäße von Hoden, Testis; Nebenhoden, Epididymis, und Samenstrang, Funiculus spermaticus; von rechts.

Hoden und Nebenhoden

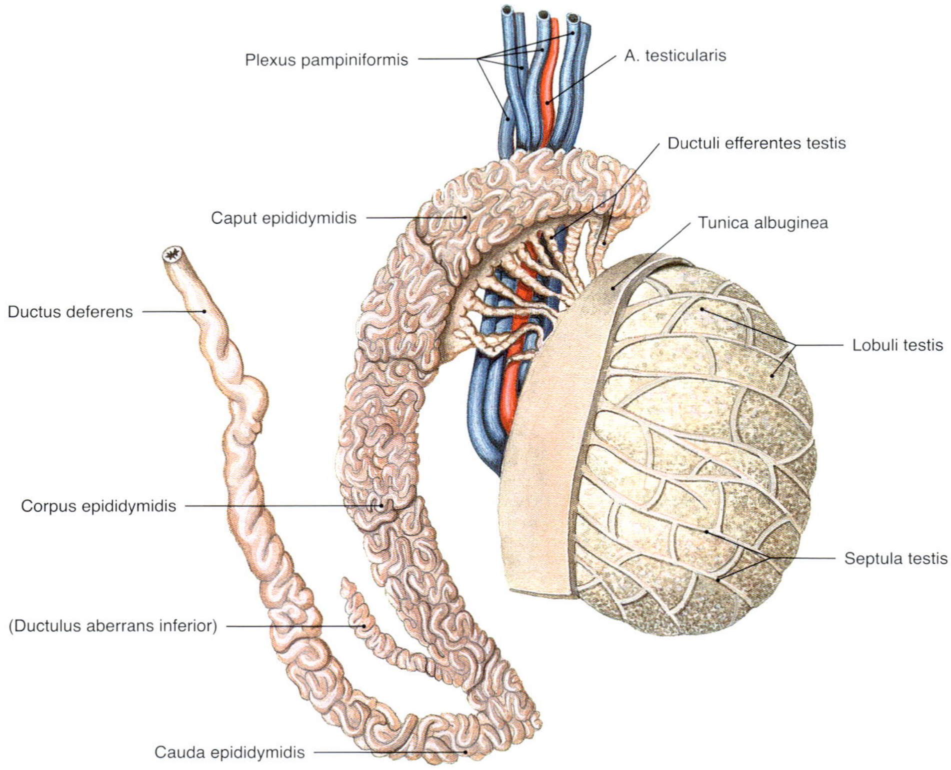

Abb. 1108 Hoden, Testis; Nebenhoden, Epididymis, und Samenleiter, Ductus deferens; von lateral.

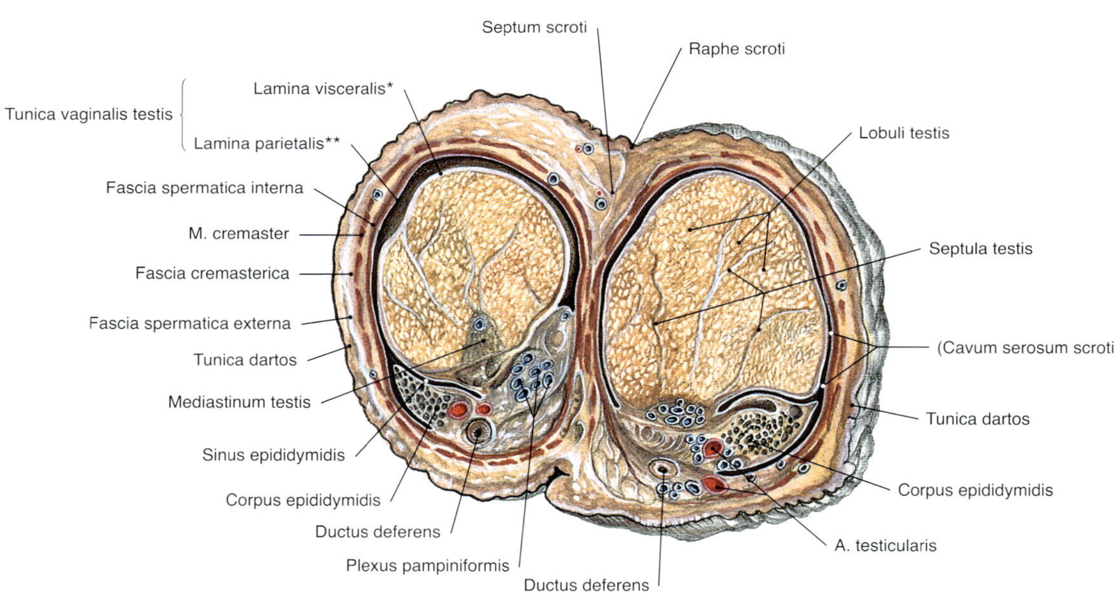

Abb. 1109 Hoden, Testis; Nebenhoden, Epididymis, und Hodensack, Scrotum; von kranial.

* auch: Epiorchium

** auch: Periorchium

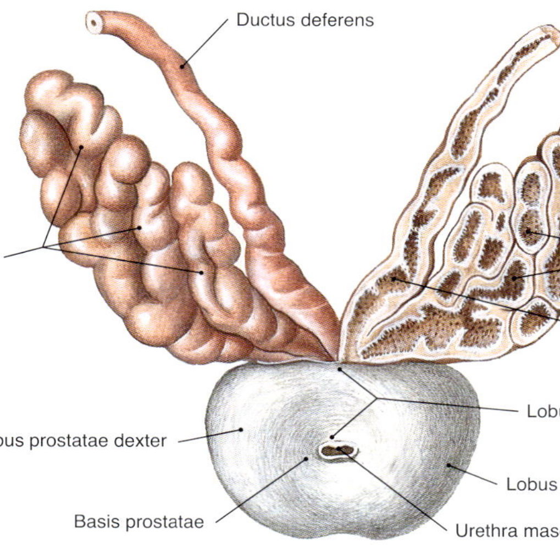

Abb. 1110 Samenleiter, Ductus deferentes; Samenbläschen, Glandulae vesiculosae, und Vorsteherdrüse, Prostata; von kranial.

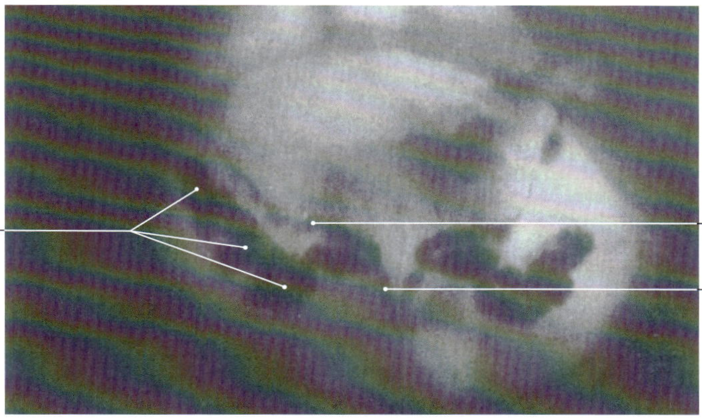

Abb. 1111 Samenleiter, Ductus deferentes, und Samenbläschen, Glandulae vesiculosae; ap-Röntgenbild nach Injektion von Kontrastmittel über die Ductus ejaculatorii; von ventral.

Diese klinisch nicht mehr eingesetzte Methode zeigt die Lage und die Größe der Samenbläschen.

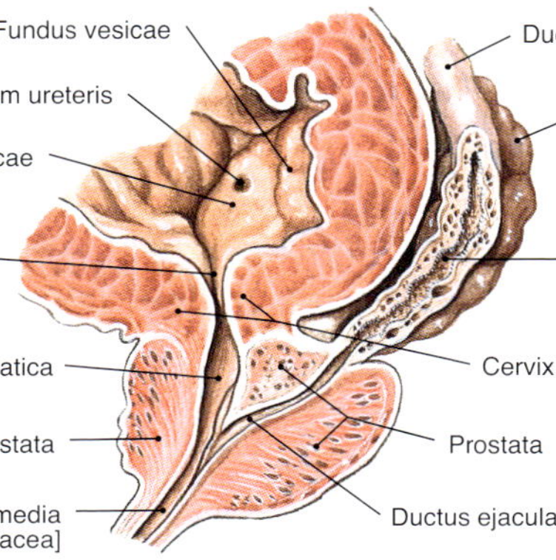

Abb. 1112 Harnblase, Vesica urinaria; Vorsteherdrüse, Prostata; Samenleiter, Ductus deferens, und Samenbläschen, Glandula vesiculosa; von rechts.

Harnblase und männliche Geschlechtsorgane

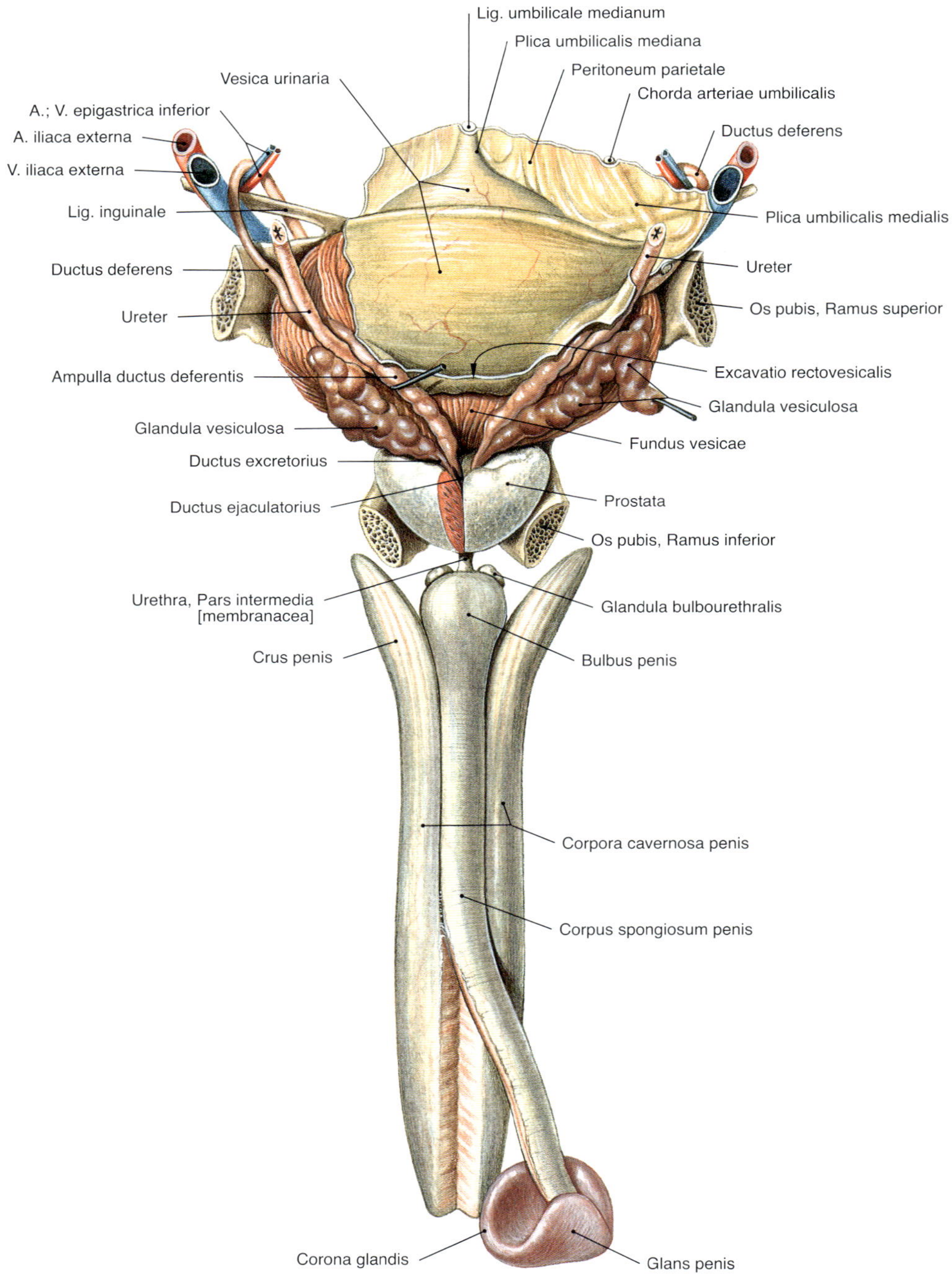

Abb. 1113 Harnblase, Vesica urinaria; Samenleiter, Ductus deferentes; Samenbläschen, Glandulae vesiculosae; Vorsteherdrüse, Prostata, und Harnröhre, Urethra masculina; von dorsal.

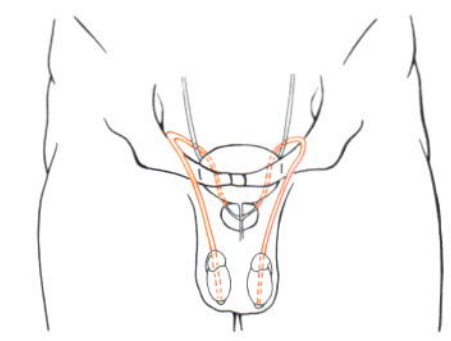

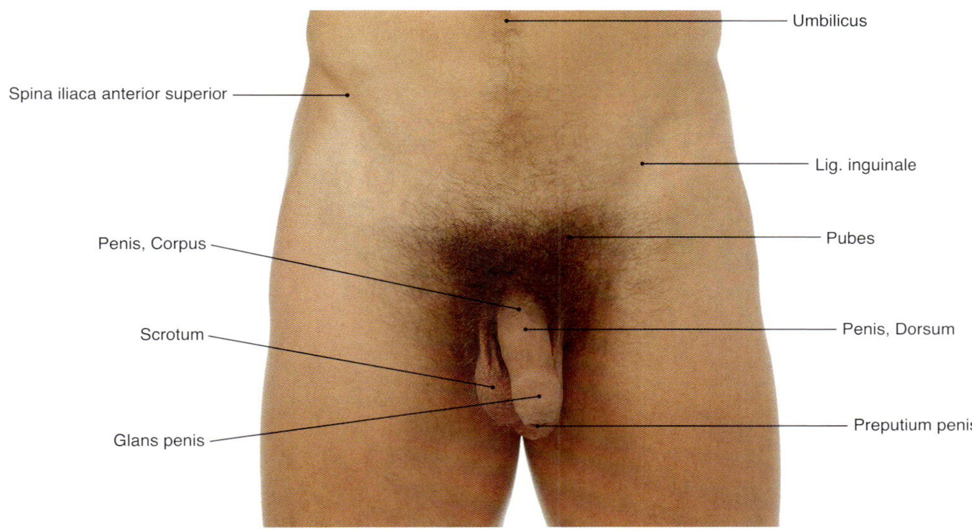

Abb. 1114 Äußere männliche Geschlechtsorgane, Organa genitalia masculina externa.

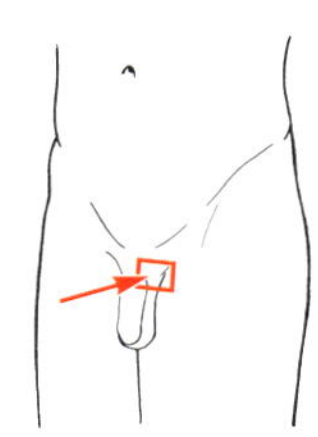

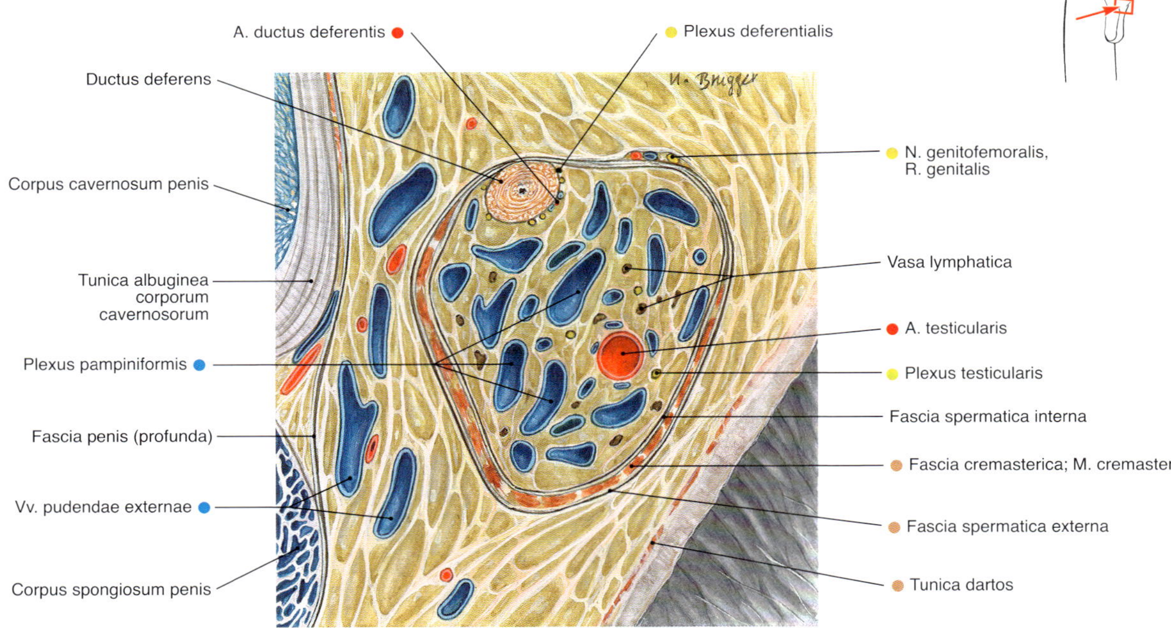

Abb. 1115 Samenstrang, Funiculus spermaticus; Frontalschnitt; von ventral (li, 250 %).

Männliche Harnröhre

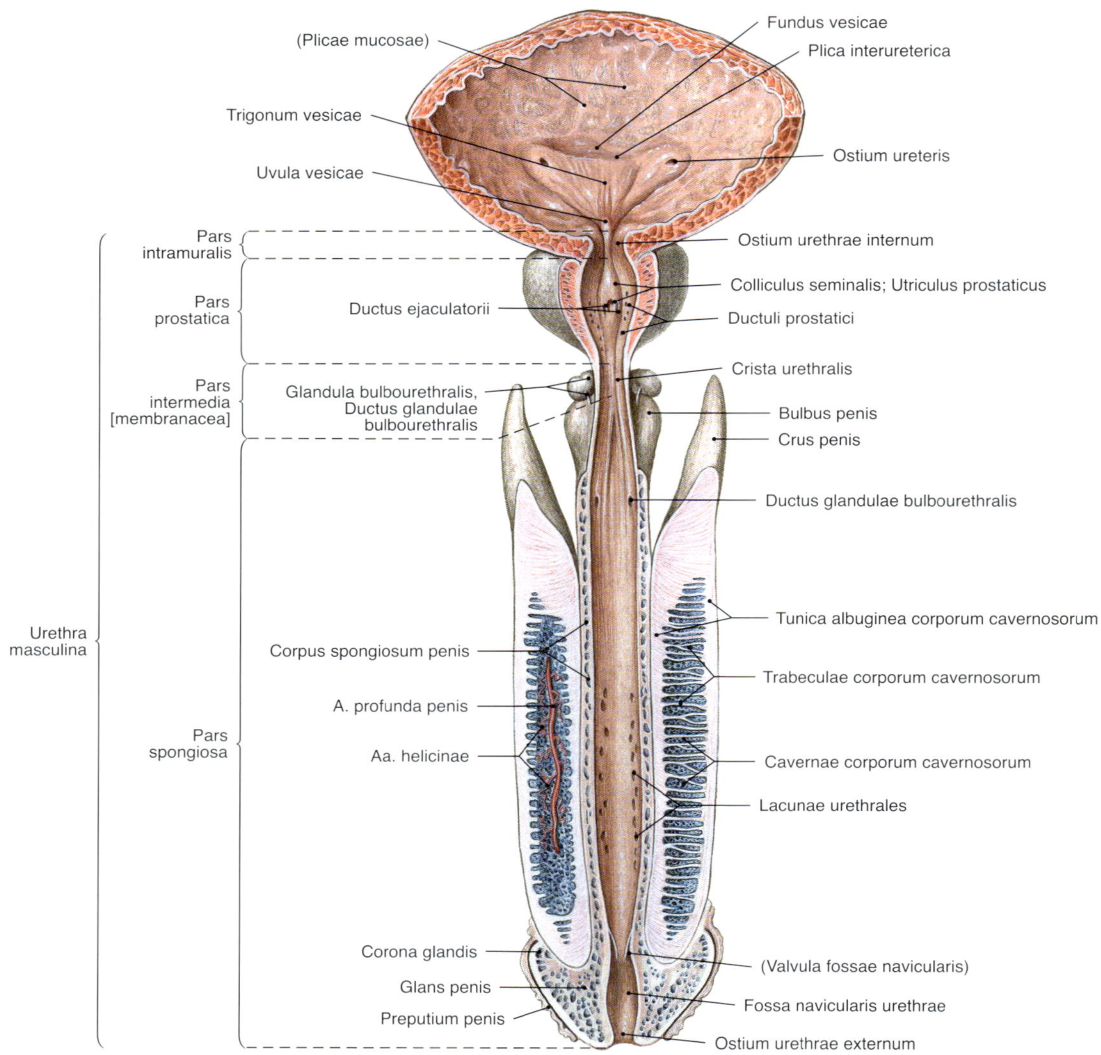

→ 1199

Abb. 1116 Harnblase, Vesica urinaria; Vorsteherdrüse, Prostata, und Harnröhre, Urethra masculina; von ventral.

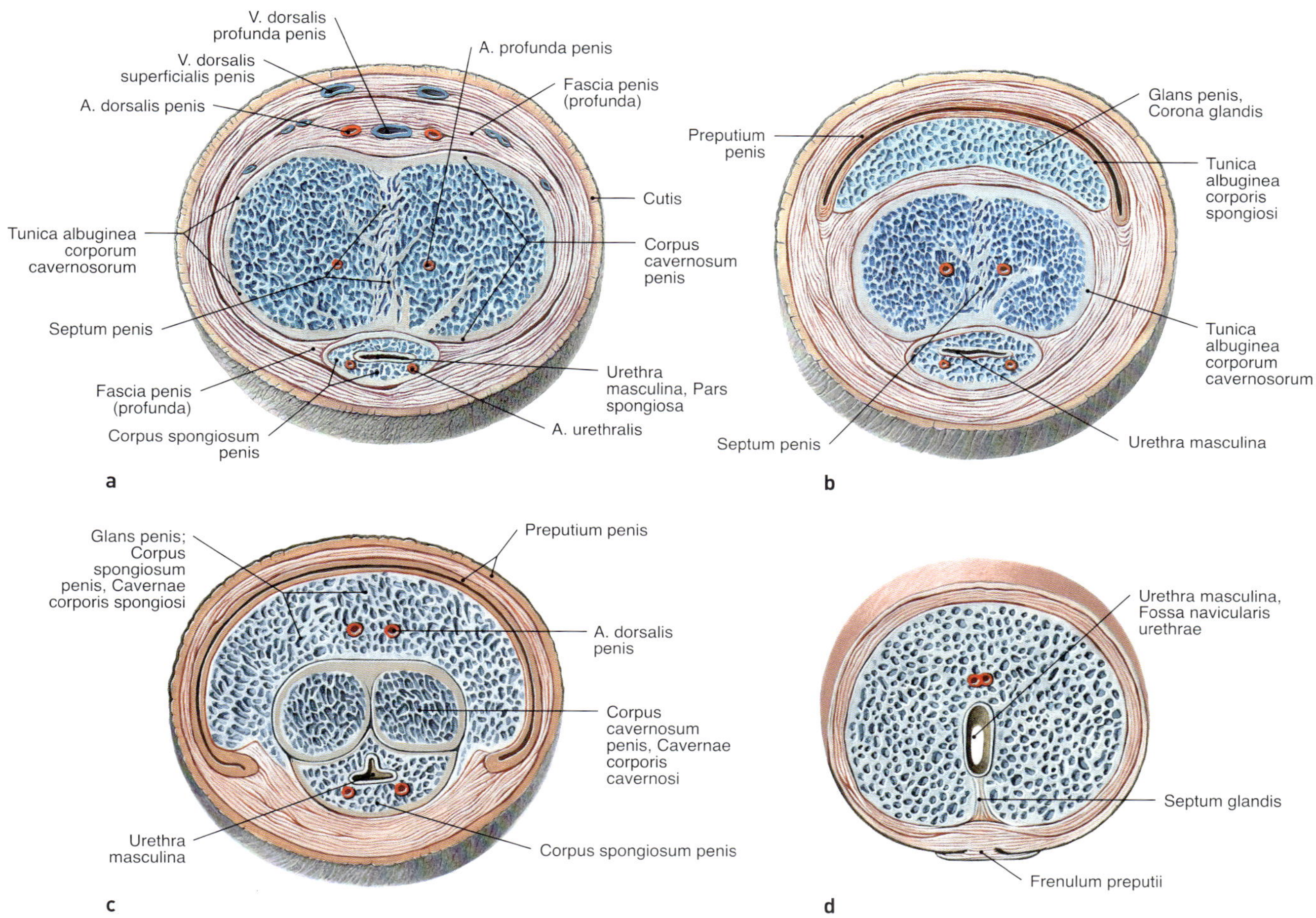

Abb. 1117 a–d Männliches Glied, Penis; Querschnitte; Schnittebenen in Abb. 1118 eingetragen; von ventral.

a Querschnitt durch die Mitte des Schaftes
b Querschnitt auf Höhe des proximalen Umfangs der Glans penis
c Querschnitt durch die Mitte der Glans penis
d Querschnitt auf Höhe des distalen Endes der Glans penis

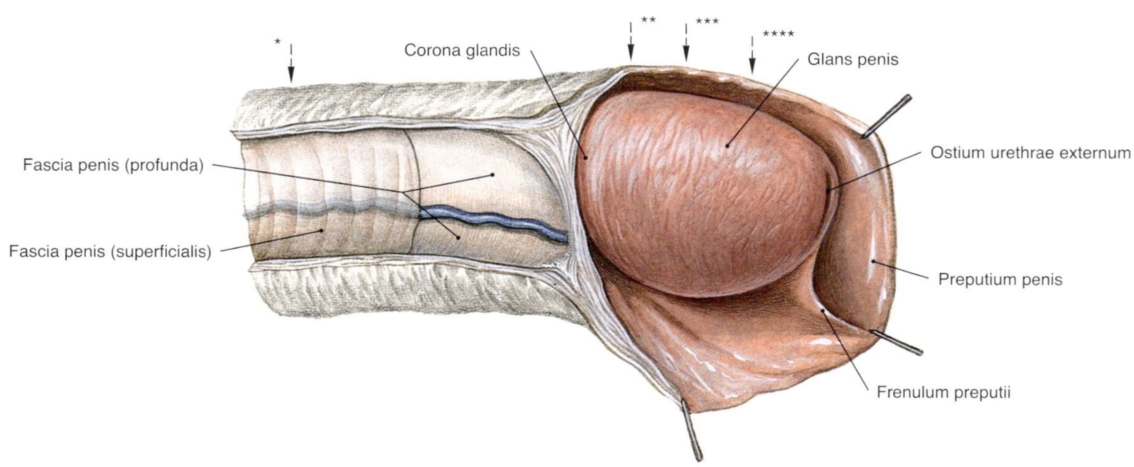

Abb. 1118 Männliches Glied, Penis, mit Eichel, Glans, und Vorhaut, Preputium.

* Schnittebene von Abb. 1117a
** Schnittebene von Abb. 1117b
*** Schnittebene von Abb. 1117c
**** Schnittebene von Abb. 1117d

Weibliche Harn- und Geschlechtsorgane, Übersicht

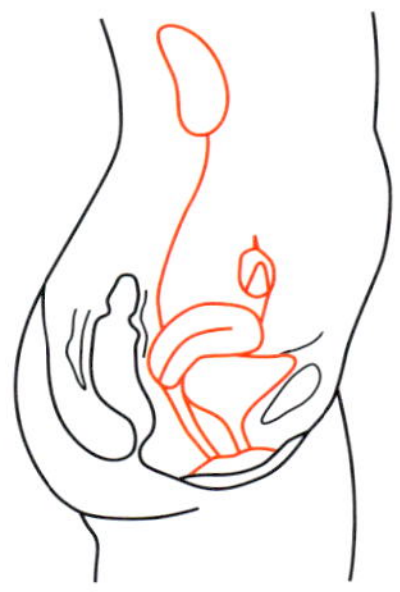

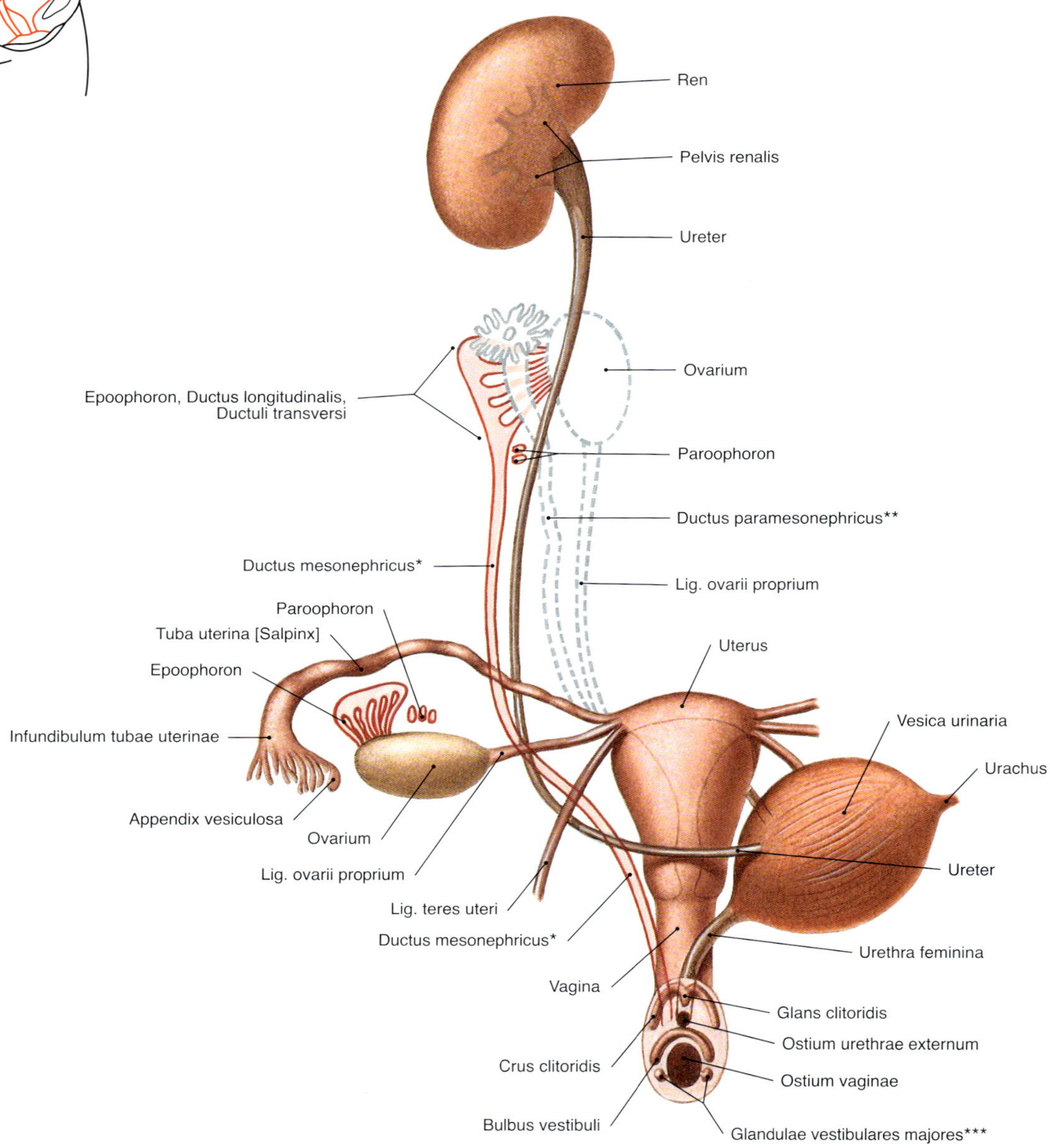

→ 1104

Abb. 1119 Weibliche Harn- und Geschlechtsorgane, Organa urogenitalia feminina; schematische Darstellung der Entwicklung: zugrunde gehende Anteile in Blassrosa, Lage vor dem Descensus ovarii in gestrichelten Konturen; von ventral.

Epoophoron = Geschlechtsteil der Urniere;
Paroophoron = Nierenteil der Urniere

* WOLFF'scher Gang
** MÜLLER'scher Gang
*** BARTHOLIN'sche Drüsen

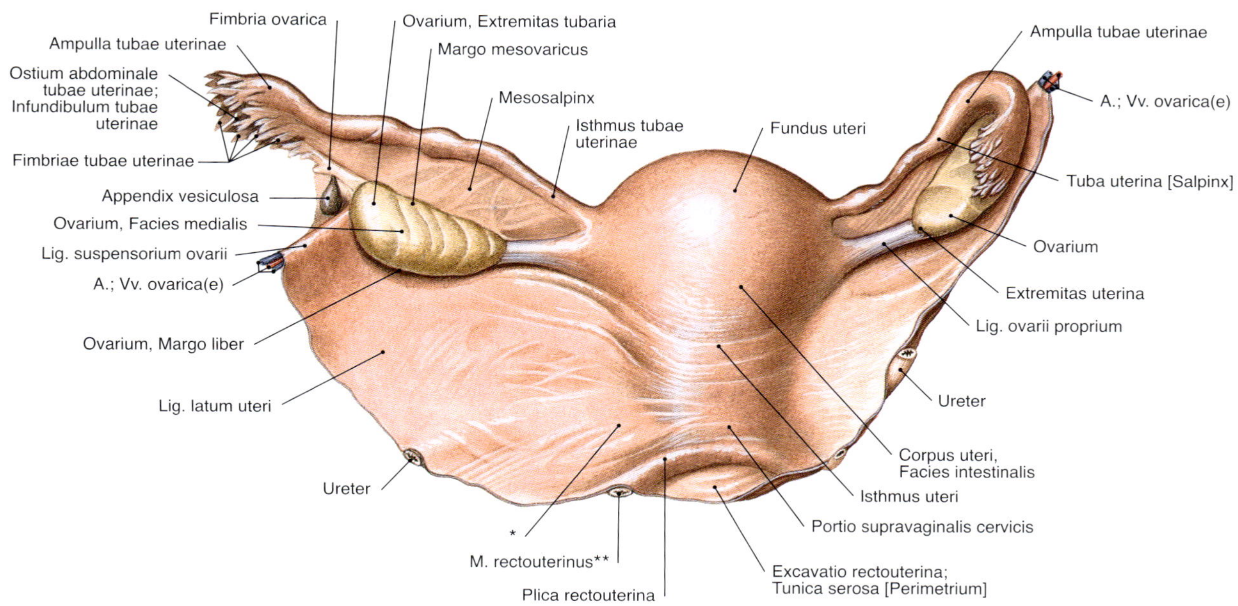

Abb. 1120 Gebärmutter, Uterus; Eierstock, Ovar, und Eileiter, Tuba uterina; von dorsal.

* klinisch: Lig. cardinale
** klinisch: Lig. sacrouterinum

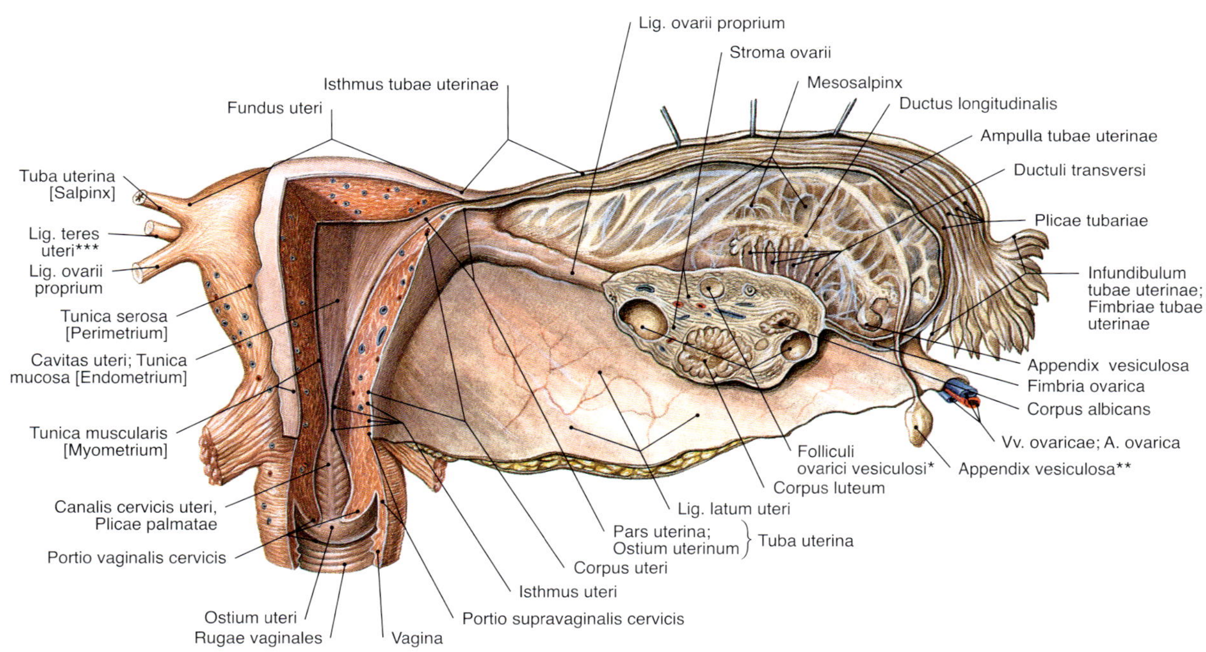

Abb. 1121 Gebärmutter, Uterus; Eierstock, Ovar, und Eileiter, Tuba uterina; von dorsal.

* klinisch: GRAAF'sche Follikel
** gestielte Hydatide
*** klinisch: Lig. rotundum

Eierstöcke und Gebärmutter

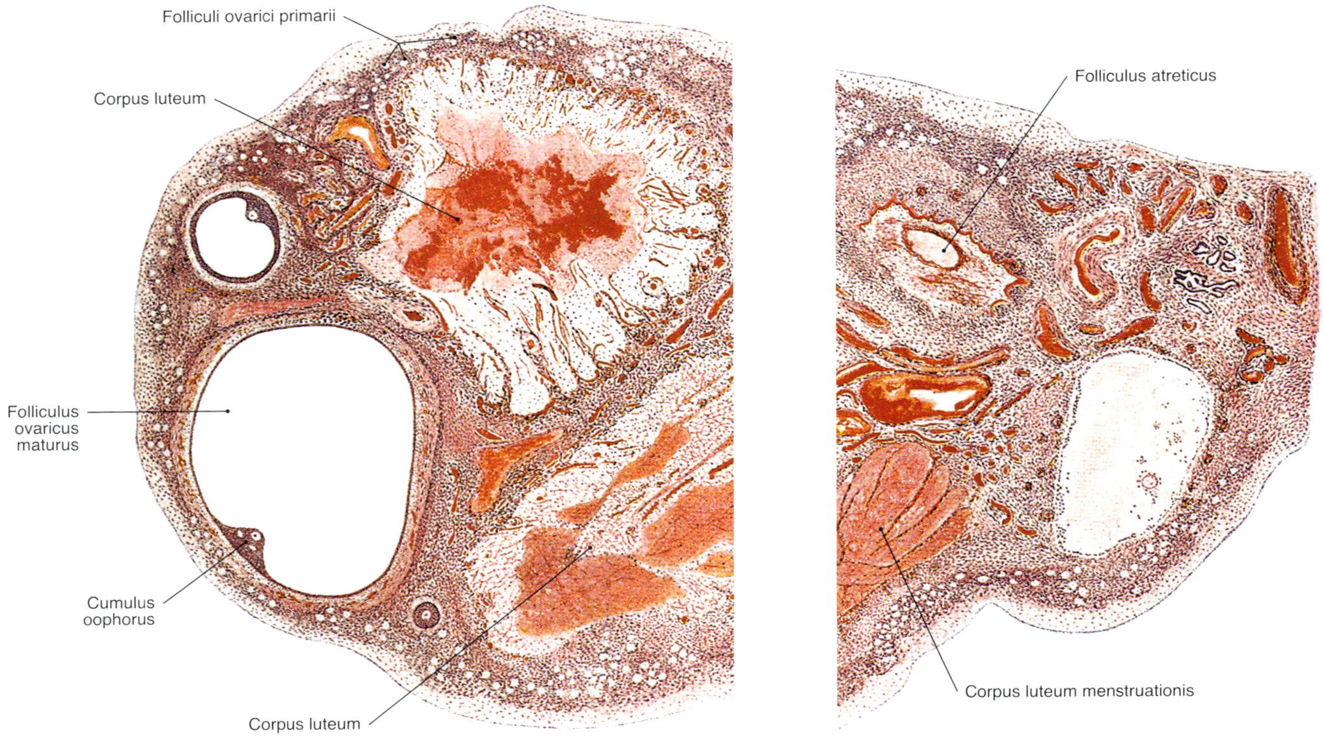

Abb. 1122 Eierstock, Ovar; Lupenhistologie.

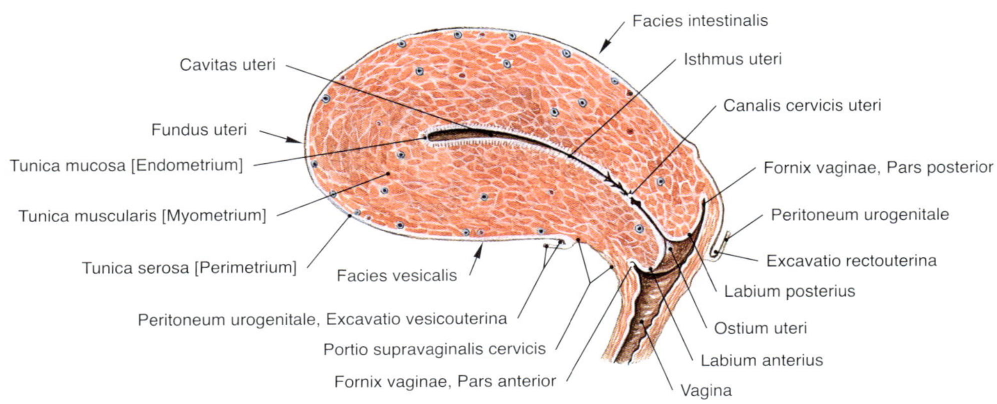

Abb. 1123 Gebärmutter, Uterus, und Scheide, Vagina; von rechts.

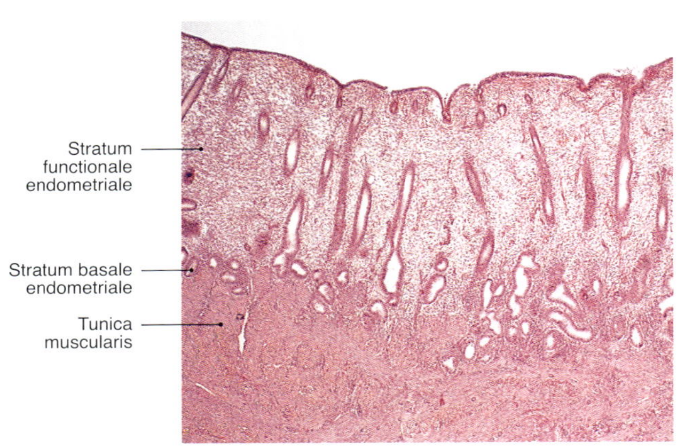

Abb. 1124 Schleimhaut der Gebärmutter, Uterus; frühe Proliferationsphase.

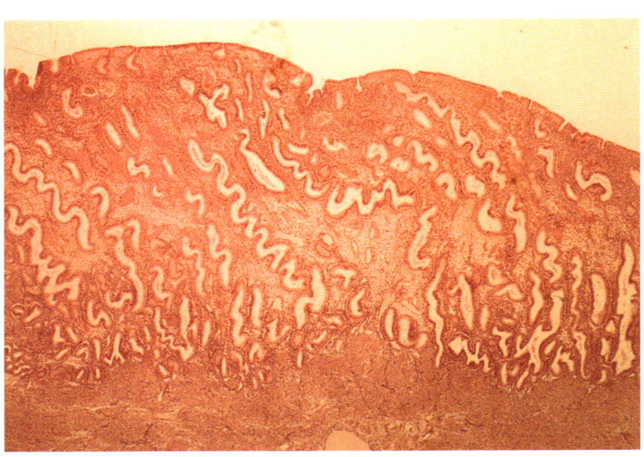

Abb. 1125 Schleimhaut der Gebärmutter, Uterus; späte Proliferationsphase mit schräg und quer getroffenen Drüsenschläuchen.

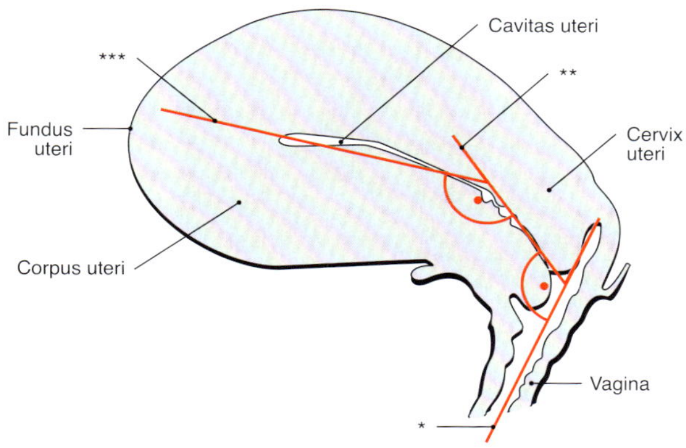

Abb. 1126 Gebärmutter, Uterus, und Scheide, Vagina; normale Winkel zwischen Vagina, Cervix uteri und Corpus uteri; von rechts.

* Längsachse der Vagina
** Längsachse der Cervix uteri
*** Längsachse des Corpus uteri

Winkel zwischen Vagina und Cervix uteri = Versio
Winkel zwischen Cervix und Corpus uteri = Flexio
Normale Verhältnisse des Uterus: Anteversio, Anteflexio
Stellung zur Medianebene = Positio

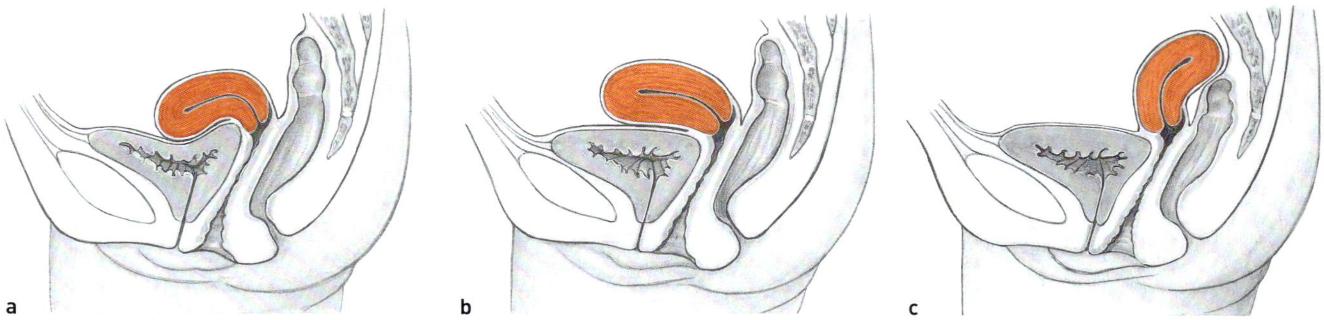

Abb. 1127 a–c Gebärmutter, Uterus, und Scheide, Vagina.
a Anteversio, Anteflexio = Normalstellung
b Anteversio, fehlende Anteflexio
c Retroversio, Retroflexio

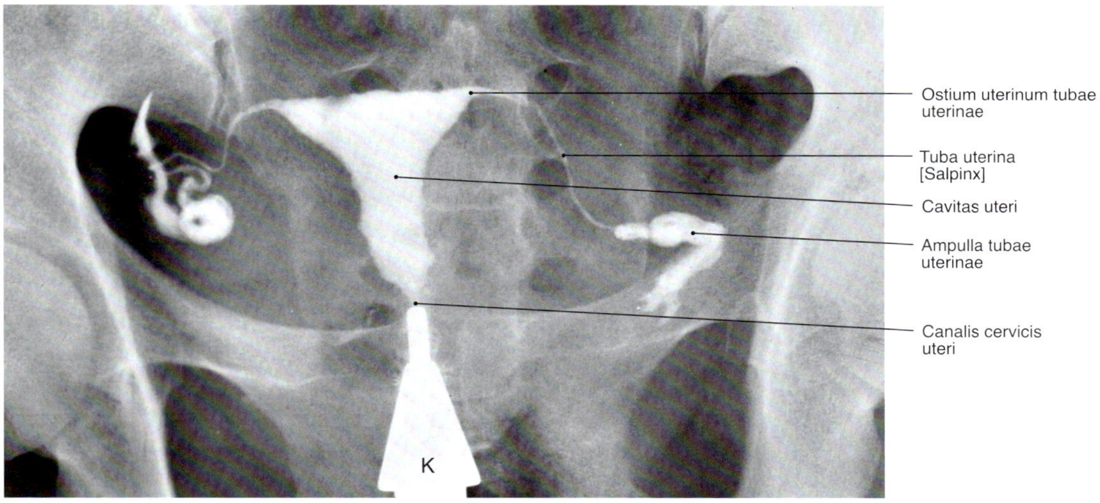

Abb. 1128 Gebärmutter, Uterus, und Eileiter, Tuba uterina; ap-Röntgenbild nach Injektion eines Kontrastmittels über die Cervix uteri (Hysterosalpingographie); Uterus in Dextropositio; von ventral.

Mit dieser früher eingesetzten klinischen Methode konnten die Lage der Organe und die Durchgängigkeit der Eileiter überprüft werden.
K = Portioadapter des Injektionstubus für das Kontrastmittel

Arterien der inneren weiblichen Geschlechtsorgane

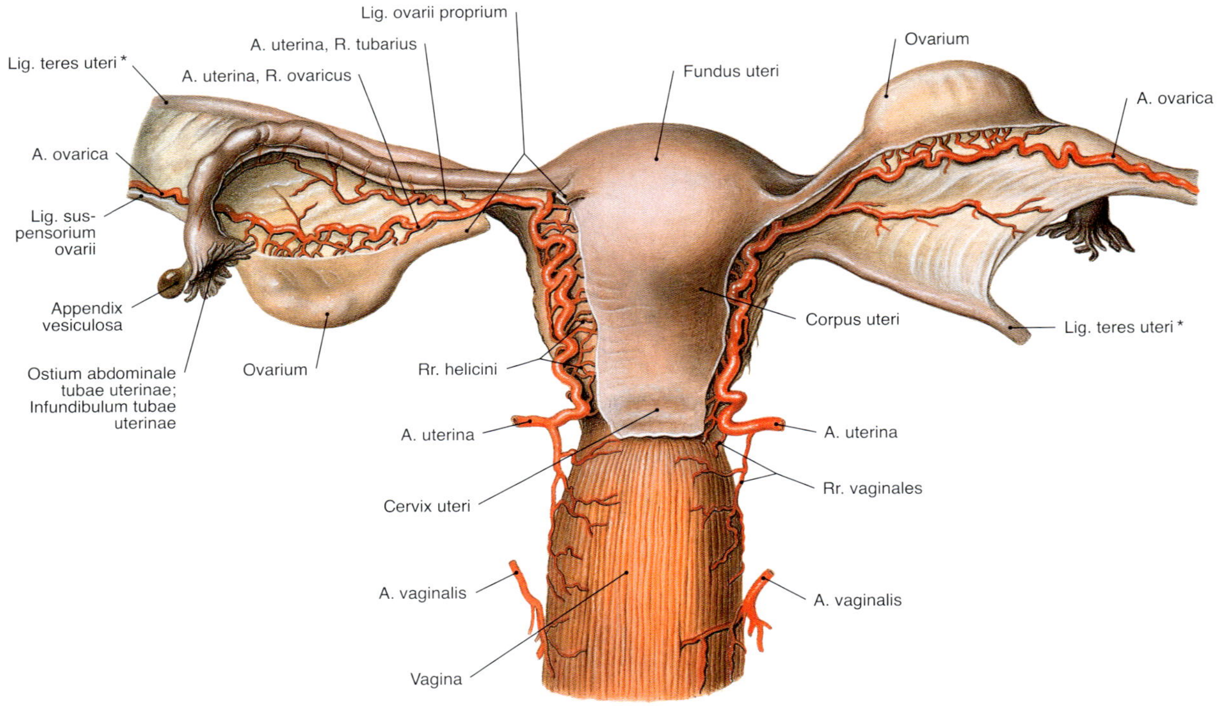

Abb. 1129 Arterien der inneren weiblichen Geschlechtsorgane, Organa genitalia feminina interna; von dorsal.
* klinisch: Lig. rotundum

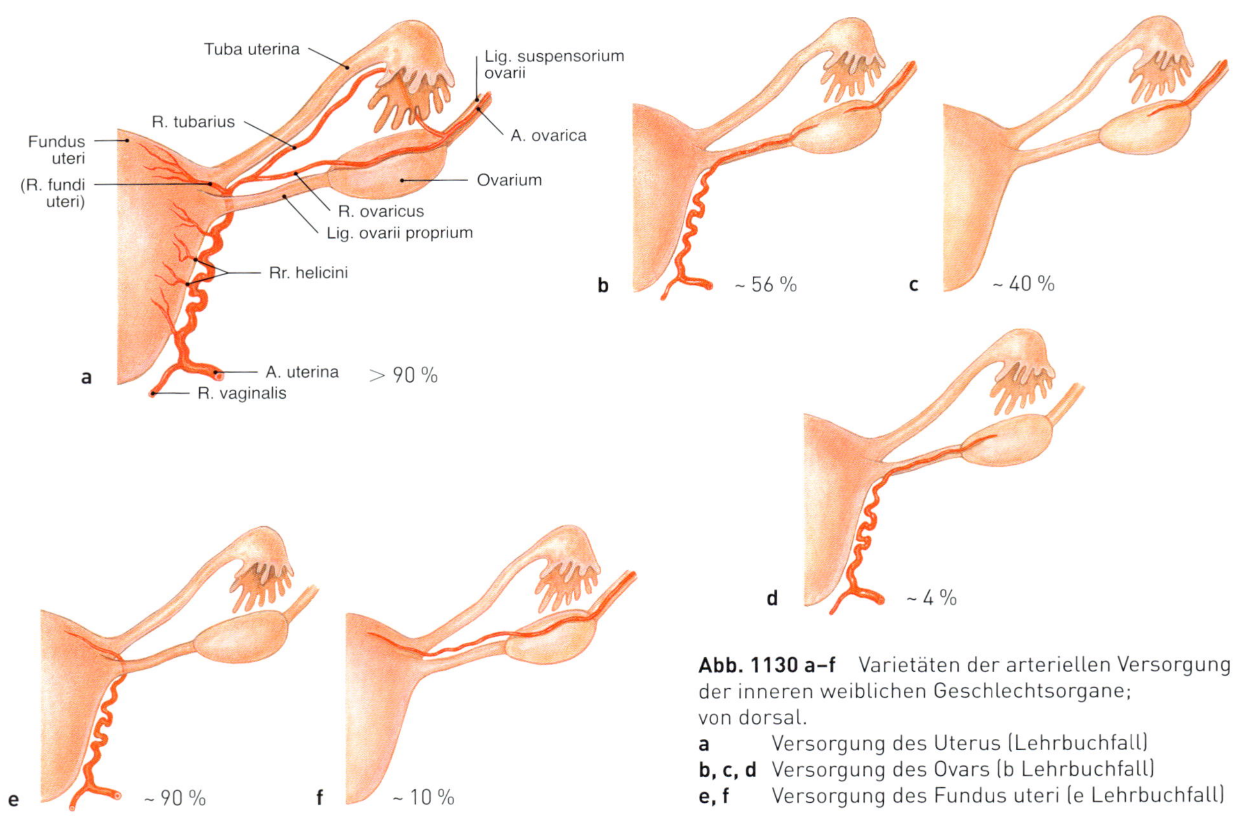

Abb. 1130 a–f Varietäten der arteriellen Versorgung der inneren weiblichen Geschlechtsorgane; von dorsal.

a Versorgung des Uterus (Lehrbuchfall)
b, c, d Versorgung des Ovars (b Lehrbuchfall)
e, f Versorgung des Fundus uteri (e Lehrbuchfall)

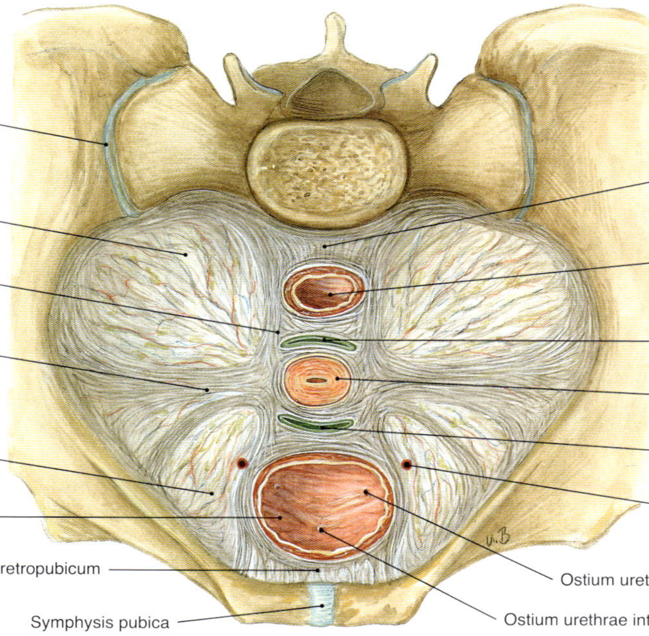

Abb. 1131 Gebärmutter, Uterus; Fixierungsbänder und Bindegewebsräume, halbschematisch im Transversalschnitt in Höhe der Cervix uteri; von kranial.

* klinisch: Paraproctium
** klinisch: Parametrium
(Die Ausbildung dieser Struktur ist umstritten.)
*** klinisch: Paracystium

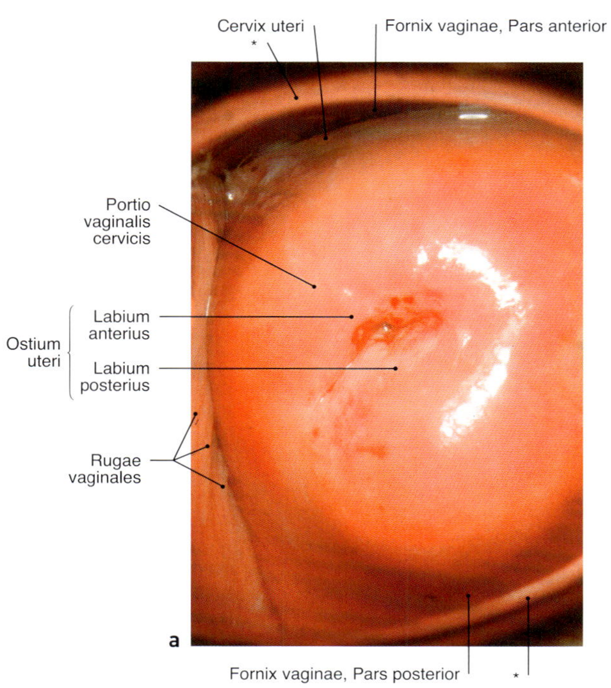

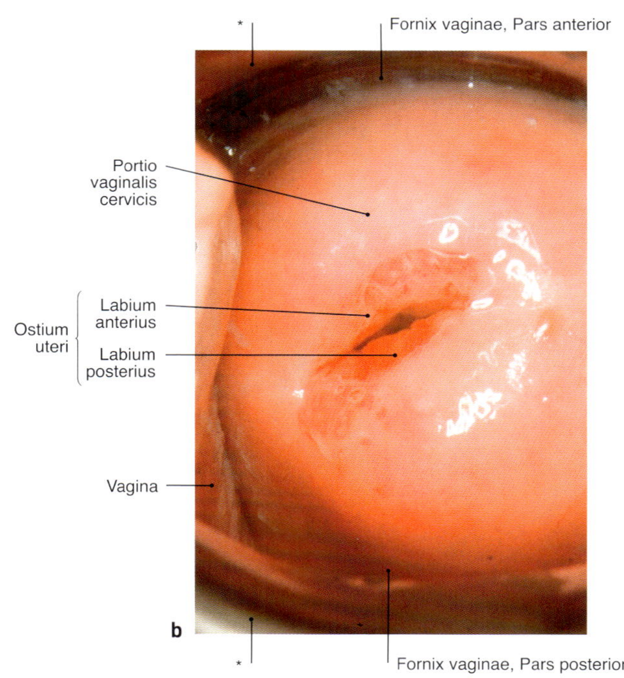

Abb. 1132 a, b Gebärmutterhals, Portio vaginalis cervicis.
a Foto bei einer jungen Frau, die noch kein Kind geboren hat (Nullipara)
b Foto bei einer jungen Frau, die zwei Kinder geboren hat

Zur Inspektion der Portio ist die Vagina durch zwei Spekula (*) aus der normalen spaltförmigen Form breit auseinander gezogen; von kaudal.

Schwangerschaft, Ultraschall

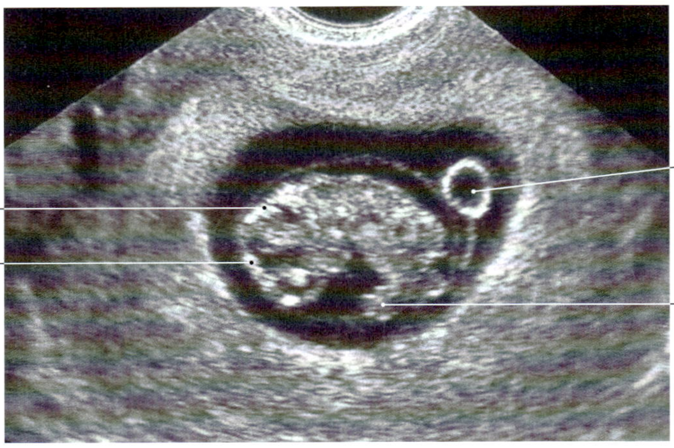

Abb. 1133 Gebärmutter, Uterus, mit Embryo; Ultraschallaufnahme in der 8. Schwangerschaftswoche; von lateral (re).

Der Embryo schwimmt im Fruchtwasser in der Chorionhöhle.

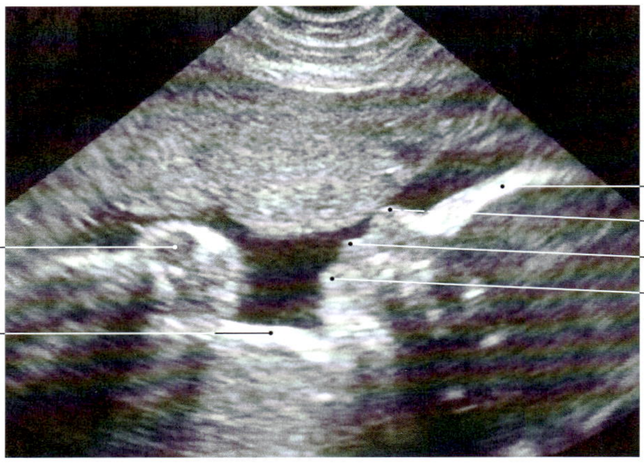

Abb. 1134 Gebärmutter, Uterus, mit Fetus; Ultraschallaufnahme in der 28. Schwangerschaftswoche; von lateral (li).

Bei der Ultraschalluntersuchung können u.a. Bewegungen der Extremitäten und das Öffnen des Mundes beurteilt werden.

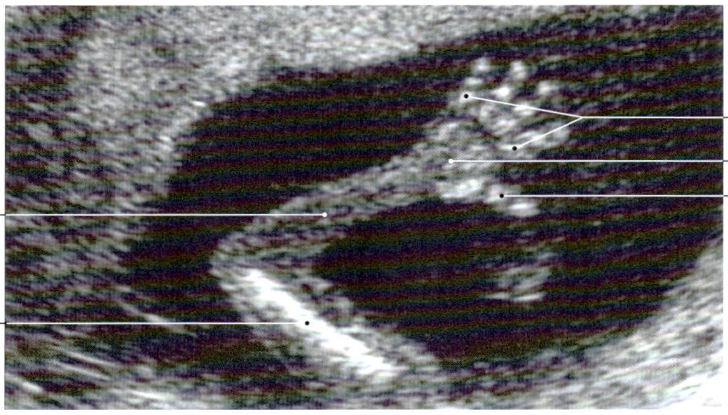

Abb. 1135 Hand, Manus, eines Fetus; Ultraschallaufnahme in der 18. Schwangerschaftswoche; von lateral.

Einzelheiten, wie die Finger, können beurteilt werden.

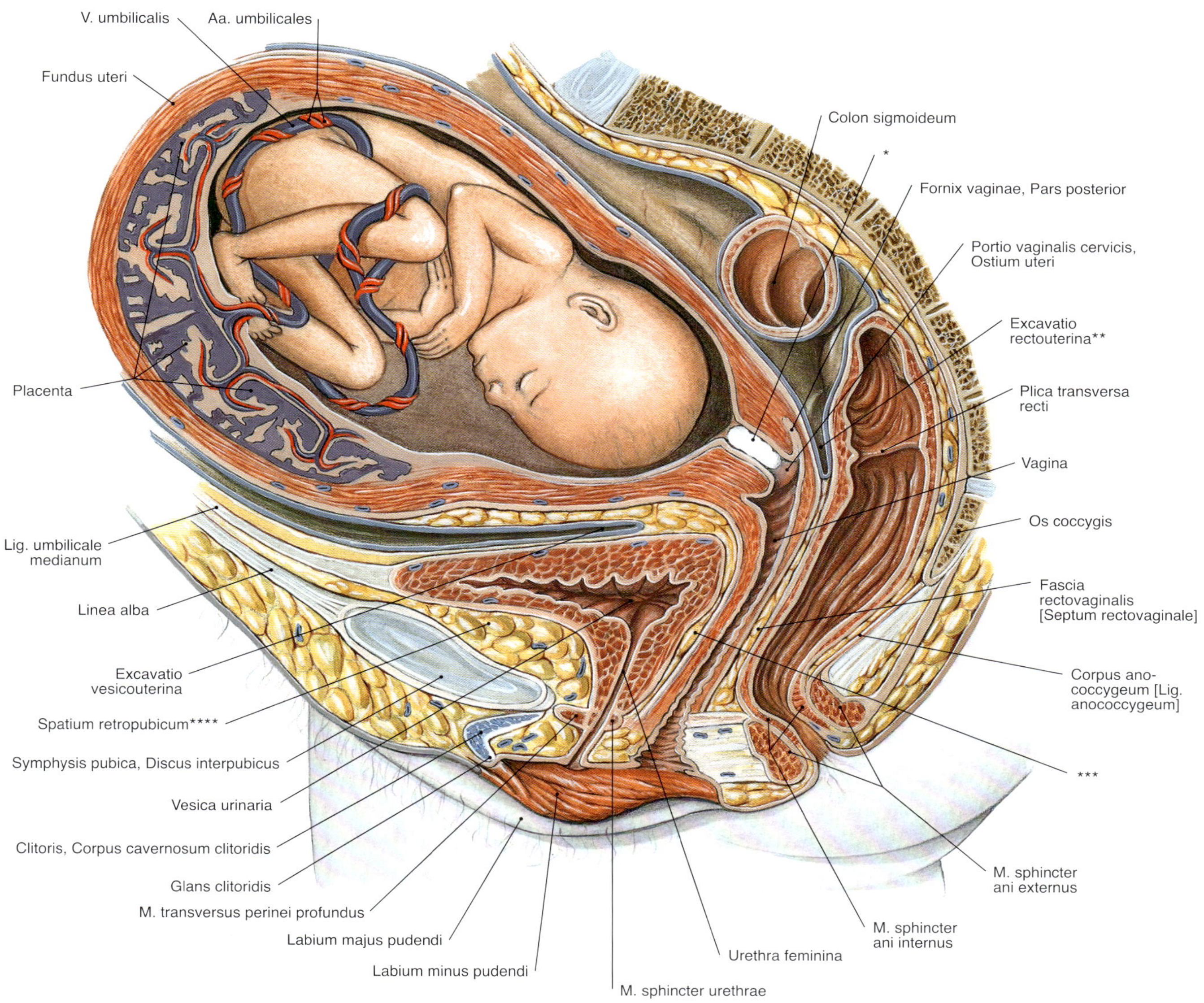

Abb. 1136 Gebärmutter, Uterus, mit Fetus; Becken in der Medianebene durchgetrennt.

* KRISTELLER'scher Schleimpfropf im Zervikalkanal des Uterus
** klinisch: DOUGLAS'scher Raum
*** klinisch: Septum vesicovaginale
**** klinisch: RETZIUS'scher Raum

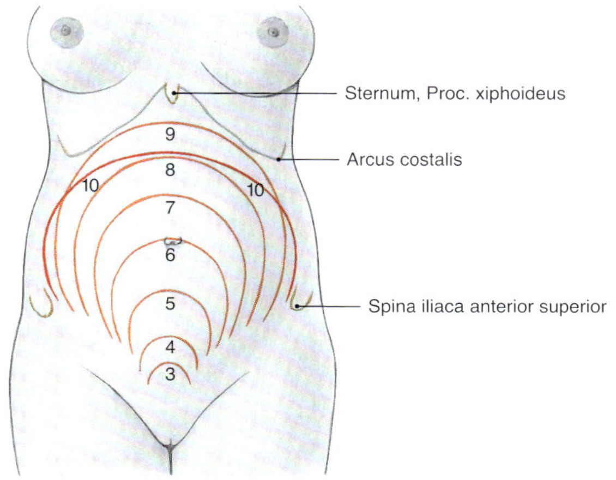

Abb. 1137 Gebärmutter, Uterus; Stand des Fundus uteri in der Schwangerschaft. Die Zahlen geben das Ende des jeweiligen Schwangerschaftsmonats (= 28 Tage) an.

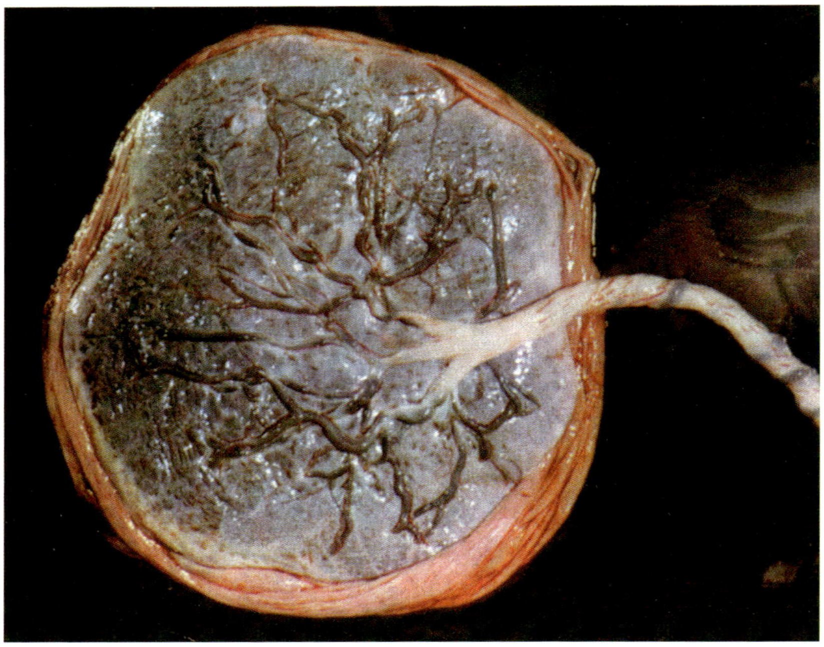

a

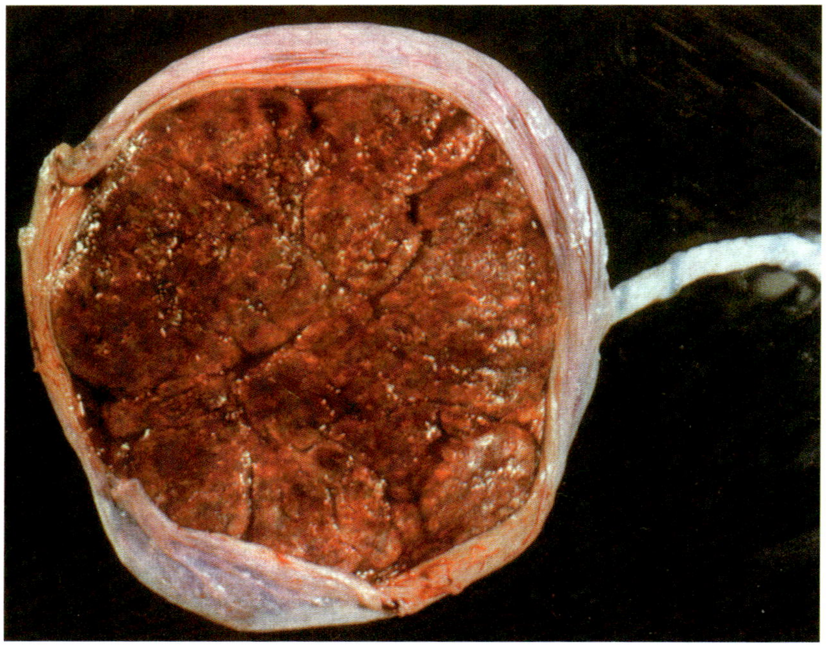

b

Abb. 1138 a, b Mutterkuchen, Placenta, und Nabelschnur, Funiculus umbilicalis.
a Ansicht der kindlichen Seite
b Ansicht der mütterlichen Seite einer geburtsreifen Placenta

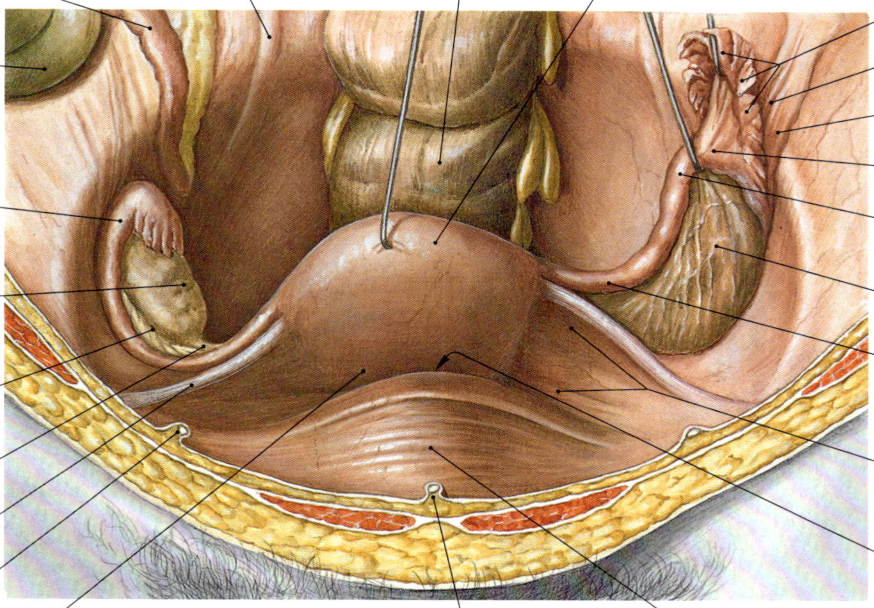

Abb. 1139 Innere weibliche Geschlechtsorgane, Organa genitalia feminina interna; von ventral.
* klinisch: Lig. infundibulopelvicum

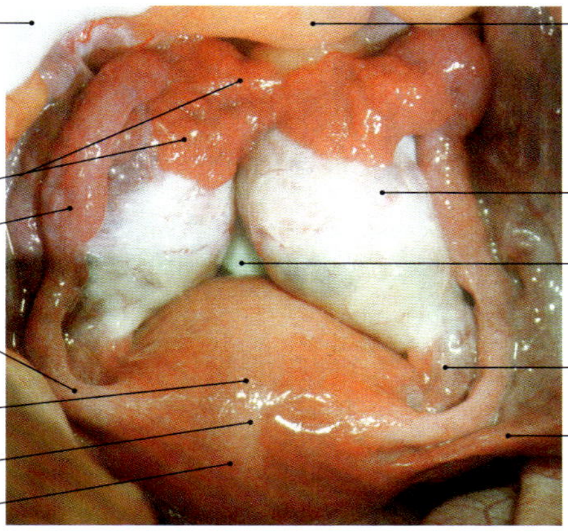

Abb. 1140 Innere weibliche Geschlechtsorgane, Organa genitalia feminina interna; Operationssitus bei einer jungen Frau; Ovarien durch Kompressen (*) im DOUGLAS'schen Raum nach medial oben gedrängt; von ventral kranial.
** Tupfer

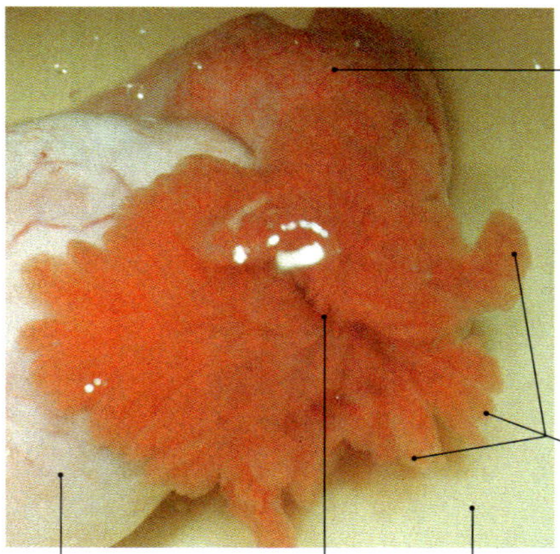

Abb. 1141 Eileiteröffnung, Ostium abdominale tubae uterinae; Operationssitus bei einer jungen Frau; zur Darstellung der Fimbrien Beckenhöhle mit Kochsalzlösung angefüllt; von dorsal kranial.
* Kunststoffplatte zum Anheben der Tube

Mastdarm

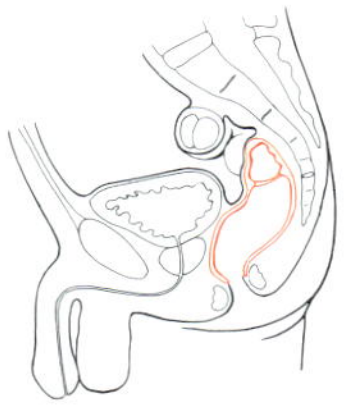

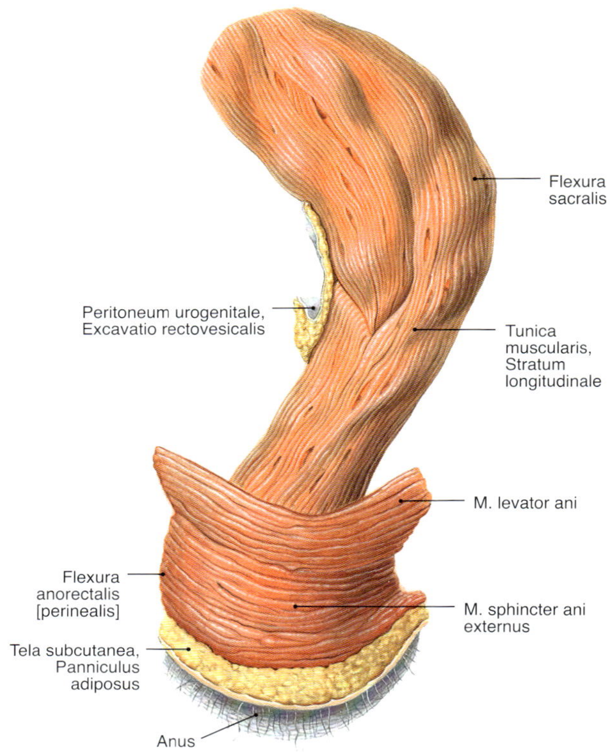

Abb. 1142 Mastdarm, Rectum; von links.

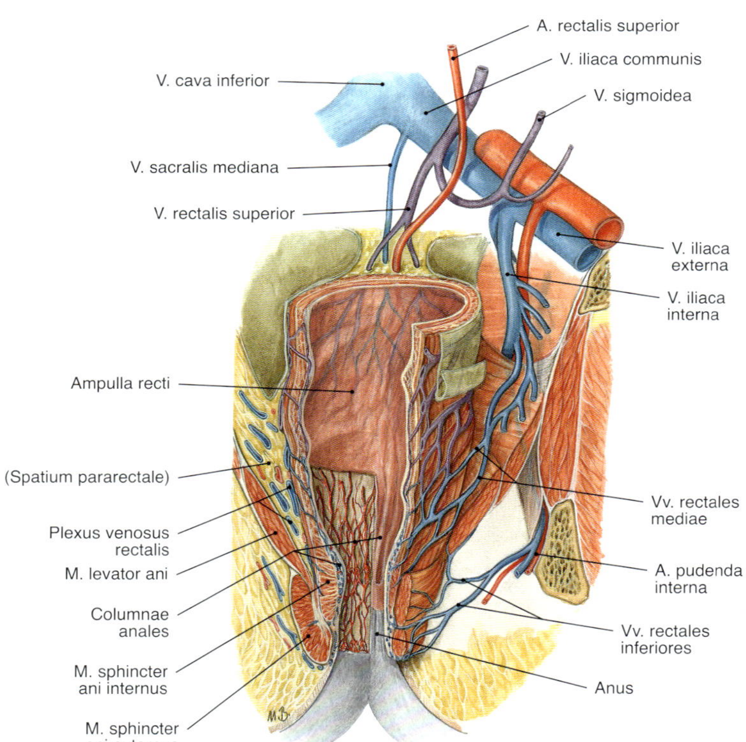

Abb. 1143 Mastdarm, Rectum; Blutversorgung; Schleimhaut und pararektales Fett teilweise entfernt; Zuflüsse zur V. portae hepatis in Lila.

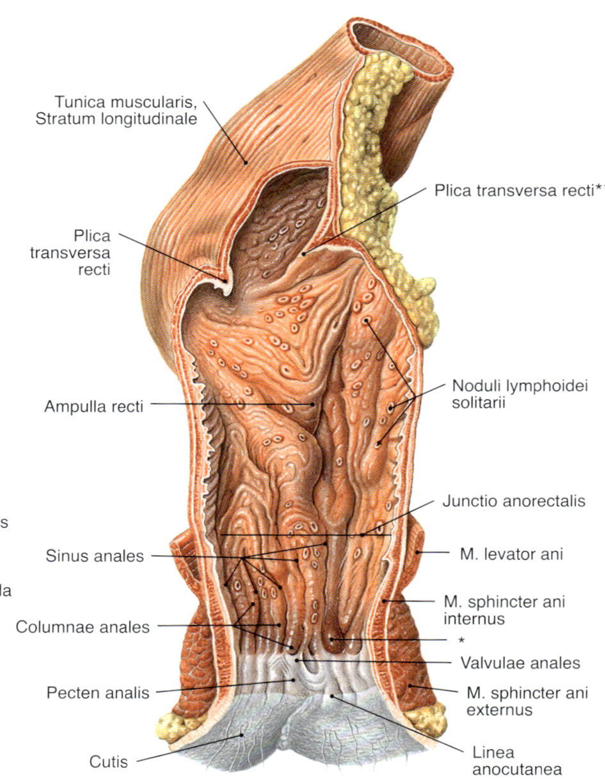

Abb. 1144 Mastdarm, Rectum, und Enddarm, Anus; von ventral.

* Hämorrhoidalknoten
** KOHLRAUSCH'sche Falte

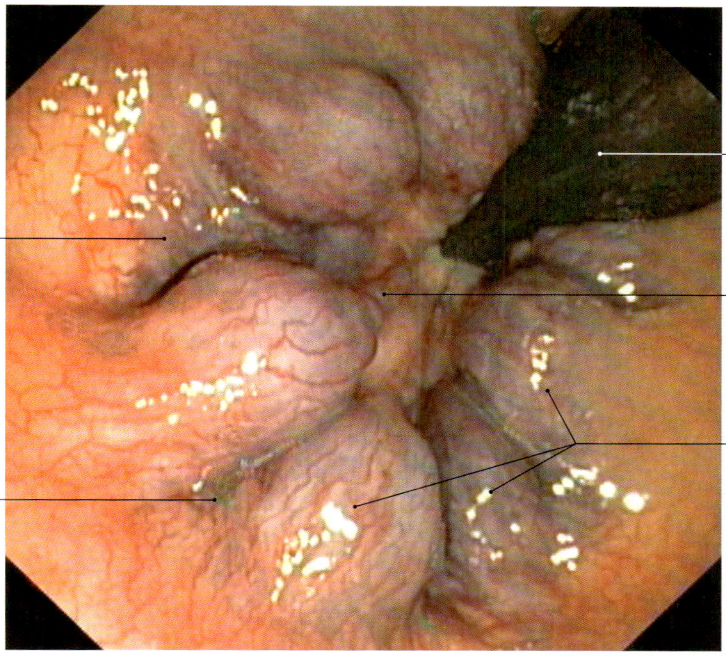

Abb. 1145 Mastdarm, Rectum;
Blick in den Analkanal mit sechs deutlich vergrößerten Knoten des Corpus cavernosum recti, Hämorrhoiden;
endoskopisches Bild;
von kranial.

* Koloskop
** drei Hämorrhoidalknoten

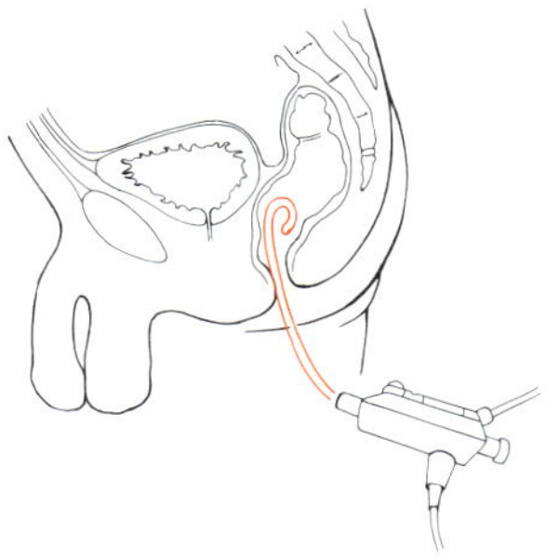

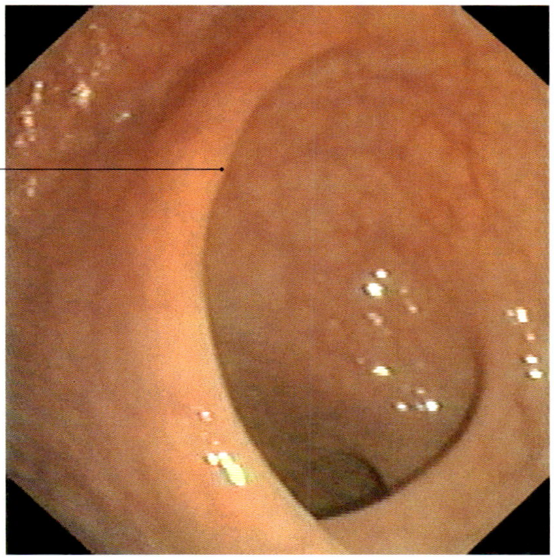

Abb. 1146 Mastdarm, Rectum;
Blick durch ein durch den Analkanal in die Ampulla recti eingeführtes Endoskop (Rektoskopie);
von kaudal.

Arterien des Mastdarms

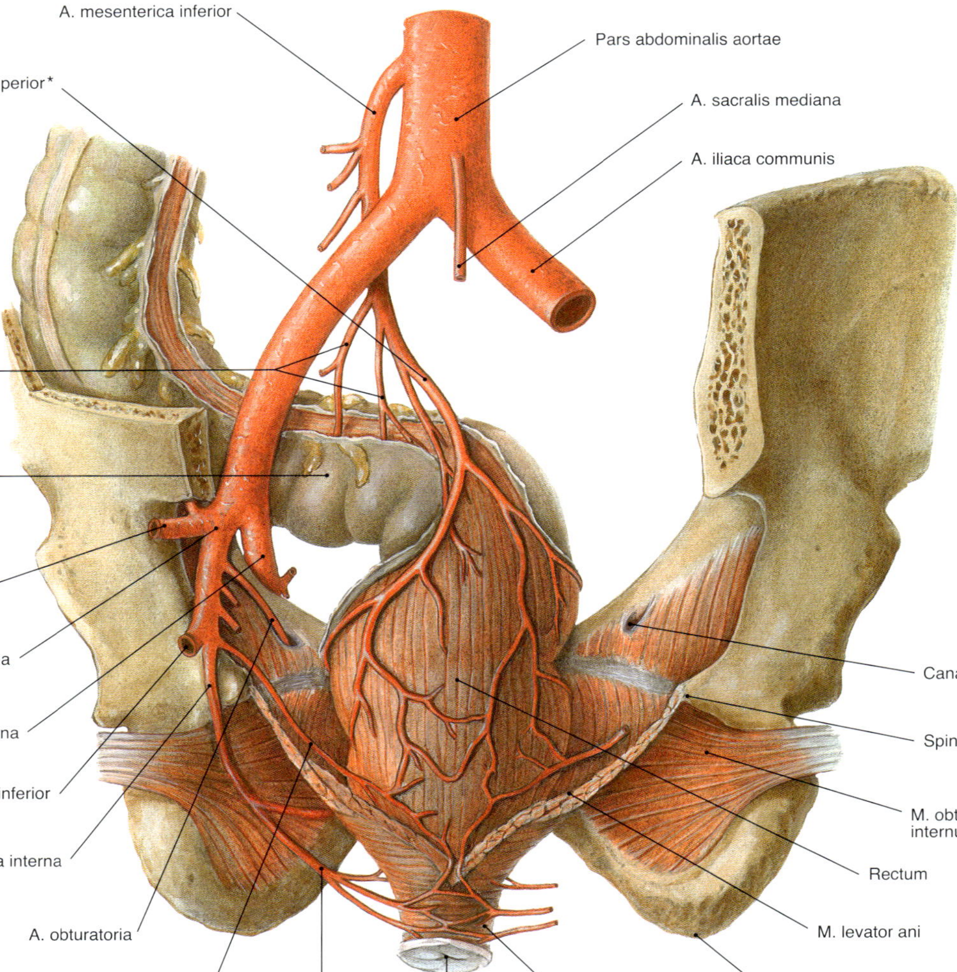

Abb. 1147 Arterien des Mastdarms, Aa. rectales; von dorsal.

* klinisch: SUDECK'scher Punkt (ab hier keine Anastomosen mehr zu den Aa. sigmoideae)

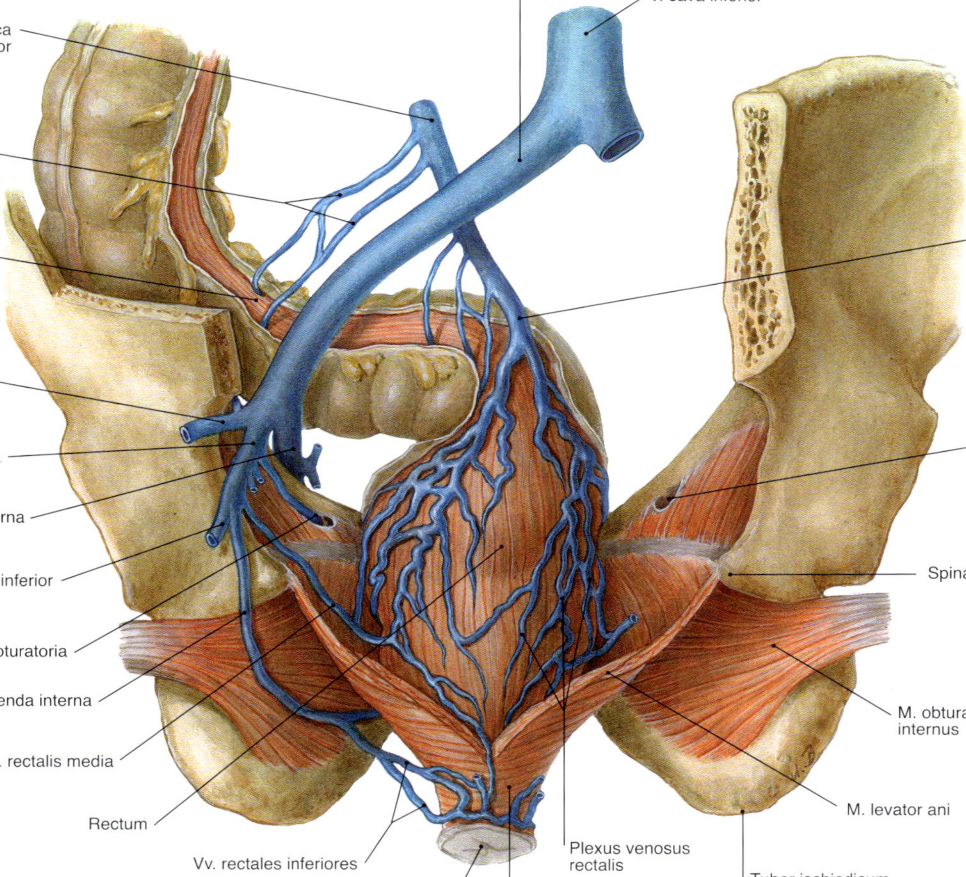

Abb. 1148 Venen des Mastdarms, Vv. rectales; Schema mit Teilen des Beckens und des Beckenbodens; von dorsal.
Es bestehen zahlreiche Verbindungen zwischen den zur Pfortader ziehenden Venen (V. rectalis superior) und Venen, die in die V. cava inferior drainieren (Vv. rectales mediae et inferiores), die zu den portokavalen Anastomosen gehören und klinische Bedeutung haben.

→ 1077, 1078

Innervation des Mastdarms

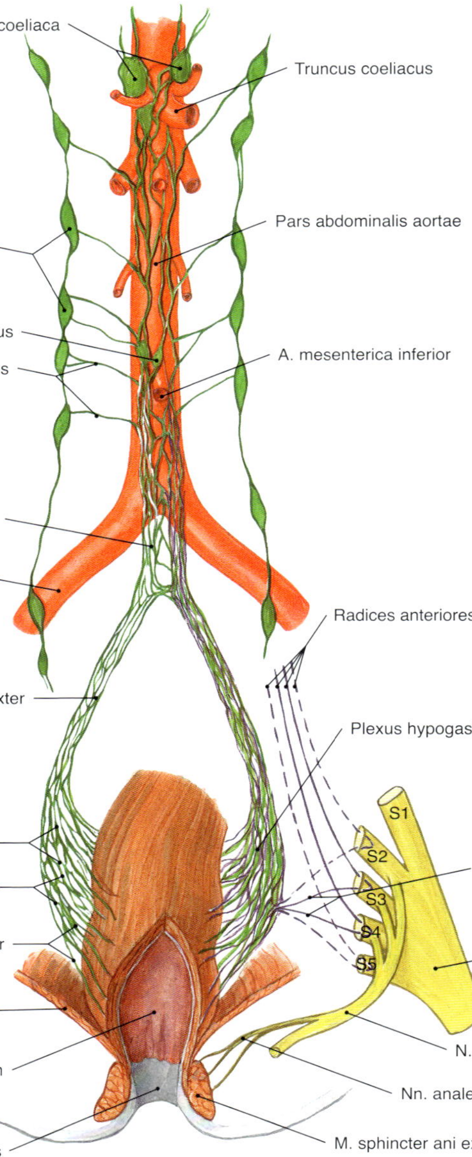

Abb. 1149 Mastdarm, Rectum;
schematische Darstellung der Innervation;
von ventral.
grün = Sympathikus
lila = Parasympathikus

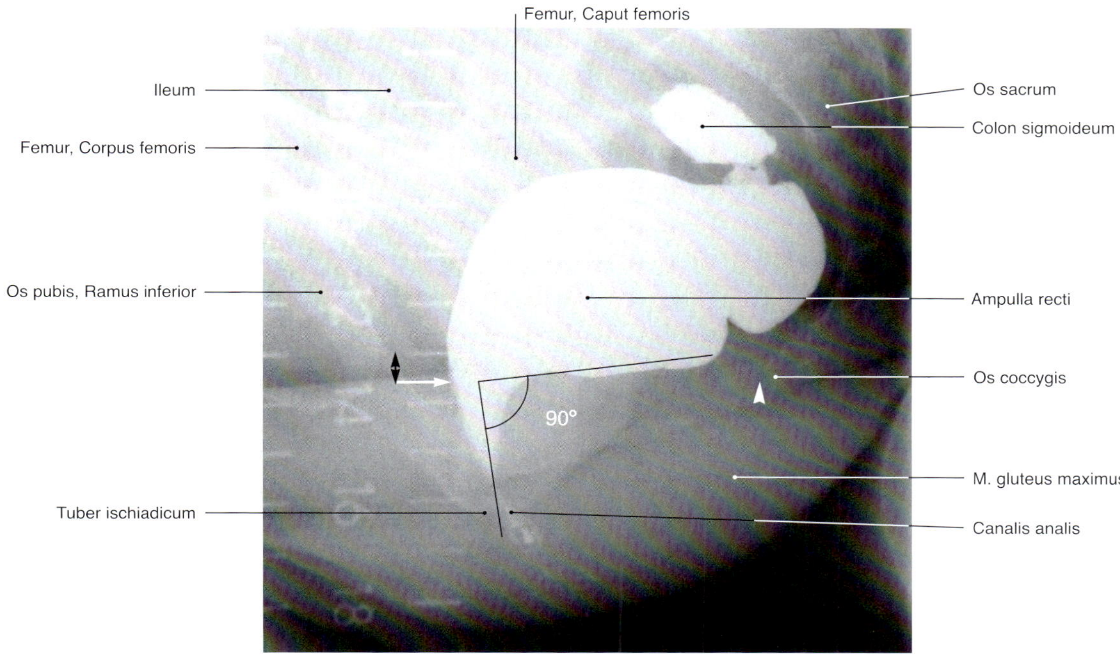

Abb. 1150 Mastdarm, Rectum;
seitliches Röntgenbild nach Füllung mit einem Kontrastmittel bei willkürlichem Verschluss des Anus (Defäkographie).

Der Übergang vom Anus in das Rektum (Pfeil) steht in Höhe der Spitze des Steißbeins (Dreieck).
Der Winkel zwischen Anus- und Rektumachse (∡) beträgt 90°. Diese Abknickung ist durch die Schlinge des M. levator ani (M. puborectalis) bedingt. Maßstab in cm.

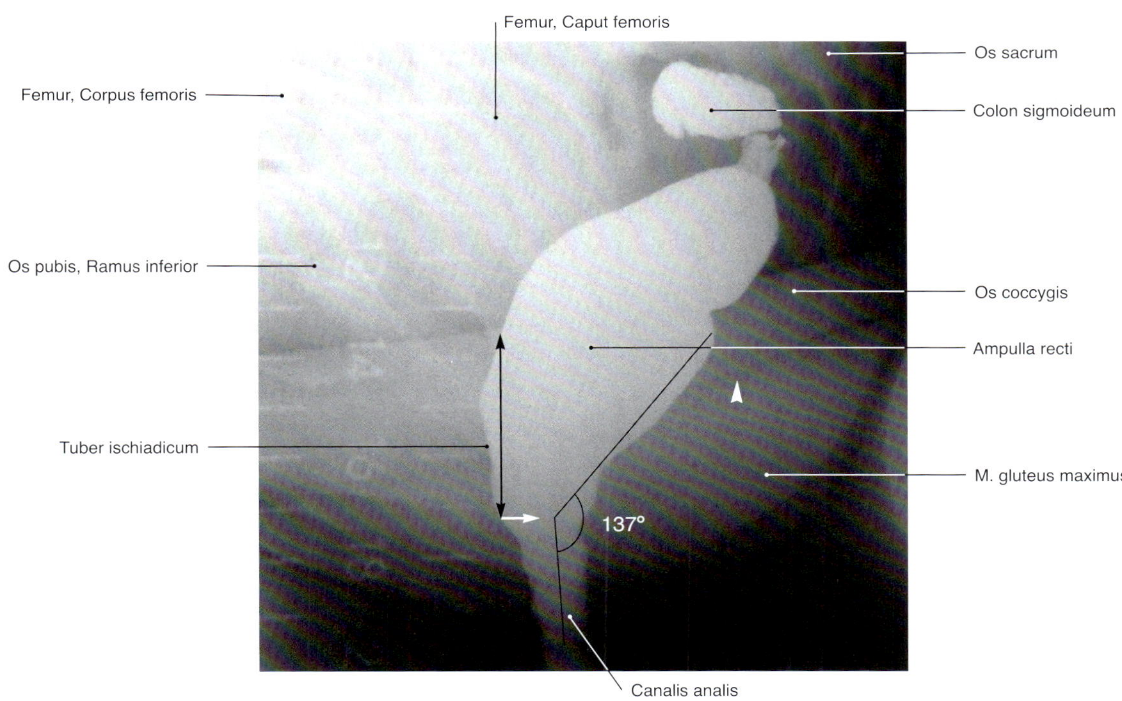

Abb. 1151 Mastdarm, Rectum;
seitliches Röntgenbild nach Füllung mit einem Kontrastmittel im seitlichen Strahlengang bei der Entleerung (Defäkographie).

Im Vergleich zu Abb. 1150 ist der anorektale Übergang tiefer getreten, und der Winkel (∡) hat sich auf 137° vergrößert, weil die Schlinge des M. levator ani entspannt ist. Die wie eine Klappe wirkende Abknickung ist nun verstrichen, und die Kotsäule lastet zur Entleerung (Defäkation) ungehindert auf dem Analkanal.

Arterienversorgung der Niere

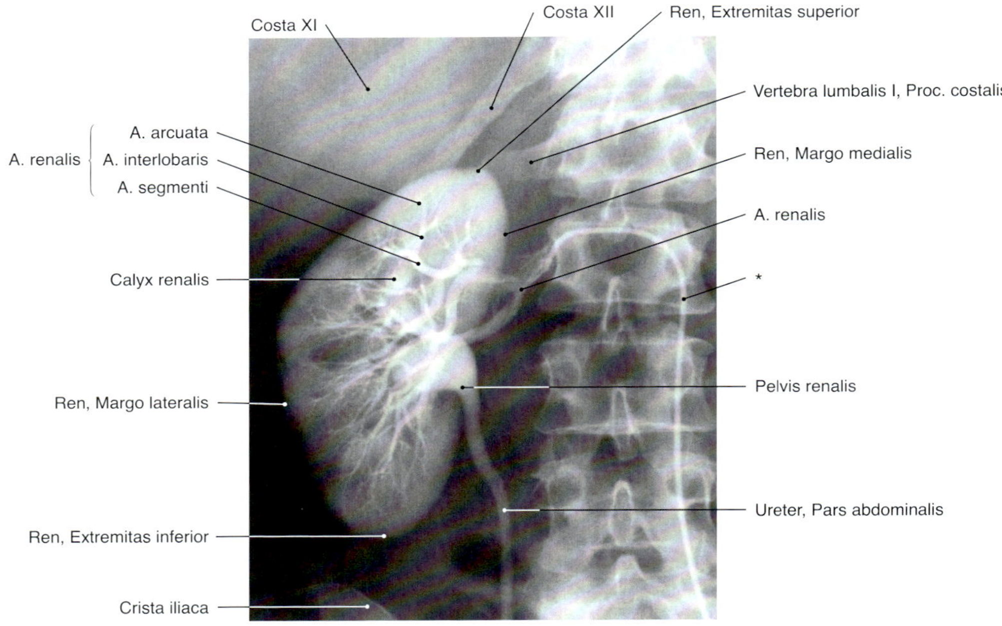

Abb. 1152 Niere, Ren; ap-Röntgenbild nach intravenöser Injektion eines Kontrastmittels, das über die Niere ausgeschieden wird (i.v. Pyelographie), zur Darstellung des Nierenbeckens und des Ureters; gleichzeitige Darstellung der Arterien durch Injektion eines Kontrastmittels in die A. renalis über einen in die Aorta eingeführten Katheter* (Arteriographie).

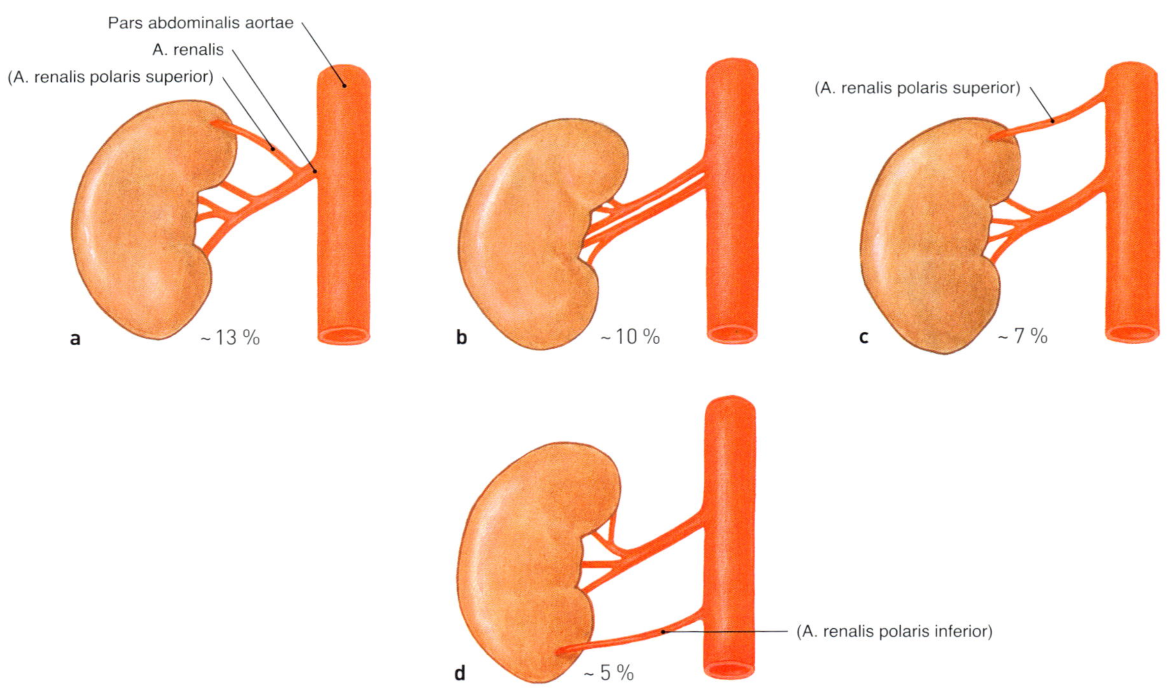

Abb. 1153 a–d Varietäten der arteriellen Nierenversorgung.
a A. renalis mit einem Ast als oberer Polarterie
b zwei Aa. renales zum Nierenhilum
c akzessorische obere Polarterie
d akzessorische untere Polarterie

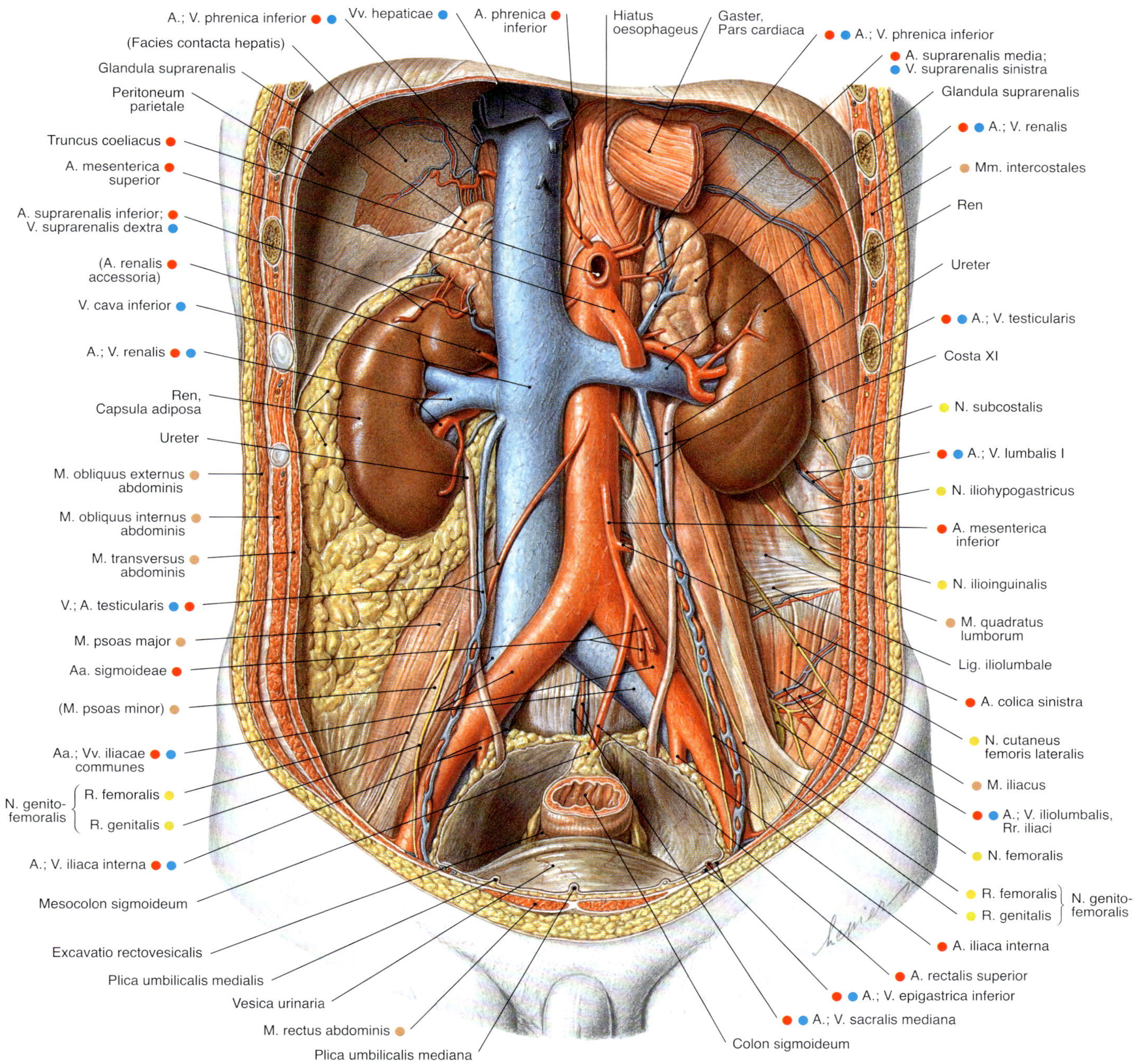

Abb. 1154 Lage der Eingeweide hinter dem Bauchfell, Situs retroperitonealis, beim Mann.
Während die V. testicularis sinistra in die V. renalis sinistra mündet, fließt die V. testicularis dextra direkt in die V. cava inferior ab. Entsprechende Verhältnisse gelten für die Vv. ovaricae.

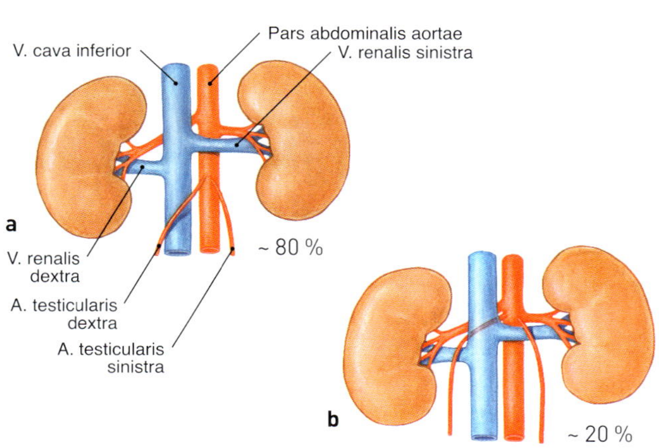

Abb. 1155 a, b Varietäten des Verlaufs der Aa. testiculares.
a Lehrbuchfall
b Abgang beider Aa. testiculares oberhalb der Vv. renales; weiterer Verlauf rechts dorsal der V. cava inferior, links ventral der V. renalis

Lymphgefäße des Retroperitonealraums

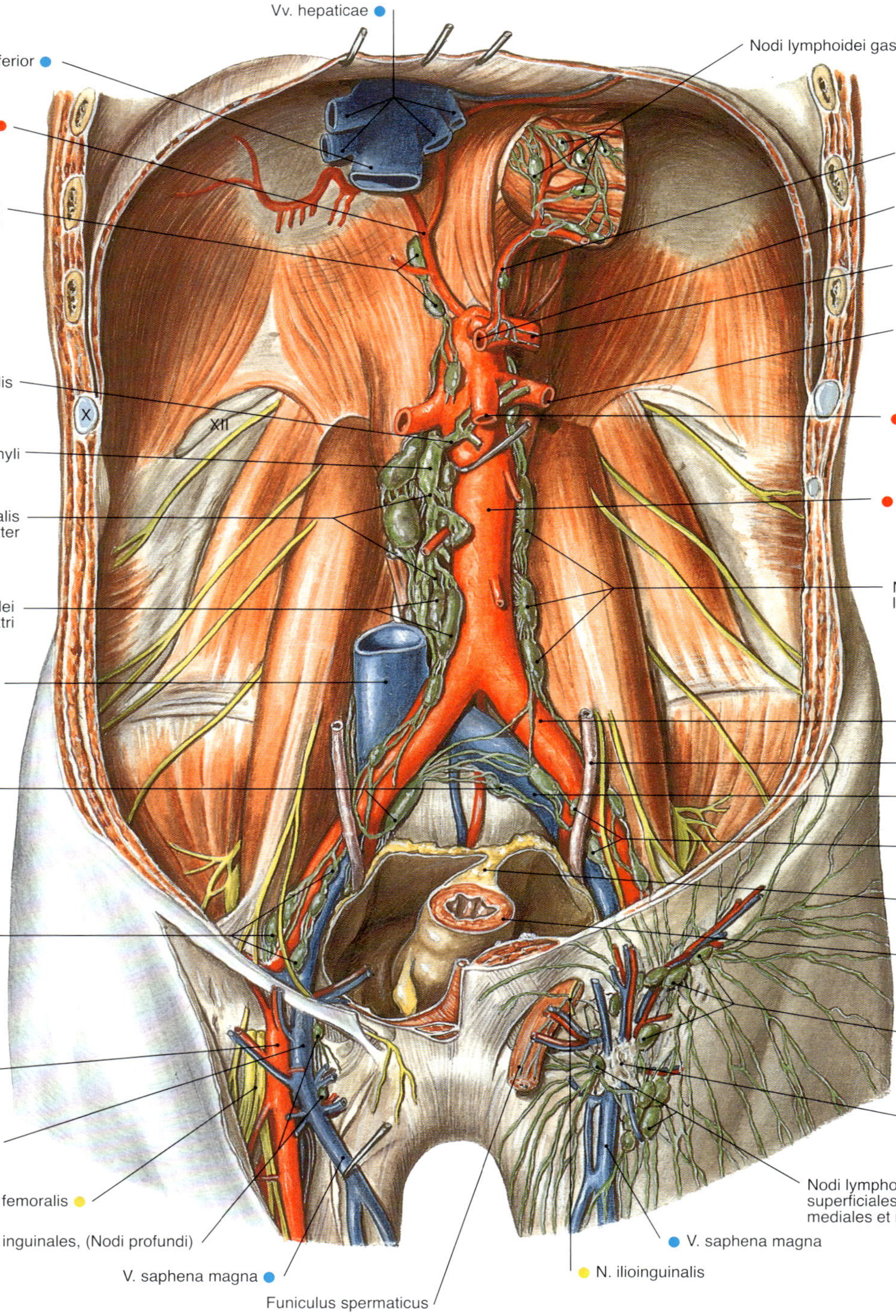

→ 1389

Abb. 1156 Lymphknoten, Nodi lymphoidei, und Lymphgefäße, Vasa lymphatica, der hinteren Bauchwand und Leistengegend; von ventral.

Die Ziffern X und XII bezeichnen Rippen.

* klinisch: „horizontale Kette"; Einzugsgebiet: untere Bauchwand, Gesäßgegend, Damm und äußeres Genitale

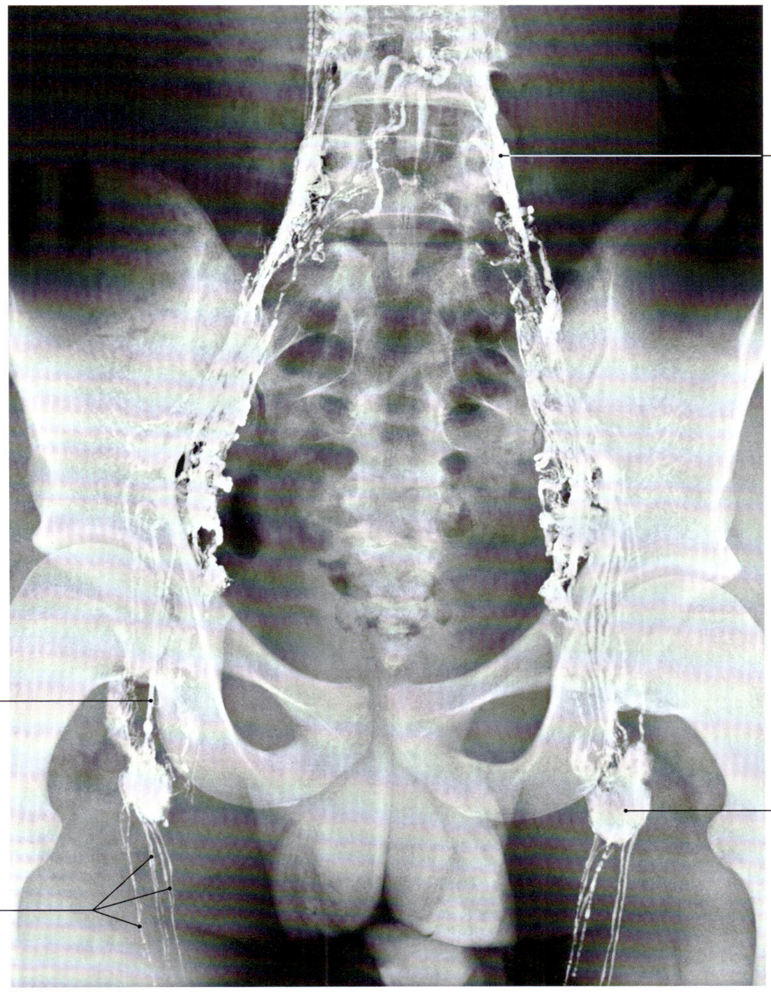

Abb. 1157 Lymphgefäße, Vasa lymphatica, und Lymphknoten, Nodi lymphoidei, der Leisten-, Becken- und Lendenregion;
ap-Röntgenbild nach Injektion eines Kontrastmittels in Fußlymphgefäße beiderseits (Lymphographie).
Diese klinisch nicht mehr eingesetzte Methode zeigt Lage und Größe von Lymphgefäßen und Lymphknoten.

Nerven des Retroperitonealraums

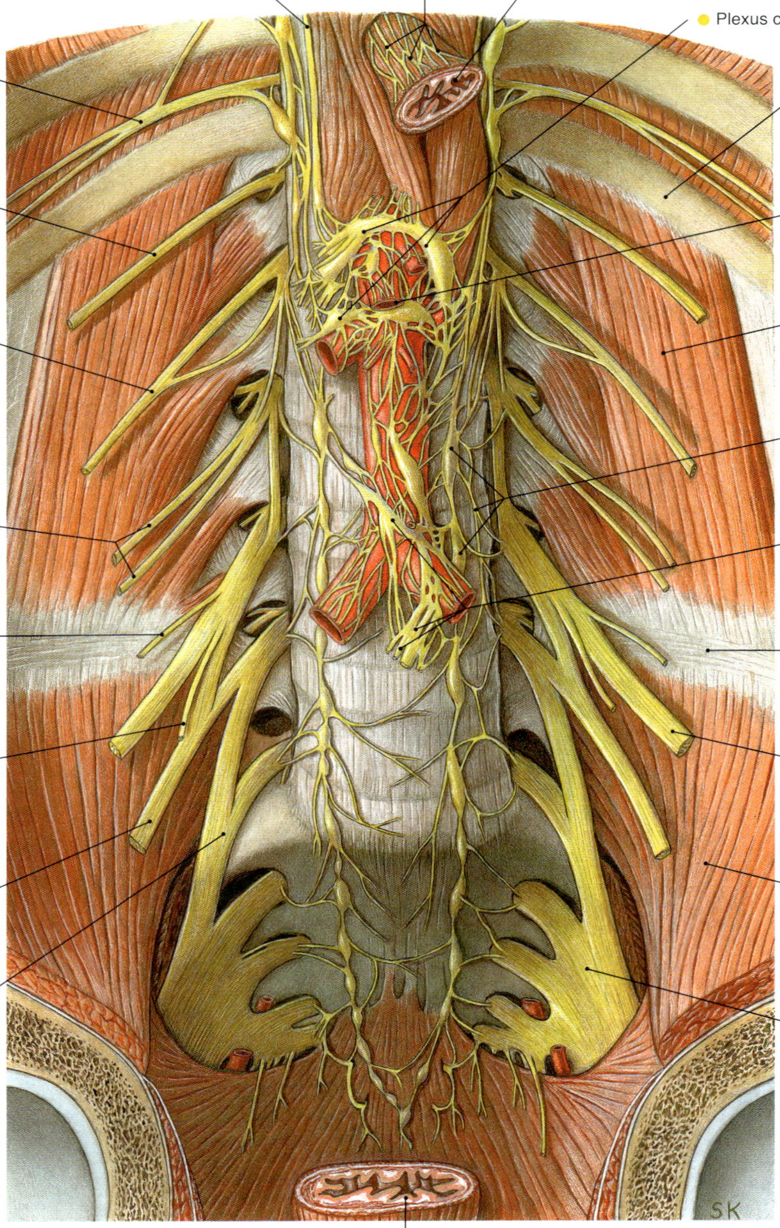

→ 47, 49, 50

Abb. 1158 Nerven der hinteren Bauchwand, Plexus lumbosacralis und Pars abdominalis autonomica; von ventral.

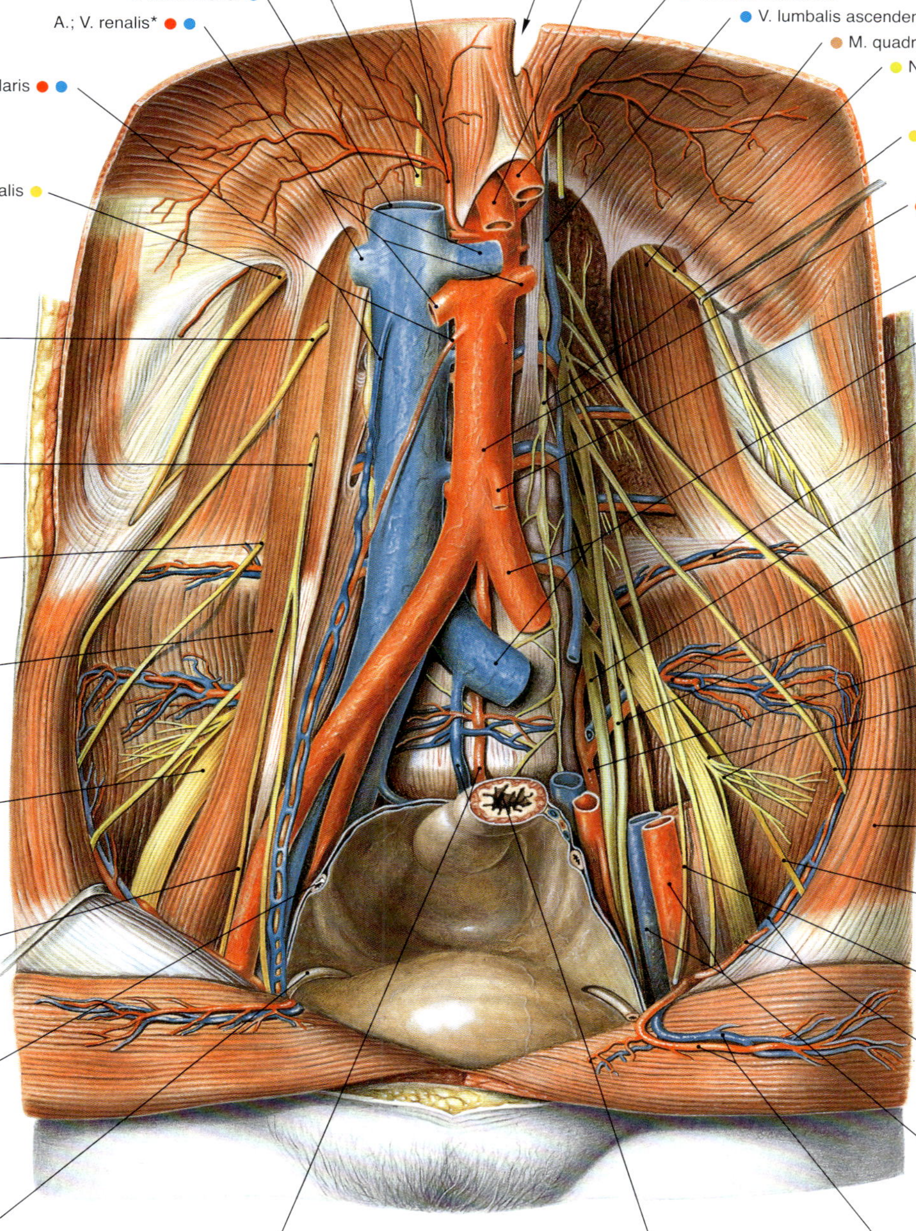

Abb. 1159 Gefäße und Nerven der hinteren Bauchwand beim Mann.

* In ~ 10 % verläuft die V. renalis sinistra dorsal der Aorta.

Innervation der männlichen Geschlechtsorgane

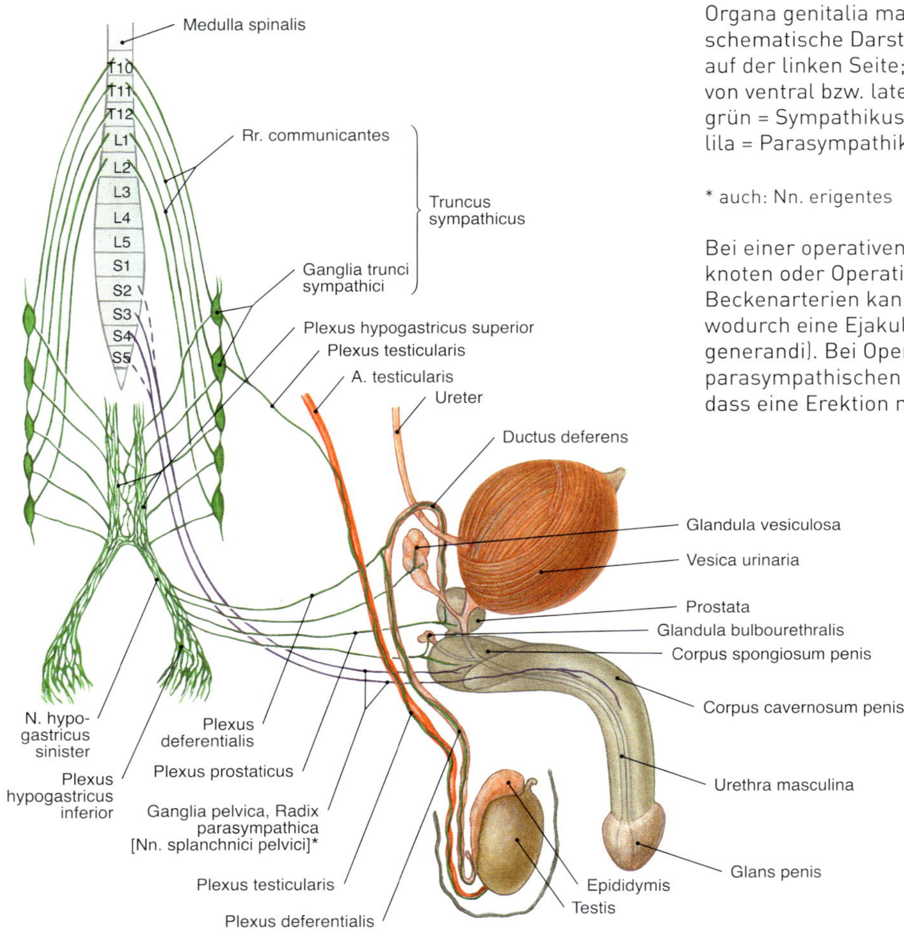

Abb. 1160 Männliche Geschlechtsorgane, Organa genitalia masculina; schematische Darstellung der vegetativen Innervation auf der linken Seite; von ventral bzw. lateral.
grün = Sympathikus
lila = Parasympathikus

* auch: Nn. erigentes

Bei einer operativen Entfernung der paraaortalen Lymphknoten oder Operationen an der Bauchaorta und den großen Beckenarterien kann der Sympathikus geschädigt werden, wodurch eine Ejakulation unmöglich werden kann (Impotentia generandi). Bei Operationen der Prostata können die parasympathischen Fasern zum Penis durchtrennt werden, so dass eine Erektion nicht mehr möglich ist (Impotentia coeundi).

Innervation der männlichen Geschlechtsorgane

	Herkunft	Verlauf	Organ	Funktion
Parasympathikus	Sakralmark (S2 – S4)	Ganglia pelvica, Radix parasympathica [Nn. splanchnici pelvici]	Penis Schwellkörper	Vasodilatation Erektion
Sympathikus	Thorakalmark (T10 – T12)	Plexus mesenterici superior et inferior ↓ Truncus sympathicus ↓ Plexus testicularis ↓	Testis	Steuerung der Durchblutung
	Lumbalmark (L1 – L2)	Plexus hypogastricus superior ↓ N. hypogastricus ↓ Plexus hypogastricus inferior	Glandula bulbourethralis	Abgabe des Sekrets
			Ductus deferens	Kontraktion, Transport der Spermien in die Harnröhre
			Glandula vesiculosa Prostata	Ausstoßung des Inhalts in die Harnröhre
Somatomotorisch Somatosensibel	Sakralmark (S2 – S4)	N. pudendus	(M. sphincter vesicae)	Verschluss der Harnblase verhindert retrograde Ejakulation in die Harnblase
			M. ischiocavernosus M. bulbospongiosus	Expulsion des Ejakulats aus der Harnröhre
		Nn. scrotales posteriores N. dorsalis penis	Skrotumhaut Penishaut	

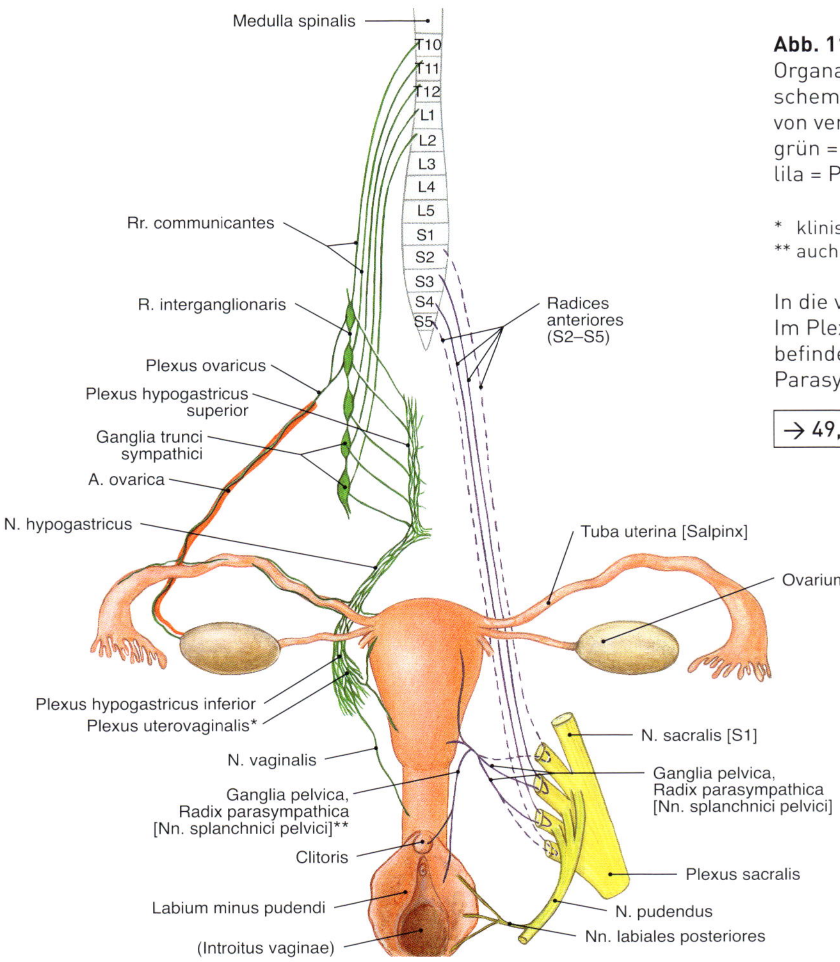

Abb. 1161 Weibliche Geschlechtsorgane, Organa genitalia feminina; schematische Darstellung der vegetativen Innervation; von ventral.
grün = Sympathikus
lila = Parasympathikus

* klinisch: FRANKENHÄUSER'scher Plexus
** auch: Nn. erigentes

In die vegetativen Plexus sind Ganglien eingestreut. Im Plexus hypogastricus und im Plexus uterovaginalis befinden sich Fasern des Sympathikus und des Parasympathikus.

→ 49, 50

Innervation der weiblichen Geschlechtsorgane

	Herkunft	Verlauf	Organ	Funktion
Parasympathikus	Sakralmark (S2 – S4)	Ganglia pelvica, Radix parasympathicaUterus [Nn. splanchnici pelvici] ↓ Nn. cavernosi clitoridis	Tuba uterina Vasodilatation Vagina Clitoris	Vasodilatation Transsudation Erektion
Sympathikus	Thorakalmark (T10 – T12)	Plexus mesentericus superior ↘ Plexus ovaricus ↗ Plexus renalis	Ovar	Vasokonstriktion
		Truncus sympathicus ↓		
	Lumbalmark (L1 – L2)	Plexus hypogastricus superior ↓ N. hypogastricus Plexus hypogastricus inferior	-	
		↓ Plexus uterovaginalis (FRANKENHÄUSER'scher Plexus)	Tuba uterina Uterus Vagina	Kontraktion
Somatomotorisch Somatosensibel	Sakralmark (S2 – S4)	N. pudendus ↗ N. dorsalis clitoridis ↘ Nn. labiales posteriores	Clitoris große Schamlippen M. ischiocavernosus M. bulbospongiosus	Kontraktion

Arterien des Beckens

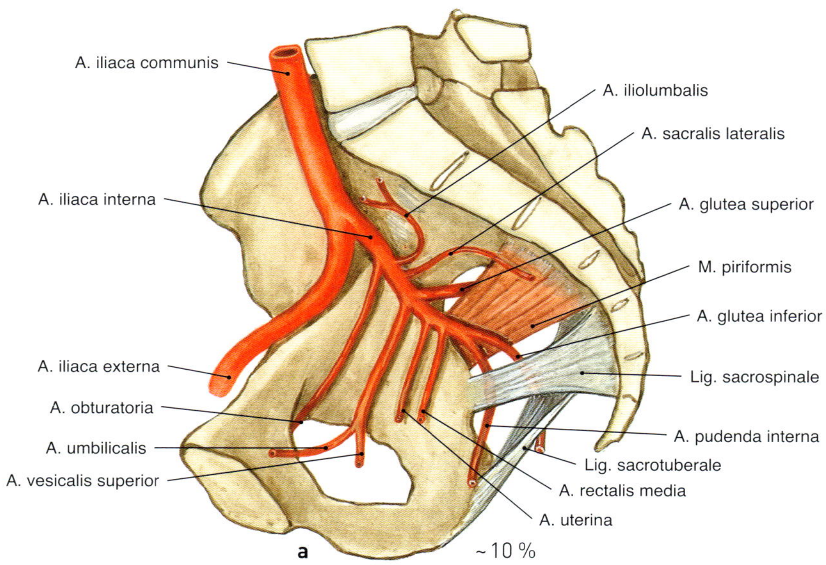

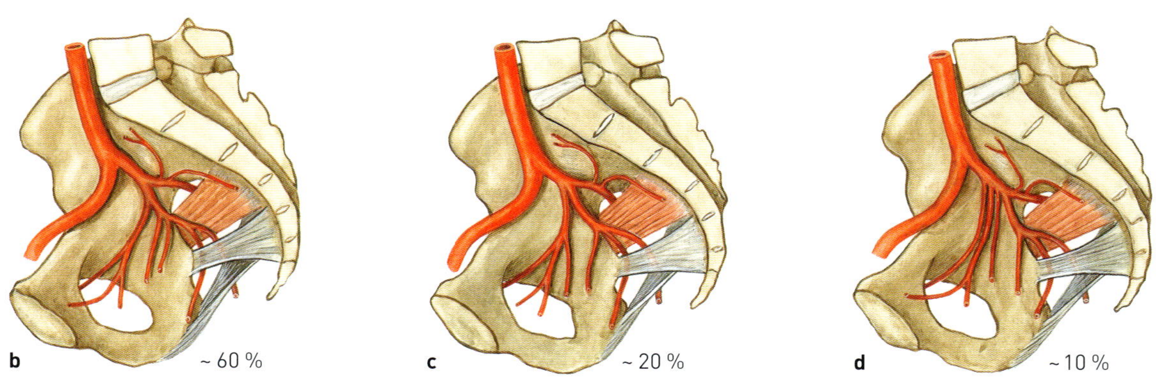

Abb. 1162 a–d Varietäten der Verzweigung der A. iliaca interna; von links.
a Ursprung aller Äste vom Stamm der A. iliaca interna
b Aufzweigung der A. iliaca interna in zwei Hauptstämme (Lehrbuchfall)
c Aufzweigung der A. iliaca interna in drei Hauptstämme
d Aufzweigung der A. iliaca interna in mehr als drei Hauptstämme

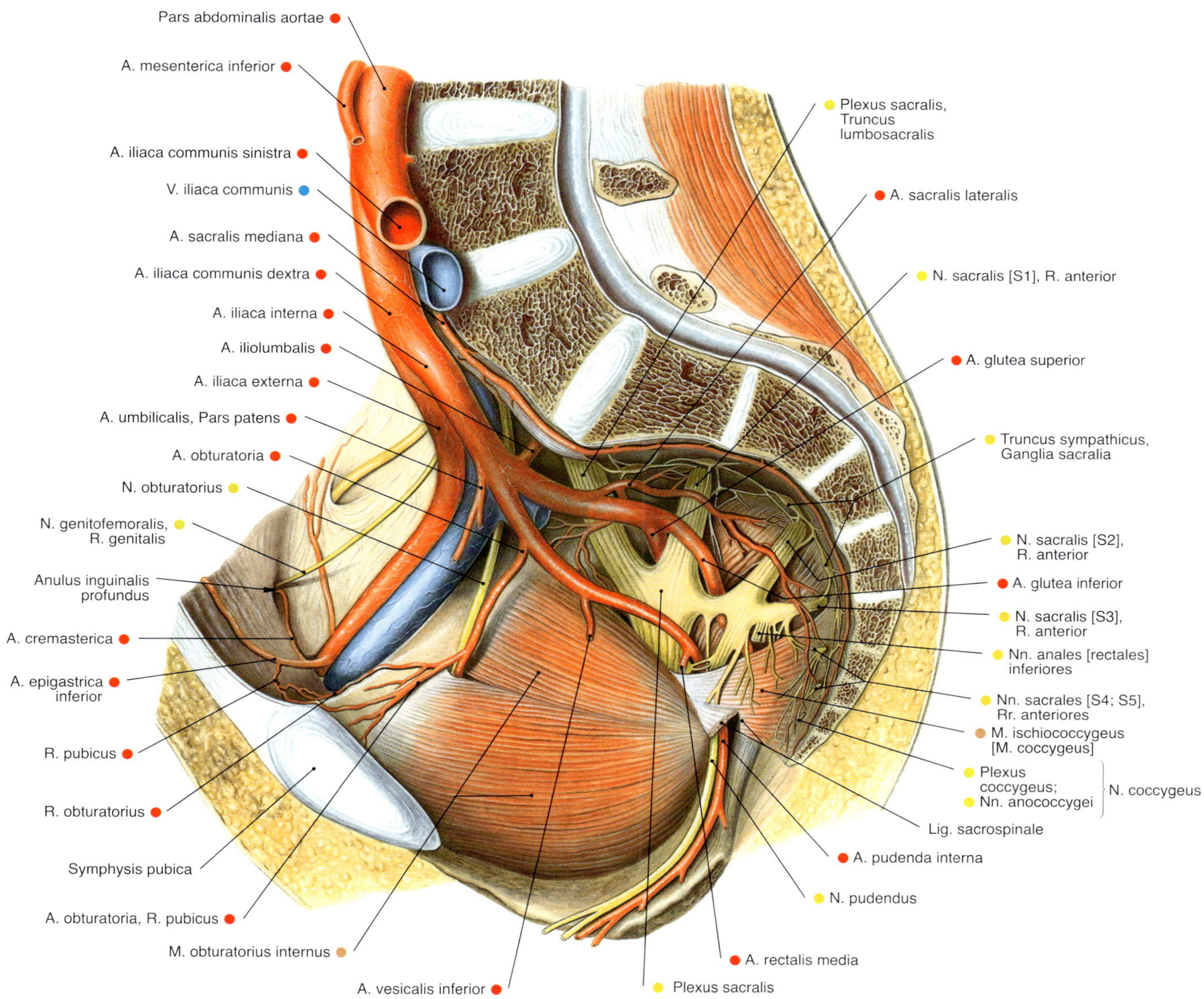

Abb. 1163 Innere Beckenarterie, A. iliaca interna, und Kreuzbeinnervengeflecht, Plexus sacralis; von links.

Organe des männlichen Beckens

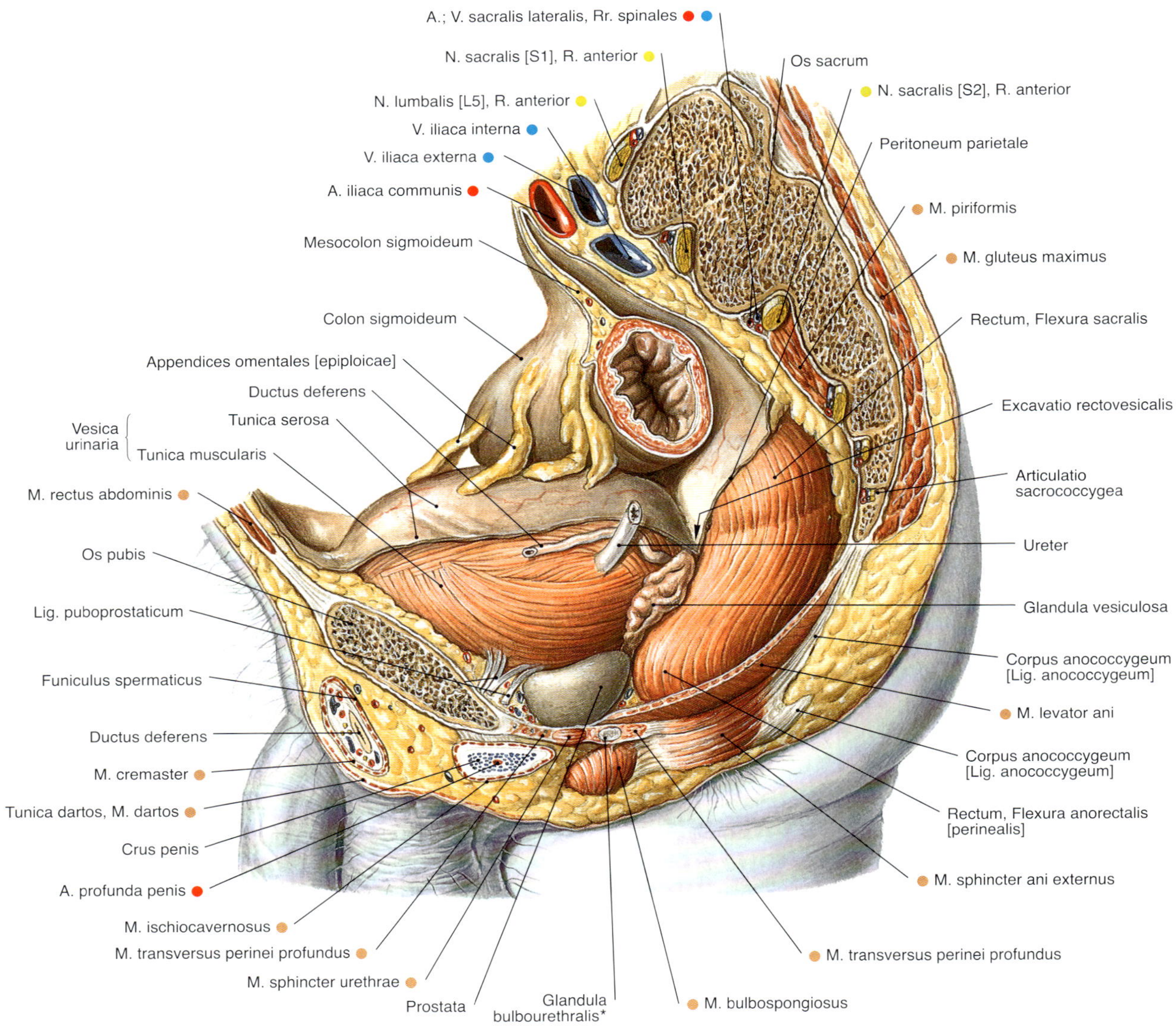

Abb. 1164 Beckenorgane beim Mann.
* klinisch: COWPER'sche Drüse

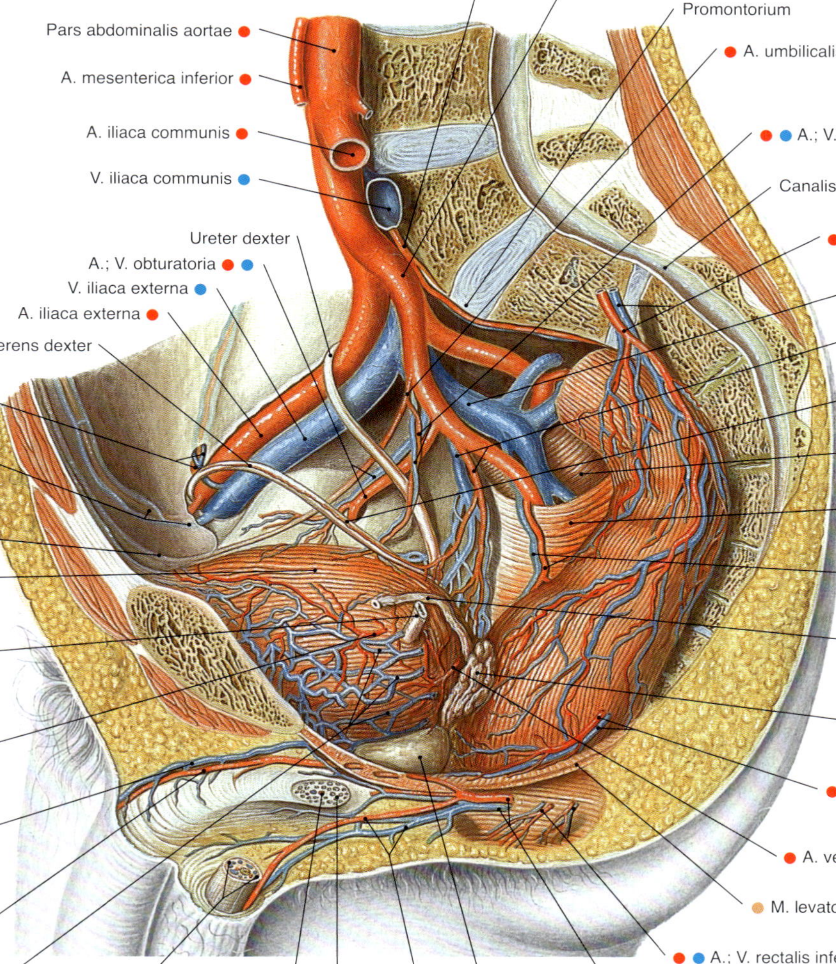

Abb. 1165 Blutversorgung der Beckenorgane beim Mann.

Gefäße des weiblichen Beckens

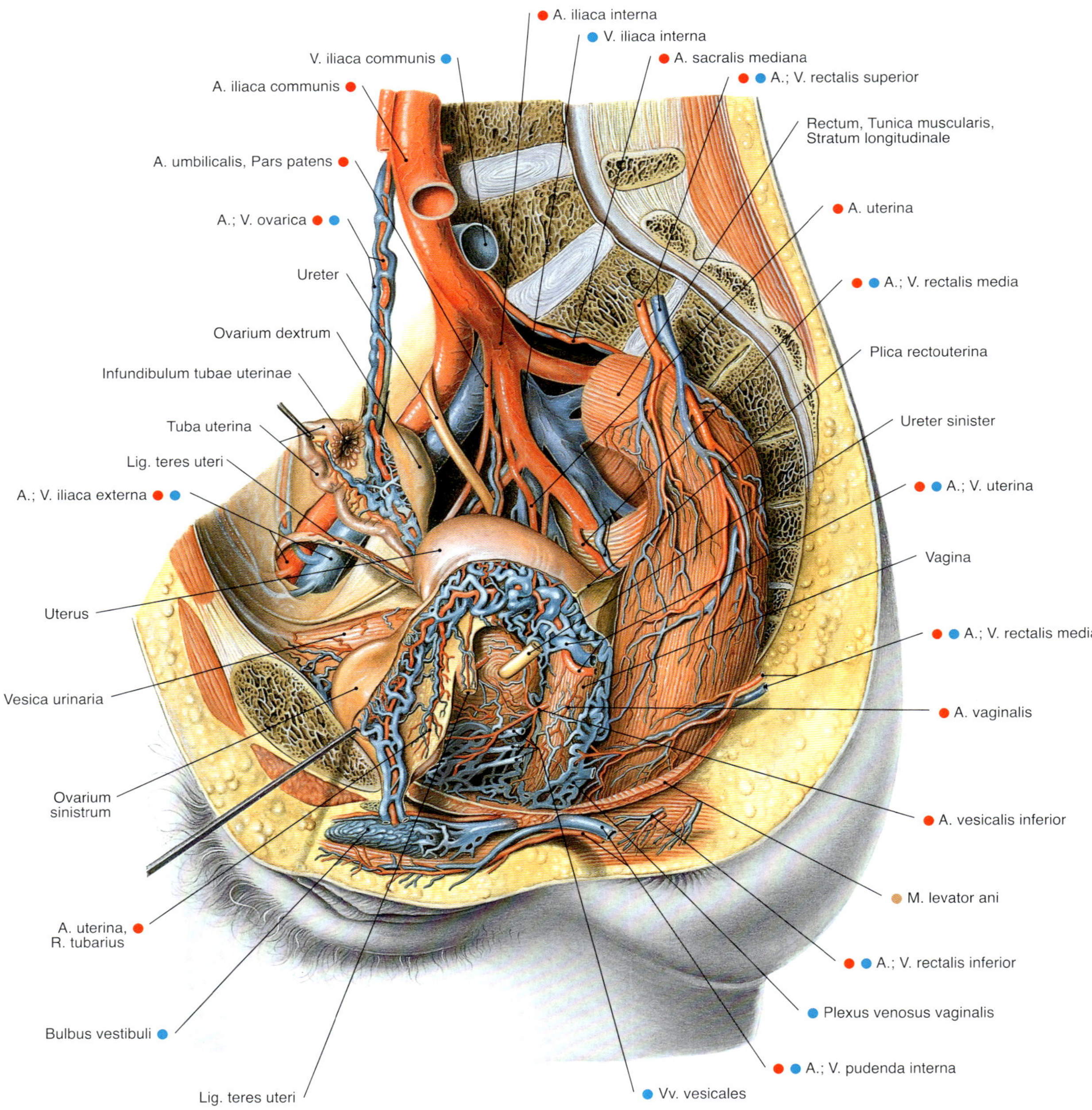

Abb. 1166 Blutversorgung der Beckenorgane bei der Frau.

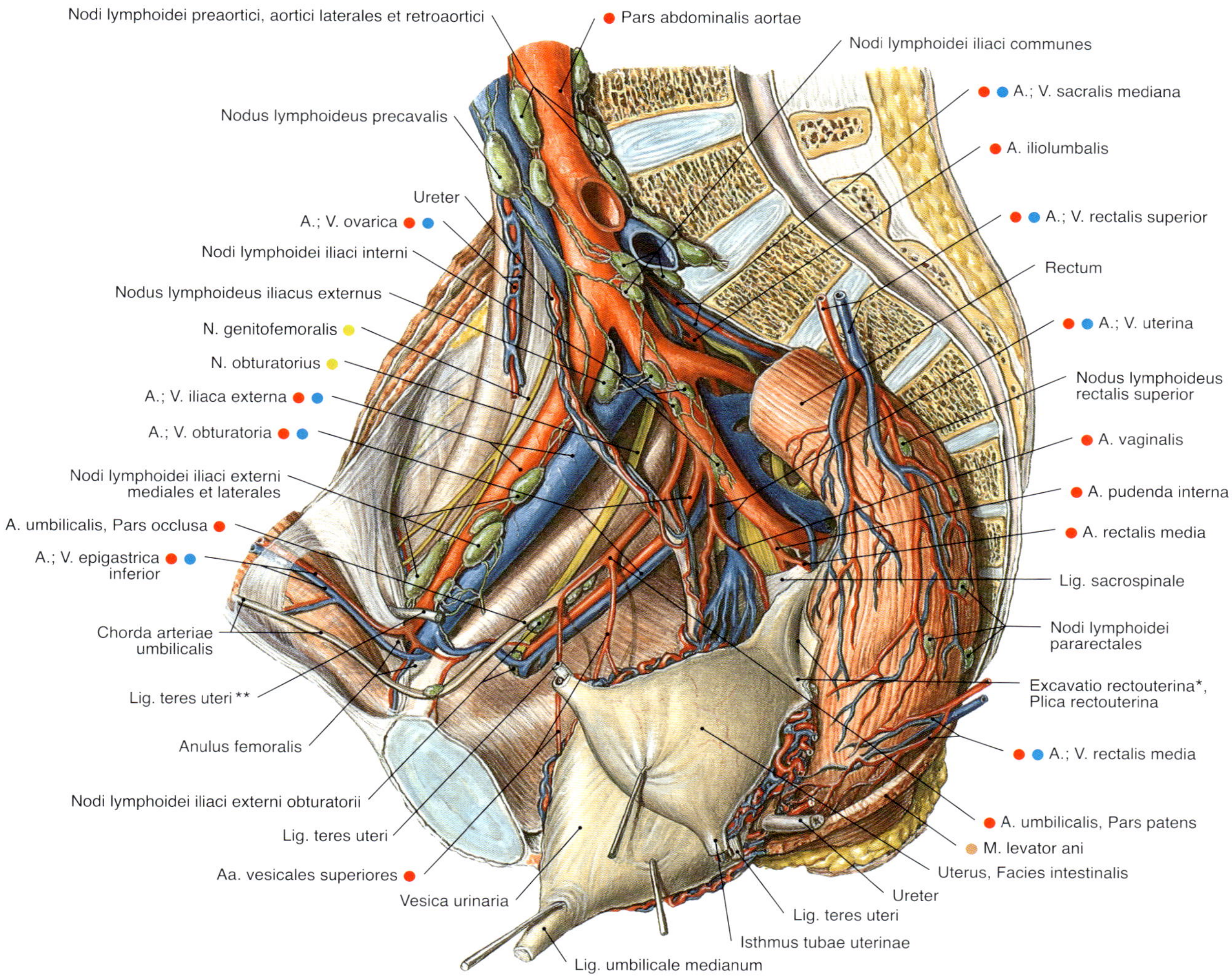

Abb. 1167 Lymphgefäße, Vasa lymphatica, und Lymphknoten, Nodi lymphoidei, der Beckenwand bei der Frau.

Die gezeichneten Lymphknoten sind oft viel kleiner, aber stets vorhanden. Über Lymphbahnen im Lig. teres uteri können Tumorzellen vom Uterus in oberflächliche inguinale Lymphknoten gelangen.

* klinisch: DOUGLAS'scher Raum
** klinisch: Lig. rotundum

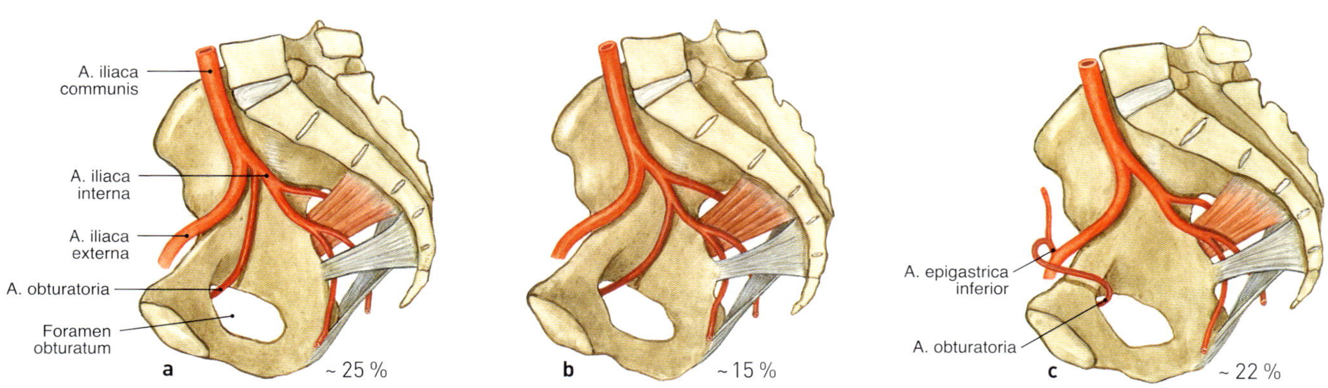

Abb. 1168 a–c Varietäten des Ursprungs der A. obturatoria; von medial.

a Ursprung vom vorderen Ast der A. iliaca interna (Lehrbuchfall)

b Ursprung als selbständiger Ast der A. iliaca interna

c Ursprung aus der A. iliaca externa

Nur in 75 % entspringt die A. obturatoria als Ast des Stamms der A. iliaca interna.

Beckenboden der Frau

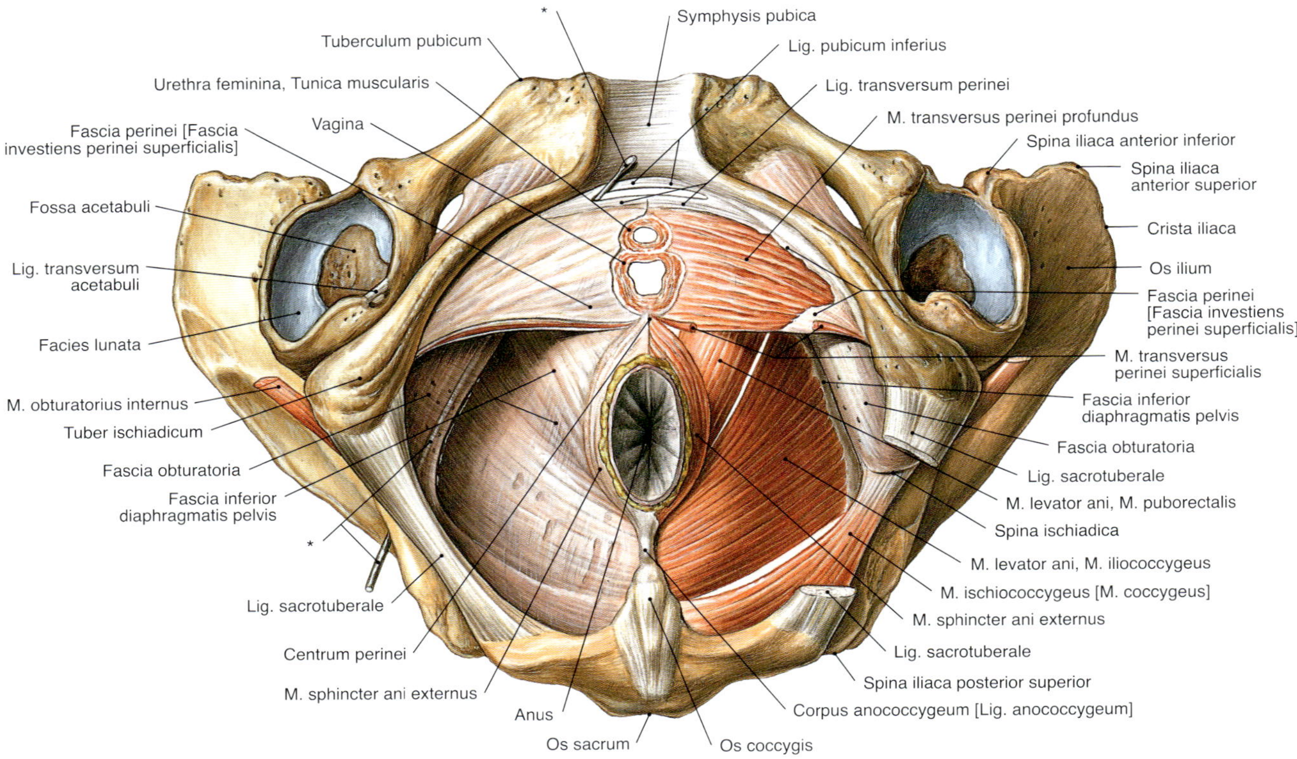

Abb. 1169 Muskeln des Damms, Mm. perinei, und Beckenboden, Diaphragma pelvis, bei der Frau; von kaudal.

* Sonde im Canalis pudendalis (ALCOCK'scher Kanal)

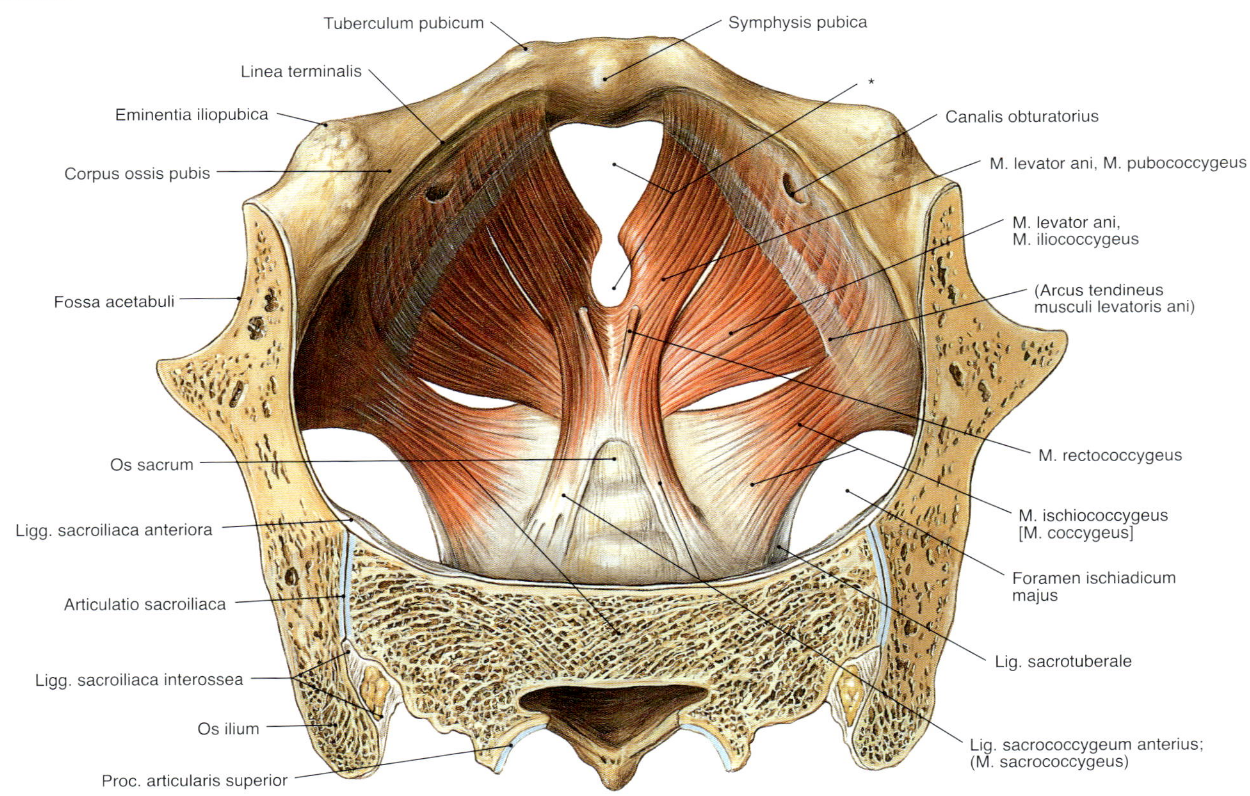

Abb. 1170 Beckenboden, Diaphragma pelvis, bei der Frau; von kranial.

* klinisch: Levatortor (Hiatus urogenitalis et ani)

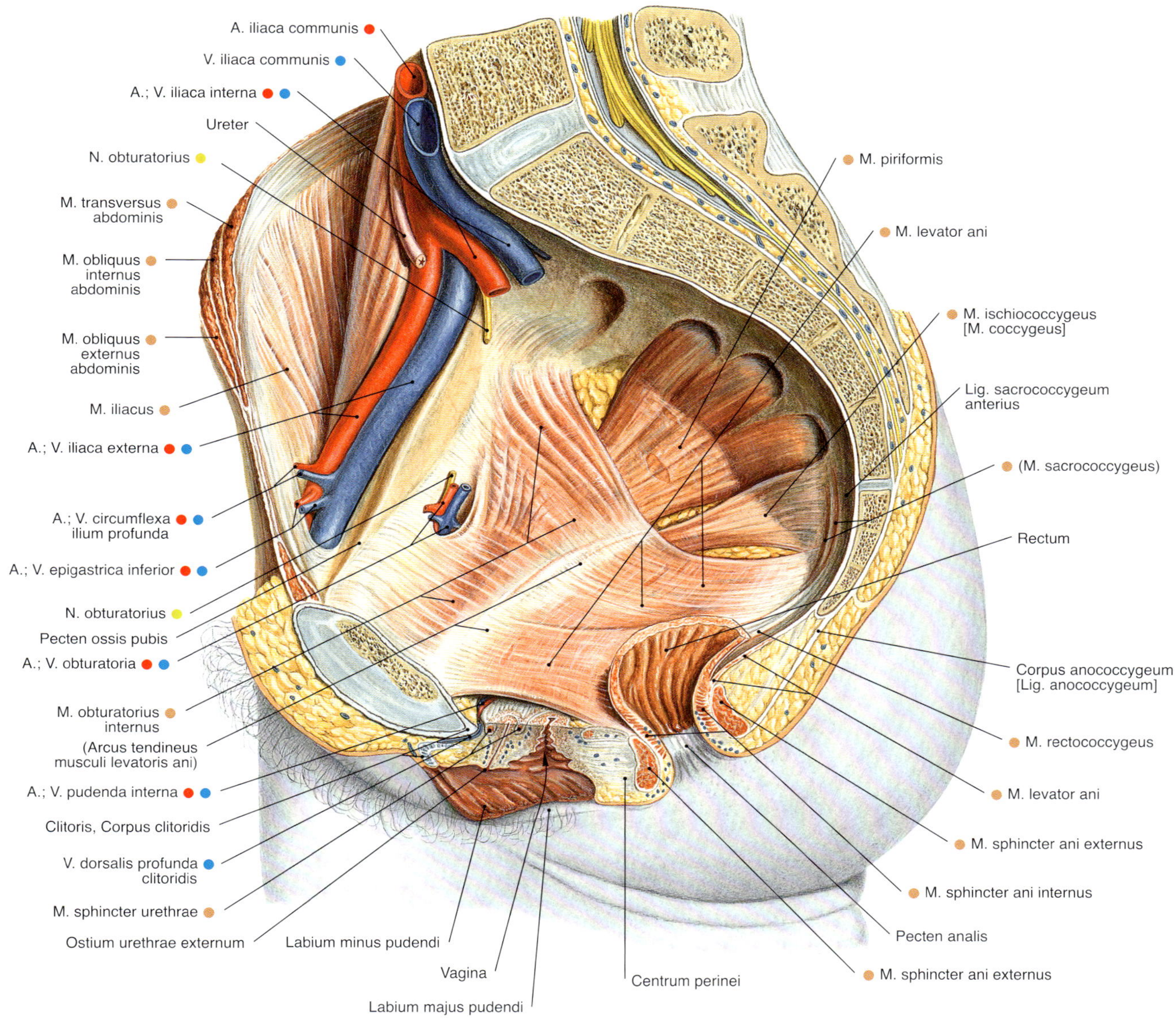

Abb. 1171 Muskeln des Beckenbodens, Diaphragma pelvis, bei der Frau.

Beckenboden des Mannes

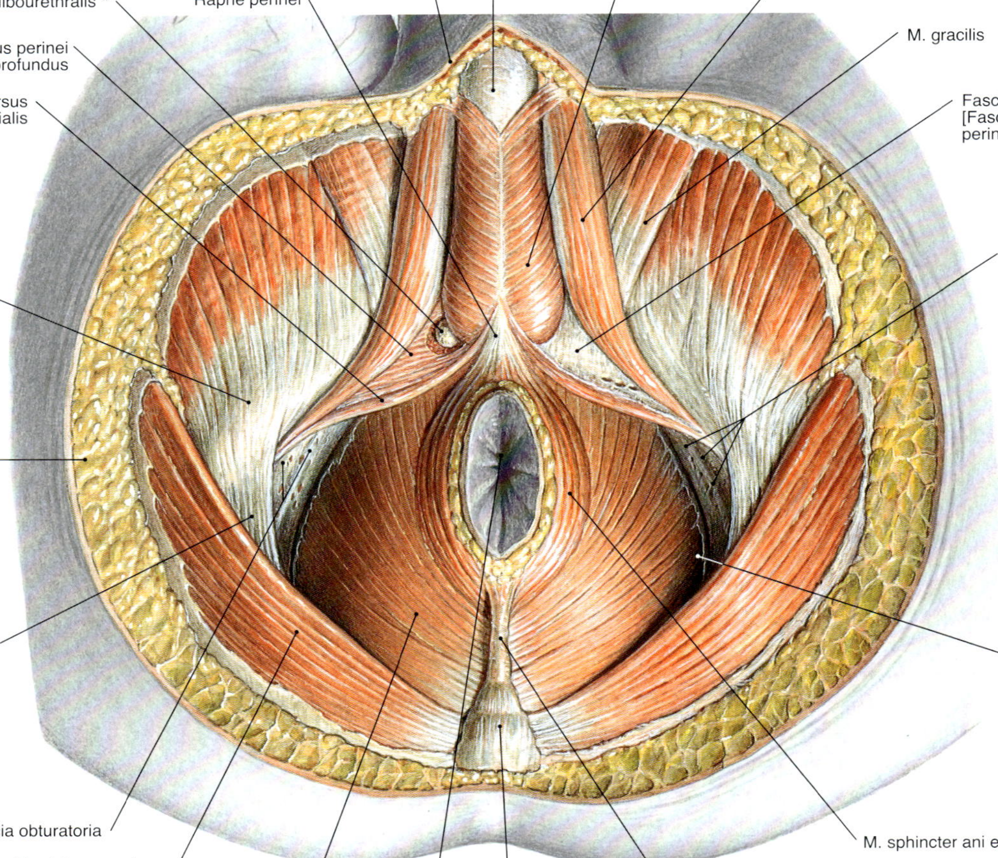

→ T 22

Abb. 1172 Damm, Perineum, und Beckenboden, Diaphragma pelvis, beim Mann; von kaudal.

* klinisch: COWPER'sche Drüse

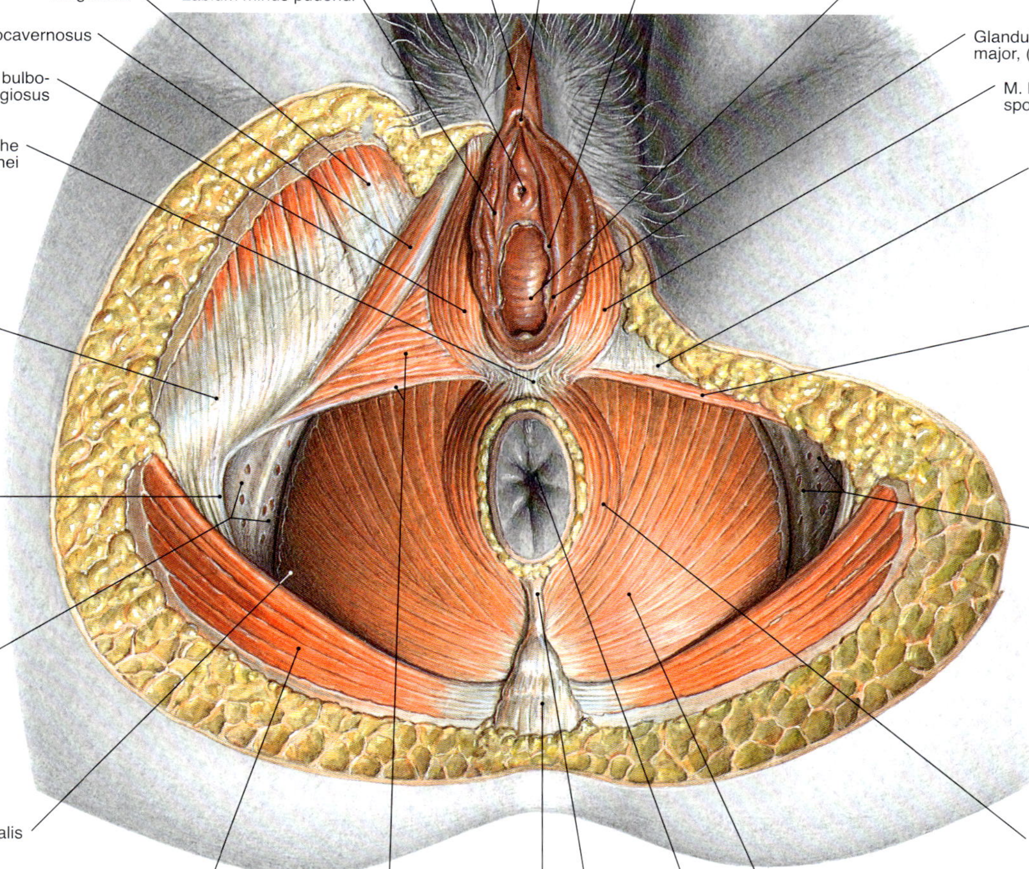

Abb. 1173 Damm, Perineum; Beckenboden, Diaphragma pelvis, und äußere weibliche Geschlechtsorgane, Organa genitalia feminina externa; von kaudal.

* klinisch: BARTHOLIN'sche Drüse

→ T 22

Es besteht eine enge topographische Nähe von Ostium vaginae und Anus. Während der Geburt kann es zu Einrissen der Haut und der Muskulatur des Damms bis zur Schließmuskulatur des Anus kommen (Dammrisse I. – III. Grades), denen gegebenenfalls durch gezielten Einschnitt nach lateral oder in der Medianebene vorgebeugt werden kann (Dammschnitt = laterale oder mediale Episiotomie).

Diaphragma urogenitale

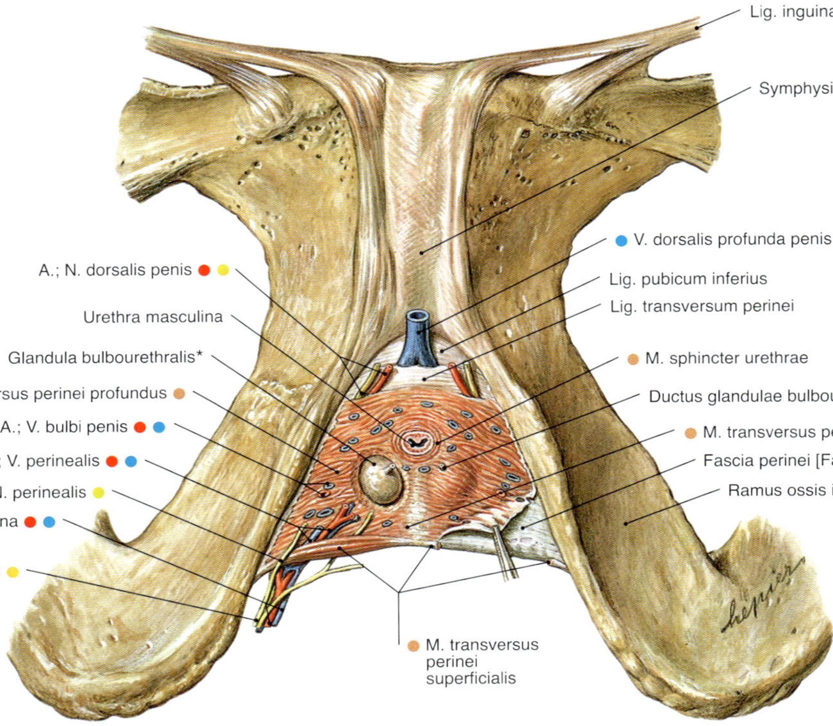

→ T 22

Abb. 1174 Diaphragma urogenitale beim Mann; von kaudal.
* klinisch: COWPER'sche Drüse

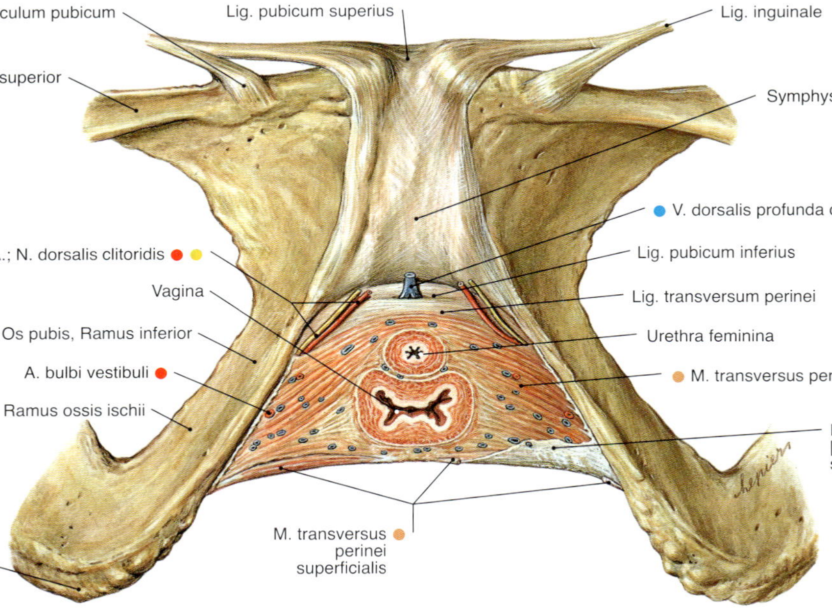

→ T 22

Abb. 1175 Diaphragma urogenitale bei der Frau; von kaudal.

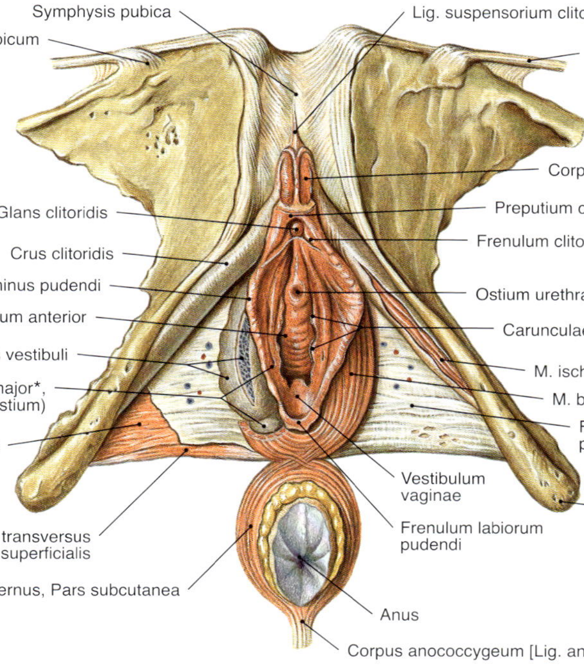

Abb. 1176 Äußere weibliche Geschlechtsorgane, Organa genitalia feminina externa; von kaudal ventral.
* klinisch: BARTHOLIN'sche Drüse

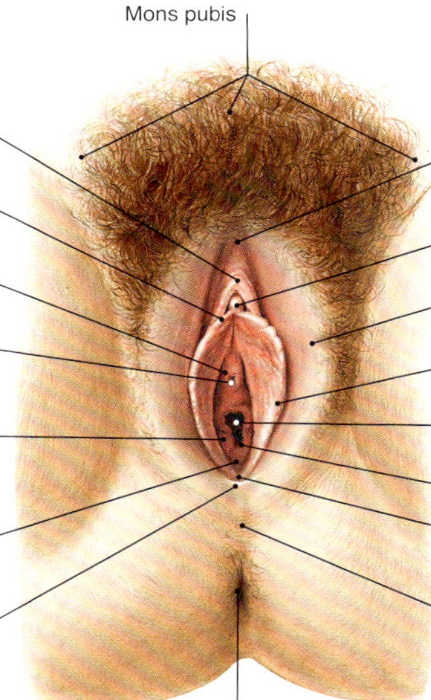

Abb. 1177 Äußere weibliche Geschlechtsorgane, Organa genitalia feminina externa; von kaudal.

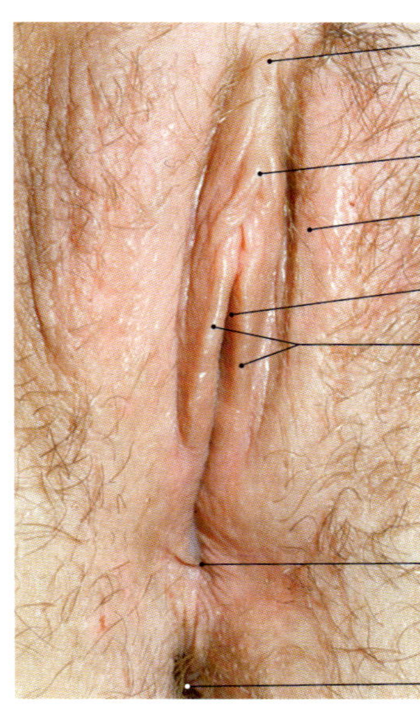

Abb. 1178 Äußere weibliche Geschlechtsorgane, Organa genitalia feminina externa; von kaudal.

Beckenorgane und Retroperitoneum des Mannes

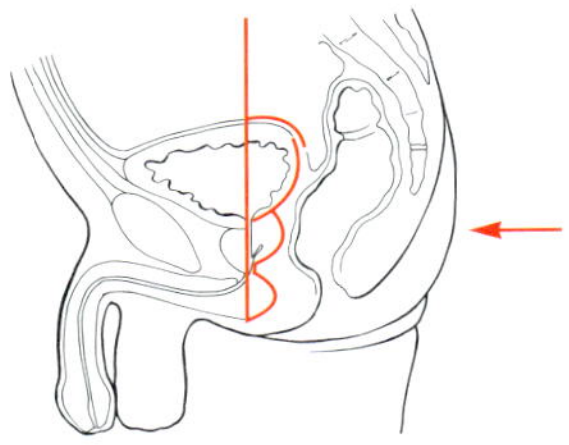

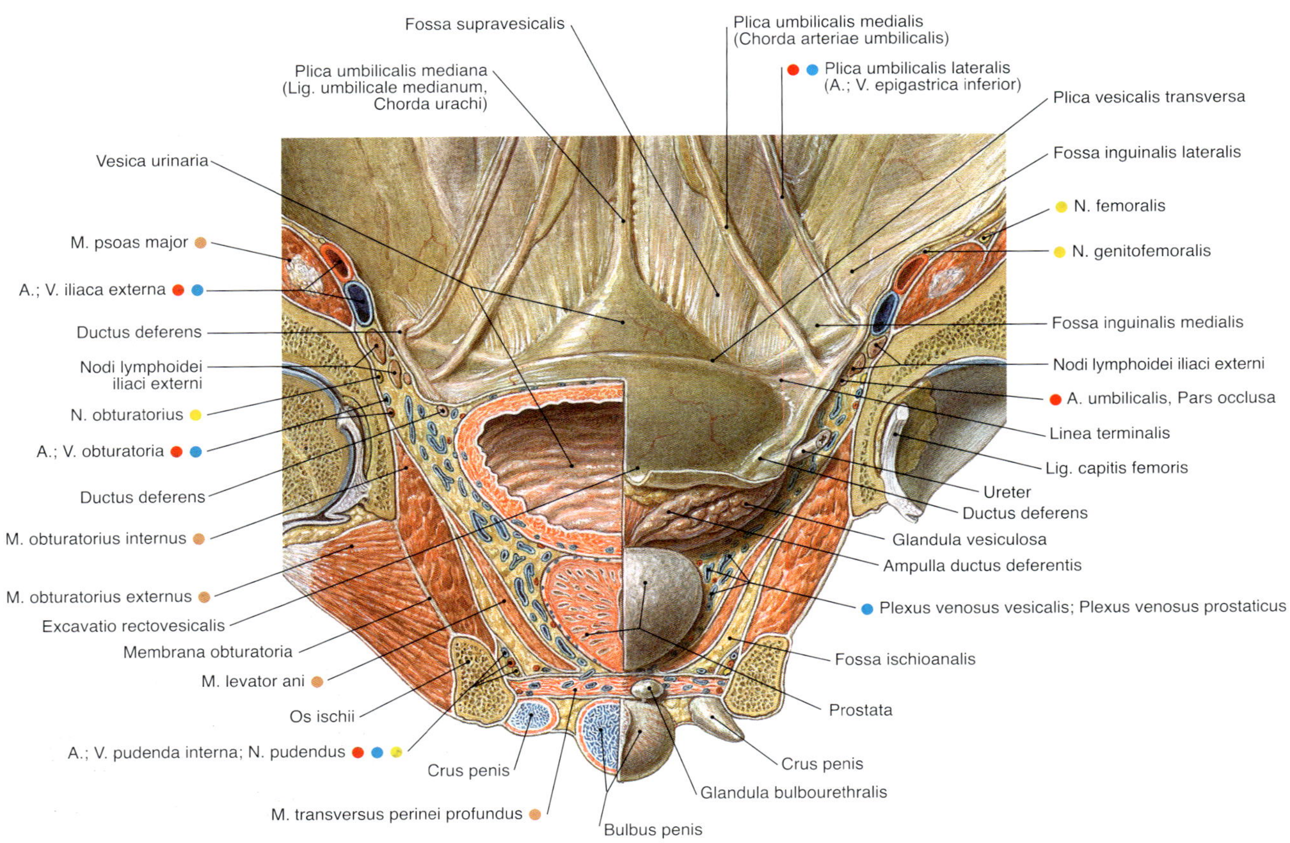

Abb. 1179 Beckenboden, Diaphragma pelvis;
Beckenorgane und vordere Bauchwand,
Organa abdominis et pelvis, beim Mann;
links Frontalschnitt durch Hüftkopf und Harnblase;
von dorsal.

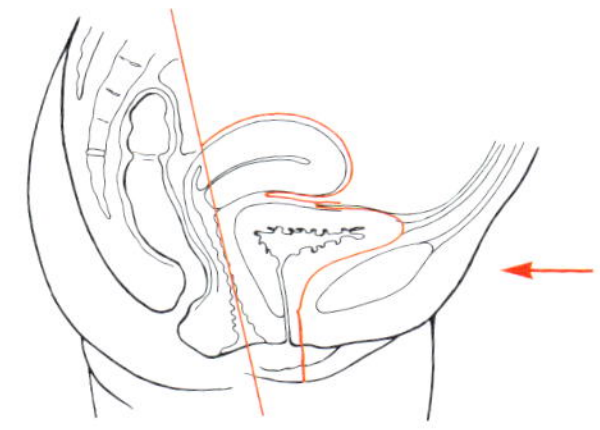

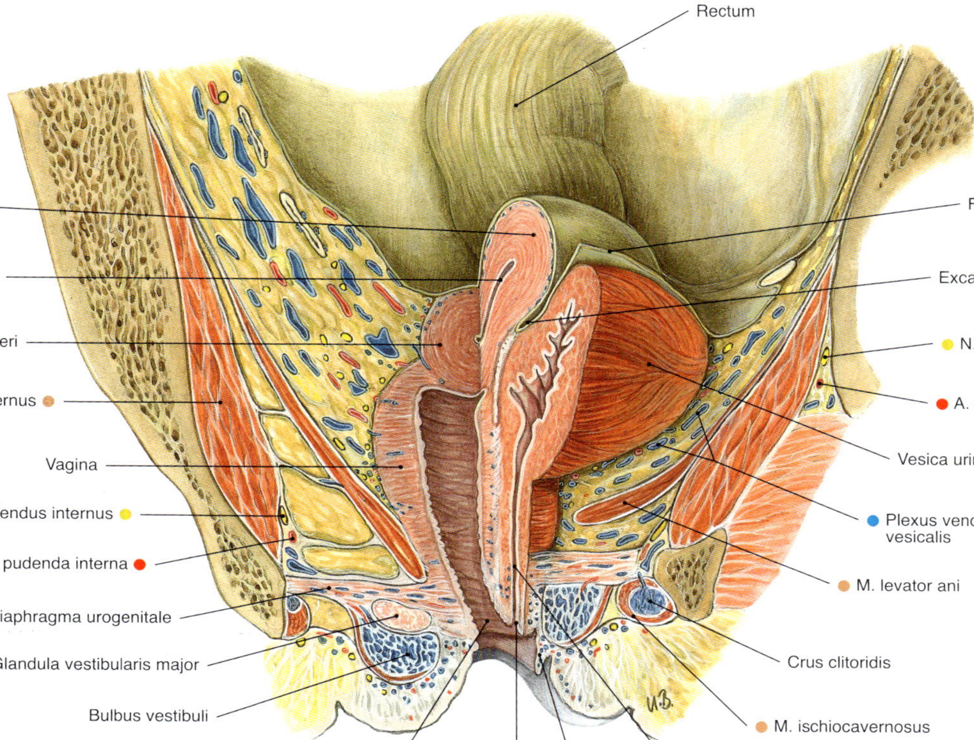

Abb. 1180 Beckenboden, Diaphragma pelvis, und Beckenorgane, Organa pelvis, bei der Frau.
Schnitt rechts frontal mit Medianschnitt kombiniert; von ventral.

Äußere männliche Geschlechtsorgane

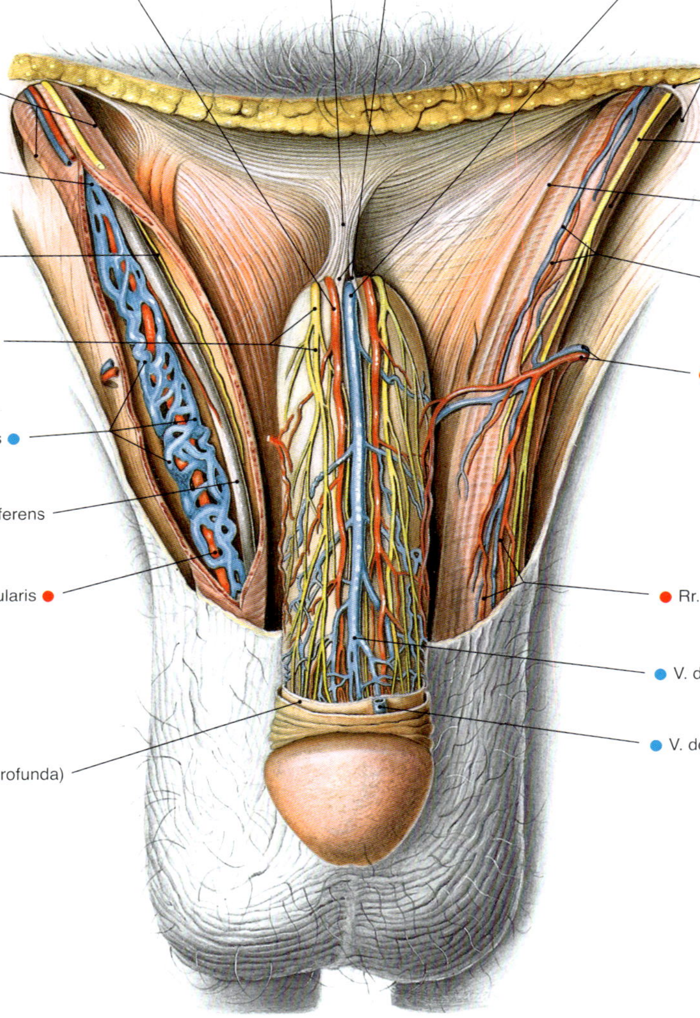

Abb. 1181 Äußere männliche Geschlechtsorgane, Organa genitalia masculina externa.

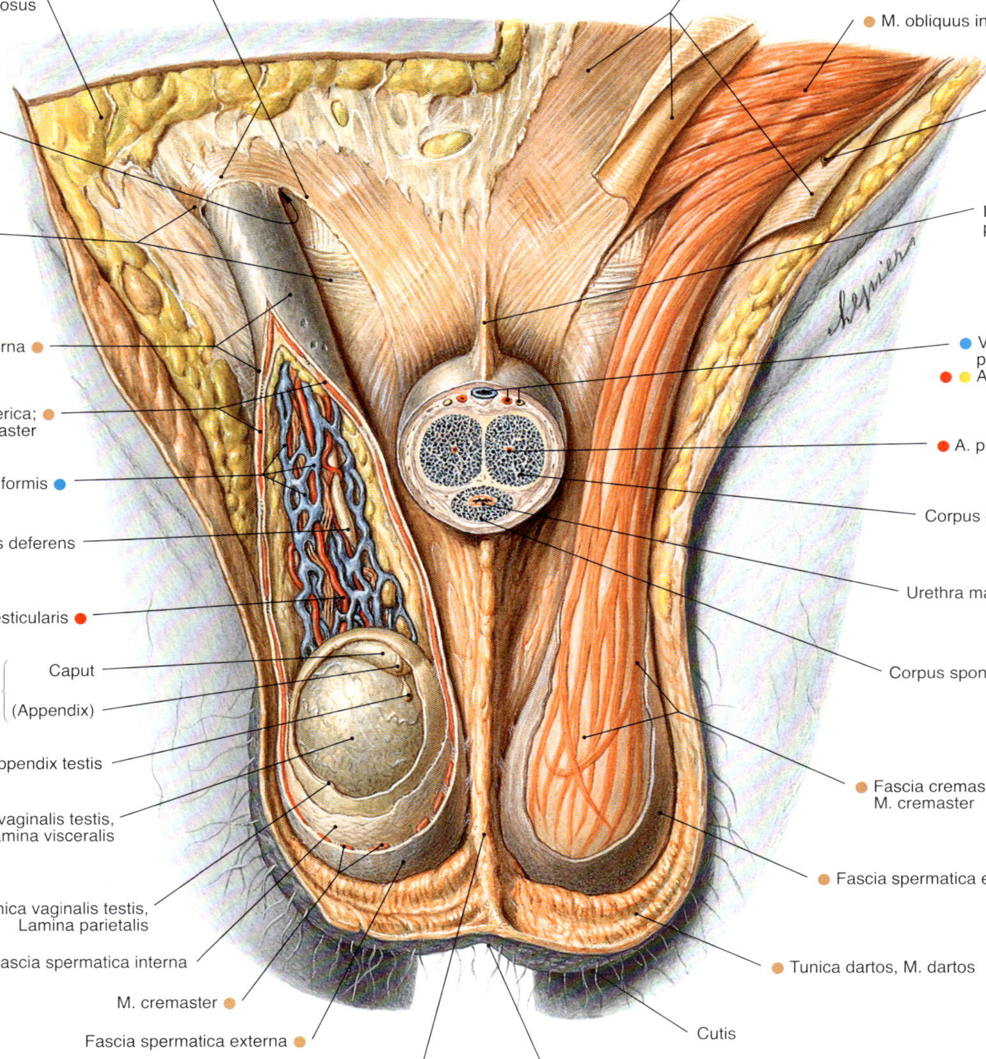

Abb. 1182 Männliche Geschlechtsorgane, Organa genitalia masculina.

→ 1105, 1117

Dammregion des Mannes

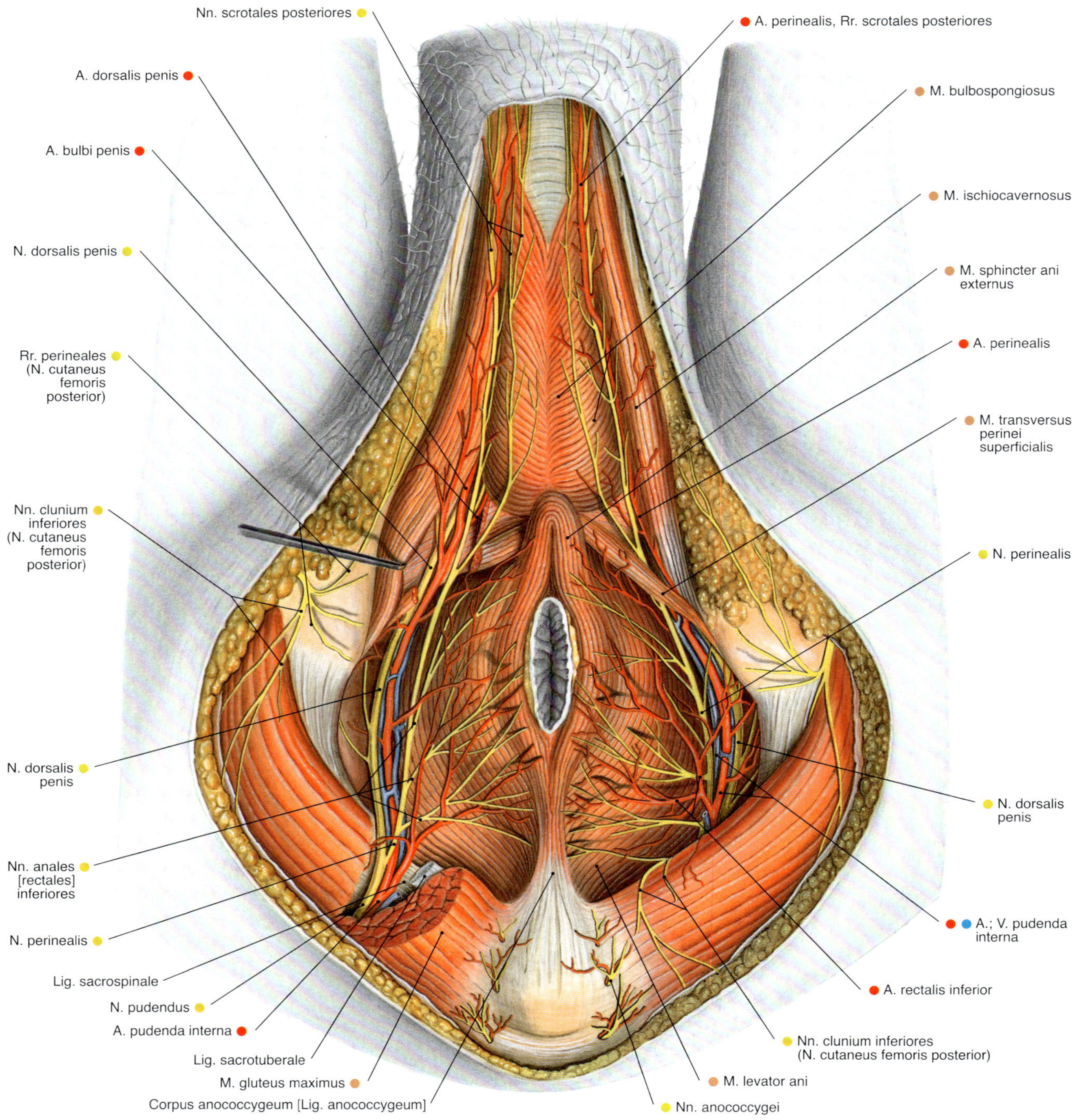

Abb. 1183 Gefäße und Nerven der Dammregion, Regio perinealis, und der äußeren männlichen Geschlechtsorgane, Organa genitalia masculina externa.

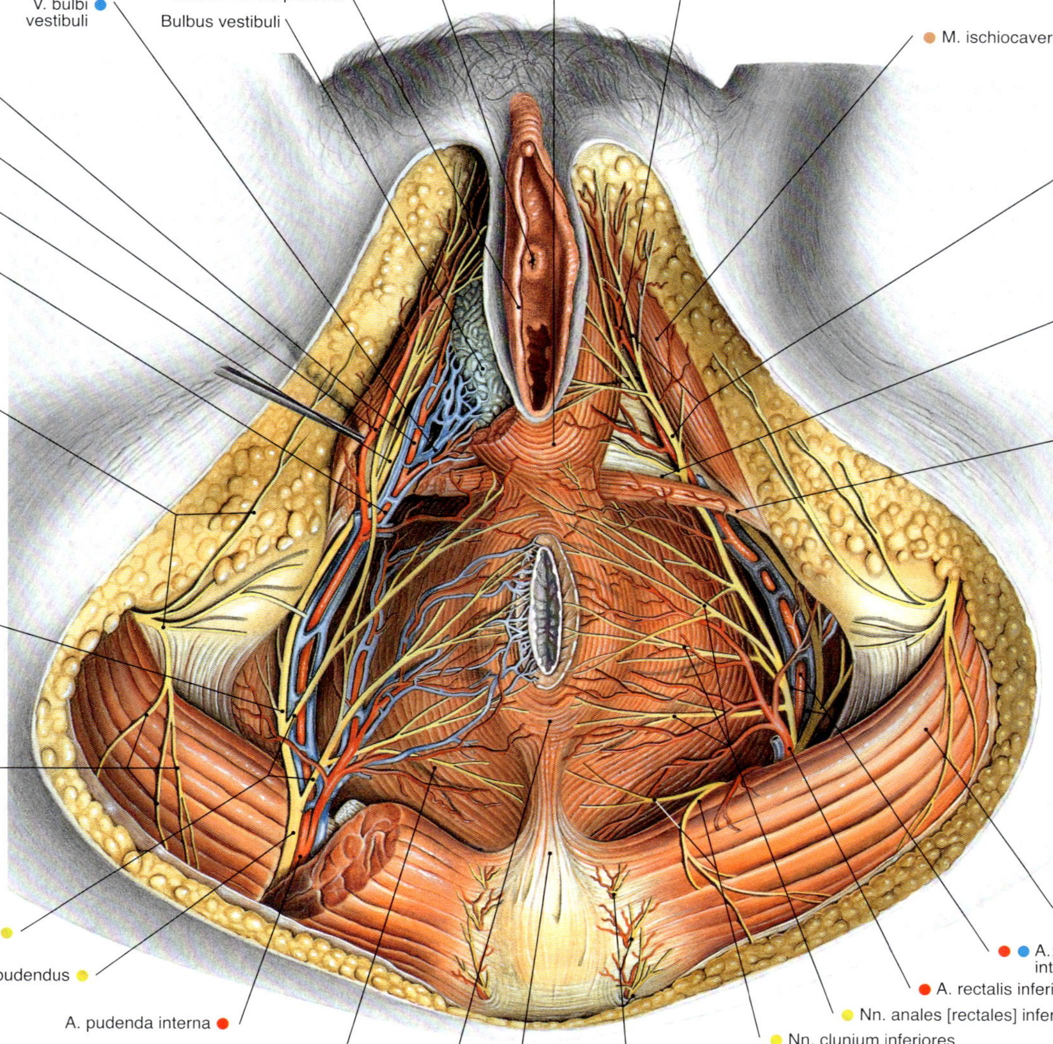

Abb. 1184 Gefäße und Nerven der Dammregion, Regio perinealis, und der äußeren weiblichen Geschlechtsorgane, Organa genitalia feminina externa.

Bauch, Medianschnitt

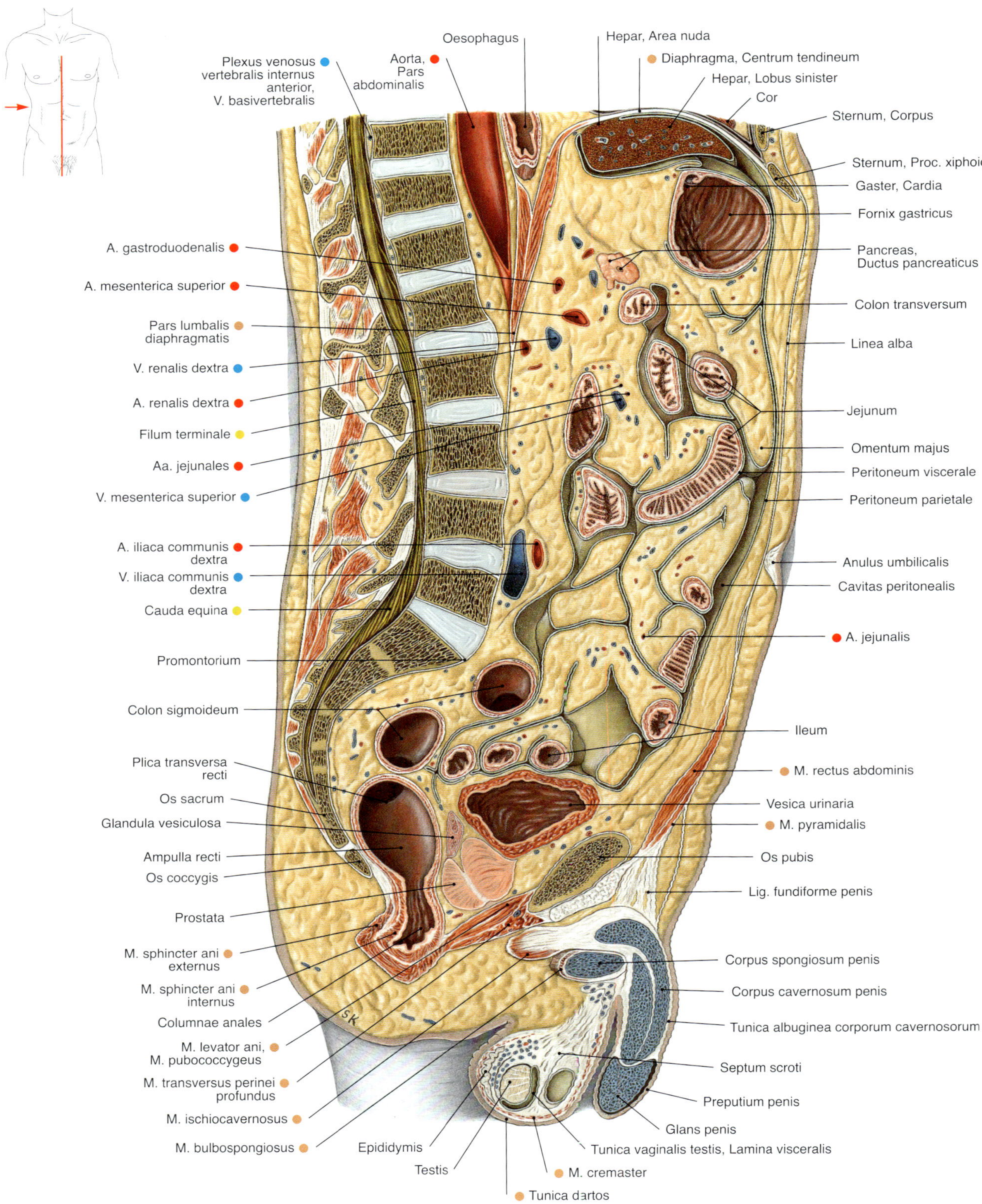

Abb. 1185 Bauch, Abdomen, und Becken, Pelvis, eines Mannes;
Medianschnitt.

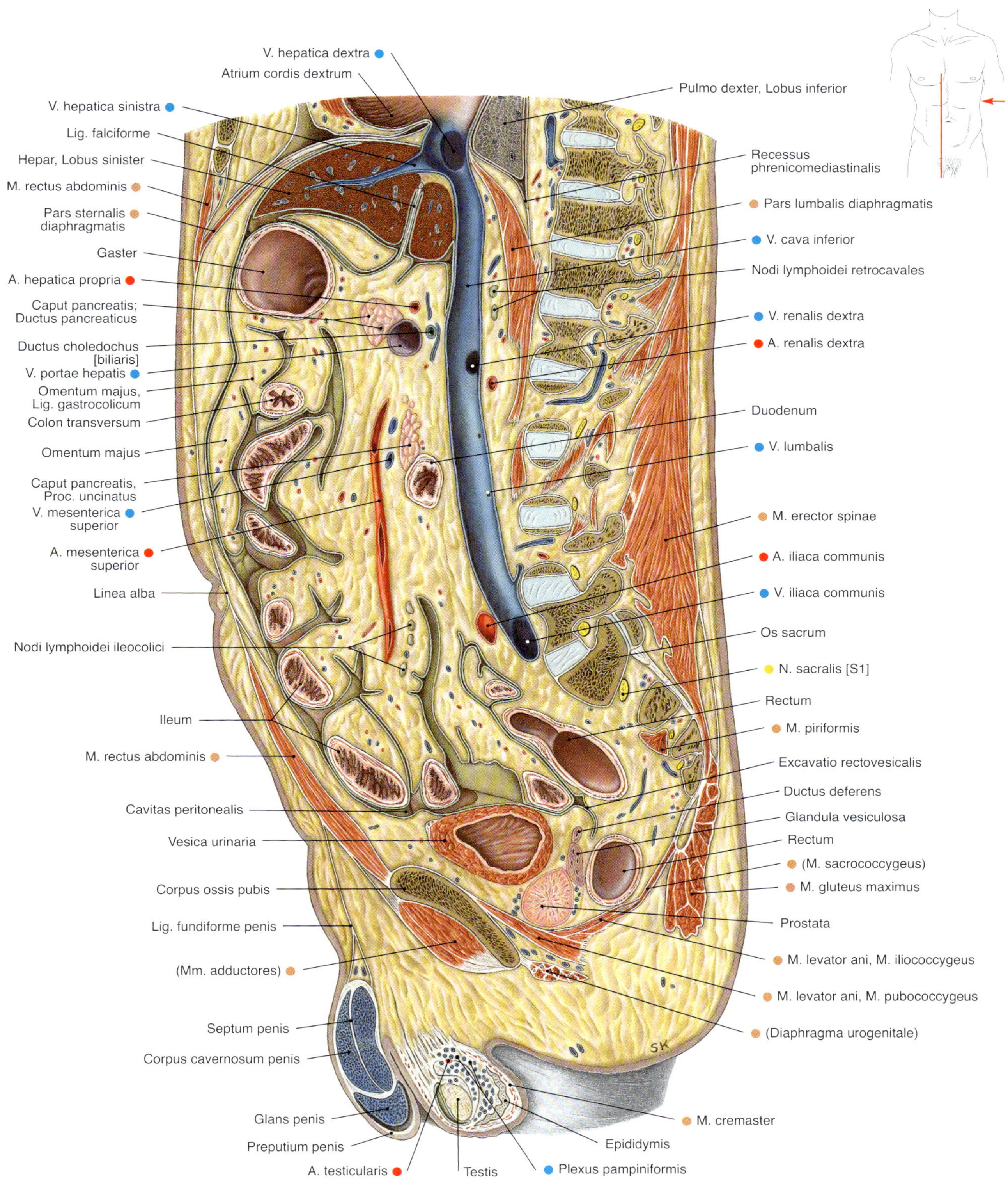

Abb. 1186 Bauch, Abdomen, und Becken, Pelvis, eines Mannes;
Sagittalschnitt rechts der Medianebene.

Bauch, Frontalschnitt

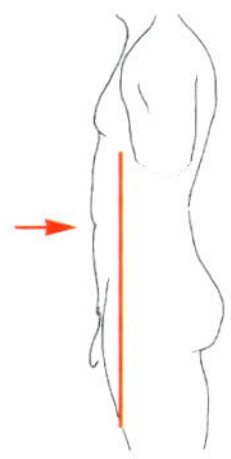

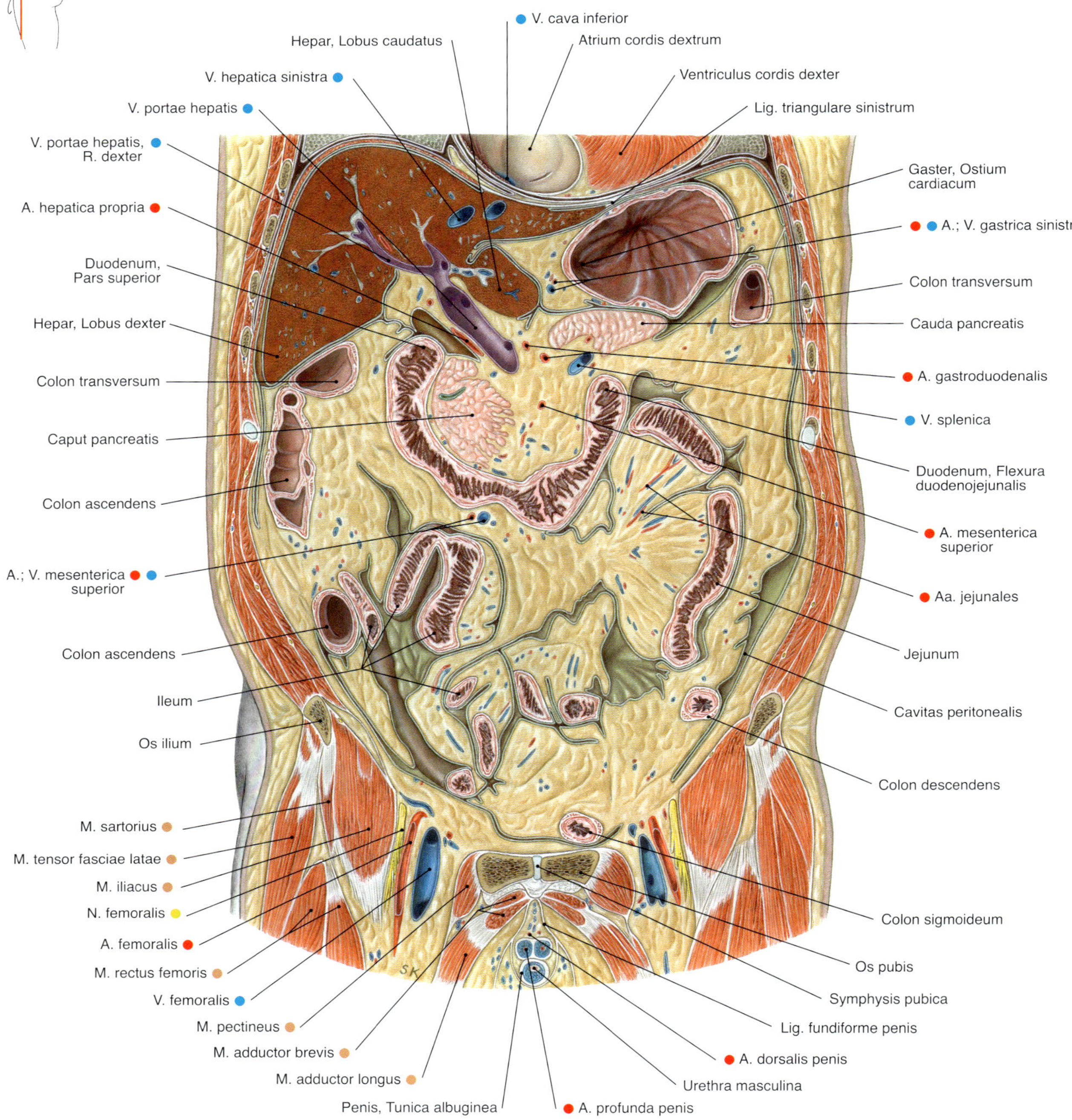

→ 870

Abb. 1187 Bauch, Abdomen;
Frontalschnitt durch den vordersten Teil der Bauchhöhle.

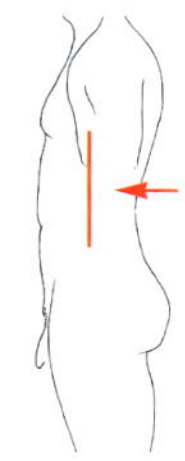

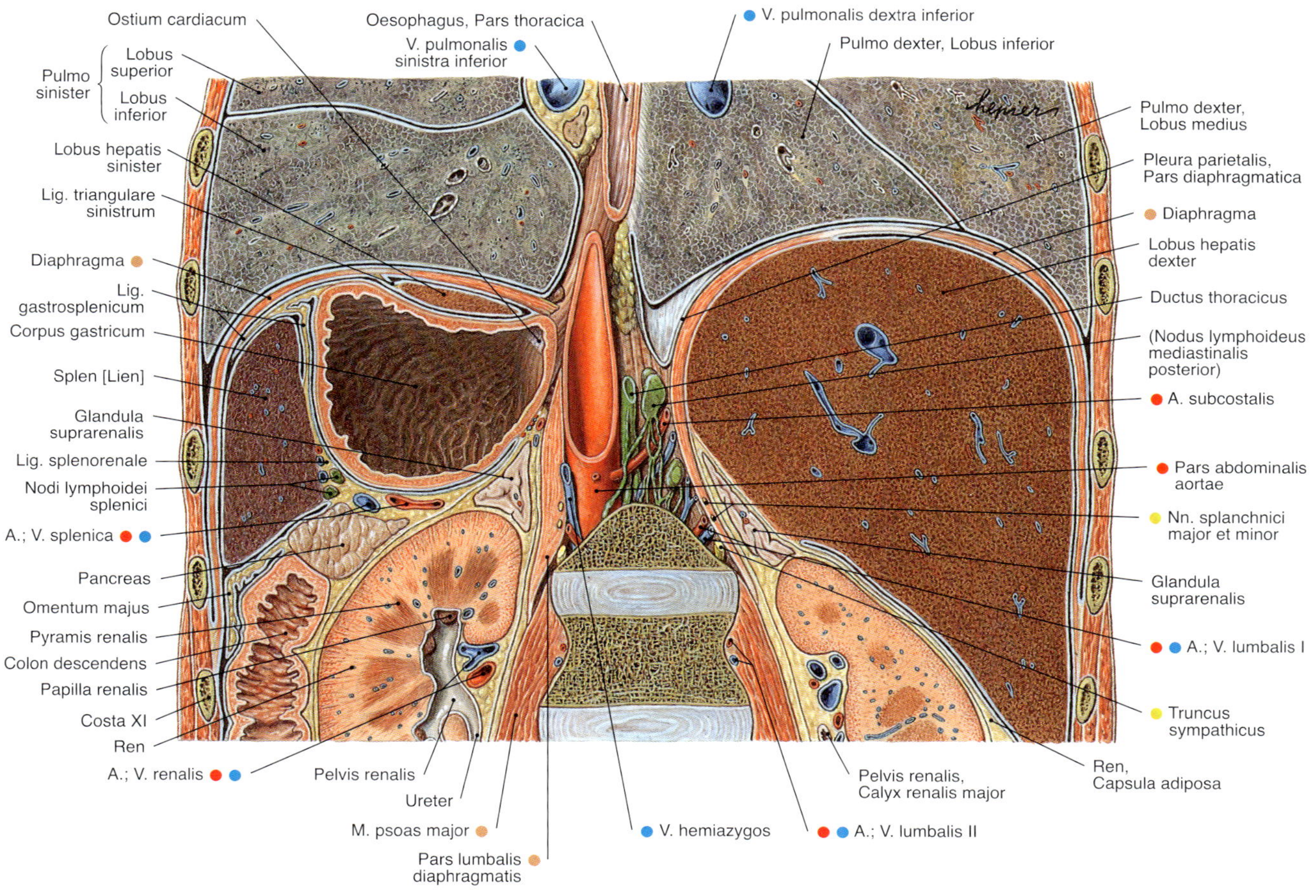

Abb. 1188 Bauch, Abdomen;
Frontalschnitt zur Darstellung des Zwerchfells,
der Oberbauchorgane und der Nieren;
von dorsal.

Oberbauch, Sagittalschnitt

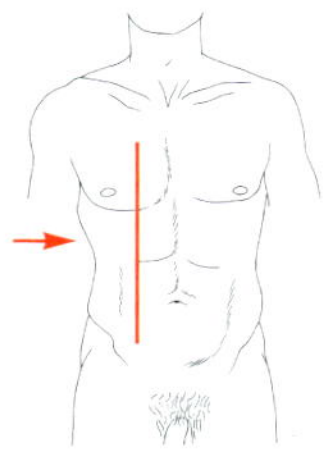

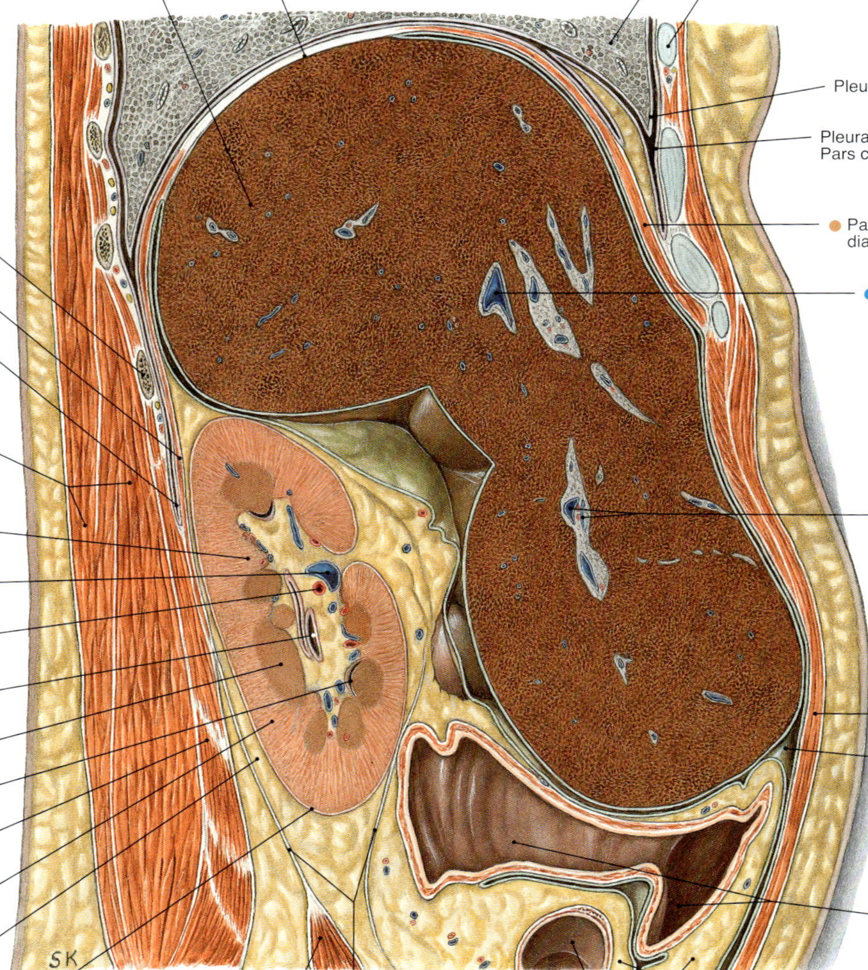

Abb. 1189 Bauch, Abdomen;
Sagittalschnitt durch den Oberbauch auf Höhe der rechten Niere;
von rechts.

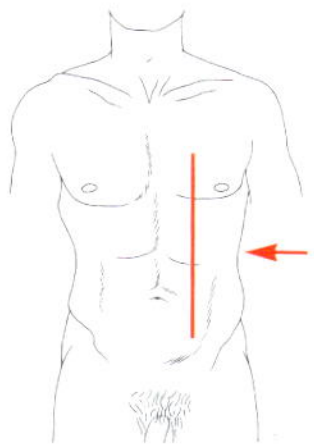

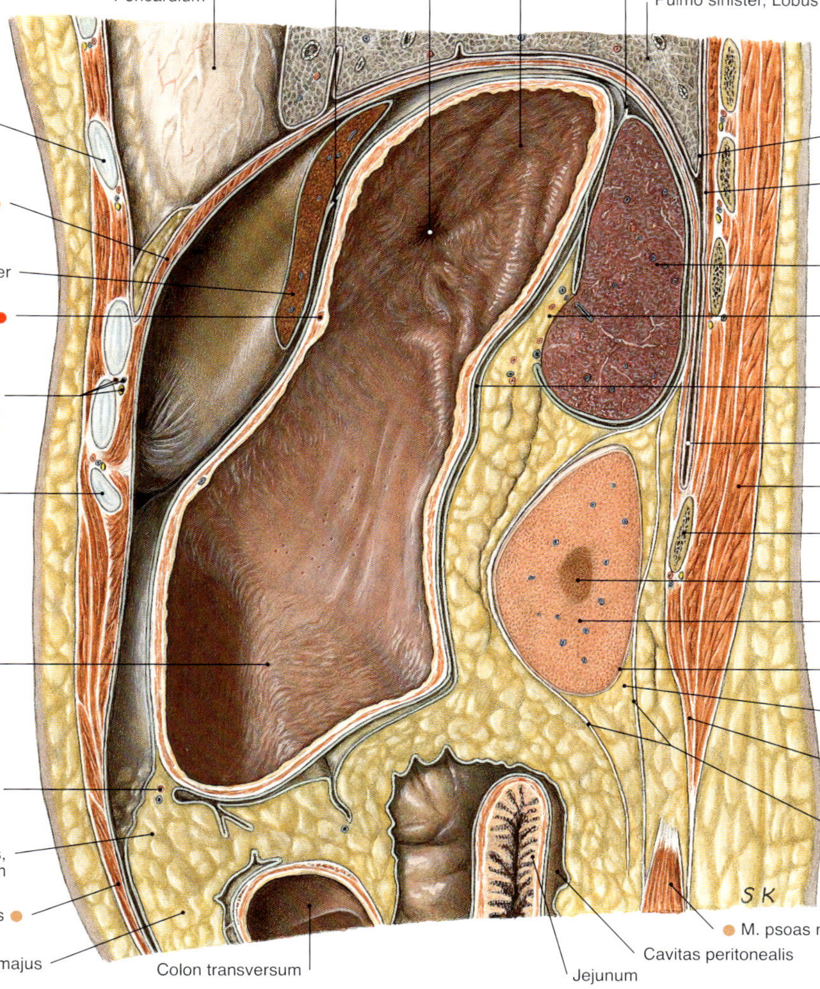

Abb. 1190 Bauch, Abdomen;
Sagittalschnitt durch den Oberbauch auf Höhe der Milz;
von links.

Oberbauch, Transversalschnitte

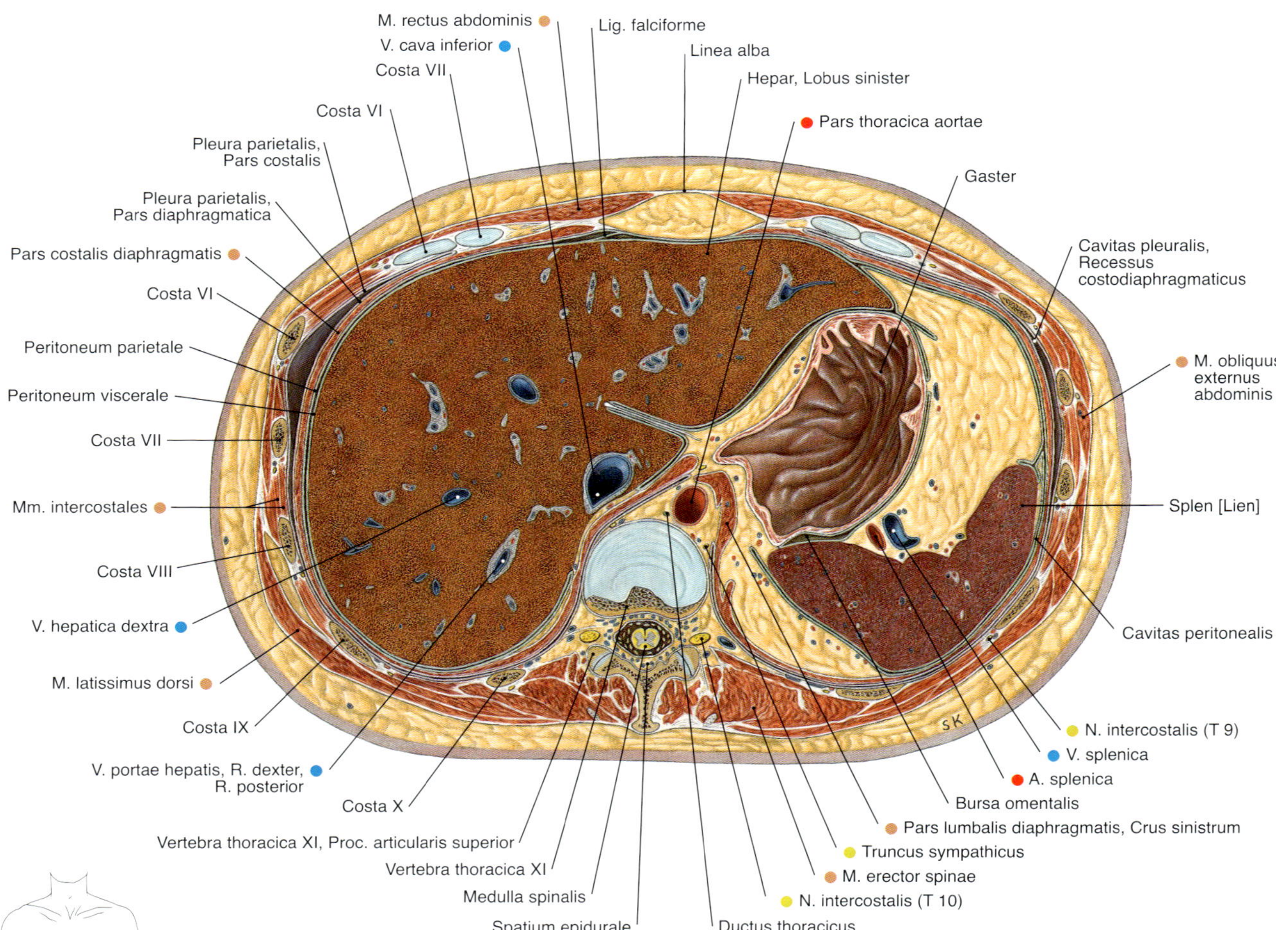

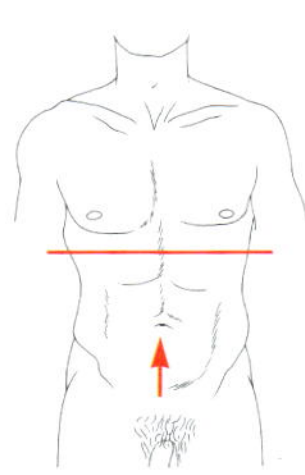

Abb. 1191 Bauch, Abdomen; Transversalschnitt durch den Oberbauch auf Höhe des 11. Brustwirbels.

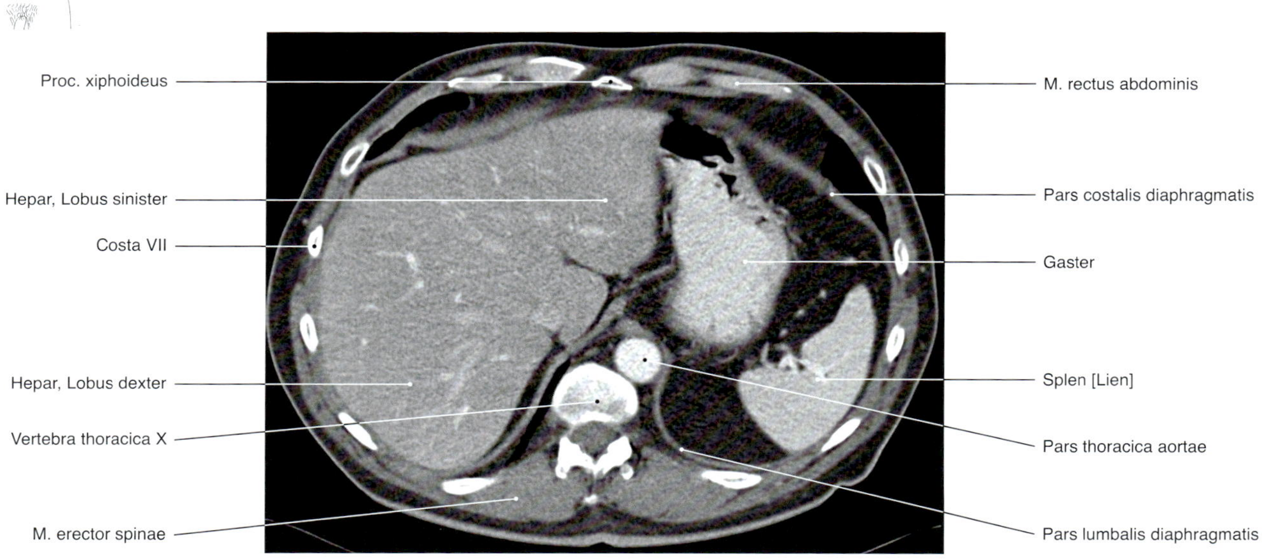

Abb. 1192 Bauch, Abdomen; computertomographischer Querschnitt (CT) auf Höhe des 10. Brustwirbels; von kaudal.

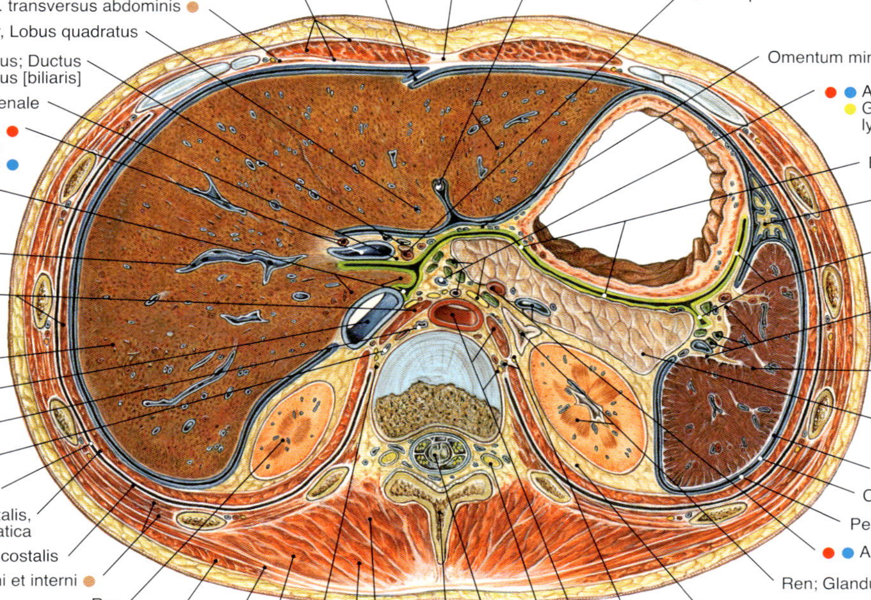

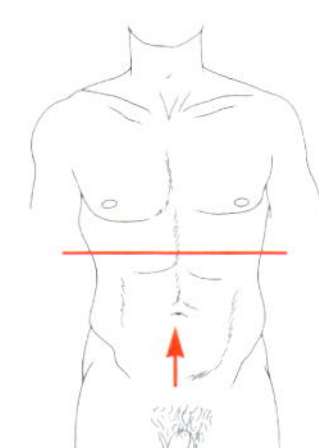

Abb. 1193 Bauch, Abdomen;
Transversalschnitt in Höhe der Bandscheibe zwischen dem 12. Brust- und 1. Lendenwirbel;
Bauchfell in Blau, im Bereich der Bursa omentalis in Gelbgrün hervorgehoben.

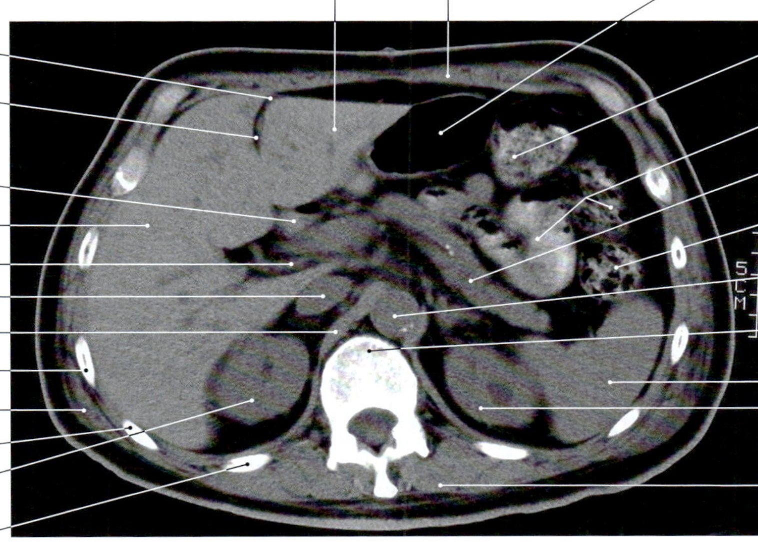

Abb. 1194 Bauch, Abdomen;
computertomographischer Querschnitt (CT) auf Höhe des 1. Lendenwirbels.
Der Darm ist z.T. mit Kontrastmittel angefüllt.

Oberbauch, Transversalschnitte

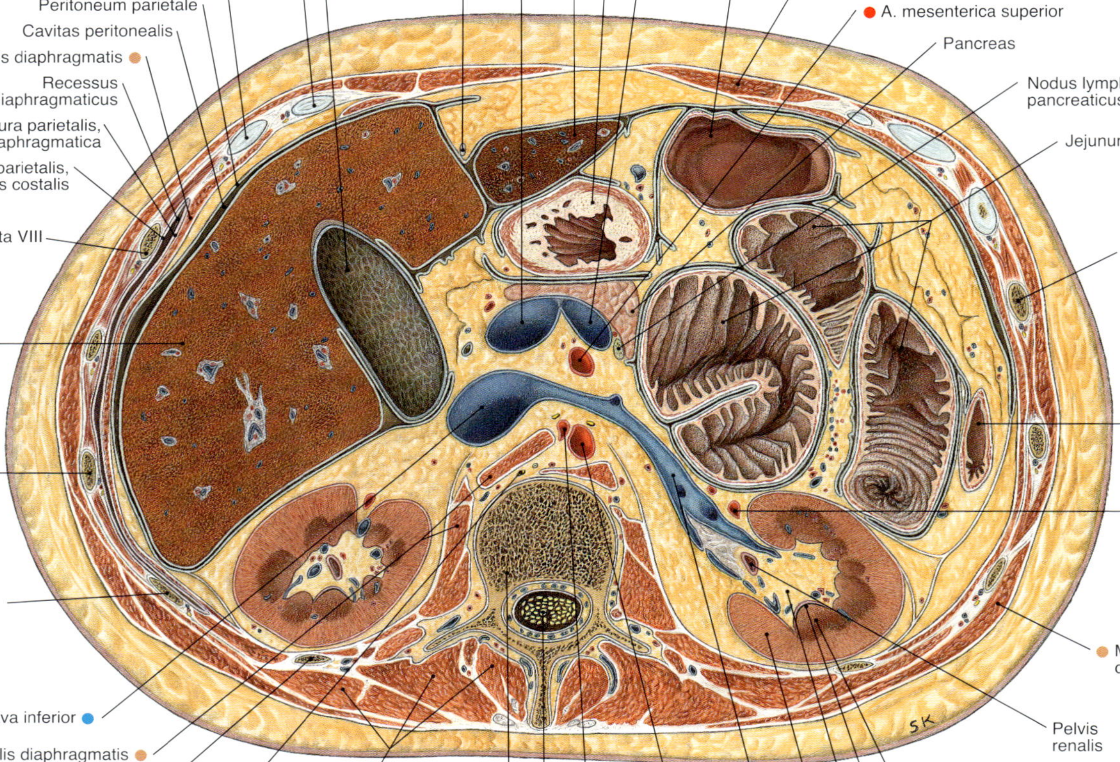

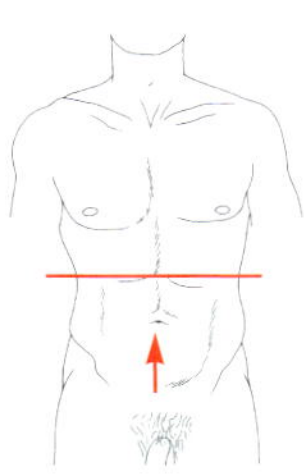

Abb. 1195 Bauch, Abdomen;
Transversalschnitt durch den Oberbauch
auf Höhe des 1. Lendenwirbels.

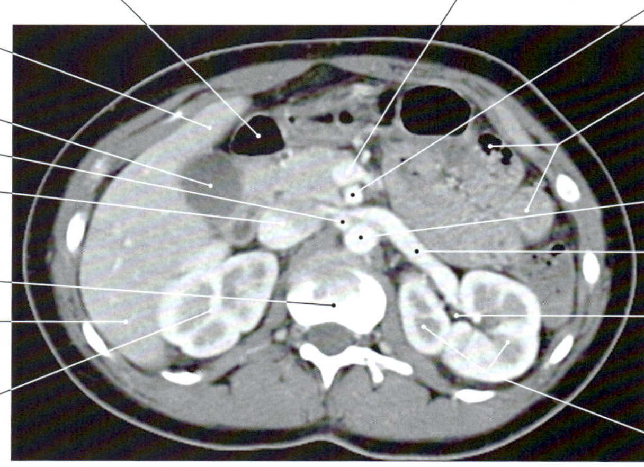

Abb. 1196 Bauch, Abdomen;
computertomographischer Querschnitt (CT)
auf Höhe des 1. Lendenwirbels;
von kaudal.
* Darmgase

Unterbauch, Transversalschnitte

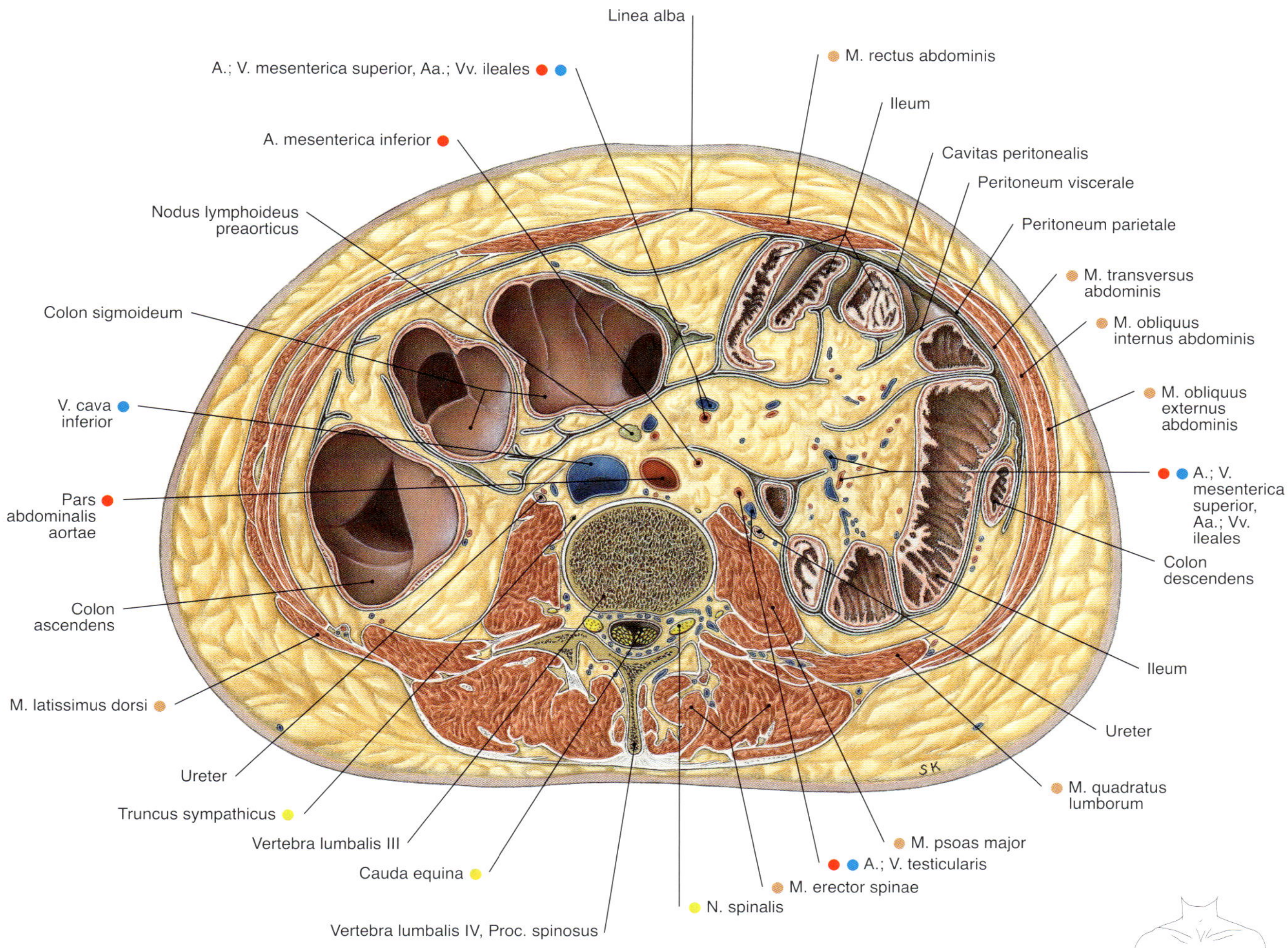

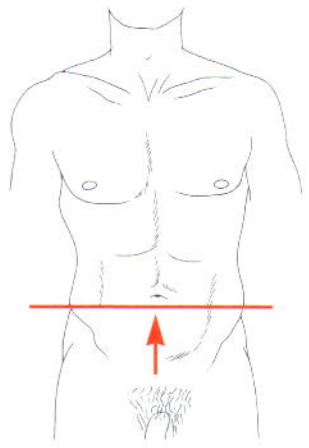

Abb. 1197 Bauch, Abdomen;
Transversalschnitt durch den Unterbauch
auf Höhe des 3. Lendenwirbels.

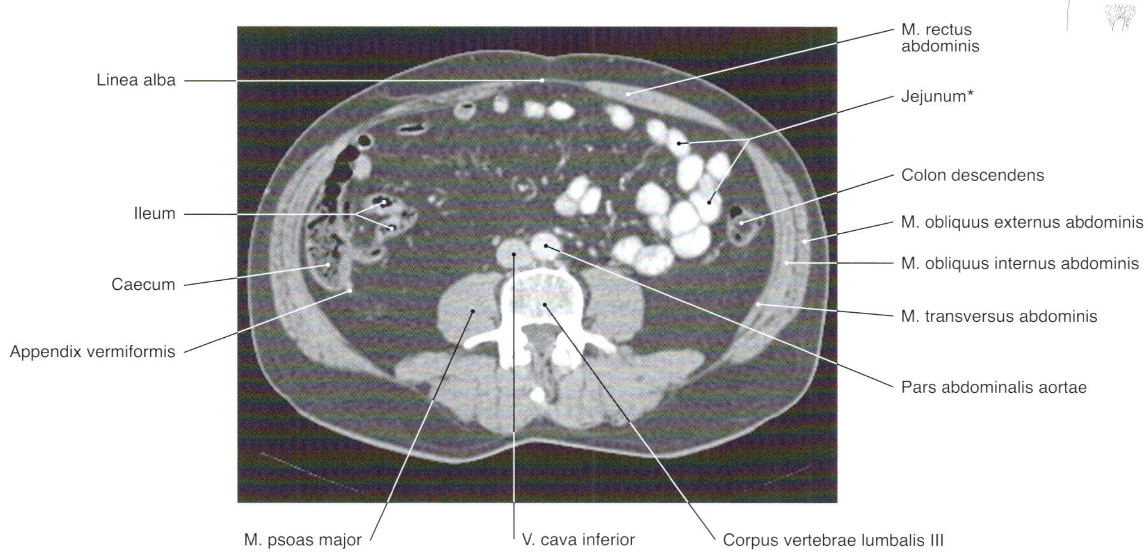

Abb. 1198 Bauch, Abdomen;
computertomographischer Querschnitt (CT)
auf Höhe des 3. Lendenwirbels;
von kaudal.

* Das Jejunum ist mit Kontrastmittel gefüllt.

Männliches Becken, Medianschnitte

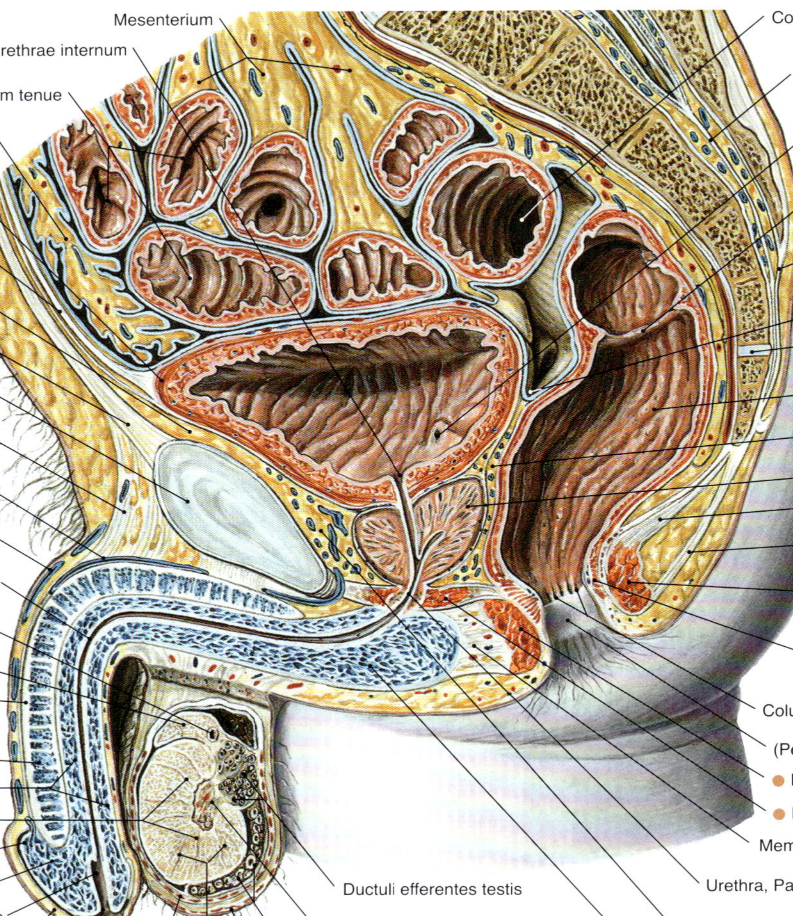

Abb. 1199 Becken, Pelvis, eines Mannes; Medianschnitt; von links.

* klinisch: KOHLRAUSCH'sche Falte
** klinisch: RETZIUS'scher Raum

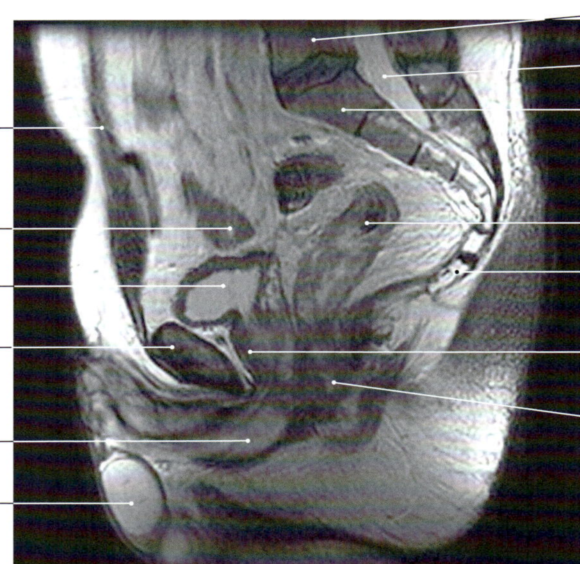

Abb. 1200 Becken, Pelvis, eines Mannes; magnetresonanztomographischer Paramedianschnitt (MRT); von links.

Weibliches Becken, Medianschnitte

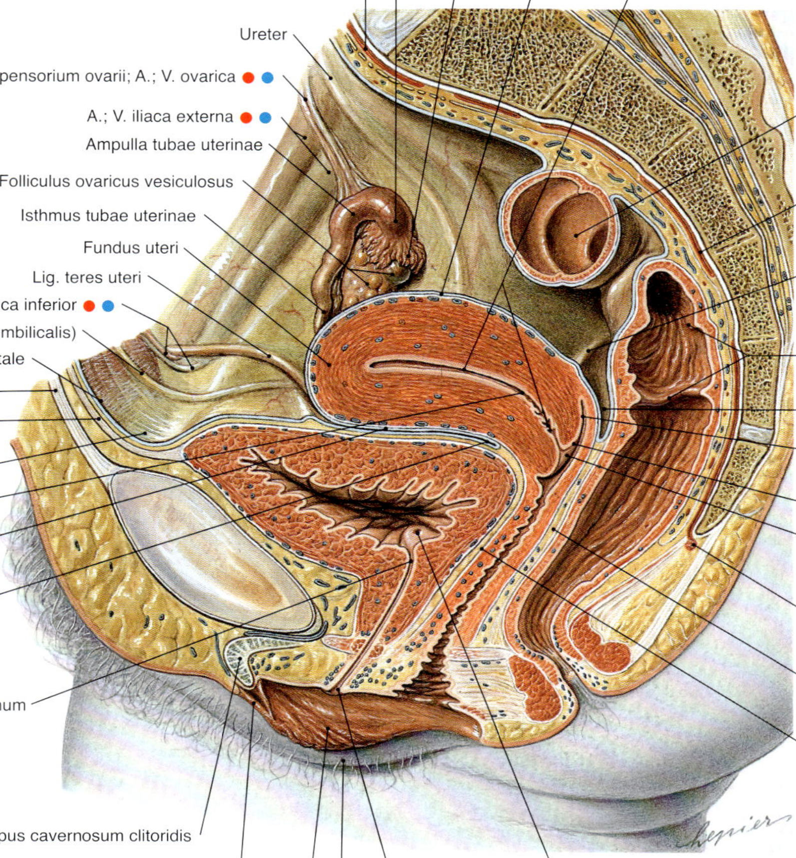

Abb. 1201 Becken, Pelvis, einer Frau; Medianschnitt; Darm bis auf Reste von Sigmoid und Rektum entfernt; von links.

* klinisch: Septum vesicovaginale
** klinisch: Lig. sacrouterinum
*** klinisch: DOUGLAS'scher Raum

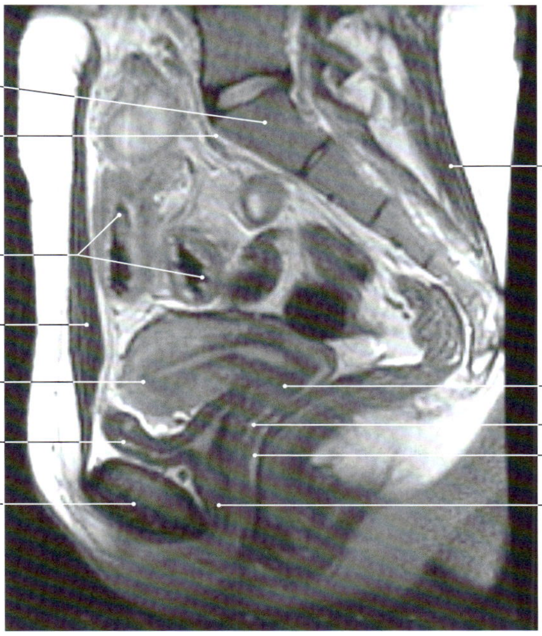

Abb. 1202 Becken, Pelvis, einer Frau; magnetresonanztomographischer Paramedianschnitt (MRT); von links.

Unterbauch, Transversalschnitte

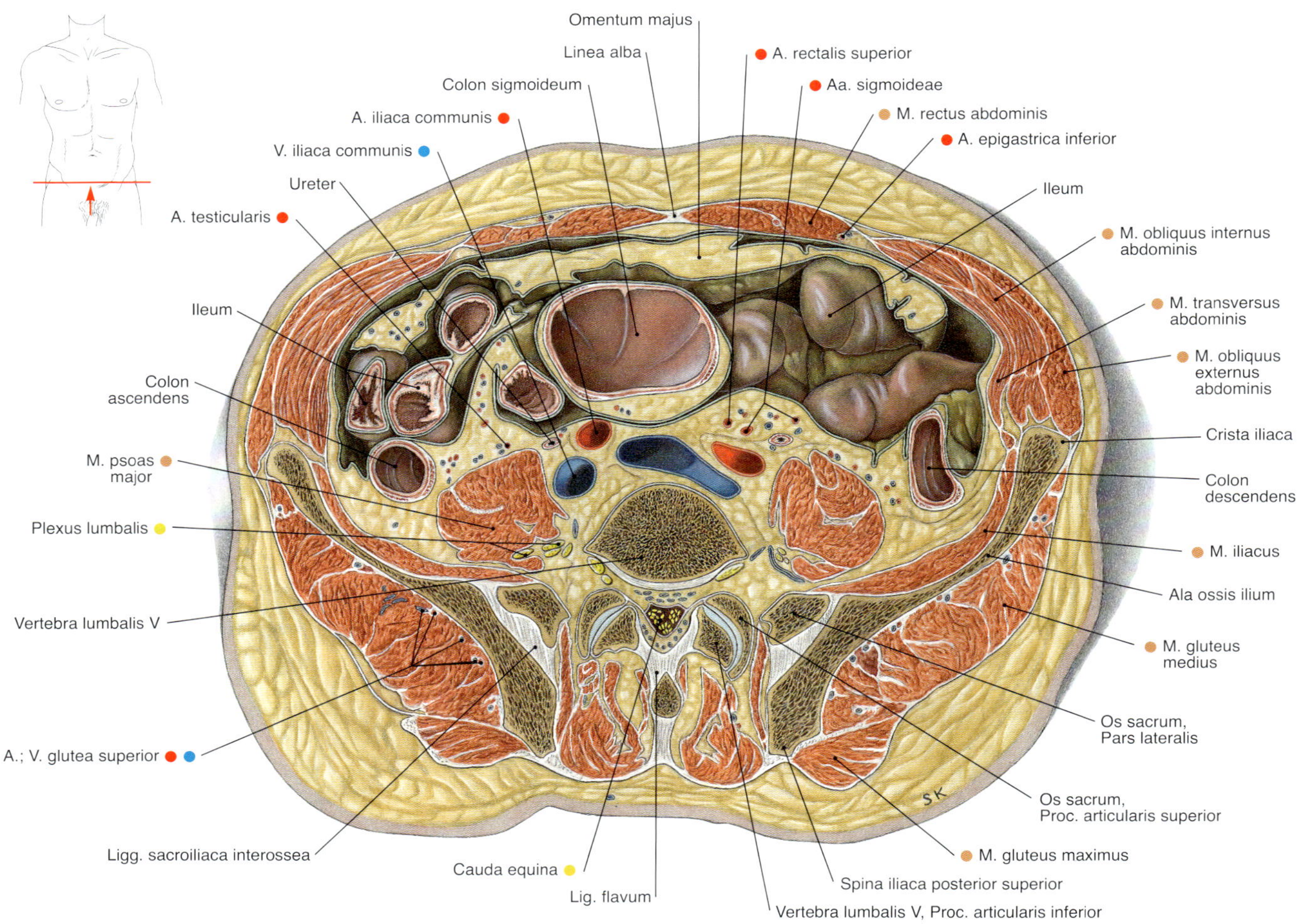

Abb. 1203 Becken, Pelvis;
Transversalschnitt auf Höhe des 5. Lendenwirbels. Dieser Schnitt stammt von einem anderen Mann als die Schnitte in Abb. 1191, 1193, 1195 und 1197.

Das Sigmoid reicht weit nach kranial, die Kuppe der Flexur ist deshalb angeschnitten. Die Dicke des subkutanen Fettgewebes über dem M. gluteus medius muss bei intramuskulären Injektionen berücksichtigt werden.

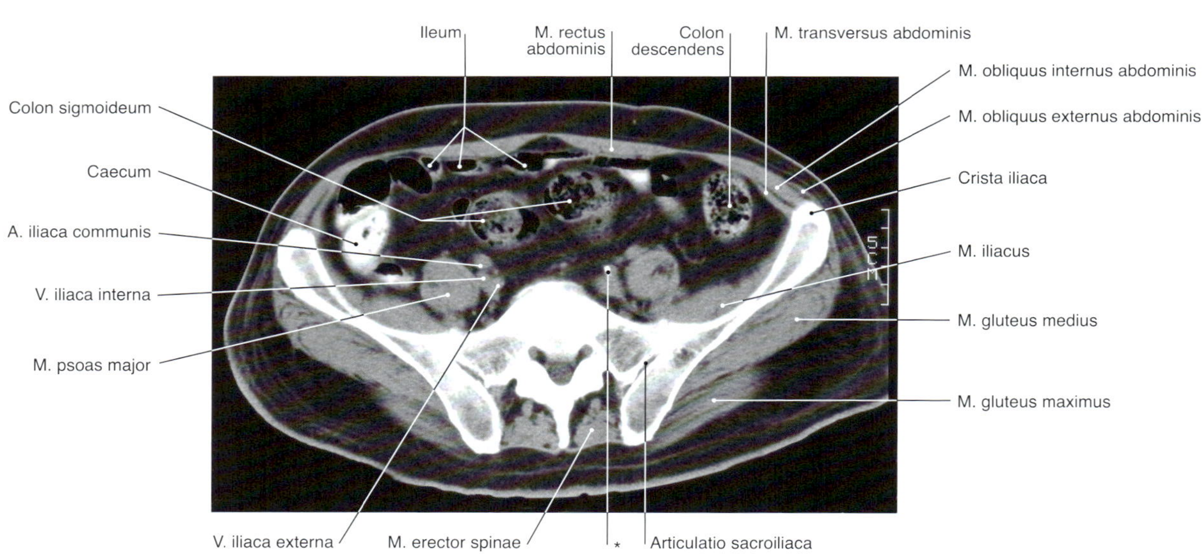

Abb. 1204 Becken, Pelvis;
computertomographischer Querschnitt auf Höhe des 1. Sakralsegmentes nach Einführen von Kontrastmittel in das Colon in Rückenlage des Patienten; von kaudal.

* Verkalkung in der Wand der A. iliaca communis

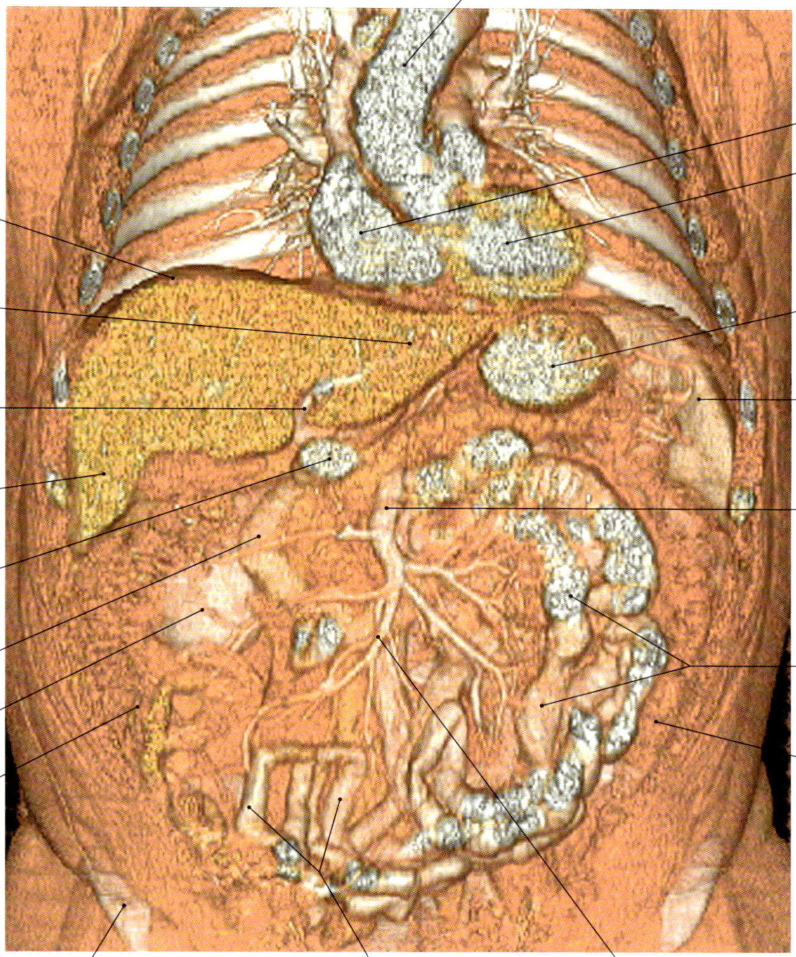

Abb. 1205 Abdomen, Bauch; volumengesteuerte Rekonstruktion in der Frontalebene auf der Basis von horizontalen computertomographischen (CT) Schnittserien. Die Schnittflächen, wie bei Herz, Magen, Leber und z.T. Dünndarm wirken grobkörnig.

→ 1070, 1187

Männliches Becken, Transversalschnitte

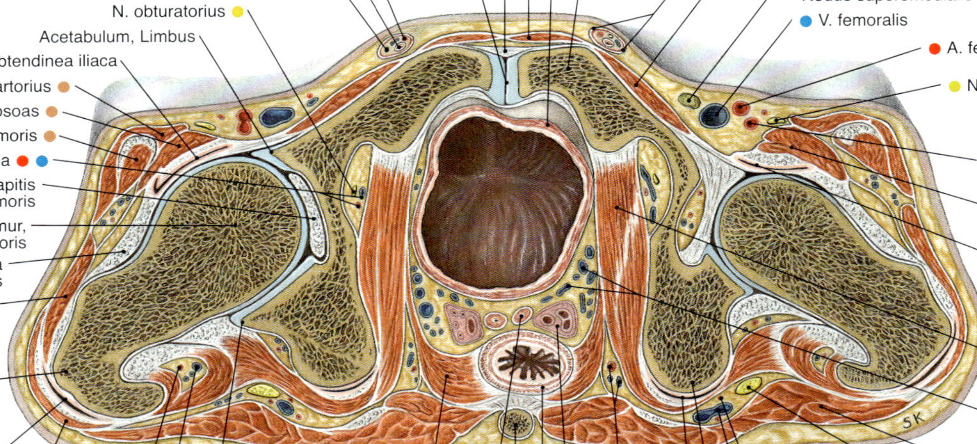

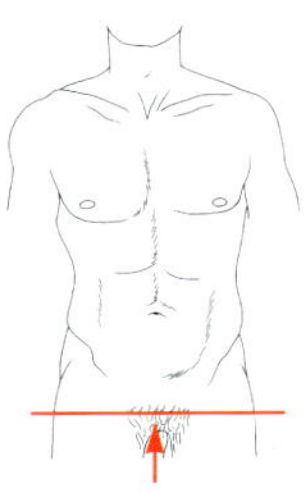

Abb. 1206 Becken, Pelvis, eines Mannes; Transversalschnitt durch das kleine Becken.

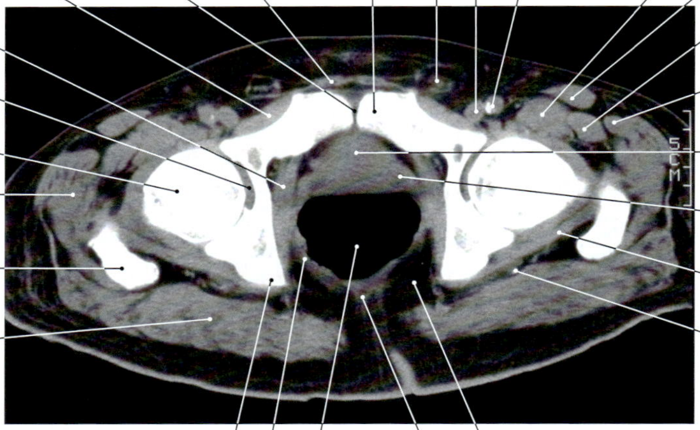

Abb. 1207 Becken, Pelvis, eines Mannes; computertomographischer Querschnitt (CT) durch das kleine Becken in Rückenlage des Patienten.
* Verkalkung im medialen Anteil der A. femoralis

Weibliches Becken, Transversalschnitte

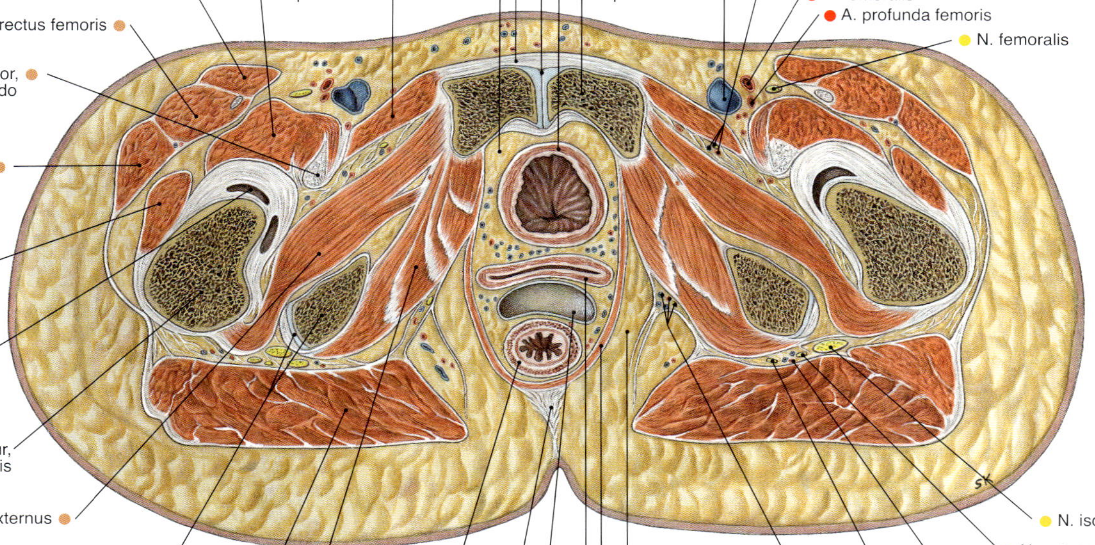

Abb. 1208 Becken, Pelvis, einer Frau; Transversalschnitt durch das kleine Becken auf Höhe der Symphyse.

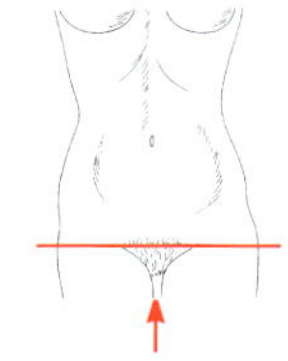

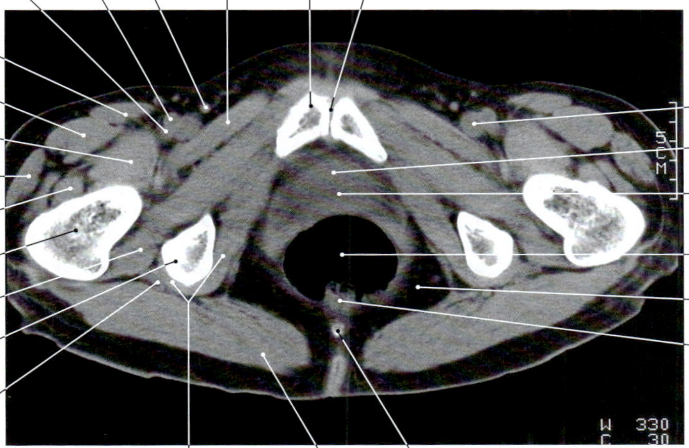

Abb. 1209 Becken, Pelvis, einer Frau; computertomographischer Querschnitt (CT) durch das kleine Becken in Rückenlage der Patientin.
* Reste von kontrastgebendem Darminhalt

Männliches Becken, schräger Frontalschnitt

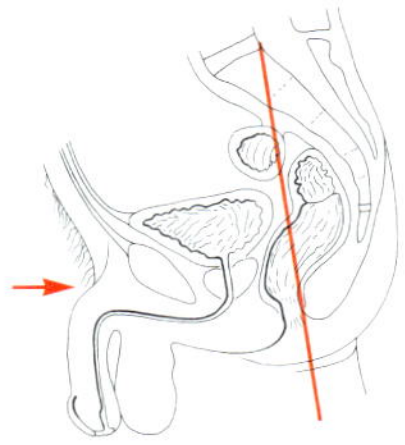

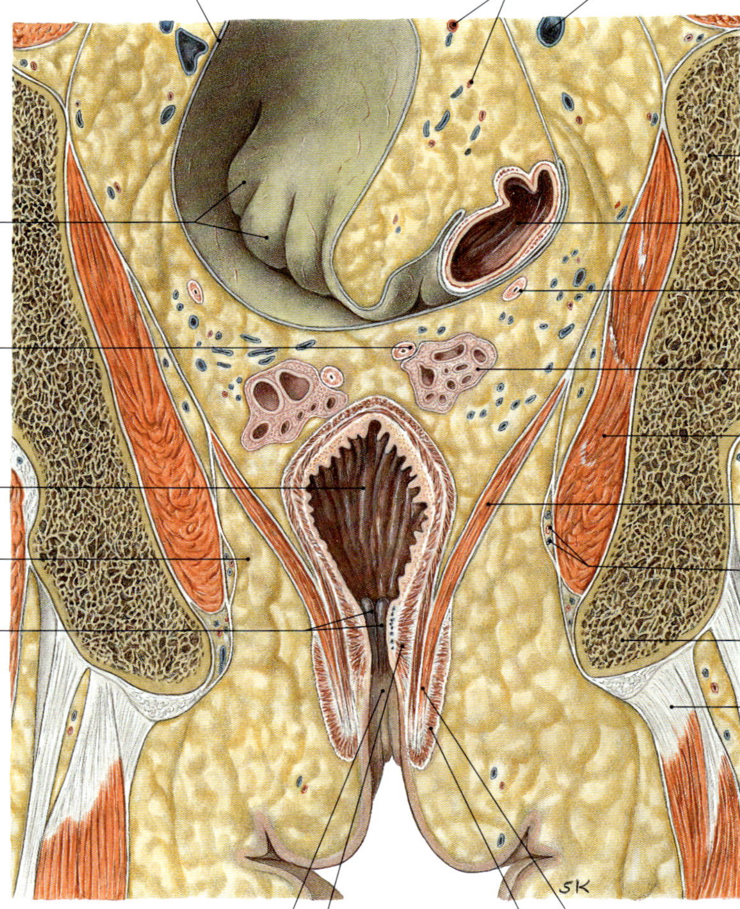

Abb. 1210 Becken, Pelvis, eines Mannes; schräger Frontalschnitt durch das kleine Becken.
* klinisch: ALCOCK'scher Kanal

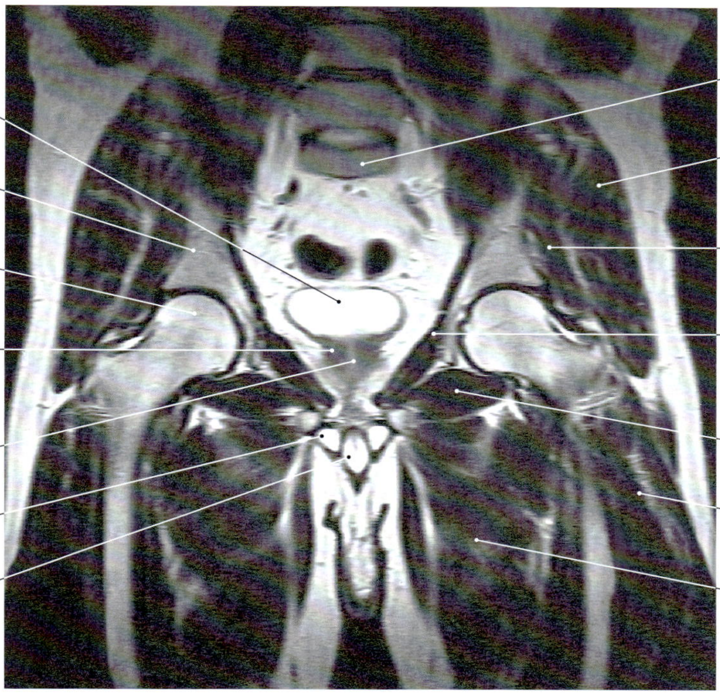

Abb. 1211 Becken, Pelvis, eines Mannes; magnetresonanztomographischer Frontalschnitt (MRT) auf Höhe der Hüftgelenke; von ventral.

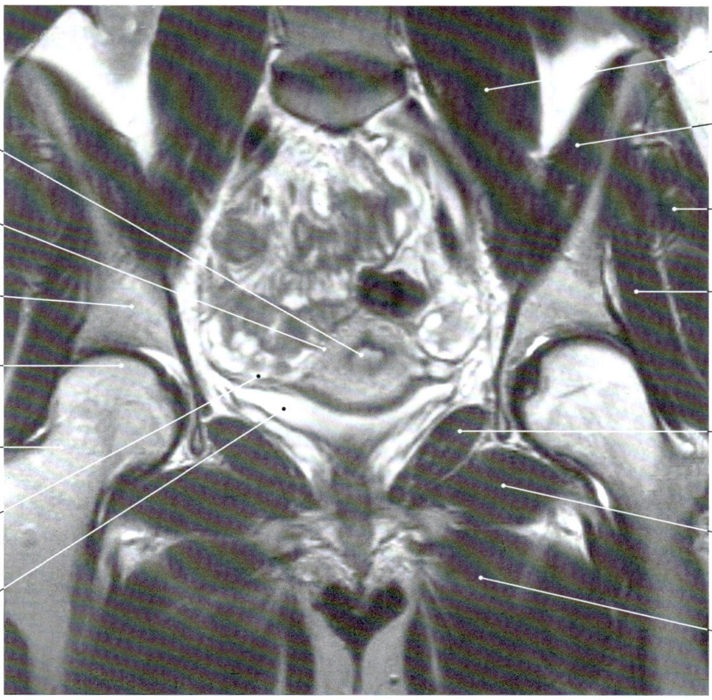

Abb. 1212 Becken, Pelvis, einer Frau; magnetresonanztomographischer Frontalschnitt (MRT) auf Höhe der Hüftgelenke; von ventral.

Bei entleerter Harnblase liegt der Uterus wegen der Anteflexion auf dem Blasendach.

Beckenboden des Mannes, gewinkelter Frontalschnitt

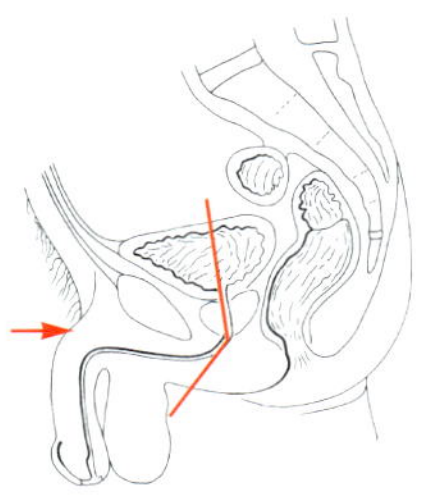

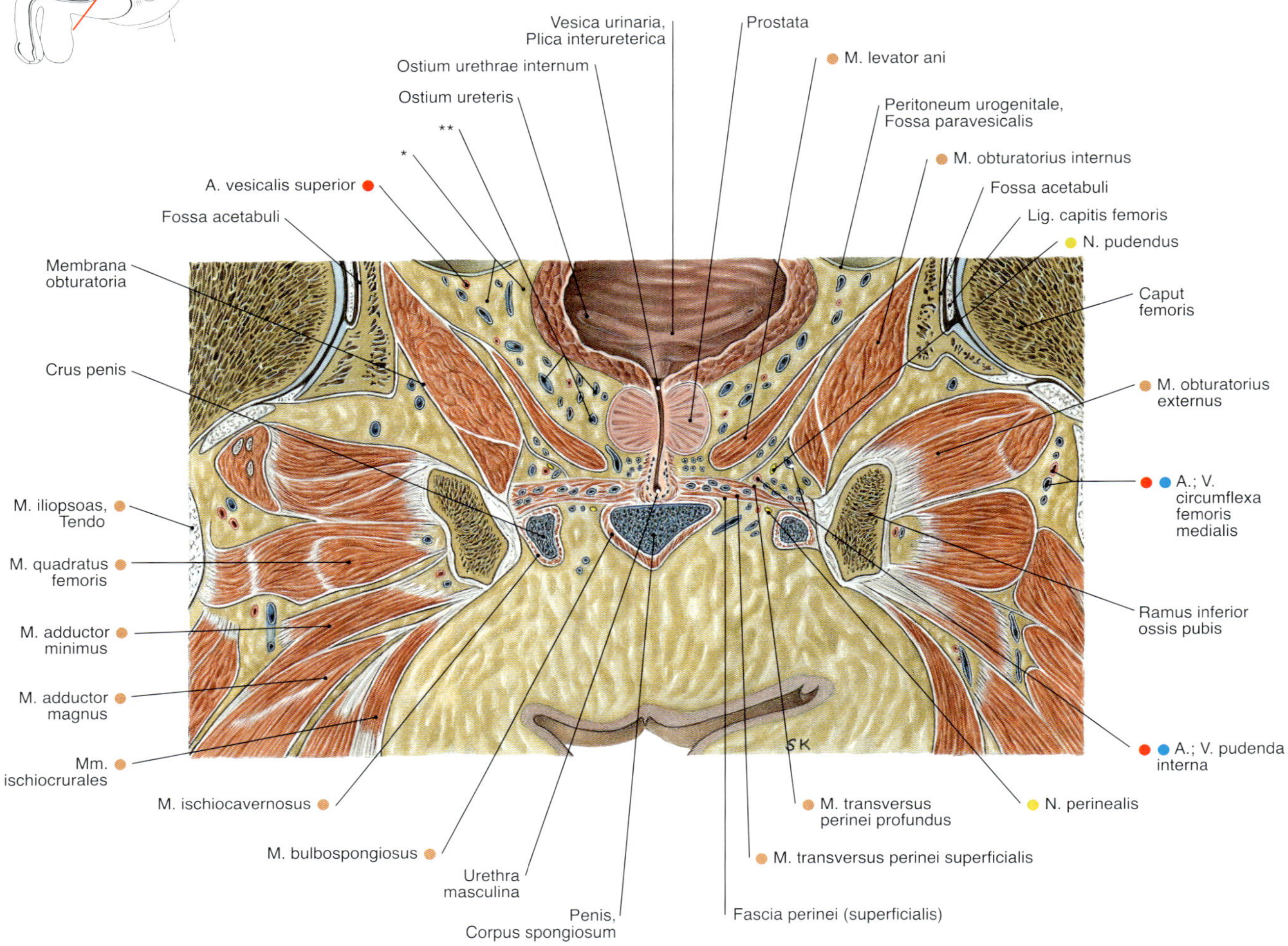

Abb. 1213 Becken, Pelvis, eines Mannes; gewinkelter Frontalschnitt durch die Harnblase.
* klinisch: Paracystium
** klinisch: Plexus venosus prostaticus

Beckenboden der Frau, gewinkelter Frontalschnitt

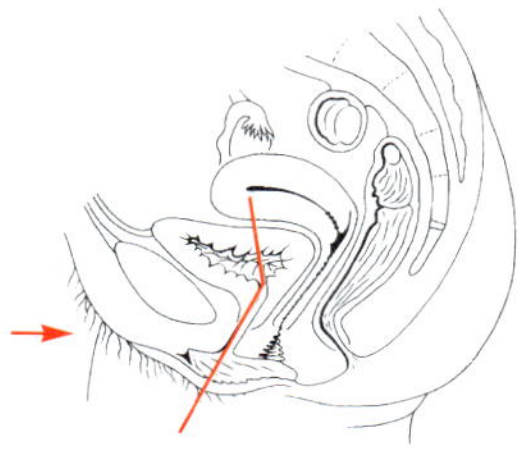

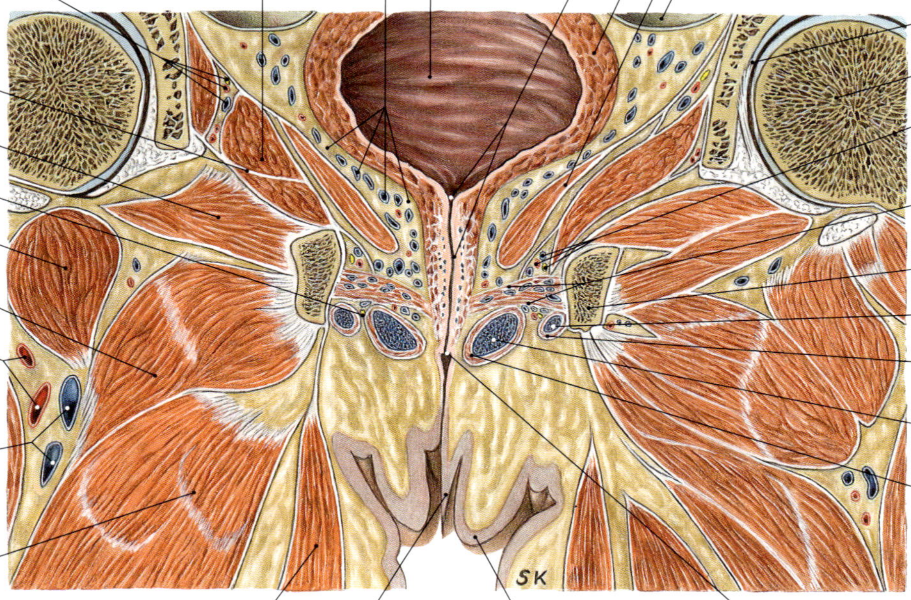

Abb. 1214 Becken, Pelvis, einer Frau; gewinkelter Frontalschnitt durch die Harnblase.
* Paracystium mit Venenplexus

Oberflächenrelief

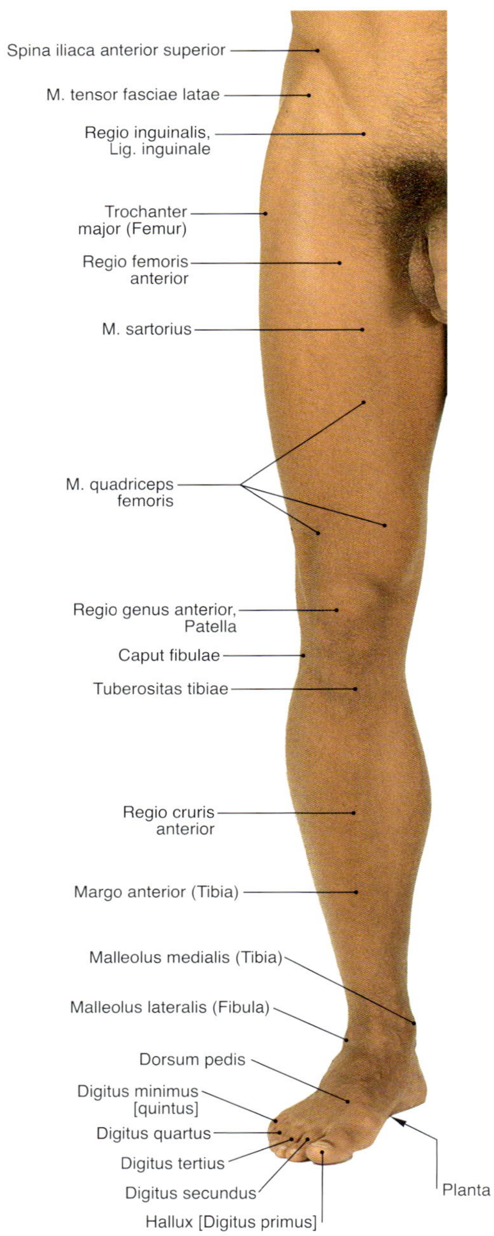

Abb. 1215 Bein, Membrum inferius.

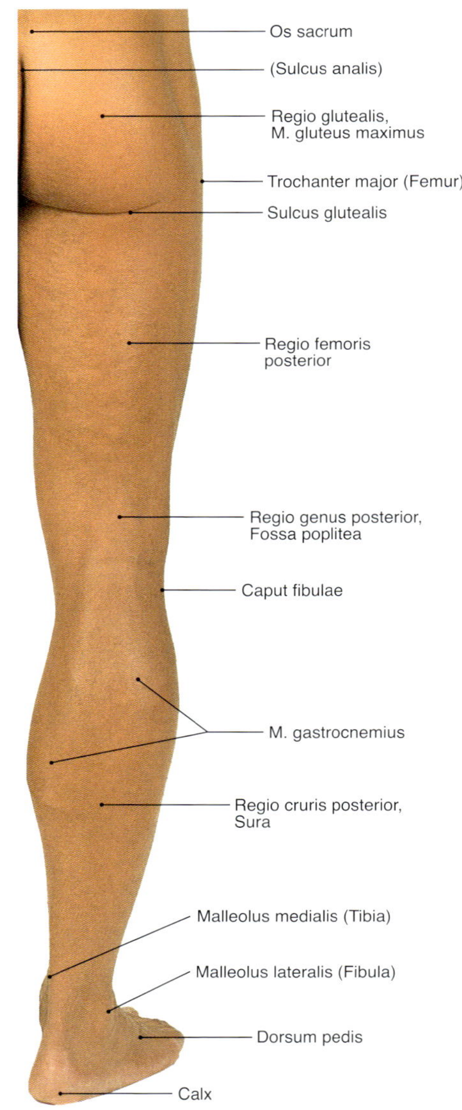

Abb. 1216 Bein, Membrum inferius.

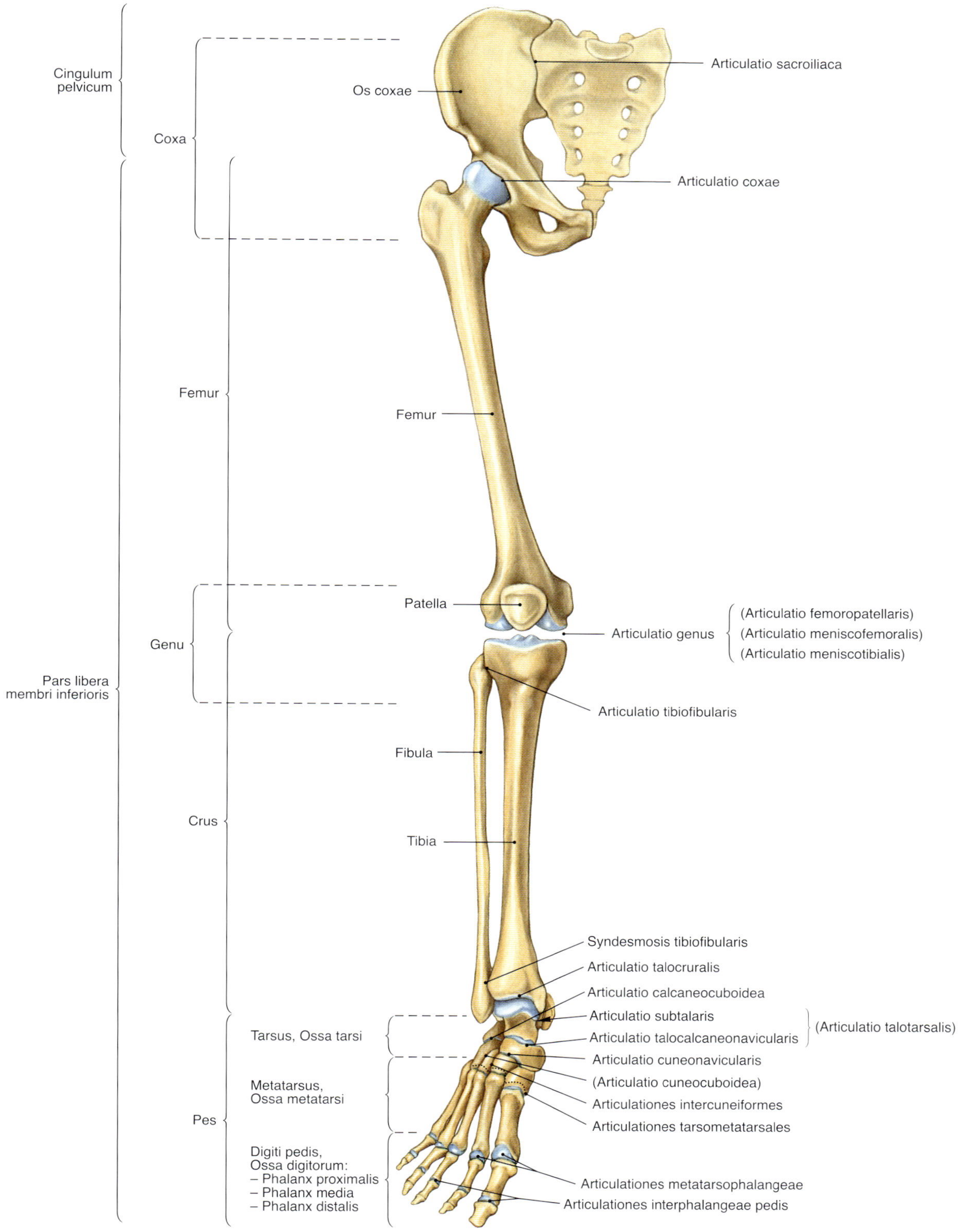

Abb. 1217 Untere Gliedmaße, Membrum inferius; Skelett und Gelenkbereiche.

Becken

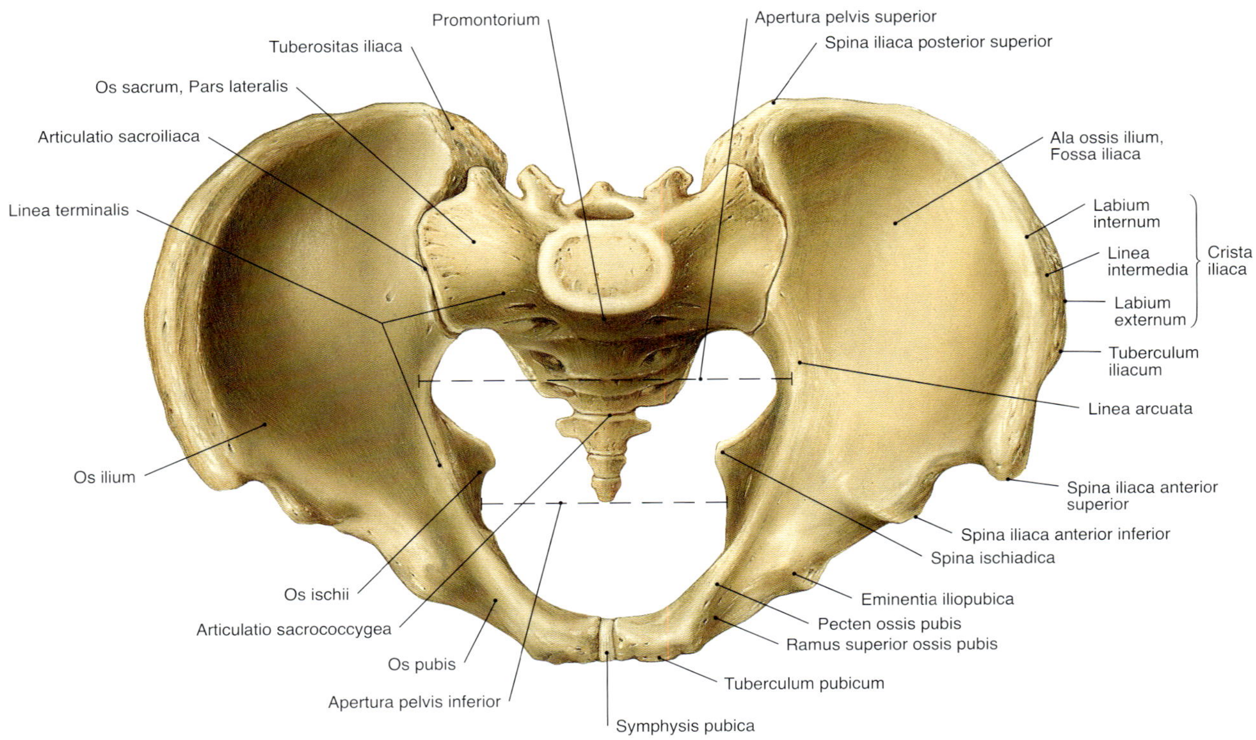

Abb. 1218 Kreuzbein, Os sacrum, und Beckengürtel, Cingulum pelvicum.
Der Bereich kranial der Linea terminalis wird als großes Becken, Pelvis major, der Bereich kaudal davon als kleines Becken, Pelvis minor, bezeichnet.

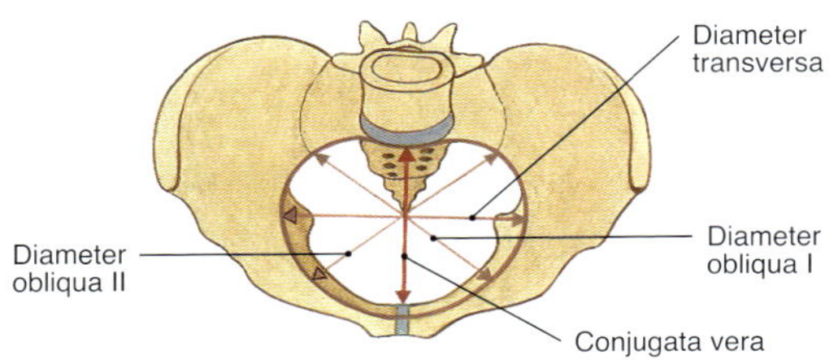

Abb. 1219 Becken, Pelvis;
Form und Maße des Beckeneingangs bei der Frau.

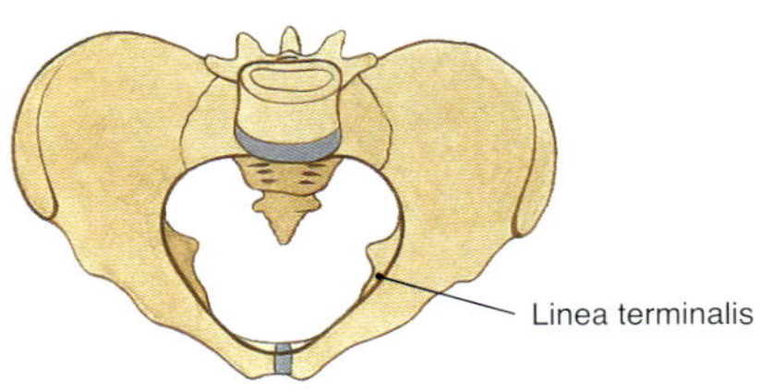

Abb. 1220 Becken, Pelvis;
Form des Beckeneingangs beim Mann.

k–k = Axis pelvis
a–b = klinisch: Conjugata anatomica
a–e = klinisch: Conjugata diagonalis 12,5–13 cm
a–c = klinisch: Conjugata vera 10,4–11 cm

h–d = klinisch: Diameter sagittalis der Beckenweite 12–12,5 cm
e–g = klinisch: Diameter sagittalis der Beckenenge 11–11,5 cm
e–f = Diameter sagittalis des Beckenausgangs (= Distantia pubococcygea) 9–10 cm

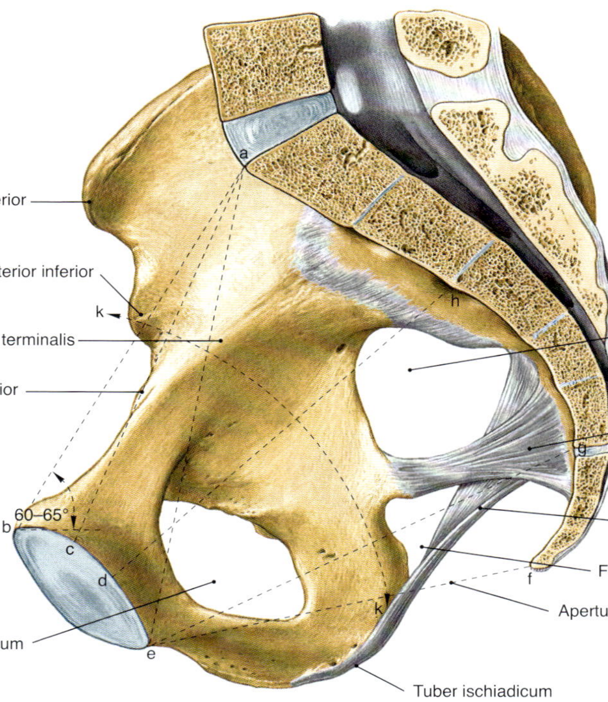

Abb. 1221 Becken, Pelvis; Beckenmaße bei der Frau; Medianschnitt.

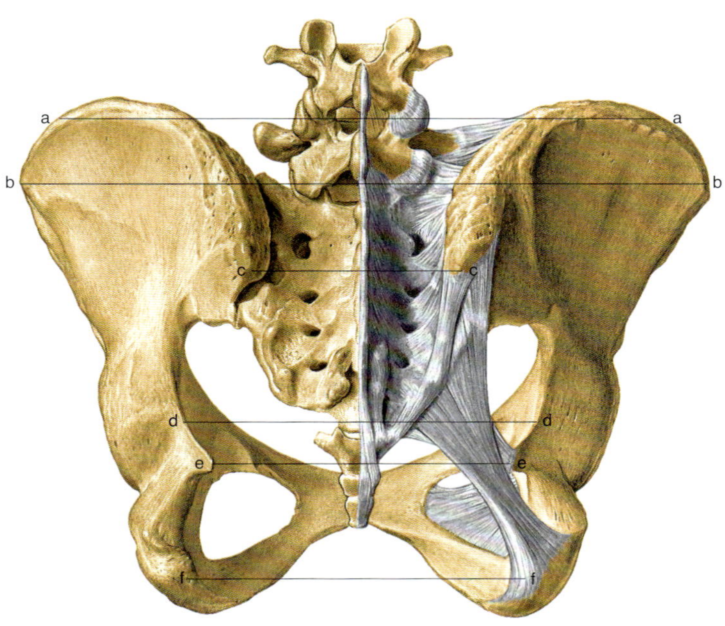

a–a = Distantia intercristalis 28–29 cm*
b–b = Distantia interspinosa anterior 25–26 cm*
c–c = Distantia interspinosa posterior (Sakrumbreite) 10 cm
* Aus perspektivischen Gründen wirkt die Distantia intercristalis kürzer als die Distantia interspinosa anterior.

d–d = Diameter transversa der Beckenweite (= Interazetabularlinie) 12–12,5 cm
e–e = Diameter transversa der Beckenenge (= Interspinallinie) 10,5 cm
f–f = Diameter transversa des Beckenausgangs (= Diameter tuberalis) 11–12 cm

Abb. 1222 Becken, Pelvis; Beckenmaße bei der Frau.

Hüftbein

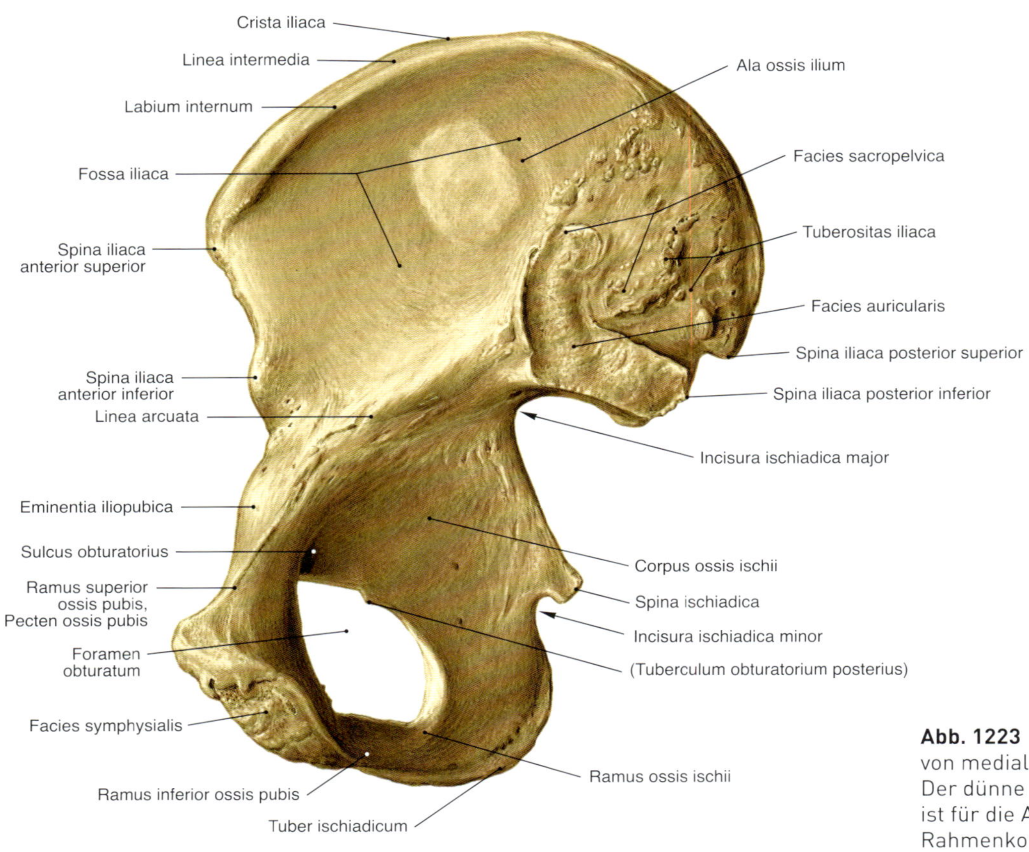

Abb. 1223 Hüftbein, Os coxae; von medial.
Der dünne Bereich im Zentrum ist für die Ala ossis ilium als Rahmenkonstruktion charakteristisch.

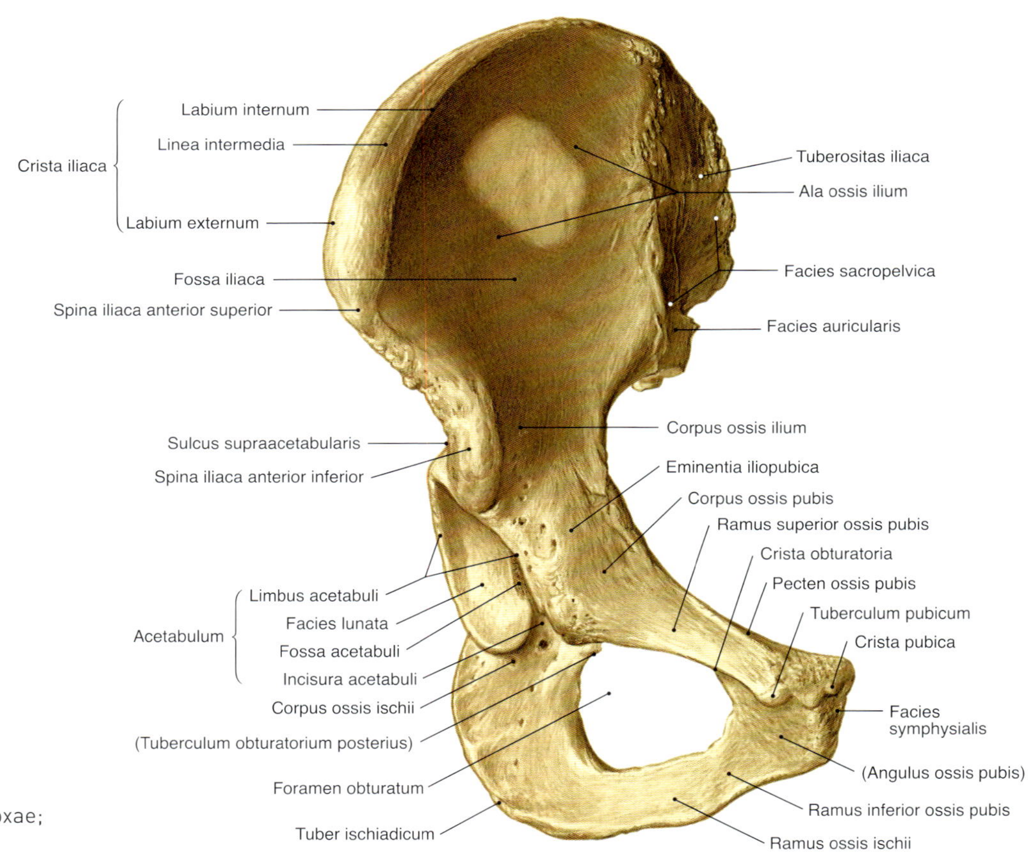

Abb. 1224 Hüftbein, Os coxae; von ventral.

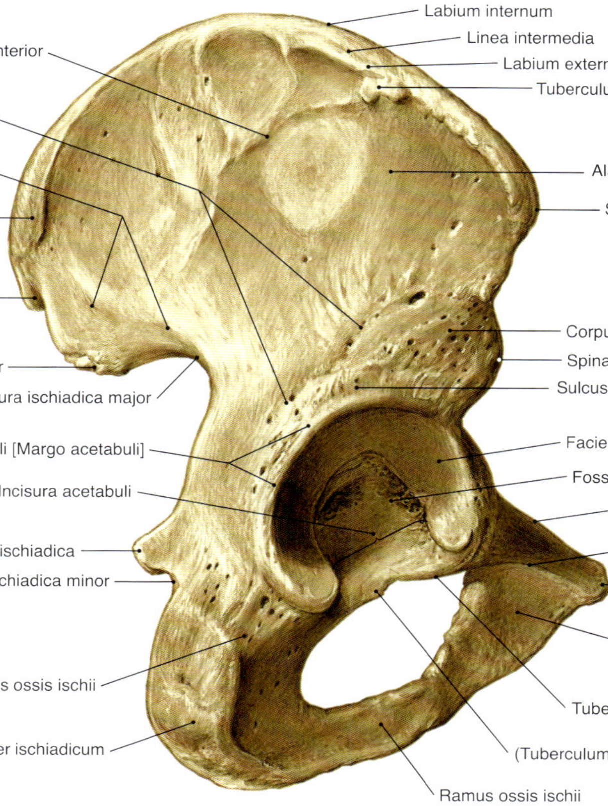

Abb. 1225 Hüftbein, Os coxae; von lateral dorsal.

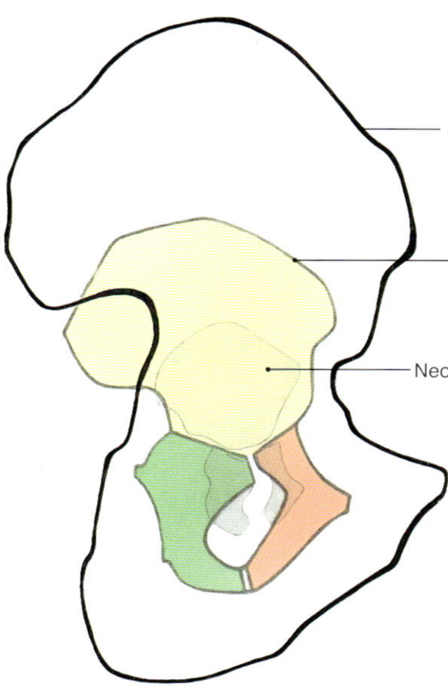

Abb. 1226 Hüftbein, Os coxae; Entwicklung.
* ca. 6. Lebensjahr

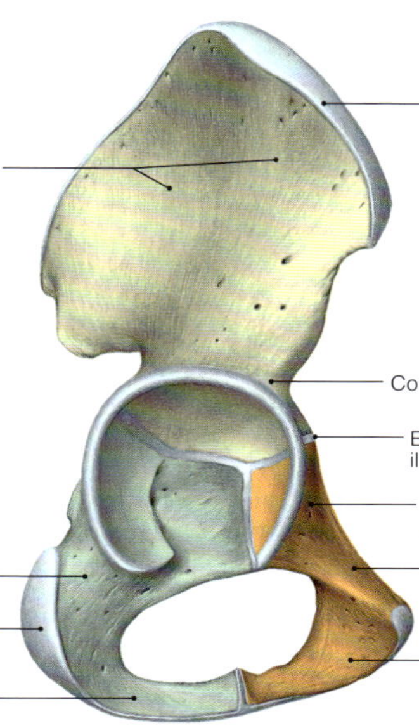

Abb. 1227 Hüftbein, Os coxae; Entwicklungsstadium eines 6-jährigen Kindes. Die drei Anteile des Hüftbeins sind im Bereich der Hüftpfanne in einer Y-förmigen Knorpelfuge miteinander verbunden, die um das 13.–18. Lebensjahr synostosiert.

Verbindungen des Beckens

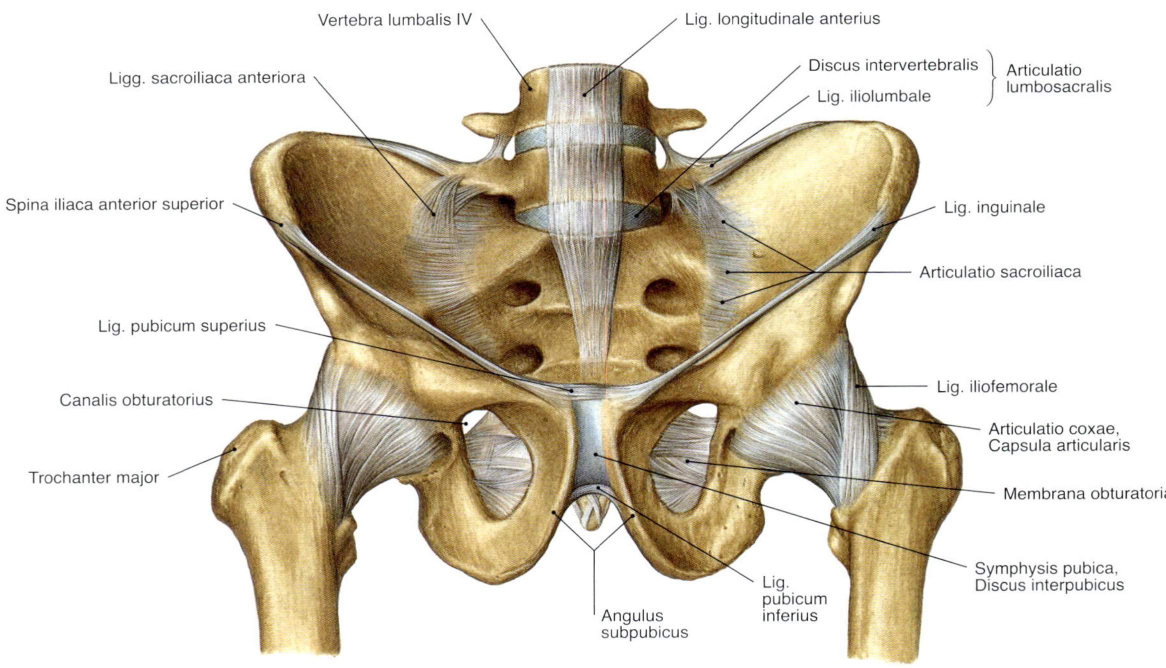

Abb. 1228 Knochenverbindungen des Beckens, Juncturae cinguli pelvici, und des lumbosakralen Übergangs, Articulatio lumbosacralis, beim Mann.

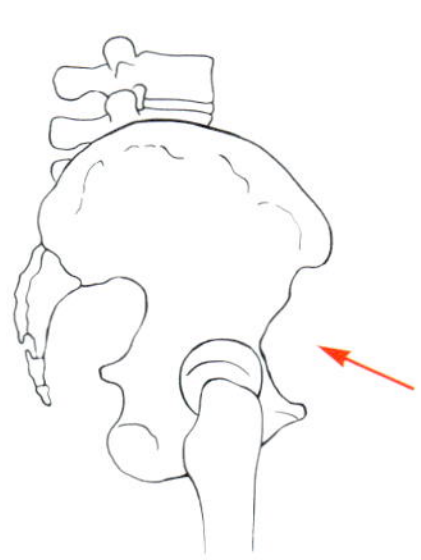

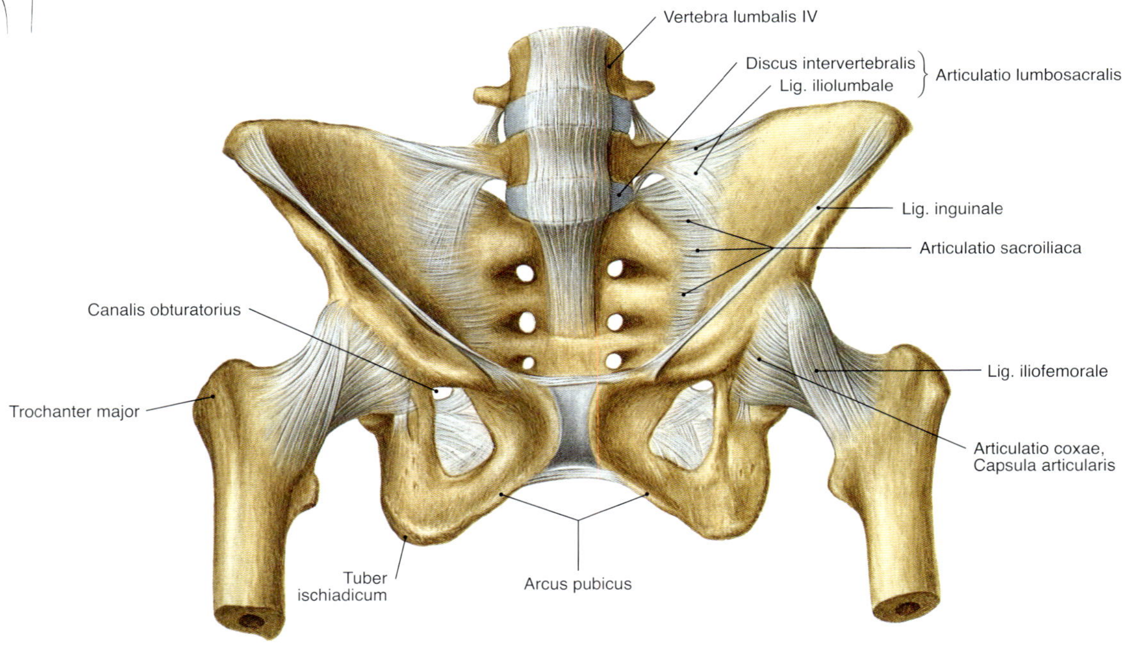

Abb. 1229 Knochenverbindungen des Beckens, Juncturae cinguli pelvici, und des lumbosakralen Übergangs, Articulatio lumbosacralis, bei der Frau.

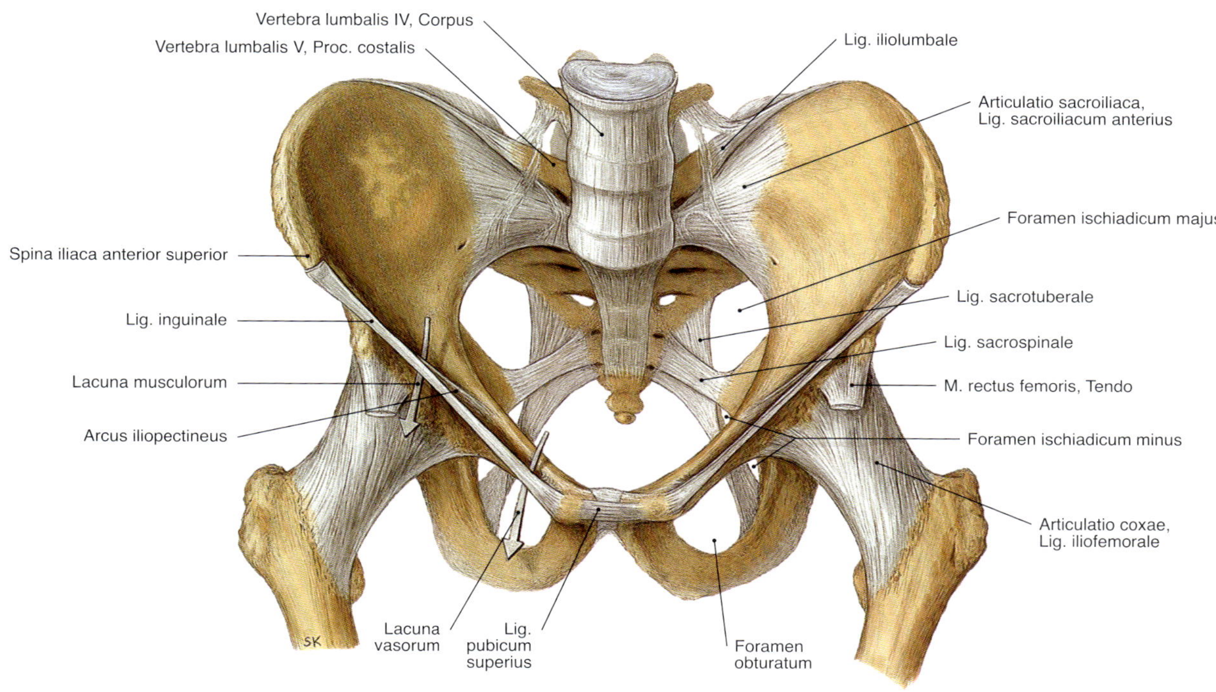

Abb. 1230 Knochenverbindungen des Beckens, Juncturae cinguli pelvici, und des lumbosakralen Übergangs, Articulatio lumbosacralis, beim Mann.

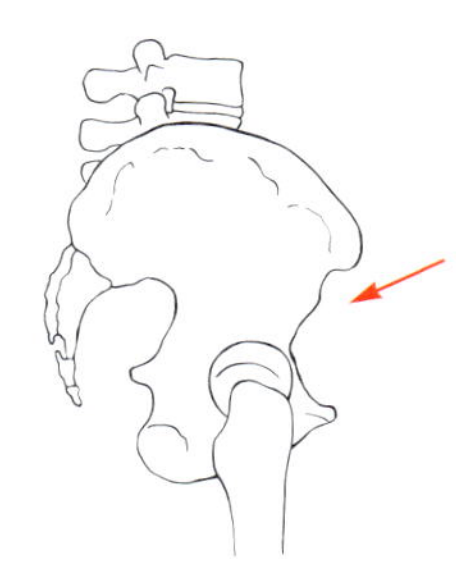

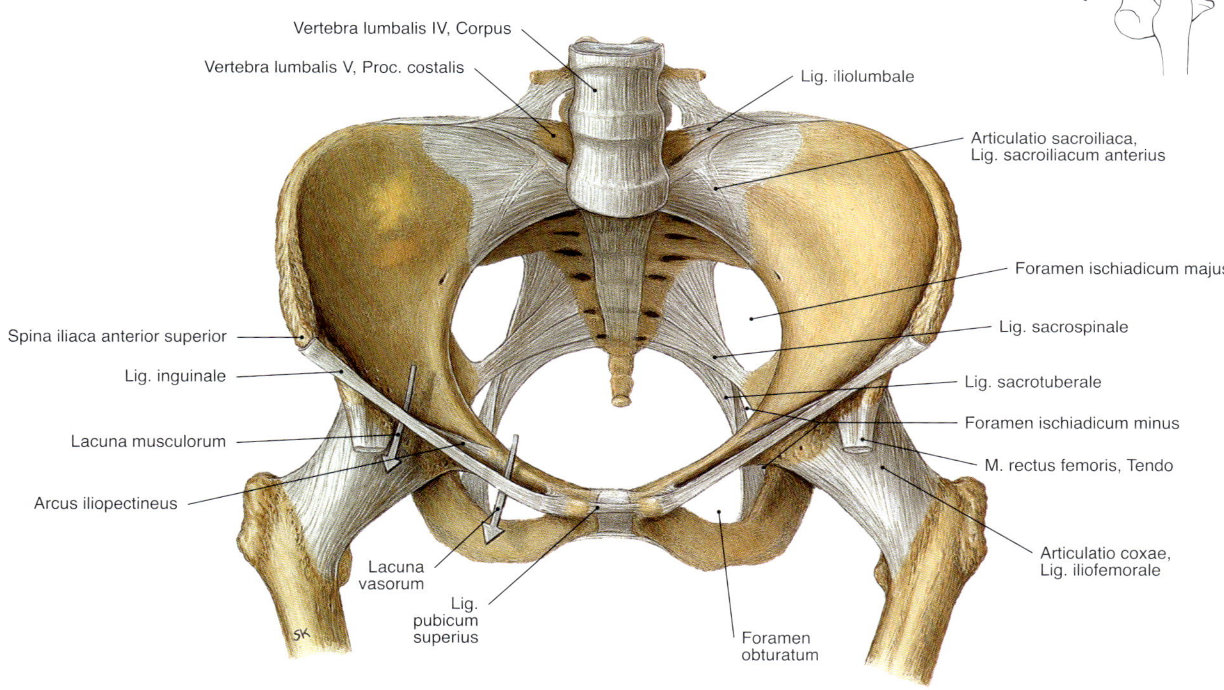

Abb. 1231 Knochenverbindungen des Beckens, Juncturae cinguli pelvici, und des lumbosakralen Übergangs, Articulatio lumbosacralis, bei der Frau.

Verbindungen des Beckens

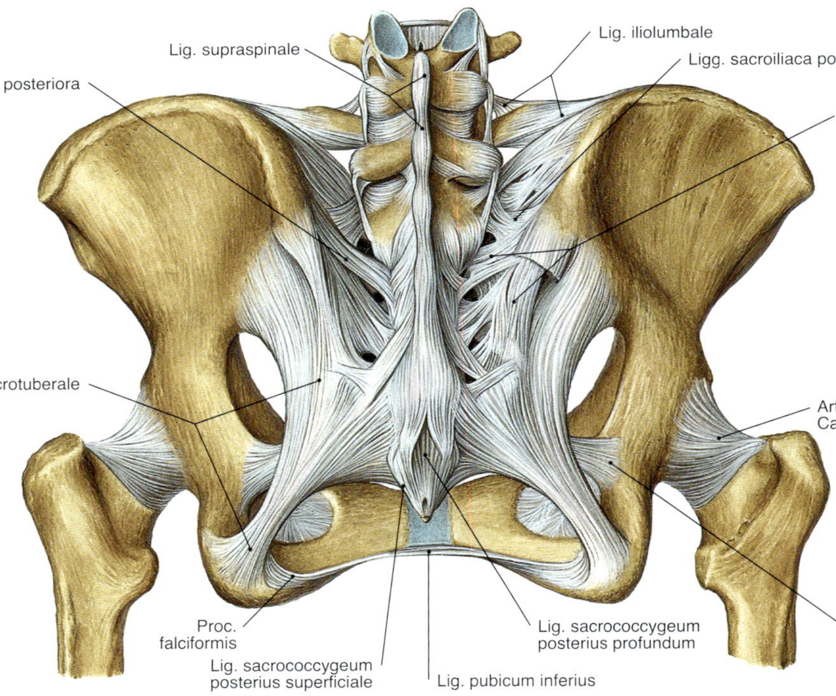

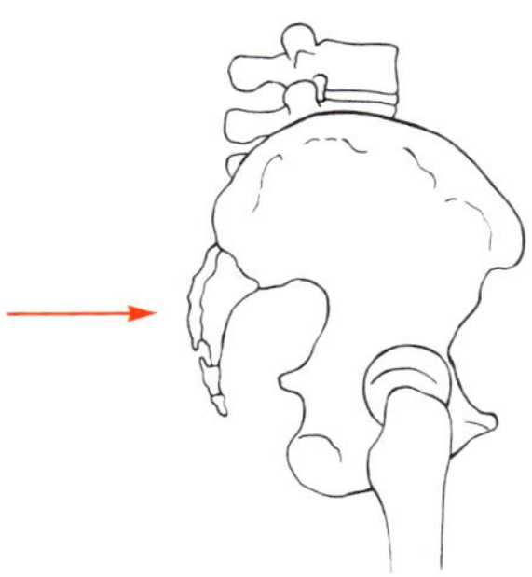

Abb. 1232 Knochenverbindungen des Beckens, Juncturae cinguli pelvici, und des lumbosakralen Übergangs, Articulatio lumbosacralis, bei der Frau.

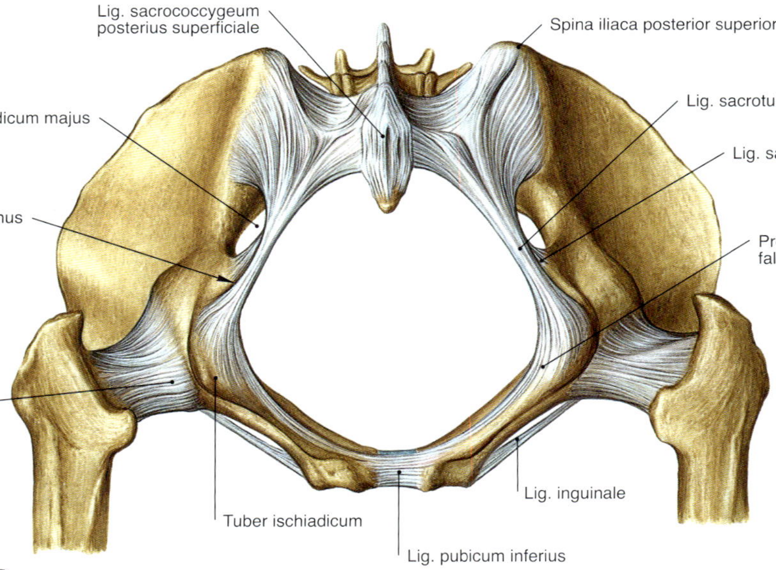

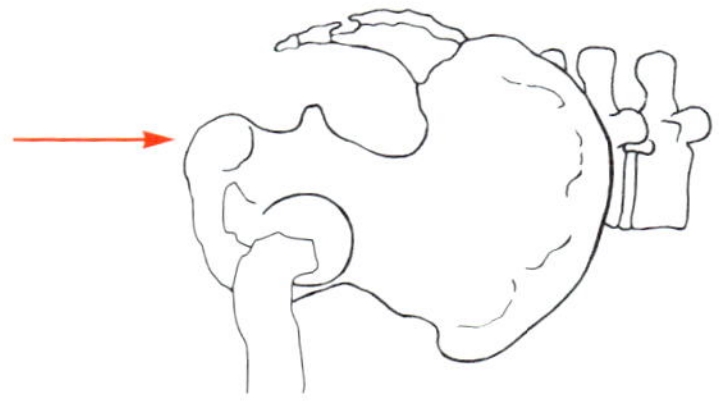

Abb. 1233 Knochenverbindungen des Beckens, Juncturae cinguli pelvici, bei der Frau.

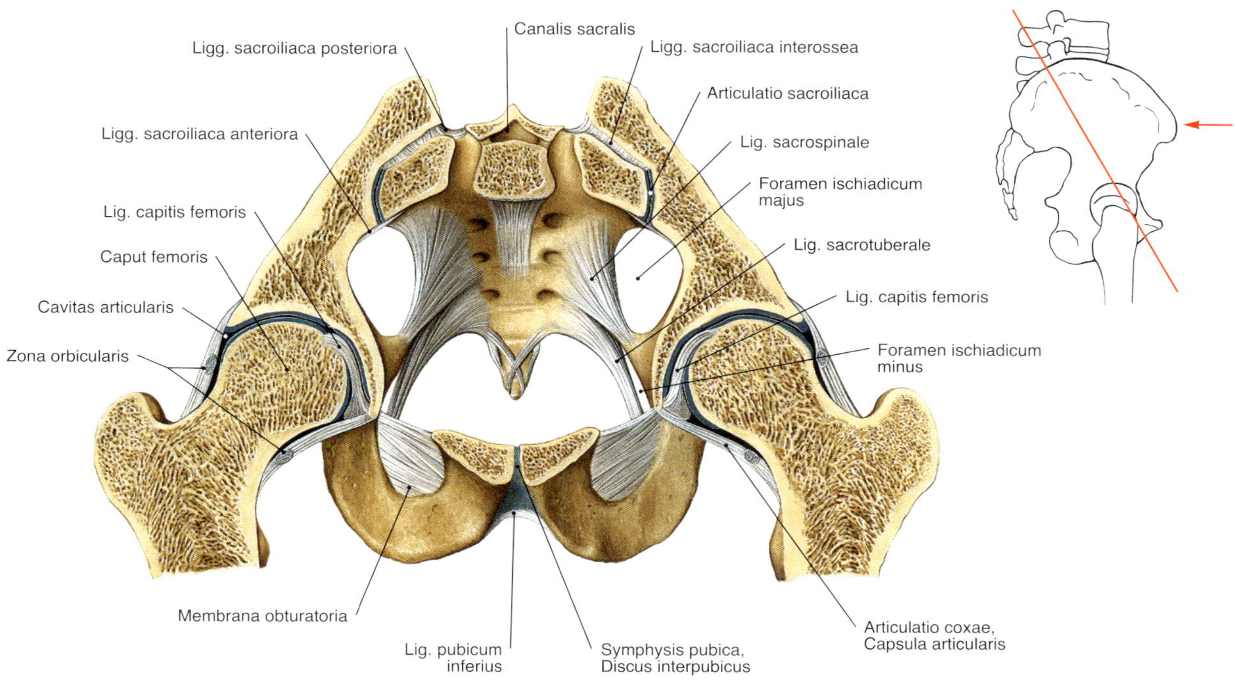

Abb. 1234 Knochenverbindungen des Beckens, Juncturae cinguli pelvici, bei der Frau.

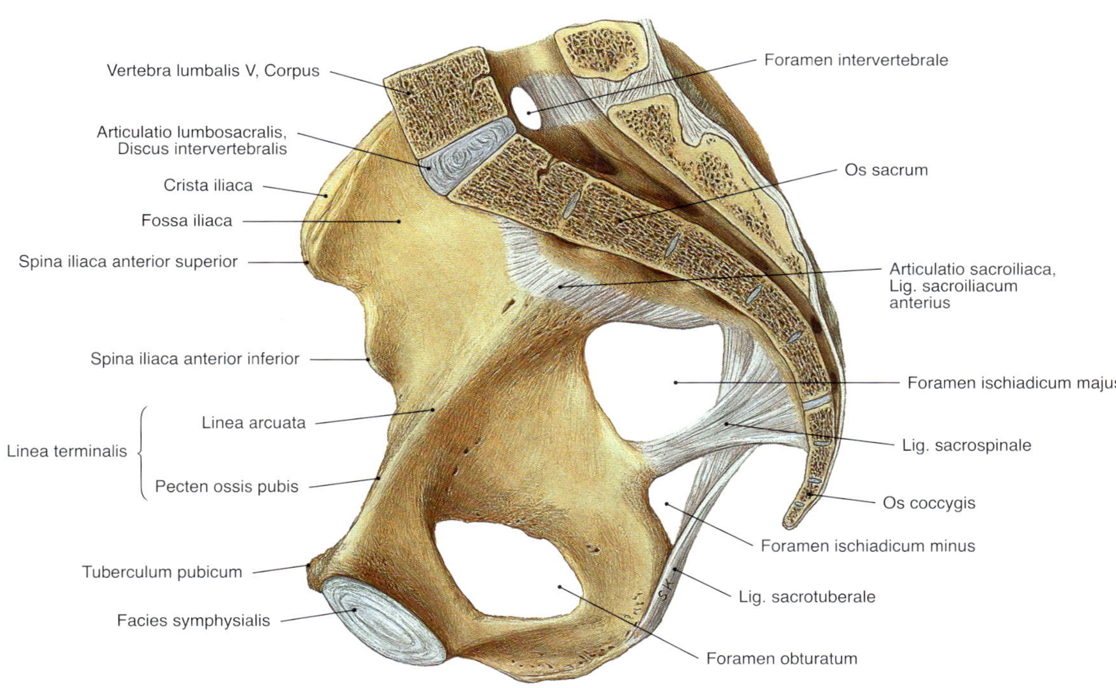

Abb. 1235 Knochenverbindungen des Beckens, Juncturae cinguli pelvici, und des lumbosakralen Übergangs, Articulatio lumbosacralis, bei der Frau; Medianschnitt.

Meist springt der Vorderrand der untersten Zwischenwirbelscheibe am weitesten in die obere Beckenöffnung vor. Als Promontorium wird der auch im Röntgenbild sichtbare vorderste Punkt des Kreuzbeins bezeichnet.

Verbindungen des Beckens

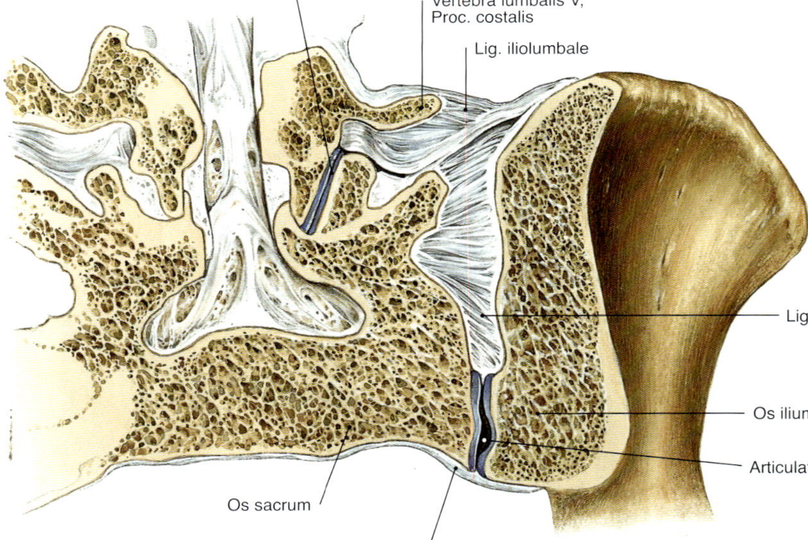

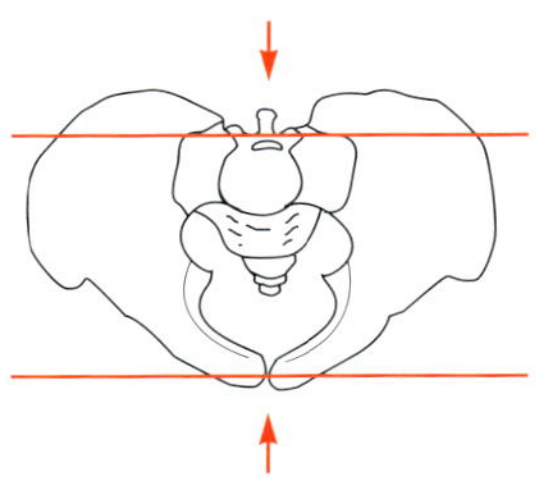

Abb. 1236 Kreuzbein-Darmbein-Gelenk, Articulatio sacroiliaca (SIG); Frontalschnitt.

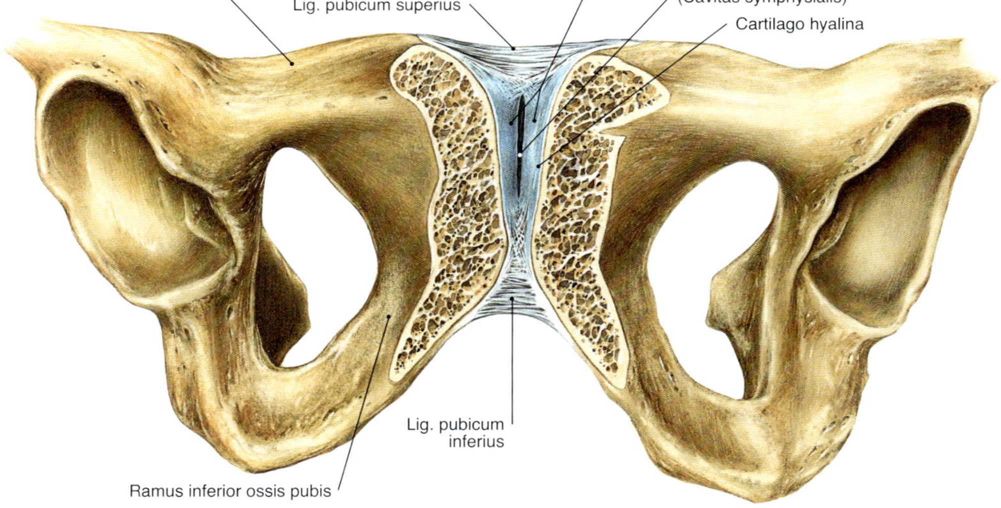

Abb. 1237 Schambeinfuge, Symphysis pubica; Schrägschnitt in Richtung der Längsachse der Schambeinfuge.
Der Discus interpubicus ist aus Faserknorpel aufgebaut, nur die Grenzflächen zu den Facies symphysiales der beiden Schambeine bestehen aus hyalinem Knorpel. Ab dem 1. Lebensjahrzehnt findet sich ein länglich flächenhafter Spalt (*).

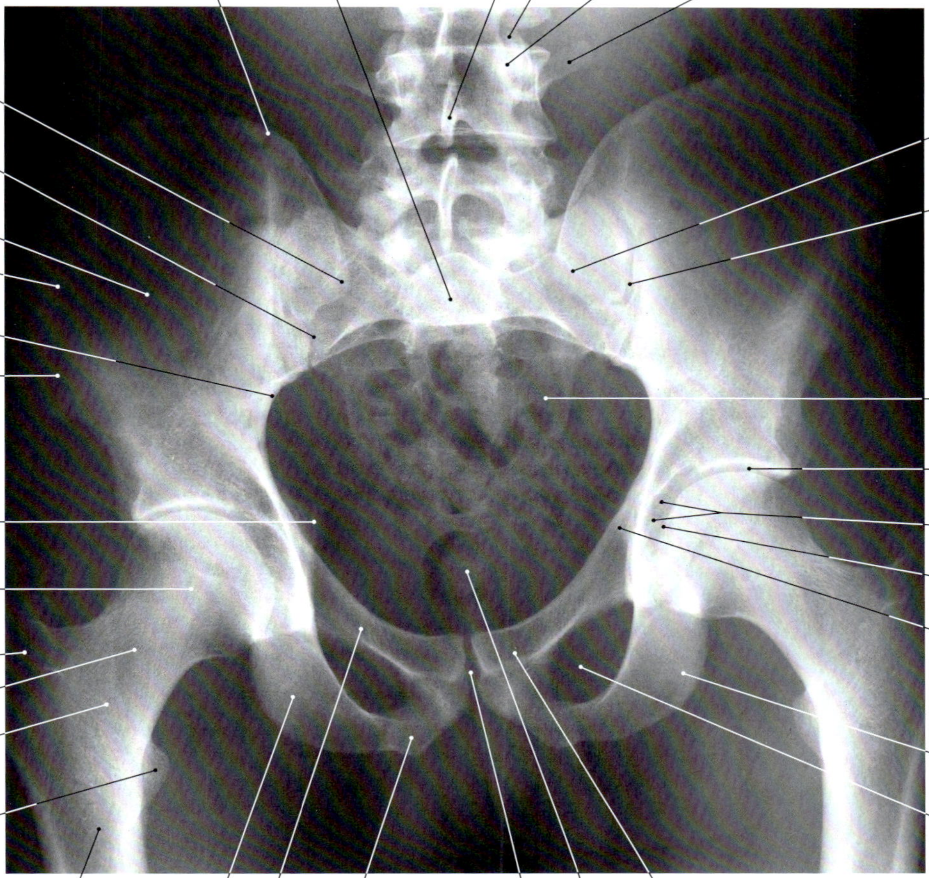

Abb. 1238 Becken, Pelvis, eines Mannes; ap-Röntgenbild; Einstellung: aufrechter Stand, Zentralstrahl auf das 3. Sakralsegment gerichtet.

Becken, Entwicklung

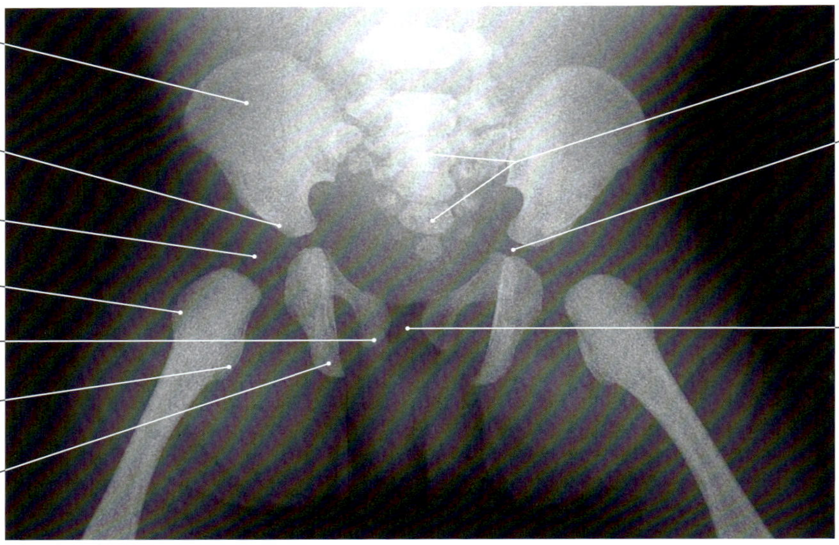

Abb. 1239 Becken, Pelvis, und Oberschenkelknochen, Femur;
ap-Röntgenbild eines weiblichen Frühgeborenen (Fetus im 8. Schwangerschaftsmonat).

* knöchernes Dach der Hüftpfanne (Pfannendach)
** Y-Fuge des Pfannenbodens
*** Der Knochenkern im Femurkopf tritt erst zwischen dem 3. und 5. Lebensmonat auf.
\+ Die beiden Trochanteren sind in dieser Altersstufe nur als diaphysäre Knochenvorsprünge angedeutet.

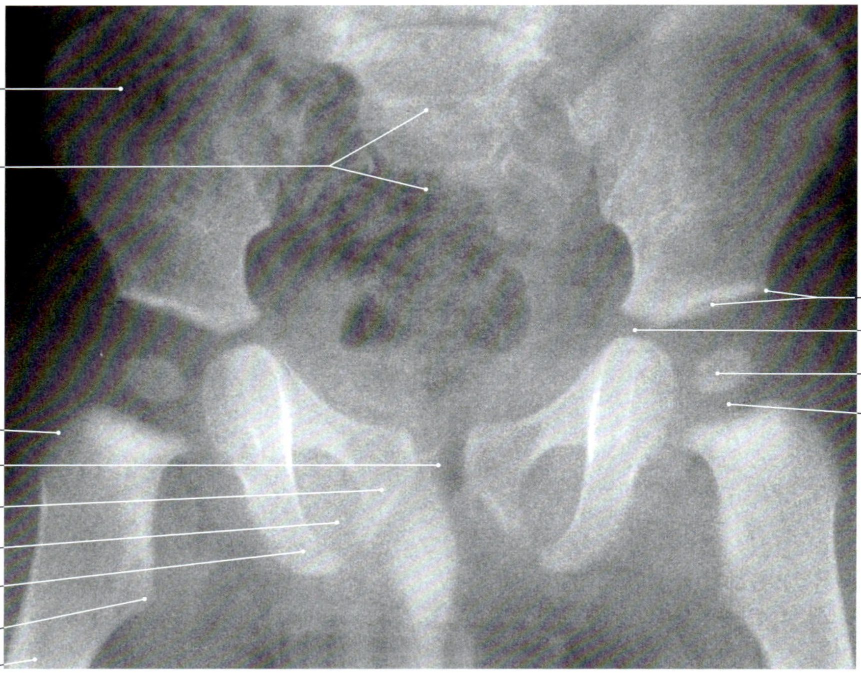

Abb. 1240 Becken, Pelvis, und Oberschenkelknochen, Femur;
ap-Röntgenbild eines 12 Monate alten Jungen.

* knöchernes Dach der Hüftpfanne (Pfannendach und Pfannendacherker)
** Y-Fuge des Pfannenbodens
*** Knochenkern der Femurkopfepiphyse
\+ Die beiden Trochanteren sind in dieser Altersstufe nur als diaphysäre Knochenvorsprünge angedeutet.

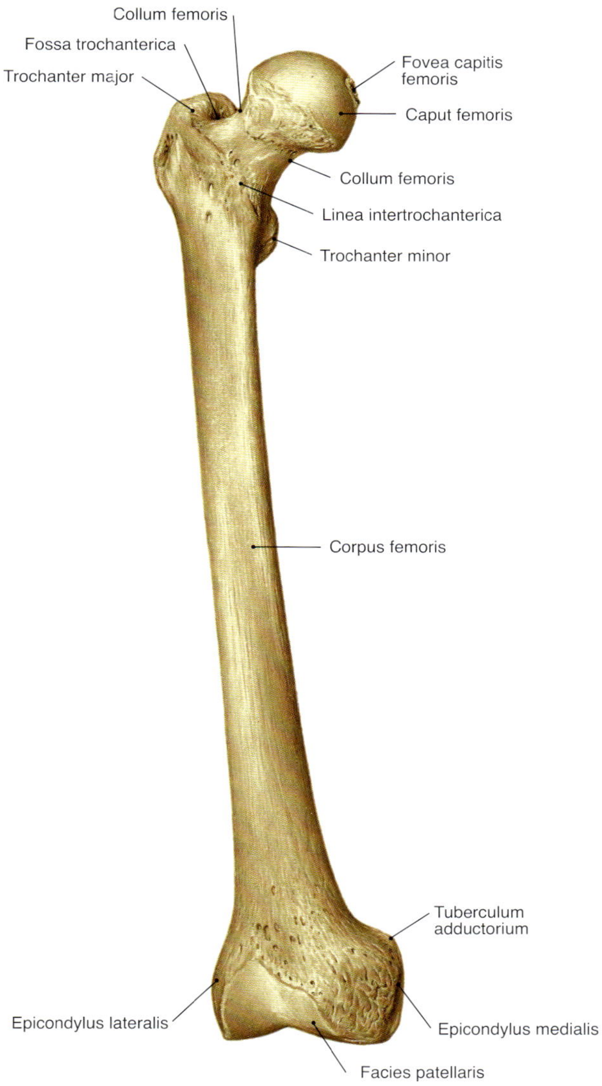

Abb. 1241 Oberschenkelknochen, Femur; von ventral.

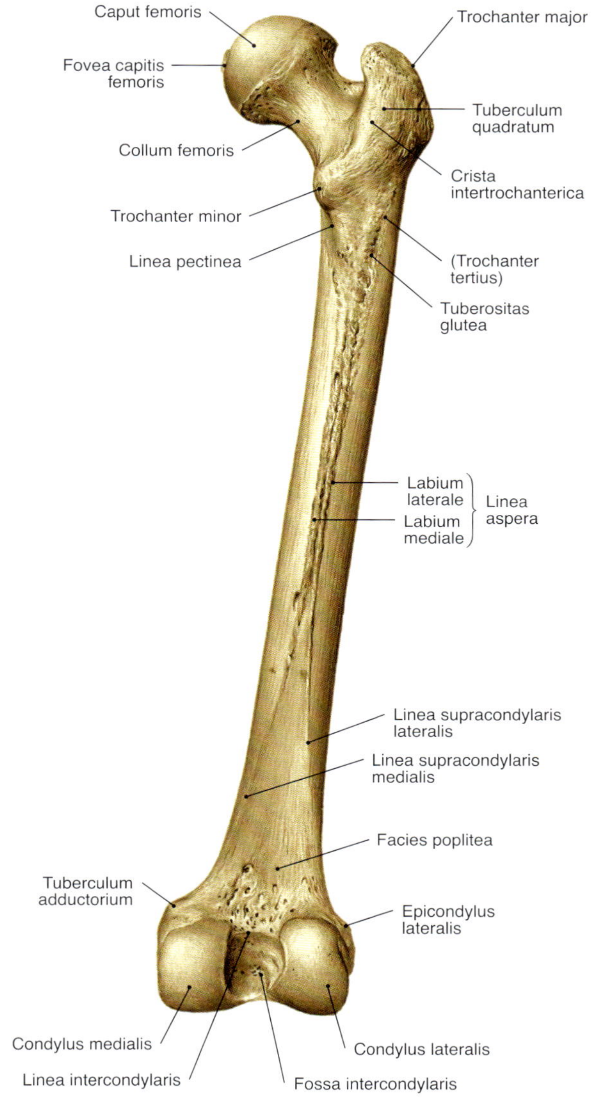

Abb. 1242 Oberschenkelknochen, Femur; von dorsal.

Oberschenkelknochen

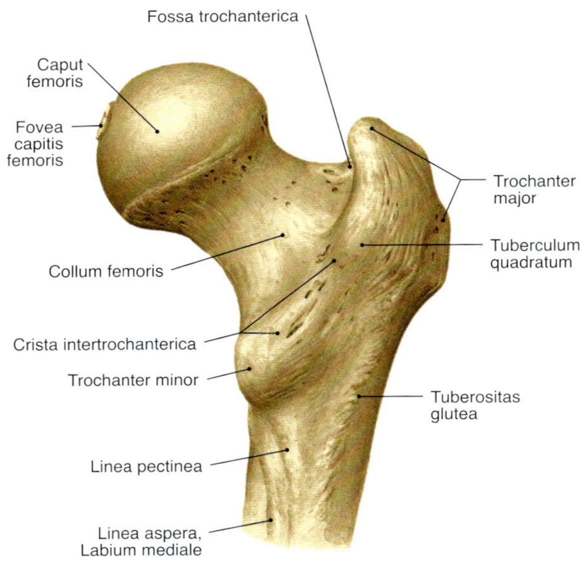

Abb. 1243 Oberschenkelknochen, Femur; proximales Ende; von dorsal.

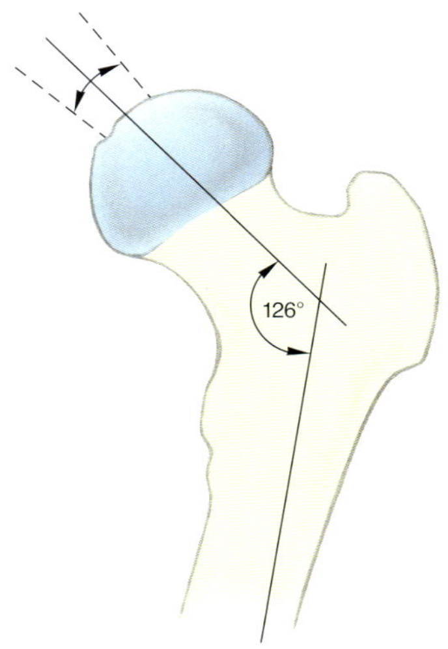

Abb. 1244 Oberschenkelknochen, Femur; Variabilität des Schenkelhalswinkels; von dorsal.
Der Schenkelhalswinkel wird als Kollodiaphysenwinkel (CCD-Winkel) bezeichnet. Er beträgt beim Neugeborenen 150°, beim Erwachsenen ca. 126°.

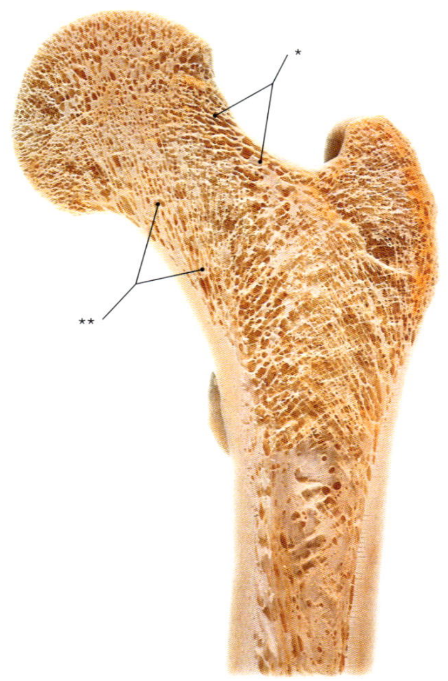

Abb. 1245 Oberschenkelknochen, Femur; Spongiosastruktur bei großem Schenkelhalswinkel (Coxa valga); Schnitt in der Ebene des Antetorsionswinkels (60%). Das lateral gelegene „Zugbündel" (*) der Spongiosa ist vermindert, das medial gelegene „Druckbündel" (**) verstärkt ausgebildet.

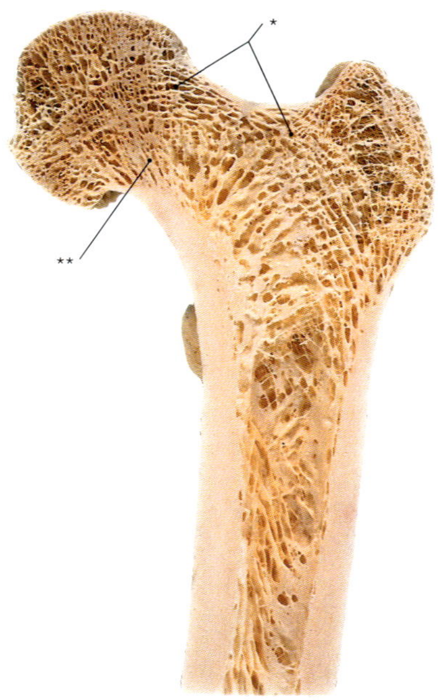

Abb. 1246 Oberschenkelknochen, Femur; Spongiosastruktur bei kleinem Schenkelhalswinkel (Coxa vara); Schnitt in der Ebene des Antetorsionswinkels (60%). Das lateral gelegene „Zugbündel" (*) der Spongiosa ist verstärkt, das medial gelegene „Druckbündel" (**) vermindert ausgebildet. Als Ausdruck einer hohen Biegebeanspruchung ist die Kortikalis an der Innenseite des Schenkelhalses besonders kräftig entwickelt.

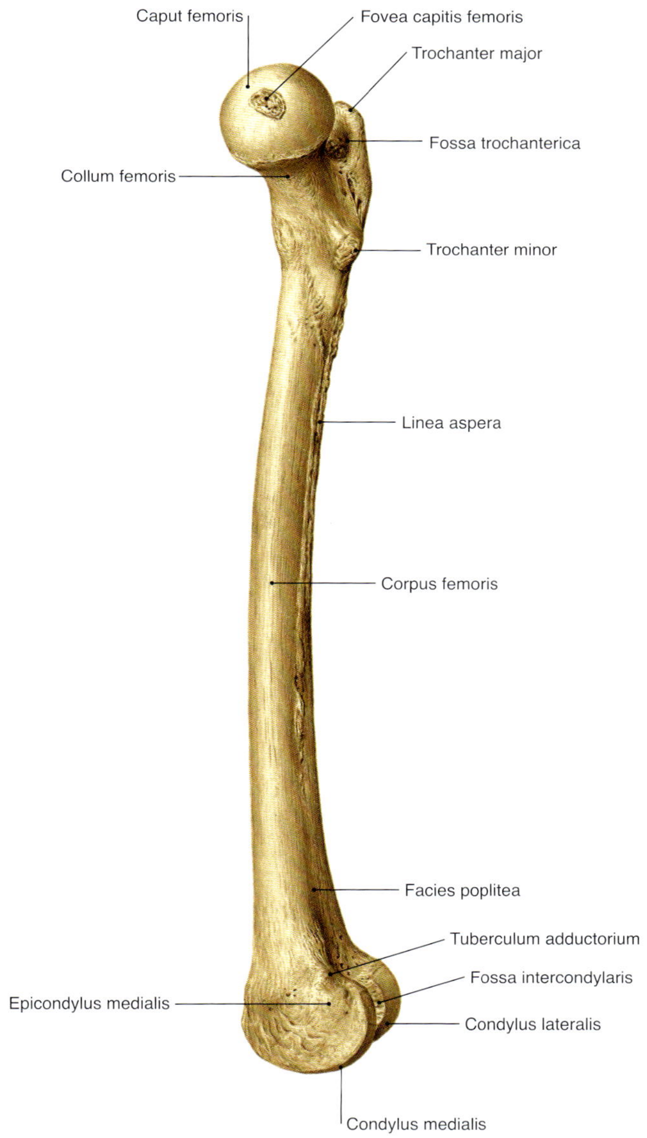

Abb. 1247 Oberschenkelknochen, Femur; von medial.

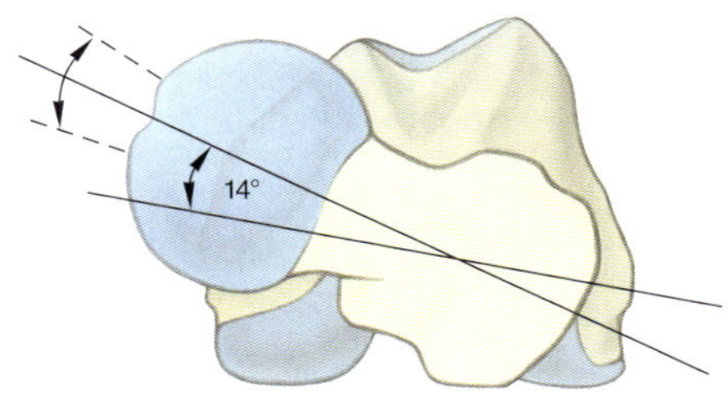

Abb. 1248 Oberschenkelknochen, Femur; Variabilität des Antetorsionswinkels; proximales und distales Femurende übereinander projiziert; von proximal.
Beim Kleinkind beträgt der Antetorsionswinkel ca. 30°, beim Erwachsenen ca. 14°.

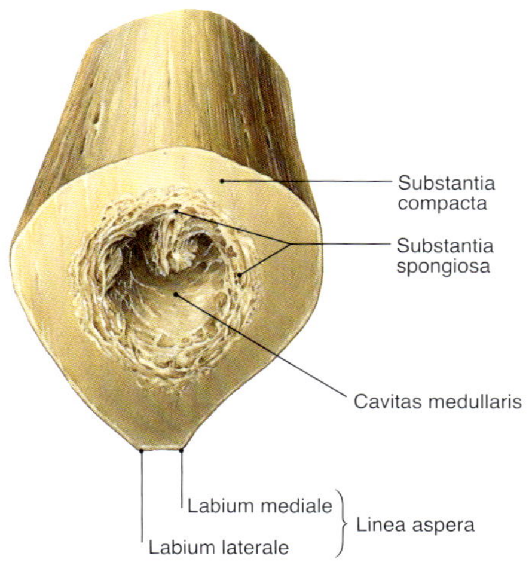

Abb. 1249 Oberschenkelknochen, Femur; Querschnitt durch die Mitte des Femurschafts; von distal.

Hüftgelenk

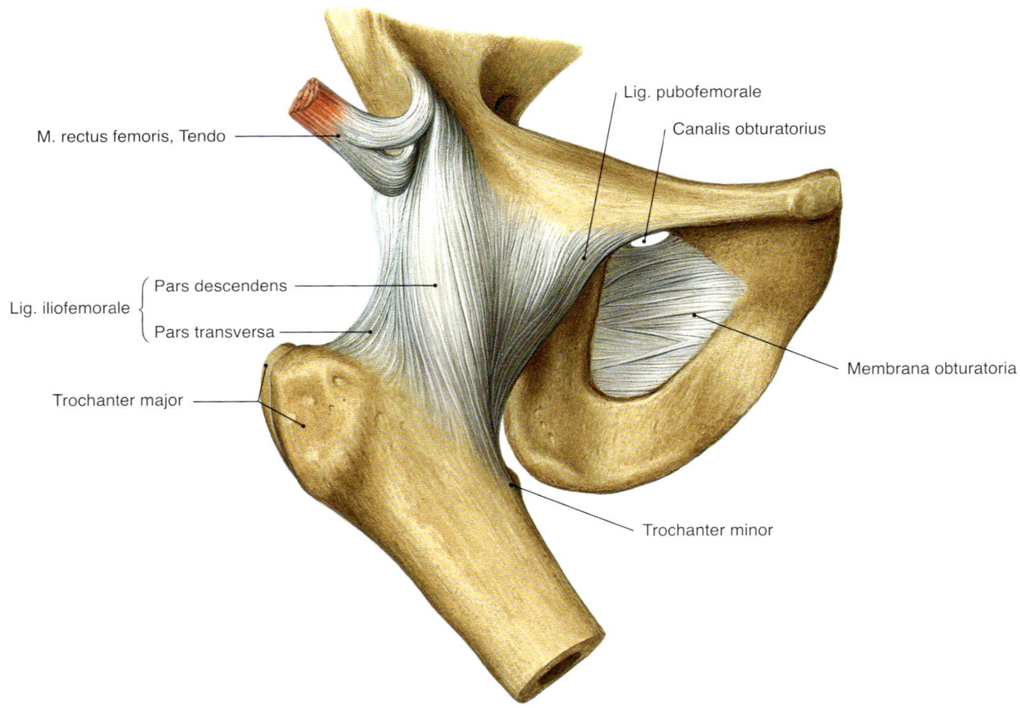

Abb. 1250 Hüftgelenk, Articulatio coxae; von ventral distal.

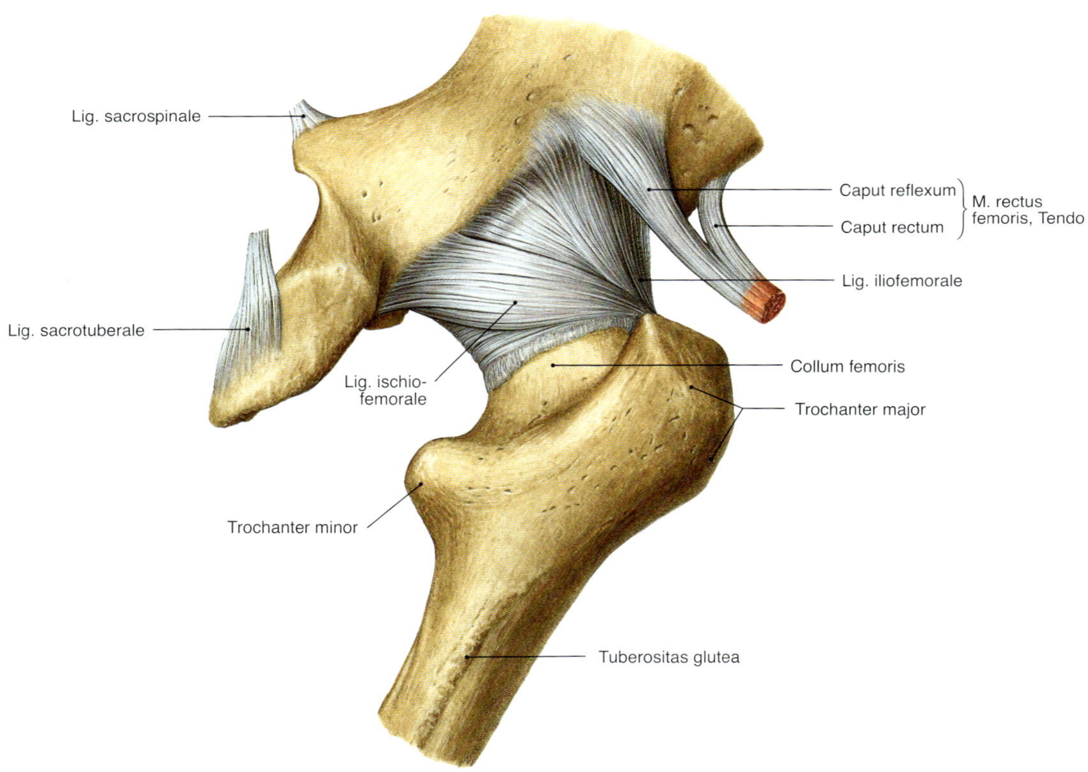

Abb. 1251 Hüftgelenk, Articulatio coxae; von dorsal.

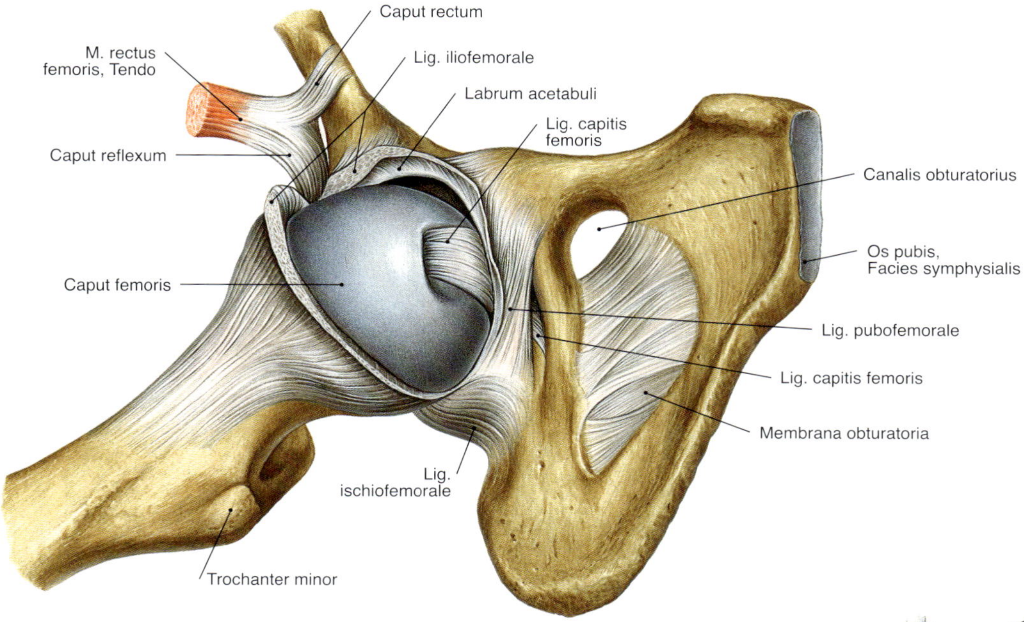

Abb. 1252 Hüftgelenk, Articulatio coxae; nach Eröffnung der Gelenkkapsel und teilweiser Exartikulation des Femurkopfes; von lateral distal.

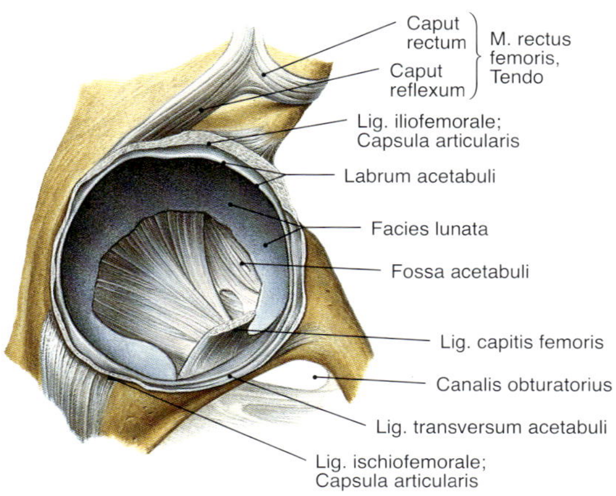

Abb. 1253 Hüftgelenk, Articulatio coxae; Hüftpfanne nach Durchtrennung der Gelenkkapsel und Exartikulation des Femurkopfes; von lateral distal.

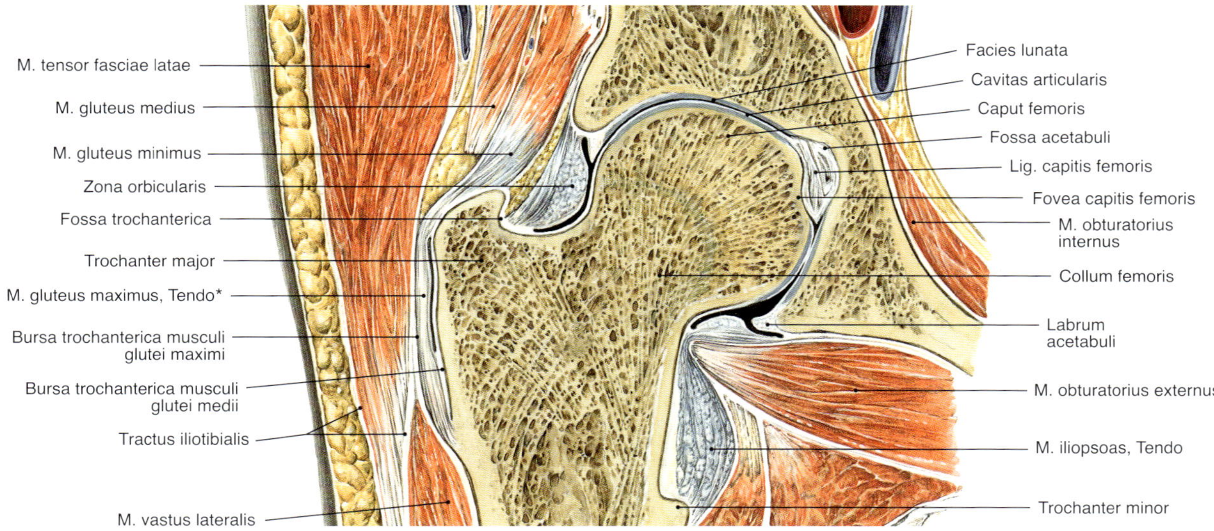

Abb. 1254 Hüftgelenk, Articulatio coxae; vertikaler Schnitt in der Ebene des Antetorsionswinkels.
* Einstrahlung in den Tractus iliotibialis

Hüftgelenk, Röntgen

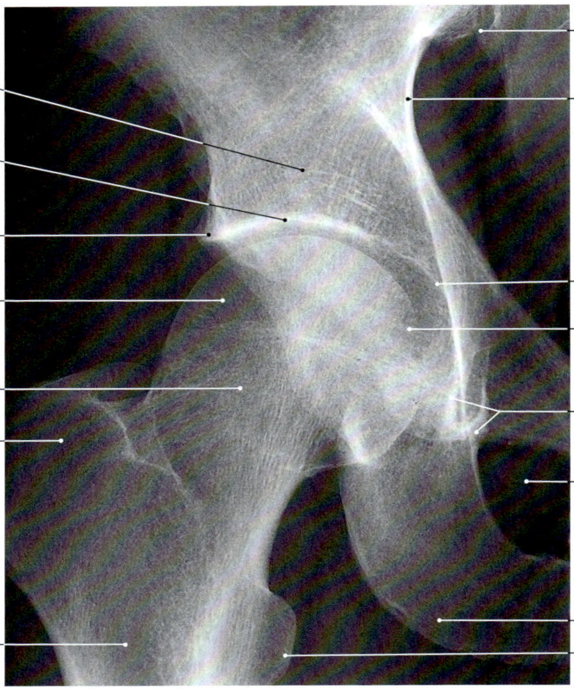

Abb. 1255 Hüftgelenk, Articulatio coxae; ap-Röntgenbild; Einstellung: aufrechter Stand auf beiden Beinen.

* klinisch: Pfannendach = die tangentiale Projektion der Facies lunata
** klinisch: Pfannendacherker = der am weitesten nach lateral vorspringende Anteil der Hüftpfanne
*** klinisch: KÖHLER'sche Tränenfigur = die Projektion des Pfannenbodens

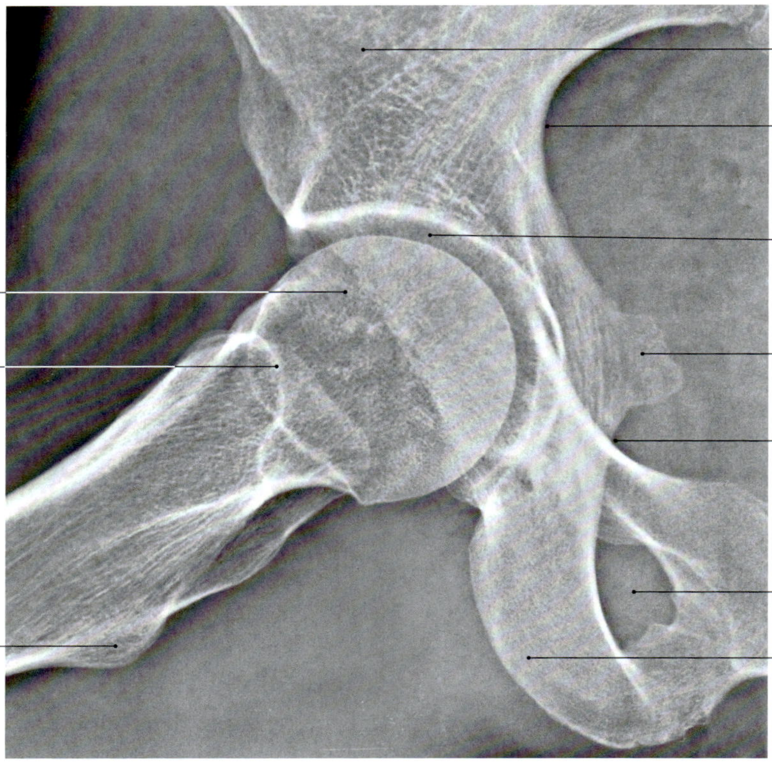

Abb. 1256 Hüftgelenk, Articulatio coxae; ap-Röntgenbild; Einstellung: Abduktion und Flexion des Oberschenkels im Liegen (sog. LAUENSTEIN-Projektion).

* radiologischer Gelenkspalt, der auf Grund der geringen Röntgen-absorption durch den Gelenkknorpel relativ breit erscheint

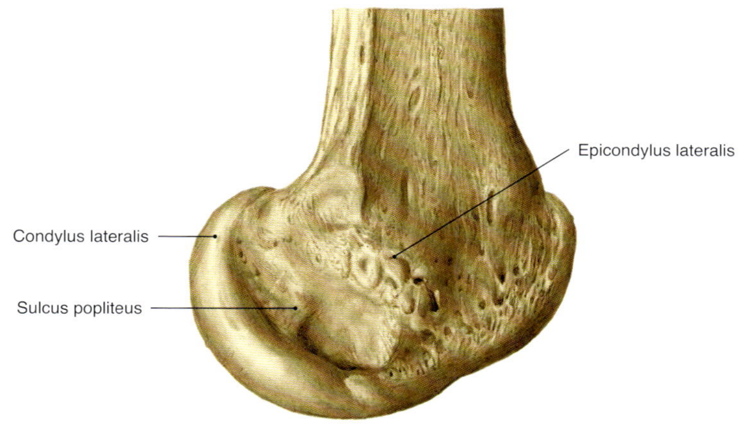

Abb. 1257 Oberschenkelknochen, Femur;
distales Ende;
von lateral.

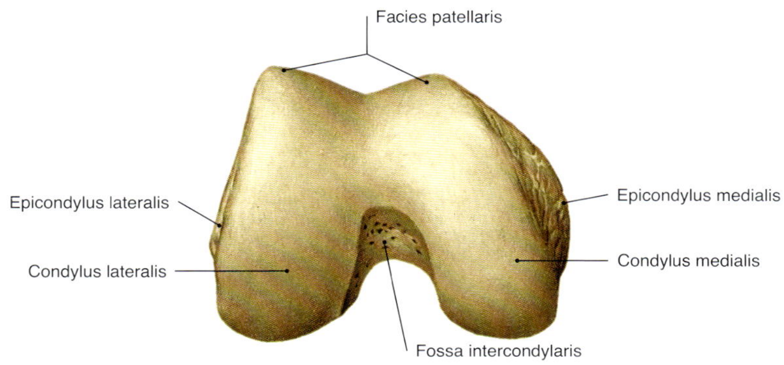

Abb. 1258 Oberschenkelknochen, Femur;
distales Ende;
von distal.

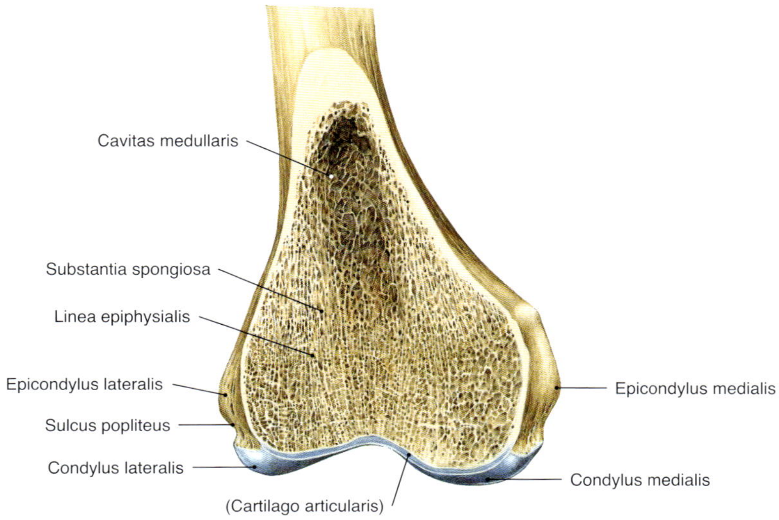

Abb. 1259 Oberschenkelknochen, Femur;
Frontalschnitt durch die distalen Gelenkkörper;
von ventral.

Schienbein

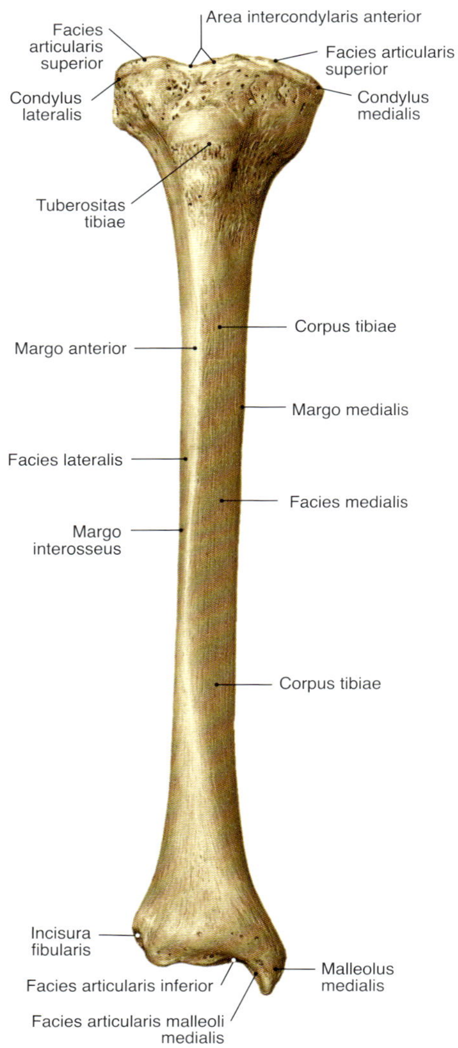

Abb. 1260 Schienbein, Tibia; von ventral.

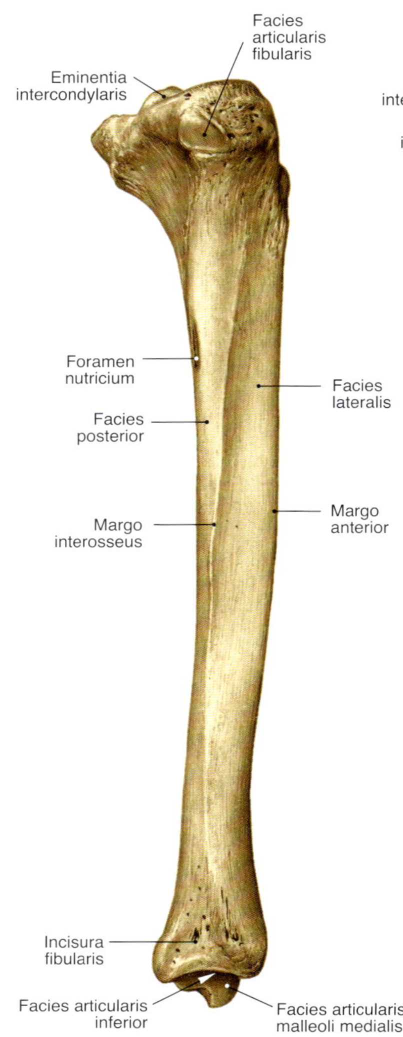

Abb. 1261 Schienbein, Tibia; von lateral.

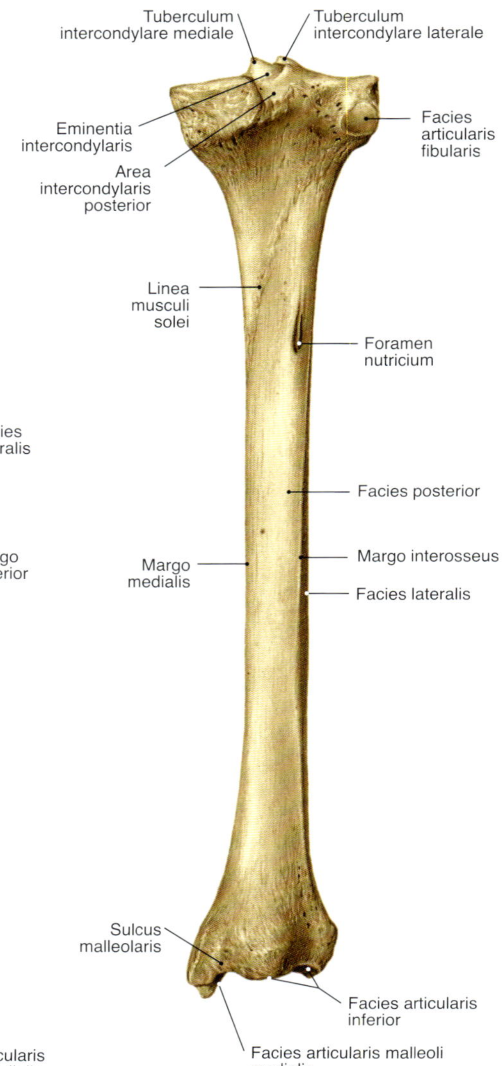

Abb. 1262 Schienbein, Tibia; von dorsal.

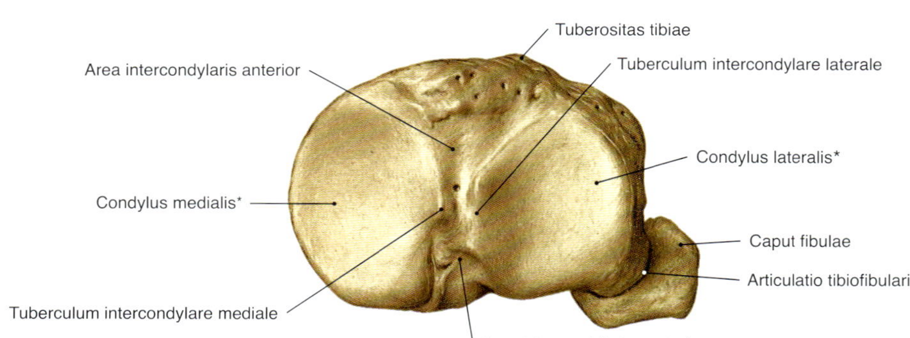

Abb. 1263 Schienbein, Tibia, und Wadenbein, Fibula; von proximal.

* Die Gelenkflächen der Kondylen werden zusammen als Facies articularis superior bezeichnet.

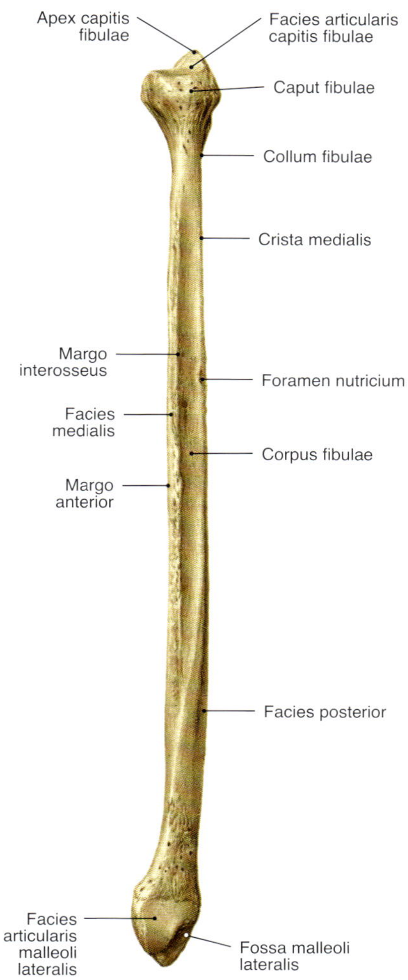

Abb. 1264 Wadenbein, Fibula; von medial.

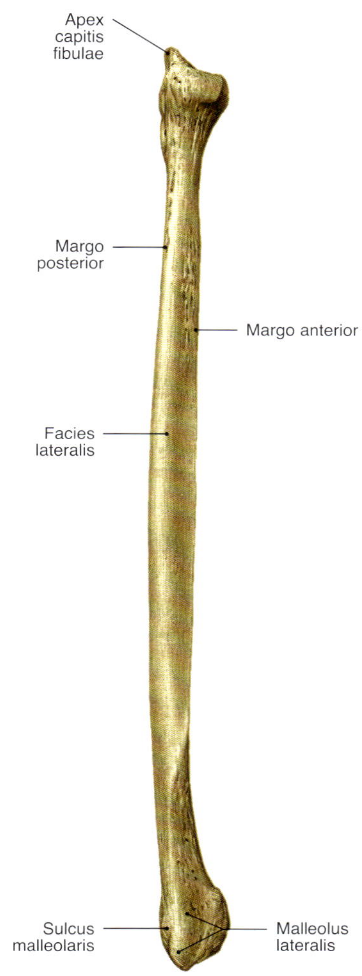

Abb. 1265 Wadenbein, Fibula; von lateral.

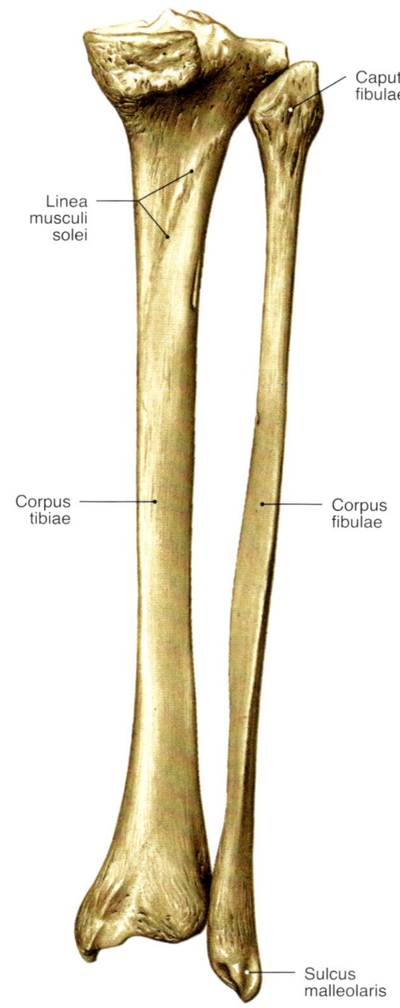

Abb. 1266 Schienbein, Tibia, und Wadenbein, Fibula; von dorsal.

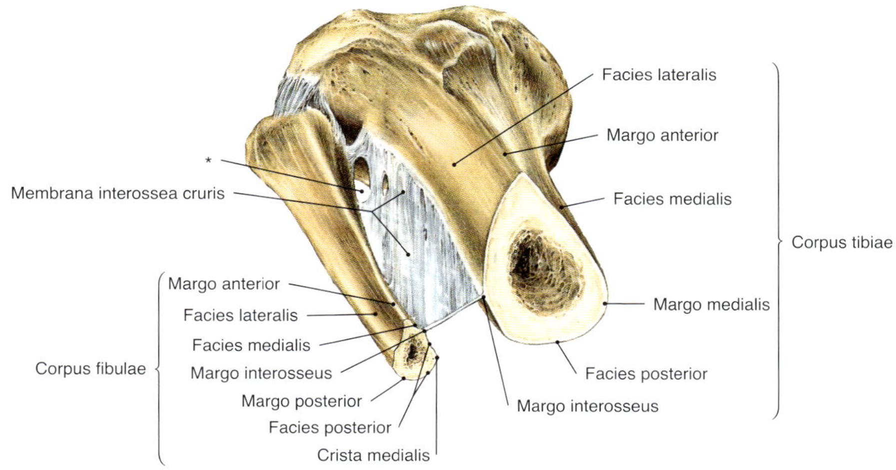

Abb. 1267 Schienbein, Tibia, und Wadenbein, Fibula; Querschnitt mit Membrana interossea cruris; von distal.

* Durchtrittsöffnung für die A. tibialis anterior

Kniescheibe und Kniegelenk

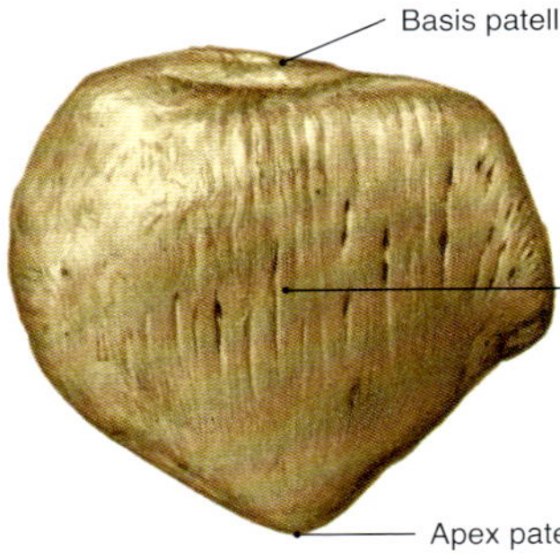

Abb. 1268 Kniescheibe, Patella; von ventral.

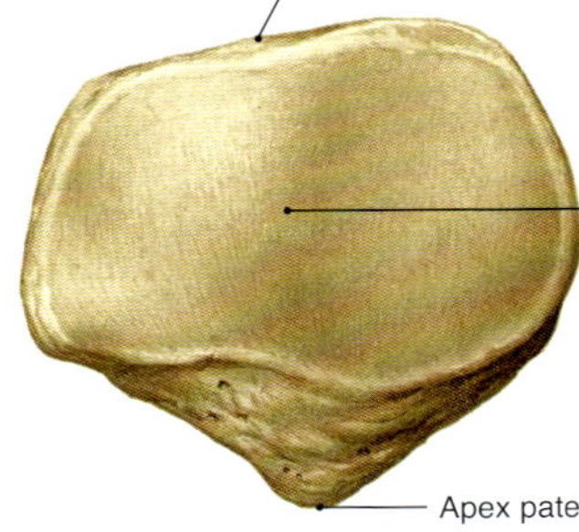

Abb. 1269 Kniescheibe, Patella; von dorsal.

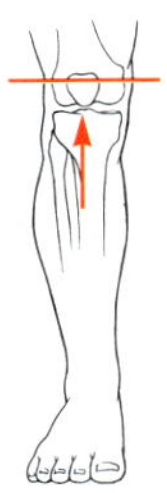

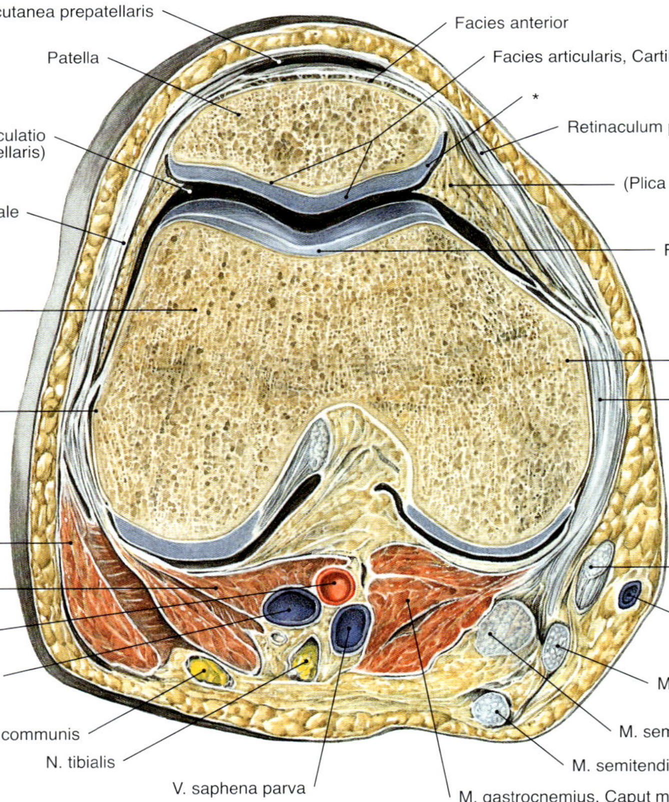

Abb. 1270 Kniegelenk, Articulatio genus; Querschnitt.
* mediale Randfacette

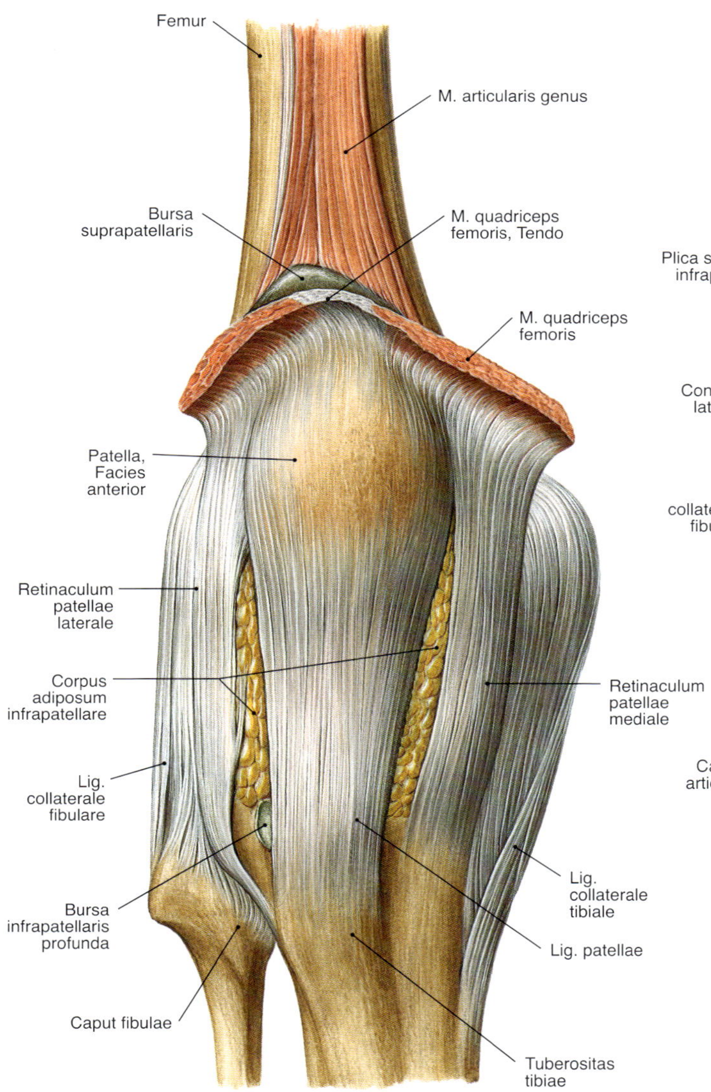

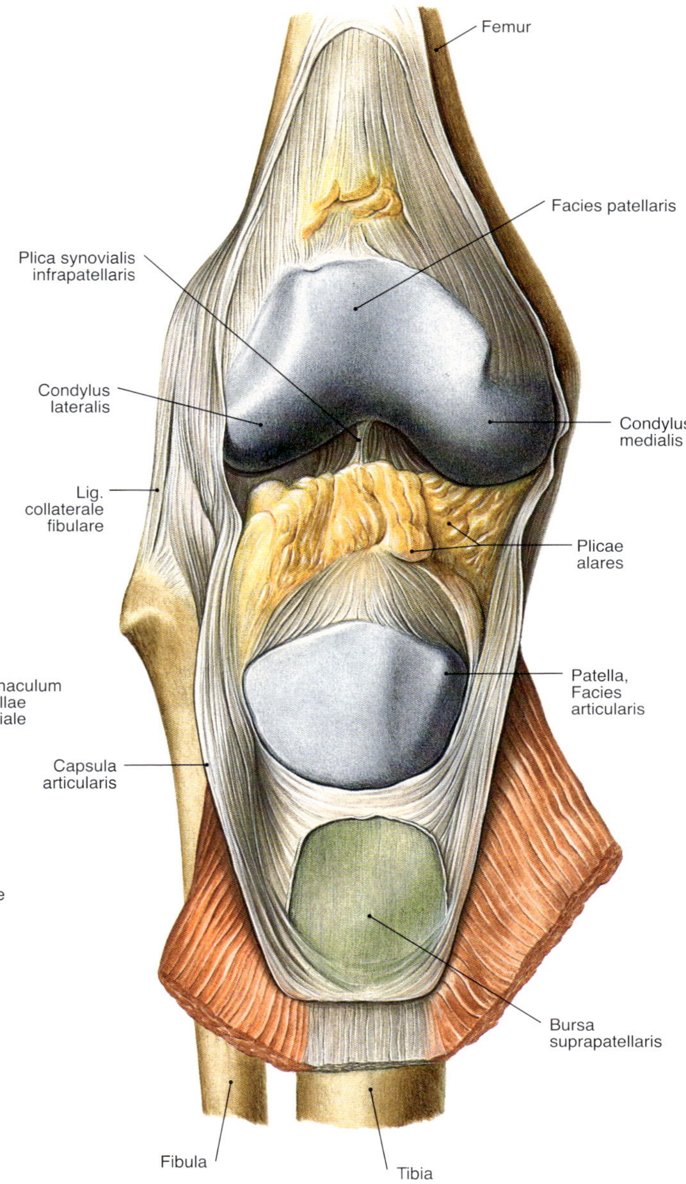

Abb. 1271 Kniegelenk, Articulatio genus; mit geschlossener Gelenkkapsel; von ventral.

Abb. 1272 Kniegelenk, Articulatio genus; vorderer Kapselanteil nach Durchtrennung des M. quadriceps nach distal geklappt; Bursa suprapatellaris eröffnet; von ventral.

Kniegelenk

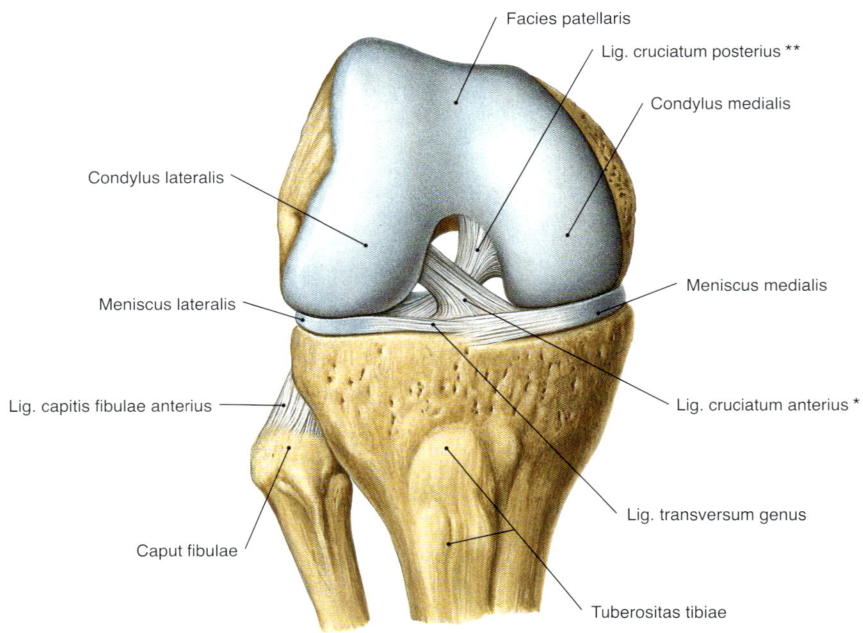

Abb. 1273 Kniegelenk, Articulatio genus;
in 90°-Beugestellung; nach Entfernung der Gelenkkapsel und der Seitenbänder;
von ventral.

* klinisch: LCA
** klinisch: LCP

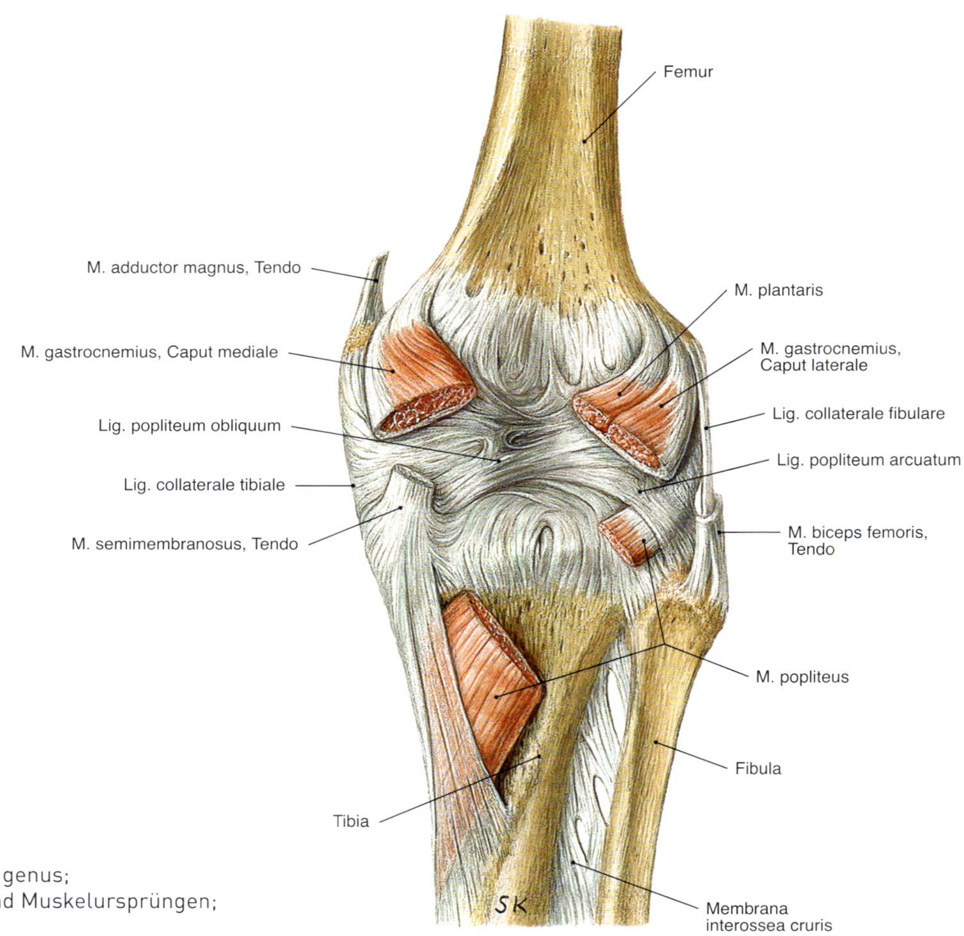

Abb. 1274 Kniegelenk, Articulatio genus;
mit geschlossener Gelenkkapsel und Muskelursprüngen;
von dorsal.

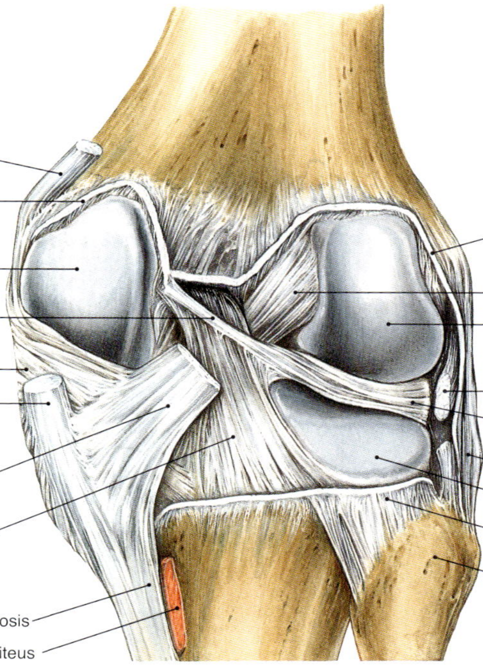

Abb. 1275 Kniegelenk, Articulatio genus; nach Freilegung der Kreuzbänder und der Menisci; von dorsal.

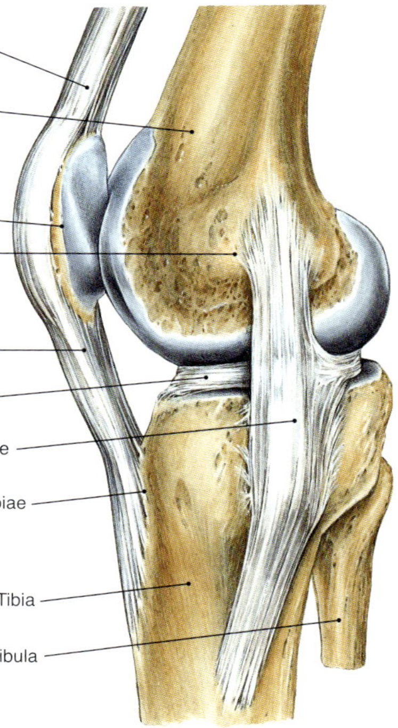

Abb. 1276 Inneres Seitenband, Lig. collaterale mediale; Streckstellung; von medial.
Nur die hinteren Fasern des medialen Seitenbandes sind mit dem Meniscus medialis verwachsen.

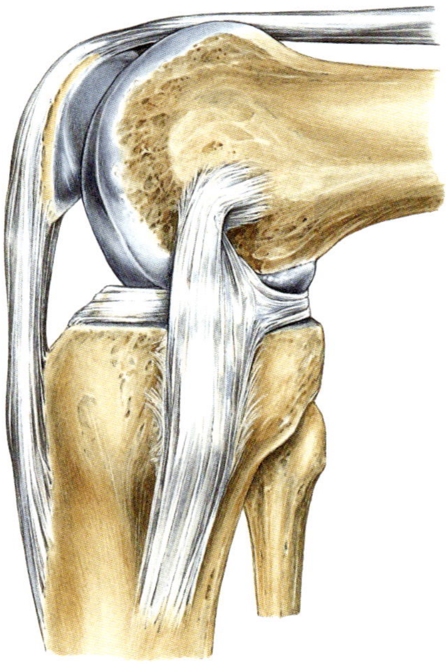

Abb. 1277 Inneres Seitenband, Lig. collaterale mediale; 90°-Beugestellung; von medial.
Im Ablauf der Beugung kommt es zu einer Verdrehung der hinteren und der proximalen Fasern des inneren Seitenbandes, wodurch der Meniscus medialis stabilisiert wird.

Kniegelenk

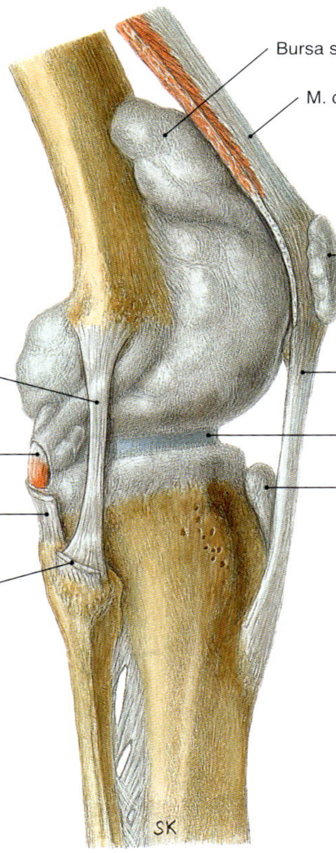

Abb. 1278 Kniegelenk, Articulatio genus;
Membrana synovialis durch Injektionsmasse prall gefüllt;
von lateral.
Recessus subpopliteus nicht dargestellt (vgl. mit Abb. 1279).

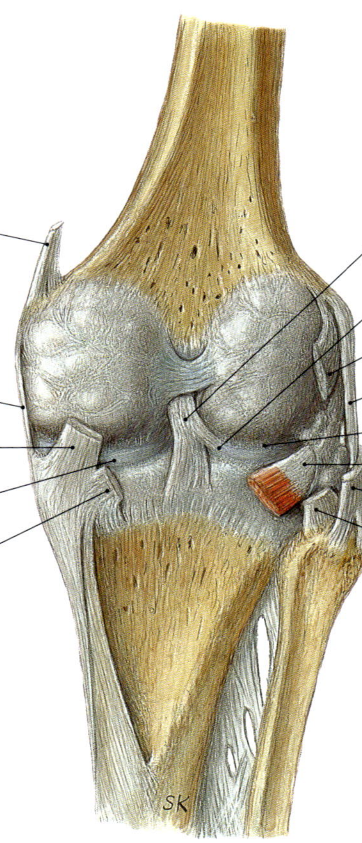

Abb. 1279 Kniegelenk, Articulatio genus;
Membrana synovialis durch Injektionsmasse prall gefüllt;
von dorsal.
* klinisch: LCM (= Lig. collaterale mediale)
** klinisch: LCL (= Lig. collaterale laterale)

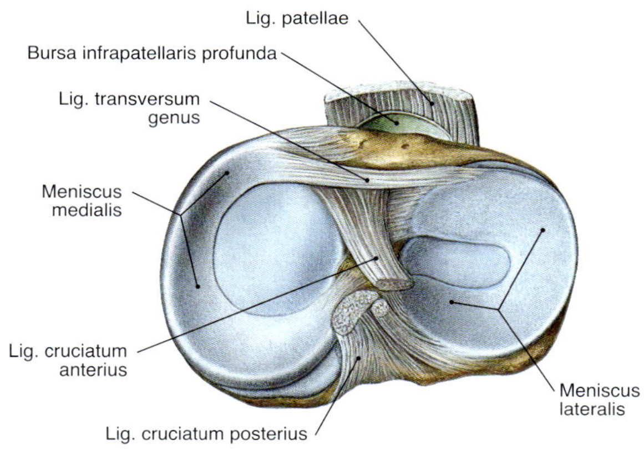

Abb. 1280 Menisci des Kniegelenks, Articulatio genus, und Kreuzbänder, Ligg. cruciata; von proximal.

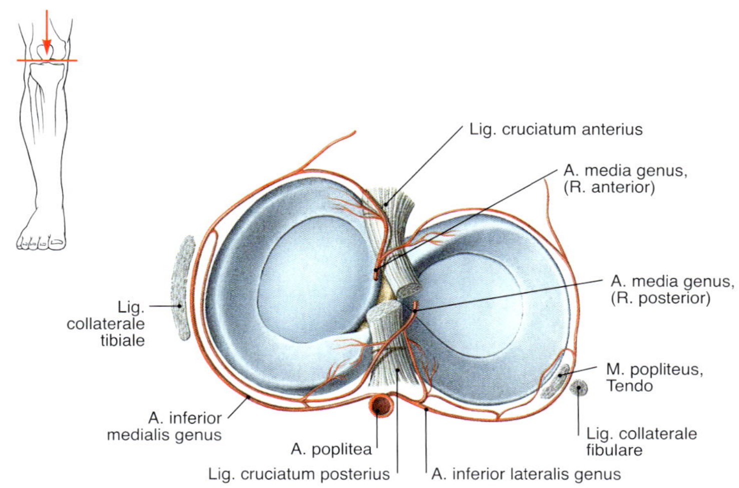

Abb. 1281 Menisci des Kniegelenks, Articulatio genus; arterielle Versorgung; von proximal.

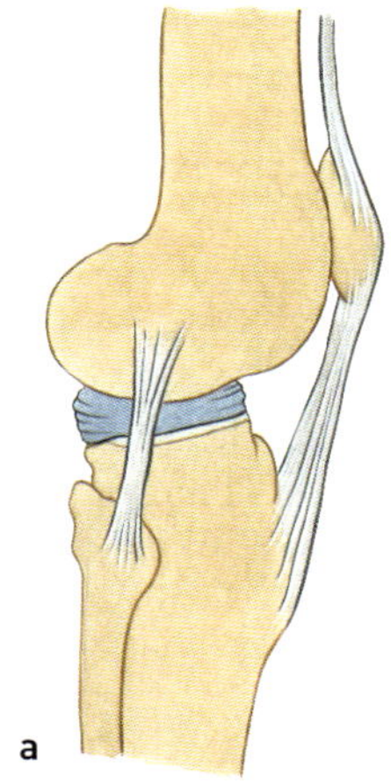

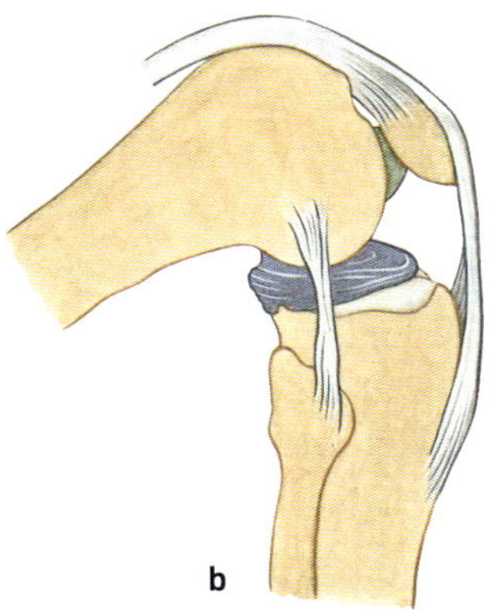

Abb. 1282 a, b Verschiebung der Menisci bei der Beugung; von lateral.

a Streckstellung
b Beugestellung

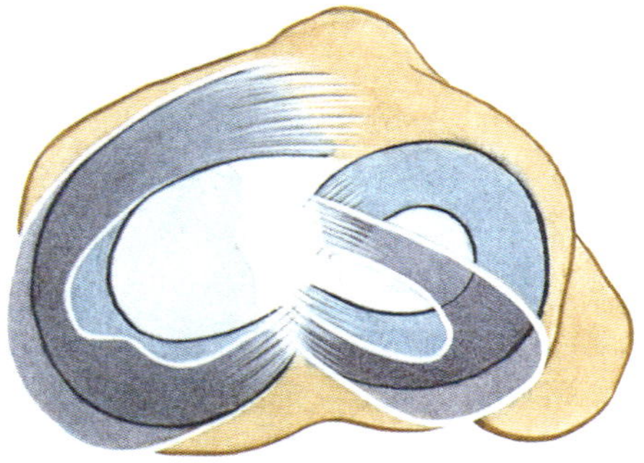

Abb. 1283 Verschieblichkeit der Menisci bei der Beugung; von proximal.
Bei der Beugung werden beide Menisci über die Kanten der Tibiakondylen nach hinten gedrängt. Die geringere Verletzungsgefahr für den lateralen Meniskus wird mit seiner größeren Verschieblichkeit erklärt.

Kniegelenk, Schnitte

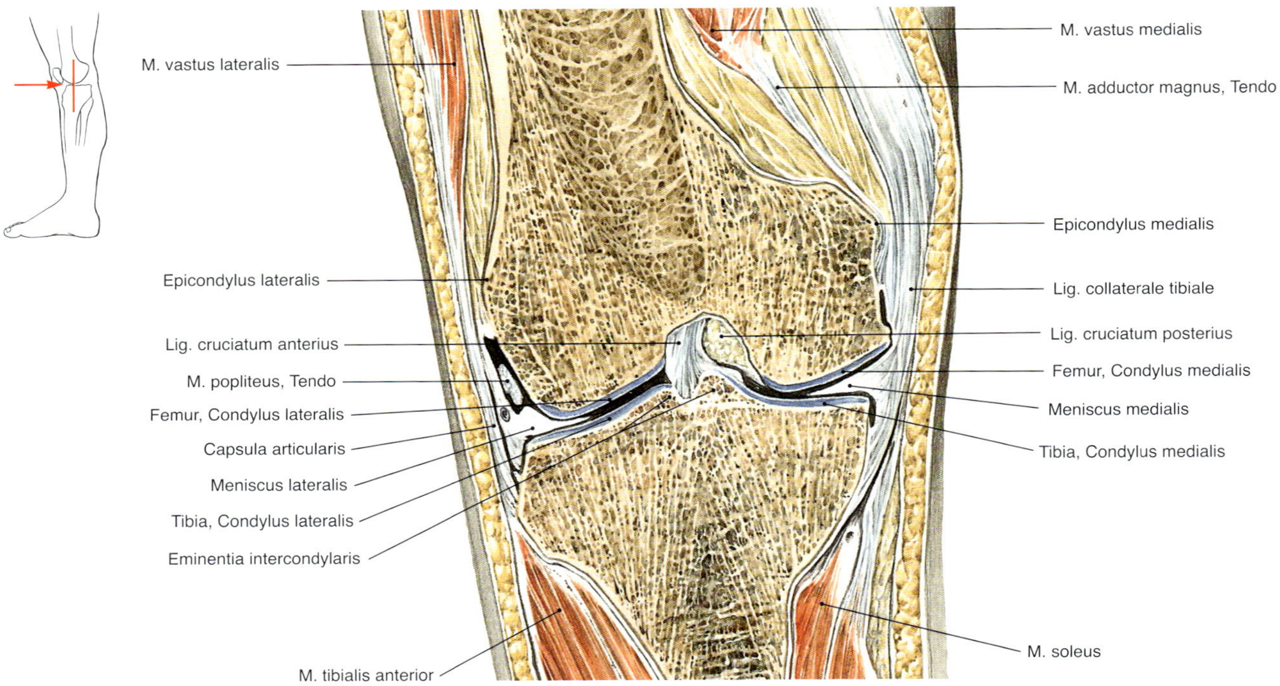

Abb. 1284 Kniegelenk, Articulatio genus; Frontalschnitt.

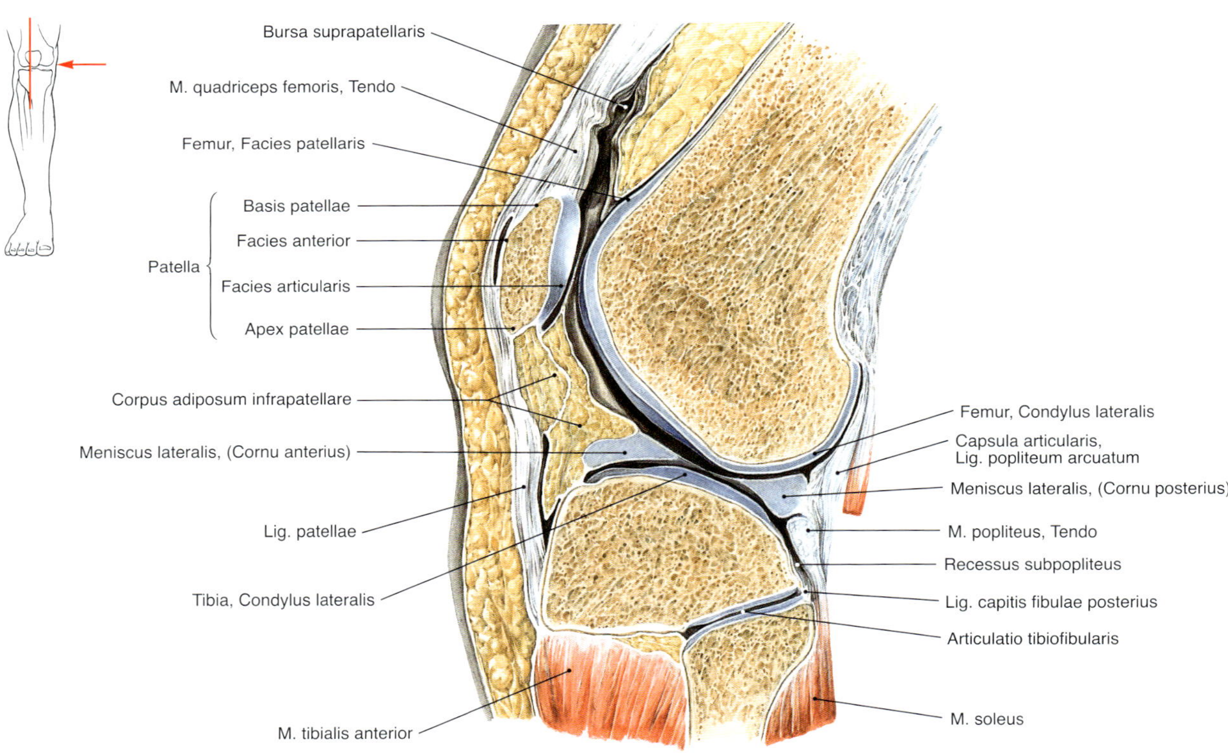

Abb. 1285 Kniegelenk, Articulatio genus; Sagittalschnitt durch den lateralen Gelenkanteil.

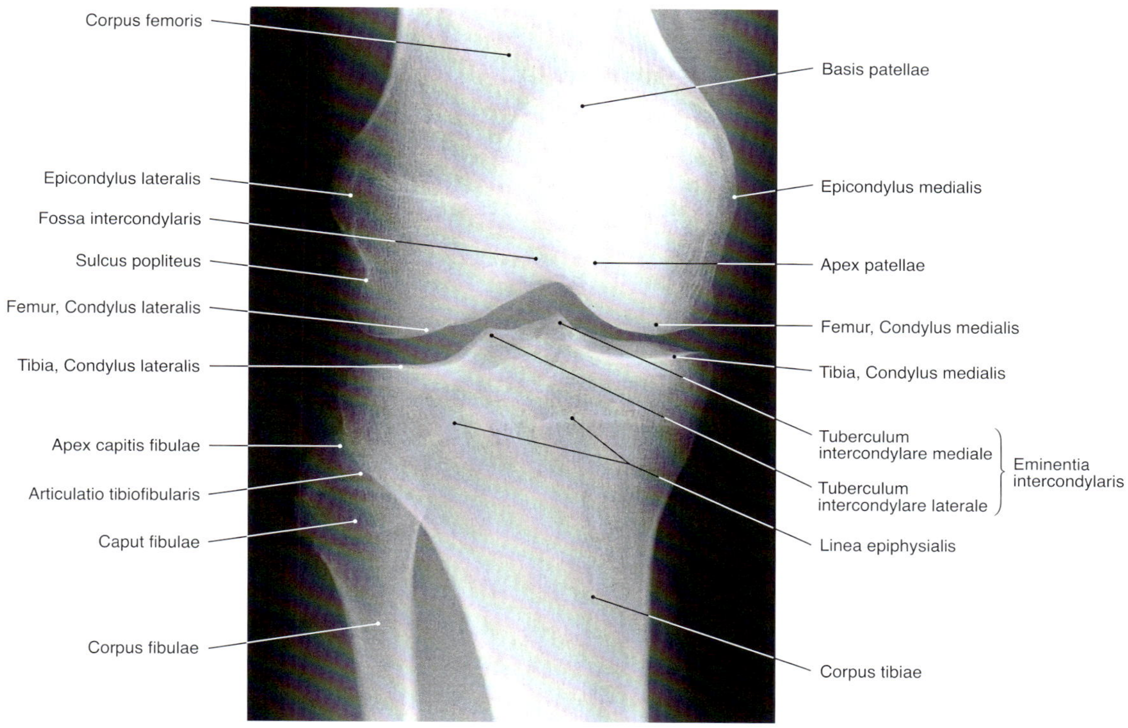

Abb. 1286 Kniegelenk, Articulatio genus; ap-Röntgenbild; Einstellung: Aufnahme im Liegen, Zentralstrahl auf die Gelenkmitte gerichtet.

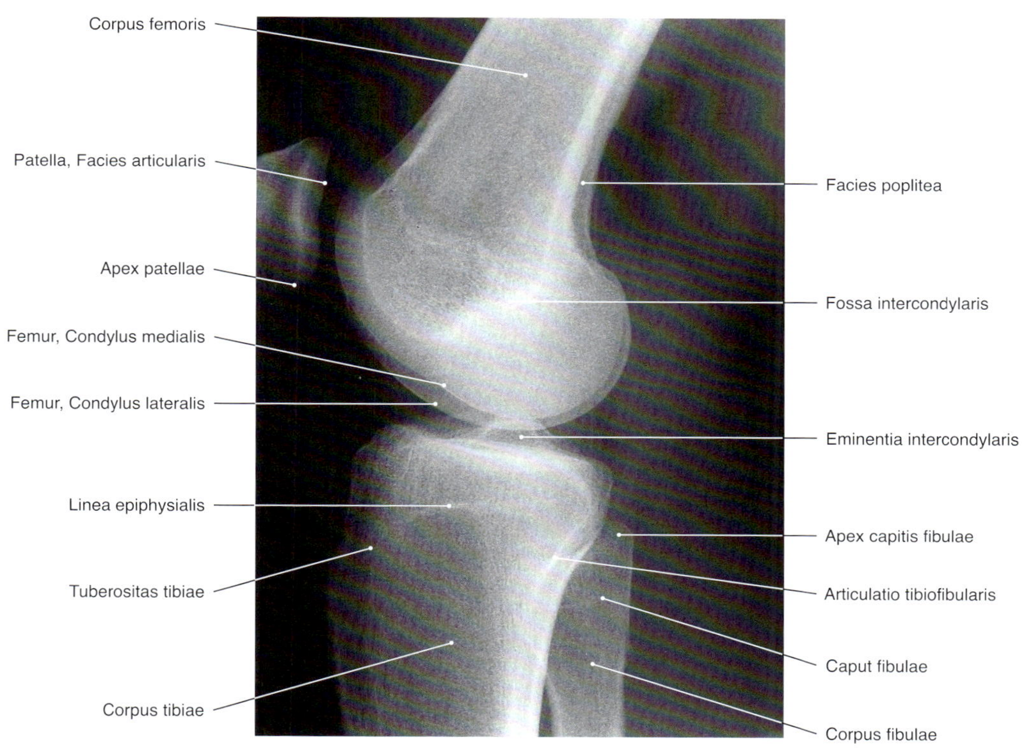

Abb. 1287 Kniegelenk, Articulatio genus; laterales Röntgenbild; Einstellung: Aufnahme im Liegen, Zentralstrahl auf die Gelenkmitte gerichtet.

Kniegelenk, Arthroskopie

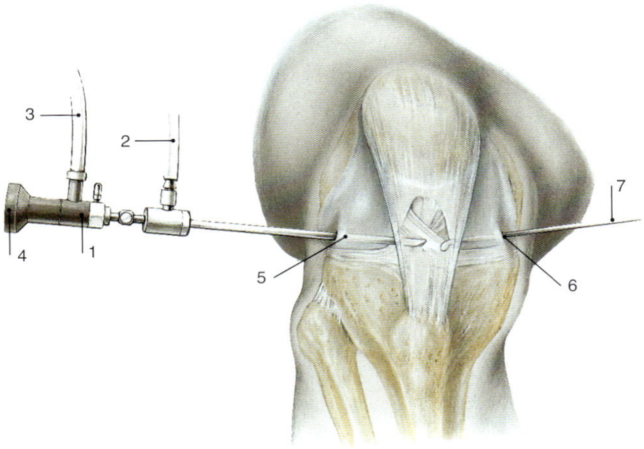

1 Arthroskop
2 Zu- bzw. Ableitung der Spülflüssigkeit
3 Kaltlichtquelle
4 Okular bzw. Ansatz für Videosystem
5 anterolateraler Zugang
6 anteromedialer Zugang
7 zusätzliches Instrument

Abb. 1288 Zugänge bei der Arthroskopie.

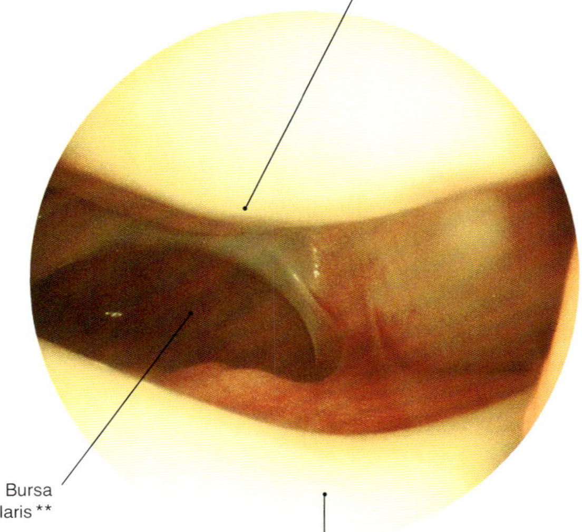

Abb. 1289 a–c Kniegelenk, Articulatio genus; Arthroskopie.

a Blick von distal in das Femoropatellargelenk

* Patellafirst: First zwischen medialer und lateraler Gelenkfläche

** klinisch: Recessus suprapatellaris

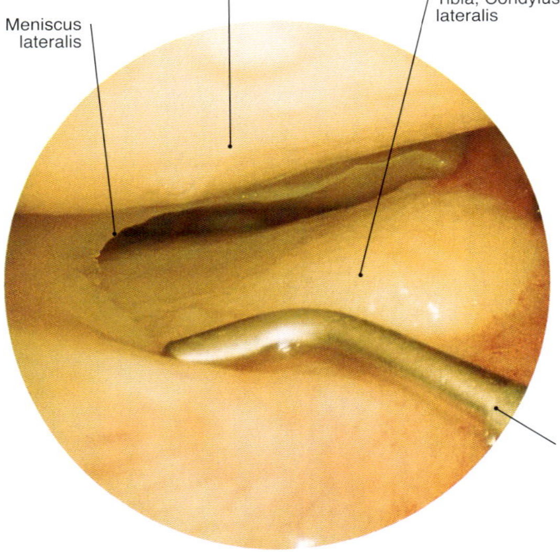

b Blick von medial auf den freien Innenrand des lateralen Meniskus.
Mit dem Tasthaken (*) wird der vordere Teil des Meniskus etwas hinuntergedrückt.

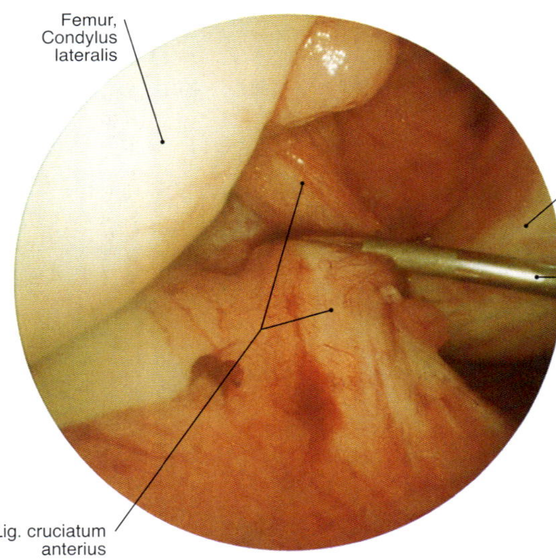

c Blick von anterolateral auf den distalen Anteil des vorderen Kreuzbandes.
Das Band ist mit gefäßreicher Synovialmembran bedeckt; es wird mit dem Tasthaken (*) etwas nach medial gezogen.

Kniegelenk, Bildgebung

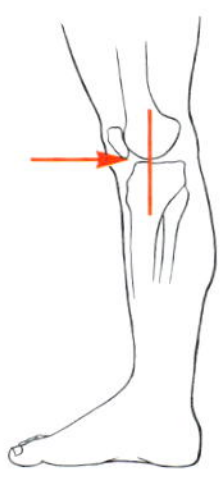

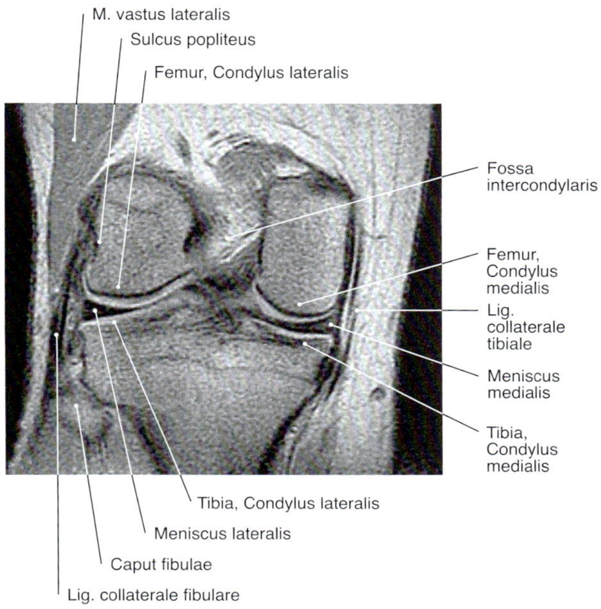

Abb. 1290 Kniegelenk, Articulatio genus; magnetresonanztomographischer Frontalschnitt (MRT); Einstellung: Knie in gestreckter Stellung. Kompakter Knochen stellt sich bei dieser Aufnahmetechnik im MRT schwarz dar.

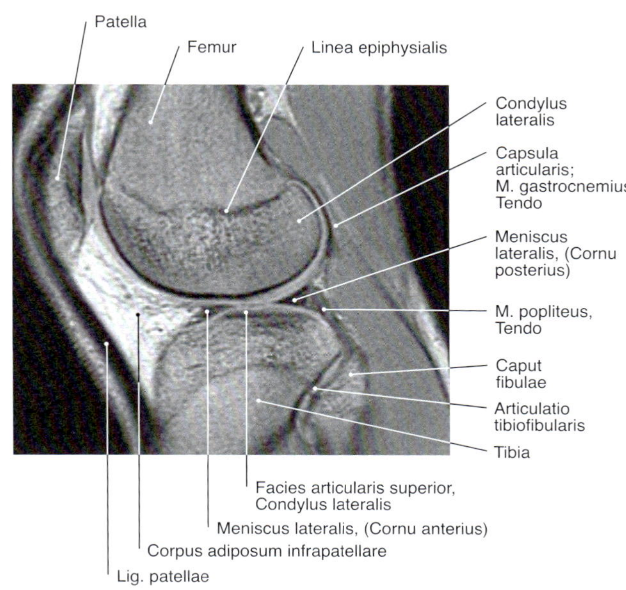

Abb. 1291 Kniegelenk, Articulatio genus; magnetresonanztomographischer Sagittalschnitt (MRT) durch den lateralen Gelenkanteil; Einstellung: Knie in gestreckter Stellung.

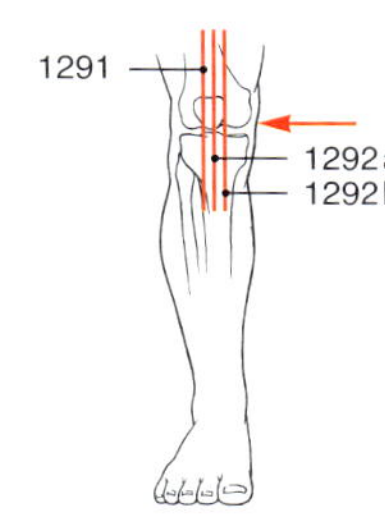

a

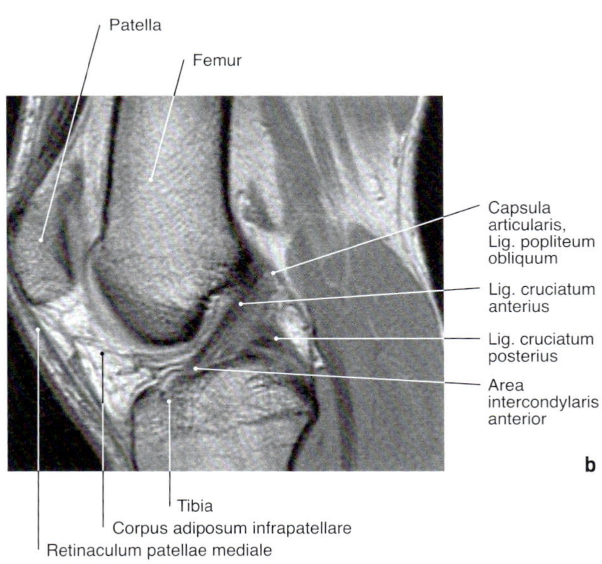

b

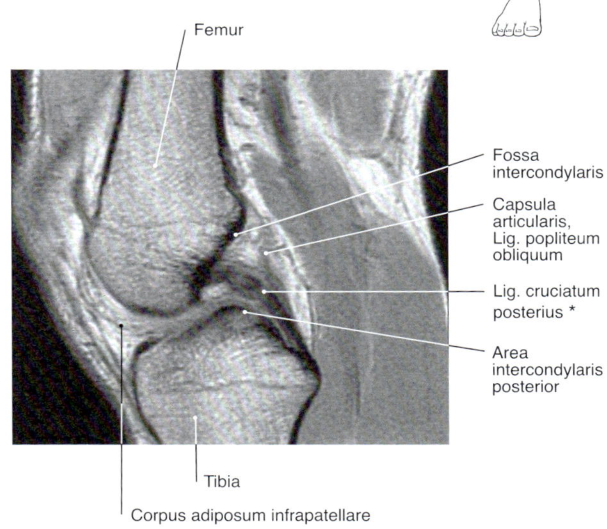

Abb. 1292 a, b Kniegelenk, Articulatio genus; magnetresonanztomographische Sagittalschnitte (MRT) zur Darstellung der Kreuzbänder; Einstellung: Knie in gestreckter Stellung.

a vorderes Kreuzband, Lig. cruciatum anterius (LCA)
b hinteres Kreuzband, Lig. cruciatum posterius (LCP)
* Die Inhomogenität ist durch schräge Anschnitte der Faserbündel zu erklären.

Verbindungen der Unterschenkelknochen

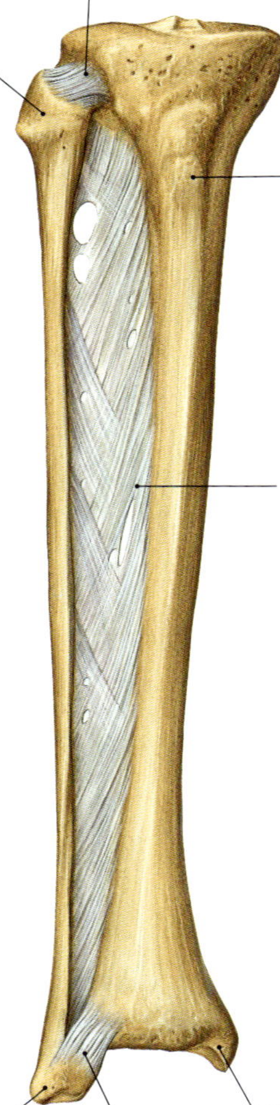

Abb. 1293 Verbindungen der Knochen des Unterschenkels; von ventral.

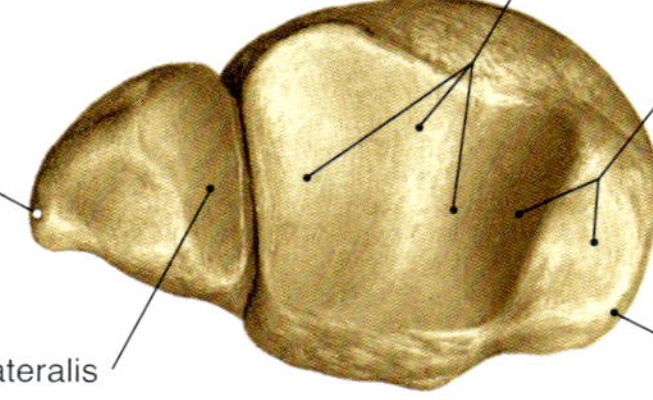

Abb. 1294 Schienbein, Tibia, und Wadenbein, Fibula; von distal.

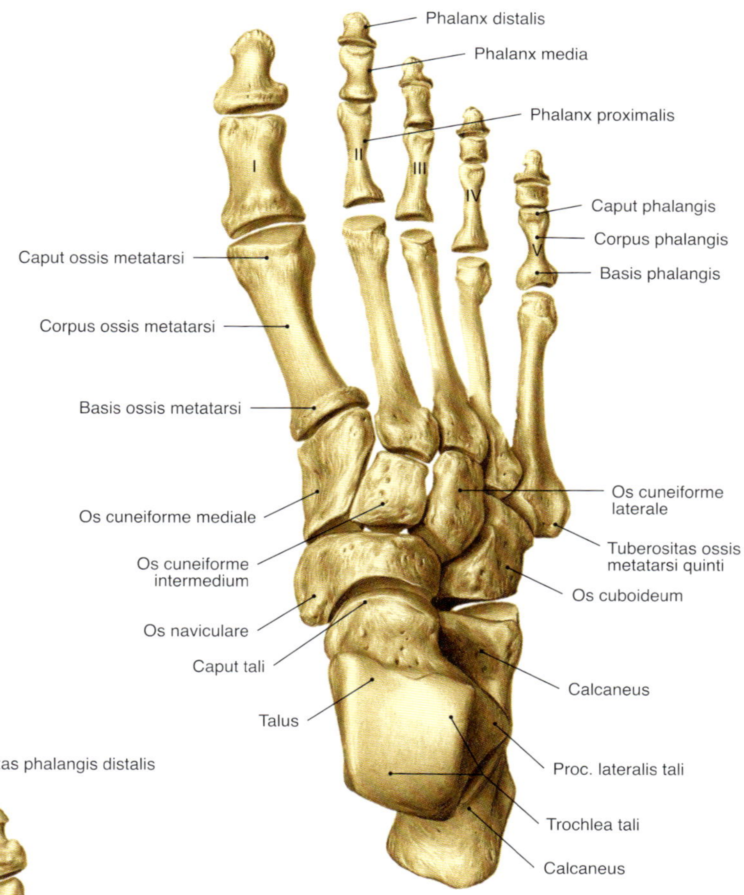

Abb. 1295 Fußskelett, Ossa pedis; von proximal.

I Hallux [Digitus primus]
II Digitus secundus
III Digitus tertius
IV Digitus quartus
V Digitus minimus [quintus]

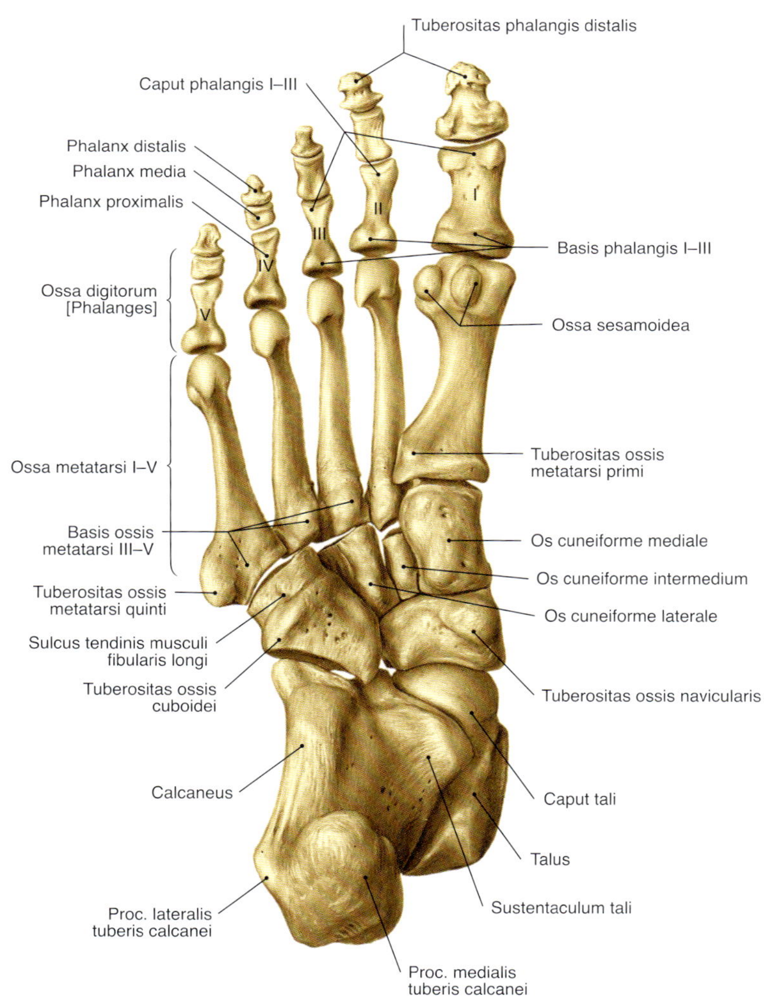

Abb. 1296 Fußskelett, Ossa pedis; von plantar.

Fußskelett

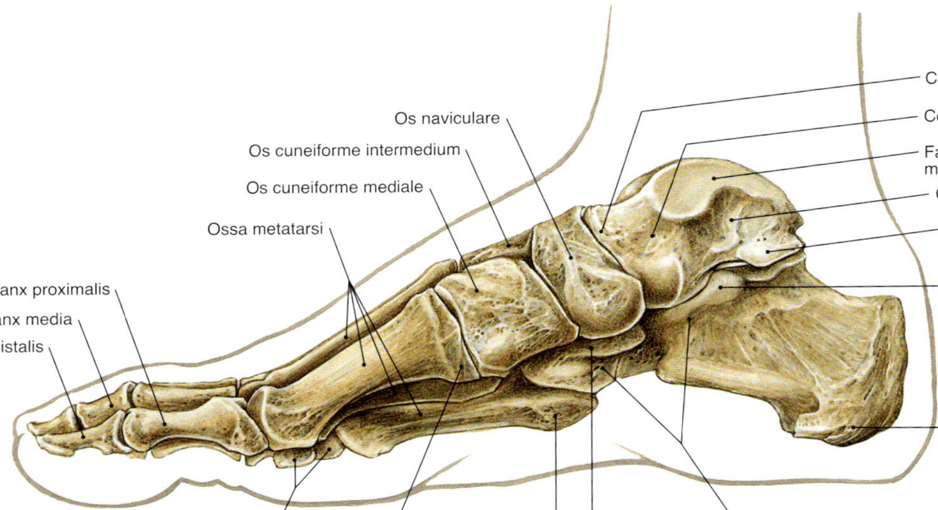

Abb. 1297 Fußskelett, Ossa pedis; von medial.

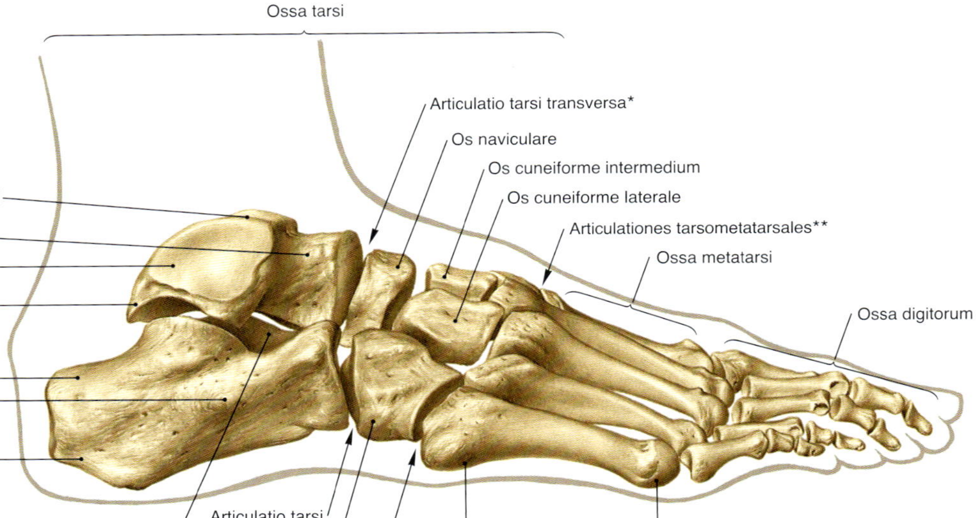

Abb. 1298 Fußskelett, Ossa pedis; von lateral.

* auch: CHOPART'sche Gelenklinie
** auch: LISFRANC'sche Gelenklinie

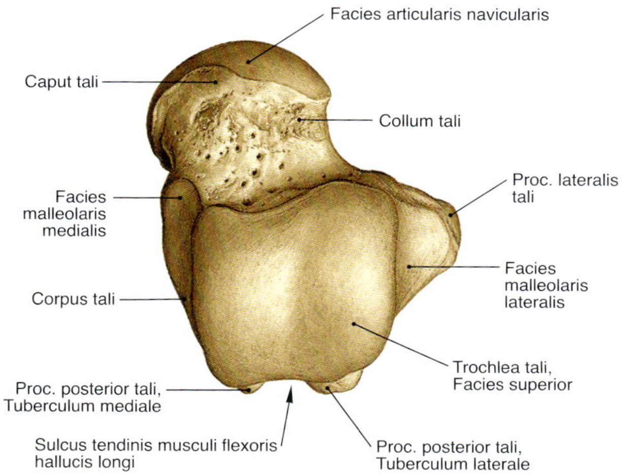

Abb. 1299 Sprungbein, Talus; von proximal.

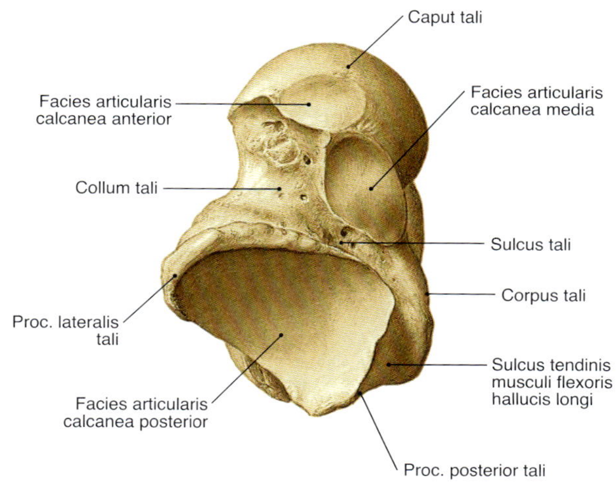

Abb. 1300 Sprungbein, Talus; von plantar.

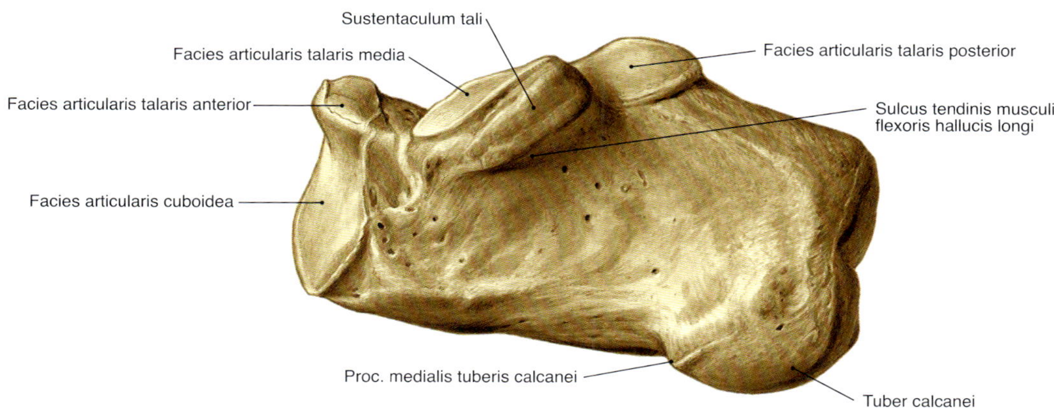

Abb. 1301 Fersenbein, Calcaneus; von medial.

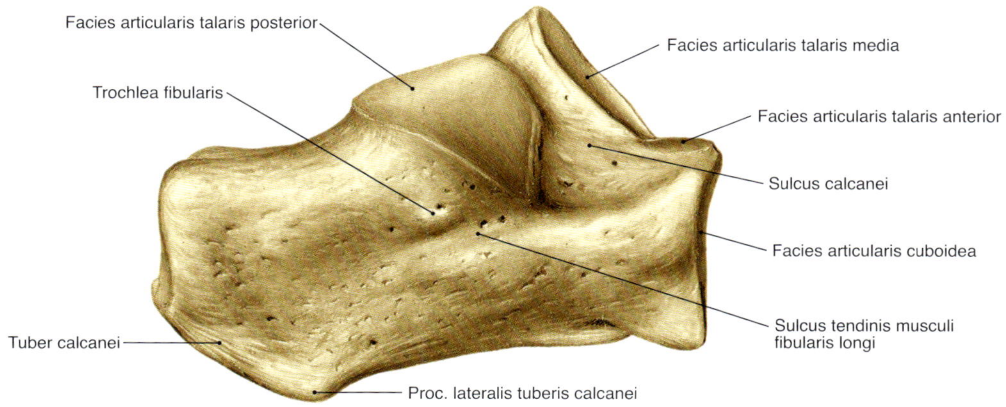

Abb. 1302 Fersenbein, Calcaneus; von lateral.

Fußwurzelknochen

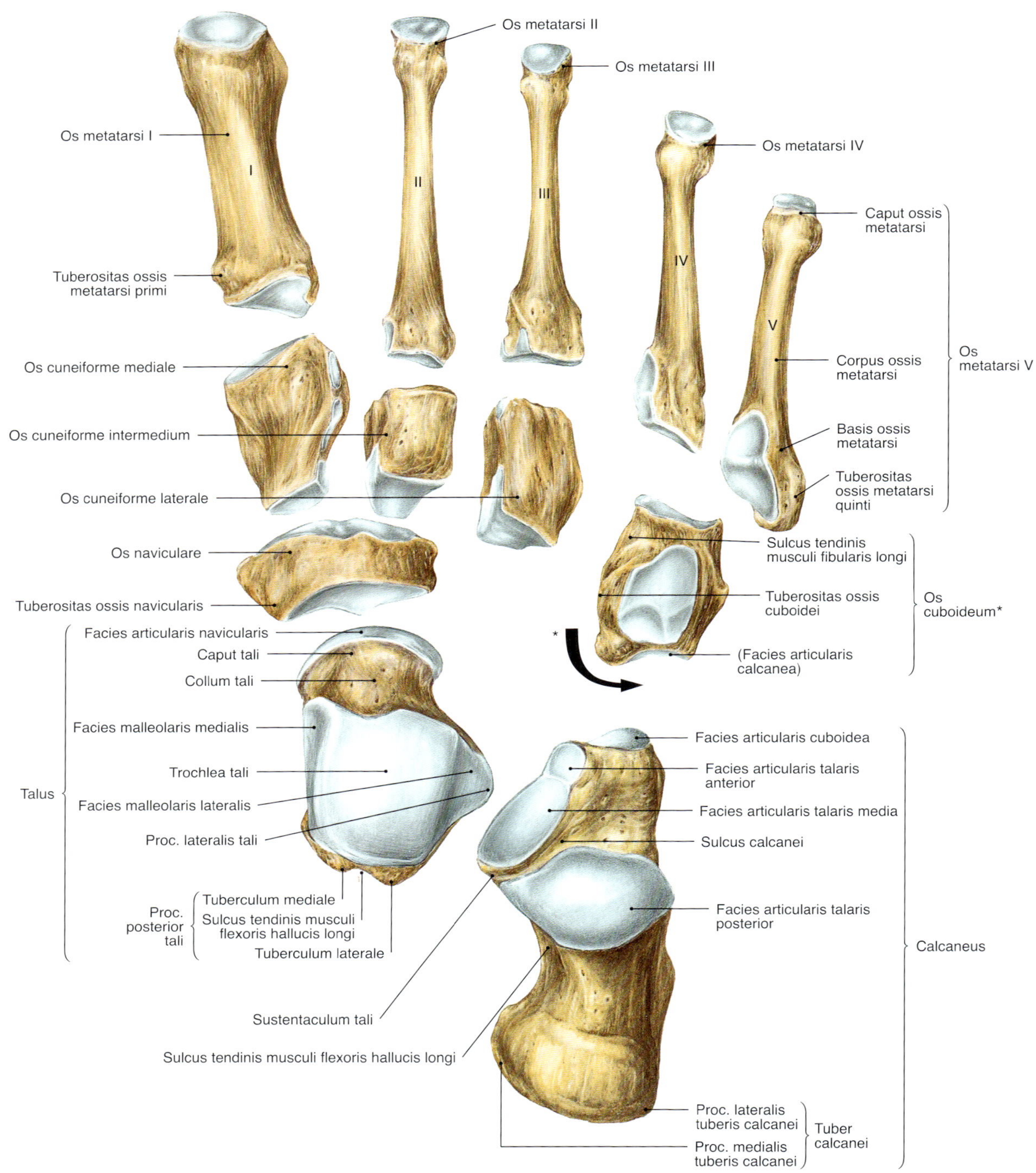

Abb. 1303 Knochen der Fußwurzel, Ossa tarsi, und des Mittelfußes, Ossa metatarsi; von proximal.

* Das Os cuboideum ist von medial dargestellt.

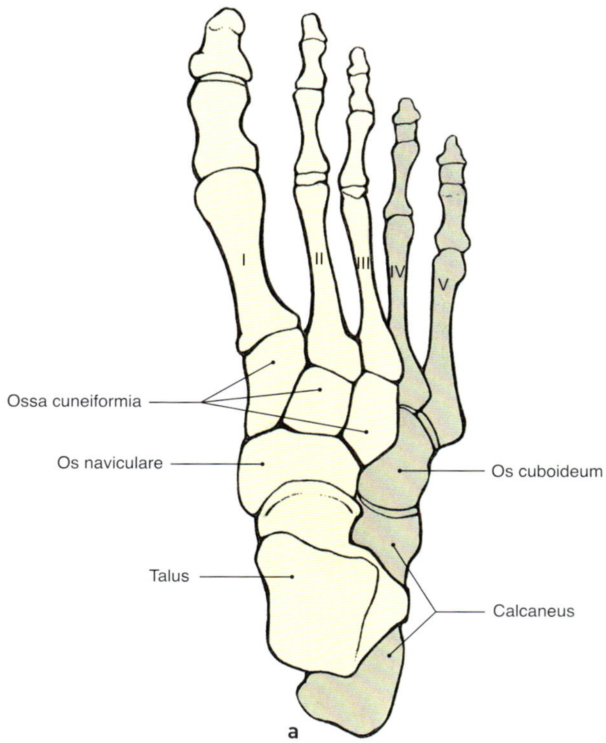

Abb. 1304 a, b Fußskelett, Ossa pedis; Bauplan.
a von proximal
b von plantar

Während die Köpfchen aller Mittelfußknochen in der Plantarebene liegen, lagern sich Keilbeine, Kahnbein und Sprungbein nach hinten zunehmend über die lateralen Skelettanteile, so dass das Sprungbein über dem Fersenbein zu liegen kommt. Nach medial öffnet sich dadurch das Längsgewölbe.
Der keilförmige Querschnitt der Keilbeine und der Basen der Mittelfußknochen führt zum Aufbau des Quergewölbes.

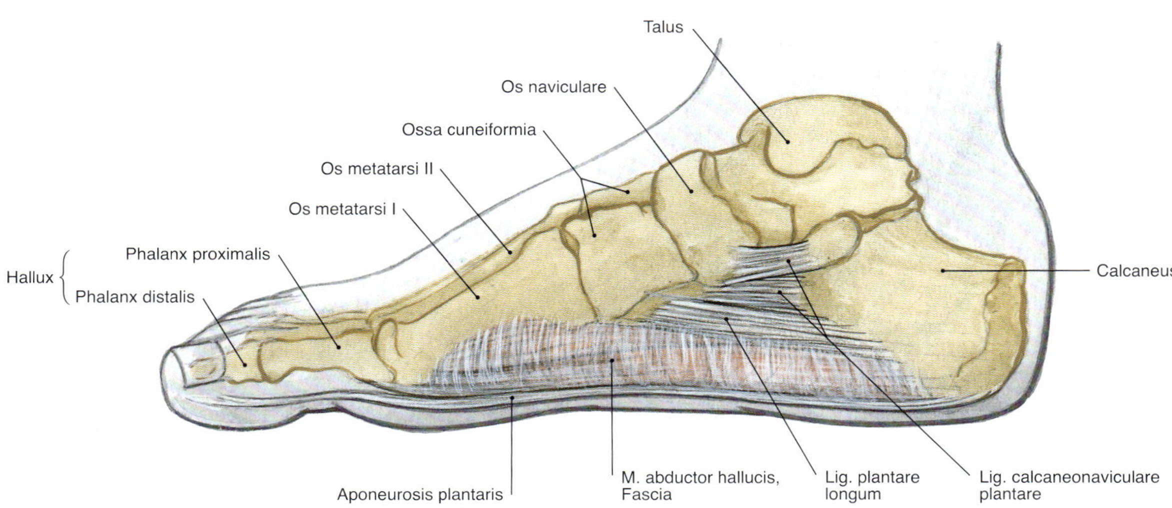

Abb. 1305 Verspannung des Längsgewölbes des Fußes; von medial.

Die in der Abbildung dargestellten, im Wesentlichen in der Längsachse des Fußes ausgerichteten Bandstrukturen verspannen passiv das Längsgewölbe. Sie werden vor allem durch die kurzen Muskeln des Fußes in ihrer Funktion unterstützt.

Verbindungen der Fußknochen

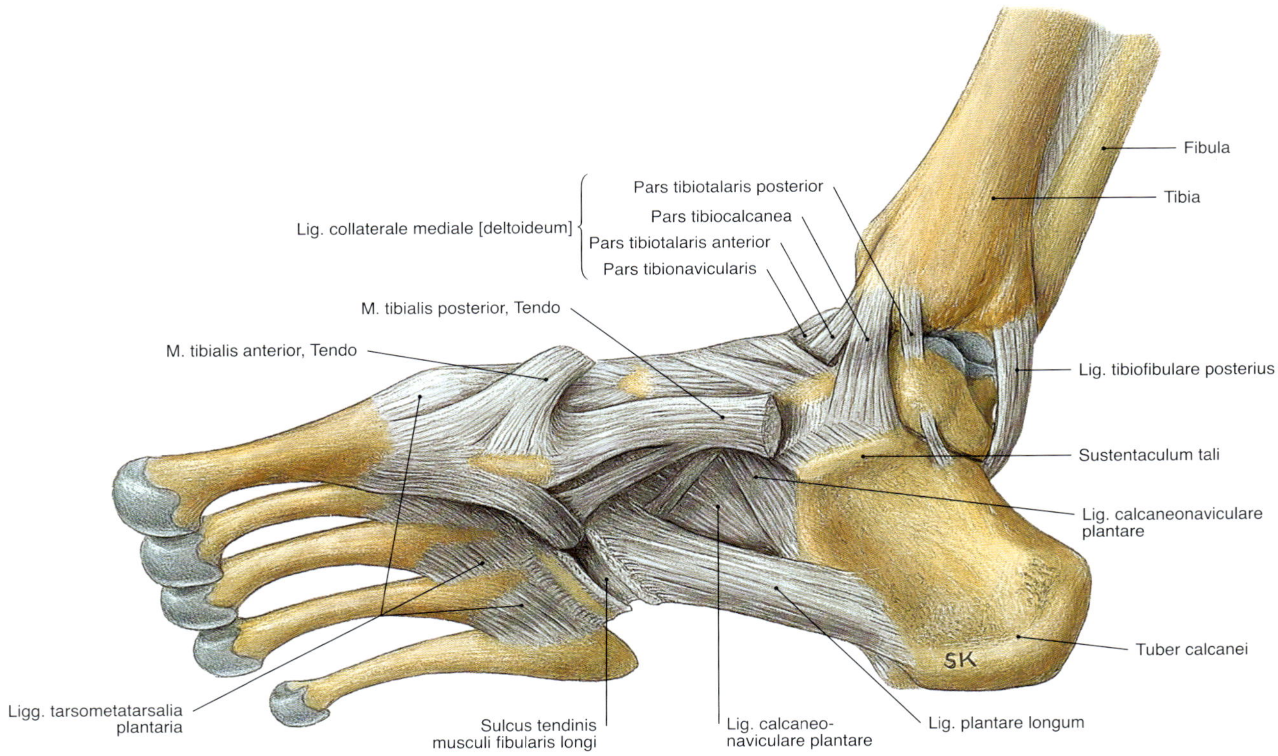

Abb. 1306 Gelenke des Fußes, Articulationes pedis;
Bänder und Sehnen;
von medial.

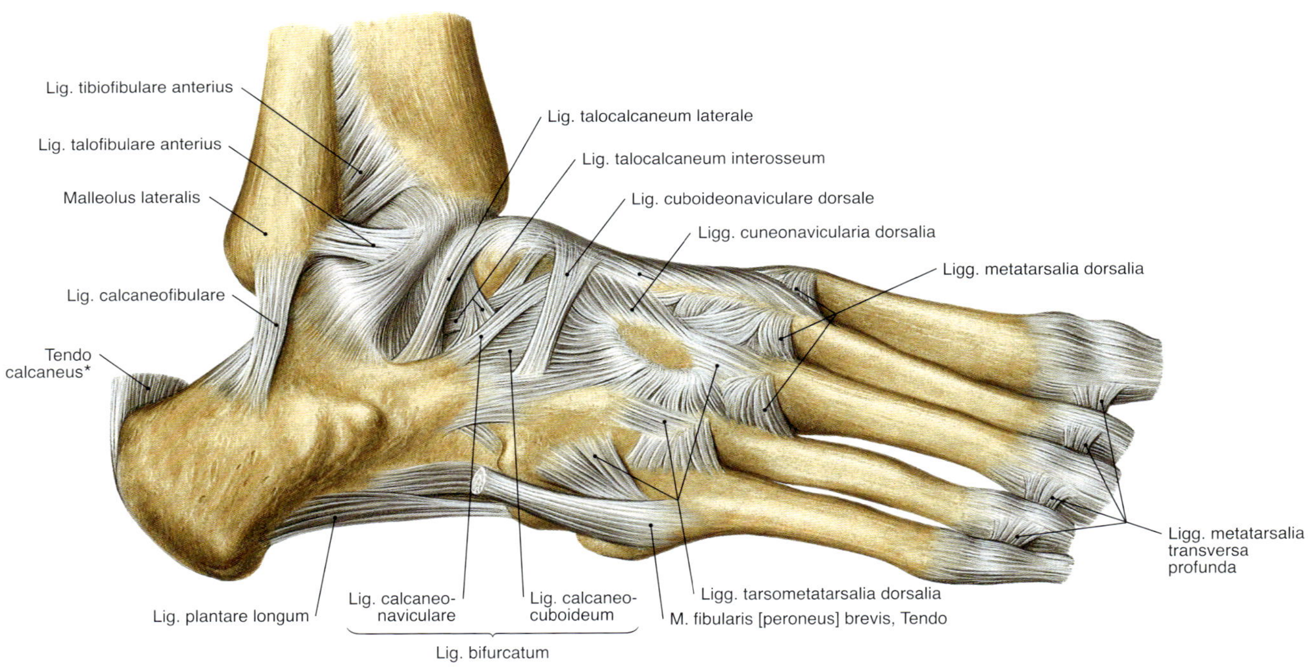

Abb. 1307 Gelenke des Fußes, Articulationes pedis;
Bänder und Sehnen;
von lateral.
* auch: Achillessehne

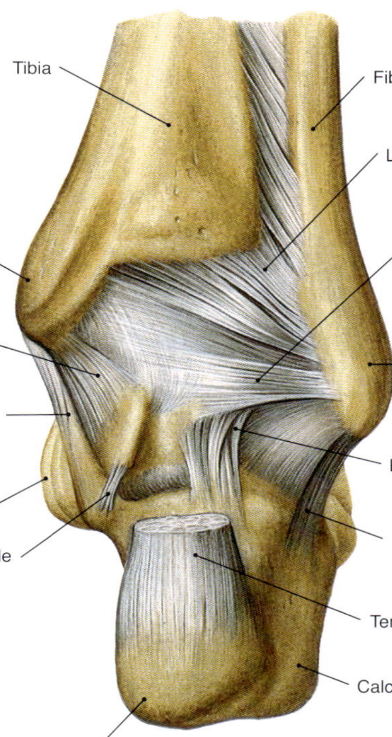

Abb. 1308 Gelenke des Fußes, Articulationes pedis; Bänder und Sehnen im Bereich des Rückfußes.
* auch: Achillessehne

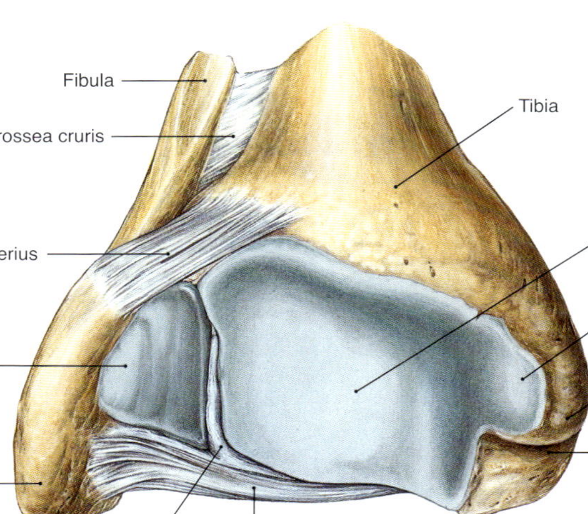

Abb. 1309 Oberes Sprunggelenk, Articulatio talocruralis; proximale Gelenkkörper; von distal.

Verbindungen der Fußknochen

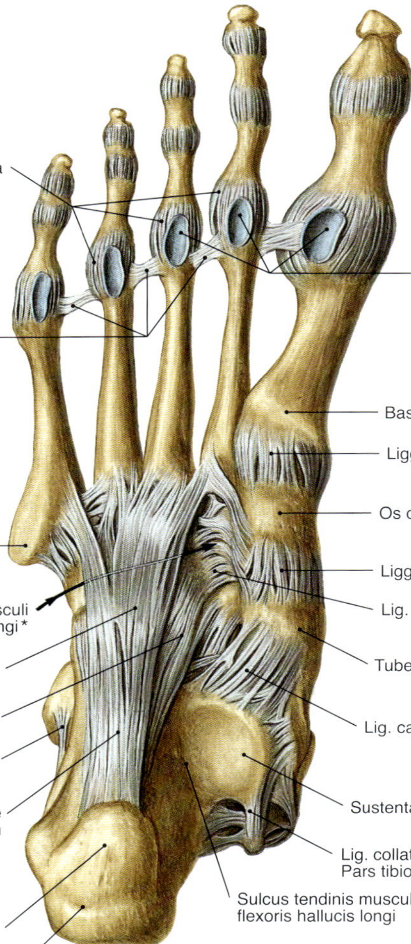

Abb. 1310 Gelenke des Fußes, Articulationes pedis; von plantar.

* Das Lig. plantare longum schließt den Sulcus zu einem Kanal für die Sehne des M. fibularis [peroneus] longus.

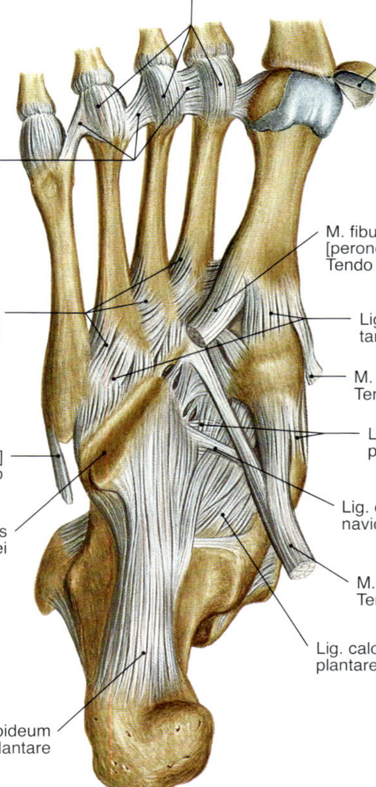

Abb. 1311 Gelenke des Fußes, Articulationes pedis; Bänder und Sehnen im Bereich des Rück- und des Mittelfußes; von plantar.

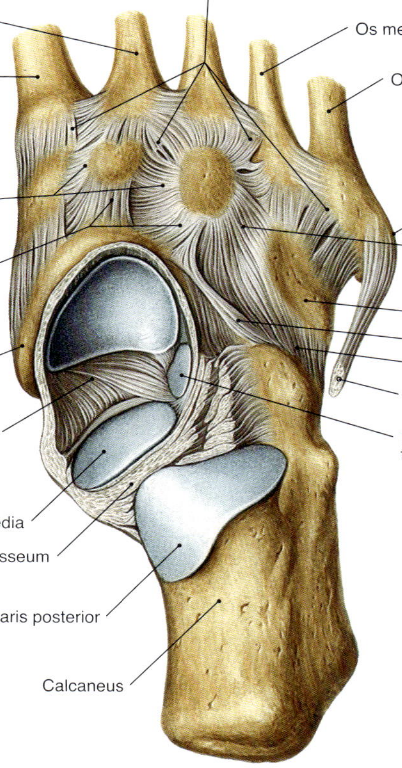

Abb. 1312 Unteres Sprunggelenk, Articulatio talocalcaneonavicularis; distale Gelenkkörper; von proximal.

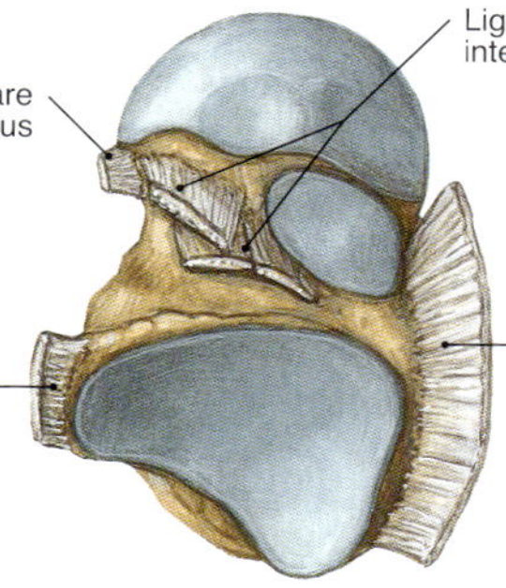

Abb. 1313 Unteres Sprunggelenk, Articulatio talocalcaneonavicularis; proximale Gelenkkörper; von distal.

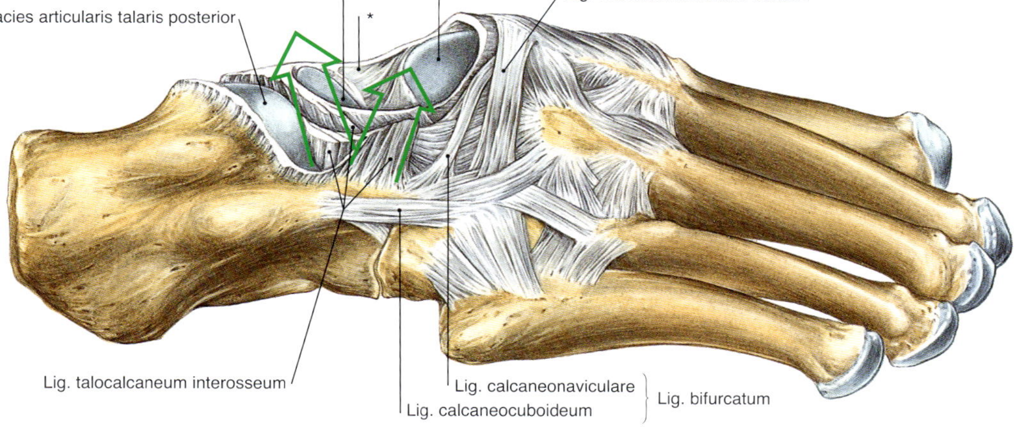

Abb. 1314 Unteres Sprunggelenk, Articulatio talocalcaneonavicularis; nach Abtragung des Talus und der lateralen Bänder; von lateral.
Die beiden Pfeile weisen auf die schraubige Verdrehung des Lig. talocalcaneum interosseum hin.

* straffe Bindegewebsplatte zwischen Lig. calcaneonaviculare plantare und Pars tibionavicularis des Lig. deltoideum, die den nach medial gerichteten Schub des Taluskopfes aufnimmt; ihr Nachgeben führt zur Abflachung des Längsgewölbes (Senk-, Platt- und Knickfuß)

Sprunggelenke, Schnitte

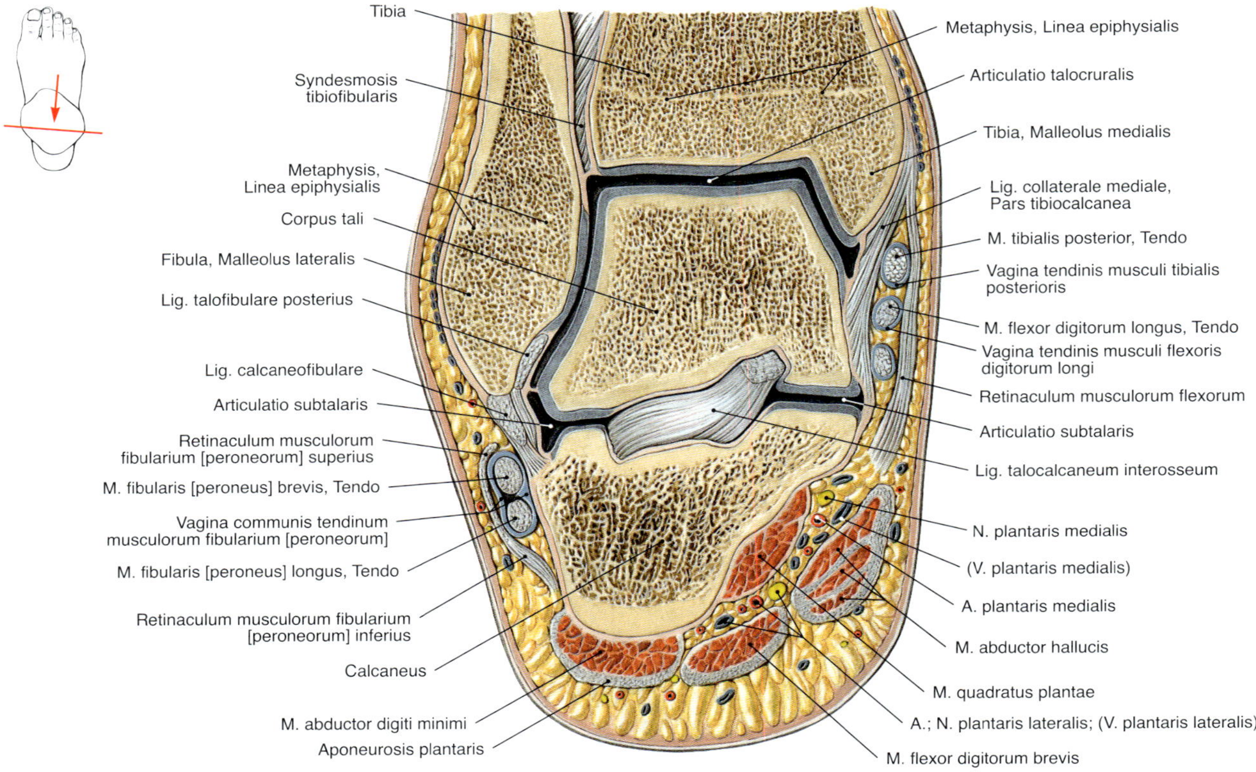

Abb. 1315 Sprunggelenke, Articulationes talocruralis und talocalcaneonavicularis; Frontalschnitt.

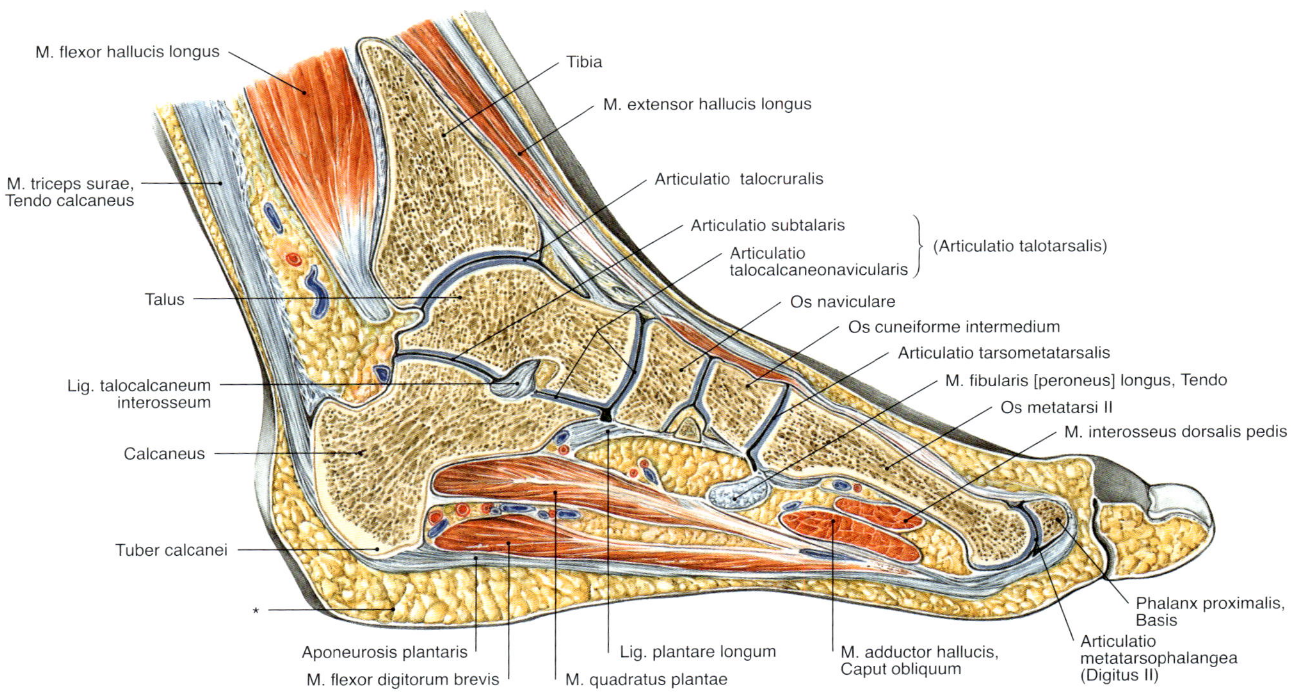

Abb. 1316 Sprunggelenke, Articulationes talocruralis und talocalcaneonavicularis; Sagittalschnitt.
* Fettpolster der Ferse

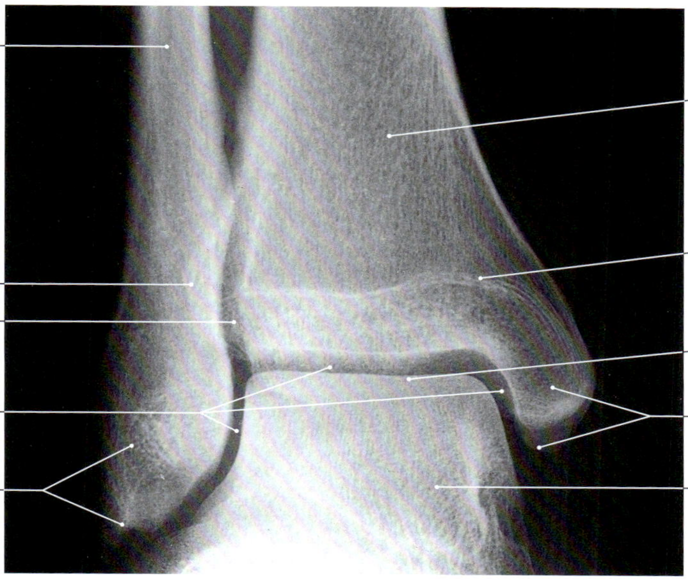

Abb. 1317 Sprunggelenke, Articulationes talocruralis und talocalcaneonavicularis;
ap-Röntgenbild; Einstellung: Aufnahme im Liegen, Zentralstrahl tangential auf die Trochlea tali gerichtet.

* Der Hinterrand der Incisura fibularis wird klinisch auch als Malleolus tertius bezeichnet.

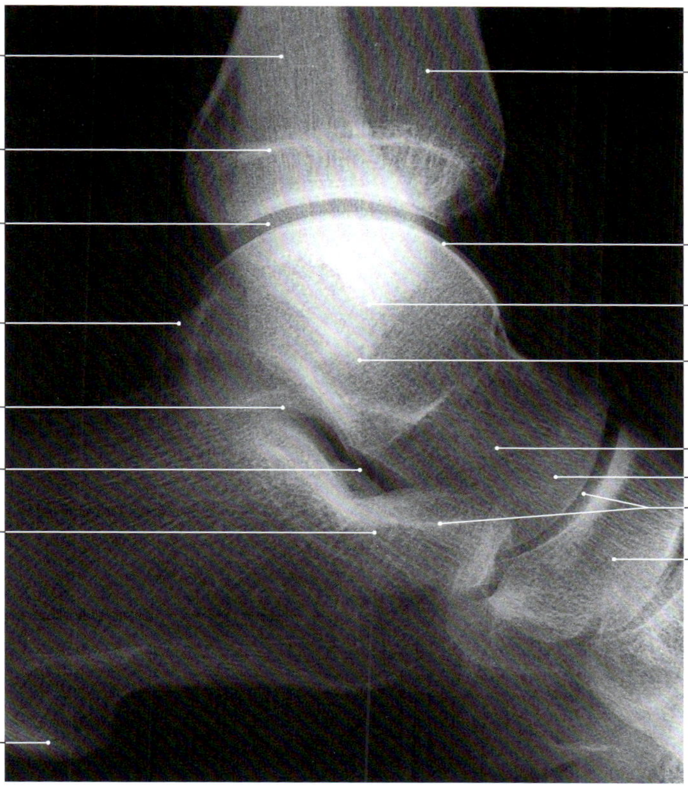

Abb. 1318 Sprunggelenke, Articulationes talocruralis und talocalcaneonavicularis;
seitliches Röntgenbild; Einstellung: Aufnahme im Liegen, Zentralstrahl auf den Scheitel der Trochlea tali gerichtet.

* Auf Grund ihrer schraubigen Verdrehung sind die Gelenkspalte nicht orthograd getroffen.
** Überlagerung der Lineae epiphysiales von Tibia und Fibula

→ 1428, 1429

Faszien der Beinmuskeln

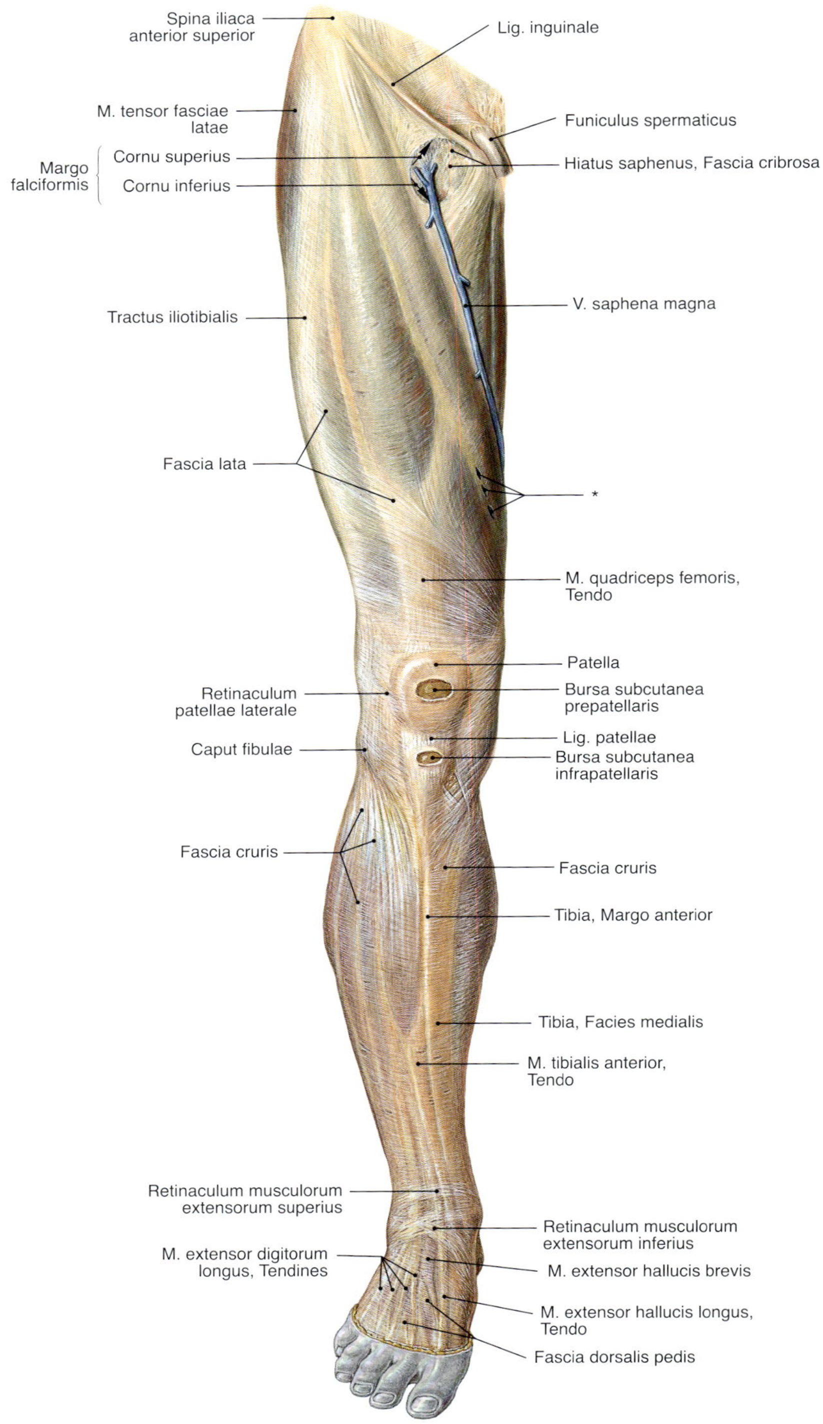

Abb. 1319 Faszie des Oberschenkels, Fascia lata, und des Unterschenkels, Fascia cruris.
Als Leistenband, Lig. inguinale, wird die Übergangszone zwischen der Aponeurose des M. obliquus externus abdominis und der Fascia lata bezeichnet, die lateral an der Spina iliaca anterior superior und medial am Tuberculum pubicum angeheftet ist.
* Faszienlücken für Venae perforantes (DODD'sche Venen)

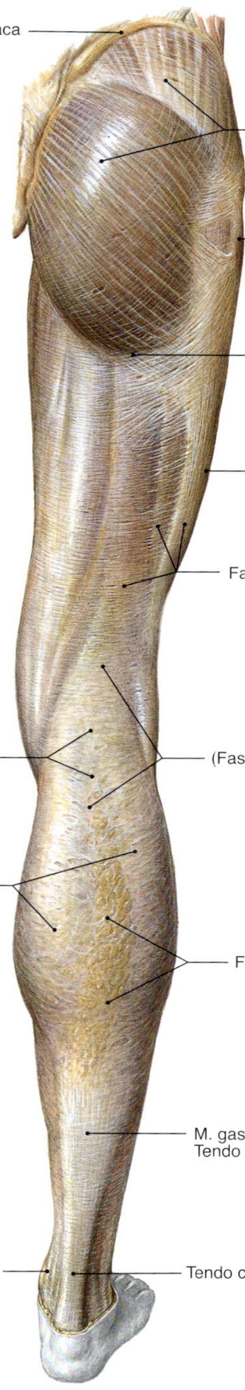

Abb. 1320 Faszie des Oberschenkels, Fascia lata, und des Unterschenkels, Fascia cruris.

Beinmuskeln, Übersicht

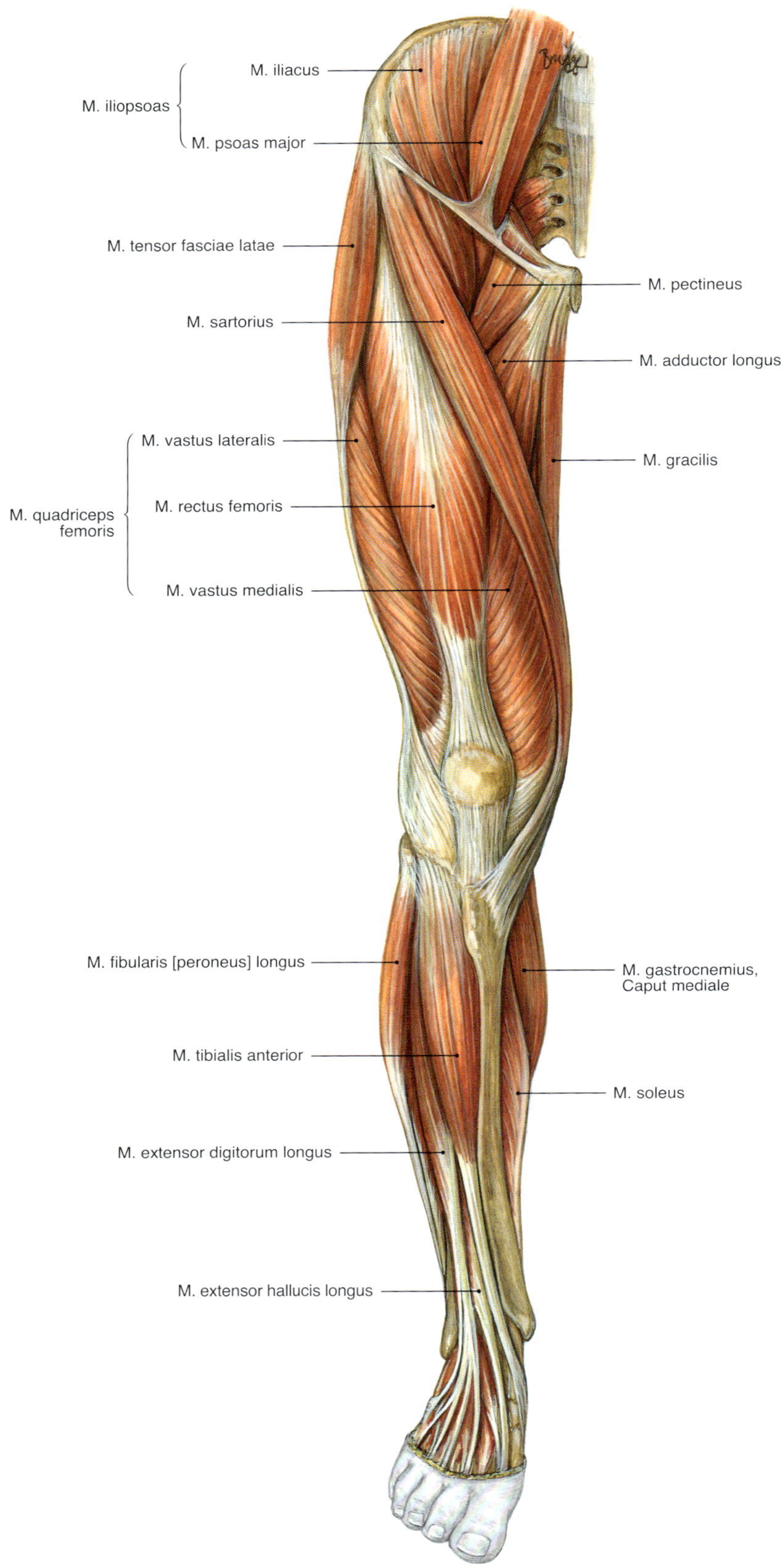

→ T 42, T 44, T 45, T 47, T 48

Abb. 1321 Beinmuskeln, Mm. extremitatis inferioris; Übersicht.

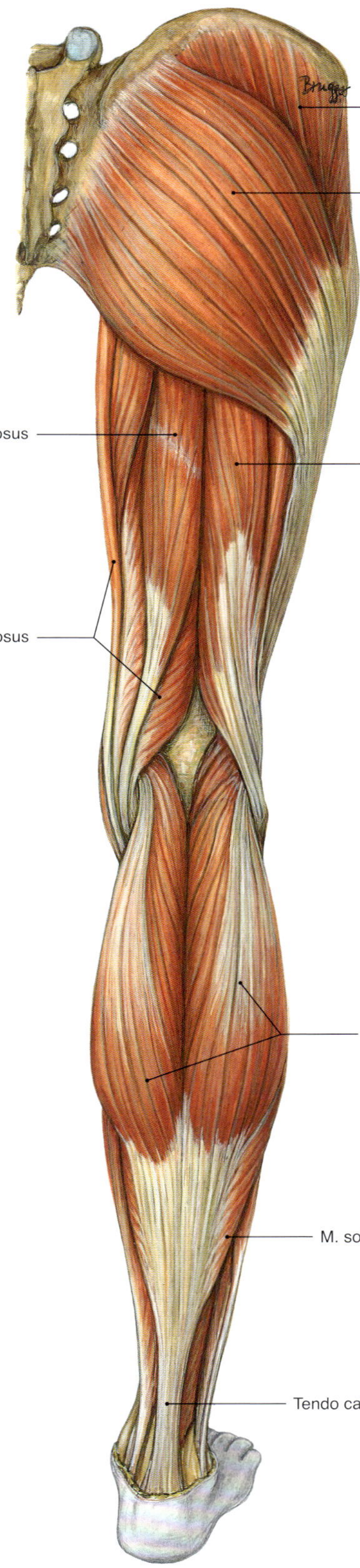

Abb. 1322 Beinmuskeln, Mm. extremitatis inferioris; Übersicht.

→ T 43, T 46, T 49

Ursprünge und Ansätze von Hüft-, Oberschenkel- und Unterschenkelmuskeln

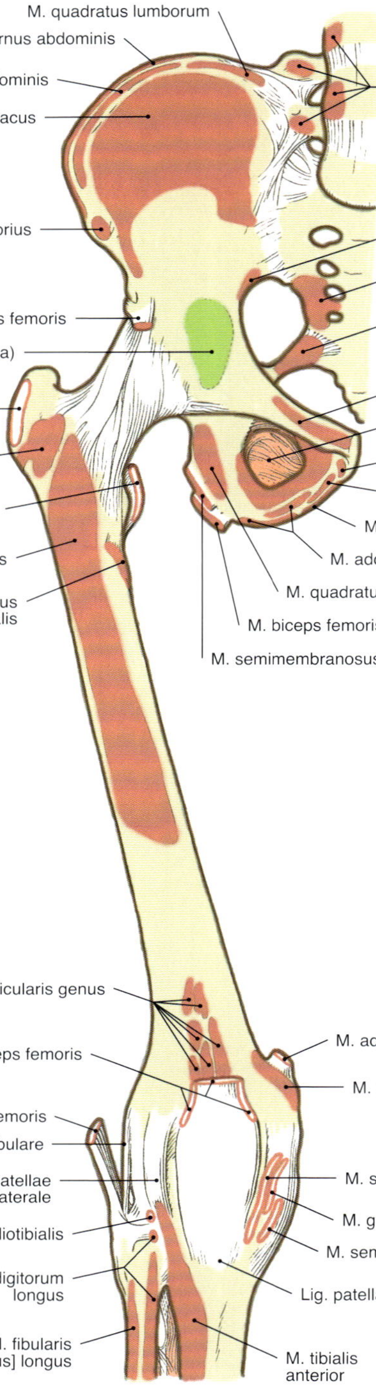

→ T 42–T 48

Abb. 1323 Muskelursprünge und -ansätze an den unteren Lendenwirbeln, den Beckenknochen, dem Femur und den proximalen Enden der Unterschenkelknochen; von ventral.

Ursprünge und Ansätze von Hüft-, Oberschenkel- und Unterschenkelmuskeln

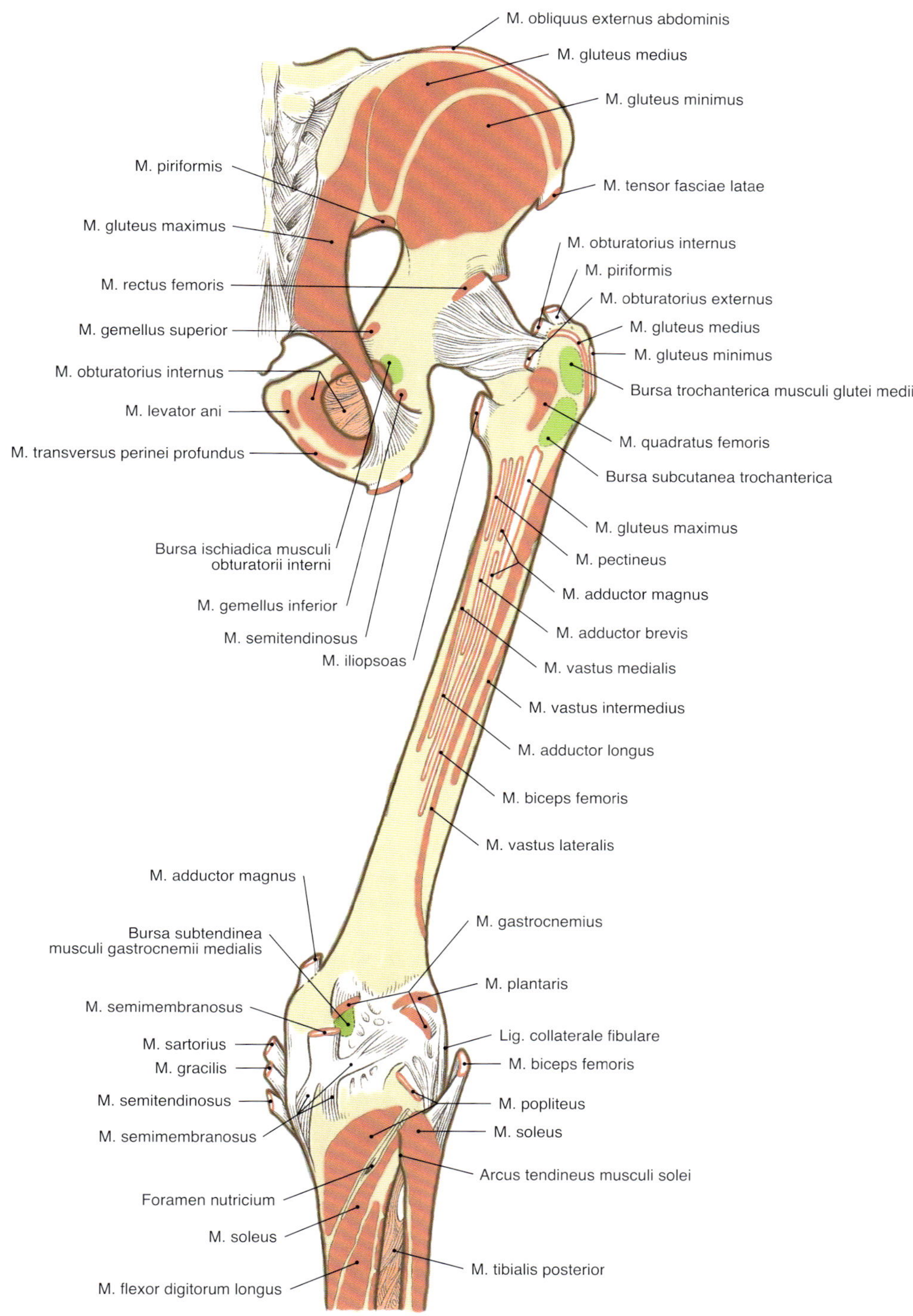

Abb. 1324 Muskelursprünge und -ansätze an den Beckenknochen, dem Femur und den proximalen Enden der Unterschenkelknochen; von dorsal.

→ T 43–T 46, T 49, T 50

Oberschenkelmuskeln

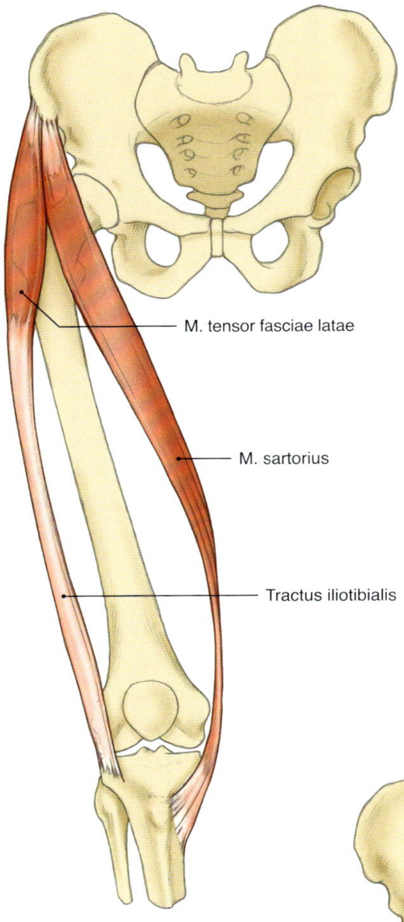

Abb. 1325 M. tensor fasciae latae und M. sartorius.

→ T 44

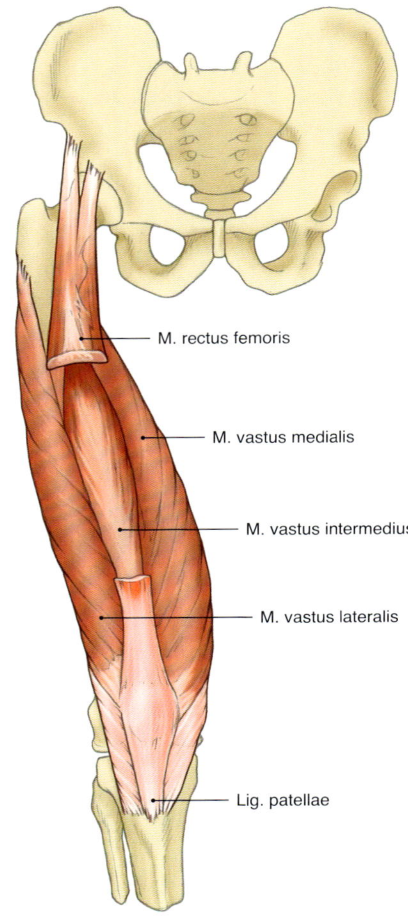

Abb. 1326 M. quadriceps femoris.

→ T 44

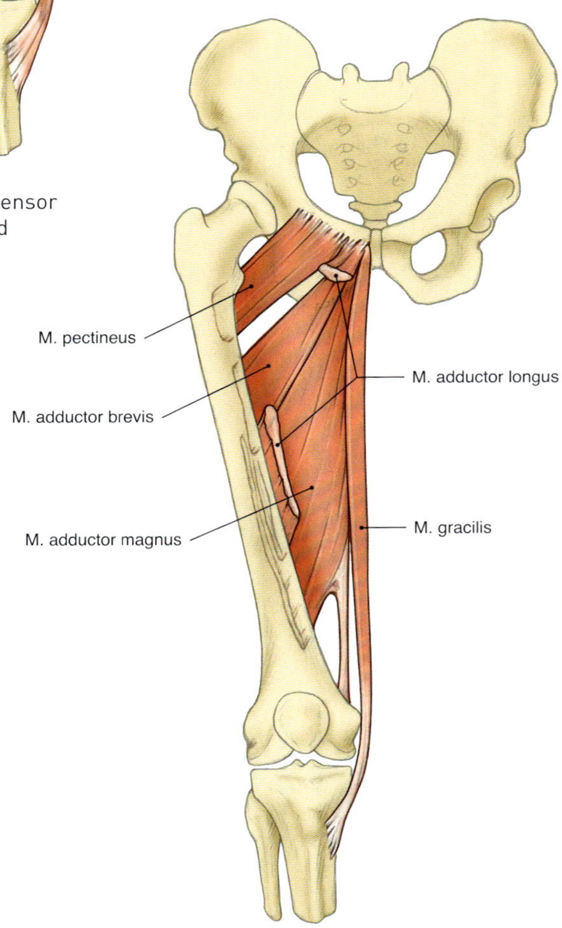

Abb. 1327 Mm. adductores.

→ T 45

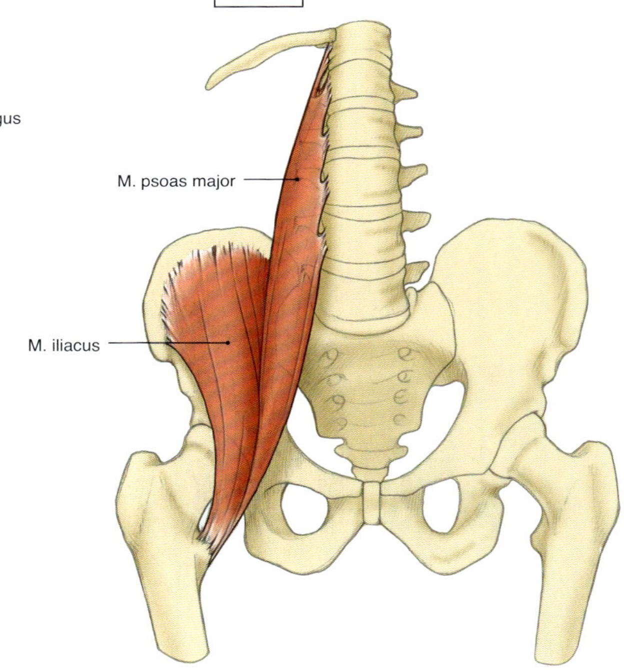

Abb. 1328 M. iliopsoas.

→ T 42

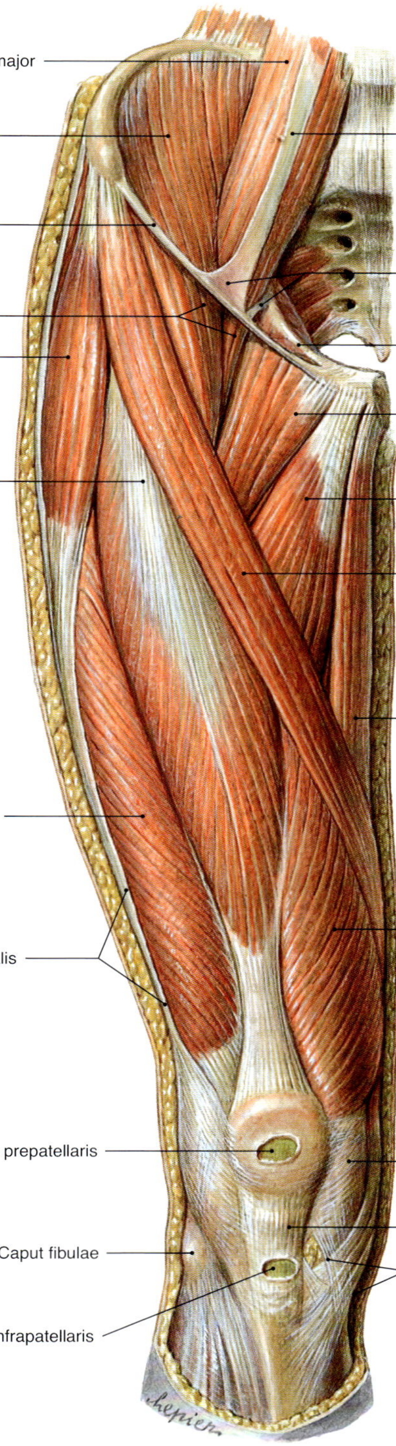

Abb. 1329 Muskeln des Oberschenkels und der Hüfte; nach Abtragung der Fascia lata bis auf den Tractus iliotibialis.

* gemeinsamer Ansatz der Mm. sartorius, gracilis und semitendinosus unterhalb des medialen Tibiakondylus (früher als Pes anserinus superficialis bezeichnet)

→ T 42, T 44, T 45

Oberschenkelmuskeln

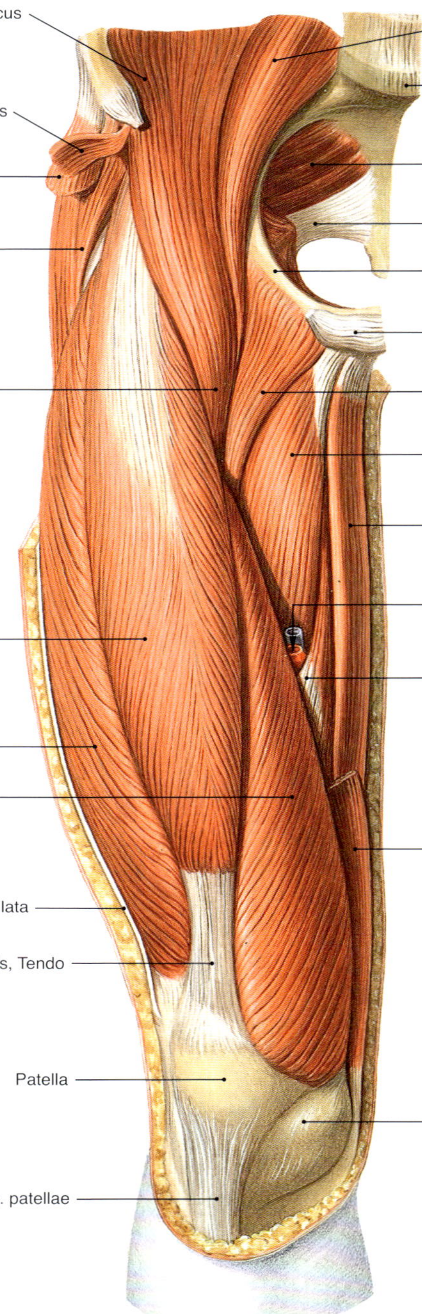

→ T 42, T 44, T 45

Abb. 1330 Muskeln des Oberschenkels und der Hüfte; nach Abtragung der Fascia lata und der Mm. tensor fasciae latae und sartorius.

* Der vierte Kopf des M. quadriceps femoris, der M. vastus intermedius, liegt unter dem M. rectus femoris.

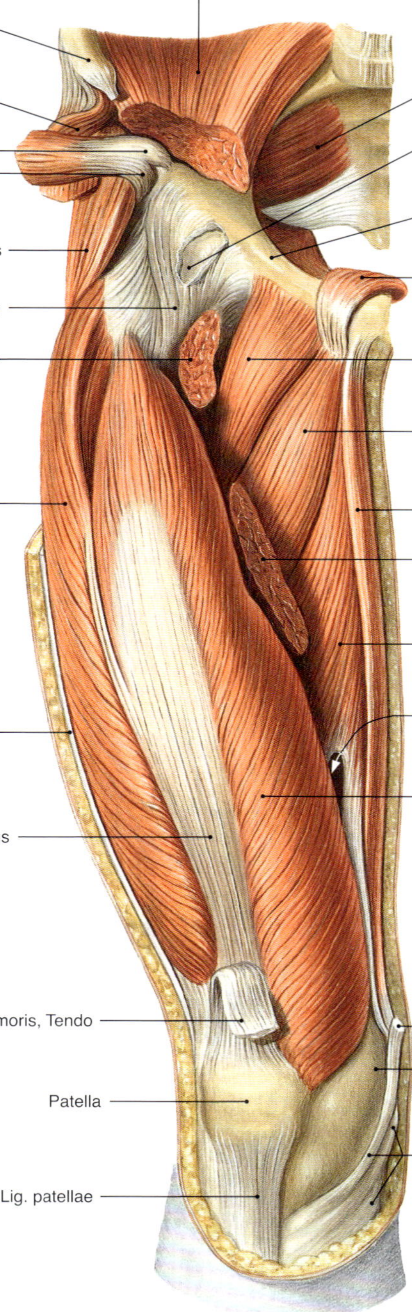

Abb. 1331 Muskeln des Oberschenkels und der Hüfte; tiefe Schicht nach Abtragung der Mm. sartorius, rectus femoris und adductor longus sowie teilweiser Entfernung des M. iliopsoas im Gelenkbereich.

* gemeinsamer Ansatz der Mm. sartorius, gracilis und semitendinosus unterhalb des medialen Tibiakondylus

** Der Ursprungsbereich des M. rectus femoris ist zur Seite weggeklappt.

*** Ein Teil des M. adductor longus ist nach oben zurückgeklappt.

→ T 42, T 44, T 45

Oberschenkelmuskeln

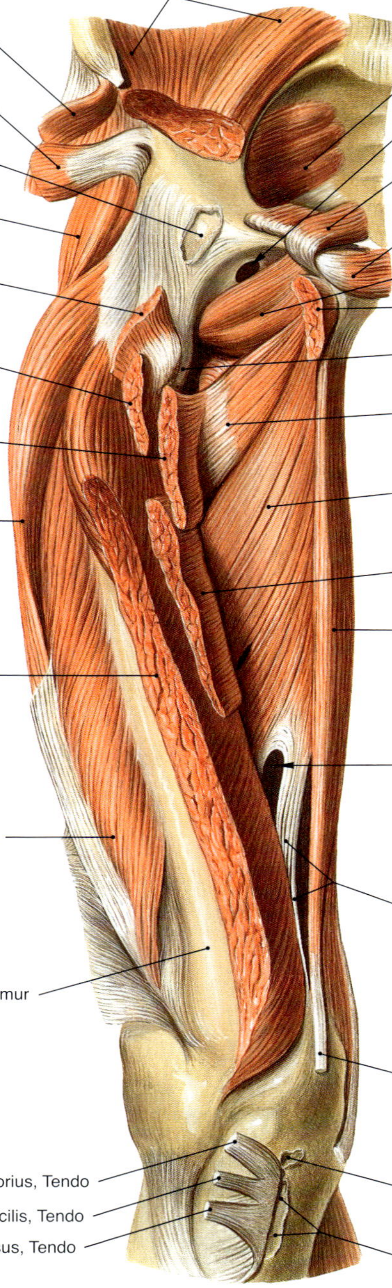

→ T 42, T 44, T 45

Abb. 1332 Muskeln des Oberschenkels und der Hüfte; nach weitgehender Abtragung der oberflächlichen und einiger tiefer gelegener Muskeln; von ventral.

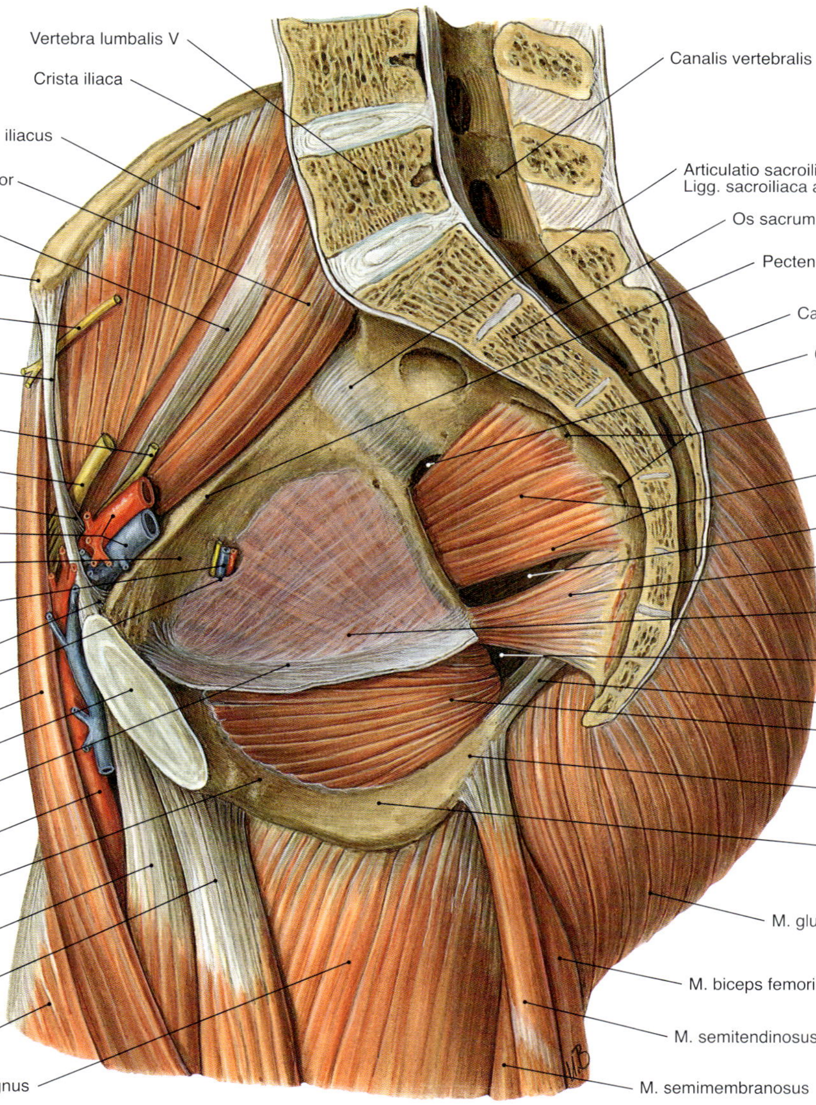

Abb. 1333 Muskeln des Oberschenkels und der Hüfte; von medial.

→ T 22 a, T 42–T 46

Hüft- und Oberschenkelmuskeln

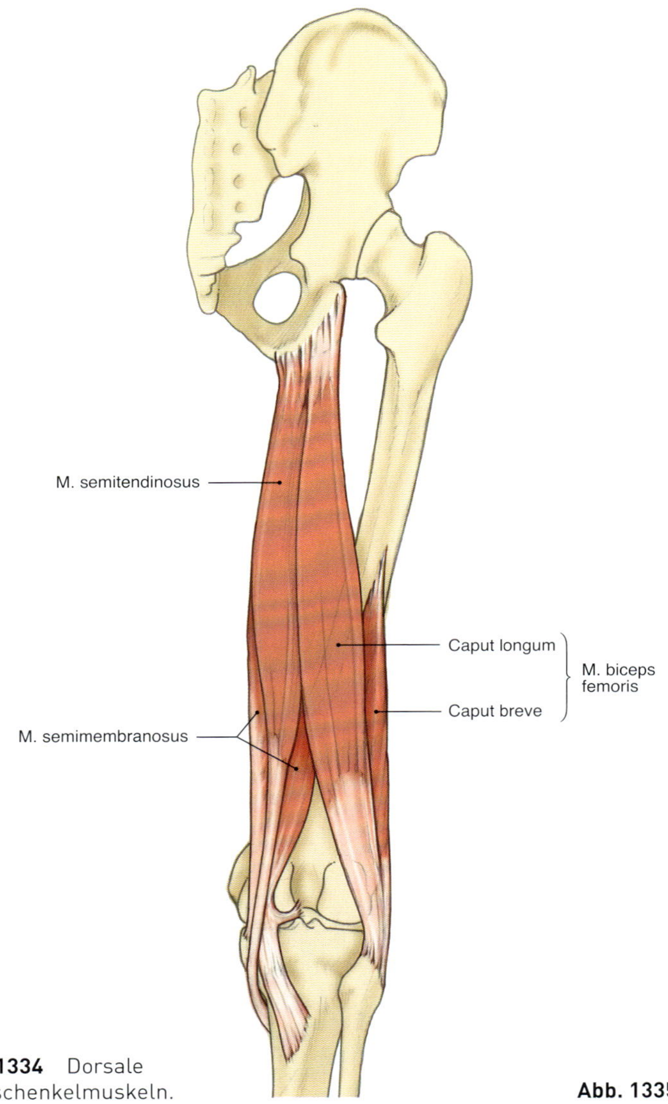

Abb. 1334 Dorsale Oberschenkelmuskeln.

→ T 46

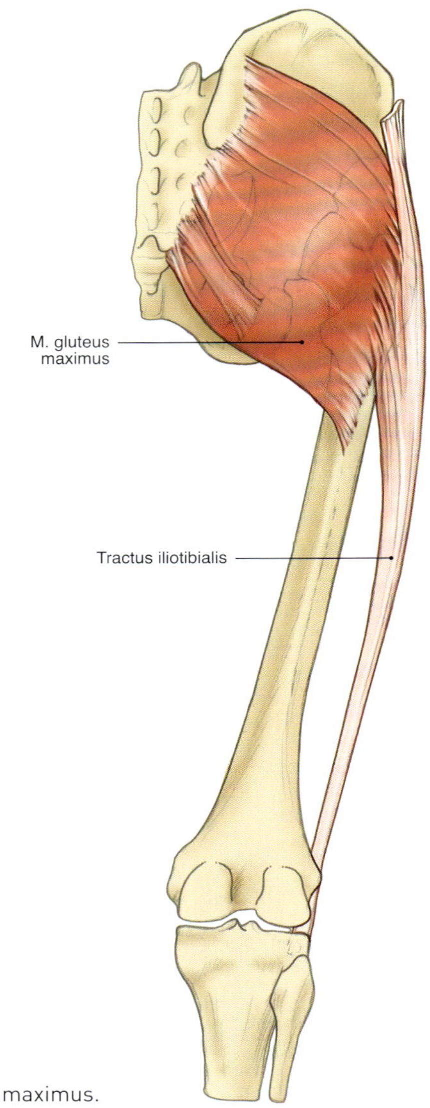

Abb. 1335 M. gluteus maximus.

→ T 43

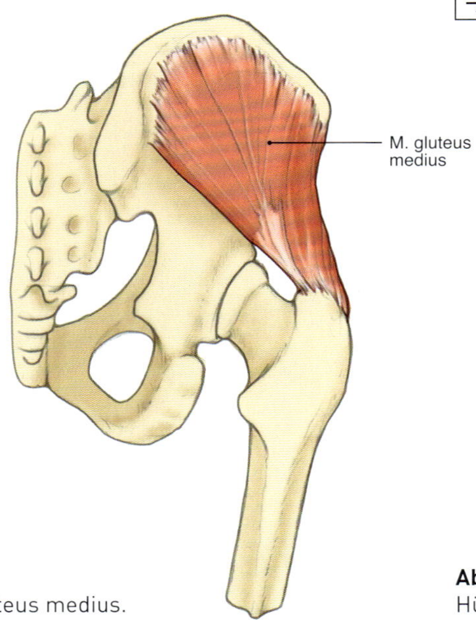

Abb. 1336 M. gluteus medius.

→ T 43

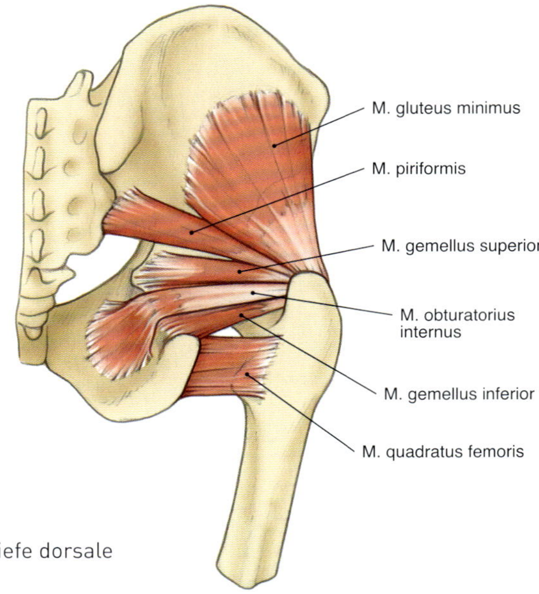

Abb. 1337 Tiefe dorsale Hüftmuskeln.

→ T 43

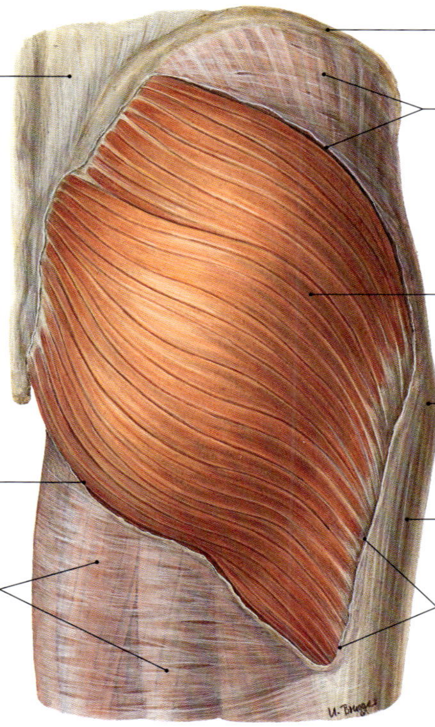

Abb. 1338 Muskeln des Oberschenkels und der Hüfte.

→ T 43

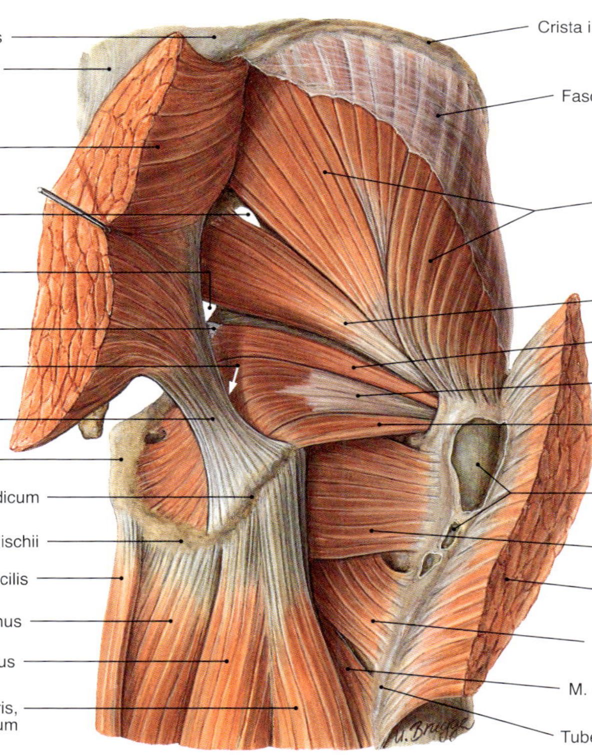

Abb. 1339 Muskeln des Oberschenkels und der Hüfte; nach Durchtrennung des M. gluteus maximus; von dorsal.

* Der Anteil des M. obturatorius internus zwischen Umlenkpunkt in der Incisura ischiadica minor und Ansatz in der Fossa trochanterica ist häufig sehnig ausgebildet.

→ T 43, T 45, T 46

Hüft- und Oberschenkelmuskeln

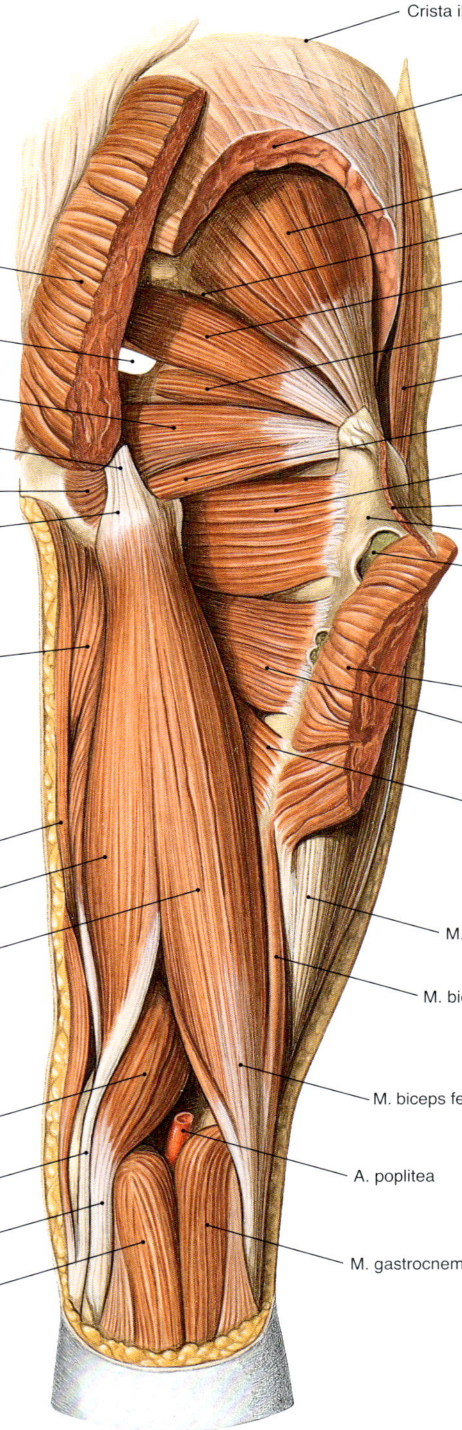

→ T 43, T 45, T 46

Abb. 1340 Muskeln des Oberschenkels und der Hüfte; nach teilweiser Entfernung der Mm. glutei maximus und medius; von dorsal.

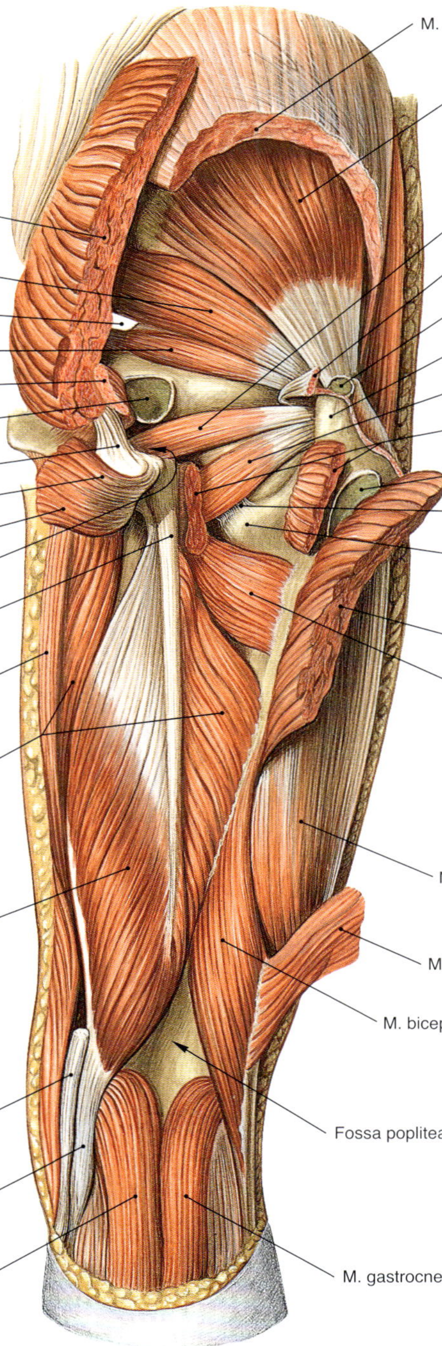

Abb. 1341 Muskeln des Oberschenkels und der Hüfte; tiefe Schicht nach weitgehender Entfernung der oberflächlichen glutealen und der ischiokruralen Muskeln; von dorsal.

→ T 43, T 45, T 46

Hüft- und Oberschenkelmuskeln

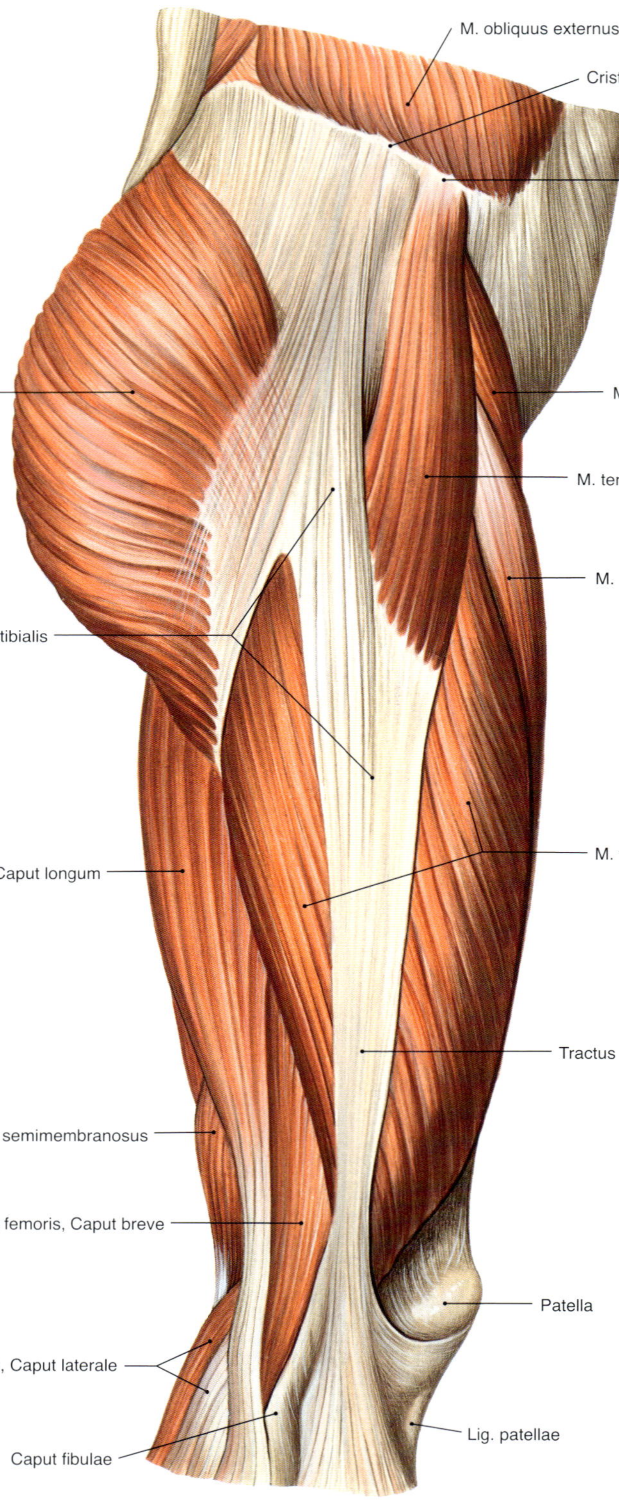

→ T 43, T 44, T 46

Abb. 1342 Muskeln des Oberschenkels und der Hüfte; nach Abtragung der Fascia lata bis auf den Tractus iliotibialis.

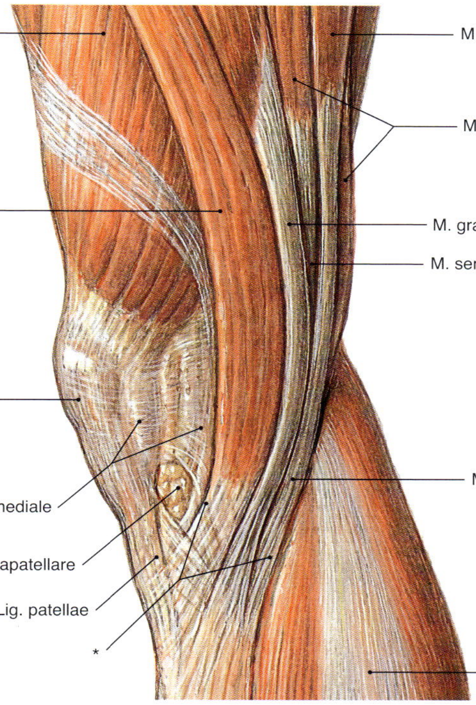

Abb. 1343 Muskeln im Bereich des Kniegelenks; von medial.
* gemeinsamer Ansatz unterhalb des medialen Tibiakondylus (früher als Pes anserinus superficialis bezeichnet)

→ T 44–T 46, T 49

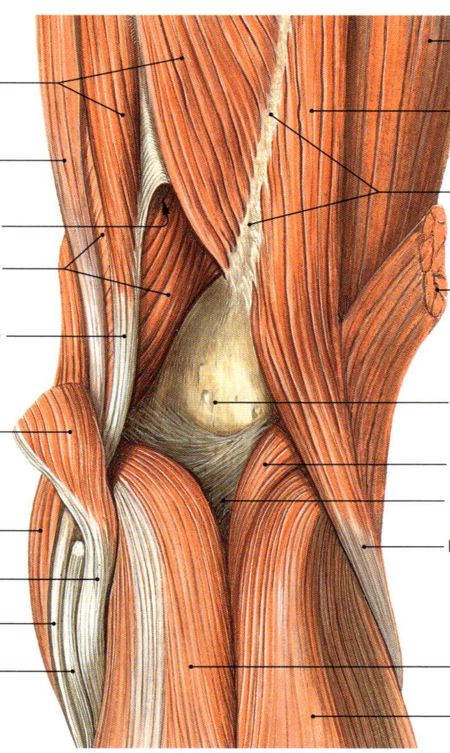

Abb. 1344 Muskeln im Bereich des Kniegelenks; nach weitgehender Entfernung der ischiokruralen Muskeln; von dorsal.

→ T 44–T 46, T 49

Ursprünge und Ansätze von Oberschenkel- und ventralen Unterschenkelmuskeln

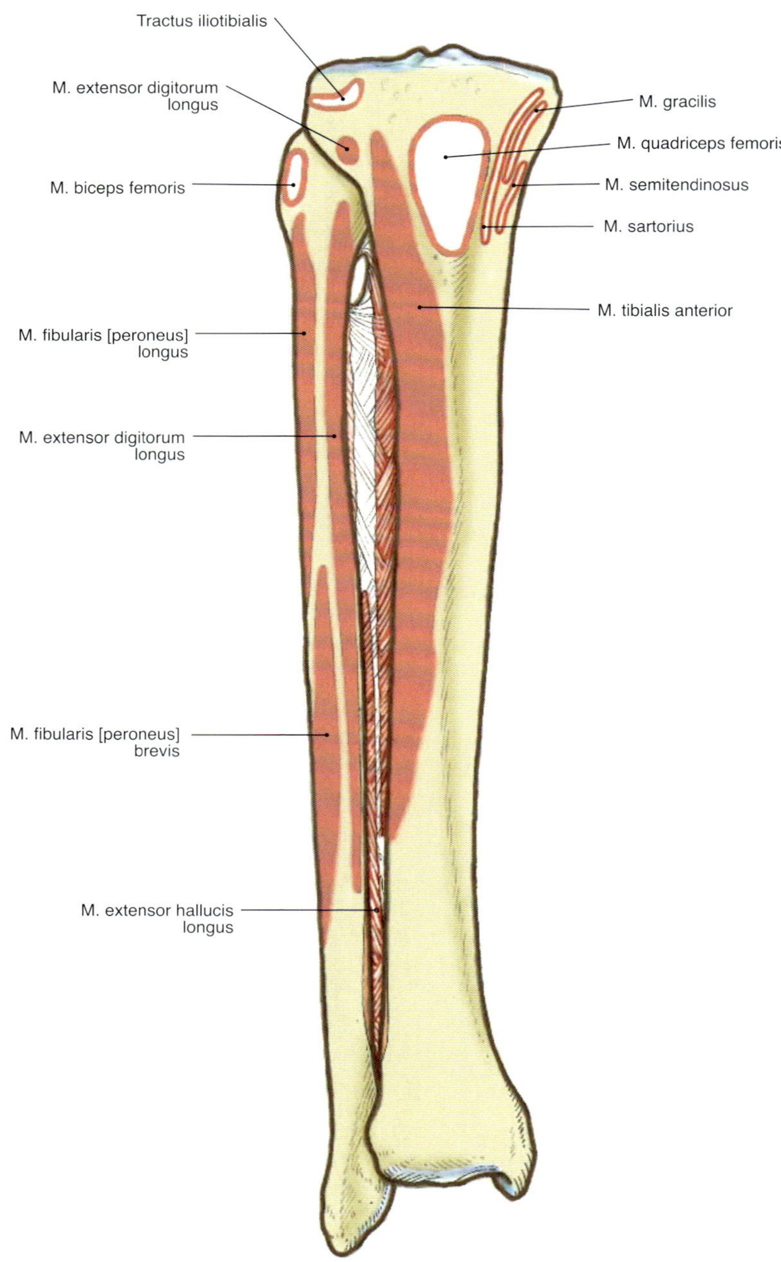

→ T 44–T 47

Abb. 1345 Muskelursprünge und -ansätze an den Unterschenkelknochen; von ventral.

Ursprünge und Ansätze von Oberschenkel- und dorsalen Unterschenkelmuskeln

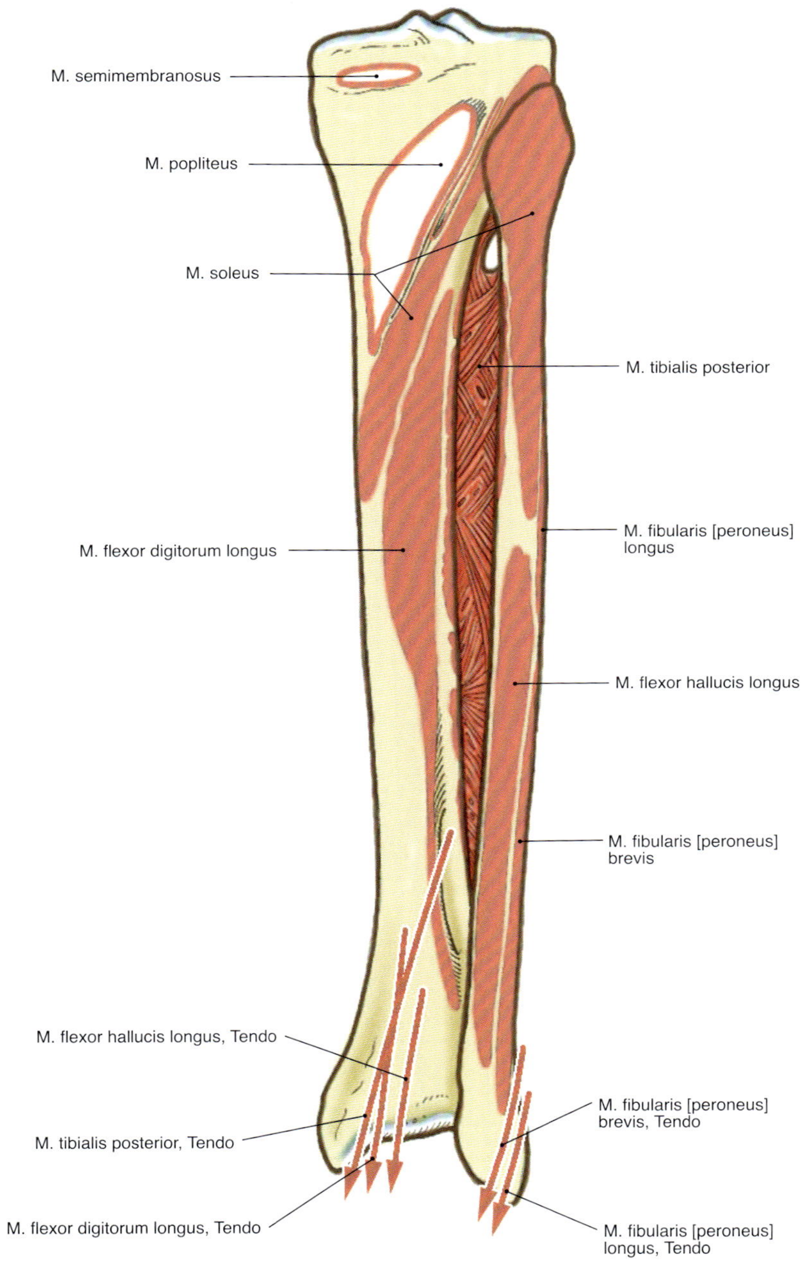

Abb. 1346 Muskelursprünge und -ansätze an den Unterschenkelknochen; von dorsal.

→ T 46, T 48–T 50

Unterschenkelmuskeln

Abb. 1347 Strecker des Unterschenkels.

→ T 47

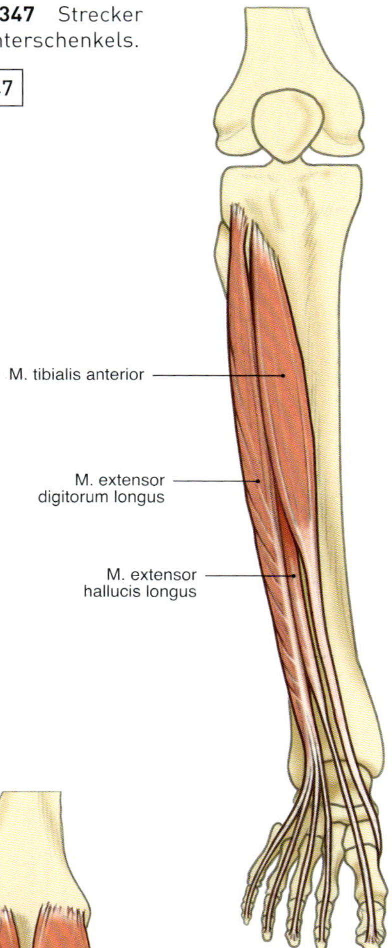

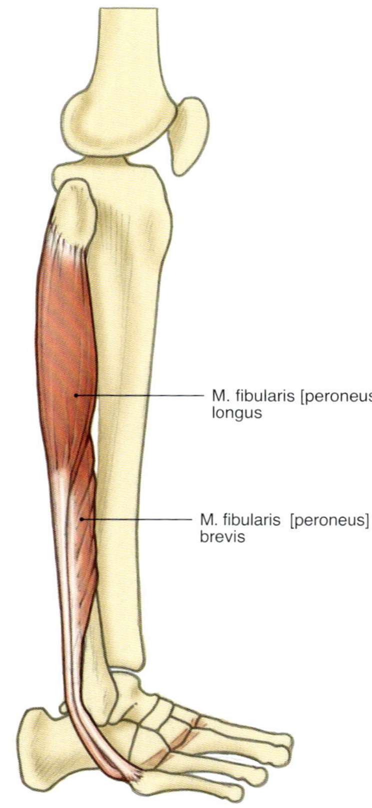

Abb. 1348 Laterale (fibulare) Muskeln.

→ T 48

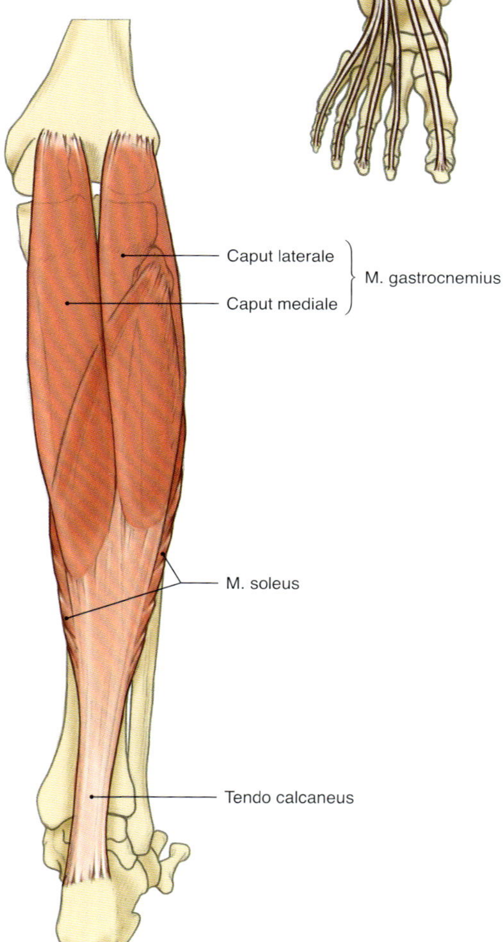

Abb. 1349 M. triceps surae.

→ T 49

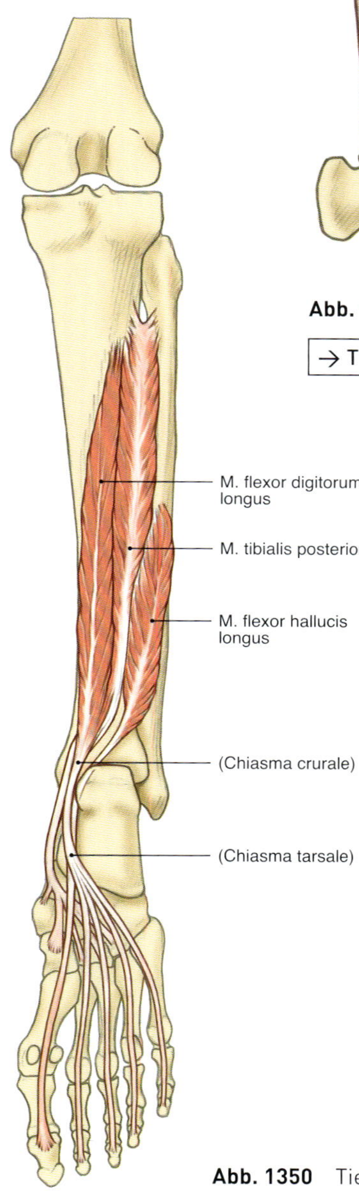

Abb. 1350 Tiefe Beuger des Unterschenkels.

→ T 50

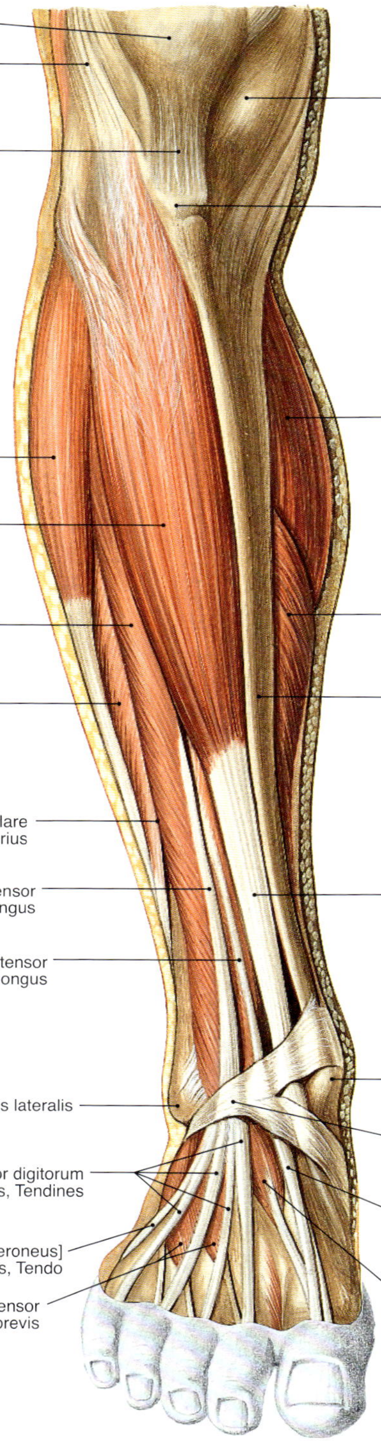

Abb. 1351 Muskeln des Unterschenkels und des Fußes.

→ T 47, T 48

Unterschenkelmuskeln

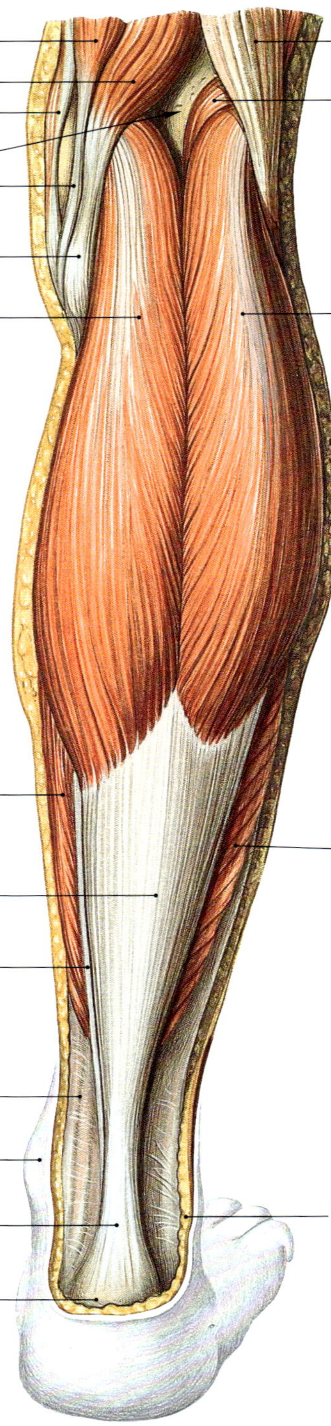

→ T 49

Abb. 1352 Muskeln des Unterschenkels; oberflächliche Schicht.
* auch: Achillessehne

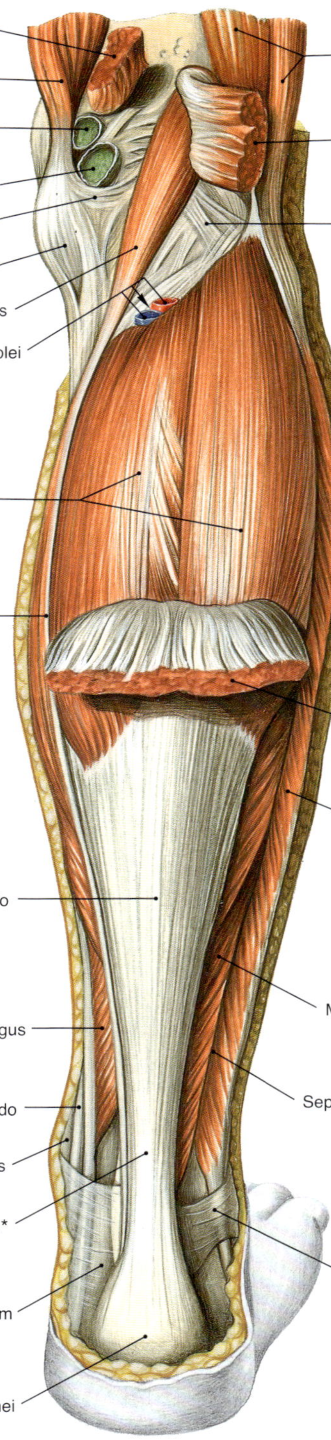

Abb. 1353 Muskeln des Unterschenkels; oberflächliche Schicht nach teilweiser Abtragung des M. gastrocnemius.
* auch: Achillessehne

→ T 49

Unterschenkelmuskeln

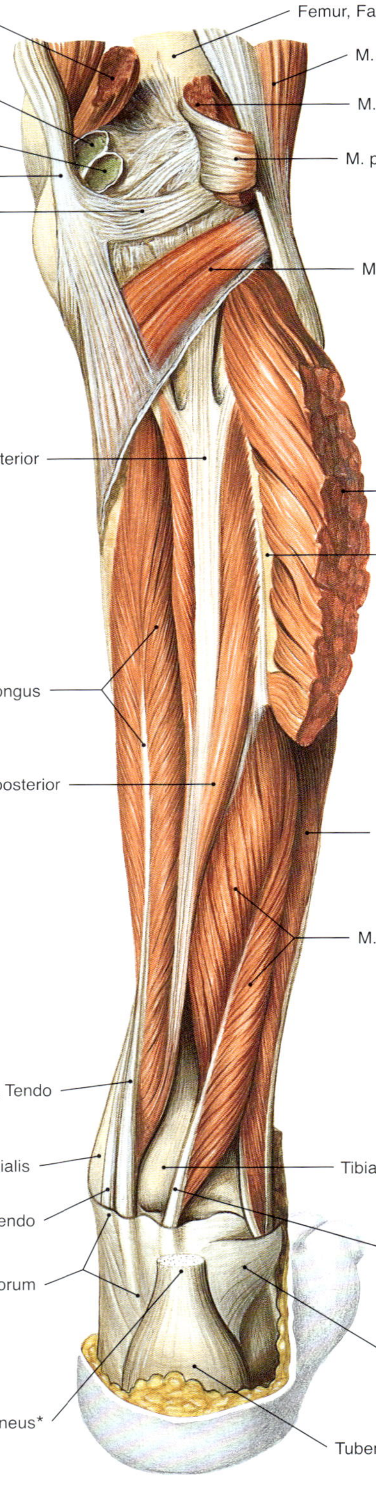

→ T 50

Abb. 1354 Muskeln des Unterschenkels; tiefe Schicht.
* auch: Achillessehne

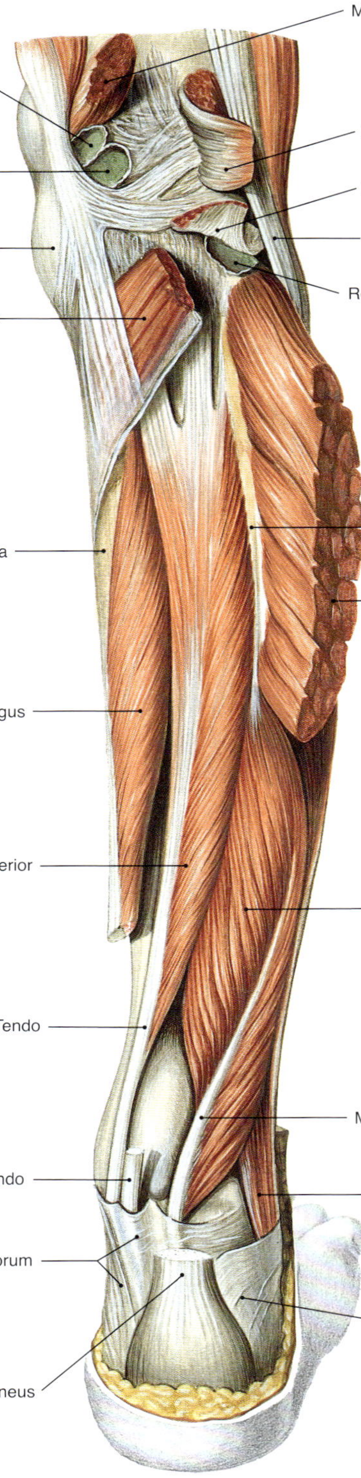

Abb. 1355 Muskeln des Unterschenkels; tiefste Schicht.

→ T 50

Unterschenkelmuskeln

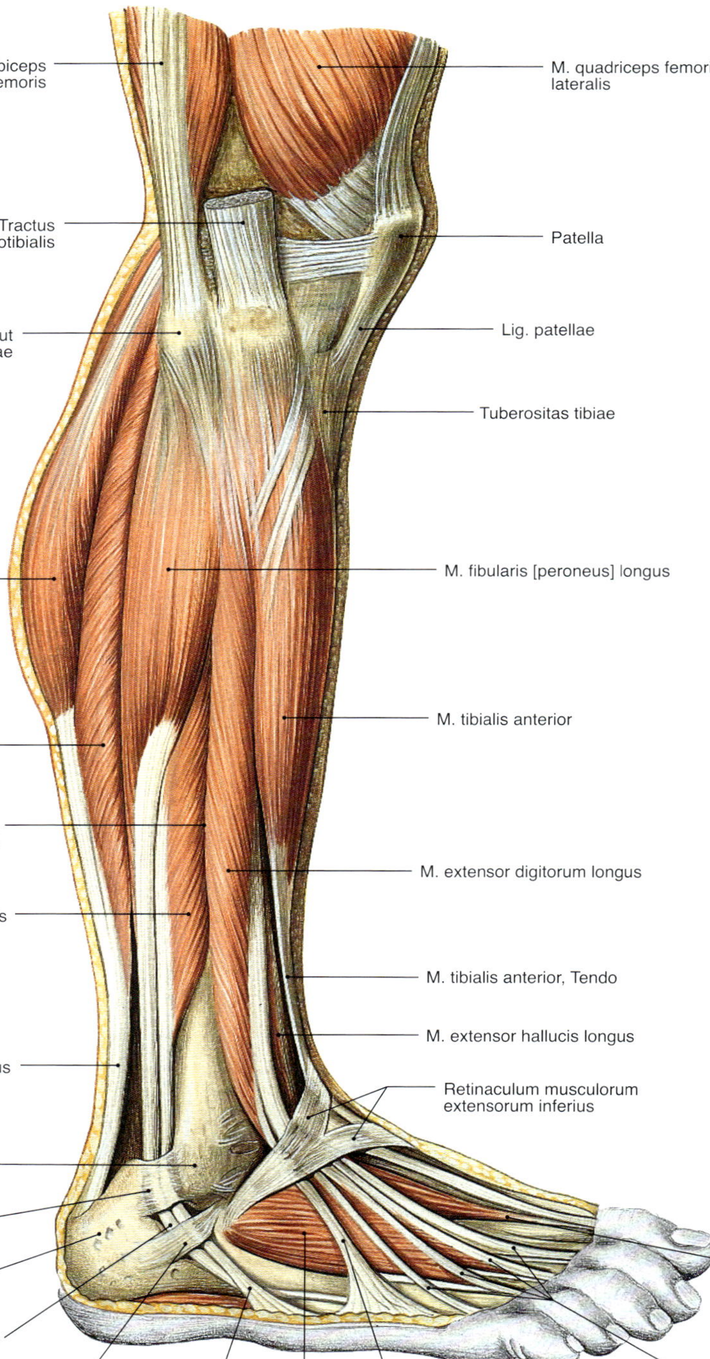

→ T 47 – T 49, T 51

Abb. 1356 Muskeln des Unterschenkels und des Fußes.

Ursprünge und Ansätze von Fuß- und Unterschenkelmuskeln

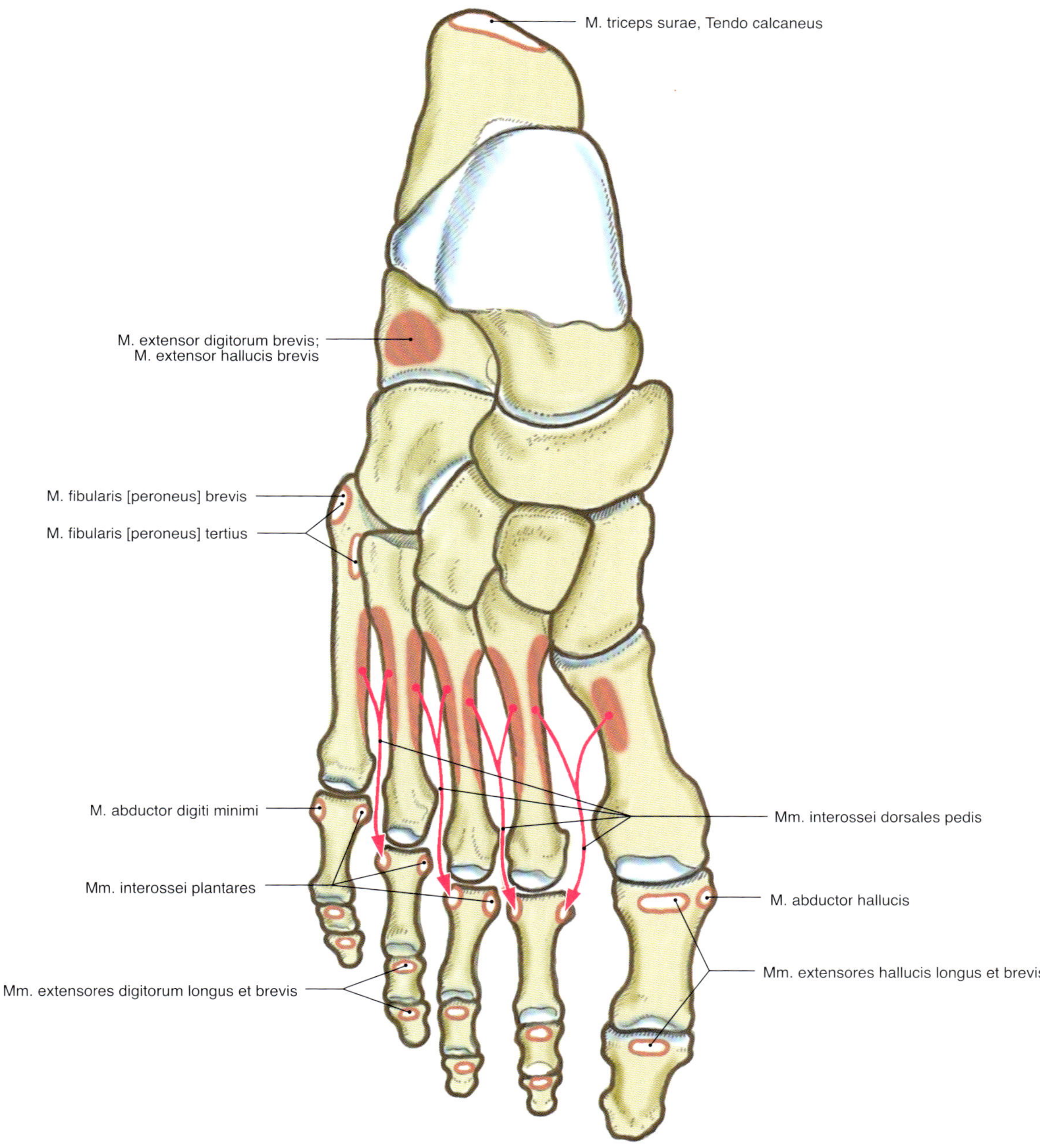

Abb. 1357 Muskelursprünge und -ansätze an den Knochen des Fußes; von dorsal.

→ T 47, T 48, T 51, T 53, T 54

Sehnenscheiden des Fußes

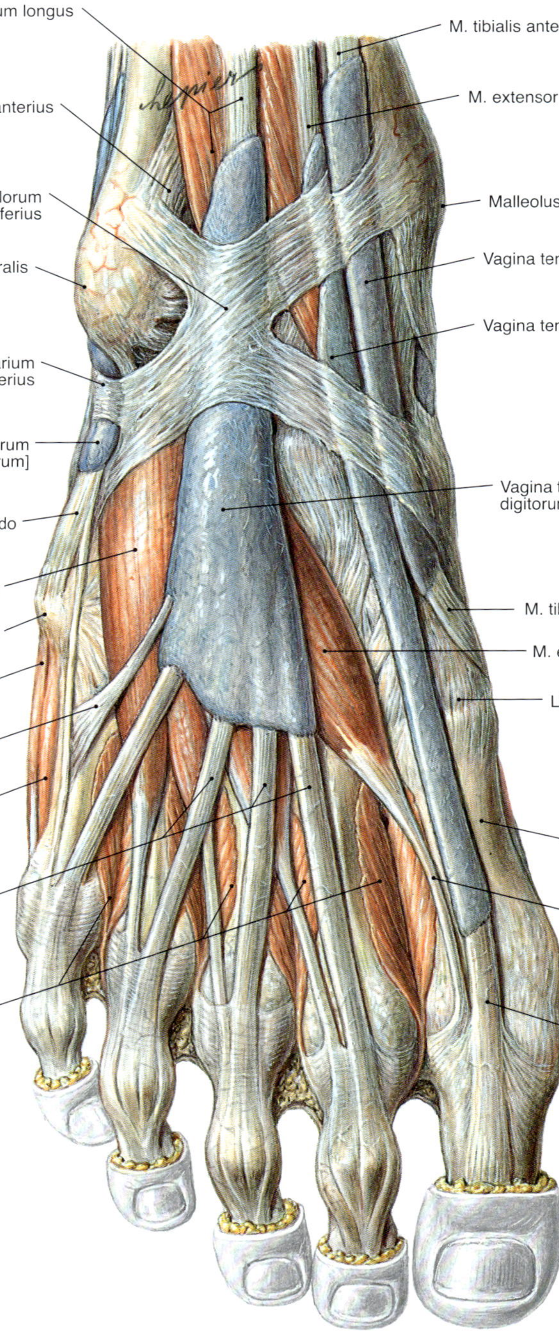

Abb. 1358 Sehnenscheiden, Vaginae tendinum, des Fußes.

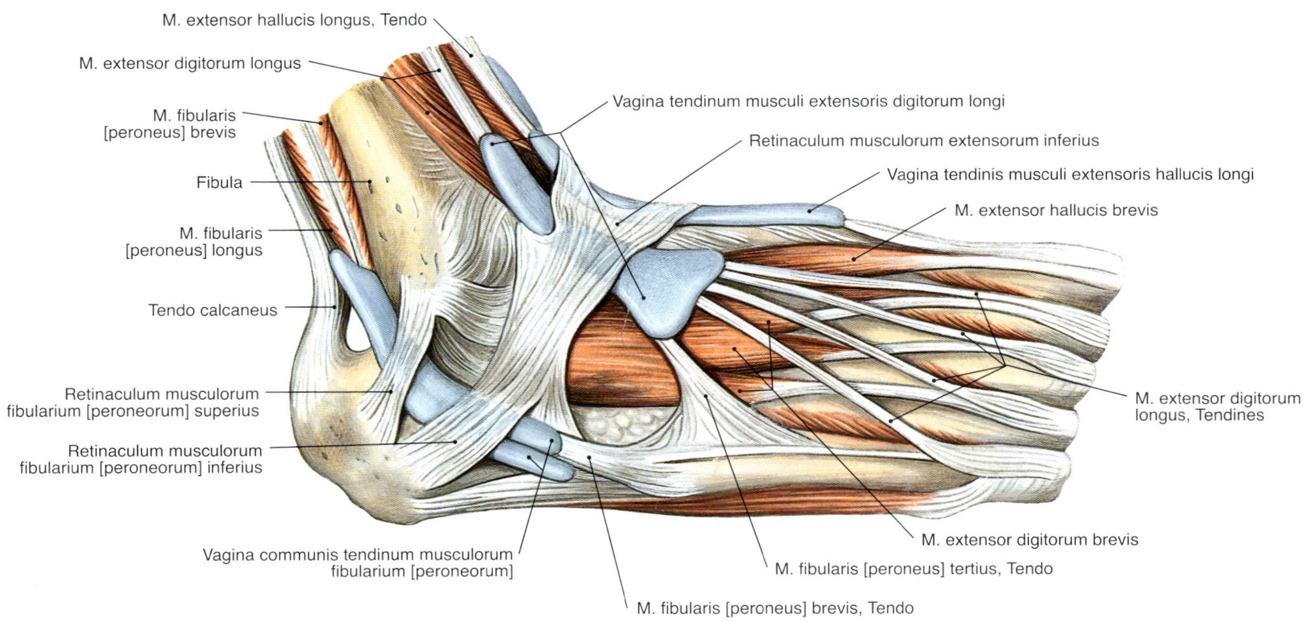

Abb. 1359 Sehnenscheiden, Vaginae tendinum, des Fußes.

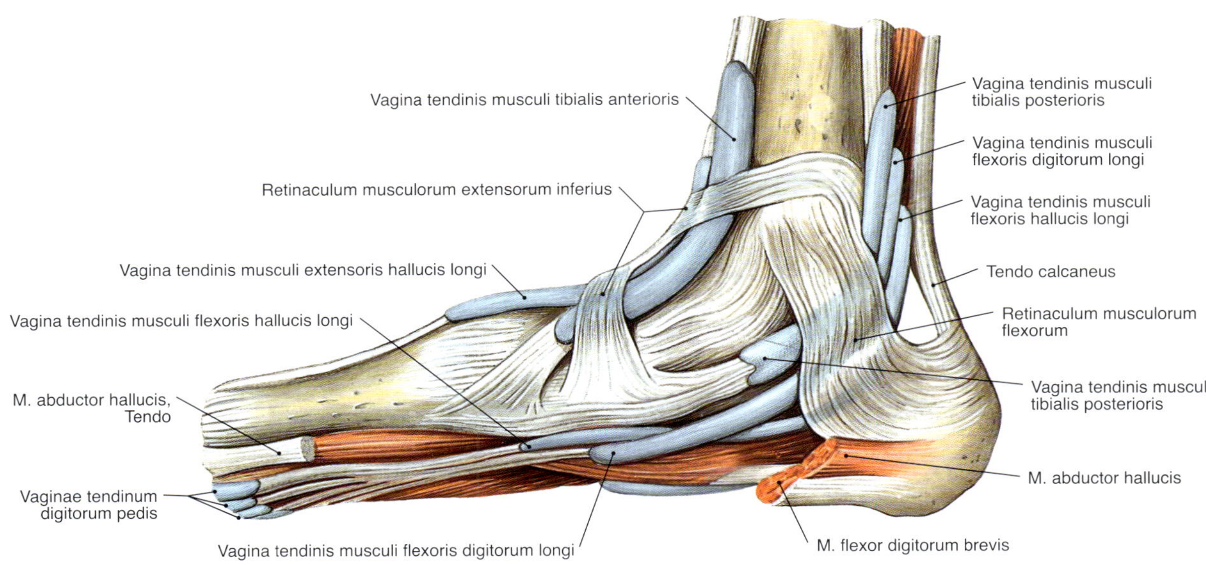

Abb. 1360 Sehnenscheiden, Vaginae tendinum, des Fußes.

Fußmuskeln

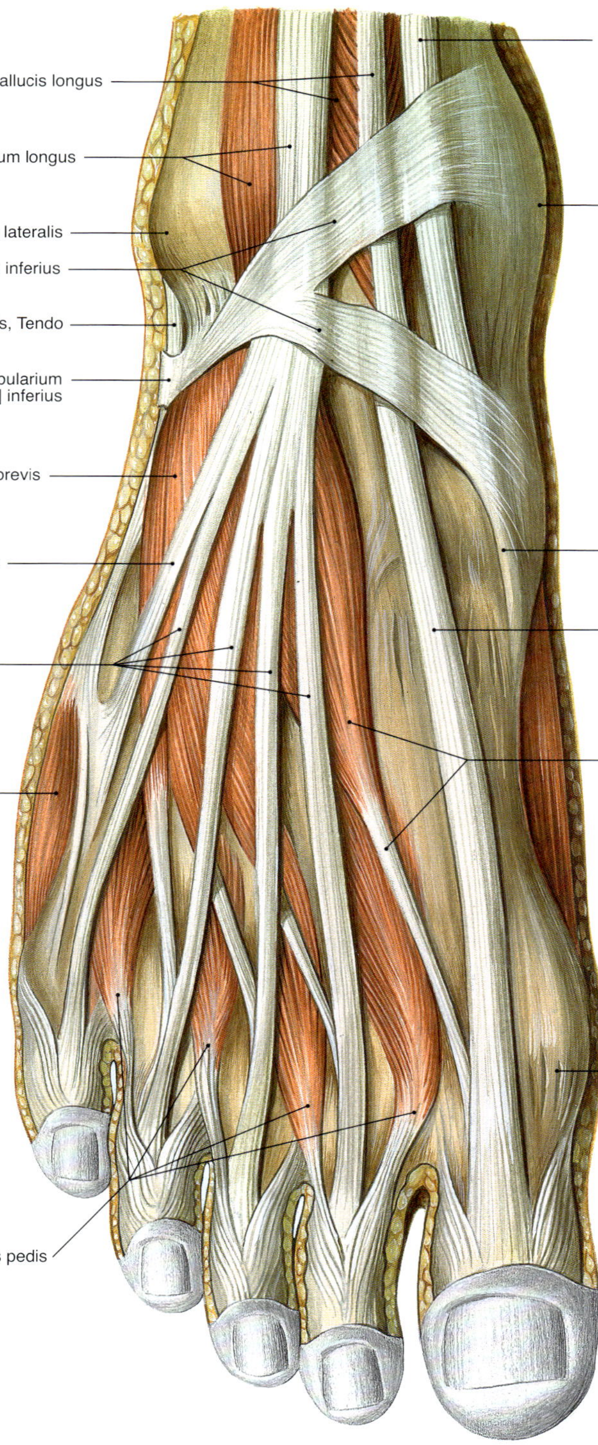

→ T 47, T 51, T 53

Abb. 1361 Muskeln des Fußes; nach Abtragung der Sehnenscheiden.

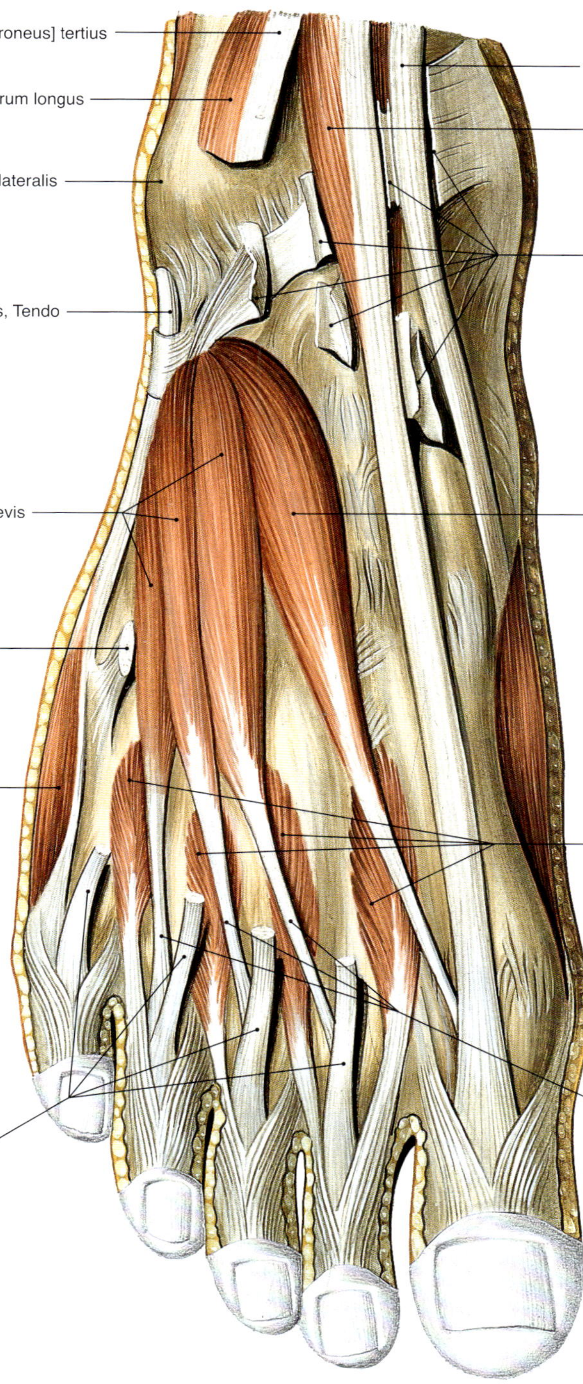

Abb. 1362 Muskeln des Fußes;
nach Spaltung des Retinaculum musculorum extensorum inferius.

→ T 47, T 51, T 53

Fußmuskeln

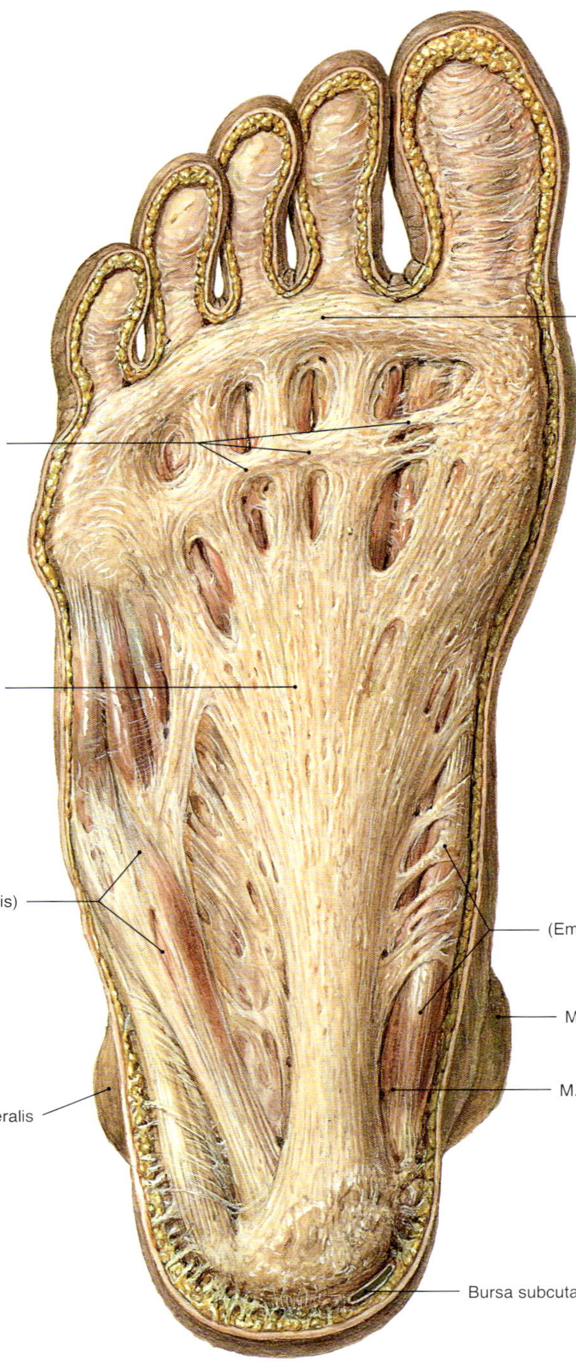

Abb. 1363 Muskeln des Fußes;
Plantaraponeurose, Aponeurosis plantaris.

Ursprünge und Ansätze von Fuß- und Unterschenkelmuskeln

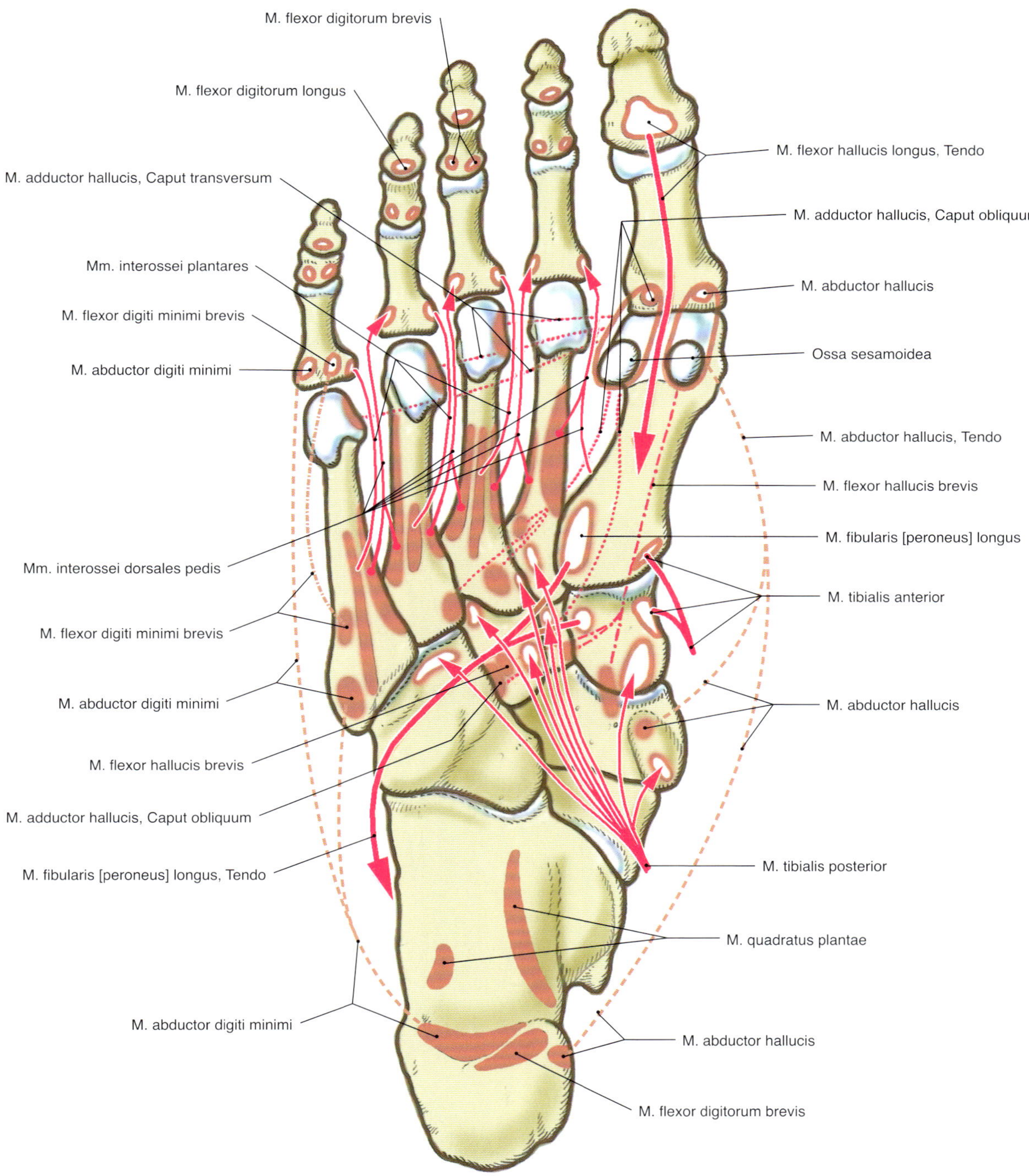

Abb. 1364 Muskelursprünge und -ansätze an den Knochen des Fußes; von plantar.

→ T 47, T 48, T 50, T 52–T 54

Fußmuskeln

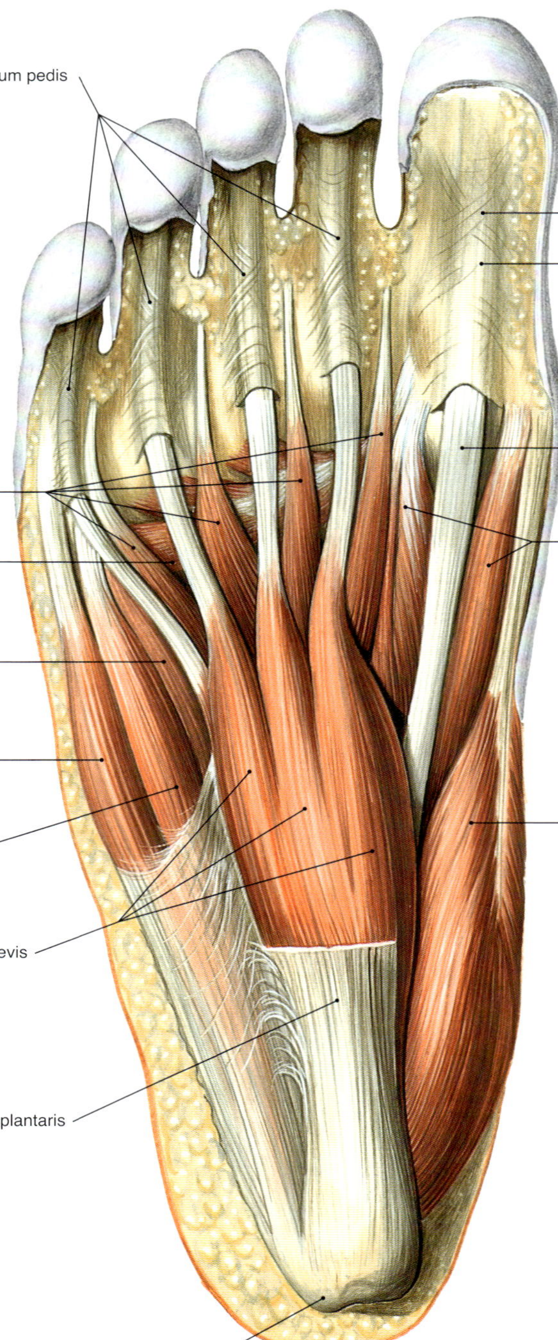

→ T 52 – T 54

Abb. 1365 Muskeln des Fußes;
nach Abtragung der Plantaraponeurose.

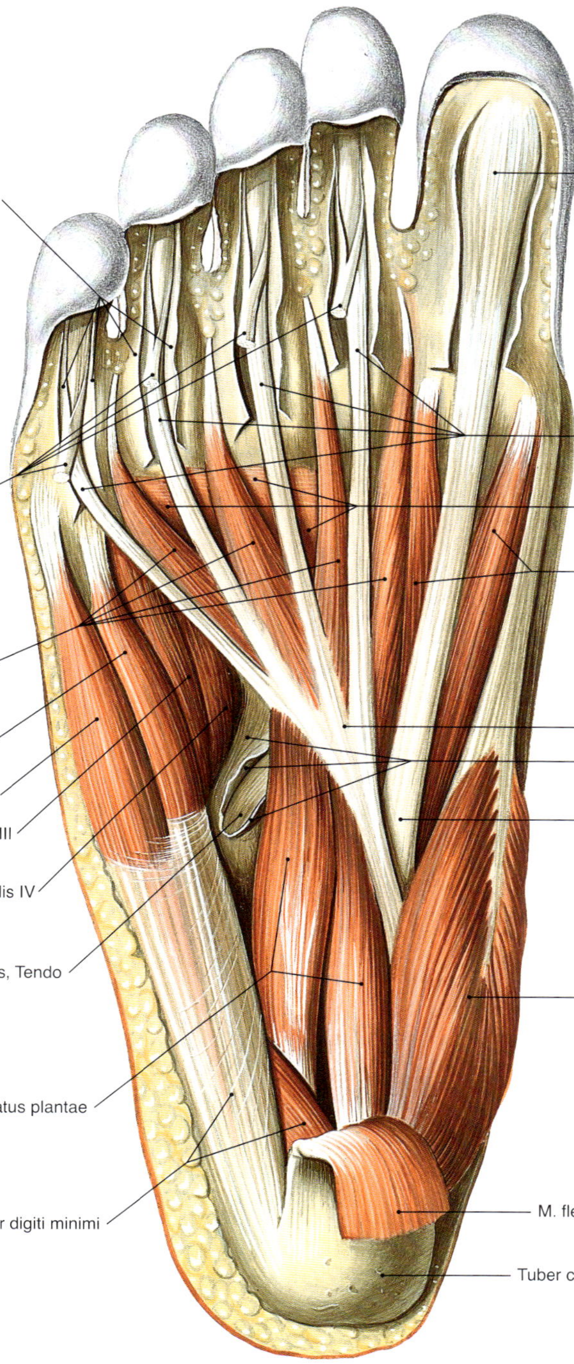

Abb. 1366 Muskeln des Fußes;
mittlere Schicht nach weitgehender Abtragung
des M. flexor digitorum brevis.

→ T 50, T 52 – T 54

Fußmuskeln

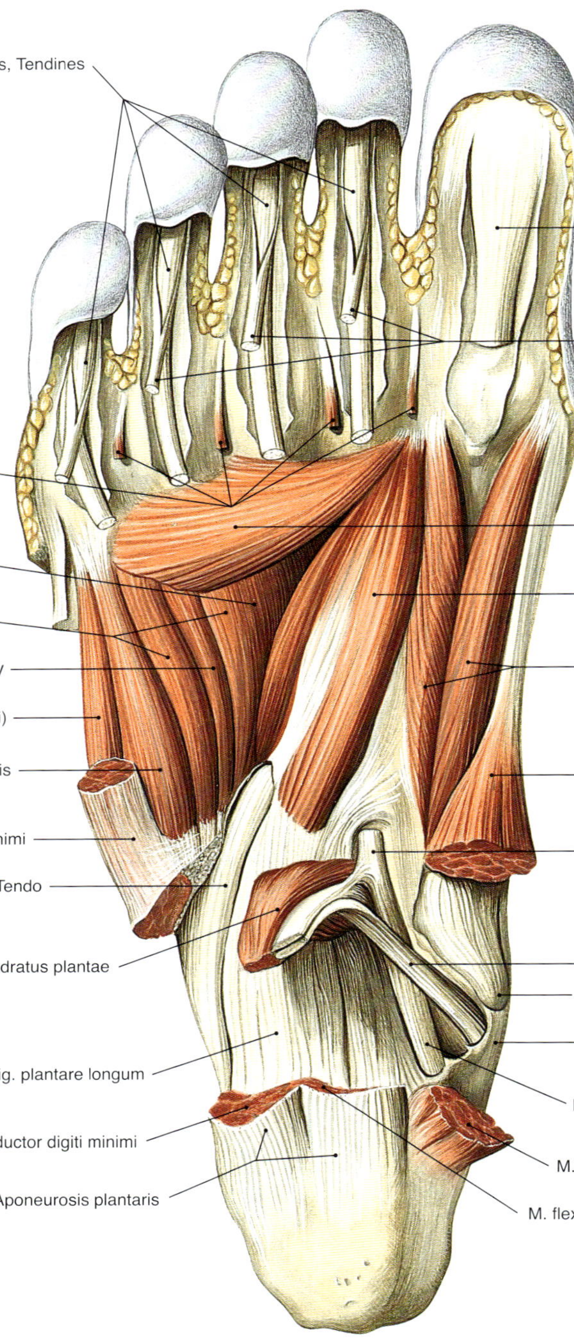

→ T 50, T 52 – T 54

Abb. 1367 Muskeln des Fußes;
tiefe Schicht.

* Die Kreuzung der Sehne des M. flexor digitorum longus über die Sehne des M. flexor hallucis longus wird auch als Chiasma plantare bezeichnet.

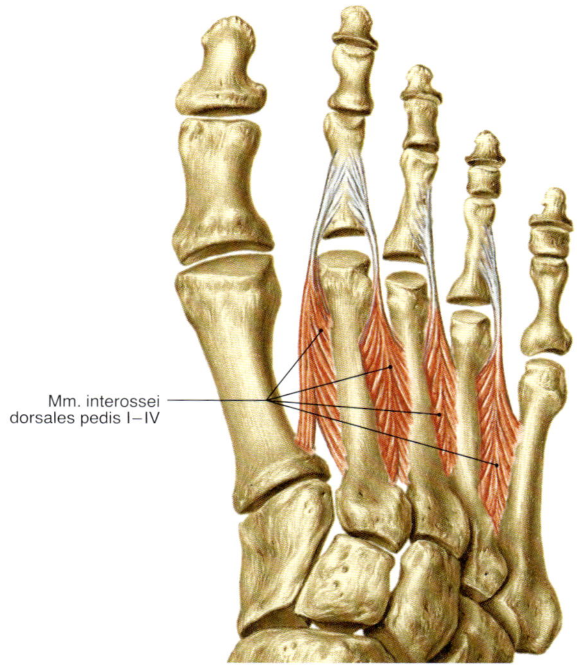

Abb. 1368 Muskeln des Fußes, Mm. interossei dorsales pedis; von dorsal.

→ T 53

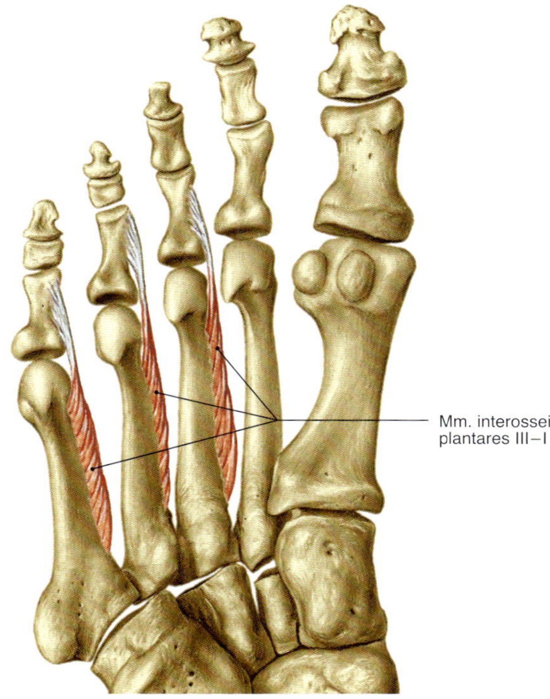

Abb. 1369 Muskeln des Fußes, Mm. interossei plantares; von plantar.

→ T 53

Plexus lumbosacralis

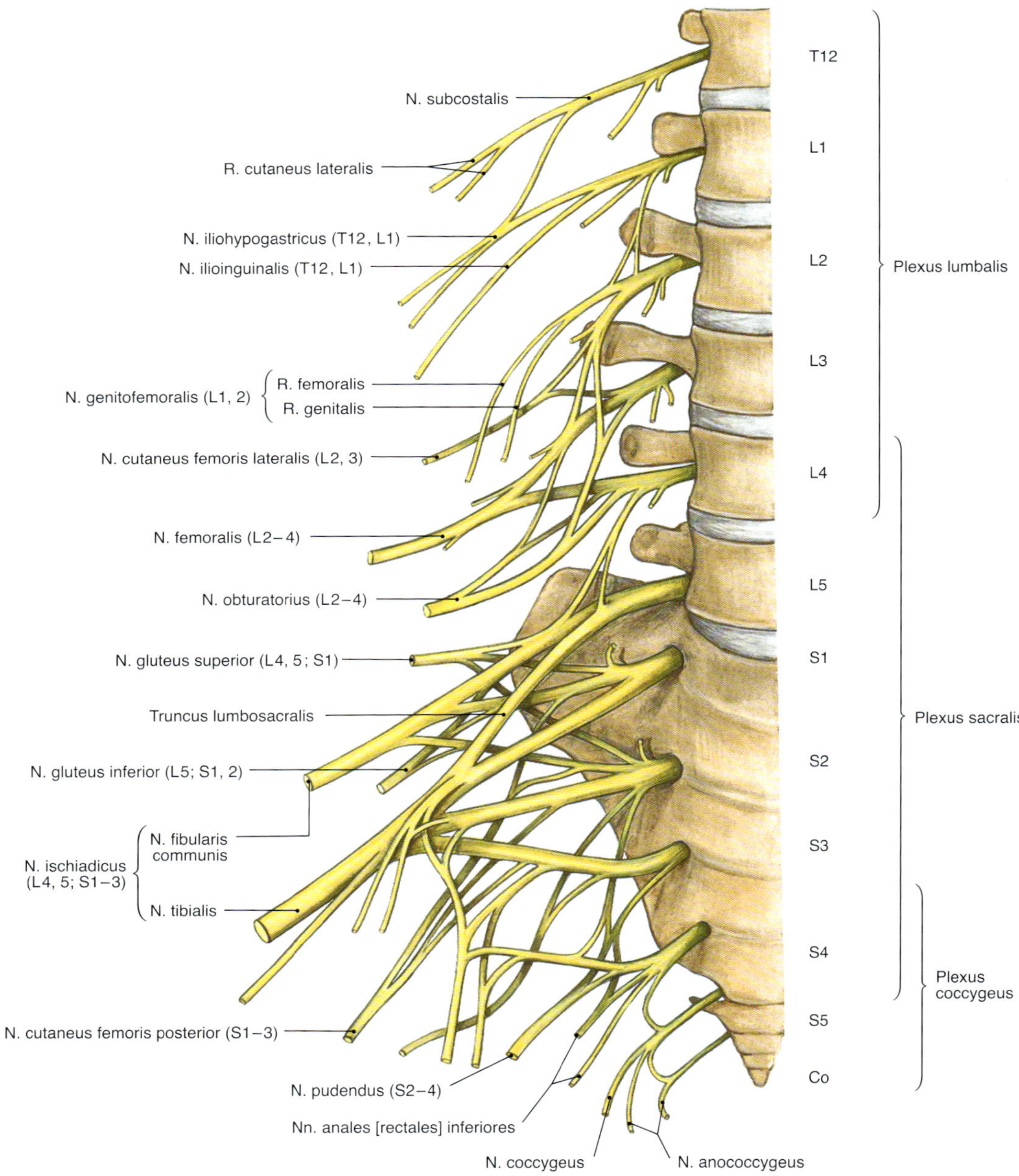

→ 863

Abb. 1370 Plexus lumbosacralis (Plexus lumbalis, Plexus sacralis) und Plexus coccygeus; segmentaler Aufbau der Nerven.

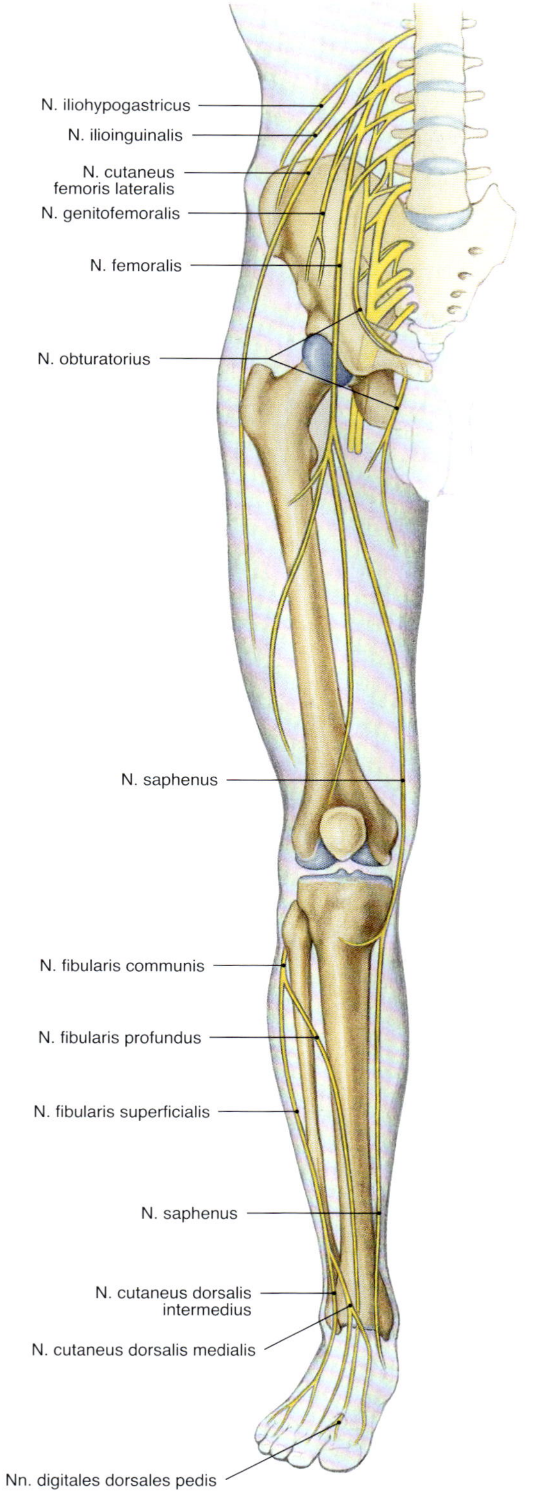

Abb. 1371 Nerven der unteren Extremität; Übersicht.

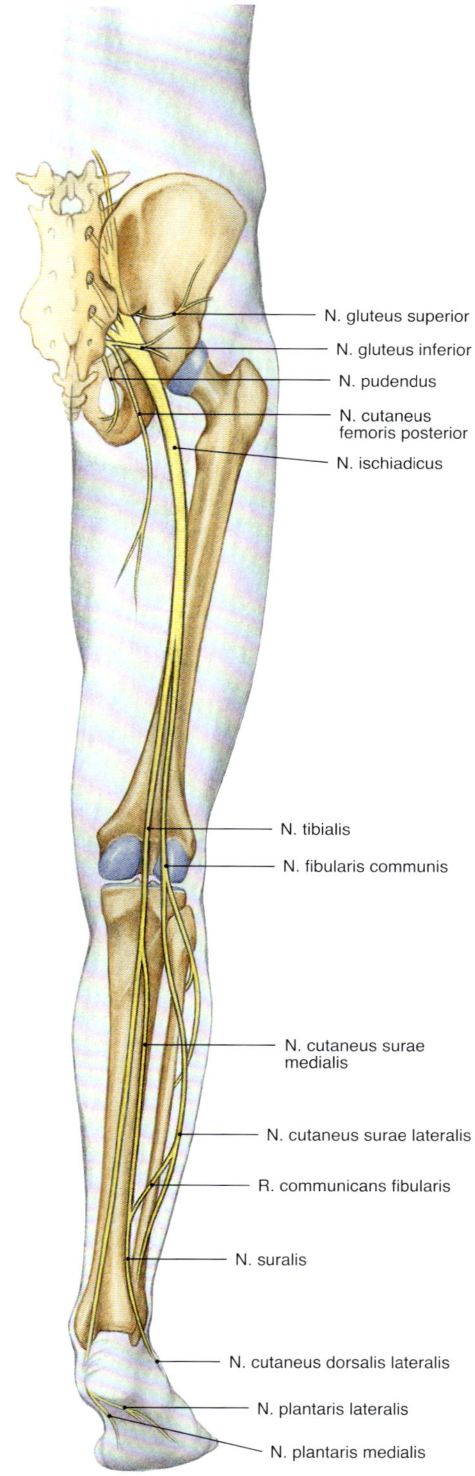

Abb. 1372 Nerven der unteren Extremität; Übersicht.

Hautinnervation

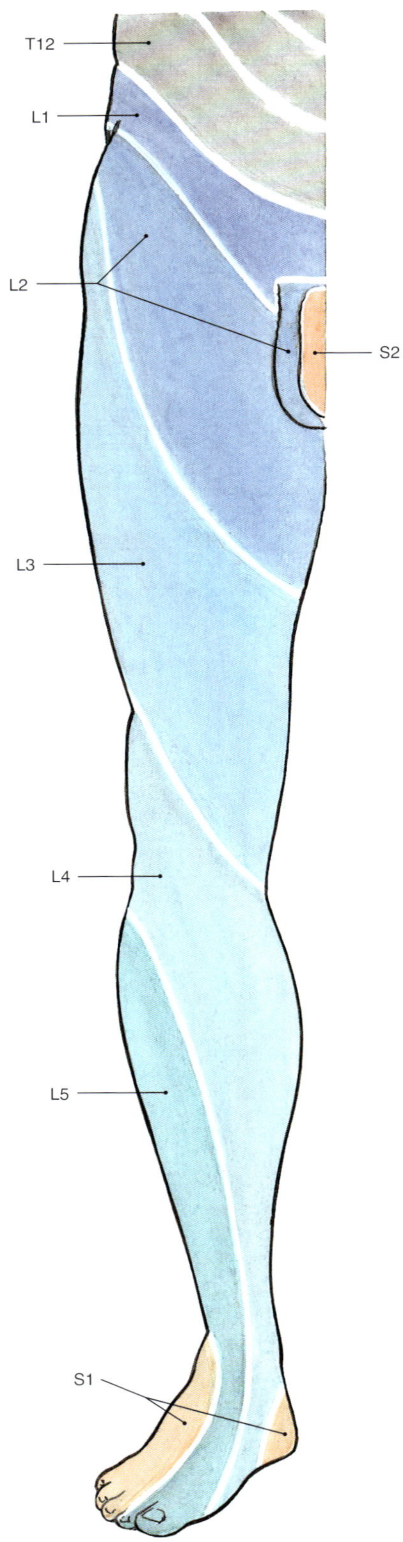

Abb. 1373 Segmentale Hautinnervation (Dermatome) der unteren Extremität.

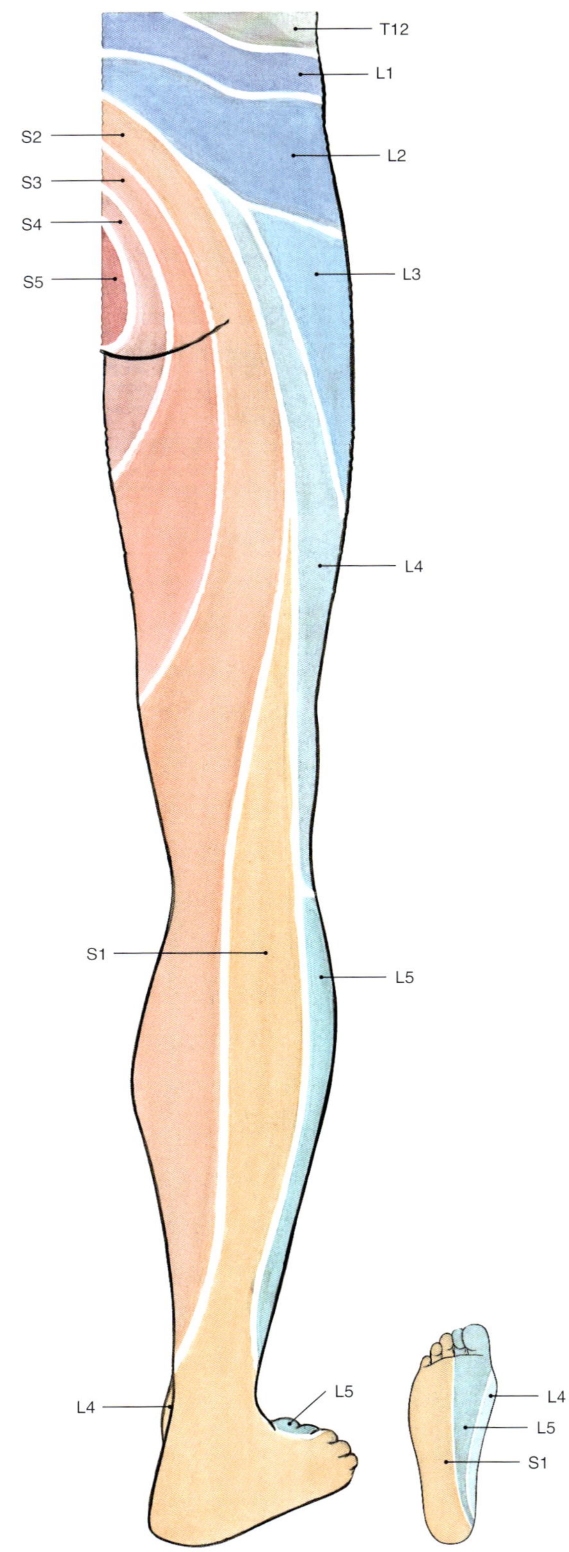

Abb. 1374 Segmentale Hautinnervation (Dermatome) der unteren Extremität.

Hautinnervation

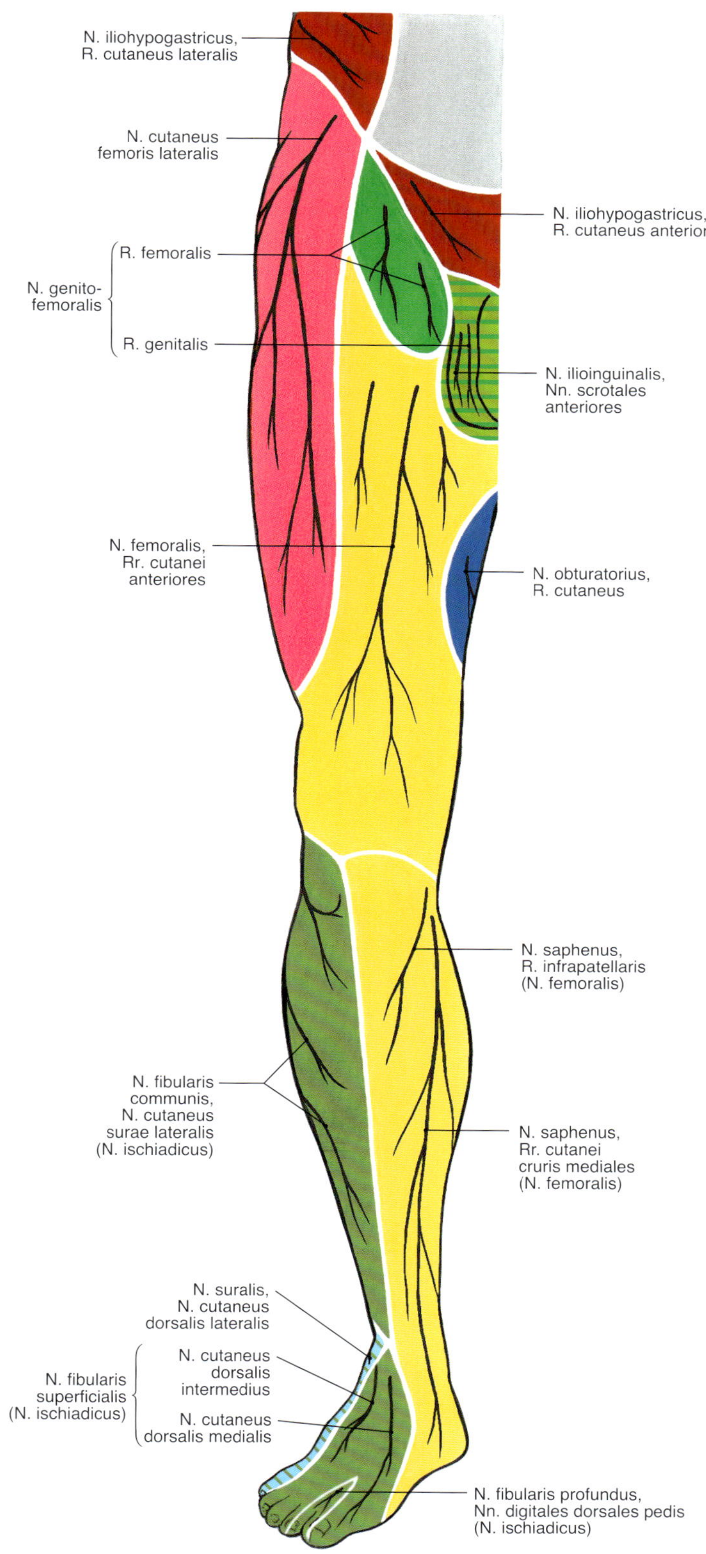

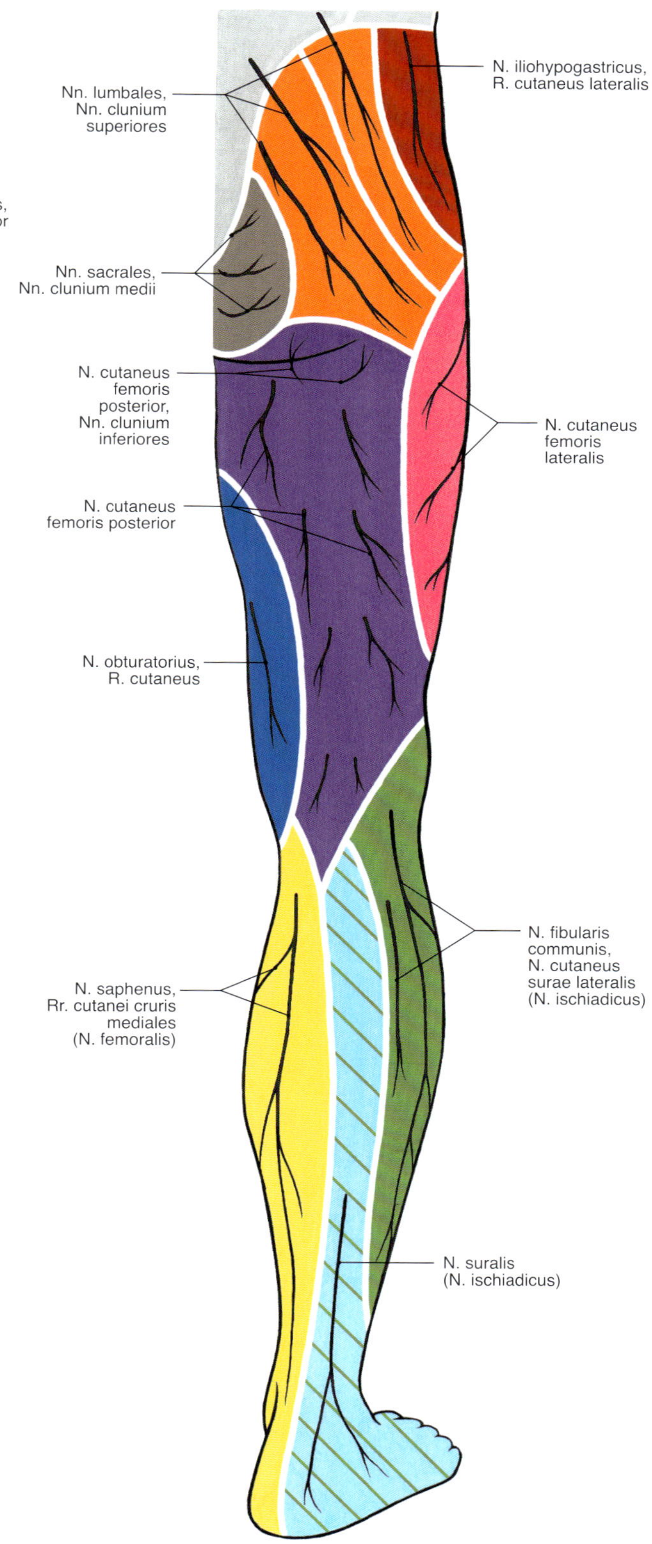

Nn. lumbales
Nn. sacrales
N. iliohypogastricus
N. cutaneus femoris lateralis
N. genitofemoralis
N. femoralis
N. obturatorius
N. cutaneus femoris posterior
N. fibularis
N. suralis

Abb. 1375 Hautnerven der unteren Extremität.

Abb. 1376 Hautnerven der unteren Extremität.

N. femoralis und N. obturatorius

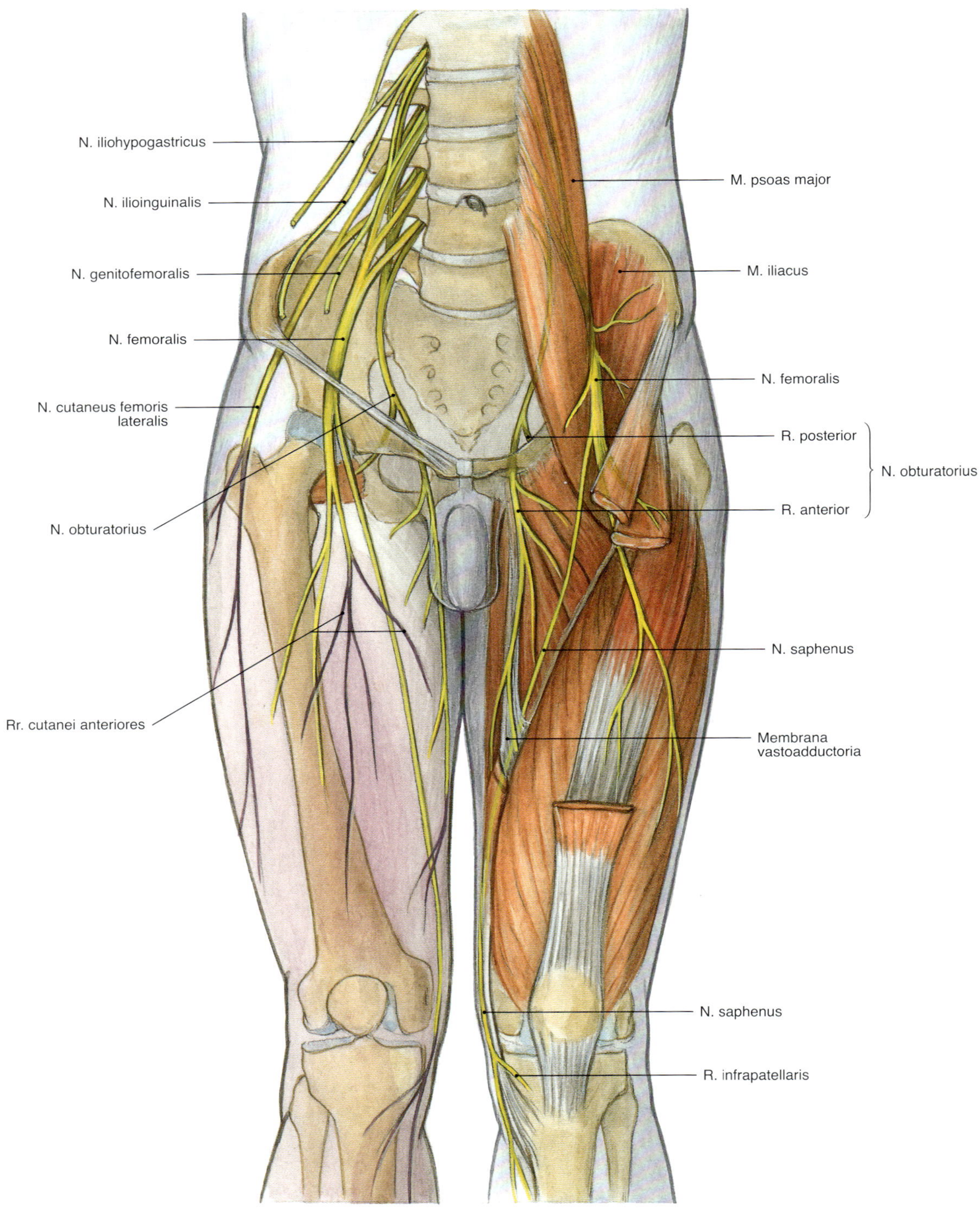

Abb. 1377 N. femoralis und N. obturatorius;
Übersicht;
Hautinnervation in Lila.

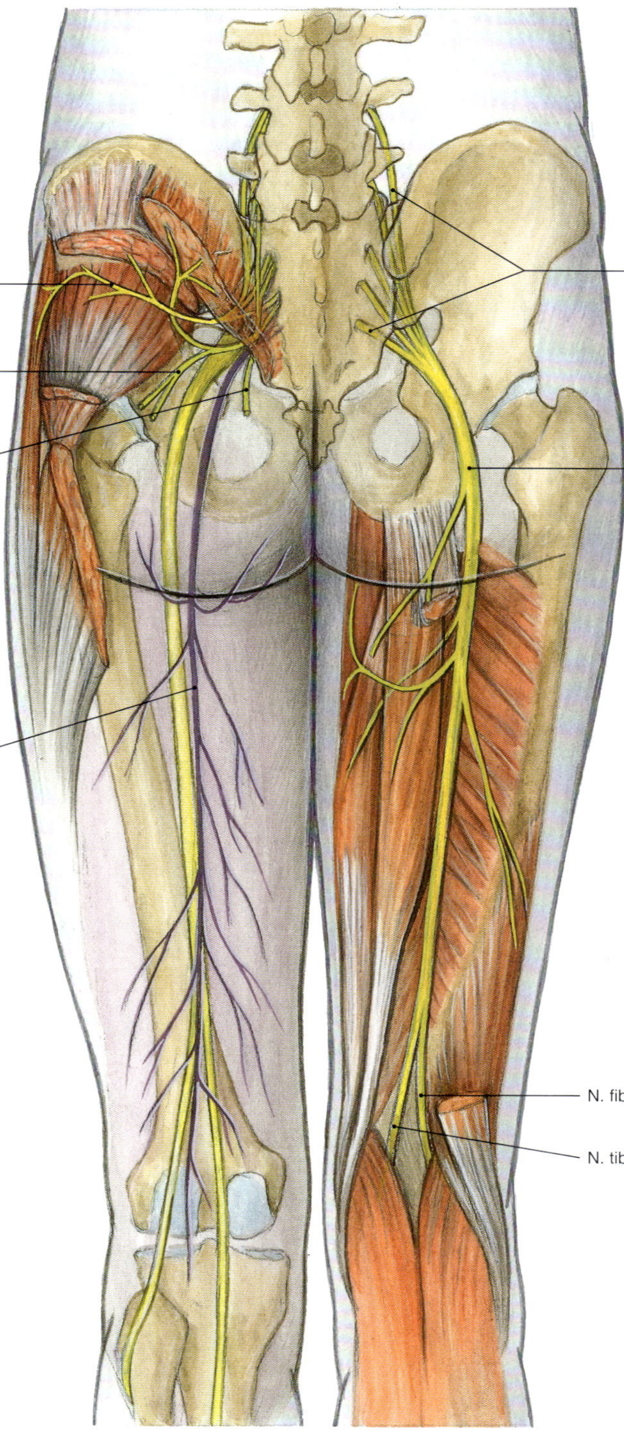

Abb. 1378 Nn. glutei und N. ischiadicus; Übersicht; Hautinnervation in Lila.

N. tibialis und N. fibularis

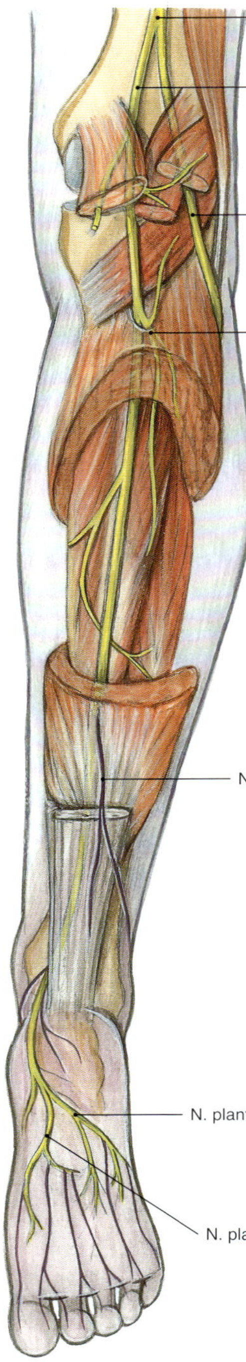

Abb. 1379 N. tibialis; Übersicht; Hautinnervation in Lila.

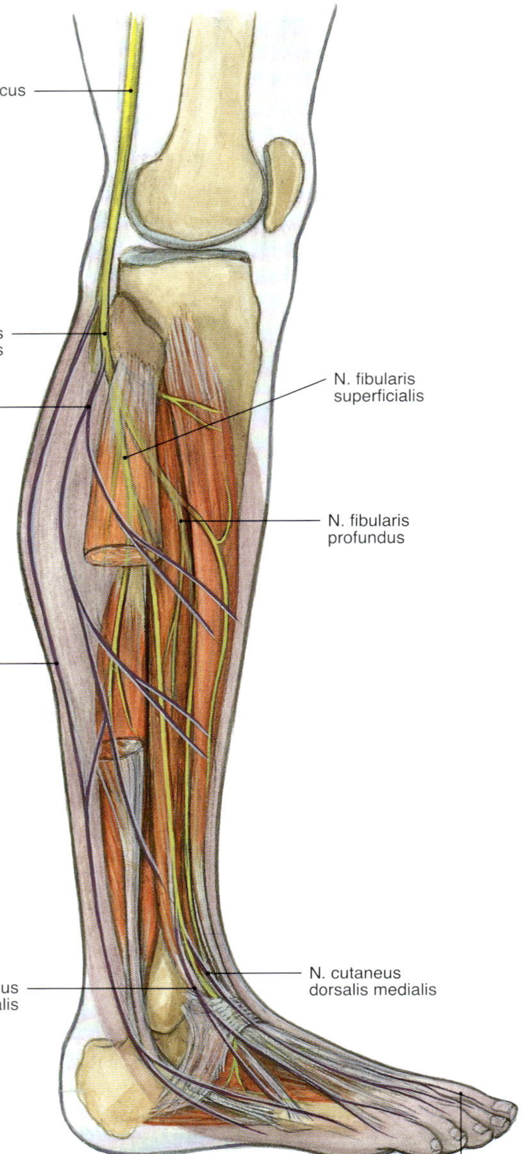

Abb. 1380 N. fibularis; Übersicht; Hautinnervation in Lila.

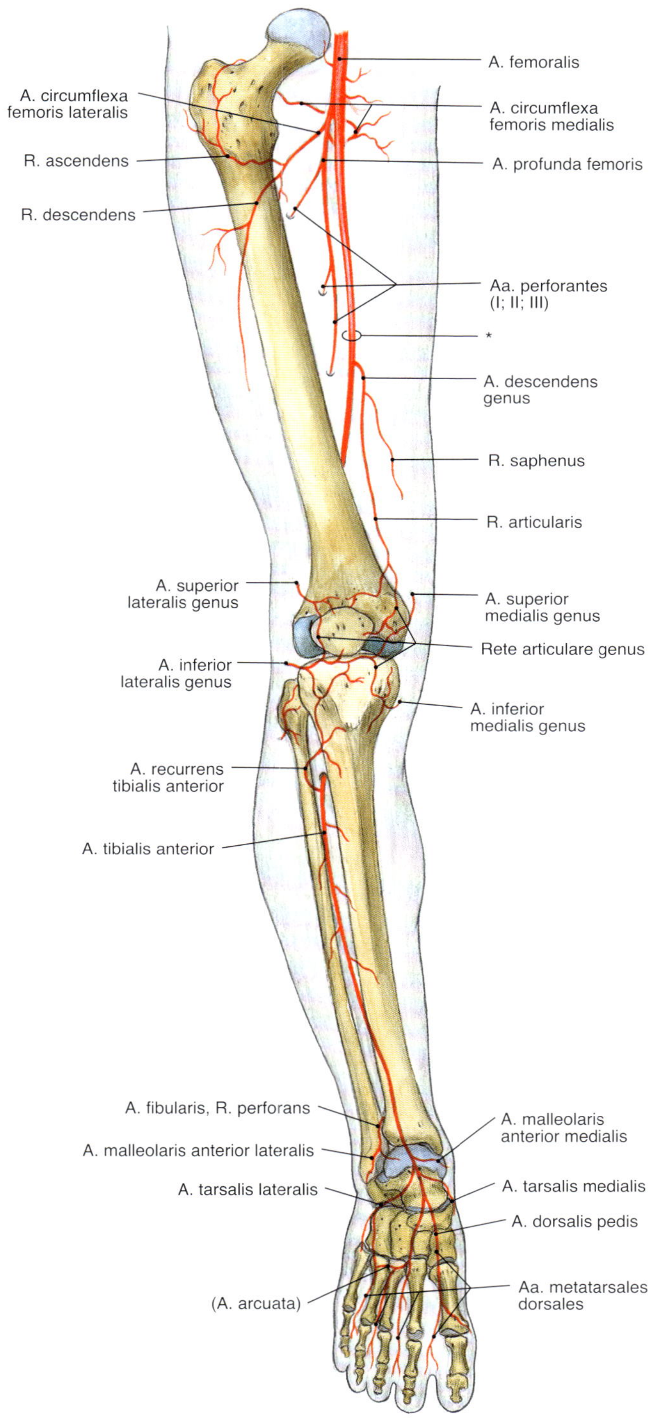

Abb. 1381 Arterien der unteren Extremität; Übersicht; von ventral.
Das Teilstück der A. femoralis zwischen dem Abgang der A. profunda femoris und dem Eintritt in den Canalis adductorius [*] wird klinisch auch als A. femoralis superficialis bezeichnet.

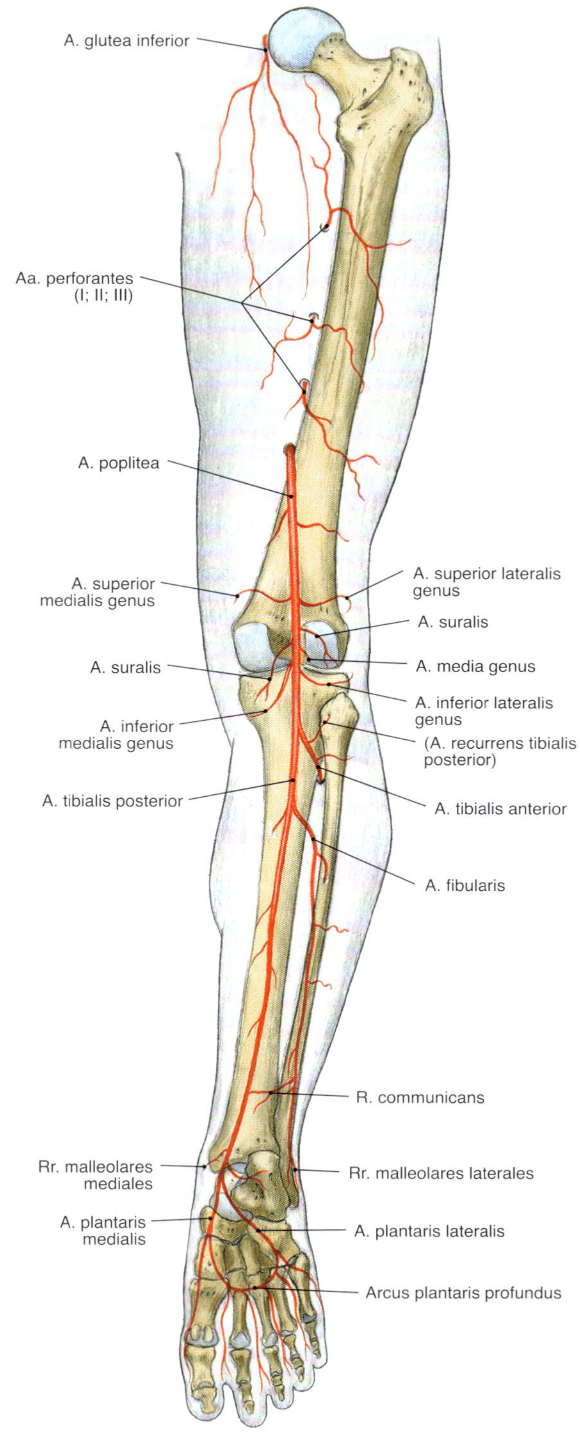

Abb. 1382 Arterien der unteren Extremität; Übersicht; von dorsal.

Venen und Lymphgefäße des Beins

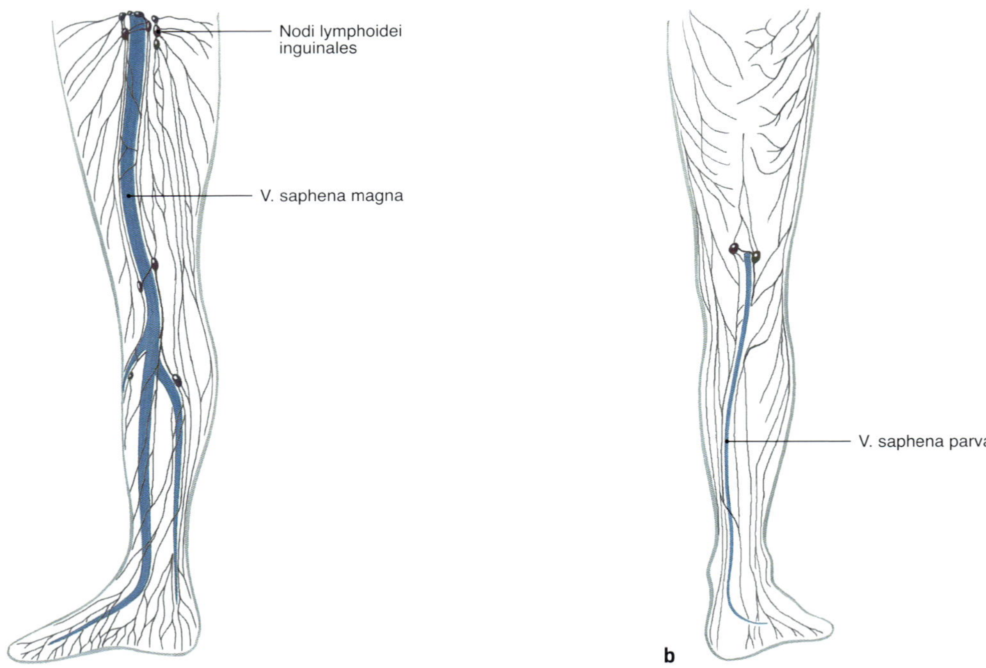

Abb. 1383 a, b Venen und Lymphgefäße des Beins; Übersicht.
a von medial
b von dorsal

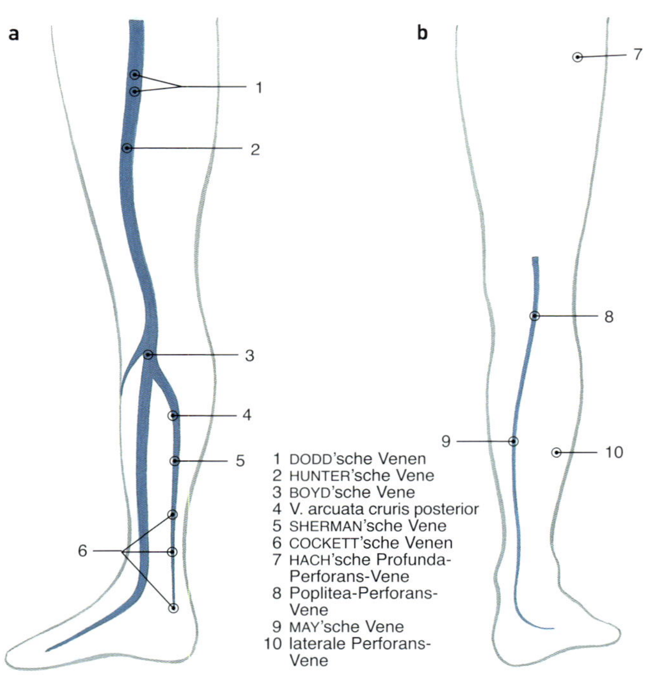

Abb. 1384 a, b Vv. perforantes; Übersicht (nach HACH, 1986).
a von medial
b von dorsal

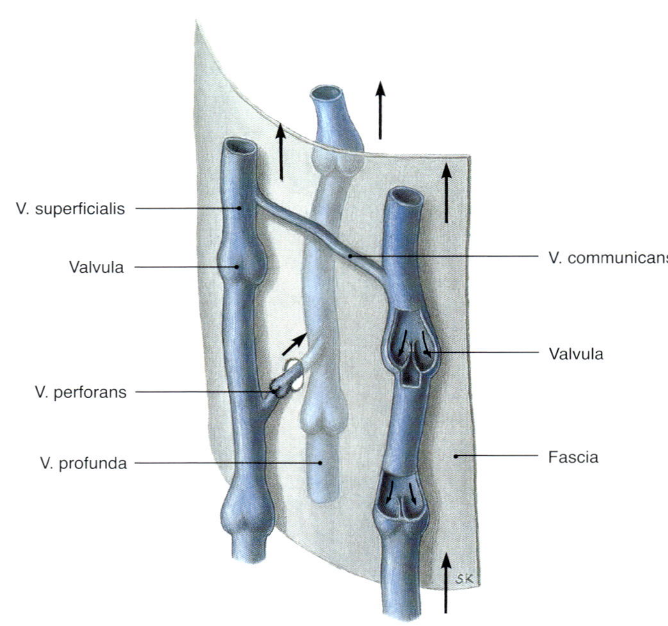

Abb. 1385 Venen der unteren Extremität; Gliederungsprinzip.
Abflussstörungen der Venen der unteren Extremität, insbesondere die Varikosis, gehören zu den häufigen Gefäßerkrankungen. Ist eines der Venensysteme vollständig verschlossen, so kommt den Vv. perforantes zur Gewährleistung der Drainage eine entscheidende Bedeutung zu.

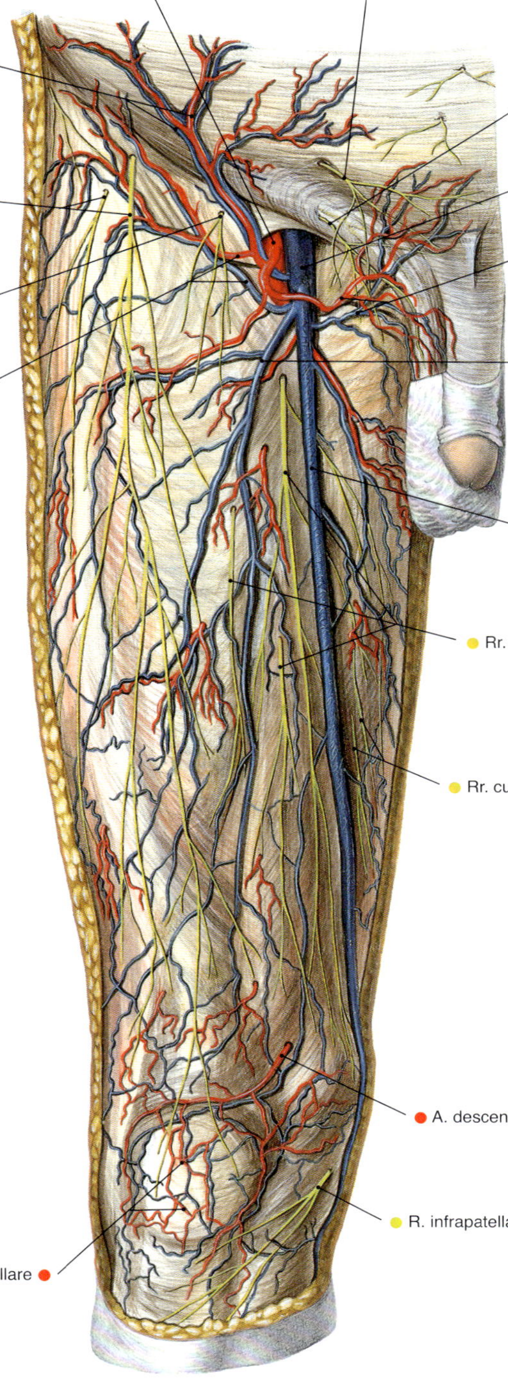

Abb. 1386 Epifasziale Gefäße und Nerven von Leistenregion, Regio inguinalis, Oberschenkel, Regio femoris anterior, und Knie, Regio genus anterior.

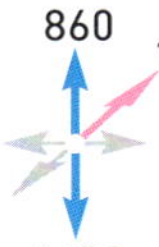

Lymphgefäße der Leistenregion

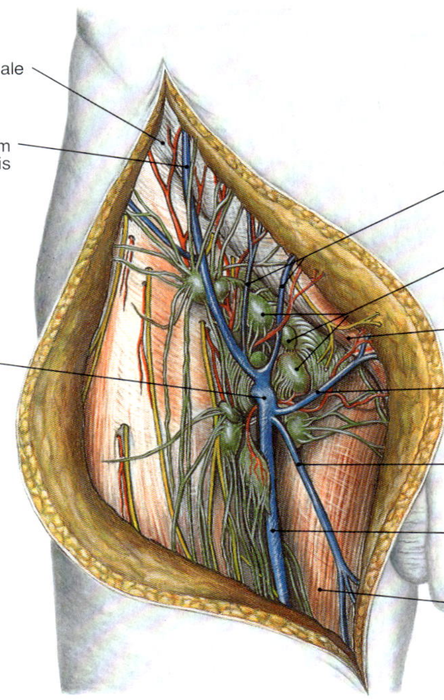

Abb. 1387 Oberflächliche Lymphgefäße, Lymphknoten und Venenstämme der Leistenregion, Regio inguinalis.

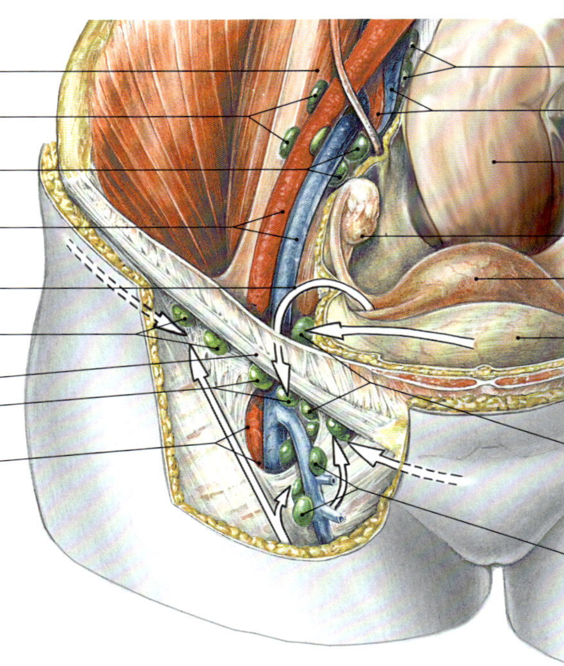

Abb. 1388 Einzugsgebiete der Lymphknoten der Leistenregion, Regio inguinalis, bei der Frau;
Übersicht.
Die Pfeile geben mögliche Flussrichtungen der Lymphe an.

* Aus dem Bereich des medialen Tubenabschnitts und des Fundus uteri kann in seltenen Fällen Lymphe auch über das Lig. teres uteri zu den oberflächlichen Lymphknoten der Leistenregion abfließen.

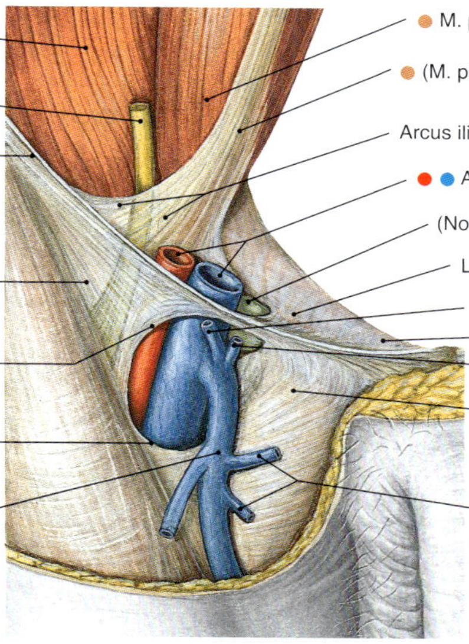

Abb. 1389 Hiatus saphenus und Lacuna vasorum; nach Entfernung der vorderen Bauchwand und des Bauchinhalts sowie Abtragung der Fascia iliaca und des Septum femorale (CLOQUET).

* auch: ROSENMÜLLER'scher Lymphknoten
** auch: GIMBERNATI'sches Band

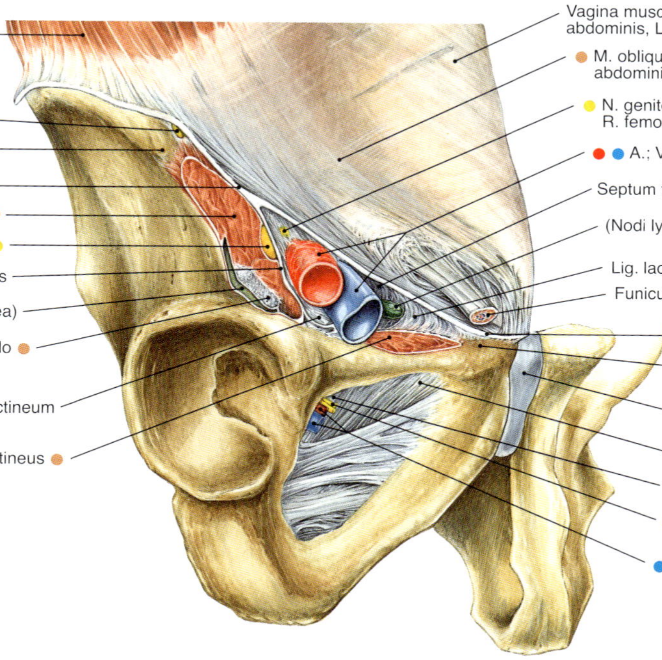

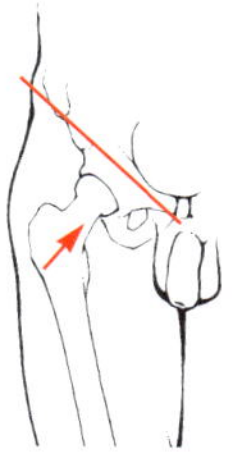

Abb. 1390 Lacunae musculorum et vasorum; schräger Schnitt auf Höhe des Leistenbandes.

Gefäße und Nerven des Oberschenkels

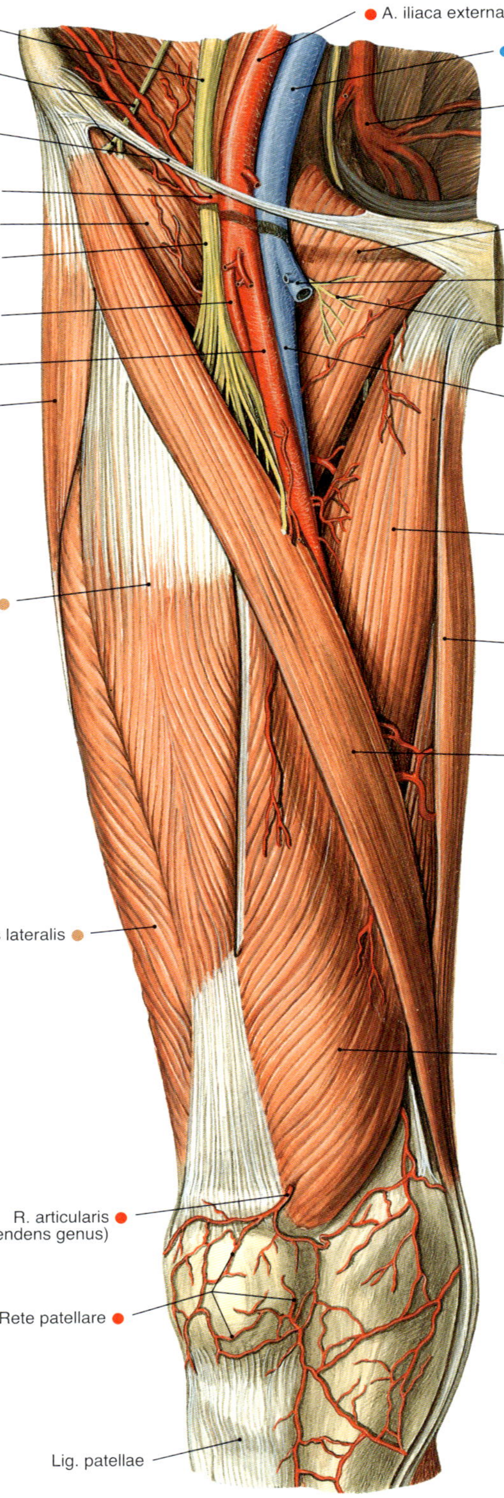

1154
1156
1159
1392
1386
1407

Abb. 1391 Gefäße und Nerven des Oberschenkels, Regio femoris anterior;
nach Abtragung der Fascia lata bis auf den Tractus iliotibialis.

* In Gegenüberstellung zur A. profunda femoris wird die A. femoralis im klinischen Sprachgebrauch häufig als A. femoralis superficialis zeichnet.

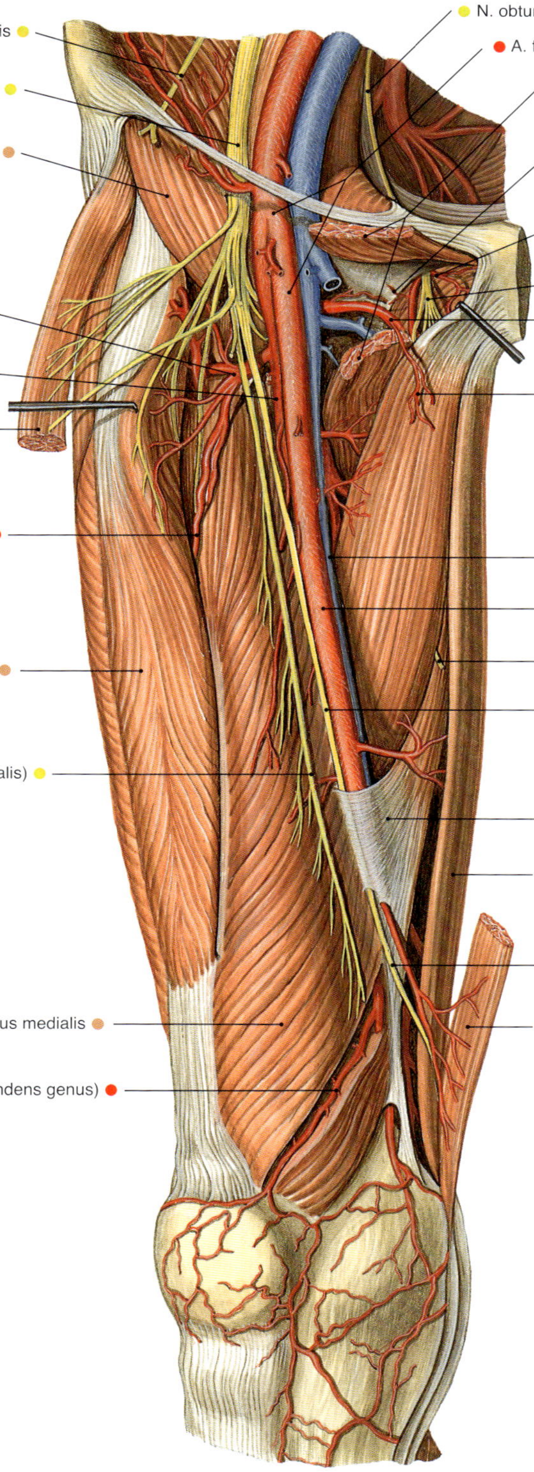

1154
1156
1159
1393
1391
1408

Abb. 1392 Gefäße und Nerven des Oberschenkels, Regio femoris anterior;
nach teilweiser Entfernung des M. sartorius und Durchtrennung des M. pectineus.

* Der Eingang in den Adduktorenkanal wird von den Mm. vastus medialis und adductor longus sowie vom Septum intermusculare vastoadductorium gebildet, das sich zwischen ihnen ausspannt.

Gefäße und Nerven des Oberschenkels

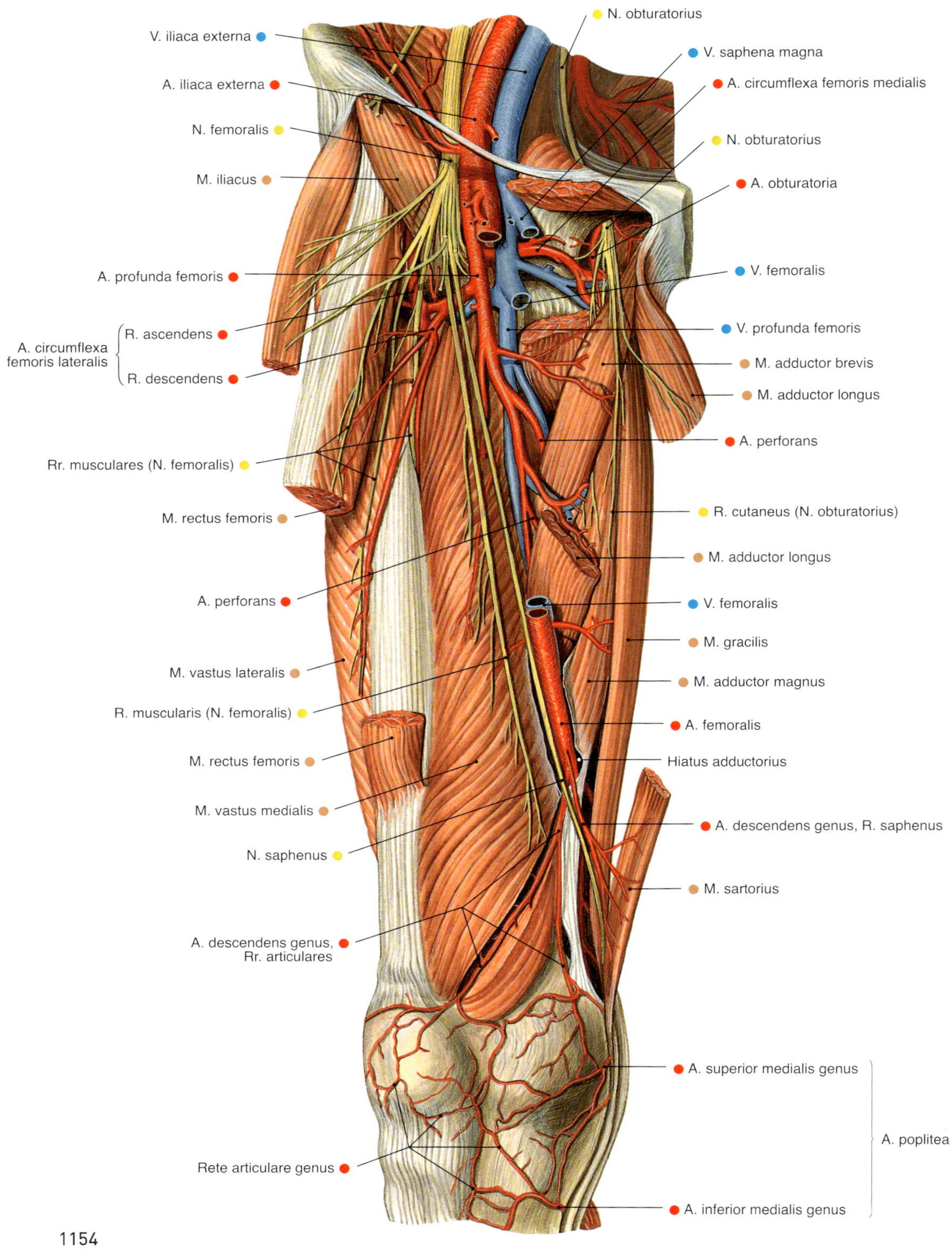

1154
1156
1159
1392 1408

Abb. 1393 Gefäße und Nerven des Oberschenkels, Regio femoris anterior; tiefe Schicht nach teilweiser Entfernung der Mm. sartorius und rectus femoris sowie Durchtrennung der Mm. pectineus und adductor longus; Adduktorenkanal fast zur Gänze eröffnet.

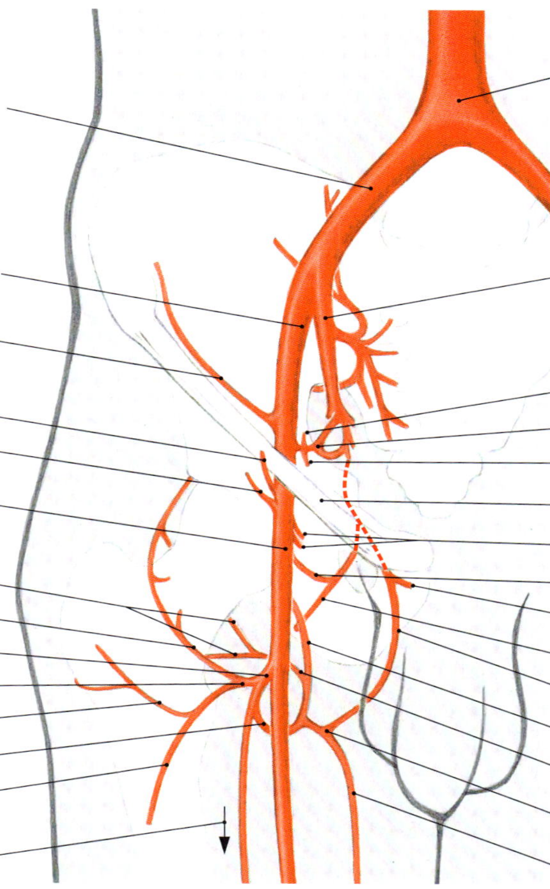

Abb. 1394 Arterien der Hüfte und des Oberschenkels; Übersicht.

Das Verzweigungsmuster dieser Arterien ist sehr variabel. Diese Art des Abgangs und der Verzweigung der A. profunda femoris findet sich in etwa 58 % der Fälle.

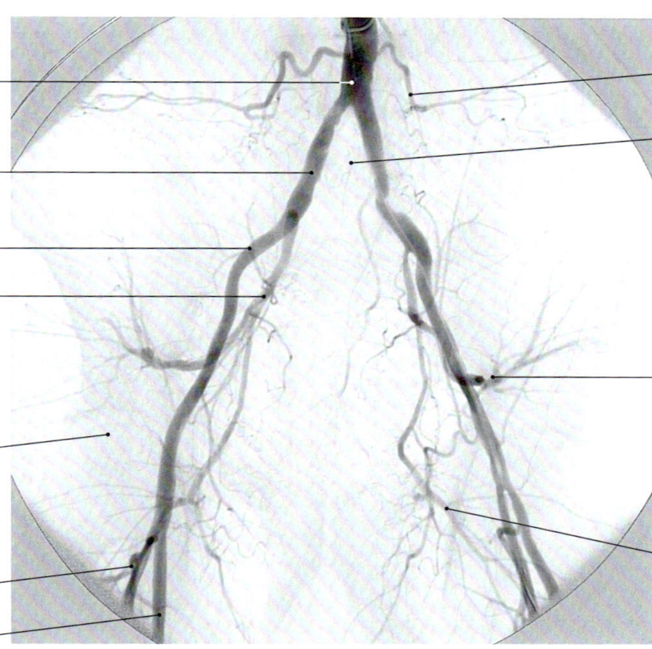

Abb. 1395 Becken- und Oberschenkelarterien; digitale Subtraktionsangiographie (DSA).

Venen und Nerven des Oberschenkels

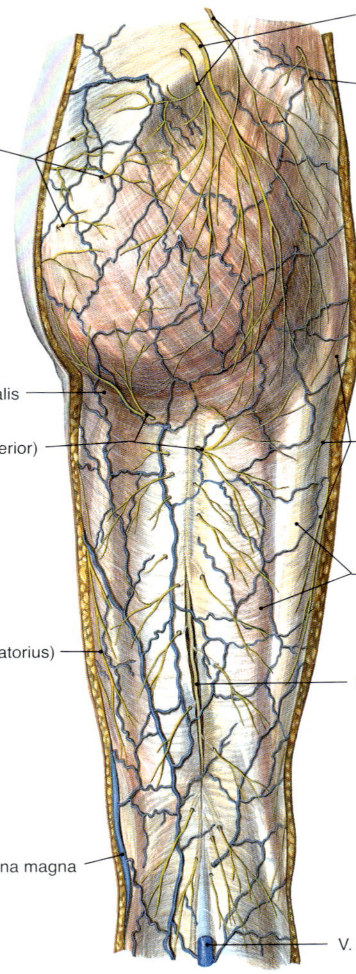

812
1398
1404

Abb. 1396 Epifasziale Venen und Nerven des Oberschenkels, Regio femoris posterior, der Gesäßregion, Regio glutealis, und der Kniekehle, Fossa poplitea.

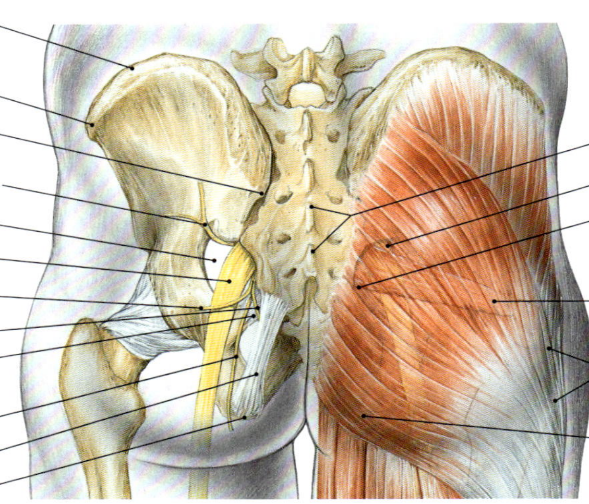

Abb. 1397 Projektion der Skelettkontur und des N. ischiadicus auf die Oberfläche der Gesäßregion, Regio glutealis.

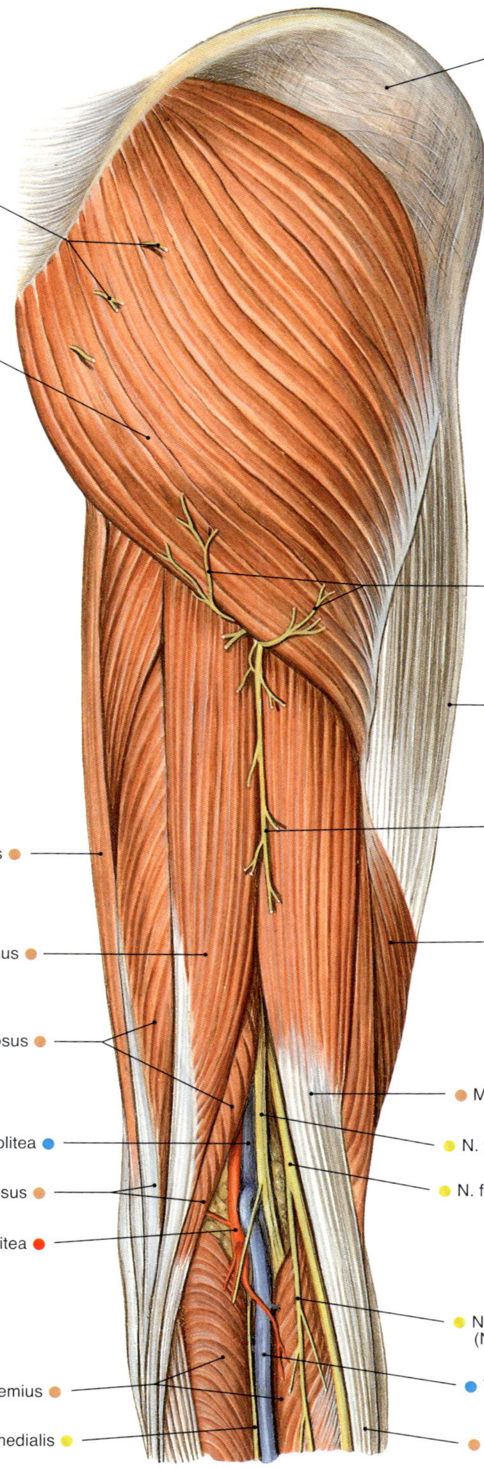

Abb. 1398 Gefäße und Nerven der Gesäßregion, Regio glutealis, des Oberschenkels, Regio femoris posterior, und der Kniekehle, Fossa poplitea.

1399
1396
1411

Gefäße und Nerven des Oberschenkels

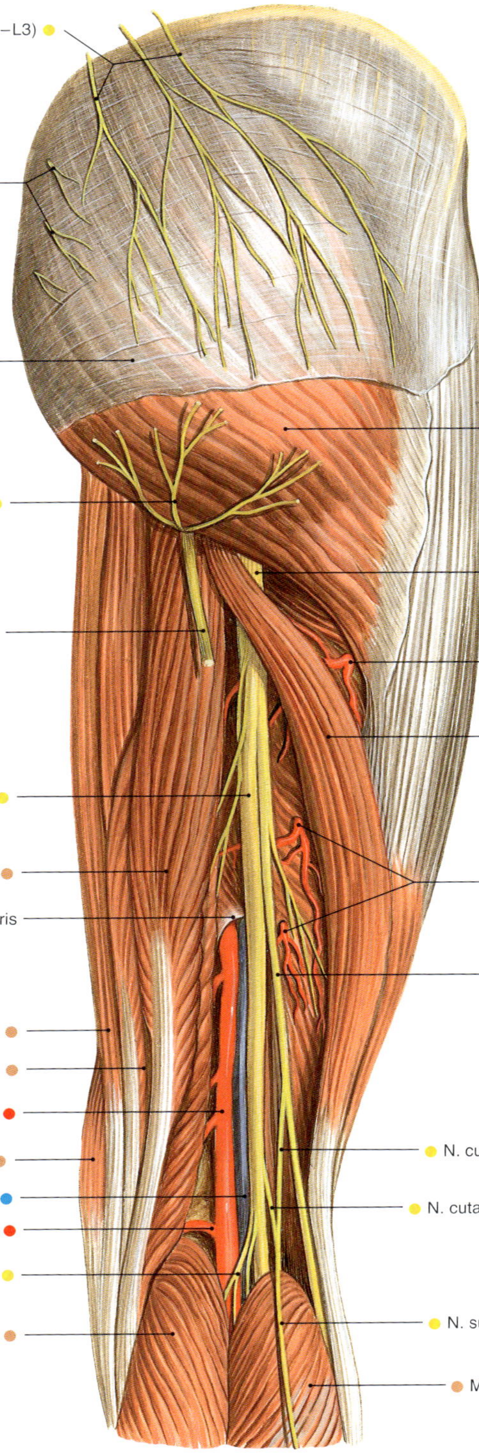

1400
1398

Abb. 1399 Gefäße und Nerven der Gesäßregion, Regio glutealis, des Oberschenkels, Regio femoris posterior, und der Kniekehle, Fossa poplitea;
Caput longum des M. biceps femoris nach lateral weggezogen.
Bei diesem Präparat zweigen die Nn. cutanei surae medialis et lateralis relativ weit proximal ab.

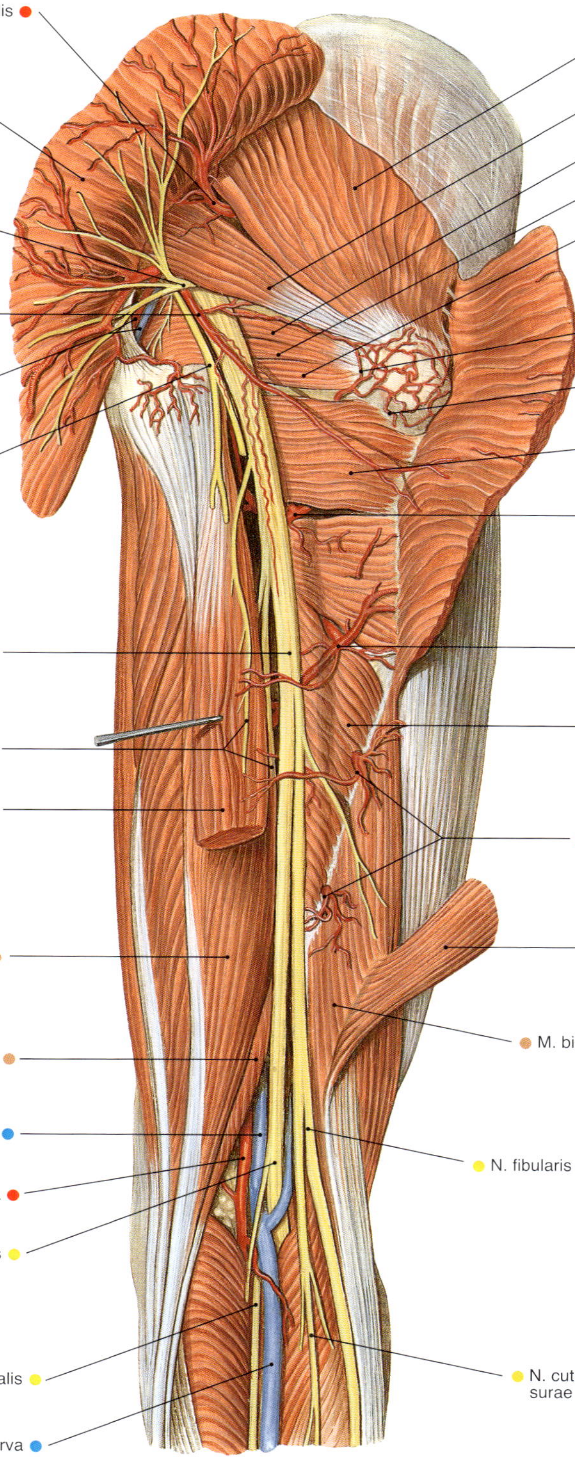

Abb. 1400 Gefäße und Nerven der Gesäßregion, Regio glutealis, des Oberschenkels, Regio femoris posterior, und der Kniekehle, Fossa poplitea;
nach Durchtrennung des M. gluteus maximus und des Caput longum des M. biceps femoris.

1399
1411
1413
1414

Gefäße und Nerven der Gesäßregion

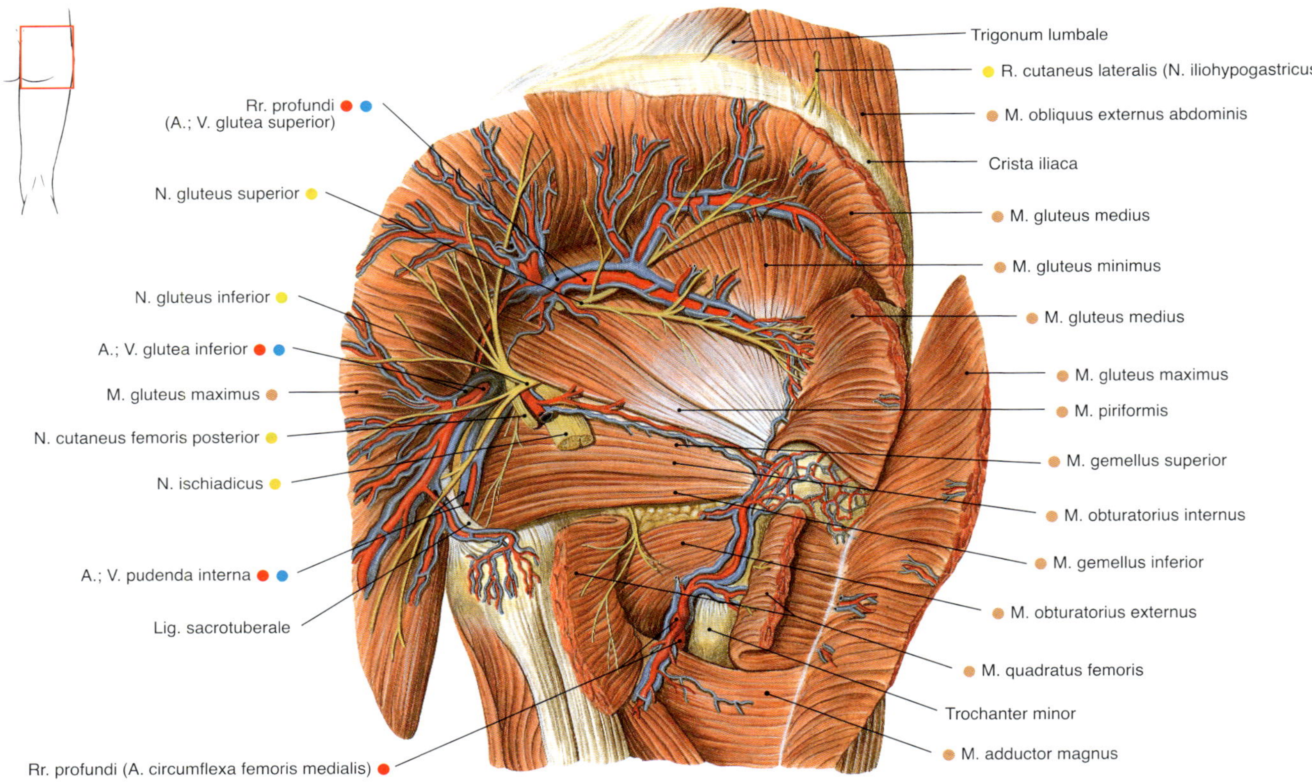

Abb. 1401 Gefäße und Nerven der Gesäßregion, Regio glutealis; nach Durchtrennung und teilweiser Ablösung der Mm. glutei maximus und medius; N. ischiadicus nach seinem Durchtritt durch das Foramen infrapiriforme entfernt.

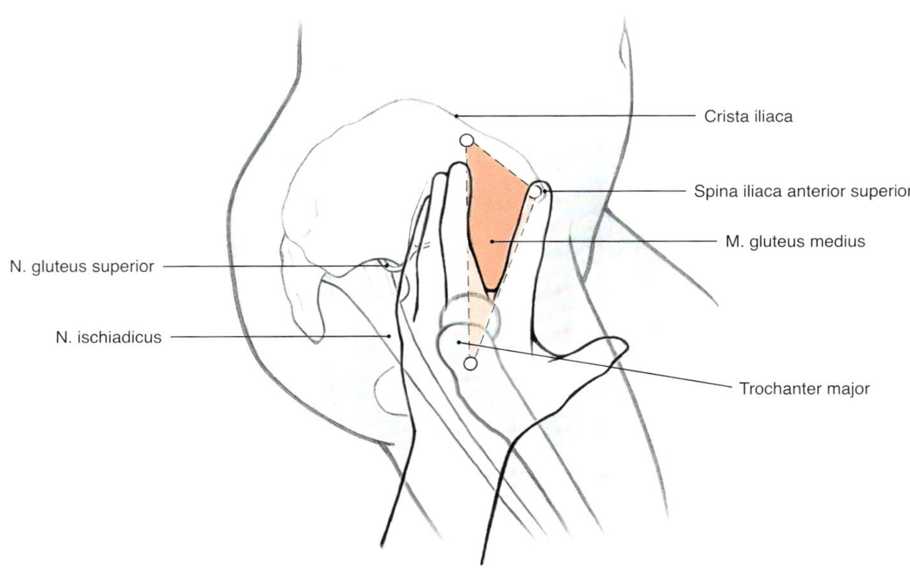

Abb. 1402 Ventrogluteale Injektion (nach A. v. HOCHSTETTER). Um mit größtmöglicher Sicherheit dem N. gluteus superior und besonders der A. glutea superior auszuweichen, wird in das dreieckige Feld injiziert, das sich aus den beiden gespreizten Fingern und der Crista iliaca ergibt. Der Zeigefinger – oder bei Verwendung der rechten Hand der Mittelfinger – liegt dabei der Spina iliaca anterior superior, die Handfläche dem Trochanter major an. Da das Injektionsmittel möglichst gefäßfern im Bauch des M. gluteus medius deponiert werden soll, darf die Richtung der Injektionsnadel die Finger nicht unterkreuzen. Eine gewisse Gefahr bleibt allerdings für den Nervenast bestehen, der aus dem N. gluteus superior zum M. tensor fasciae latae zieht.

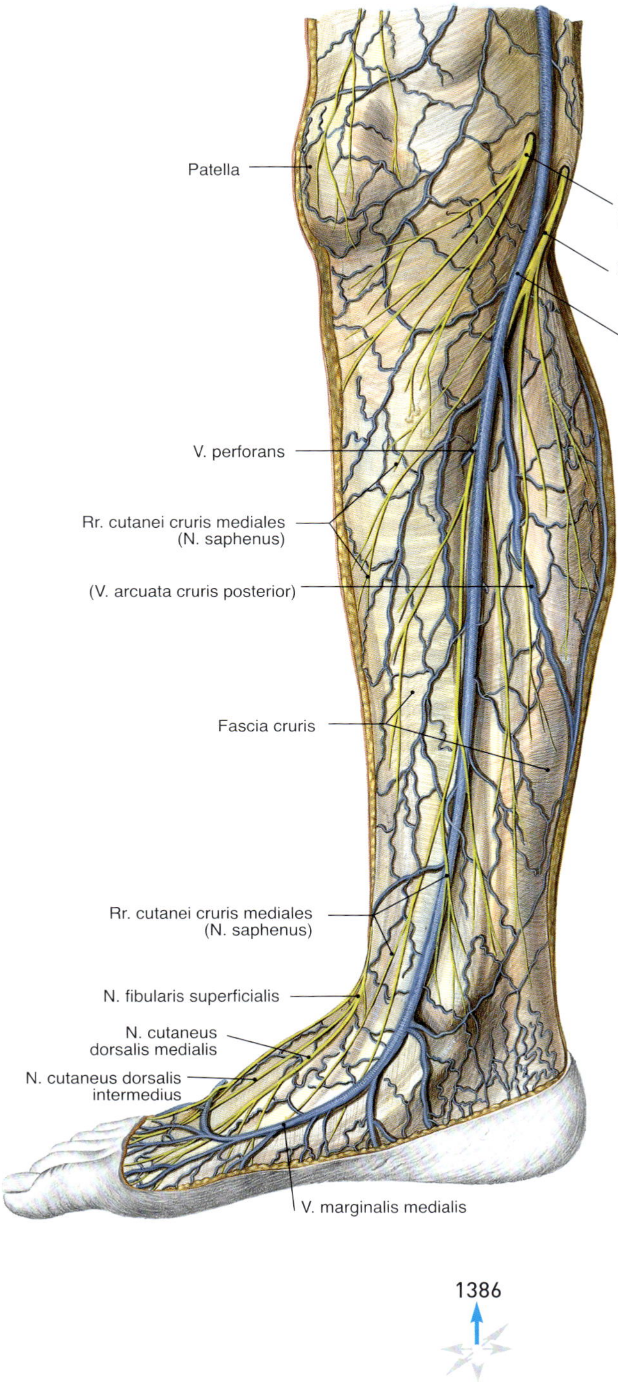

Abb. 1403 Epifasziale Venen und Nerven des Unterschenkels, Regiones cruris und pedis.

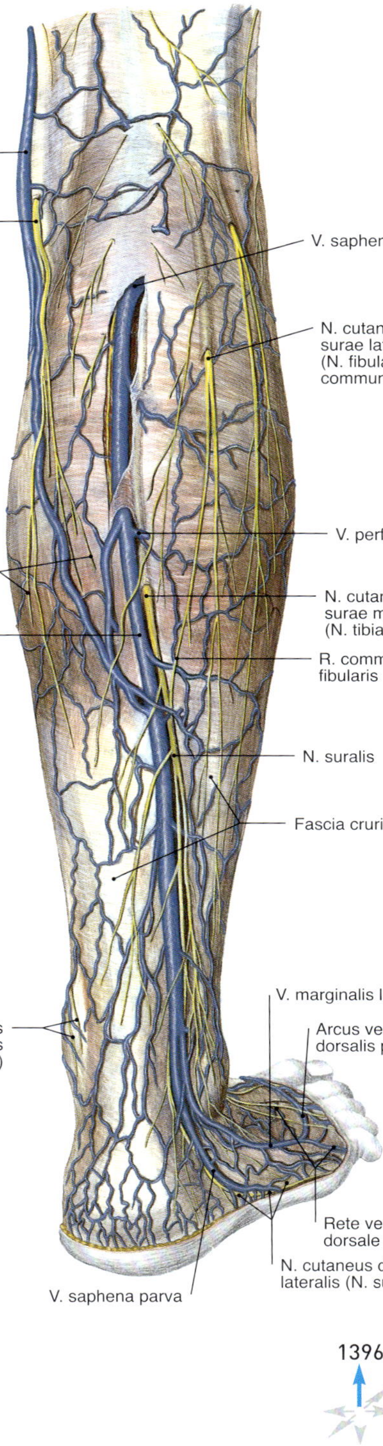

Abb. 1404 Epifasziale Venen und Nerven des Unterschenkels, Regiones cruris und pedis; Fascia cruris proximal gespalten.
* klinisch auch: MAY'sche Vene

Gefäße und Nerven des Unterschenkels

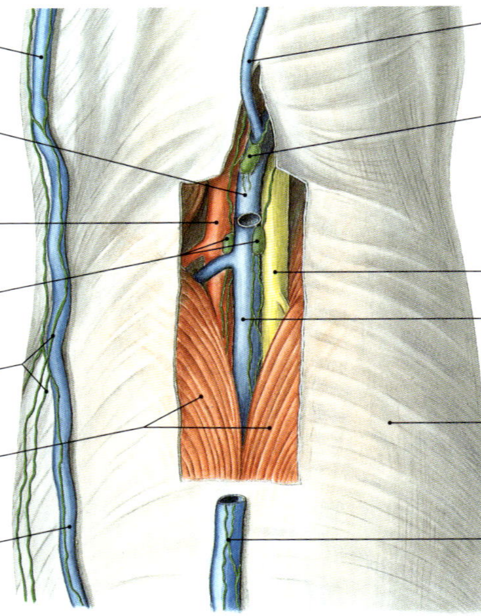

Abb. 1405 Gefäße und Nerven der Kniekehle, Fossa poplitea;
nach Spaltung der Fascia cruris und teilweiser Entfernung der V. saphena parva.

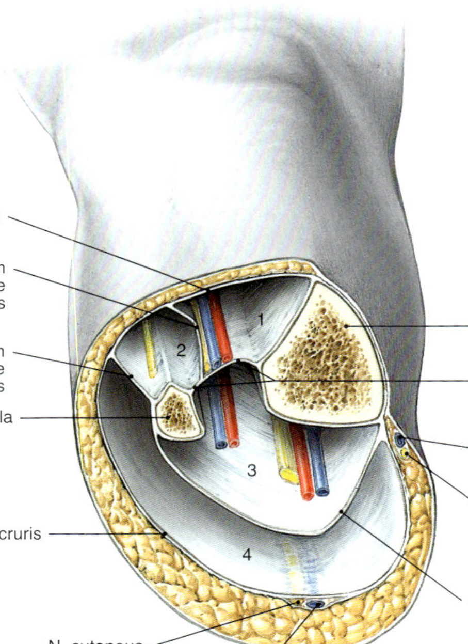

1 Compartimentum cruris anterius:
A.; V. tibialis anterior
N. fibularis profundus
M. tibialis anterior
M. extensor digitorum longus
M. extensor hallucis longus
M. fibularis [peroneus] tertius

2 Compartimentum cruris laterale:
N. fibularis superficialis
M. fibularis [peroneus] longus
M. fibularis [peroneus] brevis

3 Compartimentum cruris posterius, Pars profunda:
A.; V. tibialis posterior
A.; V. fibularis
N. tibialis
M. flexor digitorum longus
M. tibialis posterior
M. flexor hallucis longus

4 Compartimentum cruris posterius, Pars superficialis:
M. triceps surae
M. plantaris

Abb. 1406 Osteofibröse Röhren des Unterschenkels; Querschnitt oberhalb der Mitte des Unterschenkels. Die osteofibrösen Röhren werden mit ihrem Inhalt klinisch auch als Kompartimente bezeichnet.
* tiefer Anteil der Fascia cruris

→ 1425

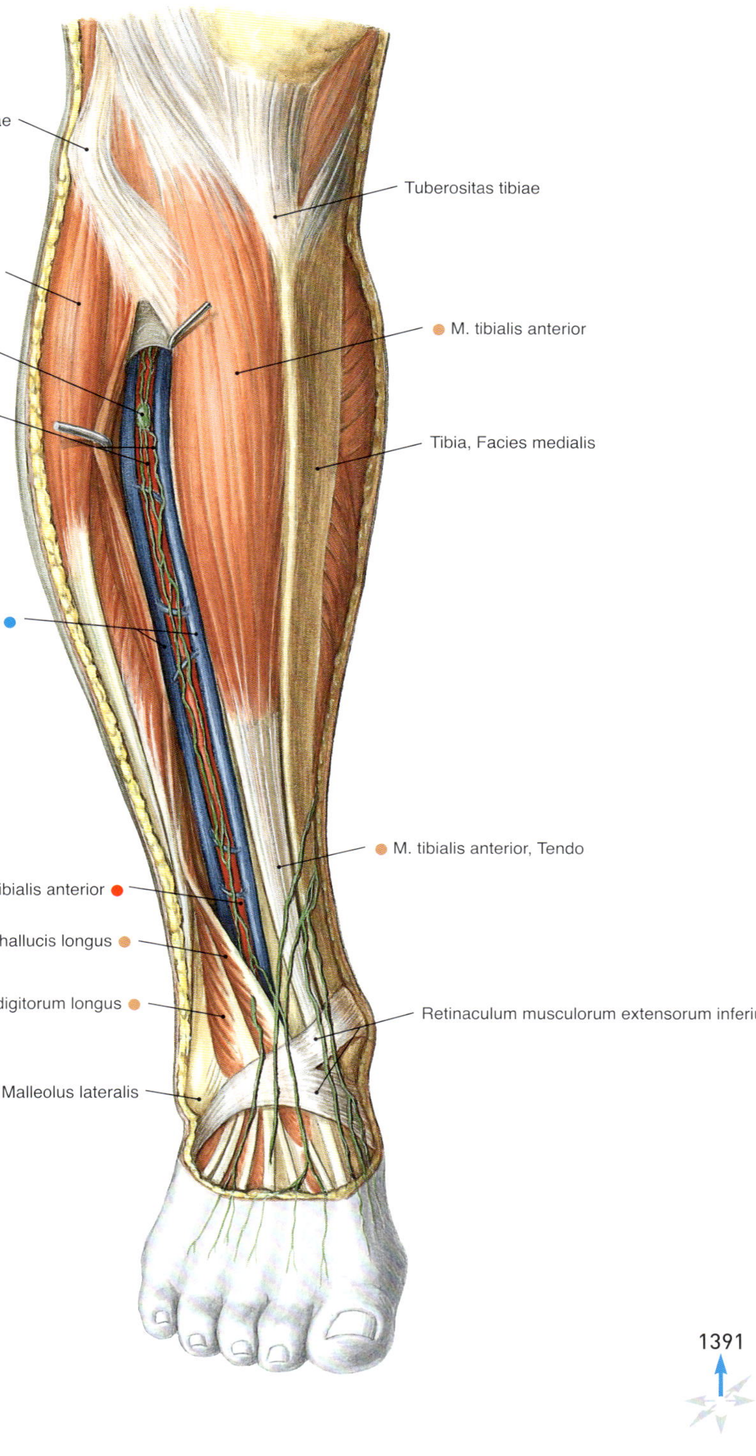

Abb. 1407 Gefäße des Unterschenkels, Regio cruris anterior;
nach Spreizung der Strecker.

Die oberflächlichen Lymphgefäße orientieren sich an den großen epifaszialen Venen. Sie sammeln sich entlang der V. saphena magna zur medialen Seite des Unterschenkels hin. Die tiefen Lymphgefäße verlaufen in den bindegewebigen Scheiden der tiefen Unterschenkelvenen und -arterien.

Arterien und Nerven des Unterschenkels

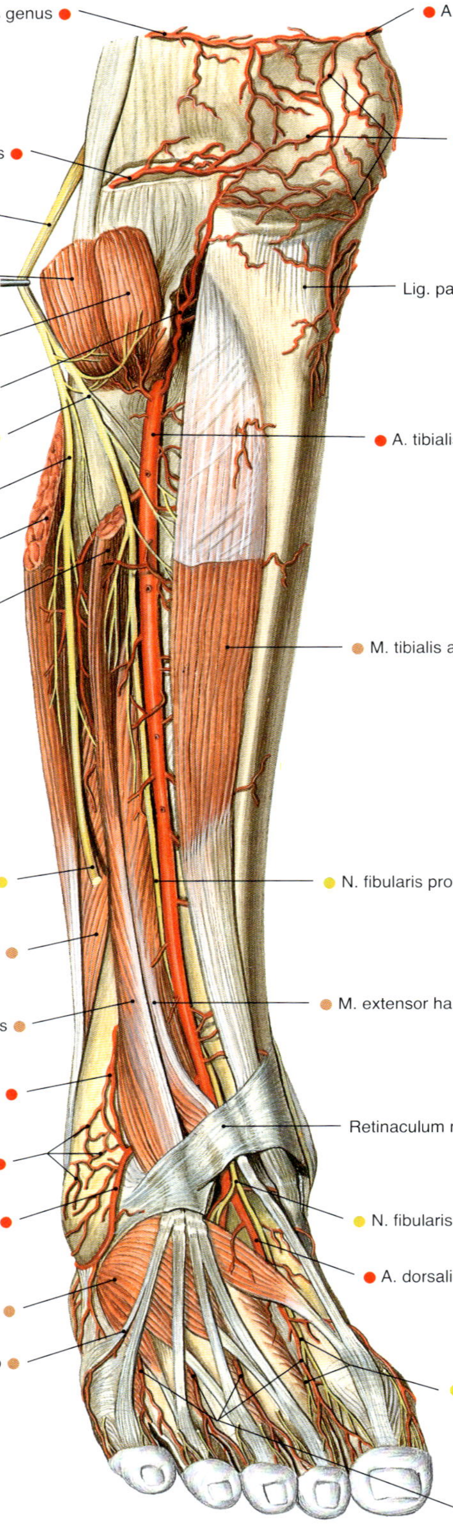

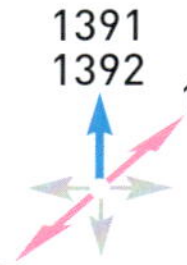

Abb. 1408 Arterien und Nerven des Unterschenkels, Regio cruris anterior, und des Fußes, Dorsum pedis; nach Abtragung der Fascia cruris und Durchtrennung der Mm. extensor digitorum longus und fibularis [peroneus] longus.

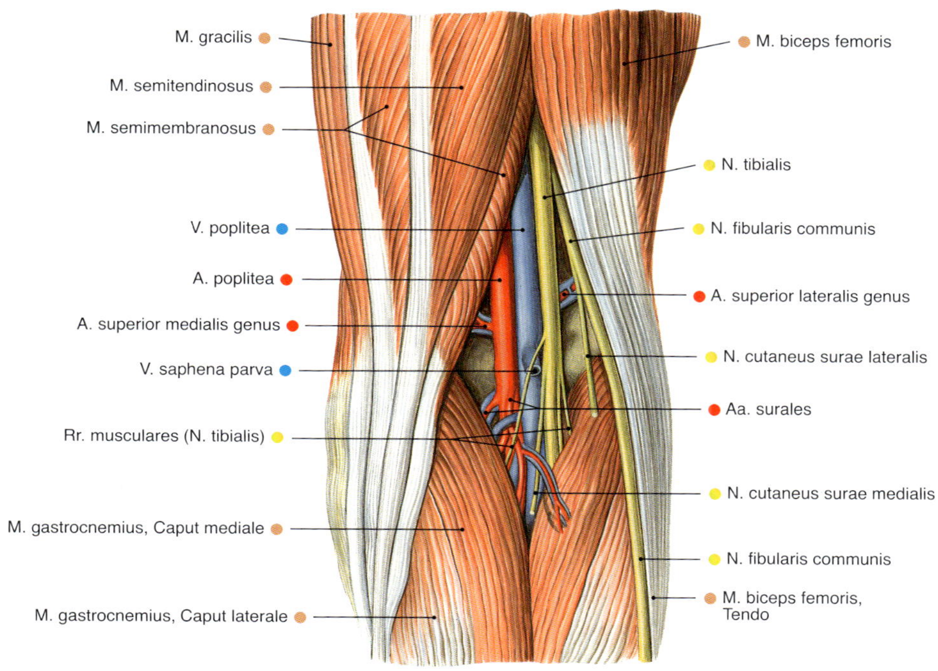

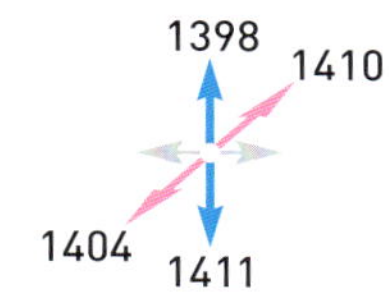

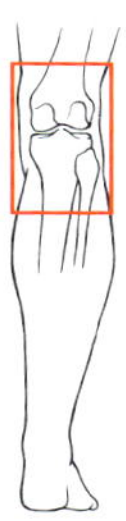

Abb. 1409 Gefäße und Nerven der Kniekehle, Fossa poplitea; nach Abtragung der Fasciae lata et cruris.

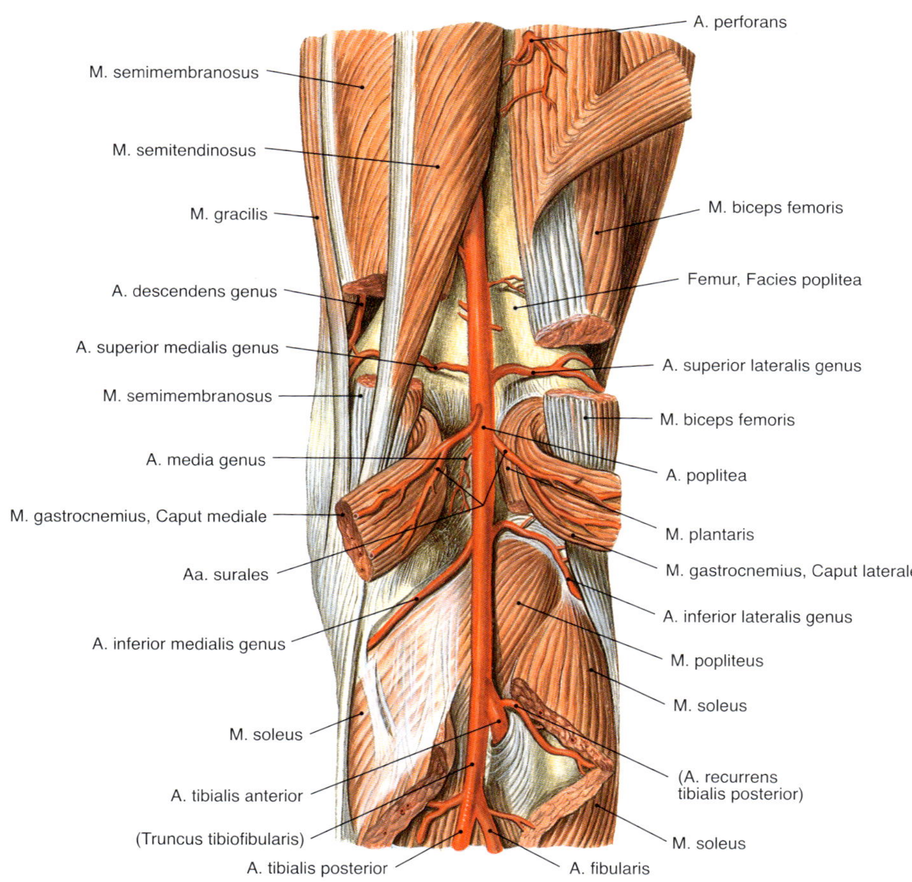

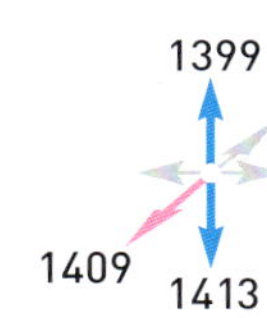

Abb. 1410 Arterien der Kniekehle, Fossa poplitea; Darstellung der arteriellen Versorgung nach teilweiser Entfernung der bedeckenden Muskeln. Dieses Verzweigungsmuster trifft in ca. 90 % zu.

Gefäße und Nerven von Kniekehle und Unterschenkel

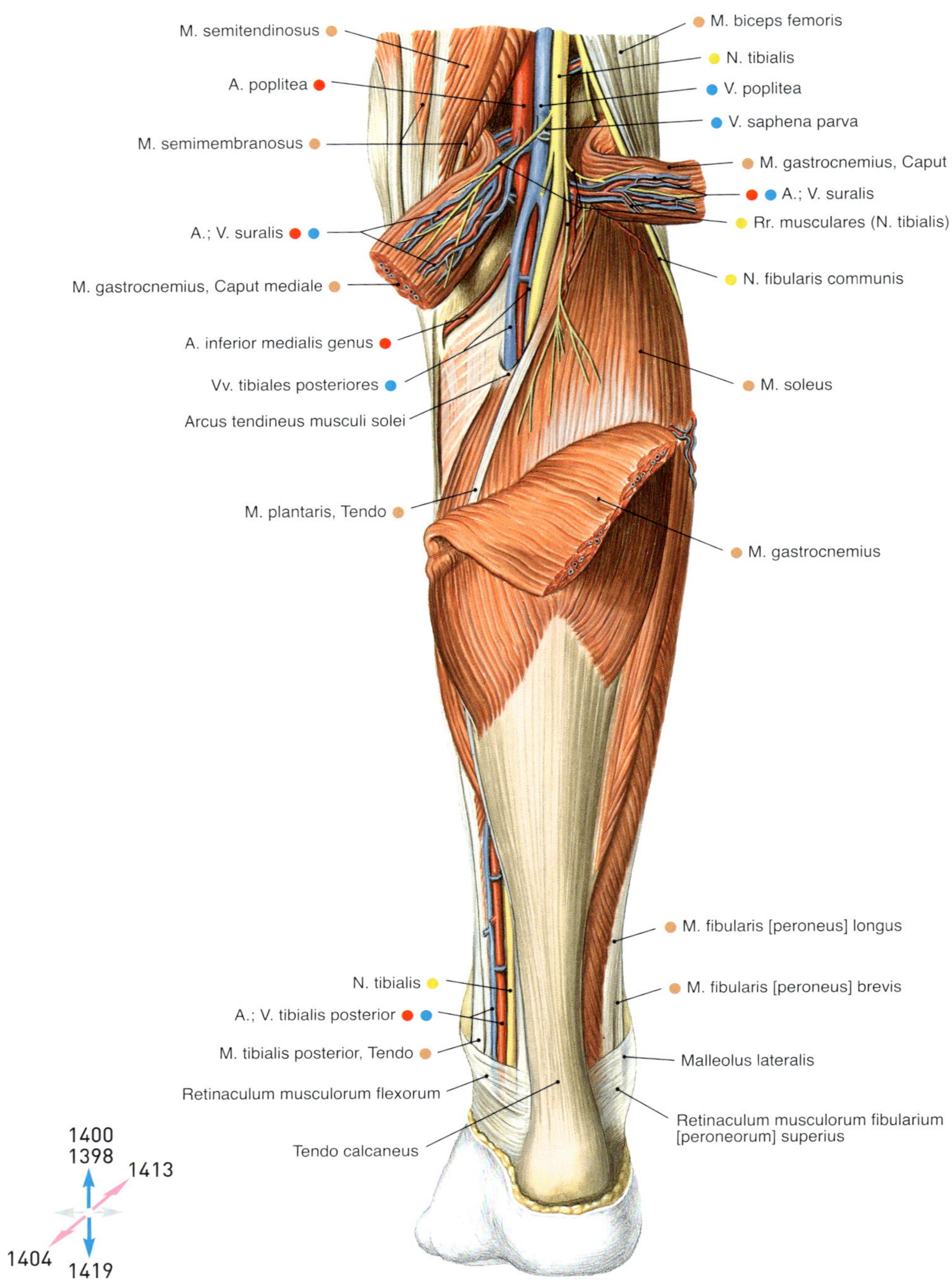

Abb. 1411 Gefäße und Nerven der Kniekehle, Fossa poplitea, und des Unterschenkels, Regio cruris posterior; nach Abtragung der Fascia cruris und Durchtrennung des M. gastrocnemius.

Abb. 1412 a–d Varietäten der Aufzweigung der A. poplitea.
- **a** gemeinsamer Stamm der Aa. tibiales anterior und posterior mit der A. fibularis
- **b** Aufzweigung der A. poplitea proximal des Oberrandes des M. popliteus
- **c** proximale Truncusbildung von A. tibialis posterior und A. fibularis
- **d** ventraler Verlauf der A. tibialis anterior in Bezug auf den M. popliteus

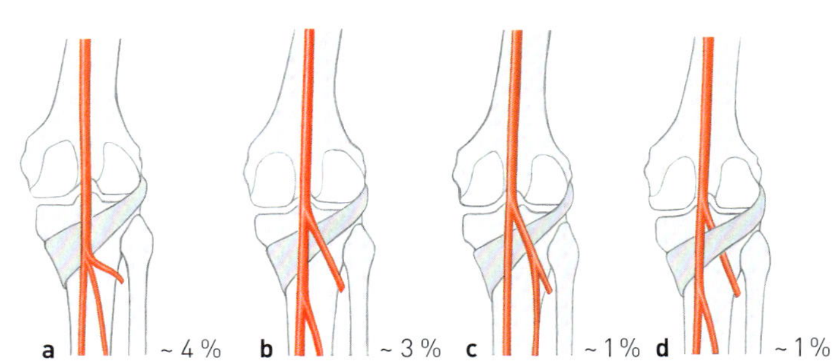

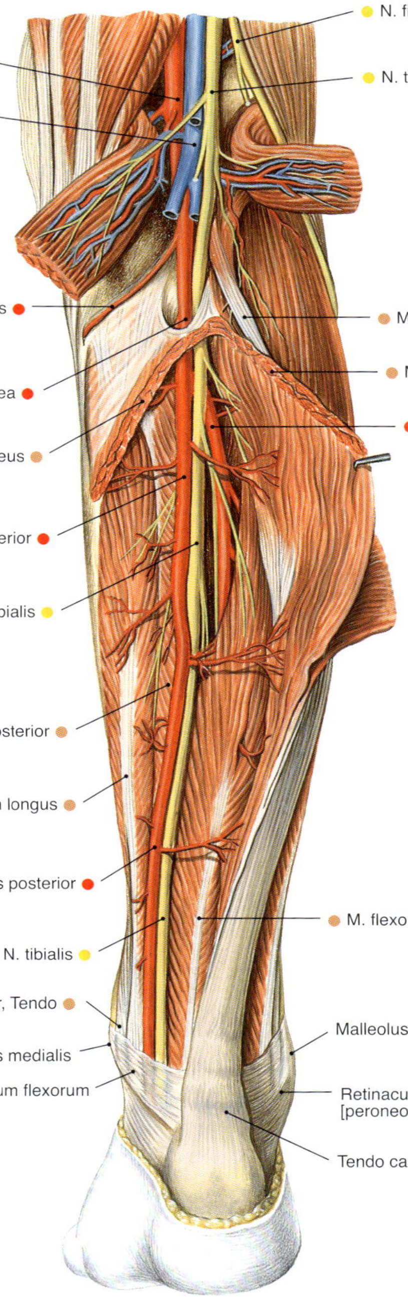

Abb. 1413 Gefäße und Nerven der Kniekehle, Fossa poplitea, und des Unterschenkels, Regio cruris posterior; tiefe Schicht.

1398
1400
1414
1411
1420

Arterien und Nerven des Unterschenkels

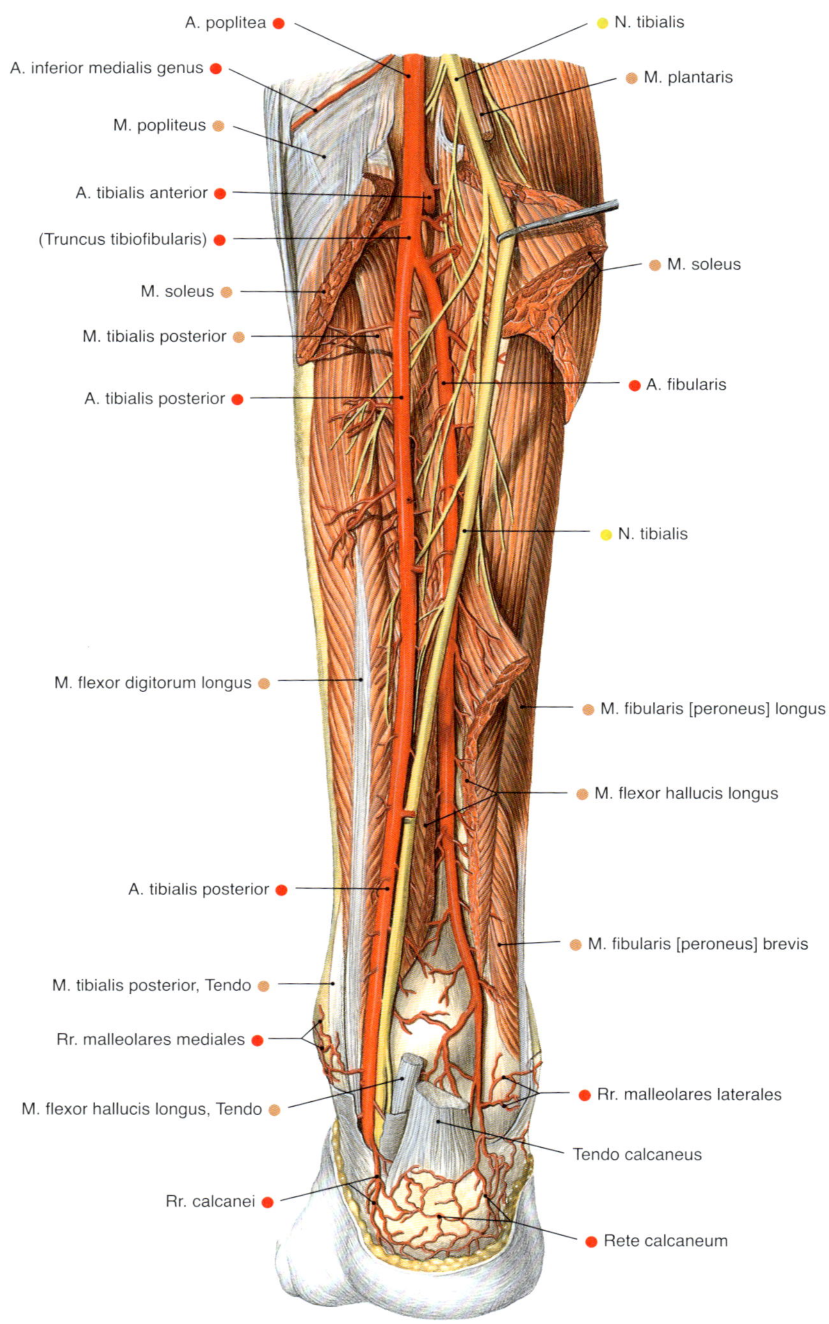

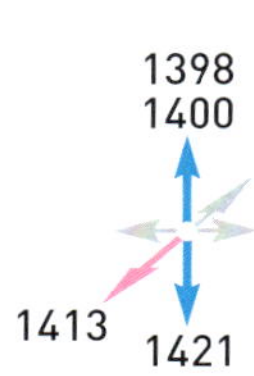

Abb. 1414 Arterien und Nerven der Kniekehle, Fossa poplitea, und des Unterschenkels, Regio cruris posterior; tiefste Schicht.

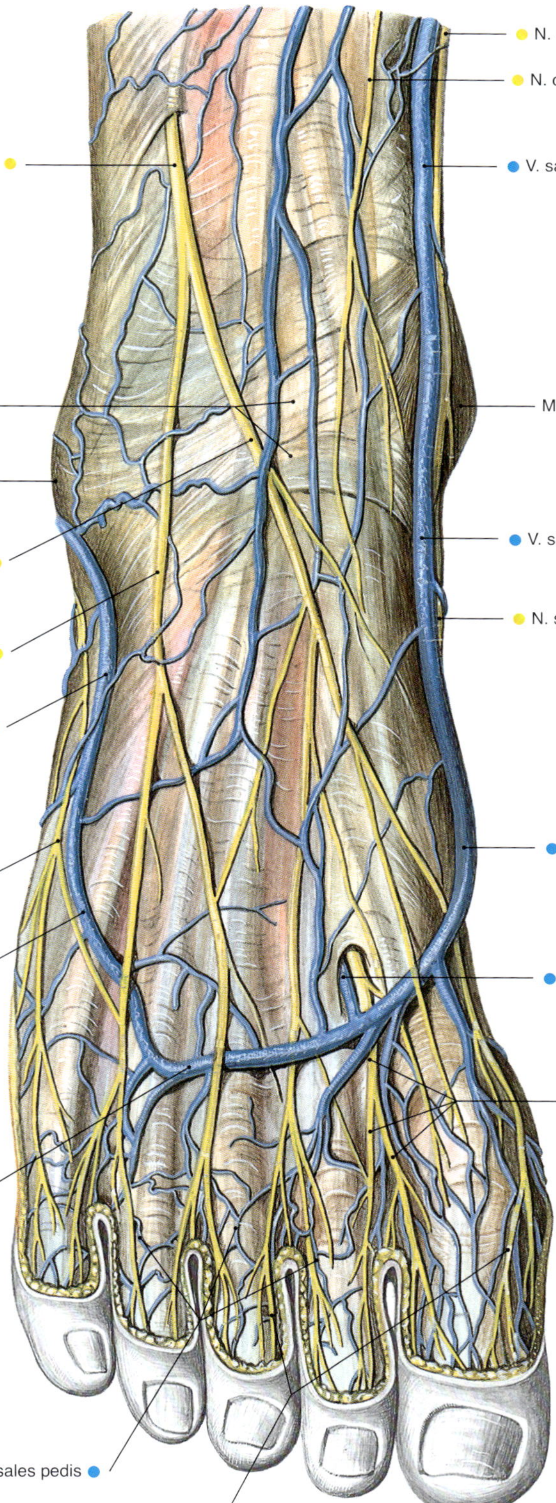

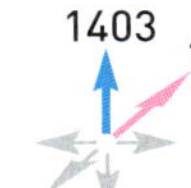

Abb. 1415 Epifasziale Venen und Nerven des Fußrückens, Dorsum pedis.

Arterien und Nerven des Fußes

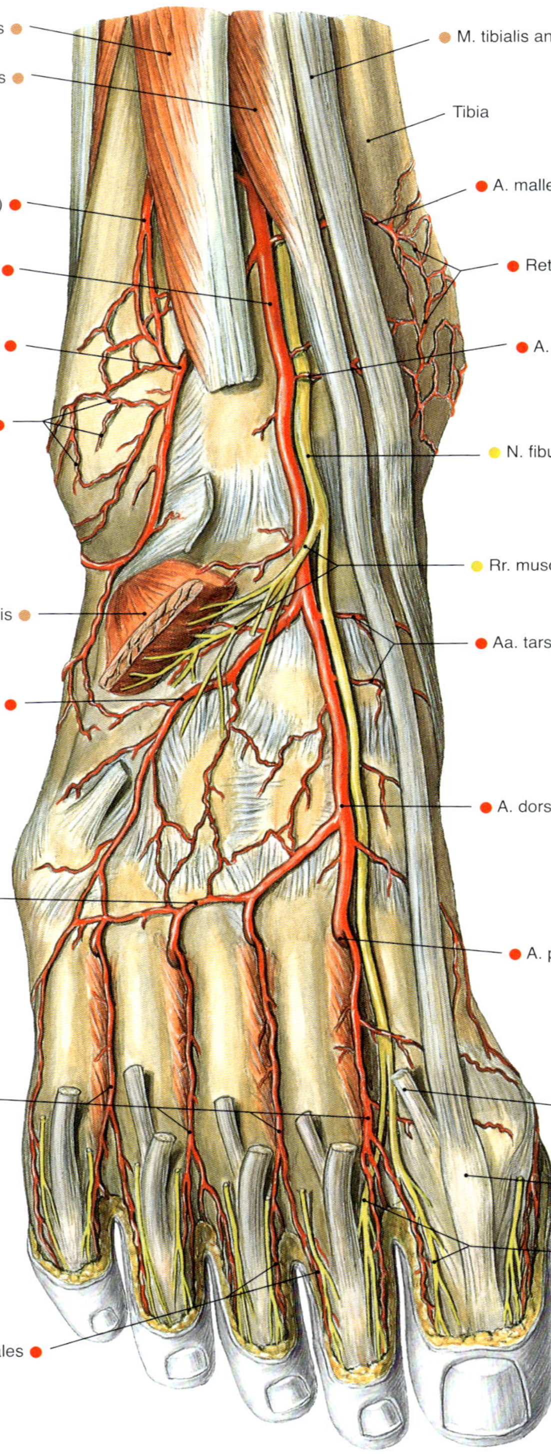

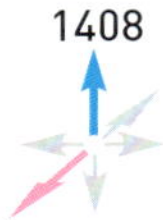

Abb. 1416 Arterien und Nerven des Fußrückens, Dorsum pedis.

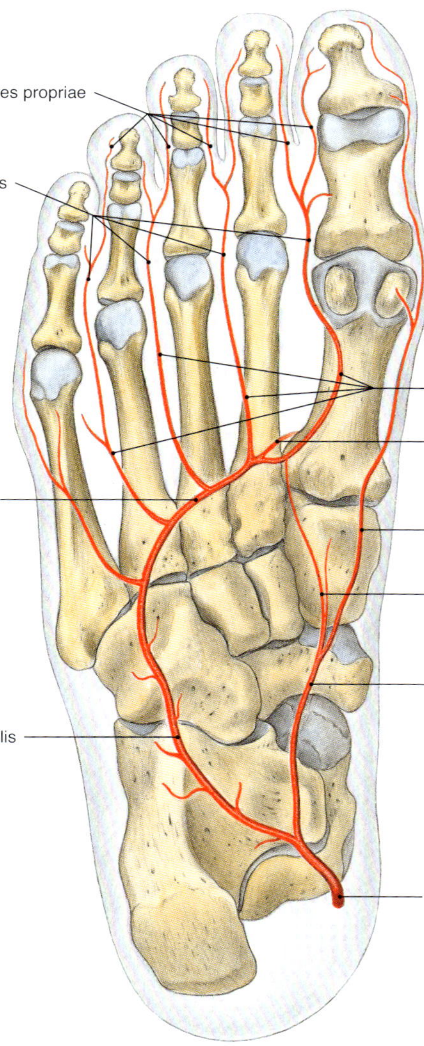

Abb. 1417 Arterien der Fußsohle, Planta; Übersicht.

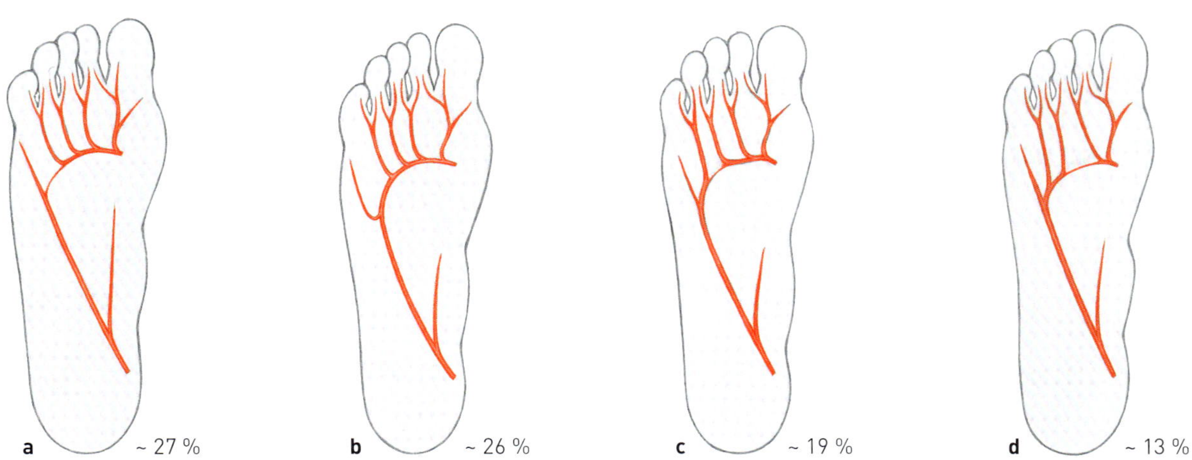

Abb. 1418 a–d Varietäten der Arterien der Fußsohle, Planta.

- **a** Versorgung des Arcus plantaris profundus vornehmlich aus der A. dorsalis pedis
- **b** Versorgung des Arcus plantaris profundus vornehmlich aus der A. tibialis posterior
- **c** Versorgung der Arterien des 5. und des lateralen Anteils des 4. Zehenstrahls aus der A. tibialis posterior, der medial davon gelegenen Zehen aus der A. dorsalis pedis
- **d** Versorgung der Arterien des 5., 4. und des lateralen Anteils des 3. Zehenstrahls aus der A. tibialis posterior, der medial davon gelegenen Zehen aus der A. dorsalis pedis

Arterien und Nerven des Fußes

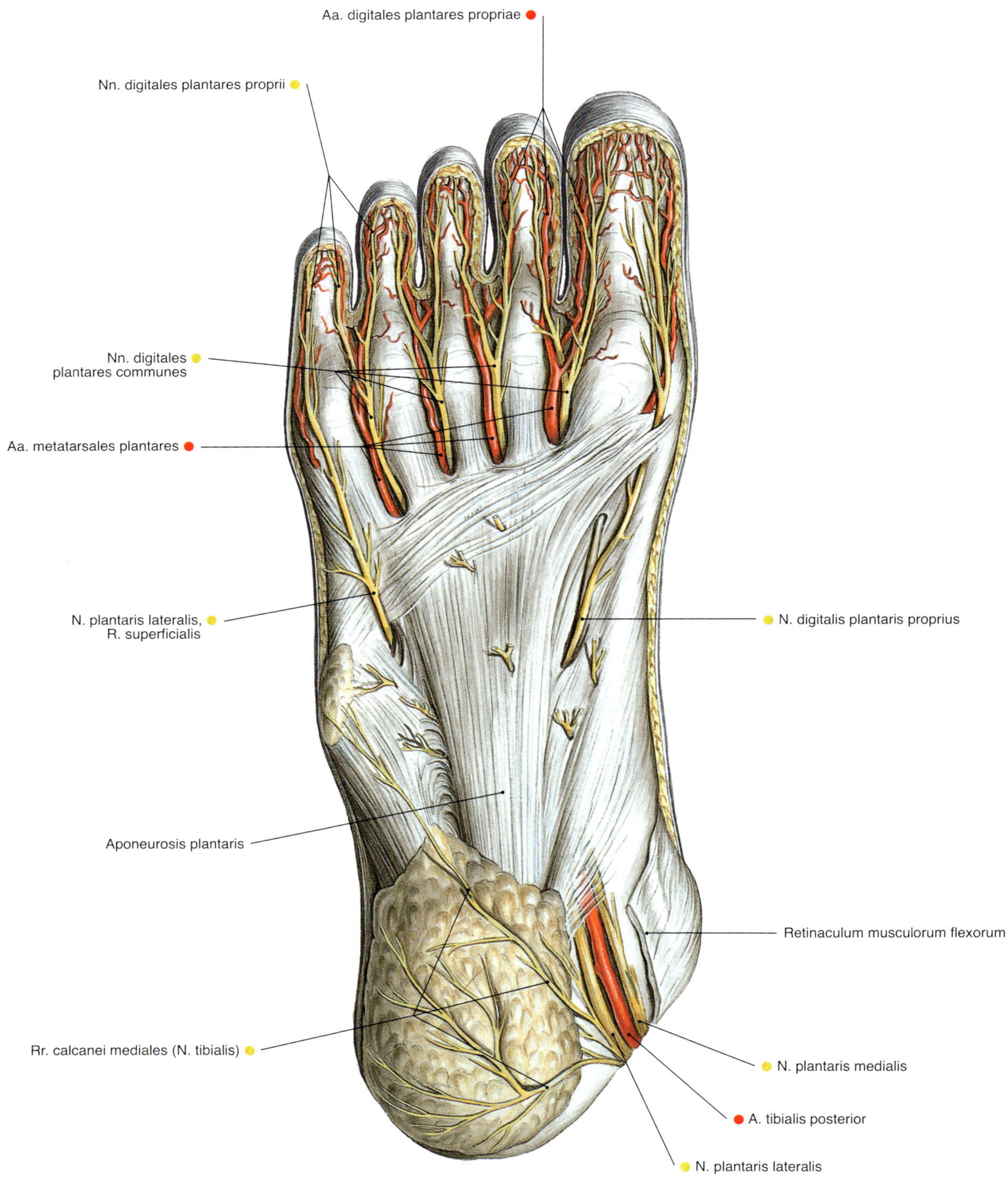

1411
1420

Abb. 1419 Arterien und Nerven der Fußsohle, Planta.

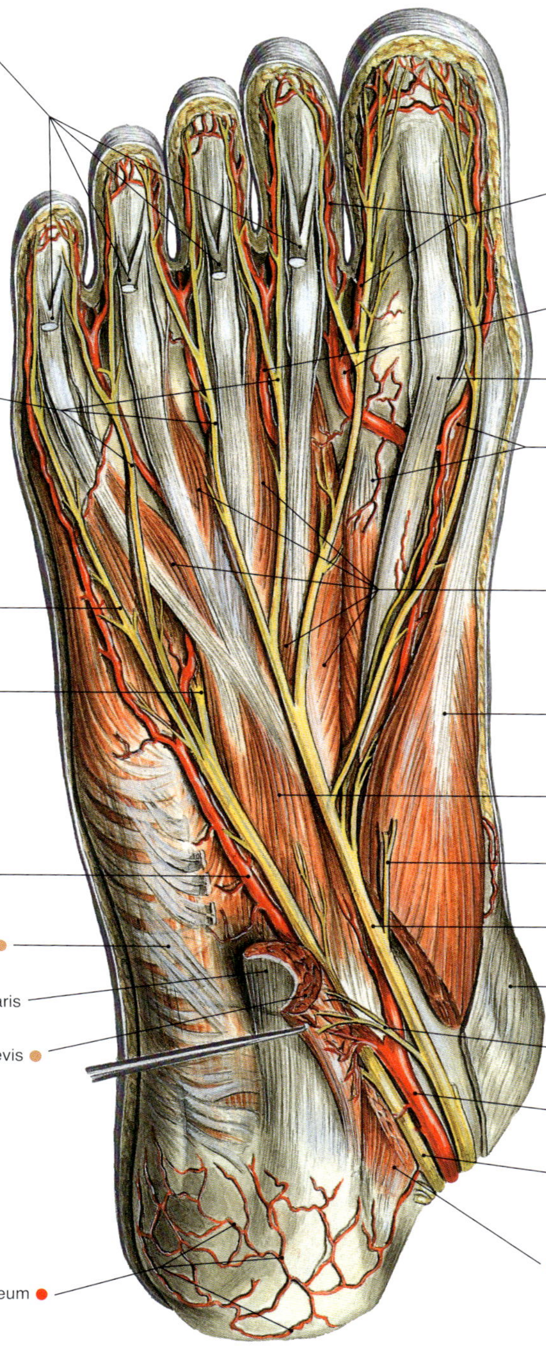

Abb. 1420 Arterien und Nerven der Fußsohle, Planta; tiefe Schicht.

* Die distale Fortsetzung des medialen Retromalleolarraumes unter den M. abductor hallucis wird auch als Tarsaltunnel bezeichnet.

1413 1421 1419

Arterien des Fußes

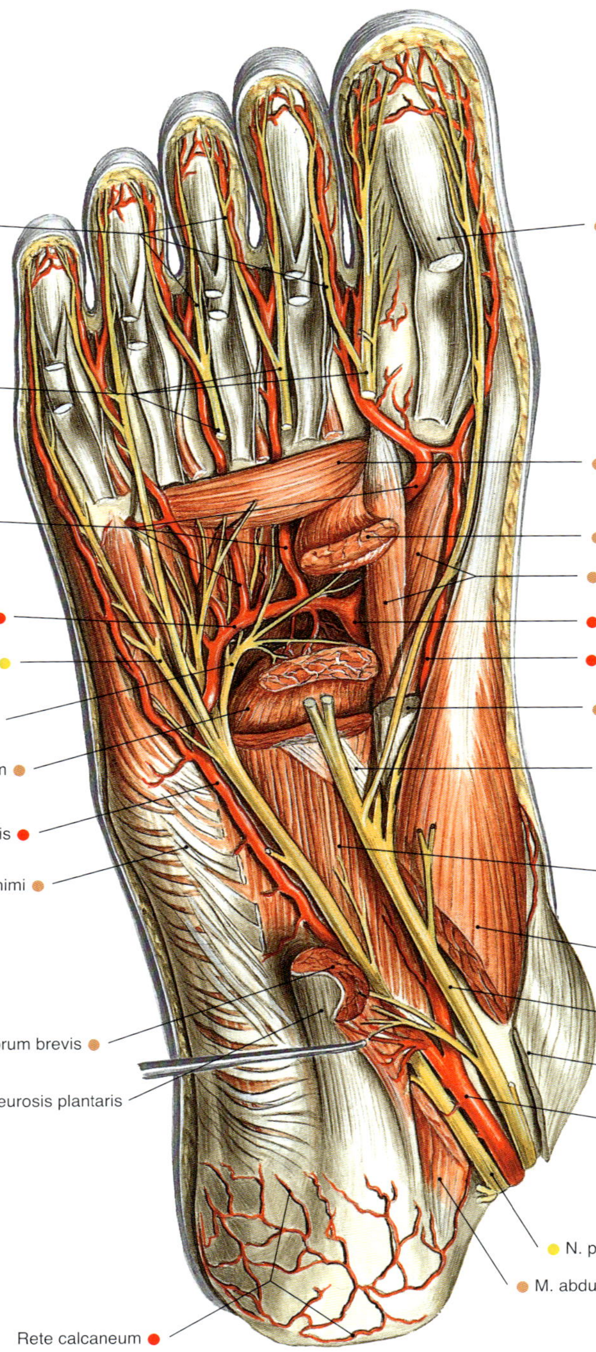

1414
1420

Abb. 1421 Arterien und Nerven der Fußsohle, Planta; tiefste Schicht.
* Anastomose mit der A. dorsalis pedis

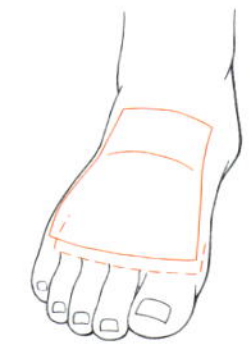

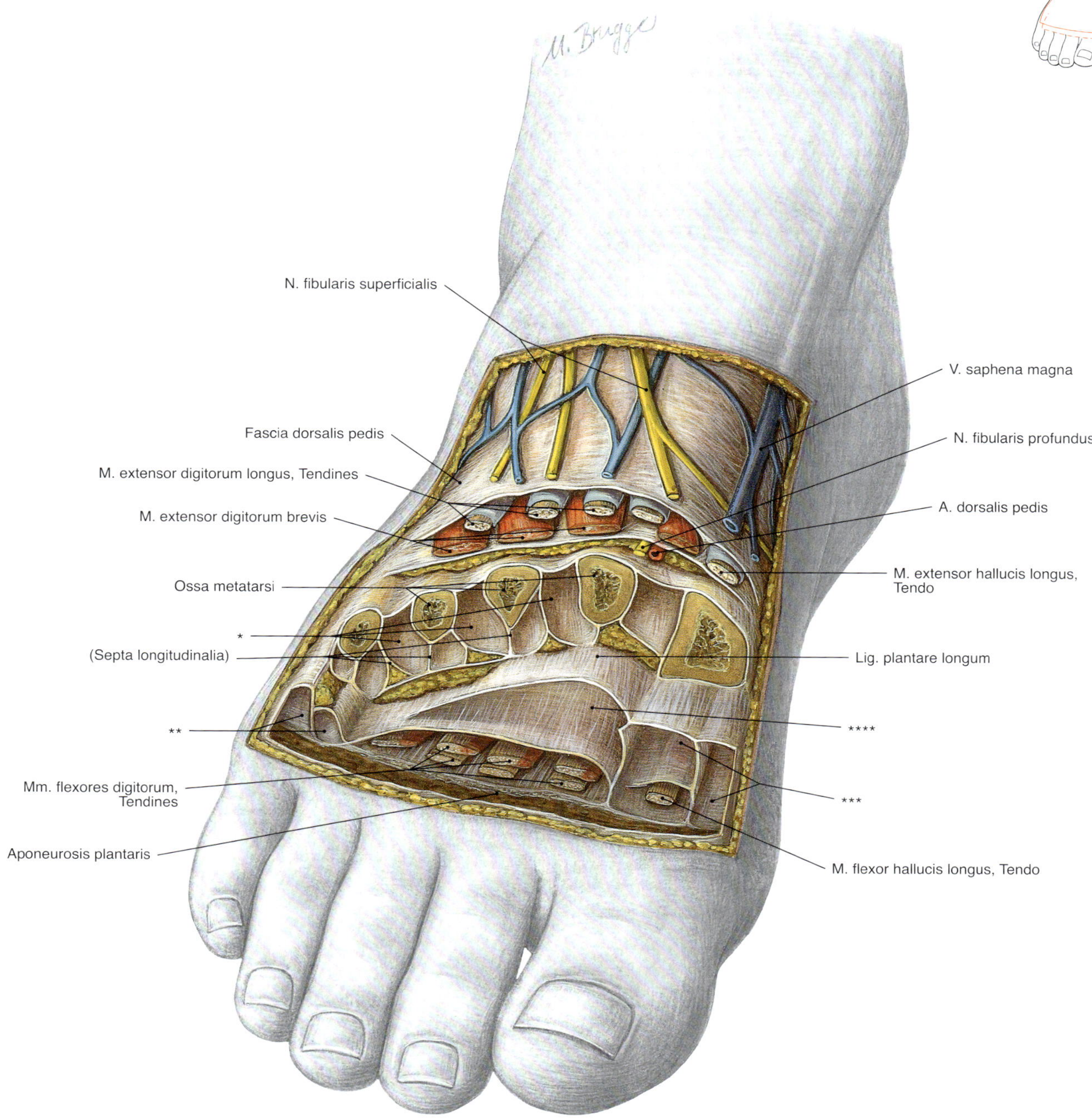

Abb. 1422 Kompartimente des Fußes; schichtenweise Eröffnung.

* Räume der Mm. interossei
** laterales Kompartiment
*** mediales Kompartiment
**** mittleres Kompartiment

Oberschenkel, Schrägschnitt

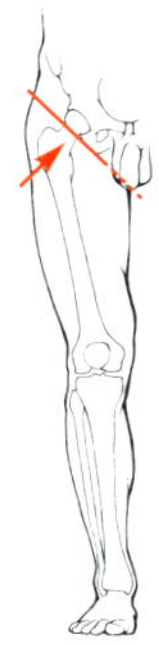

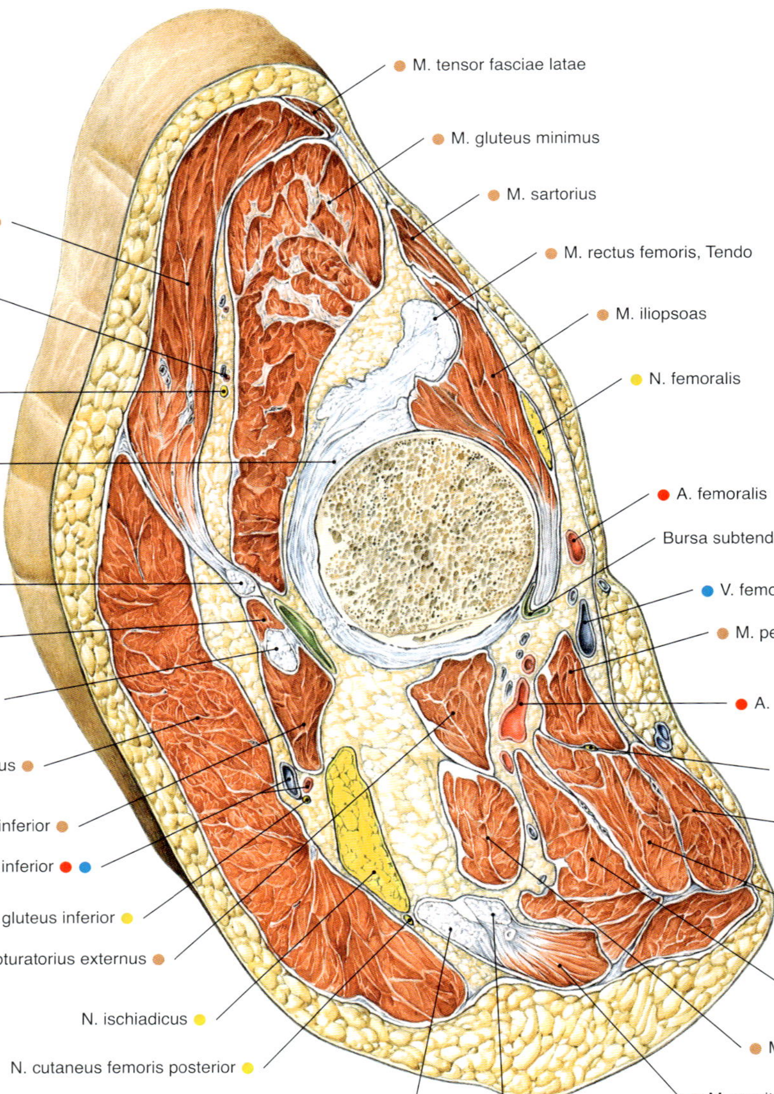

Abb. 1423 Oberschenkel, Femur;
schräger Schnitt durch das Hüftgelenk.

Ober- und Unterschenkel, Querschnitte

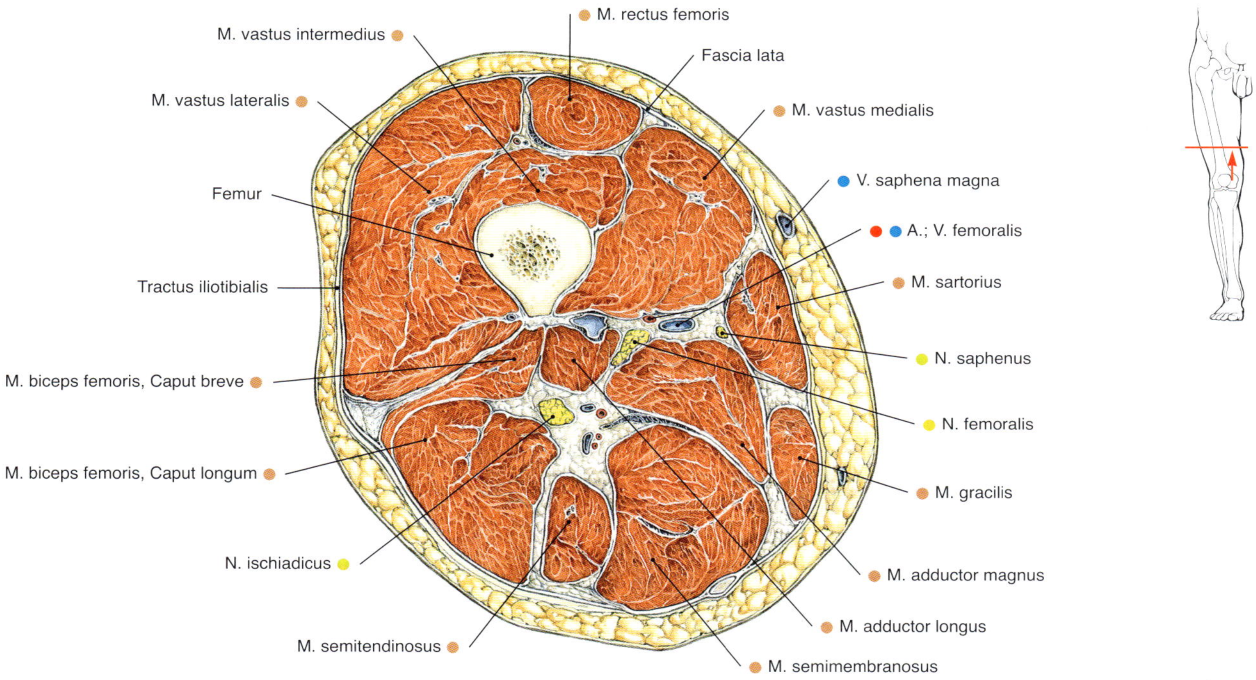

Abb. 1424 Oberschenkel, Femur;
Querschnitt durch die Mitte des Oberschenkels.

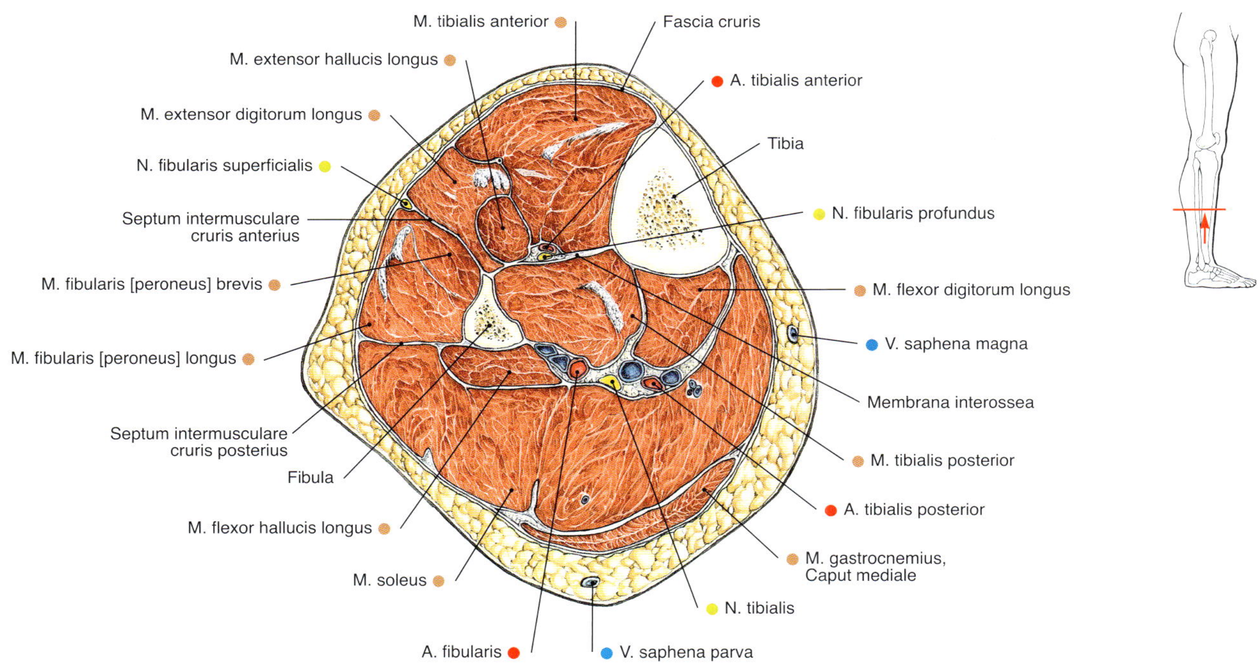

Abb. 1425 Unterschenkel, Crus;
Querschnitt durch die Mitte des Unterschenkels.

→ 1406

Unterschenkel und Fuß, Schnitte

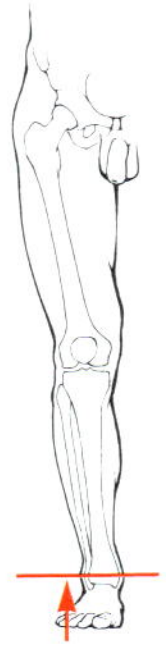

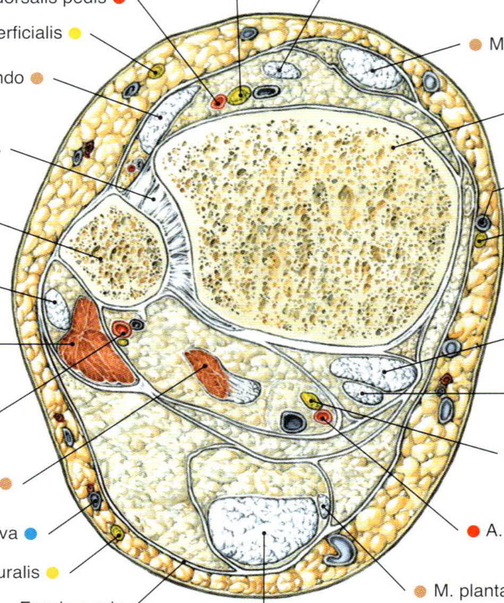

Abb. 1426 Unterschenkel, Crus;
Querschnitt knapp oberhalb des oberen Sprunggelenks.

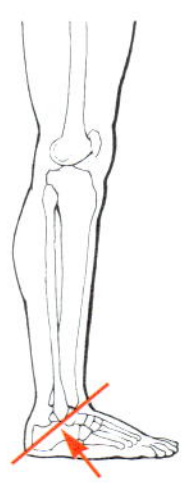

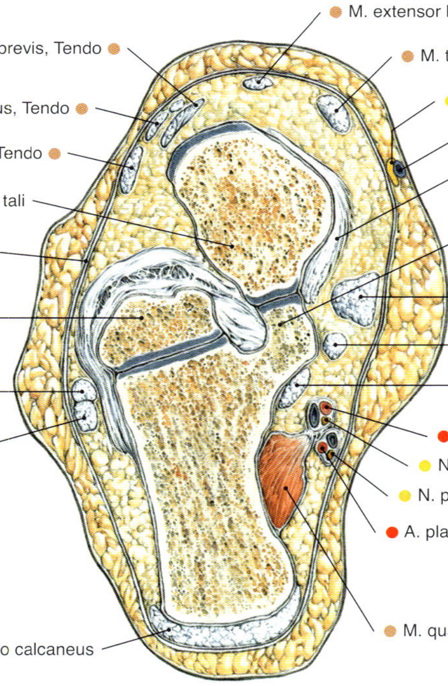

Abb. 1427 Fuß, Pes;
Schrägschnitt durch Calcaneus und Caput tali.

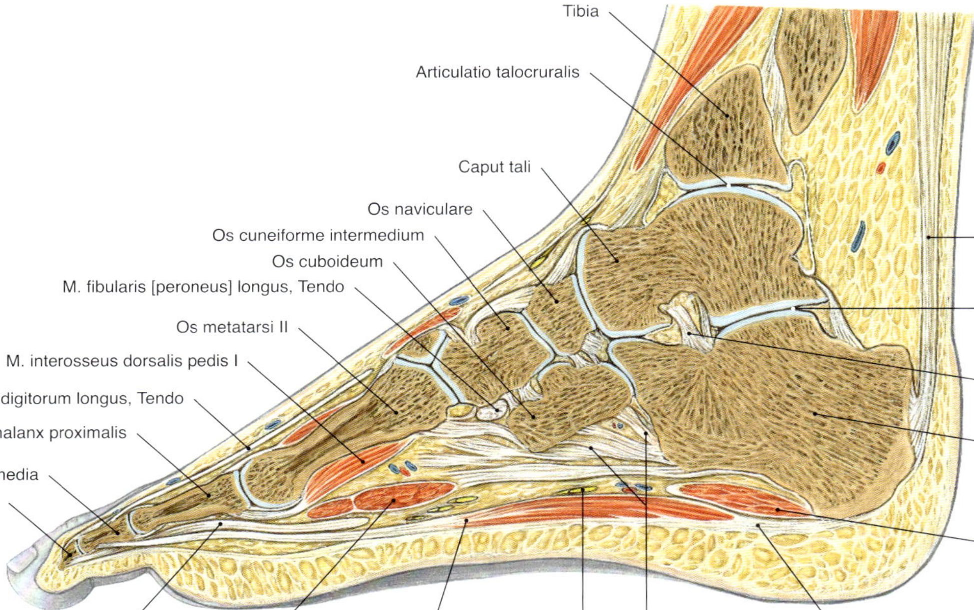

Abb. 1428 Fuß, Pes;
Sagittalschnitt durch den 2. Zehenstrahl.

→ 1315, 1316

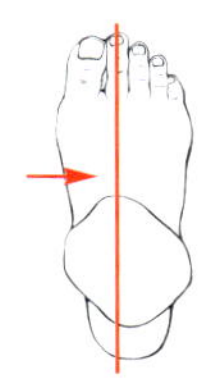

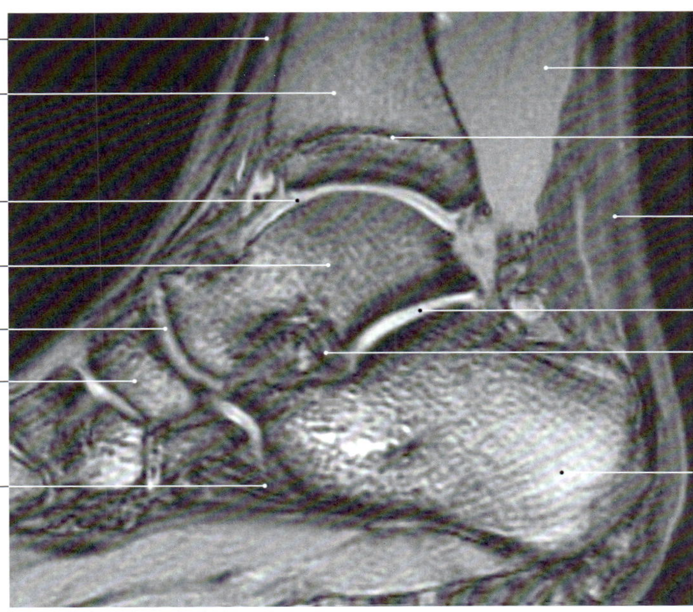

Abb. 1429 Fuß, Pes;
magnetresonanztomographischer Sagittalschnitt (MRT).

→ 1317, 1318

Fuß, Querschnitt und Pedogramme

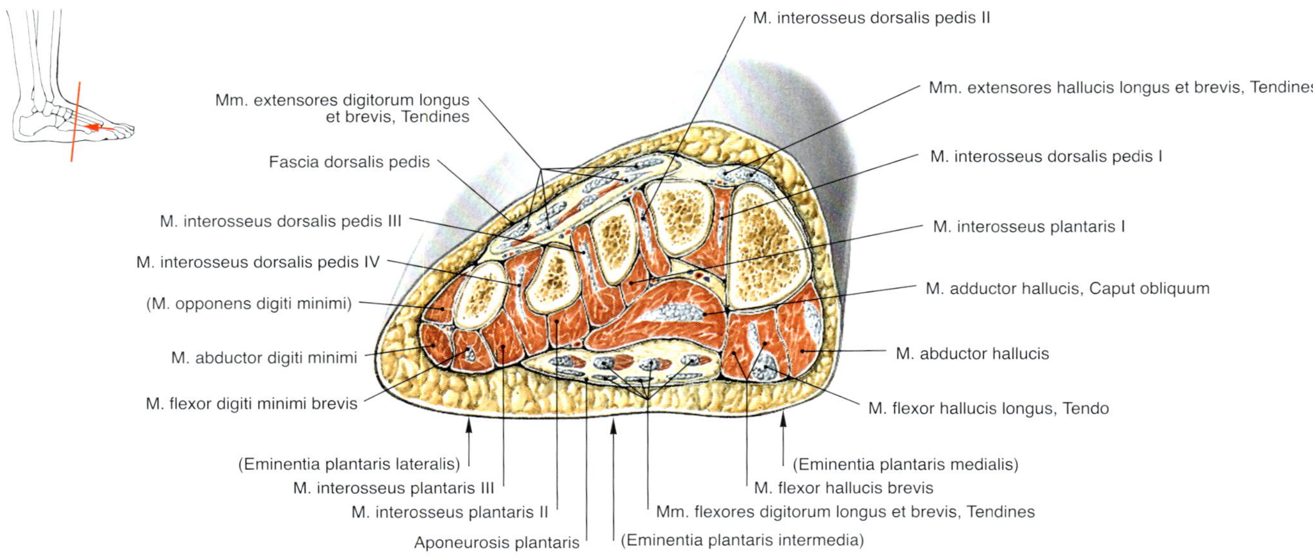

Abb. 1430 Osteofibröse Röhren des Fußes; Frontalschnitt durch den Mittelfuß.

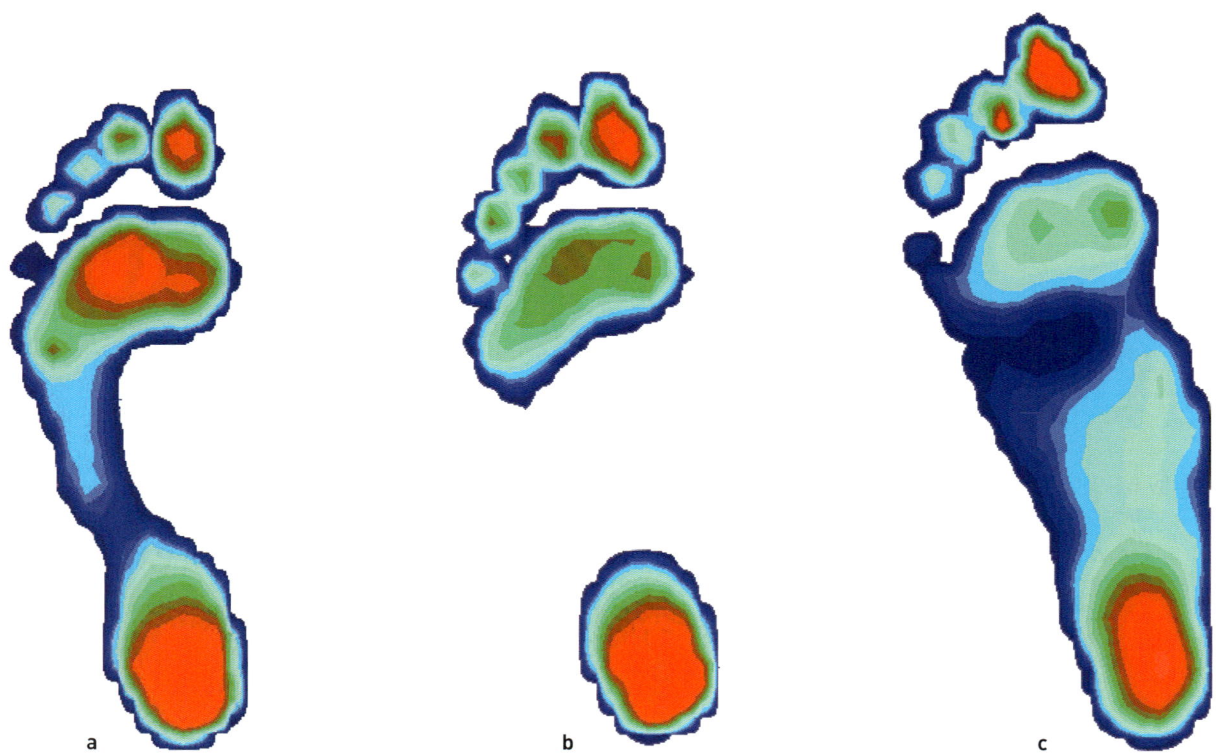

Abb. 1431 a–c Fußabdrücke, Pedogramme.
a normaler Fuß
b Hohlfuß
c Plattfuß

Register

Die Fundstellen beziehen sich auf die Seitenzahlen.
Die mit „T" bezeichneten Fundstellen beziehen sich auf die Nummer der Tabelle im Tabellenheft, das Band 1 beiliegt.

A

Abdomen
- Computertomographie 248–249, 251, 255
- Frontalschnitt 244–245
- Medianschnitt 242
- Querschnitt 248–251
- Sagittalschnitt 243, 246–247

Acetabulum 256, 261, 266
Achillessehne s. Tendo calcaneus
Achsellücke
- laterale 37
- mediale 37

Acini pancreatici 153
Acromion 1–2, 26, 47–48, 122
Adduktorenkanal 357–358
Ala
- ossis ilium 72, 254, 264, 266–267, 273
- - sacri 10

ALCOCK'scher Kanal 230, 258
Ampulla
- ductus deferentis 71, 191, 195–196, 236
- (Duodenum) 130, 132, 134–135, 179
- hepatopancreatica 135, 154
- recti 210, 215, 242, 252–253, 257–258
- tubae uterinae 140, 167, 201, 203, 209, 253

Anastomosen, portokavale 181, 213
Angulus(-i)
- costae 49, 101
- inferior 1–2, 26–27
- infrasternalis 46–47
- mandibulae 12
- ossis pubis 266
- sterni 46, 50
- subpubicus 268
- superior 2

Ansa subclavia 117, 120
Anteflexio (Uterus) 203
Antetorsionswinkel, Femur 277
Anteversio (Uterus) 203
Antrum pyloricum 130, 133, 135, 247
Anulus
- femoralis 229
- fibrosus 24–25, 29, 42
- - dexter (Cor) 77, 84
- - (Discus intervertebralis) 45
- - sinister (Cor) 77, 79, 84
- inguinalis profundus 60, 71, 225
- - superficialis 56–58, 60–61, 70, 238–239
- umbilicalis 46, 52, 56, 58, 66, 70, 72–73, 140, 159, 242

Anus 210, 212–214, 230, 232–233, 235
Aorta 29, 35, 76–77, 83, 87, 122, 126, 174, 242, 249, 359
- abdominalis s. Pars abdominalis aortae
- ascendens s. Pars ascendens aortae
- descendens s. Pars descendens aortae
- Einengung, Kollateralkreislauf 69

Aorta
- thoracica s. Pars thoracica aortae

Apertura
- pelvis inferior 264–265
- - superior 264–265

Apex
- capitis fibulae 283, 291
- cordis 74–80, 84–85, 98–99, 101
- dentis 6
- ossis sacri 10–11
- patellae 284, 290–291
- pulmonis 94–95, 98–99, 110, 123
- vesicae 190–191, 252

Aponeurosis
- musculi obliqui externi abdominis 60–61
- plantaris 299, 304, 338, 340, 342, 376–379, 383–384

Appendix(-ces)
- epididymidis 193, 239
- epiploicae s. Appendix(-ces) omentales
- fibrosa hepatis 142–143, 160, 166
- omentales 138–139, 162, 165, 226, 258
- testis 192–193, 239
- vermiformis 138–140, 163–166, 175, 209, 251
- - Lagevarianten 140
- - Projektion 140
- vesiculosae 200–201, 204

Arachnoidea mater
- cranialis 40
- spinalis 40–41, 43–45

Arcus
- anterior atlantis 6, 12, 19
- aortae 74–75, 84–85, 89, 98–99, 101, 104–105, 107–108, 114–115, 118–120, 122, 124
- - Abgänge 114
- - Röntgenbild (ap) 114
- - Varietäten 114
- cartilaginis cricoideae 90
- costalis 3, 46–47, 52, 207
- iliopectineus 71, 269, 313, 317, 355
- plantaris profundus 351, 375, 378
- posterior atlantis 6, 12, 18–19, 33, 39–40
- pubicus 268
- tendineus musculi levatoris ani 230–231, 317
- - - solei 311, 329, 350, 370
- venae azygos 116
- venosus dorsalis pedis 365, 373
- - jugularis 110
- vertebrae 5–8, 15, 17, 20, 22, 29, 32, 41, 45

Area(-ae)
- cribrosa (Ren) 183
- gastricae 130
- intercondylaris anterior 282, 293
- - posterior 282
- nuda 119, 142, 145, 242

Areola mammae 64
Arteria(-ae)
- appendicularis 168, 174
- arcuata 183, 216, 351, 374

Arteria(-ae)
- ascendens 176
- auricularis posterior 38
- axillaris 54, 113, 120, 122, 124
- bulbi penis 234, 240
- - vestibuli 234
- caecalis posterior 174
- carotis communis 69, 74–75, 89, 98–99, 104–107, 110–111, 113–114, 117–118, 120–124
- - externa 114
- - interna 114
- caudae pancreatis 168
- cervicalis profunda 39, 115
- - superficialis 66
- circumflexa femoris lateralis 261, 351, 357–359
- - - medialis 260–261, 351, 357–359, 363–364
- - humeri posterior 37, 122
- - ilium profunda 179, 221, 227, 231, 356, 359
- - - superficialis 66, 353, 359
- - scapulae 37, 122
- colica dextra 152, 168, 174–175
- - media 152, 161, 163–164, 168, 174–177
- - sinistra 167–168, 175–177, 179, 217
- coronaria(-ae) 84, 86
- - dextra 74–75, 78–80, 82, 84–87, 98, 119–120, 127
- - - Koronarangiographie 87
- - sinistra 74–75, 79–80, 82, 84–87, 98, 119–120, 127
- - - Koronarangiographie 87
- cremasterica 193, 225, 238
- cystica 142, 149, 168, 170, 172
- descendens genus 351, 353, 356–358, 369
- digitales dorsales (Pes) 374
- - plantares communes 375, 377
- - - propriae 375–377
- dorsalis clitoridis 234
- - pedis 351, 368, 374–375, 379, 382
- - penis 199, 227, 234, 238–240, 244
- ductus deferentis 60, 193, 197, 227
- epigastrica inferior 60–61, 66, 69, 71–72, 158–159, 173, 175, 179, 196, 217, 221, 225, 227, 229, 231, 236, 253–254, 359
- - - Kollateralkreislauf 69
- - superficialis 66, 353, 359
- - superior 66, 69–70, 72
- - - Kollateralkreislauf 69
- femoralis 62, 69, 73, 218, 244, 256–257, 314, 317, 351, 353, 355–359, 380–381
- - superficialis 351, 356
- fibularis 351, 366, 368–372, 381–382
- gastrica(-ae) breves 131, 166, 168, 170, 173
- - dextra 131, 168, 170, 172
- - posterior 170
- - sinistra 106, 131, 152, 155, 160, 168, 170–173, 178–179, 218, 244, 247, 249

Arteria(-ae)
- gastroduodenalis 152, 168, 170–173, 242, 244
- gastroomentalis dextra 131, 167–168, 170–173
- - sinistra 131, 160, 168, 170–173, 247
- glutea inferior 212, 224–225, 256–257, 351, 363–364, 380
- - superior 212, 224–225, 254, 359, 363, 380
- helicinae 198
- hepatica communis 131, 152, 168, 170–173, 178–179, 218, 249
- - - Röntgenbild (ap) 171
- - propria 131, 142, 146, 152, 155, 167–168, 170–172, 179, 243–244, 249
- - Variabilität 170
- ileales 152, 168, 174–175, 251
- ileocolica 168, 174–175, 255
- iliaca communis 167, 179, 212, 214, 217–218, 221, 224–229, 231, 242–243, 254, 359
- - externa 69, 71, 179, 196, 212, 221, 224–225, 227–229, 231, 236, 253, 317, 354, 356, 358–359
- - interna 212, 217, 224–225, 227–229, 231, 354, 356, 359
- - - Varietäten 224
- iliolumbalis 217, 221, 224–225, 229
- inferior lateralis genus 289, 351, 368–369
- - medialis genus 289, 351, 358, 369–372
- intercostalis(-es) 70, 99, 120, 127
- - posteriores 45, 54, 73, 75, 104–105, 112–113, 115–116
- - suprema 115
- interlobares (Ren) 183–184, 216
- interlobulares (Hepar) 145
- jejunales 152, 168, 174–175, 177, 242, 244
- lienalis s. Arteria(-ae) splenica
- lobaris(-es) inferiores 98–99, 101, 126
- - media 98
- - superiores 98, 125
- lobi caudati 142
- lumbales 41, 179, 217, 221, 245, 359
- malleolaris anterior lateralis 351, 368, 374
- - - medialis 351, 374
- marginalis coli 168, 174–176
- media genus 289, 351, 369
- mesenterica inferior 152, 167–168, 174, 176–177, 179, 212, 214, 217, 221, 225, 227, 250–251
- - - Röntgenbild (ap) 176
- - - Varietäten 176
- - superior 115, 152–154, 167–168, 170, 173–179, 187, 217–218, 221, 242–244, 250–251, 255
- - - Röntgenbild (ap) 174
- - - Varietäten 174

Arteria(-ae)
- metatarsales dorsales 351, 368, 374
- - plantares 375–376, 378
- musculophrenica 69
- obturatoria 71, 212, 224–225, 227, 229, 231, 236–237, 256–257, 261, 317, 355, 357–359
- - Variabilität 229
- occipitalis 37–39
- ovarica 152, 167, 201, 204, 209, 223, 228–229, 253
- pancreatica dorsalis 168, 171
- - inferior 171
- - magna 168
- pancreaticoduodenalis inferior 168, 173, 177
- - superior anterior 171, 173
- - - posterior 168, 170–171, 178
- perforantes 351, 358–359, 362–363, 369
- pericardiacophrenica 69, 89, 112–113, 118
- perinealis 234, 240
- phrenica inferior 63, 104, 172–173, 189, 217–218, 221
- plantaris lateralis 304, 351, 375, 377–378, 382
- - medialis 304, 351, 375, 378, 382
- - profunda 374–375
- poplitea 284, 289, 320, 329, 351, 358, 361–363, 366, 369–372
- - Varietäten 370
- prepancreatica 168
- profunda brachii 37
- - femoris 256–257, 261, 351, 356–359, 380
- - penis 198–199, 226–227, 239, 244
- pudenda externa 66, 238, 353, 359
- - interna 210, 212, 224–225, 227–229, 231, 234, 236–237, 240–241, 256–258, 260–261, 363–364
- pulmonalis(-es) 112
- - dextra 74–76, 84–85, 88–89, 95, 98–101, 105, 107, 119, 125
- - sinistra 74–75, 84–85, 88–89, 95, 98–99, 105, 107, 113, 124
- rectalis 212
- - inferior 168, 212, 227–228, 240–241
- - media 212, 224–225, 227–229
- - superior 167–168, 176–177, 179, 210, 212, 217, 227–229, 254
- recurrens tibialis anterior 351, 368
- - - posterior 351, 369–370
- renalis 152, 182–183, 185, 187, 189, 216–218, 221, 242–243, 245–246, 250
- - accessoria 217
- - Arteriographie 216
- - polaris inferior 216
- - - superior 216
- - Varietäten 216
- sacralis lateralis 224–226
- - mediana 177, 179, 212, 217, 221, 225, 227–229, 253, 359
- segmentalis basalis anterior 98
- - - lateralis 99
- - - medialis 99
- - - posterior 99

Arteria(-ae)
- segmenti (A. renalis) 216
- - anterioris hepatici 124
- - - renalis 171
- - posterioris hepatici 124
- - - renalis 171
- sigmoideae 167–168, 176–177, 179, 212, 217, 254, 258
- spinalis anterior 45
- splenica 152, 154–156, 161, 167–168, 170–173, 178–179, 218, 245, 248–249
- subclavia 74–75, 89, 98–99, 104–107, 111–113, 115, 117, 123
- - dextra 69, 99, 114, 118, 120
- - sinistra 99, 114, 120, 124
- subcostalis 115–116, 245
- subscapularis 124
- superior lateralis genus 351, 366, 368–369
- - medialis genus 351, 358, 362, 368–369
- supraduodenalis 168
- suprarenalis 189
- - inferior 182, 189, 217
- - media 182, 189, 217
- - superior 182, 189
- - Varietäten 189
- suprascapularis 120
- surales 351, 369–370
- tarsalis(-es) lateralis 351, 374
- - mediales 351, 374
- testicularis 70–71, 152, 179, 193–194, 197, 217, 221–222, 238–239, 243, 251, 254, 256
- - Varietäten 217
- thoracica interna 63, 66, 69, 88, 110, 112, 114–115, 118, 120, 124, 126
- - - Kollateralkreislauf 69
- - lateralis 66
- thoracoacromialis 120
- thoracodorsalis 124
- thyroidea inferior 106
- - superior 110
- tibialis anterior 283, 351, 366–370, 372, 374, 381
- - posterior 351, 366, 369–372, 375–378, 381–382
- transversa colli 38–39
- umbilicalis 70–71, 159, 185, 207, 224–225, 227–229, 236
- urethralis 199
- uterina 204, 224, 228–229
- - Variabilität 204
- vaginalis 204, 228–229
- vertebralis 24, 34, 37, 39–40, 106, 114, 120
- vesicalis(-es) inferior 225, 227–228
- - superiores 70, 224, 227, 229, 260

Arterien, Hüfte 359
Arteriographie 216
Arthroskopie, Articulatio genus 292
Articulatio(-nes)
- acromioclavicularis 122
- atlantoaxialis lateralis 17–19
- - mediana anterior 19
- - - posterior 19
- atlantooccipitalis 17–19
- calcaneocuboidea 263, T39
- capitis costae 8, 14, 20, 22
- costotransversaria 8, 14, 20
- costovertebrales 20–22

Articulatio(-nes)
- coxae 257, 263, 268–271, 273, 278–279, T39
- - LAUENSTEIN-Projektion 280
- - Röntgenbild (ap) 280
- cuneocuboidea 263, T39
- cuneonavicularis 263, T39
- femoropatellaris 263, 284
- genus 263, 284–289, 292, 323, T39
- - Arthroskopie 292
- - Frontalschnitt 290
- - MRT 293
- - Querschnitt 284
- - Röntgenbild (ap) 291
- - - (laterales) 291
- - Sagittalschnitt 290
- humeri 122–123, T39
- intercuneiformes 263, T39
- intermetatarsales 304, T39
- interphalangeae pedis 263, T39
- lumbosacralis 268–271
- membri inferioris 263, T39
- - - liberi 263, T39
- meniscofemoralis 263
- meniscotibialis 263
- metatarsophalangea(-ae) 263, 302, 304, T39
- - hallucis 336
- pedis 300–303
- sacrococcygea 226, 252, 264
- sacroiliaca 1, 16, 176, 205, 230, 254, 263–264, 268–269, 271–273, 280, 317, T39
- sternoclavicularis 46, 51, 119
- sternocostales 51
- subtalaris 263, 304–305, 383, T39
- talocalcaneonavicularis 263, 303–305, T39
- - Frontalschnitt 304
- - Röntgenbild (ap) 305
- - - (laterales) 305
- - Sagittalschnitt 304
- talocruralis 263, 301, 304–305, 383, T39
- - Frontalschnitt 304
- - Röntgenbild (ap) 305
- - - (laterales) 305
- - Sagittalschnitt 304
- talonavicularis 383, T39
- talotarsalis 263, 304, T39
- tarsi transversa 296, T39
- tarsometatarsales 263, 296, 304, T39
- tibiofibularis 263, 282, 290–291, 293–294, T39
- zygapophysialis 12, 15–16, 23, 25, 29, 35, 272

Atlas 4–7, 12, 17–19, 31, 33–34, 39–40
Atrium
- cordis dextrum 74–76, 78, 82, 84–85, 89, 99, 101, 114, 119–121, 127, 243–244, 255
- - sinistrum 75–76, 79, 82, 84–85, 89, 99, 101, 114, 119, 126–127
Auricula
- dextra 74, 78–80, 84, 98, 114
- sinistra 74–76, 79, 84–85, 98, 101, 114, 126
Axilla 122–123
Axis 4, 6–7, 12, 17–19, 33
- pelvis 265

B

BARTHOLIN'sche Drüse 200, 233, 235
Basis
- ossis metatarsi 295, 298, 302
- - - hallucis 296
- - sacri 10–11, 15, 273
- patellae 284, 290–291
- phalangis (Pes) 295
- prostatae 195
- pulmonis 95
- pyramidis 183
Baucheingeweide 158, 162, 166, 172
- Arterien 168
Bauchmuskeln 52, 54, 56–58, 60–62, 66, 72–73
- CT 73
Bauchwand 58, 66, 69–71
- hintere 220–221
- Innervation, segmentale, sensorische 67
- Muskeln 52, 54, 56–58, 60–62, 66, 72–73, T14–T16
- Oberflächenrelief 46
- Skelettprojektion 47
- vordere, von innen 59
- - von innen 71
Beckenarterien, Subtraktionsangiographie, digitale (DSA) 359
Beckenboden T22
- der Frau 230–231, 233–235
- des Mannes 232, 234, 236
Beckeneingang 264
Beckenenge 265
Beckenmaße der Frau 265
Beckenorgane
- der Frau 228
- des Mannes 226–227
Beckenweite 265
Bein
- Innervation, segmentale, Kennmuskeln T41
- Lymphgefäße 352
- Muskeln 306–309, T42–T54
- Venen 352
Bewegungssegment
- lumbales 25
- zervikales 25
Bifurcatio
- aortae 177, 179, 359
- tracheae 90–91, 99, 102, 104–105, 107, 119, 125
- trunci pulmonalis 75–76, 85, 89
BOCHDALEK'sches Dreieck 63
BOYD'sche Vene 352
Bronchiolus(-i) 98
- terminalis 98
Bronchographie/-skopie 93
- Bifurcatio tracheae 102
- Segmentbronchien 102
Bronchus(-i) 90–92, 98
- arterielle Versorgung 99
- Bronchographie 93
- Bronchoskopie 102
- intrasegmentalis 120, 124
- lingularis inferior (B V) 90, 93, 102
- - superior (B IV) 90, 93, 102
- lobaris(-es) 92, 107
- - inferior 126
- - - dexter 90–91, 95, 120–121
- - - sinister 90–91, 93, 98
- - medius 90–91, 95, 121, 126
- - superior 125

Bronchus(-i) lobaris(-es) superior
– – – dexter 90–91, 95, 99, 104, 125
– – – sinister 90–91, 93, 98–99, 102
– principalis dexter 88, 90–91, 95, 99, 101–102, 104–105, 107, 109, 112, 115, 117, 119–120, 125
– – sinister 90–91, 93, 95, 99, 102, 104–105, 113, 115, 117, 119, 125
– Projektion 90
– segmentalis(-es) 90–92, 99
– – anterior [B III] 90, 93, 102, 122, 124–125
– – apicalis [B I] 90
– – apicoposterior [B I + II] 90, 93, 102
– – basalis anterior [B VIII] 90, 93, 102
– – – cardiacus [B VII] s. Bronchus(-i) segmentalis basalis medialis [B VII]
– – – lateralis [B IX] 90, 93, 102, 127
– – – medialis [B VII] 90
– – – posterior [B X] 90, 93, 102, 126
– – lateralis [B IV] 90
– – medialis [B V] 90
– – posterior [B II] 90, 124–125
– – superior [B VI] 90, 93, 102
BRUNNER'sche Drüsen 136
Brustbein-Schlüsselbein-Gelenk s. Articulatio sternoclavicularis
Brustmuskeln 52–55, 57–58, T 13
Brustorgane 118
Brustwand 58, 66, 69
– Innervation, segmentale 67
– Muskeln s. Brustmuskeln
– Oberflächenrelief 46
– Skelettprojektion 47
Brustwirbelsäule
– Röntgenbild (ap) 14
– – laterales 14
Bulbus
– aortae 79, 87
– penis 196, 198, 236, 252
– vestibuli 200, 228, 235, 237, 241, 261
Bursa(-ae)
– anserina 316
– iliopectinea 310, 355
– infrapatellaris profunda 285, 288–289
– ischiadica musculi obturatorii interni 311
– musculi semimembranosi 329–331
– omentalis 157, 161, 166–167, 247–249
– subcutanea calcanea 338
– – coccygea 37
– – infrapatellaris 306, 313
– – prepatellaris 284, 306
– – sacralis 37
– – spinae iliacae posterioris superioris 37
– – trochanterica 311
– subfascialis prepatellaris 288
– subtendinea iliaca 256, 315–316, 380
– – musculi gastrocnemii medialis 311, 329–331
– – – obturatorii interni 256–257
– – – sartorii 316
– – prepatellaris 313

Bursa(-ae)
– suprapatellaris 285, 288, 290, 292
– trochanterica musculi glutei maximi 279, 319–321
– – – – medii 256, 279, 311, 321

C

Caecum 138–140, 158, 162–166, 175, 209, 251, 254
– Projektion 140
Calcaneus 295–301, 303–304, 383
Calices renales 216
– majores 183, 186, 245
– minores 183–184, 186, 246, 250
Calx 262
Canalis(-es)
– adductorius 314, 351
– analis 211, 215, 252
– cervicis uteri 201–203, 253
– inguinalis 239
– nervi hypoglossi 18
– obturatorius 212–213, 230, 268, 278–279, 316–317, 355
– pudendalis 230
– pyloricus 130, 135, 152
– sacralis 10–11, 24, 227, 252, 271, 317
– vertebralis 3, 24, 41–43, 45, 317
– – Venen 42
Capsula
– adiposa 182, 188, 217, 245–247, 249
– articularis (Articulatio atlantoaxialis lateralis) 17–18
– – (Articulatio atlantooccipitalis) 18
– – (Articulatio costovertebralis) 21–22
– – (Articulatio coxae) 268, 270–271
– – (Articulatio genus) 285, 290, 293, 323
– – (Articulatio metatarsophalangea hallucis) 336
– – (Articulatio sternoclavicularis) 51
– – (Articulatio zygapophysialis) 25
– – (Columna vertebralis) 42
– fibrosa (Ren) 182–184, 246–247
Caput
– breve (M. biceps brachii) 54
– – (M. biceps femoris) 318, 320–323, 363, 381, T 40, T 46
– costae 8, 14, 22, 49
– epididymidis 192–194, 239, 252
– femoris 256, 259–261, 271, 273, 275–277, 279–280, 359
– fibulae 262, 282–283, 285–287, 291, 293–294, 306, 313, 322, 332, 367
– humeri 122–123
– laterale (M. gastrocnemius) 284, 286–288, 320–323, 326, 328–330, 362, 369–370, T 49
– – (M. triceps brachii) 52
– longum (M. biceps brachii) 122
– – (M. biceps femoris) 317–323, 362–363, 380–381, T 46
– – (M. triceps brachii) 37, 52
– mediale (M. gastrocnemius) 284, 286–287, 308, 320–321, 323, 326, 328–331, 362, 369–370, 381, T 49

Caput
– obliquum (M. adductor hallucis) 304, 339, 342, 378, 383–384, T 52
– ossis metatarsi 295, 298
– – – quinti 296
– pancreatis 134, 140, 152–153, 167, 173, 179, 243–244
– phalangis (Pes) 295
– rectum 278–279, 315, T 44
– reflexum 278–279, 315, T 44
– tali 295–298, 305, 382–383
– transversum (M. adductor hallucis) 339–342, 378, T 40, T 52
Cardia 109, 130–131, 160, 242, 247
Carina tracheae 102, 119
Cartilago(-ines)
– articularis 284
– arytenoidea 91
– bronchiales 90, 102
– corniculata 91
– costalis 51, 55, 57–58, 70, 115, 125, 127
– cricoidea 12, 119
– epiphysialis 274
– fibrosa (Discus intervertebralis) 272
– hyalina (Discus intervertebralis) 272
– thyroidea 35, 58, 90–91, 104, 110, 119–120
– tracheales 90–91, 104–105, 119
Carunculae hymenales 233, 235
Cauda
– epididymidis 192–194, 252
– equina 24, 29, 41, 43–44, 242, 250–251, 254
– pancreatis 134, 152, 154–155, 161, 166–167, 179, 244, 249
Cavea
– thoracis 48, 55
– – Röntgenbild (ap) 101
Caverna(-ae)
– corporis cavernosi 198–199
– – spongiosi 199
Cavitas(-tes)
– articularis (Articulatio coxae) 271, 273, 279–280
– glenoidalis 48, 122
– infraglottica 119
– medullaris 277, 281
– nasi 12
– pericardiaca 119, 125
– peritonealis 157, 167, 242–244, 247–251
– – Entwicklung 157
– pleuralis 112–113, 117, 121, 126, 155, 248–249
– serosa scroti 61
– symphysialis 272
– thoracis 119, 124–125, 127
– – CT 129
– – Frontalschnitt 120–122
– – Mediansagittalschnitt 119
– – MRT 120–121
– – Transversalschnitt 123, 125–126
– uteri 201–203, 237, 253, 259
Cavum serosum scroti 61, 194
Centrum
– perinei 230–231
– tendineum 55, 62–63, 73, 104, 106, 112–113, 242, 246
Cerebellum 40
Cervix
– uteri 203–205, 237
– vesicae 195

Chiasma
– crurale 326
– plantare 342
– tarsale 326
CHOPART'sche Gelenklinie 296, T 39
Chorda(-ae)
– arteriae umbilicalis 61, 66, 71–72, 158, 196, 229, 236, 253
– tendineae 79–81
– urachi 61, 72, 236
Cingulum
– membri inferioris s. Cingulum pelvicum
– – superioris s. Cingulum pectorale
– pectorale 3, 48
– pelvicum 3, 263–264
Cisterna
– cerebellomedullaris 40
– chyli 116, 218
Clavicula 3, 46–48, 51–52, 90, 101, 108, 110, 112–113, 118, 120, 122–123, 159
Clitoris 207, 223, 231
Clivus 18
COCKETT'sche Venen 352
Colliculus seminalis 190, 198
Collum 257
– costae 8, 20, 49
– femoris 259, 273, 275–280
– fibulae 283
– tali 296–298, 305
– vesicae biliaris 149–151
Colon 138–139, 188
– ascendens 138–141, 158, 161–162, 165–166, 180, 186, 244, 251, 254
– descendens 138, 140, 159, 165–166, 177, 180, 186, 244–245, 249–251, 254–255
– Projektion 138
– Röntgenbild (ap) 141
– sigmoideum 138, 140, 157–158, 162, 164–167, 175, 177, 179, 207, 209, 212–213, 215, 217–218, 226, 242, 244, 251–254, 258
– transversum 138–140, 149, 157–158, 160–162, 164–166, 175, 242–244, 246–247, 249–250
– – Lagevarianten 141
– Wandschichten 139
Columna(-ae)
– anales 210–211, 242, 252, 258
– renales 183, 246
– rugarum anterior 235
– vertebralis 2–4, 42
– – Nerven 42
Commissura
– labiorum anterior 235
– – posterior 235
Compartimentum
– cruris anterius 366
– – laterale 366
– – posterius 366
Complexus stimulans cordis 82–83
Computertomogramm (CT)
– Abdomen 249, 251
– Becken 254
– – der Frau 257
– – des Mannes 256
– Brusthöhle 125
– Halswirbelsäule 35
– Lendenwirbelsäule 35
– Mm. abdominis 73
– Mm. dorsi 29

Condylus
- lateralis (Femur) 275, 277, 281, 285–287, 290–293
- - (Tibia) 282, 287, 290–293
- medialis (Femur) 275, 277, 281, 285–287, 290–293, 313–314
- - (Tibia) 282, 290–291, 293, 327, 329, 331–332
- occipitalis 6
Conjugata
- anatomica 265
- diagonalis 265
- vera 264–265
Conus arteriosus 74, 84, 98
Cor 67, 74–75, 98, 114, 242
- arterielle Versorgung 85
- ausgeglichener Versorgungstyp 85–86
- Erregungsleitungssystem 82–83
- Innervation 83
- Kammer, linke 79–82
- - rechte 78, 80–82
- Klappen, Auskultationsstellen 77
- - Projektion 77
- Kranzarterien 84, 86–87
- - Koronarangiographie 87
- Lage 77
- - in der Exspirations-/Inspirationsstellung 88
- Linksversorgungstyp 85–86
- Projektion 101
- Rechtsversorgungstyp 85–86
- Ultraschallbild 126
- Vorhof, linker 79
- - rechter 78, 82
Cornu
- anterius (Meniscus lateralis) 290, 293
- coccygeum 11
- inferius (Margo falciformis) 306, 355
- posterius (Meniscus lateralis) 290, 293
- sacrale 10–11
- superius (Margo falciformis) 306, 355
Corona glandis 196, 198–199, 252
Corpus(-ora)
- adiposum infrapatellare 285, 290, 293, 323
- - pararenale 188
- - (Ren) 183
- albicans 201
- anococcygeum 207, 226, 230–233, 235, 240–241, 252, 257
- cavernosum clitoridis 207, 235, 253
- - penis 192, 196–197, 199, 222, 227, 239, 242–243, 252, 259
- - recti 211
- (Clavicula) 46–47
- clitoridis 231, 253
- costae 49, 101
- epididymidis 191, 194
- femoris 215, 275, 277, 291
- fibulae 283, 291
- gastricum 121, 128, 130, 132–133, 158, 160–161, 245
- luteum 201–202
- - menstruationis 202
- mammae 52
- ossis ilium 259, 267
- - ischii 266–267
- - metatarsi 295, 298, 334
- - pubis 230, 243, 266–267
Corpus(-ora)
- pancreatis 134, 152–155, 161, 166, 173
- penis 197
- phalangis (Pes) 295
- spongiosum penis 192, 196–199, 222, 232, 239, 242, 252, 259–260
- sterni 3, 47, 50–51, 55, 90, 119, 124–126, 242
- tali 296–297, 304
- tibiae 282–283, 291
- uteri 201, 203–204, 237, 253, 259
- vertebrae 5–9, 12–25, 29, 35, 41, 45, 72, 125, 155, 188, 249, 251
- vesicae 190–191
- - biliaris 149–151
- - Zystoskopie 190
Corpusculum renale 184
Cortex
- (Glandula suprarenalis) 189
- renalis 183–184, 188, 246–247, 250
Costa(-ae) 2–3, 5, 8, 14–16, 20–22, 27, 29, 31–32, 34, 41, 48–49, 54, 58, 63, 69, 73, 103, 110, 113, 115–116, 118–120, 122, 124–127, 132, 144, 183, 188, 216–217, 220, 245–250
- fluctuantes [XI; XII] 48
- spuriae [VIII-XII] 48
- verae [I-VII] 48
COWPER'sche Drüse 226, 232, 234
Coxa
- valga 276
- vara 276
Crista
- capitis costae 49
- colli costae 49
- iliaca 1–2, 15, 26–27, 37, 44, 47, 62, 73, 103, 176, 183, 216, 220, 230, 254, 264, 266–267, 271, 273, 307, 317, 319–320, 322, 360, 364
- intertrochanterica 273, 275–276
- medialis 283
- obturatoria 266–267
- occipitalis externa 6
- pubica 266
- sacralis lateralis 10
- - medialis 10
- - mediana 10–11, 15, 360
- urethralis 190, 198
Crus(-ra) 263
- Beuger 326
- clitoridis 200, 235, 237, 261
- dextrum (Fasciculus atrioventricularis) 82–83
- - (Pars lumbalis, Diaphragma) 62–63, 68, 104, 106, 116, 155, 249, T 21
- Hautinnervation 350
- Kompartimente 366
- laterale (Anulus inguinalis superficialis) 56, 58, 60, 239
- mediale (Anulus inguinalis superficialis) 56, 58, 60, 239
- Muskeln 327–332, T 47–T 50
- - laterale 366
- Muskelursprünge und -ansätze 310–311, 324–325
- osteofibröse Röhren 366
- penis 196, 198, 226, 236, 260
- Querschnitt 381–382
- sinistrum (Fasciculus atrioventricularis) 82–83
Crus(-ra) sinistrum
- - (Pars lumbalis, Diaphragma) 63, 104, 106, 116, 248, T 21
- Strecker 326
Cryptae intestinales s. Glandulae intestinales
Cumulus oophorus 202
Cupula pleurae 103, 122
Curvatura
- major 128–130, 132, 158–161
- minor 128–130, 132, 135, 160–161
Cuspis
- anterior (Valva atrioventricularis dextra) 77–78, 81–82
- - (Valva atrioventricularis sinistra) 77, 79–80, 82, 126
- commissuralis dextra 77
- - sinistra 77
- posterior (Valva atrioventricularis dextra) 77–78, 80–81
- - (Valva atrioventricularis sinistra) 77, 79–81, 126
- septalis (Valva atrioventricularis dextra) 77–78, 80
Cutis 70, 188, 210

D

Damm(region)
- der Frau 230, 233, 241
- des Mannes 232, 240
Dammriss 233
Dammschnitt 233
Darmentwicklung 157
Defäkographie 215
Dens axis 6–7, 12, 18–19
Dermatome
- Extremität, untere 346
- Rücken 36
Diameter
- obliqua I 264
- obliqua II 264
- sagittalis 265
- transversa 264–265
- tuberalis 265
Diaphragma 54–55, 59, 62–63, 67, 69, 73, 87, 101, 104–112, 116–121, 142, 144, 148–149, 152, 157, 159–160, 255, T 21
- pelvis 188, 237, 242, 245–246, 249–250, T 22
- - der Frau 230–231, 233
- - des Mannes 232, 236
- urogenitale 237, 241, 243, 261, T 22
- - der Frau 234–235
- - des Mannes 234
Digitus(-i)
- minimus (Pes) 262, 295
- pedis 263
- primus (Pes) s. Hallux
- quartus (Pes) 262, 295
- quintus (Pes) s. Digitus minimus
- secundus (Pes) 262, 295
- tertius (Pes) 262, 295
Discus
- articularis (Articulatio sternoclavicularis) 51
- interpubicus 207, 268, 271–272, T 39
- intervertebralis 4, 12, 17, 19–25, 29, 35, 42, 45, 178, 259, 268, 271
Distantia
- intercristalis 265
Distantia
- interspinosa anterior 265
- - posterior 265
- pubococcygea 265
Diverticulum(-a)
- ampullae 191
- ilei 137
Divertikel
- epiphrenisches 109
- zervikales 109
DODD'sche Venen 306, 352
Dorsum
- Oberflächenrelief 1
- Orientierungslinien 1
- pedis 262, 368, 373–374
- penis 197
- Regionen 1
DOUGLAS'scher Raum 157, 167, 207, 229, 253
Ductulus(-i)
- aberrans inferior 192, 194
- efferentes testis 194, 252
- prostatici 190, 198
- transversi 200–201
Ductus(-us)
- alveolares 98
- arteriosus [BOTALLO] 75
- biliaris s. Ductus choledochus
- bilifer interlobularis 145
- choledochus 142, 146, 150–154, 170, 172, 179, 243, 249
- - Röntgenbild (ap) 151, 154
- - Variabilität 150, 153
- cysticus 131, 150–154, 167, 170, 179, 249
- deferens 60–61, 70–71, 166, 179, 190–192, 194–197, 221–222, 226–227, 236, 238–239, 243, 252, 256, 258
- - Röntgenbild (ap) 195
- ejaculatorius 190, 192, 195–196, 198
- epoophorontis longitudinalis s. Ductus longitudinalis
- excretorius 153, 196
- glandulae bulbourethralis 192, 198, 234
- hepaticus communis 131, 150–154, 167, 170, 179
- - dexter 146, 150–151
- - sinister 150–151
- lactiferi 64
- longitudinalis 200–201
- mesonephricus 192, 200
- omphaloentericus 137
- pancreaticus 150, 152–154, 242–243
- - accessorius 152–153
- - Röntgenbild (ap) 154
- - Variabilität 153
- paramesonephricus 192, 200
- paraurethralis 235
- thoracicus 63, 113, 115–116, 121, 124–127, 245, 248–249
- venosus [ARANTIUS] 143
Duodenum 117, 128–130, 133–136, 140, 149–154, 157, 160–161, 163, 165–167, 170, 179–180, 243–244, 255
- Endoskopie 135
- Projektion 134
- Röntgenbild (ap) 132, 135
- Wandschichten 136
Dura mater
- cranialis 19
- spinalis 19, 40–41, 43–45, 119

E

Eingeweide
- des Neugeborenen 159
- Oberbauch 160–161
Embryo, Ultraschallaufnahme 206
Eminentia
- iliopubica 230, 264, 266–267, 273
- intercondylaris 282, 290–291
- plantaris intermedia 384
- - lateralis 338, 384
- - medialis 338, 384
Endocardium 80
Epicardium s. Lamina visceralis (Pericardium serosum)
Epicondylus
- lateralis (Femur) 275, 281, 284, 290–291
- medialis (Femur) 275, 277, 281, 284, 287, 290–291, 315
Epididymis 61, 185, 192–194, 222, 239, 242–243
Epiglottis 12
Epineurium 43
Epiorchium 194
Epiphysis anularis 5, 7–9, 24–25
Episiotomie 233
Epithelium 105, 130, 136, 139
Epoophoron 200
ERCP (endoskopische retrograde Cholangio-Pankreatikographie) 154
Erektion 222
Erregungsleitungssystem 82–83
Excavatio
- rectouterina 157, 167, 201–202, 205, 207, 229, 253, 257
- rectovesicalis 166, 190, 196, 210, 217, 226, 236, 243, 252
- vesicouterina 157, 167, 202, 205, 207, 209, 237, 253
Extremität, untere 263
- Arterien 351
- Dermatome 346
- Hautinnervation, segmentale 346
- Hautnerven 349
- Kompartimente 366
- Lymphgefäße 352
- Muskeln 306–309, T 42–T 54
- Muskelursprünge und -ansätze 310–311, 324–325
- Nerven 345
- Oberflächenrelief 262
- Querschnitt 381–382
- Skelett 263
- Venen 352
Extremitas
- acromialis 47, 122
- anterior (Splen) 156, 159
- inferior (Ren) 164, 167, 186, 188, 216
- - (Testis) 193
- posterior (Splen) 156
- sternalis 3, 47, 108
- superior (Ren) 160, 166, 188, 216
- - (Testis) 193
- tubaria 201
- uterina 201

F

Facies
- anterior (Glandula suprarenalis) 189
- - (Patella) 284–285, 290–291
- - (Ren) 188

Facies
- anteroinferior 164
- anterosuperior 161
- articularis anterior (Axis) 6
- - calcanea 298
- - - anterior 297
- - - media 297
- - - posterior 297
- - capitis costae 49
- - - fibulae 283
- - cuboidea 297–298
- - fibularis 282
- - inferior (Atlas) 6
- - - (Tibia) 282, 294, 301
- - - (Vertebra lumbalis) 9
- - malleoli lateralis 283, 294, 301
- - - medialis 282, 294, 301
- - navicularis 297–298
- - (Patella) 284–285, 290, 292
- - posterior (Axis) 6
- - superior (Atlas) 6, 19
- - - (Tibia) 282, 293
- - talaris 303
- - - anterior 297–298, 303
- - - media 297–298, 303
- - - posterior 297–298, 303
- - tuberculi costae 49
- auricularis 10–11, 266
- colica 156
- contacta hepatis 217
- costalis (Pulmo) 94–95
- diaphragmatica (Hepar) 142, 145, 160–161
- - (Pulmo) 95
- - (Splen) 156
- dorsalis (Os sacrum) 26
- gastrica (Splen) 156, 166–167
- glutea 267
- intervertebralis 7–9, 12, 14–16, 25
- intestinalis 201–202, 209, 229, 253
- lateralis (Fibula) 283
- - (Testis) 193
- - (Tibia) 282–283
- lunata 230, 266–267, 279
- malleolaris lateralis 296–298
- - medialis 296–298
- medialis (Fibula) 283
- - (Ovarium) 201
- - (Tibia) 282–283, 306, 327, 367
- patellaris 275, 281, 284–286, 290, 292
- pelvica 11
- poplitea 275, 277, 291, 323, 328, 330, 369
- posterior (Fibula) 283
- - (Prostata) 191
- - (Ren) 188
- - (Tibia) 282–283
- renalis (Splen) 156
- sacropelvica 266
- superior (Talus) 297
- symphysialis 3, 266, 271, 279
- vesicalis 202, 209, 253
- visceralis (Hepar) 145, 160
- - (Splen) 156
Falx septi 79
Fascia
- axillaris 58
- brachii 58
- cervicalis 110, 119
- clavipectoralis 58
- cremasterica 61, 193–194, 197, 239, 252
- cribrosa 218, 306

Fascia
- cruris 306–307, 328, 365–366, 381–382
- deltoidea 26–27
- dorsalis pedis 306, 379, 384
- glutea 52, 307, 319, 362
- iliaca 179
- inferior diaphragmatis pelvis 230
- infraspinata 26–28
- investiens perinei superficialis s. Fascia perinei
- lata 306–307, 313–315, 319, 355, 360, 381
- nuchae 39
- obturatoria 230, 232–233, 317
- pedis 382
- pelvis parietalis 253
- - visceralis 237, 252
- penis profunda 197, 199, 238
- - superficialis 199
- perinei 230, 232–235, 260
- rectoprostatica 252
- rectovaginalis 207, 253
- renalis 188, 246–247
- spermatica externa 60–61, 70, 197, 239
- - interna 61, 70, 193–194, 197, 239
- superficialis (Canalis inguinalis) 61
- thoracolumbalis 22, 24–32, 35, 52, 72, 319
- transversalis 31, 58–62, 69, 72–73
- vesicovaginalis 207
Fasciculus(-i)
- atrioventricularis 82–84
- lateralis 122
- longitudinales (Lig. cruciforme atlantis) 18–19
- medialis 122
- posterior 122
- transversi (Aponeurosis plantaris) 338
Femur 3, 215, 256–257, 262–263, 273–277, 280–281, 284–287, 290–293, 313–316, 323, 328, 330, 369, 381
- Antetorsionswinkel 277
- Arterien 351, 359
- Faszien 306–307
- Kollodiaphysenwinkel 276
- Muskeln 310–323, T 42–T 46
- Muskelursprünge und -ansätze 310–311
- Querschnitt 380–381
- Röntgenbild (ap) 274
- Schenkelhalswinkel 276
- Spongiosastruktur 276
- Venen 352
Femurkopfepiphyse 274
Fettgewebe, parathymisches 111
Fetus, Ultraschallbild 206
Fibrae
- intercrurales 56, 58, 60
- obliquae 129
Fibula 262–263, 282–283, 285–287, 294, 300–301, 304–305, 330–331, 335, 366, 381–382
Filum(-a)
- radicularia (N. spinalis) 45
- - posteriora 40
- terminale 43, 242, 252
Fimbria(-ae)
- ovarica 201
- tubae uterinae 201, 209, 253

Fissura(-ae)
- horizontalis pulmonis dextri 94–95, 120
- ligamenti teretis 142
- obliqua 94–95, 99, 120–121, 124–127
- portalis dextra 147
- - principalis 147
- umbilicalis 147
Flexio (Uterus) 203
Flexura
- anorectalis 210, 226
- coli dextra 138, 155, 160–163, 165–166, 175
- - sinistra 120–121, 132, 138, 162, 165–166, 175
- duodeni inferior 131, 153, 175
- - superior 153
- duodenojejunalis 134–135, 152, 166–167, 177, 244
- perinealis s. Flexura anorectalis
- sacralis 210, 226
Folliculus(-i)
- atreticus 202
- ovaricus(-i) maturus 202
- - vesiculosi 201, 253
- primarii 202
Foramen(-ina)
- costotransversarium 8, 21
- epiploicum s. Foramen omentale
- infrapiriforme 317, 319–321, 360, 364
- intervertebrale 4, 12, 14–15, 22, 25, 29, 35, 41, 45, 271
- ischiadicum majus 230, 265, 269–271, 319, 360
- - minus 265, 269–271, 317, 319, 321
- magnum 6, 40
- nutricium 282–283, 311
- obturatum 229, 265–266, 269, 271, 273–274, 280
- omentale 160, 166–167
- ovale (Cor) 78
- papillaria 183
- sacralia anteriora 10, 16, 317
- - posteriora 10–11
- suprapiriforme 317, 319–320, 360
- transversarium 6–7, 35
- venae basivertebralis 9, 25
- - cavae 55, 62–63, 104, 106, T 21
- venarum minimarum 78
- vertebrale 6–9, 35, 125
- WINSLOWI 160
Fornix
- gastricus 130, 132, 242, 247
- vaginae 202, 205, 207, 253
Fossa
- acetabuli 71, 230, 256, 260, 266–267, 273, 279–280
- iliaca 264, 266, 271
- inguinalis lateralis 59, 61, 71, 236
- - medialis 59, 61, 71, 236
- intercondylaris 275, 277, 281, 291, 293
- ischioanalis 232–233, 236, 256–258
- malleoli lateralis 283
- navicularis urethrae 198–199, 252
- ovalis 78
- paravesicalis 59, 260–261
- poplitea 262, 307, 321, 360–363, 366, 369–372

Fossa
- supravesicalis 61, 71, 236
- trochanterica 275–277, 279
- vestibuli vaginae 235
Fovea(-ae)
- capitis femoris 273, 275–277, 279–280
- costalis inferior 8, 20
- - processus transversi 8–9, 21, 45
- - superior 8–9, 20–21
- dentis 6, 19
Foveolae gastricae 130
FRANKENHÄUSER'scher Plexus 223
Frenulum
- clitoridis 235, 253
- labiorum pudendi 235
- ostii ilealis 139
- preputii 199
Fundus
- gastricus 120, 128–130, 132, 149, 160
- uteri 167, 201–204, 207, 209, 253
- vesicae 167, 195–196, 198
- - biliaris 149–150, 158, 163, 166
Funiculus
- spermaticus 56–58, 60, 68, 193, 197, 218, 226–227, 238, 256, 306, 354–355
- umbilicalis 70, 206, 208
Fuß s. Pes
Fußabdrücke 384
Fußrücken, Muskeln 333–337, T 51–T 52
Fußsohle, Muskeln 338–343, T 53–T 54
Fußwurzelgelenk
- s. Articulatio cuneonavicularis, Articulatio cuneocuboidea, Articulatio(-nes) intercuneiformes
- queres s. Articulatio talocalcaneonavicularis, Articulatio calcaneocuboidea
Fußwurzel-Mittelfuß-Gelenke s. Articulatio(-nes) tarsometatarsales

G

Ganglion(-ia)
- cardiacum 120
- cervicale medium 83, 117, 120
- - superius 83
- cervicothoracicum 83, 117, 120
- coeliaca 214, 249
- mesentericum inferius 214
- pelvica 214, 222–223
- sacralia 225
- sensoria nervorum spinalium 24, 40–43, 45
- stellatum s. Ganglion cervicothoracicum
- thoracica 113–114, 117, 120–121
- trunci sympathici 41–43, 45, 214, 222–223
Gaster 63, 67, 104, 106, 108–109, 117, 121, 128–135, 140, 155, 157–161, 166, 170, 172, 179–180, 217, 242–244, 246–250, 255
- Arterien, Variabilität 170
- Formen 132
- Projektion 132
- Röntgenbild (ap) 132, 171
- Wandschichten 130
Gastroskopie 133
Genu 263
- Muskeln 323
Geschlechtsorgane
- männliche 222, 239
- - äußere 197, 238, 240
- - Entwicklung 192
- - Innervation 222
- weibliche 223
- - äußere 233, 235, 241
- - Entwicklung 200
- - innere 204, 209
- - Innervation 223
GIMBERNATI'sches Band 355
Glandula(-ae)
- areolares 64
- bulbourethralis 192, 196, 198, 222, 226, 232, 234, 236
- duodenales 136
- gastricae 130
- intestinales 136, 139
- mammaria 125–127
- oesophageae 105
- suprarenalis 152, 161, 167, 179, 182, 185, 189, 217, 245, 249
- thyroidea 104–105, 107, 110–111, 118–119
- tracheales 91
- vesiculosa 191–192, 195–196, 222, 226–227, 236, 242–243, 256, 258
- - Röntgenbild (ap) 195
- vestibularis major 200, 233, 235, 237
Glans
- clitoridis 200, 207, 233, 235
- penis 192, 196–199, 222, 242–243, 252
Gliedmaße, untere s. Bein bzw. Extremität, untere
GLISSON'sche Trias 145
Glomus coccygeum 253
GRAAF'scher Follikel 201
Gubernaculum testis 70, 192

H

HACH'sche Profunda-Perforans-Vene 352
Hämorrhoiden 211
Hallux 262, 295, 299
Halsmuskeln 34
Halswirbelsäule 17, 43
- CT 35
- Röntgenbild (ap) 13
- - (laterales) 12
Haustra coli 138–139, 141, 163
Hautinnervation
- segmentale, Extremität, untere 346
- - Rücken 36
Hautnerven, Extremität, untere 349
HEAD'sche Zonen 67
HEISTER'sche Klappe 150
Hepar 54, 67, 119–121, 131, 142–146, 149–150, 154–155, 157, 180, 188, 242–244, 246–250, 255
- Arterien, Varietäten 170
- Formvarianten 144
- Laparoskopie 149
- mikroskopischer Aufbau 145
- Pforte 142
- Projektion 144
- Röntgenbild (ap) 171
Hepar
- Segmente 147
- Venen, Projektion 146
- - Ultraschallbild 148
Herzachse 80
Herzkontur 101
- Aortenknopf 101
- Kammerbogen 101
- Pulmonalisbogen 101
- Vorhofbogen, linker 101
- - rechter 101
Herzkranzarterien 84, 86
Herzmuskulatur 76
Herzschatten 101
Herzvenen 85
Hiatus
- adductorius 315–316, 323, 358, 362
- aorticus 62–63, 104, 179, T 21
- oesophageus 62–63, 104–105, 107, 109, 179, 217, 221, T 21
- sacralis 10–11
- saphenus 306, 354–355
- urogenitalis et ani 230
Hilum
- (Glandula suprarenalis) 182
- renale 182
- splenicum 156, 161, 249
Hohlfuß 384
Hüfte
- Arterien 359
- Muskeln 310–322, T 42–T 43
Hufeisenniere 185
Humerus 3, 124
HUNTER'sche Vene 352
Hydatide, gestielte 201
Hymen 235
Hysterosalpingographie 203

I

Ileum 137–140, 157–158, 162–163, 166, 175, 209, 215, 242–244, 251, 254–255
Impotentia
- coeundi 222
- generandi 222
Impressio
- cardiaca 95
- colica 142
- duodenalis 142
- gastrica 142
- oesophagea 142
- renalis 142
- suprarenalis 142
Incisura
- acetabuli 266–267
- angularis 128, 130, 132, 135, 160
- apicis cordis 84–85
- cardiaca pulmonis sinistri 94–95, 103, 110
- cardialis 128, 130
- clavicularis 50
- costalis 50
- fibularis 282
- ischiadica major 266–267
- - minor 266–267, 280
- jugularis (Sternum) 46, 50
- ligamenti teretis 142
- pancreatis 152
- vertebralis inferior 8, 12, 15
- - superior 12, 15
Infundibulum
- ductus paramesonephrici 192
- tubae uterinae 200–201, 204, 209, 228, 253
Injektion, ventrogluteale 364
Insula pancreatica 153
Interacetabularlinie 265
Interartikularportion 8, 15
Intersectio tendinea 46, 56–58
Interspinallinie 265
Intestinum
- crassum 67, 163–165
- tenue 67, 136, 159, 163–164, 252–253
- - Wandschichten 136
Introitus vaginae 223
Isthmus 8, 15
- glandulae thyroideae 104
- tubae uterinae 201, 209, 229, 253
- uteri 201–202, 253

J

Jejunum 132, 134–135, 137, 152, 154, 157, 162–163, 165, 175, 179, 242, 244, 247, 249–251, 255
Junctio anorectalis 210
Juncturae cinguli pelvici 268–271, T 39

K

Kehlkopf s. Larynx
Knickfuß 303
KÖHLER'sche Tränenfigur 280
KOHLRAUSCH'sche Falte 210, 252
Kollodiaphysenwinkel 276
Koloskopie 141, 211
Kopfgelenke 17–19
- Röntgenbild (ap) 19
Koronarangiographie 87
Kreuzbein-Darmbein-Gelenk s. Articulatio sacroiliaca
KRISTELLER'scher Schleimpfropf 207

L

Labium
- anterius 202, 205
- externum 264, 266–267, 322
- internum 264, 266–267
- laterale 275, 277
- majus pudendi 207, 231, 235, 253, 261
- mediale 275–277
- minus pudendi 207, 223, 231, 233, 235, 237, 241, 253, 261
- posterius 202, 205
Labrum acetabuli 279
Lacuna(-ae)
- musculorum 269, 355
- urethrales 198
- vasorum 62, 68, 269, 355
Lamina(-ae)
- anterior (Vagina musculi recti abdominis) 52, 56–58, 70, 72, 355
- arcus vertebrae 7–9, 21–23, 25, 29, 35, 41, 44
- cartilaginis cricoideae 12, 91, 119
- cribrosa 68
- dextra (Cartilago thyroidea) 90–91, 104
- hepatocyticae 145
- muscularis mucosae 105, 130, 136, 139

Lamina(-ae)
- parietalis (Pericardium serosum) 74–75, 85, 89, 119–120
- – (Tunica vaginalis testis) 70, 193–194, 239
- posterior (Vagina musculi recti abdominis) 58, 69–70
- profunda (Fascia thoracolumbalis) 29, 32
- propria mucosae 105, 130, 136, 139
- superficialis (Fascia cervicalis) 110, 119
- – (Fascia thoracolumbalis) 29
- visceralis (Pericardium serosum) 74–75, 78–80, 119–120
- – (Tunica vaginalis testis) 194, 239, 242

v. LANZ'scher Punkt 140
Laparoskopie 149
Lappenbronchien 92
Larynx 35, 90–91, 109
LAUENSTEIN-Projektion 280
Leberpunktion 144
Leistenhernie 61
- direkte, mediale 61
- indirekte, laterale 61

Leistenkanal 61
- Wände 60

Lendenwirbelsäule 43
- Bänder 23
- CT 35
- MRT 24
- Röntgenbild (ap) 16
- – (laterales) 15
- Wirbelgelenke 23

Levatortor 230
Lien s. Splen
Ligamentum(-a)
- alare 18
- anococcygeum s. Corpus anococcygeum
- anularia 90–91
- apicis dentis 18–19
- arcuatum laterale 62–63, 68
- – mediale 62–63
- – medianum 63
- arteriosum 74–75, 84, 88, 99, 104–105, 113–114
- atlantooccipitale laterale 17
- bifurcatum 300, 303
- calcaneocuboideum 300, 303
- – plantare 302
- calcaneofibulare 300–304
- calcaneonaviculare 300, 303
- – plantare 299–300, 302–303
- capitis costae intraarticulare 22
- – – radiatum 20–21
- – femoris 236, 256, 260, 271, 279
- – fibulae anterius 286, 294
- – – posterius 287, 290
- cardinale 201, 205
- collaterale(-ia)
- – (Articulationes interphalangeae pedis) 302
- – fibulare 285–289, 293, 310–311
- – laterale 288
- – mediale (Articulatio genus) 287–288
- – – (Articulatio talocruralis) 300–304, 382
- – tibiale 284–290, 293
- coronarium 142–143, 145, 160, 167
- costoclaviculare 51

Ligamentum(-a)
- costotransversarium 20–21, 32
- – laterale 20–22
- – superius 21–22, 31
- costoxiphoidea 56, 58
- cricothyroideum medianum 90
- cruciatum anterius 286–287, 289–290, 292–293
- – posterius 286–290, 293
- cruciforme atlantis 18–19
- cuboideonaviculare dorsale 300
- – plantare 302
- cuneocuboideum dorsale 303
- cuneonavicularia dorsalia 300, 303
- – plantaria 302
- deltoideum s. Ligamentum collaterale mediale (Articulatio talocruralis)
- denticulatum 40, 43, 45
- epididymidis inferius 193
- – superius 193
- falciforme 59, 71–72, 142–143, 147, 150, 158–160, 166, 243, 248–249
- flavum 20–23, 25, 29, 32, 35, 41, 43–45, 254
- fundiforme penis 58, 60, 238, 242–244, 252
- gastrocolicum 157–158, 160–161, 166, 173, 243, 247
- gastrophrenicum 167
- gastrosplenicum 156, 160–161, 166–167, 245, 247
- hepatoduodenale 131, 150, 160–161, 166–167
- hepatogastricum 131, 157, 160–161, 166, 247, 249
- iliofemorale 268–269, 278–279, 315, 380
- iliolumbale 31, 41, 217, 268–270, 272
- infundibulopelvicum 209
- inguinale 57, 60, 62, 69, 196–197, 234–235, 262, 268–270, 306, 313, 317, 354–356, 359
- interclaviculare 51
- intercuneiformia dorsalia 303
- interfoveolare 71
- interspinalia 25, 31, 35, 44, 119
- intertransversarium 21–22, 31–32, 41
- ischiofemorale 278–279
- lacunare 62, 317, 355
- latum uteri 201, 209
- longitudinale anterius 17, 20–22, 24–25, 29, 42, 45, 55, 72, 116, 124, 268
- – posterius 20, 23–25, 42–43, 45
- lumbocostale 63
- meniscofemorale posterius 287–288
- metatarsale(-ia) dorsalia 300
- – plantaria 302
- – transversum profundum 300, 302
- – – superficiale 338
- nuchae 25, 28, 34
- ovarii proprium 200–201, 204, 209
- patellae 285, 287–290, 293, 306, 310, 312–315, 322–323, 327, 332, 356, 368
- pectineum 313, 355
- phrenicocolicum 160, 166
- phrenicosplenicum 247

Ligamentum(-a)
- plantare(-ia) 302
- – longum 299–300, 302, 304, 342, 379, 383
- popliteum arcuatum 286, 288, 290, 329
- – obliquum 286–288, 293, 329–330
- pubicum inferius 230, 234, 268, 270–272, T39
- – superius 234, 256–257, 268–269, 272, 314, 355, T39
- pubofemorale 278–279
- puboprostaticum 226, 252
- pulmonale 95, 112
- rectouterinum 205
- reflexum 56, 58, 60
- rotundum 167, 201, 204, 229
- sacrococcygeum anterius 230–231
- – posterius profundum 270
- – – superficiale 252, 270
- sacroiliaca anteriora 230, 268–269, 271–272, 317, T39
- – interossea 230, 254, 270–272, T39
- – posteriora 270–271, T39
- sacrospinale 224–225, 229, 240, 265, 269–271, 278, 310, 314, 360, T39
- sacrotuberale 31, 224, 230, 232–233, 240, 265, 269–271, 278, 317, 319–321, 360, 364, T39
- sacrouterinum 201, 253
- splenorenale 156, 245
- sternoclaviculare anterius 51
- sternocostale intraarticulare 51
- – radiatum 51
- supraspinale 22, 25, 31, 33, 270
- suspensorium clitoridis 235
- – ovarii 167, 201, 204, 209, 253
- – penis 58, 238–239
- talocalcaneum interosseum 300, 303–304, 383
- – laterale 300
- – mediale 301
- – posterius 301
- talofibulare anterius 300, 303
- – posterius 301, 304
- tarsi plantaria 302
- tarsometatarsalia dorsalia 300, 303, 334
- – plantaria 300, 302
- teres hepatis 59, 71–72, 142, 144, 147, 154, 158, 160–161, 166, 170, 172, 249–250, 255
- – uteri 167, 200–201, 204, 209, 228–229, 253
- tibiofibulare anterius 294, 300–301, 334
- – posterius 300–301
- transversum 23
- – acetabuli 230, 279
- – (Articulatio zygapophysialis) 23
- – atlantis 18–19
- – cervicis s. Ligamentum cardinale
- – genus 286, 289
- – perinei 230, 234
- triangulare dextrum 142
- – sinistrum 142, 147, 167, 244–245
- umbilicale medianum 61, 72, 158, 190–191, 196, 207, 229, 236, 252–253

Ligamentum(-a)
- venae cavae 142–143, 147
- venosum 142, 147
- vocale 119

Limbus
- acetabuli 256, 266–267
- fossae ovalis 78

Linea(-ae)
- alba 46, 56, 58, 60, 72–73, 207, 242–243, 248–249, 251–254
- anocutanea 210
- arcuata 71, 271, 273
- – (Os ilium) 264, 266
- – (Vagina musculi recti abdominis) 58, 70, 158
- aspera 275–277, 323
- axillaris posterior 1
- epiphysialis 281, 291, 293, 304–305, 383
- glutea anterior 267
- – inferior 267
- – posterior 267
- intercondylaris 275
- intermedia 264, 266–267
- intertrochanterica 275
- mediana posterior 1
- musculi solei 282–283
- paravertebralis 1
- pectinea 275–276
- scapularis 1
- semilunaris 58
- supracondylaris lateralis 275
- – medialis 275
- terminalis 167, 230, 236, 264–265, 271, 280
- transversa 10

Lingua 12
Lingula pulmonis sinistri 94–95, 110
Liquor cerebrospinalis, Punktion zur Gewinnung 44
LISFRANC'sche Gelenklinie 296, T39
Lobulus(-i)
- glandulae mammariae 64
- testis 193–194, 252
- thymi 111

Lobus(-i)
- caudatus 142–143, 154, 161, 166, 172, 244, 249
- (Glandula thyroidea) 104–105, 107, 110
- glandulae mammariae 52
- hepatis dexter 131, 140, 142–144, 149–150, 158–161, 163, 166, 172, 188, 244–246, 248–250, 255
- – sinister 120, 131, 142–144, 149–150, 154, 158–161, 166, 170, 172, 242–243, 245, 247–250, 255
- inferior 94–96, 98–99, 103, 110, 118, 121, 124–127, 148, 159, 243, 245–247
- medius (Prostata) 195
- – pulmonis dextri 94–96, 98, 103, 110, 118, 126–127, 159, 245
- prostatae dexter 195
- – sinister 195
- pyramidalis 110
- quadratus 142, 160–161, 172, 249
- superior 94–96, 98–99, 103, 110–111, 118, 124–127, 159, 245
- (Thymus) 111

Luftröhre s. Trachea

Lumbalanästhesie 44
Lumbalpunktion 44
Lungengrenzen, Projektion 103
Lunula valvulae semilunaris 79
Lymphgefäße, Röntgenbild (ap) 219
Lymphographie 219

M

Malleolus
- lateralis 262, 283, 294, 300–301, 304–305, 327–328, 332, 334, 336–338, 367, 370–371, 373
- medialis 262, 282, 294, 301, 304–305, 307, 327–330, 334, 336, 338, 371, 373
- tertius 305
Mamma 64–65, 127
- Lymphabflusswege 65
- Röntgenaufnahme 65
Mammographie 65
Manubrium sterni 3, 47, 50–51, 55, 69, 108, 119, 124
Margo
- acetabuli s. Limbus acetabuli
- anterior (Fibula) 283
- - (Pulmo) 94–95, 110–111
- - (Testis) 193
- - (Tibia) 262, 282–283, 306
- falciformis 306, 355
- inferior (Hepar) 142, 145, 163
- - (Pulmo) 94–95, 110
- - (Splen) 156
- interosseus (Fibula) 283, 330–331
- - (Tibia) 282–283
- lateralis (Ren) 182, 216
- liber (Ovarium) 201
- medialis (Glandula suprarenalis) 182, 189
- - (Ren) 182, 216
- - (Scapula) 2
- - (Tibia) 282–283
- mesovaricus 201, 209
- posterior (Fibula) 283
- - (Testis) 193
- superior (Glandula suprarenalis) 182, 189
- - (Splen) 156, 161, 166–167
Massa lateralis atlantis 6, 17, 19
MAY'sche Vene 352, 365
McBURNEY'scher Punkt 140
MECKEL'sches Divertikel 137
Mediastinum 112–113, 116, 119
- anterius 119
- Gliederung 119
- inferius 119
- medium 119
- posterius 119, 121
- superius 119
- testis 193–194, 252
Medulla
- (Glandula suprarenalis) 189
- renalis 183–184, 188, 246–247, 250
- spinalis 40–41, 119, 123, 222–223, 248–249
Membrana
- atlantooccipitalis anterior 17, 19
- - posterior 17, 19, 34
- intercostalis interna 31, 55
- interossea cruris 283, 286, 294, 301, 366, 381
- obturatoria 236, 260–261, 268, 271, 278–279, 355

Membrana
- perinei 252
- tectoria 18–19
Membrum
- inferius 206, 263
- - Oberflächenrelief 262
Meniscus(-i)
- (Articulatio genus) 289
- lateralis 286–290, 292–293
- medialis 286–290
Mesenterium 136–137, 164–166, 252
- diverticuli 137
Mesoappendix 163–167
Mesocolon
- sigmoideum 164, 166–167, 179, 217–218, 226
- transversum 139, 157, 160–161, 163, 165–167, 173, 175, 177
Mesosalpinx 201, 209
Metaphysis 304
Metatarsus 263, 298
Mittelfell 116
Mons pubis 235
MÜLLER'scher Gang 192, 200
Musculus(-i) 308, 312, 319, 1040–1041, 1045, 1052
- abdominis 52, 56–58, 62, 66, 72–73, 188
- - CT 73
- abductor digiti minimi 304, 333–334, 336–337, 339–342, 377–378, 384, T 40, T 54
- - hallucis 299, 304, 333, 335, 338–342, 377–378, 384, T 40–T 41, T 52
- adductor(-es) 243, 259
- - brevis 244, 261, 310–312, 315–316, 358, 380, T 40–T 41, T 45
- - hallucis 304, 339–342, 378, 383–384, T 40–T 41, T 52
- - longus 244, 261, 308, 310–317, 354, 356–358, 380–381, T 40–T 41, T 45
- - magnus 260, 286–288, 290, 310–312, 315–317, 319–321, 323, 358, 363–364, 380–381, T 40–T 41, T 45
- - minimus 260, 316, 319–321, T 40
- articularis genus 285, 310, T 44
- arytenoideus transversus 119
- biceps brachii 52, 54, 122
- - femoris 258, 284, 286, 288, 309–311, 317–324, 328–332, 361–363, 369–370, 380–381, T 40–T 41, T 46
- brachialis 52
- bronchooesophageus 99
- bulbospongiosus 222–223, 226, 232–233, 235, 240–242, 260–261, T 22
- coccygeus s. Musculus ischiococcygeus
- colli 34
- constrictor pharyngis inferior 104, 120
- coracobrachialis 54, 122
- cremaster 56–58, 60–61, 70, 193–194, 197, 226, 239, 242–243, 252
- cricothyroideus 104, 110, 120
- dartos 70, 226, 232, 239, 252
- deltoideus 1, 37, 46, 52, 54, 58, 122–123
- digastricus 31, 33–34

Musculus(-i)
- dorsi 26–33, 35, 41
- - CT 29
- - lateraler Trakt 34
- epicranius 39
- erector spinae 1, 27–29, 32, 73, 122, 125, 188, 243, 246–251, 253–254, 319
- extensor digitorum brevis 327, 332–337, 368, 374, 379, 382, 384, T 40–T 41, T 51
- - - longus 306, 308, 310, 324, 326–327, 332–337, 367–368, 374, 379, 381–384, T 40–T 41, T 47
- - hallucis brevis 306, 327, 332–337, 374, 384, T 40–T 41, T 51
- - - longus 304, 306, 308, 324, 326–327, 332–337, 366–368, 374, 379, 381–382, 384, T 40–T 41, T 47
- extremitatis inferioris 308–309
- fibularis brevis 300, 302–304, 324–325, 327, 331–337, 366, 368, 370, 372, 381–382, T 40–T 41, T 48
- - longus 302, 304, 308, 310, 324–327, 329–330, 332, 335, 339, 341–342, 366–368, 370, 372, 381–383, T 40–T 41, T 48
- - tertius 327, 332–337, 366, 368, 382, T 47
- flexor(-es) accessorius s. Musculus quadratus plantae
- - digiti minimi brevis (Pes) 339–342, 384, T 40–T 41, T 54
- - digitorum 379
- - - brevis 304, 335, 339–342, 377–378, 383–384, T 40–T 41, T 53
- - - longus 304, 311, 325–326, 329–331, 339, 341–342, 366, 371–372, 377–378, 381–384, T 40–T 41, T 50
- - hallucis brevis 339–342, 377–378, 384, T 40–T 41, T 52
- - - longus 304, 325–326, 329–331, 339–342, 366, 371–372, 377–379, 381–384, T 40–T 41, T 50
- gastrocnemius 262, 284, 286–288, 293, 307–309, 311, 320–323, 326–332, 361–362, 366, 369–370, 381, T 41, T 49
- gemellus inferior 311, 318–321, 363–364, 380, T 43
- - superior 311, 318–321, 363–364, 380, T 43
- gluteus maximus 1, 37, 52, 215, 226, 232–233, 240–241, 243, 254, 256–257, 259, 262, 279, 309, 311, 317–322, 361–364, 380, T 40–T 41, T 43
- - medius 72, 254, 256, 259, 279, 309, 311, 314–316, 318–321, 361, 363–364, 380, T 40–T 41, T 43
- - - Injektion 364
- - minimus 256, 279, 310–311, 318, 320–321, 364, 380, T 40–T 41, T 43
- gracilis 232–233, 261, 284, 308, 310–317, 319–321, 323–324, 328, 356–358, 361–362, 369, 381, T 40–T 41, T 45

Musculus(-i)
- iliacus 62–63, 71–72, 217, 220, 231, 244, 254, 257, 259, 308, 310, 312–314, 317, 348, 355–358, T 42
- iliococcygeus 230, 243, T 22
- iliocostalis cervicis 28, 30, 33–34, T 20
- - lumborum 28, 30, 72, T 20
- - thoracis 28, 30, 37, 249, T 20
- iliopsoas 71, 73, 256–257, 260–261, 279, 308, 310–316, 321, 355, 380, T 40–T 41
- infraspinatus 26–28, 37, 52, 123–125
- intercostales 55, 72, 217, 248
- - externi 31, 54–55, 57–58, 60, 106, 115, 124, 126–127, 144, 249, T 13
- - interni 31, 54–58, 60, 106, 115–116, 120, 122, 144, 249, T 13
- interossei dorsales (Pes) 304, 333–334, 336–337, 339, 341–343, 383–384, T 53
- - Kompartimente 379
- - plantares 333, 339–343, 384, T 53
- interspinales cervicis 30–31, 33, 40, T 20
- - lumborum 30–31, T 20
- - thoracis 30, 119, T 20
- intertransversarii anteriores cervicis 33, T 20
- - laterales lumborum 31–32, 41, T 20
- - mediales lumborum 31–32, 41, T 20
- - posteriores cervicis 31, 34, T 20
- - - lumborum 30
- - thoracis 34, T 20
- ischiocavernosus 222–223, 226, 232–233, 235, 237, 240–242, 260–261, T 22
- ischiococcygeus 225, 227, 230–231, 256, 317, T 22, T 40
- ischiocrurales 260
- latissimus dorsi 1, 26–29, 37–38, 52, 54, 57–58, 63, 72, 126–127, 248–251, 319, T 18
- levator(-es) ani 210, 212–214, 226–233, 236–237, 240–243, 256–258, 260–261, 311, T 22, T 40
- - costarum T 20
- - - breves 31–32
- - - longi 31–32, T 20
- - scapulae 27–28, 34, 37–38, T 17
- longissimus capitis 28, 30–31, 33–34, 37–39, T 20
- - cervicis 28, 30, 33–34, T 20
- - thoracis 28, 30, 37, 72, 249, T 20
- longus colli 55, T 12–T 13
- lumbricales (Pes) 340–342, T 40, T 53
- multifidus(-i) cervicis 30, 33–34, 39, 1020
- - lumborum 30–32, 249, T 20
- - thoracis 30–32, 37, T 20
- obliquus capitis inferior 31, 33, 39–40, T 20
- - - superior 31, 33, 39–40, T 20
- - externus abdominis 26–29, 31, 37, 46, 52, 54, 56–58, 60–61, 63, 66, 68, 70–73, 110, 158, 217, 231, 239, 248, 251, 254, 311, 322, 355, 364, T 15, T 40

Musculus(-i) obliquus
– – internus abdominis 27–28, 31, 56–58, 60–61, 66, 68, 70–73, 158, 217, 231, 239, 251, 254, 310, T 15, T 40
– obturatorius externus 236, 256–257, 259–261, 279, 310–311, 316, 321, 364, 380, T 40–T 41, T 45
– – internus 212–213, 225, 230–231, 236–237, 256–261, 279, 310–311, 317–321, 363–364, 380, T 40–T 41, T 43
– occipitofrontalis 39
– omohyoideus 110, 123
– opponens digiti minimi (Pes) 334, 342, 384, T 40, T 54
– papillaris anterior 78–82
– – posterior 78–81
– – septalis 78
– pectinati 78
– pectineus 244, 256–257, 308, 310–316, 355–357, 380, T 40–T 41, T 45
– pectoralis major 46, 52, 54, 56–58, 60, 64, 110, 119, 123–127, T 26
– – minor 54, 60, 120, 124, T 26
– perinei 230
– peroneus brevis, longus bzw. tertius s. Musculus fibularis brevis, longus bzw. tertius
– pharyngis 109
– piriformis 224, 226–227, 231, 243, 310–311, 314–321, 360, 363–364, 380, T 40–T 41, T 43
– plantaris 286, 311, 323, 328–331, 366, 369–372, 382, T 40, T 49
– popliteus 286–290, 293, 311, 325, 330–331, 369–370, 372, T 40–T 41, T 50
– psoas major 29, 35, 41, 62–63, 68, 72, 152, 185–186, 188, 217, 221, 236, 245–247, 251, 254, 257, 259, 308, 310, 312–314, 317, 348, 354–355, T 42
– – minor 62–63, 72, 179, 217, 313, 317, 355, T 42
– pubococcygeus 230, 242–243, T 22
– puborectalis 230, 256, 258
– pyramidalis 56–58, 66, 70, 72, 242, T 14
– quadratus femoris 260, 310, 318–321, 363–364, 380, T 40, T 43
– – lumborum 29, 31, 62–63, 66, 68, 72–73, 121, 152, 217, 220–221, 246–247, 251, 310, T 16
– – plantae 304, 339, 341–342, 377–378, 382–383, T 40, T 53
– quadriceps femoris 262, 285, 287–288, 290, 306, 308, 311–312, 314, 324, 332, T 40–T 41, T 44
– rectococcygeus 230–231
– rectouterinus 201
– rectus abdominis 46, 56–59, 61–63, 66, 69–73, 110, 119, 155, 158, 217, 226, 242–243, 246–254, 256, T 14, T 40
– – capitis anterior T 12
– – – lateralis 34, T 20
– – – posterior major 31, 33, 39–40, T 20
– – – – minor 31, 33, 40, T 20
– – femoris 244, 256–257, 269, 278–279, 308, 310–317, 322, 356–358, 380–381, T 44

Musculus(-i)
– rhomboideus major 26–28, 37–39, T 17
– – minor 27, 38–39, T 17
– rotatores breves 30–31, T 20
– – longi 30–31, T 20
– sacrococcygeus 230–231, 243
– sartorius 52, 244, 256–257, 262, 284, 308, 310–317, 322–324, 356–358, 362, 380–381, T 40–T 41, T 44
– scalenus anterior 55, 110, 112, 117–118, 123, T 11
– – medius 34, 40, 55, 120, 122, T 11
– – posterior 28, 31, 34, 55, T 11
– semimembranosus 258, 284, 286–288, 309–311, 317–318, 320–323, 325, 328–330, 361–363, 369–370, 380–381, T 41, T 46
– semispinalis capitis 28, 30–31, 33–34, 38–40, T 20
– – cervicis 28, 30–31, 33, 39, T 20
– – thoracis 31, 33–34, T 20
– semitendinosus 258, 284, 309–311, 316–321, 323–324, 328, 361–363, 369–370, 380–381, T 41, T 46
– serratus anterior 27–28, 46, 52, 54, 56–58, 63–64, 70, 120, 122–127, T 17
– – posterior inferior 27–28, 37, 249, T 19
– – – superior 27–28, 37, T 19
– soleus 290, 308–309, 311, 325–332, 369–372, 381, T 41, T 49
– sphincter ani externus 207, 210, 212–214, 226, 230–233, 235, 240–242, 252, 258, T 22, T 40
– – – internus 207, 210, 231, 242, 252, 258
– – pyloricus 135, 152
– – urethrae 207, 226, 231, 234, T 22
– – vesicae 222
– spinalis 30
– – capitis 30–31, T 20
– – cervicis 30, T 20
– – thoracis 28, 30, T 20
– splenius capitis 26–28, 30–31, 33–34, 38–39, 122, T 20
– – cervicis 27–28, 30, 33–34, T 20
– sternalis 54, 60, T 13
– sternocleidomastoideus 26–28, 35, 38, 54, 58, 110, 119, 123
– sternohyoideus 110, 123
– sternothyroideus 55, 110, 119, 124
– subclavius 54, 60, 110, 112–113, 120, 122–123, T 26
– subcostales 60, T 13
– suboccipitales 31–34, 40
– subscapularis 60, 122, 124, T 26
– supraspinatus 122–123
– suspensorius duodeni 135, 152
– tensor fasciae latae 52, 73, 244, 256–257, 262, 279, 306–308, 311–314, 320, 322, 356, 380, T 40–T 41, T 44
– teres major 1, 26–28, 37, 52, 122, 124–125
– – minor 37, 52
– thoracis 31, 52, 54, 60
– thyrohyoideus 110

Musculus(-i)
– tibialis anterior 290, 300, 302, 306, 308, 310, 324, 326–327, 332, 334, 336–337, 339, 366–368, 374, 381–383, T 40–T 41, T 47
– – posterior 300, 302, 304, 311, 325–326, 329–331, 339, 342, 366, 370–372, 381–382, T 40–T 41, T 50
– trachealis 91
– transversospinalis 29
– transversus abdominis 31, 58–63, 66, 68, 70–73, 158, 217, 221, 231, 249, 251, 254, 310, T 15, T 40
– – perinei profundus 207, 226, 230, 232–236, 242, 252, 260, 311, T 22, 1040 Tab
– – – superficialis 230, 232–235, 240–241, 260, T 22, T 40
– – thoracis 55, 69, 110, 127, T 13–T 14
– trapezius 1, 26–28, 33–34, 38, 52, 122–126, T 17
– triceps brachii 37, 52
– – surae 304, 326, 333, 366, 383, T 40, T 49
– vastus intermedius 310–312, 315–316, 381, T 44
– – lateralis 257, 259, 279, 290, 293, 308, 310–316, 320–323, 332, 356, 358, 361, 381, T 44
– – medialis 290, 308, 310–316, 323, 356–358, 381, T 44
Muskelursprünge und -ansätze
– Crus 310–311, 324–325
– Femur 310–311
– Pelvis 310–311
– Pes 339
Myocardium 76, 78–80, 119

N

Nabelschnur 208
Nackenmuskeln 31–34, 40, T 20
Nephros s. Ren
Nervensystem, vegetatives 117, 120–121
Nervus(-i)
– accessorius [XI] 38–39, T 17
– anales 214
– – inferiores 225, 240–241, 344, T 40
– anococcygeus 225, 240–241, 344, T 40
– auricularis magnus 36–38
– axillaris 36–37, 122
– cardiacus cervicalis inferior 83
– – – medius 83, 120
– – – superior 83
– cavernosi clitoridis 223
– cervicalis 19, 40, 120, T 19–T 20
– clunium inferiores 36, 240–241, 349, 360–362, T 40
– – medii 36, 349, 360–362
– – superiores 36–37, 349, 360, 362
– coccygeus 225, 344, T 40
– cutaneus brachii lateralis inferior 36–37
– – – – superior 36
– – – posterior 36–37
– – dorsalis intermedius 345, 349, 365, 373, T 40
– – – lateralis 345, 349–350, 365, 373, T 40
– – – medialis 345, 349–350, 365

Nervus(-i) cutaneus
– – femoris lateralis 36, 68, 71, 73, 179, 217, 220–221, 317, 344–345, 348–349, 353, 355–357, 360, T 40
– – – posterior 36, 240–241, 257, 344–345, 349, 360–364, 380, T 40
– – surae lateralis 345, 349–350, 361–363, 365, 369, T 40
– – – medialis 345, 361–363, 365–366, 369, 373, T 40
– digitales dorsales pedis 345, 349, 368, 373–374, T 40
– – plantares communes 376–378, T 40
– – – proprii 376, 378, T 40
– dorsalis clitoridis 223, 234, 241, T 40
– – penis 222, 234, 238–240, T 40
– – scapulae 38–39, T 17
– erigentes s. Nervus(-i) splanchnici pelvici
– femoralis 66, 68, 73, 179, 217–218, 220–221, 236, 244, 256–257, 317, 344–345, 348–349, 353, 355–358, 380–381, T 40, T 44–T 45
– fibularis communis 284, 344–345, 349–350, 361–363, 365, 368–371, T 40, T 51
– – profundus 345, 349–350, 366, 368, 373–374, 379, 381–382, T 40, T 47, T 51
– – superficialis 345, 349–350, 365–366, 368, 373, 379, 381–382, T 40, T 48
– genitofemoralis 60, 66, 68, 179, 197, 217, 220–221, 225, 229, 236, 238, 256, 317, 344–345, 348–349, 353, 355, T 15, T 40
– gluteus inferior 257, 344–345, 349, 360, 363–364, 380, T 40, T 43
– – superior 344–345, 349, 360, 364, 380, T 40, T 43–T 44
– hypogastricus 214, 222–223
– iliohypogastricus 36–37, 66, 68, 73, 115, 117, 179, 217, 220–221, 344–345, 348–349, 353, 364, T 15, T 40
– ilioinguinalis 60, 66, 68, 73, 179, 217–218, 220–221, 238–239, 344–345, 348–349, 353, T 15, T 40
– intercostales 36, 38, 41, 54, 66, 70, 73, 112–113, 115–117, 120, 124, 127, 220, 247–248, T 13–T 17
– intercostobrachialis 37
– interosseus cruris T 40
– ischiadicus 256–257, 284, 344–345, 347, 349–350, 360, 362–364, 380–381, T 40, T 43, T 46–T 50
– – Projektion 360
– labiales 223
– – anteriores T 40
– – posteriores 223, 241, T 40
– laryngeus recurrens 83, 88–89, 111–113, 115, 117–118, 120
– lumbales 66, 226, 349
– obturatorius 68, 71, 220–221, 225, 229, 231, 236–237, 256–257, 261, 317, 344–345, 348–349, 353, 355, 357–358, 360, 380, T 40, T 45
– occipitalis major 37–40
– – minor 36–38
– – tertius 37, 40

Nervus(-i)
- pectoralis lateralis 60, T 26
- – medialis 60, T 26
- perineales 234, 240–241, 260–261, T 40
- phrenicus 63, 89, 110–113, 115, 118, 120–121, 124–127, T 21
- – Verlauf 118
- plantaris lateralis 304, 345, 350, 376–378, 382–383, T 40, T 52–T 54
- – medialis 304, 345, 350, 376–378, 382, T 40, T 52–T 53
- pudendus 214, 222–223, 225, 234, 236, 240–241, 257, 260–261, 344–345, 349, 360, T 22, T 40
- radialis 36–37
- rectales inferiores s. Nervus(-i) anales inferiores
- sacrales 223, 225–226, 243, 349, T 22
- saphenus 345, 348–349, 353, 357–358, 365–366, 373, 381–382, T 40
- scrotales anteriores T 40
- – posteriores 222, 240, T 40
- spinales 36, 41, 43, 45, 251
- spinalis 24, 29
- spinalis(-es) 24, 35, 40–41
- splanchnici lumbales 214
- – pelvici s. Radix parasympathica
- splanchnicus major 63, 112–113, 115–117, 120–121, 220–221, 245, 249
- – minor 63, 115, 117, 121, 245, 249
- subcostalis 68, 73, 115–117, 217, 220–221, 344
- suboccipitalis 37, 39–40, T 20
- subscapulares 37, T 26
- supraclaviculares 66
- – laterales 36–37
- suprascapularis 123
- suralis 345, 349–350, 362, 365, 382, T 40
- thoracici 37, 60, 66, 70, 112–113, 115–117, 120–121, 220, 249, T 15, T 19–T 20
- thoracicus longus 122, 124–126, T 17
- thoracodorsalis 122, T 18
- tibialis 284, 344–345, 349–350, 361–363, 365–366, 369–373, 376, 381–382, T 40, T 49–T 50, T 52–T 53
- vaginalis 223
- vagus [X] 83, 88–89, 111–113, 115, 117–118, 120–121, 123–127, 220

Nodulus(-i)
- lymphoideus(-i) aggregati 137, 139
- – solitarii 130, 136–137, 139, 150, 210
- valvulae semilunaris 79

Nodus(-i)
- atrioventricularis 82–83
- lymphoideus(-i) aortici laterales 229
- – axillaris(-es) 65, 122, 124
- – – apicalis 124
- – brachiales 65
- – bronchopulmonales 125–127
- – cervicales anteriores 65
- – – – profundi 65
- – – laterales 120
- – – – profundi inferiores 120

Nodus(-i) lymphoideus(-i)
- – deltopectorales 65
- – gastrici 131, 218
- – gastroomentales 131, 249
- – hepatici 131
- – ileocolici 243
- – iliaci communes 218, 229
- – – externi 218, 229, 236, 354
- – – – laterales 229, 354
- – – – mediales 229, 354
- – – interni 218, 229, 354
- – infraclaviculares 65
- – inguinales 352
- – – profundi 218, 354
- – – superficiales 218–219, 354
- – – – inferiores 218, 354
- – – – superolaterales 218, 354
- – – – superomediales 218, 256, 354
- – juxtaoesophageales 107, 127
- – lacunaris(-es) 355
- – – medialis 355
- – ligamenti arteriosi 88
- – lumbales dextri 218
- – – intermedii 218
- – mediastinales anteriores 88, 111, 113
- – – posteriores 107, 245
- – obturatorii 229
- – pancreaticus 250
- – paramammarii 65
- – pararectales 122, 229
- – parasternales 65
- – paratracheales 88, 120, 124
- – parietales 218
- – phrenici inferiores 218
- – – superiores 88, 119
- – popliteus profundus 366
- – – superficialis 366
- – preaortici 229, 251
- – precavales 229
- – promontorii 218
- – pylorici 131
- – rectalis superior 229
- – retroaortici 229
- – retrocavales 243
- – splenici 245, 249
- – submammarii 65
- – supraclaviculares 65
- – thoracis 107, 120
- – tibialis anterior 367
- – tracheobronchiales 95, 98–99, 113, 122
- – – inferiores 88, 95, 107, 119, 127
- – – superiores 88, 107, 119
- sinuatrialis 82

Nucleus pulposus 24–25, 29

O

Oberbauch
- Eingeweide 160
- Gefäße 172–173

Oberschenkel s. Femur
Oberschenkelarterien, Subtraktionsangiographie, digitale (DSA) 359
Oberschenkelmuskeln 310–323, T 42–T 46
Oesophagoskopie 108, 133
Oesophagus 62–63, 67, 104–109, 112–113, 115–117, 119–121, 123–130, 132–133, 157, 180, 220, 242, 245

Oesophagus
- Divertikel 109
- Engstellen 108–109
- Röntgenbild 108

Olisthesis 9
Omentum
- majus 121, 131, 139–140, 149, 157–166, 172, 242–243, 245–247, 249, 252, 254
- minus 160–161, 166, 247, 249

Orchis s. Testis
Organum(-a)
- genitalia feminina externa 223, 233, 235, 241
- – – interna 204, 209
- – masculina 222, 239
- – – externa 197, 238, 240
- pelvis bei der Frau 237
- – beim Mann 236
- urogenitalia feminina, Entwicklung 200
- – masculina, Entwicklung 192

Orificium ductus pancreatici 150
Os(-sa)
- coccygis 2–4, 11, 207, 215, 230, 232–233, 242, 252, 256–257, 271, 273
- coxae 2, 16, 41, 263, 266–267
- – Entwicklung 267
- – Röntgenbild (ap) 16
- cuboideum 295–296, 298–299, 303, 383
- cuneiforme(-ia) 299
- – intermedium 295–296, 298, 304, 383
- – laterale 295, 298
- – mediale 295–296, 298, 302
- digitorum (Pes) 263, 295–296
- hyoideum 12
- ilium 3, 15–16, 41, 71, 73, 230, 244, 258, 264, 272, 274, 280
- ischii 236, 256, 264, 274
- metatarsi 263, 295–296, 298–299, 303–304, 379, 383
- naviculare 295–296, 298–299, 303–305, 383
- occipitale 6, 12, 17–19
- pedis 295–296, 299
- – Bauplan 299
- pubis 196, 215, 226, 234, 242, 244, 256–257, 264, 274, 279
- sacrum 2–5, 10–11, 15, 23, 26, 41, 215, 226, 230, 242–243, 252–254, 262, 264, 271–273, 317
- – Geschlechtsunterschiede 11
- sesamoidea (Pes) 295–296, 302, 339
- tarsi 263, 295–296, 298
- temporale 40

Ostium(-a)
- abdominale tubae uterinae 201, 204, 209
- appendicis vermiformis 139
- atrioventriculare dextrum 78
- – sinistrum 79, 126
- cardiacum 108, 121, 130, 166–167, 244–245, 247
- ileale 139
- pyloricum 135
- sinus coronarii 78, 82, 84
- ureteris 190–191, 195, 198, 205, 252–253, 260
- urethrae externum (Urethra feminina) 200, 231, 233, 235, 237, 241, 253, 261
- – – (Urethra masculina) 198–199, 252

Ostium(-a) urethrae
- – internum (Urethra feminina) 205, 253
- – – (Urethra masculina) 190, 195, 198, 252, 260
- uteri 201–202, 205, 207, 253
- uterinum tubae uterinae 201, 203
- vaginae 200, 233, 235, 237
- venae cavae inferioris 82
- – – superioris 82

Ovarium 140, 167, 200–202, 204, 209, 223, 228, 253, 354

P

Palatum osseum 12
Pancreas 121, 131, 134, 152–153, 157, 163–164, 172, 177, 242–243, 245, 249–250
- Computertomographie 155
- Lupenvergrößerung 153
- Projektion 134
- Ultraschallbild 154

Pancreatocyticus exocrinus 153
Panniculus adiposus 58, 72, 210, 232, 239
Papilla(-ae)
- duodeni major 135, 150, 152–153
- – minor 152–153
- ilealis 139
- mammaria 52, 64, 127
- renales 183–184, 186, 245

Paracystium 260–261
Paradidymis 192
Parametrium s. Ligamentum cardinale
Paraproctium s. Spatium pararectale
Parasympathikus 214, 222–223
Paries
- anterior (Gaster) 133, 160–161
- membranaceus (Trachea) 91, 99, 107, 119
- posterior (Gaster) 133, 155

Parietalspangen 5
Paroophoron 200
Pars
- abdominalis aortae 35, 62–63, 69, 104, 115, 117, 148, 154–155, 157, 168, 172, 174, 177–179, 185, 187–189, 212, 214, 216–218, 221, 225, 227, 229, 242, 245, 250–251, 359
- – – Ultraschallbild 178
- – autonomica 220
- – (M. pectoralis major) 52, 54, 56, 58, 60, T 26
- – (Oesophagus) 62–63, 104, 106, 108–109, 117, 128, 130
- – (Ureter) 163, 216
- anterior (Facies diaphragmatica hepatis) 145
- – (Fornix vaginae) 202, 205
- anularis vaginae fibrosae 340
- ascendens aortae 75, 78–80, 84, 109, 114–115, 117, 119–121, 125–126, 255
- – (Duodenum) 134, 139–140, 152, 165, 167
- – (M. trapezius) 26, T 17
- atlantica (A. vertebralis) 34, 40
- basalis (Aa. lobares inferiores dextrae) 98
- – (Aa. lobares inferiores sinistrae) 98–99

Pars
- basilaris (Os occipitale) 17–19
- cardiaca 63, 104, 121, 130–132, 179, 217, 242
- cervicalis (Columna vertebralis) 2
- – (Oesophagus) 104, 106–108, 119
- clavicularis (M. pectoralis major) 54, T 26
- costalis diaphragmatis 54, 62–63, 73, 148, 179, 246–250, T 21
- – (Pleura parietalis) 54, 110, 112–113, 120–121, 124, 159, 246–250
- cruciformis vaginae fibrosae 340
- descendens aortae 75, 107, 109, 114, 125–127
- – (Duodenum) 128, 130, 132, 134–135, 140, 152–154, 167, 179
- – (Lig. iliofemorale) 278
- – (M. trapezius) 26, T 17
- diaphragmatica 54, 63, 89, 110–113, 118, 159, 245, 248–250
- horizontalis (Duodenum) 134–135, 152–153, 163, 165, 167, 179
- infraclavicularis 54, 112–113
- intermedia (Urethra masculina) 195–196, 198, 252
- intramuralis (Urethra masculina) 198
- intrasegmentalis 120, 122
- lateralis (Os occipitale) 17
- – (Os sacrum) 10–11, 41, 254, 264, 273
- libera membri inferioris 263
- lumbalis (Columna vertebralis) 2
- – diaphragmatis 62–63, 68, 104, 106, 115–116, 119, 121, 148, 155, 172, 242–243, 245, 248–250, T 21
- mediastinalis 89, 95, 111–113, 125, 159
- membranacea (Septum interventriculare) 79–80
- – (Urethra masculina) s. Pars intermedia (Urethra masculina)
- muscularis (Septum interventriculare) 78–80
- occlusa 229, 236
- patens 225, 227–229
- pelvica (Ureter) 71, 166–167, 221
- posterior (Fornix vaginae) 202, 205, 207, 253
- profunda (Compartimentum cruris posterius) 366
- prostatica 190, 195, 198
- pylorica 117, 130, 132–135, 158, 160, 166, 247, 255
- spongiosa 198–199, 252
- sternalis diaphragmatis 62–63, 110–111, 119, 243, T 21
- sternocostalis (M. pectoralis major) 52, 54, 56, 58, 60, T 26
- subcutanea (M. sphincter ani externus) 235, T 22
- superficialis (Compartimentum cruris posterius) 366
- superior (Duodenum) 128, 130, 134–136, 149, 153, 160–161, 166–167, 179, 244
- – (Facies diaphragmatica hepatis) 142

Pars
- terminalis 137, 163
- thoracica aortae 63, 69, 87, 99, 104–106, 109, 113–115, 117, 121, 124, 152, 157, 178, 248
- – autonomica 117, 120–121
- – (Columna vertebralis) 2
- – (Ductus thoracicus) 113, 115–116
- – (Oesophagus) 63, 104–109, 113, 115–117, 119, 121, 245
- tibiocalcanea 300–302, 304
- tibionavicularis 300
- tibiotalaris anterior 300
- – posterior 300–301
- transversa (Lig. iliofemorale) 278
- – (M. trapezius) 26, T 17
- transversaria (A. vertebralis) 40
- uterina (Tuba uterina) 201

Patella 262–263, 284–285, 287, 290–293, 306, 314–315, 322–323, 327, 332, 365
Patellafirst 292
Pecten
- analis 210, 231, 252
- ossis pubis 62, 231, 264, 266–267, 271, 314–315, 317

Pediculus arcus vertebrae 5, 7–9, 12, 14–16, 20–21, 23–25, 29, 35, 273
Pedogramme 384
Pelvis 264, 268
- CT 254
- der Frau 265
- – Beckenmaße 265
- – CT 257
- – Medianschnitt 253
- – MRT 253, 259
- – Querschnitt 257
- – Schrägschnitt 261
- Geschlechtsunterschiede 264, 268–271
- Knochenverbindungen 268–271
- lumbosakraler Übergang 268–269, 271
- major 264
- des Mannes, CT 256
- – Frontalschnitt 258
- – Medianschnitt 242, 252
- – MRT 252, 259
- – Querschnitt 254, 256
- – Sagittalschnitt 243
- – Schrägschnitt 260
- minor 167, 264
- Muskelursprünge und -ansätze 310–311
- renalis 171, 182–184, 186, 188, 192, 200, 216, 245–246, 250
- – ampullärer Typ 186
- – dendritischer Typ 186
- – Röntgenbild (ap) 186
- Röntgenbild (ap) 273–274

Penis 197, 199, 222, 244, 260
Perforans-Vene, laterale 352
Pericardium 63, 74–75, 85, 89, 98–99, 110, 118, 247
- fibrosum 74, 89, 107, 111–113, 121, 159
- serosum 74–75, 78–80, 84, 89, 119–120

Perineum 235
- der Frau 230, 233
- des Mannes 232

Periorchium 194
Periosteum 43
Peristaltik 132

Peritoneum 143
- parietale 54, 59, 61–62, 75, 120, 149, 158, 167, 179, 190, 196, 217, 226, 242, 248–251, 253, 258
- urogenitale 202, 210, 260–261
- viscerale 54, 70, 120, 136, 242, 246, 248–249, 251

Pes 263
- anserinus superficialis 313, 323
- Bänder 302
- Frontalschnitt 384
- Gelenke 300–303, T 39
- Gewölbe 299
- Kompartimente 379
- Längsschnitt, MRT 383
- Muskeln 333–343, 384, T 51–T 54
- Muskelursprünge und -ansätze 333, 339
- osteofibröse Röhren 384
- Querschnitt 382
- Sagittalschmitt 383
- Sehnenscheiden 334–335

PEYER'sche Platten 137
Pfannenboden 274
Pfannendach 274, 280
Pfannendacherker 274, 280
Phalanx(-ges)
- distalis(-es) (Pes) 263, 295–296, 383
- media(-ae) (Pes) 263, 295–296, 383
- (Pes) 263, 296, 299, 304
- proximalis (Pes) 295–296, 383

Pharynx 133
Pia mater spinalis 41, 43
Placenta 207–208
Planta 262, 375–378
- Arterien 375
- – Varietäten 375

Plantaraponeurose s. Aponeurosis plantaris
Plattfuß 303, 384
Platysma 58
Pleura
- parietalis 54, 63, 89, 95, 110–113, 118, 120–121, 123–125, 159, 245–250
- pulmonalis s. Pleura visceralis
- visceralis 54, 112, 120–124, 246–247

Pleuragrenzen, Projektion 103
Pleurapunktion 54
Plexus
- aorticus thoracicus 89, 113, 117, 121
- brachialis 54, 60, 111–113, 120, 122–123, 128, T 11, T 17
- cardiacus 83, 113, 117–118
- caroticus communis 110
- cervicalis 36–37, 40, T 11–T 12, T 17, T 21
- coccygeus 225, 344, T 40
- coeliacus 214, 220
- deferentialis 197, 222
- hypogastricus inferior 222–223
- – superior 214, 222–223
- lumbalis 29, 36, 66, 68, 254, 344, T 15, T 40, T 42, T 45
- lumbosacralis 68, 220, 344, T 40
- mesentericus inferior 220, 222
- – superior 222–223
- oesophageus 112, 117, 121, 220
- ovaricus 223
- pampiniformis 60, 70, 193–194, 197, 238–239, 243
- prostaticus 222

Plexus
- pulmonalis 112–113, 120–121
- rectalis inferior 214
- – medius 214
- – superior 214
- renalis 223
- sacralis 68, 214, 220, 223, 225, 344, 349, T 22, T 40, T 43, T 46
- testicularis 197, 222
- uterovaginalis 223
- venosus areolaris 66
- – prostaticus 236, 260
- – rectalis 213
- – submucosus 106, 181
- – vaginalis 228
- – vertebralis externus anterior 42
- – – – posterior 42
- – – internus 123
- – – – anterior 41–43, 45, 242
- – – – posterior 41–44, 119
- – vesicalis 227, 236–237, 256

Plica(-ae)
- alares 285
- circulares 130, 132, 135, 137, 150, 152
- duodenalis inferior 165, 167
- gastricae 130, 133
- gastropancreatica 161, 166–167
- ileocaecalis 162–163, 167
- interureterica 190–191, 198, 260
- longitudinalis duodeni 150, 152
- mucosae 150, 190, 198
- palmatae 201, 253
- rectouterina 201, 228–229, 253
- semilunares coli 139, 141, 163
- spiralis 150–151
- synovialis 301
- – infrapatellaris 285
- – mediopatellaris 284
- transversa recti 207, 210–211, 242, 252–253
- tubariae 201
- umbilicalis lateralis 59, 71–72, 158–159, 227, 236
- – medialis 59, 71–72, 158–159, 196, 209, 217, 227, 236, 253
- – mediana 59, 71–72, 158–159, 196, 209, 217, 236, 252–253
- vesicalis transversa 71, 236

Polus urinarius 184
Poplitea-Perforans-Vene 352
Porta hepatis 142
Portio
- supravaginalis cervicis 201–202
- vaginalis cervicis 201, 205, 207, 253
- – – Nullipara 205

portokavale Anastomosen 181, 213
Positio (Uterus) 203
Preputium
- clitoridis 233, 235
- penis 197–199, 242–243, 252

Processus(-us)
- accessorius 5, 8–9
- articularis inferior 6, 8–9, 12, 15–16, 22–23, 25, 29, 35, 254
- – superior (Os sacrum) 10–11, 41, 230, 254
- – – (Vertebrae) 5–9, 12, 15–16, 20–21, 23, 25, 29, 35, 41, 45, 248, 273
- caudatus 142
- coracoideus 47–48, 122
- costalis 5, 9, 16, 23, 30, 32, 35, 48, 63, 216, 269, 272–273
- falciformis 270

Processus(-us)
- lateralis tali 295, 297–298, 382
- – tuberis calcanei 295, 297–298
- mamillaris 8–9, 35
- mastoideus 12, 33, 40
- medialis tuberis calcanei 295–298, 302
- papillaris 142, 166, 249
- posterior tali 296–298, 305
- spinosus 1, 5–9, 12–16, 19, 22–26, 28–29, 32–35, 41, 44, 119, 123–124, 127, 188, 249, 251, 273
- styloideus (Os temporale) 33–34
- transversus 6–8, 13–14, 20, 22, 31, 34–35, 40, 125
- – (Atlas) 34, 40
- – (Axis) 34
- uncinatus (Pancreas) 152–153, 173, 179, 243
- – (Vertebra) s. Uncus corporis
- vaginalis peritonei 61
- – – persistens 61
- xiphoideus 47, 50, 55, 63, 70, 119, 127, 132, 207, 242, 248

Promontorium (Os sacrum) 3–4, 10–11, 15, 62, 177, 185, 217, 227, 242, 253, 264, 314
Pronatio (Articulatio talotarsalis) T39
Prostata 71, 190–191, 195–196, 198, 222, 226–227, 236, 242–243, 252, 259–260
Protuberantia occipitalis externa 26, 39
Psoasarkade 63
Pubes 197
Pulmo 54, 92, 94–100, 110
- Arterien 100
- Aufbau 98
- dexter 89, 94–98, 110–111, 118, 120–121, 123–127, 148, 159, 243, 245–246
- sinister 89, 94–99, 110–111, 118, 120–122, 124, 126–127, 159, 245, 247
- Venen 100

Pulmonalisangiographie 100
Pulpa splenica 156
Pyelographie, intravenöse 216
Pylorus 128–131, 135, 160–161
Pyramides renales 183–184, 188, 245

R

Rachen s. Pharynx
Radix(-ces)
- anterior (N. spinalis) 41, 43, 45, 214
- mesenterii 140, 163, 166–167, 177
- motoria s. Radix anterior (N. spinalis)
- parasympathica 214, 222–223
- posterior (N. spinalis) 41, 43, 45

Ramus(-i)
- acetabularis (A. circumflexa femoris medialis) 359
- – (A. obturatoria) 357, 359
- anterior (A. media genus) 289
- – (A. obturatoria) 357, 359
- – (A. renalis) 182
- – (N. cervicalis) 120
- – (N. lumbalis) 41, 226
- – (N. obturatorius) 68, 348, T 39–T 40

Ramus(-i) anterior
- – (N. sacralis) 226
- – (N. spinalis) 40–41, 45, T 20
- – (Truncus n. spinalis) 42–43, 45
- – (V. portae hepatis) 246
- articulares (A. descendens genus) 351, 356–358
- ascendens (A. circumflexa femoris lateralis) 351, 358–359
- – (A. circumflexa femoris medialis) 363
- atriales (A. coronaria dextra) 84, 86
- – (A. coronaria sinistra) 86
- atrioventriculares 86–87
- bronchiales 99
- – (Aorta) 105–106, 112, 115, 121
- – (N. vagus) 115, 117, 120–121
- calcanei (A. tibialis posterior) 372
- – mediales (N. tibialis) 376, T 40
- cardiacus cervicalis inferior 376
- – thoracicus inferior (N. vagus) 83, 118
- – – (N. vagus) 112–113, 118
- – – (Truncus sympathicus) 113
- circumflexus (A. coronaria sinistra) 74–75, 84–87
- communicans(-tes) (A. fibularis) 351
- – albus 42
- – fibularis 345, 365, T 40
- – griseus 42
- – (Truncus n. spinalis) 41, 43, 45
- – (Truncus sympathicus) 45, 112–113, 116–117, 222
- coni arteriosi 84, 86–87
- cutaneus(-i) anterior(-es) abdominales 66
- – – (N. femoralis) 66, 68, 348–349, 353, T 40
- – – (N. iliohypogastricus) 66, 349, 353
- – cruris mediales (N. saphenus) 349, 365, T 40
- – lateralis(-es) (N. iliohypogastricus) 36, 349, 360, 364
- – – (N. spinalis) 36, 41
- – – (Nn. thoracici) 344
- – – pectorales (Nn. intercostales) 38, 66
- – medialis(-es) (N. spinalis) 36, 41
- – (N. obturatorius) 349, 353, 357–358, 360, T 40
- – (N. plantaris medialis) 377
- – posterior(-es) (Nn. cervicales, Rr. posteriores) 38
- – – (Nn. thoracici, Rr. posteriores) 38
- descendens (A. circumflexa femoris lateralis) 351, 357–359
- – (A. circumflexa femoris medialis) 359
- dexter (A. hepatica propria) 146, 171, 249
- – (V. portae hepatis) 146, 244, 246, 248–249
- dorsalis (A. lumbalis) 41
- – (V. lumbalis) 41
- femoralis 66, 68, 217, 221, 317, 344, 349, 353, 355, T 40

Ramus(-i)
- fundi uteri (A. uterina) 204
- gastrici anteriores (Truncus vagalis anterior) 117
- – (V. gastroomentalis dextra) 160
- genitalis 60, 68, 197, 217, 221, 225, 238, 256, 344, 349, T 40
- helicini 204
- iliacus 217, 221
- inferior ossis pubis 196, 215, 234, 260, 266–267, 272–273, 317, 319
- infrapatellaris 348–349, 353, 365, T 40
- intercostales anteriores 69, 247
- interganglionares 45
- interventricularis(-es) anterior (A. coronaria sinistra) 74, 79–80, 84, 86–87, 98, 127
- – posterior (A. coronaria dextra) 75, 80, 84–87, 120
- – septales (A. coronaria dextra) 86
- – – (A. coronaria sinistra) 86–87
- labiales posteriores 241
- lateralis (A. coronaria sinistra) 86
- – (N. spinalis, R. posterior) 41–43
- – (N. thoracicus) 37
- malleolares laterales 351, 372
- – mediales 351, 372
- mandibulae 12
- marginalis dexter 80, 84, 86–87
- – sinister 80, 84, 86–87
- mastoideus (A. occipitalis) 38
- medialis (N. spinalis, R. posterior) 41–43
- – (N. thoracicus) 37
- meningeus (Truncus n. spinalis) 41–43, 45
- muscularis(-es) (N. femoralis) 356–358, T 40
- – (N. fibularis profundus) 374
- – (N. plantaris medialis) 377
- – (N. tibialis) 362–363, 369–370
- nodi atrioventricularis 86
- – sinuatrialis 84, 86
- obturatorius (A. epigastrica inferior) 225, 359
- occipitalis(-es) (A. auricularis posterior) 38
- – (A. occipitalis) 38
- oesophageales (A. gastrica sinistra) 106, 131, 168
- – (A. thyroidea inferior) 106
- – (Aorta) 106, 115
- – (Ganglion thoracicum) 120
- – (N. laryngeus recurrens) 115, 121
- – (V. gastrica sinistra) 169, 181
- omentales (Aa. gastroomentales) 131, 172
- – (Vv. gastroomentales) 131, 160
- ossis ischii 234, 257, 261, 266–267, 273, 317, 319
- ovaricus 204
- perforans(-tes) (A. fibularis) 351, 368, 374
- – (A. thoracica interna) 69
- – (Arcus plantaris profundus) 378
- pericardiacus (N. phrenicus) 118

Ramus(-i)
- perineales 240–241
- phrenicoabdominales (N. phrenicus) 63, 118
- posterior(-es) (A. media genus) 289
- – (A. obturatoria) 359
- – (A. renalis) 182
- – laterales (Nn. thoracici) 37
- – mediales (Nn. thoracici) 37
- – (N. auricularis magnus) 36
- – (N. cervicalis) 37–40
- – (N. obturatorius) 348, T 40
- – (N. sacralis) 37
- – (N. spinalis) 36–37, 40–41, 45
- – (N. thoracici) 37–38
- – (Nn. thoracici) T 20
- – (Truncus n. spinalis) 41–43, 45
- – (V. portae hepatis) 248
- – ventriculi sinistri 85–86
- posterolateralis dexter 86–87
- profundus (A. circumflexa femoris medialis) 359, 363–364
- – (A. glutea superior) 364
- – (A. plantaris medialis) 375
- – (A. transversa colli) 38–39
- – (N. plantaris lateralis) 377–378
- – (V. glutea superior) 364
- pubicus (A. epigastrica inferior) 225, 359
- – (A. obturatoria) 225
- radicularis anterior (A. spinalis anterior) 45
- saphenus (A. descendens genus) 351, 358
- scrotales anteriores 238
- – posteriores 227, 240
- sinister (A. hepatica propria) 146
- – (V. portae hepatis) 146, 154
- spinales (A. intercostalis posterior) 45
- – (A. sacralis lateralis) 226
- splenici 173
- subendocardiales 83
- superficialis (A. circumflexa femoris medialis) 357, 359, 363
- – (A. glutea superior) 363
- – (A. plantaris medialis) 375, 378
- – (A. transversa colli) 39
- – (N. plantaris lateralis) 376–378
- – (N. tibialis) T 40
- superior ossis pubis 196, 234, 264, 266–267, 272–273, 317
- tracheales (N. laryngeus recurrens) 120
- transversus 359
- tubarius (A. uterina) 204, 228
- vaginales (A. uterina) 204

Randleisten 5, 25
Raphe
- perinei 232–233, 235
- scroti 194, 239

Recessus
- axillaris 122
- costodiaphragmaticus 54, 101, 103, 110, 118, 120–121, 160, 246–248, 250
- costomediastinalis 110, 113, 124, 127
- duodenalis inferior 164, 166–167
- – superior 164, 166–167

Recessus
- ileocaecalis inferior 163–167
- – superior 163, 165–167
- inferior bursae omentalis 161
- intersigmoideus 164, 167
- phrenicomediastinalis 121, 243
- piriformis 108
- retrocaecalis 166
- splenicus 161, 167, 249
- subpopliteus 290, 331
- superior bursae omentalis 161, 167, 249
- suprapatellaris 292
- vertebromediastinalis 124, 126

Rectum 62, 138, 165–167, 177, 180, 185, 190, 205, 209–214, 220–221, 226, 228–229, 231, 237, 243, 256–257, 354
- Arterien 212
- Innervation 214
- Koloskopie 211
- Rektoskopie 211
- Röntgenbild (ap) 141
- – (laterales) 215
- Venen 213

Regio(-nes)
- calcanea s. Calx
- cervicalis posterior 1, 38–40
- cruris 365
- – anterior 262, 367–368
- – posterior 262, 370–372
- deltoidea 1
- femoris anterior 262, 353, 356–358
- – posterior 262, 360–363
- genus anterior 262, 353
- – posterior 262
- glutealis 1, 262, 360–364
- infrascapularis 1
- inguinalis 262, 353–354
- lumbalis 1, 41
- – Röntgenbild (ap) 219
- occipitalis 38–39
- pedis 365
- perinealis der Frau 241
- – des Mannes 240
- sacralis 1
- scapularis 1
- vertebralis 1

Rektoskopie 211

Ren 29, 35, 67, 152, 154–155, 160, 164, 166–167, 177, 179, 182–186, 188, 192, 200, 216–217, 245–247, 249–250, 255
- Computertomographie 188
- Entwicklung 185
- Projektion 183
- Röntgenbild (ap) 186, 216
- Ultraschallbild 188

Rete
- articulare genus 351, 358, 368
- calcaneum 372, 377–378
- malleolare laterale 368, 374
- – mediale 374
- patellare 353, 356
- venosum dorsale pedis 365

Retinaculum(-a)
- musculorum extensorum inferius 306, 332, 334–337, 367–368, 373
- – – superius 306
- – fibularium inferius 304, 332, 334–336
- – – superius 304, 327, 329–332, 335, 370–371
- – flexorum (Pes) 304, 329–331, 335, 342, 370–371, 376–378

Retinaculum(-a) musculorum
- – peroneorum inferius/superius s. Retinaculum musculorum fibularium inferius/superius
- patellae laterale 284–285, 306, 310–311
- – mediale 284–285, 323

Retroflexio (Uterus) 203
Retroperitonealorgane 152
Retroperitonealraum 179
Retroperitonealsitus 217–218
Retroversio (Uterus) 203
RETZIUS'scher Raum 207, 252

Rima
- glottidis 114
- pudendi 235

ROSENMÜLLER'scher Lymphknoten 355

Rücken 1, 37
- Dermatome 36
- Hautinnervation, segmentale 36
- Oberflächenrelief 1
- Orientierungslinien 1
- Regionen 1

Rückenmuskeln 26–34
- autochthone 28, 30–33, T 20
- – lateraler Trakt 29–30, 34, T 20
- – medialer Trakt 29–30, T 20
- – Nackenmuskeln 32–34
- oberflächliche 26–27
- tiefe 28–34

Rugae vaginales 201, 205, 233

Rumpf-Arm-Muskeln 26–27, T 18
- Schicht, oberflächliche 26
- – tiefe 27

Rumpf-Schultergürtel-Muskeln 26–27, T 17
- Schicht, oberflächliche 26
- – tiefe 27

S

Sakralpunktion 44
Sakrumbreite 265
Salpinx s. Tuba uterina
SANTORINI'scher Gang 152
Scapula 1–3, 26–27, 48, 101, 108, 122–125
Schenkelhalswinkel 276
Scrotum 194, 197, 252

Segmentbronchien 90–92
- Bronchoskopie 102

Segmentum(-a)
- anterius inferius (Ren) 187
- – laterale dextrum [VI] (Hepar) 147
- – – sinistrum [III] (Hepar) 147
- – mediale dextrum [V] (Hepar) 147
- – [S III] (Pulmo) 96
- – superius (Ren) 187
- apicale [S I] 96
- apicoposterius [S I-II] (Pulmo) 96
- basale anterius [S VIII] (Pulmo) 96
- – laterale [S IX] (Pulmo) 96
- – mediale [S VII] (Pulmo) 96
- – posterius [S X] (Pulmo) 96
- bronchopulmonalia 96–97
- cardiacum s. Segmentum basale mediale [S VII] (Pulmo)
- [I] (Hepar) 147
- inferius (Ren) 187
- laterale [S IV] (Pulmo) 96

Segmentum(-a)
- lingulare inferius [S V] (Pulmo) 96
- – superius [S IV] (Pulmo) 96
- mediale [S V] (Pulmo) 96
- – sinistrum [IV] 147
- posterius laterale dextrum [VII] (Hepar) 147
- – – sinistrum [II] (Hepar) 147
- – mediale dextrum [VIII] (Hepar) 147
- – (Ren) 187
- – [S II] (Pulmo) 96
- renalia 187
- superius (Ren) 187
- – [S VI] (Pulmo) 96

Senkfuß 303
Septula testis 193–194, 252

Septum(-a)
- atrioventriculare 82
- femorale 355
- glandis 199
- interatriale 78–79, 119
- intermusculare cruris anterius 327, 332, 366, 381
- – – posterius 329, 366, 381
- – vastoadductorium 314, 357
- interventriculare 78–80, 83, 126
- longitudinalia 379
- penis 199, 243
- rectovaginale s. Fascia rectovaginalis
- scroti 61, 194, 239, 242
- vesicovaginale 207, 253

SHERMAN'sche Vene 352

Sinus
- anales 210–211, 252
- aortae 79–80, 82, 127
- coronarius 75–76, 85, 99
- epididymidis 193–194
- lactiferus 64
- maxillaris 12
- obliquus pericardii 75, 89
- prostaticus 190
- renalis 183–184, 188, 250
- sagittalis superior 40
- tarsi 296, 305
- transversus 40
- – pericardii 75, 84, 89, 119, 126
- trunci pulmonalis 76, 82, 98
- venarum cavarum 85

Situs
- cordis 88
- retroperitonealis 179, 217–218
- viscerum 158–159, 162, 166, 172–173, 175

Skalenusmuskeln T 11
Spalte, unkovertebrale 24

Spatium(-a)
- epidurale 24, 41, 43, 248, 252
- pararectale 205, 210
- paravesicale 205
- retropubicum 70, 205, 207, 252, 257
- retrorectale 205
- subarachnoideum 41, 43, 45, 119, 123, 252
- subdurale 41, 43

Spina(-ae)
- iliaca anterior inferior 230, 264–267, 271, 273
- – – superior 3, 46–47, 52, 56–58, 71, 132, 140, 197, 207, 230, 255, 262, 264–269, 271, 273, 306, 315, 317, 322, 355, 360, 364

Spina(-ae) iliaca
- – posterior inferior 266–267, 273
- – – superior 2, 31, 52, 183, 230, 254, 264, 266–267, 270, 273, 360
- ischiadica 3, 212–213, 230, 256, 264, 266–267, 273, 280, 319
- scapulae 1–2, 26, 52, 103, 123

Splen 140, 155–157, 159–161, 166–167, 170, 172, 180, 245, 247–249, 255
- Hilum 156
- Röntgenbild (ap) 171

Spondylolisthesis 9
Spondylolyse 9
Squama occipitalis 19
Sternum 5, 48, 50–52, 111, 119, 125, 127, 132, 207, 242

Stratum
- basale endometriale 202
- circulare 105, 129–130, 136, 139
- functionale endometriale 202
- longitudinale 105, 129–130, 136, 139, 210, 228

Stroma ovarii 201

Substantia
- compacta 277
- spongiosa 277, 281

Subtraktionsangiographie, digitale (DSA), Becken-/Oberschenkel-arterien 359
SUDECK'scher Punkt 176, 212

Sulcus(-i)
- analis 262
- arteriae splenicae 153
- – subclaviae 49
- – vertebralis 6, 17
- calcanei 297–298
- coronarius 75–76, 85
- costae 49
- glutealis 262, 307, 319, 360
- interventricularis anterior 76, 80
- – posterior 76, 80, 85
- malleolaris 282–283, 301
- nervi spinalis 7
- obturatorius 266
- paracolici 162–164
- popliteus 281, 291, 293
- sinus sigmoidei 18
- supraacetabularis 266–267
- tali 297
- tendinis musculi fibularis longi 295, 297–298, 300, 302
- – – flexoris hallucis longi (Calcaneus) 296–298, 302
- – – – – longi (Talus) 297–298
- terminalis cordis 75, 85
- venae subclaviae 49

Sura 262
Sustentaculum tali 295–298, 300, 302, 305, 382
Sympathikus 214, 222–223

Symphysis
- manubriosternalis 50–51
- pubica 73, 190, 205, 207, 225, 230, 234–235, 244, 252–253, 256–257, 264, 268, 271–274, 317, 355, T 39
- xiphosternalis 50

Synchondrosis costae 51
Syndesmosis tibiofibularis 263, 294, 304–305, 382, T 39

Systema
- conducente cordis 82–83
- skeletale (Columna vertebralis) 2

T

Taenia
- libera 138–140, 158, 161–165
- mesocolica 139, 161
- omentalis 139, 158, 160–161, 163
Talus 295–299, 301, 304–305, 383
Tarsaltunnel 377
Tarsus 263
Tela
- subcutanea 58, 74, 210, 232, 239
- submucosa 105, 130, 136–137, 139
- subserosa 130, 136, 139
Tendo calcaneus 300–301, 304, 307, 309, 328–333, 335, 370–372, 382–383
Testis 61, 67, 185, 192–194, 222, 242–243, 252
Thorax
- Frontalschnitt 118, 121
- Medianschnitt 119
- Querschnitt 125
Thymus 110–113, 119, 159
Tibia 262–263, 282–283, 285–287, 290–294, 300–301, 304–306, 327, 329–331, 366–367, 374, 381–383
Trabecula(-ae)
- carneae 79–80
- corporum cavernosorum 198
- septomarginalis 78, 80–81
- splenicae 156
Trachea 13, 89–91, 98–99, 101, 104, 106–107, 109, 111, 114–121, 123–124
- Bifurkation 90
- Projektion 90
- Querschnitt 91
Tractus iliotibialis 279, 306–307, 312–313, 318–319, 322, 324, 327, 332, 361, 381
Traktionsdivertikel 109
TREITZ'scher Muskel 135, 152
Trigonum(-a)
- clavipectorale 58
- fibrosum dextrum 77, 84
- - sinistrum 77, 84
- lumbale 26–27, 37, 52, 364
- lumbocostale 63, T 21
- sternocostale 63, T 21
- vesicae 190–191, 195, 198
Trochanter
- major 256, 262, 268, 273–280, 319–321, 360, 364
- minor 273–280, 316, 321, 364
- tertius 275
Trochlea
- fibularis 296–297
- tali 295–298, 305
Truncus(-i)
- brachiocephalicus 74–75, 89, 98–99, 104–105, 107, 109, 111, 114–115, 118–121, 124
- coeliacus 62, 104, 106, 115, 152, 155, 168, 170–173, 178–179, 187, 214, 217–218, 220–221
- - Varietäten 178
- costocervicalis 115
- (Embryo) 206
- gastrosplenicus 178
- hepatomesentericus 178
- intestinalis 218
- lumbalis 218–219
- lumbosacralis 68, 220–221, 225, 344
- nervi spinalis 41–43, 45

Truncus(-i)
- pulmonalis 74–76, 79, 82, 84, 98, 101, 114, 120–121, 125–126
- sympathicus 41, 45, 63, 68, 83, 112–113, 115–117, 120–121, 124–125, 127, 220–223, 225, 245, 248, 250–251
- tibiofibularis 369, 372
- vagalis anterior 63, 117
- - posterior 63, 120–121
Tuba
- uterina 167, 200–201, 203–204, 209, 223, 228, 259
- - Röntgenaufnahme (ap) 203
Tuber
- calcanei 296–298, 300–302, 304–305, 328–330, 332, 340–341
- ischiadicum 3, 212–213, 215, 230, 232–235, 257–258, 265–268, 270, 273, 280, 317, 319–320, 360
- omentale 142, 161
Tuberculum(-a)
- adductorium 275, 277
- anterius (Vertebra cervicalis) 6–7, 35, 55
- costae 8, 20, 22, 49
- iliacum 264, 267
- intercondylare laterale 282, 291
- - mediale 282, 291
- intervenosum 78
- laterale (Talus) 296–298
- majus (Humerus) 47
- mediale (Talus) 296–298
- minus (Humerus) 47
- musculi scaleni anterioris 49
- obturatorium anterius 267
- - posterius 266–267
- posterius (Atlas) 34
- - (Vertebra cervicalis) 6–7, 12, 17, 31, 33, 35
- pubicum 47, 230, 234–235, 264, 266–267, 271, 273, 355
- quadratum 275–276
Tuberositas
- glutea 275–276, 278, 319
- iliaca 264, 266
- musculi glutei maximi 267
- - serrati anterioris 49
- ossis cuboidei 295–296, 298, 302
- - metatarsi primi 295, 298
- - - quinti 295–296, 298, 302–303, 334
- - navicularis 295, 298, 302
- - sacri 10–11
- phalangis distalis (Pes) 295
- tibiae 262, 282, 285–287, 291, 294, 327, 332, 367
Tubulus
- distalis 184
- proximalis 184
Tunica
- adventitia 105
- - (Trachea) 91
- albuginea 193, 244
- - corporis spongiosi 199
- - corporum cavernosorum 197–199, 242, 252
- dartos 70, 194, 197, 226, 232, 239, 242, 252
- fibrosa 153
- mucosa 105, 121, 130, 136, 139, 150, 190, 201–202
- - (Gaster) 108
- - (Trachea) 91
- muscularis 105, 119, 129–130, 135–137, 139–140, 190–191, 201–202, 210, 226, 228, 230, 261

Tunica
- serosa 130, 136–137, 143, 150, 153, 201–202, 226
- - (Colon) 139
- vaginalis testis 70, 193–194, 239, 242

U

Umbilicus 59, 72, 197
Uncus corporis 7, 13, 24–25, 35
unkovertebrale Spalte 24
Unterbauch, Gefäße 175, 177
Unterschenkel s. Crus
Unterschenkelmuskeln 324–332, T 47–T 50
Urachus 70, 159, 185, 192, 200
Ureter 71, 152, 163–164, 166–167, 171, 179, 182–183, 185–187, 191–192, 196, 200–201, 205, 209, 216–218, 221–222, 226–229, 231, 236, 245, 251, 253–254, 258
- Röntgenbild (ap) 186
Urethra 190, 196, 198, 252–253
- feminina 200, 207, 230, 234, 237, 261
- masculina 190, 195–196, 198–199, 222, 234, 239, 244, 259–260
Uterus 140, 200–203, 205, 207, 209, 223, 228–229, 253, 354
- gravider 206–207
- - Ultraschallaufnahme 206
- Lage 203
- Röntgenaufnahme (ap) 203
- Schleimhaut, Proliferationsphase 202
- Ultraschallbild 206
Utriculus prostaticus 190, 192, 198
Uvula vesicae 190, 198

V

Vagina(-ae) 200–205, 207, 223, 228, 230–231, 234, 237, 253, 257
- communis tendinum musculorum fibularium 304, 334–335
- musculi recti abdominis 52, 56–58, 69–70, 72, 249, 355
- plantaris tendinis musculi fibularis longi 341
- tendinis/tendinum digitorum pedis 335, 340–341
- - musculi extensoris digitorum longi 334–335
- - - - hallucis longi 334–335
- - - flexoris digitorum longi 304, 335
- - - - hallucis longi 335, 340
- - - tibialis anterioris 334–335
- - - - posterioris 304, 335
- - (Pes) 334–335
Valva(-ae)
- aortae 77, 80, 82, 85, 114, 119–120, 126–127
- atrioventricularis dextra 77–78, 80–82, 119–120, 127
- - sinistra 77, 79–82, 126–127
- cordis 77
- mitralis s. Valva atrioventricularis sinistra
- tricuspidalis s. Valva atrioventricularis dextra
- trunci pulmonalis 77, 82, 84

Valvula(-ae)
- anales 210
- foraminis ovalis 79
- fossae navicularis 198
- semilunaris anterior (Valva trunci pulmonalis) 77, 84
- - dextra (Valva aortae) 77, 79, 82, 84, 119, 126
- - - (Valva trunci pulmonalis) 77, 84
- - posterior (Valva aortae) 77, 79–80, 82, 84, 119, 126
- - sinistra (Valva aortae) 77, 79–80, 82, 84, 119, 126
- - - (Valva trunci pulmonalis) 77, 82, 84
- sinus coronarii 78, 82, 84
- venae cavae inferioris 78, 82
Vas(-a)
- lymphaticum(-a) 197, 219
- - afferentia 219
- - centrale 136
- - efferentia 219
- - profunda 367
- - Röntgenbild (ap) 219
- - superficialia 366
- testiculares 71
VATER'sche Papille 135, 150, 152
Vena(-ae)
- anterior (V. pulmonalis dextra superior) 98, 120, 122
- apicalis 98
- apicoposterior 98
- appendicularis 169, 180
- arcuata cruris posterior 352, 365
- atriales sinistrae 75
- auricularis posterior 38–39
- axillaris 54, 113, 120, 122, 124
- azygos 63, 75, 99, 105–107, 112, 115–116, 121, 124–127, 181, 249
- basalis inferior 127
- basivertebralis 42, 119, 242
- brachiocephalica 75, 89, 98, 105–106, 110–113, 116, 118–119
- bronchialis 112
- bulbi penis 234
- - vestibuli 241
- cardiaca magna 74–75, 79–80, 84–85, 127
- - media 75, 84–85, 99, 119
- - parva 74, 85
- cava inferior 35, 63, 75–76, 78, 83, 85, 89, 99, 101, 105–107, 114, 116, 121, 142–143, 146–148, 152, 154–155, 167, 169, 172–173, 179–181, 185, 187–189, 210, 213, 217–218, 221, 243–244, 248–251
- - superior 74–78, 82, 84–85, 89, 98–99, 101, 105–107, 111–112, 114, 116, 118, 120, 124–126
- centralis (Glandula suprarenalis) 189
- - (Hepar) 145
- cephalica 58, 66, 122
- cervicalis profunda 39
- - superficialis 66
- circumflexa femoris lateralis 261
- - - medialis 256, 260–261
- - humeri posterior 37
- - ilium profunda 179, 221, 227, 231
- - - superficialis 66, 353–355
- - scapulae 37

Vena(-ae)
- colica dextra 152, 169, 175, 180
- – media 152, 161, 163–164, 169, 175, 177, 180
- – sinistra 167, 169, 175, 177, 180–181
- cordis 85
- cordis media s. Vena cardiaca media
- cremasterica 238
- cystica 149, 169, 172, 180–181
- digitales dorsales pedis 373
- dorsalis profunda clitoridis 231, 234
- – – penis 199, 227, 234, 238–239, 252
- – superficialis penis 199, 238, 252
- duodenales 169
- epigastrica inferior 60, 66, 69, 71–72, 158–159, 173, 175, 179, 181, 196, 217, 221, 227, 229, 231, 236, 253
- – superficialis 66, 181, 353–355
- – superior 66, 69–70, 72
- femoralis 62, 73, 218, 244, 256–257, 314, 353, 355–358, 380–381
- femoropoplitea 366
- fibularis 366
- gastrica(-ae) breves 131, 166, 169, 180
- – dextra 131, 169, 180
- – sinistra 106, 131, 152, 160, 169, 172, 179–181, 244, 249
- gastroduodenalis 152
- gastroomentalis dextra 131, 160, 167, 169, 172–173, 180
- – sinistra 106, 131, 160, 169, 172–173, 180
- glutea inferior 213, 256, 364, 380
- – superior 213, 254, 380
- hemiazygos 63, 106, 116, 119, 181, 245, 249
- – accessoria 106, 113, 116
- hepaticae 63, 89, 120–121, 143, 148, 167, 169, 179–181, 217–218
- – dextrae 146, 148, 243, 246, 248
- – intermediae 146, 148
- – Projektion 146
- – sinistrae 146, 148, 243–244
- – Ultraschallbild 148
- ileales 169, 175, 180, 251
- ileocolica 169, 180
- iliaca communis 167, 179, 181, 210, 213, 217–218, 221, 225, 227–228, 231, 242–243, 254
- – externa 71, 179, 196, 210, 213, 221, 226–229, 231, 236, 253–254, 317, 354, 356, 358
- – interna 181, 210, 213, 217, 226–228, 231, 254, 258, 354
- iliolumbalis 217
- intercostalis(-es) 70, 126–127
- – anteriores 247
- – posteriores 54, 73, 106, 112–113, 115–116
- interlobularis 145

Vena(-ae)
- interventricularis anterior 74, 80, 84
- – posterior 75, 80, 84–85
- intervertebralis 42
- jejunales 152, 169, 175, 177, 180
- jugularis anterior 119
- – externa 38
- – interna 89, 105–106, 110, 118, 121–122
- lobi medii 98
- lumbalis(-es) 41, 179, 217, 243, 245
- – ascendens 42, 115–116, 221
- marginalis coli 169
- – lateralis 365, 373
- – medialis 365, 373
- mesenterica inferior 152, 167, 169, 177, 179–181, 213
- – superior 152–153, 167, 169, 173, 175, 177, 179–181, 242–244, 251
- musculophrenica 69
- obliqua atrii sinistri 85
- obturatoria 71, 213, 227, 229, 231, 236, 256–257, 261, 317, 355
- occipitalis 37–39
- oesophageae 106, 169, 180
- ovarica 152, 167, 182, 187, 201, 209, 228–229, 253
- pancreaticae 169
- pancreaticoduodenalis(-es) 169, 180
- – superior posterior 169
- paraumbilicales 66, 72, 181
- perforantes 306, 352, 365, 373
- pericardiacophrenica 89, 111–113, 118
- perinealis 234
- phrenicae inferiores 63, 106, 181, 217
- plantaris lateralis 304
- – medialis 304
- poplitea 284, 329, 361–363, 366, 369–371
- portae hepatis 106, 131, 142–143, 146, 148, 152–154, 167, 169–170, 172–173, 179–181, 243–244, 246, 248–250
- – – Projektion 146
- – – Ultraschallbild 148
- posterior (V. pulmonalis dextra superior) 98
- prepylorica 172
- profunda(-ae) brachii 37
- – femoris 261, 352, 358
- pudenda(-ae) externae 66, 197, 238, 353–355
- – interna 213, 227–228, 231, 234, 236, 240–241, 256–258, 260–261, 363–364
- pulmonalis(-es) 112, 120
- – dextra(-ae) 75–76, 78–79, 85, 88–89, 95, 98, 100, 105, 107, 112, 121, 245
- – – inferior 99, 126–127
- – – superior 98–99, 120, 124, 126
- – sinistra(-ae) 75–76, 85, 89, 105, 107, 113, 119, 245

Vena(-ae) pulmonalis(-es)
- – – inferior 79, 88, 95, 98–99, 126–127
- – – superior 79, 88, 95, 98–99, 107, 125
- rectalis(-es) inferiores 169, 181, 210, 213, 227–228
- – mediae 169, 210, 213, 227–229
- – superior 169, 177, 180–181, 210, 213, 227–229
- renalis 152, 154, 181–185, 187–188, 217, 221, 242–243, 245–246, 250
- sacralis lateralis 226
- – mediana 179, 210, 217, 221, 229
- saphena accessoria lateralis 353
- – – medialis 354
- – magna 66, 68, 218, 257, 284, 306, 352–356, 358, 360, 365–366, 373, 379, 381–382
- – parva 284, 352, 360–361, 363, 365–366, 369–370, 373, 381–382
- sigmoideae 169, 177, 179–181, 210, 213
- spinalis posterior 41
- splenica 152–156, 161, 167, 169, 173, 177, 179–181, 244–245, 248–250
- subclavia 89, 105–106, 111–112, 116, 118, 121, 123
- subcostalis 115–116
- subcutaneae abdominis 66
- suprarenalis 182, 187, 217
- suralis 370
- testicularis 71, 151, 179, 182, 187, 193, 217, 221, 238, 251
- thoracica interna 63, 66, 69, 88–89, 98, 110–111, 124
- – lateralis 66
- thoracoepigastricae 66
- thyroidea inferior 88–89, 106, 110–111, 116
- – superior 110
- tibiales anteriores 366–367
- – posteriores 366, 370
- transversa colli 38
- umbilicalis 70–71, 143, 159, 207
- uterina 228–229
- ventriculi dextri anteriores 84
- – sinistri posteriores 75, 85
- vertebralis 39, 75, 106
- vesicalis(-es) 70, 228
- – inferior 227
- – superior 227

Venter
- occipitalis 39
- posterior 31, 33–34
- superior 110

Ventriculus(-i)
- cordis dexter 74–76, 78, 80–82, 85, 98–99, 114, 120–121, 126–127, 244
- – sinister 74–76, 79–82, 85, 98, 101, 105, 120–121, 126–127

Versio (Uterus) 203

Vertebra(-ae)
- Baumerkmale 8
- cervicales 3–5, 7, 12–13, 17–19, 35, 40, 48, 55, 103, 119
- – Röntgenbild (ap) 13
- – – (laterales) 12
- coccygeae s. Os(-sa) coccygis
- lumbales 1, 3–5, 8–9, 15–16, 23–24, 32, 41, 44, 48, 62–63, 72, 154, 178, 216, 249–252, 254, 268–269, 271–273, 317
- – Röntgenbild (ap) 16
- – – (laterales) 15
- prominens 1–4, 7, 26, 34, 103, 119
- sacrales 2, 274
- thoracicae 3–5, 8–9, 20, 26, 48, 121–127, 186, 248–249
- – Röntgenbild (ap) 14
- – – (laterales) 14

Vesica
- biliaris 67, 140, 142, 144, 146–147, 149–151, 154, 160–161, 170, 172, 180, 250
- – Laparoskopie 149
- – Röntgenbild (ap) 151, 154
- fellea s. Vesica biliaris
- urinaria 62, 67, 70–71, 140, 159, 165–167, 179, 185, 190–192, 196, 198, 200, 205, 207, 209, 217, 222, 226–229, 236–237, 242–243, 252–253, 256–257, 259–261, 354
- – Punktion 190

Vestibulum
- bursae omentalis 161, 166
- vaginae 235

Villi intestinales 136

Vortex cordis 76

W

Wirbel(körper)
- Baumerkmale 8
- Charakteristika, regionale 5
- Entwicklung 5, 24
- Epiphysen 5, 25
- Knochenkerne 5

Wirbelsäule 3–4
- Bänder 20–21

WIRSUNG'scher Gang 152

WOLFF'scher Gang 192, 200

Z

ZENKER'sches Divertikel 109

Zöliakographie 171

Zona
- fasciculata 189
- orbicularis 256, 271, 279
- reticularis 189

Zwerchfell s. Diaphragma

Zwischen-Mittelfuß-Gelenke s. Articulatio(-nes) intermetatarsales

Zygapophysis s. Processus articularis superior/inferior (Vertebra)

Zystoskopie 190–191

1. Abkürzungsverzeichnis

Singular:
A. = Arteria
Lig. = Ligamentum
M. = Musculus
N. = Nervus
Proc. = Processus
R. = Ramus
V. = Vena

Var. = Variation
re = rechts
li = links

Plural:
Aa. = Arteriae
Ligg. = Ligamenta
Mm. = Musculi
Nn. = Nervi
Procc. = Processus
Rr. = Rami
Vv. = Venae

♀ = weiblich
♂ = männlich

Prozentangaben: Angesichts der großen Streubreite individueller Körpermaße sind die prozentualen Größenangaben nur als grobe Richtwerte aufzufassen.

2. Allgemeine Richtungs- und Lagebezeichnungen des Körpers

Die folgenden Termini bezeichnen die gegenseitige Lage von Organen und Teilen des Körpers zueinander, z. T. ohne Rücksicht auf die Stellung des Körpers im Raum, sowie Lage und Richtung an den Extremitäten. Diese Begriffe werden nicht nur der menschlichen Anatomie, sondern auch der praktischen Medizin und der vergleichenden Anatomie gerecht.

Allgemeine Bezeichnungen

anterior – posterior = vorn – hinten (z. B. Arteriae tibiales anterior et posterior)
ventralis – dorsalis = bauchwärts – rückenwärts gelegen
superior – inferior = oben – unten (z. B. Conchae nasales superior et inferior)
cranialis – caudalis = kopfwärts – schwanzwärts gelegen
dexter – sinister = rechts – links (z. B. Arteriae iliacae communes dextra et sinistra)
internus – externus = innen liegend – außen liegend
superficialis – profundus = oberflächlich gelegen – tief gelegen (z. B. Musculi flexores digitorum superficialis et profundus)
medius, intermedius = in der Mitte zwischen zwei anderen Gebilden liegend (Die Concha nasalis media z. B. liegt in der Mitte zwischen Concha nasalis superior und inferior)
medianus = in der Mittellinie gelegen (Fissura mediana anterior des Rückenmarks). Durch einen „medianen Sagittalschnitt" wird der Körper in zwei spiegelbildlich gleiche Teile zerlegt.
medialis – lateralis = gegen die Mitte des Körpers gelegen, gegen die Seite zu gelegen (z. B. Fossae inguinales medialis et lateralis)
frontalis = in der Stirnebene (Frontalebene) liegend, auch zur Stirn ziehend (z. B. Processus frontalis der Maxilla)
longitudinalis = längs verlaufend (z. B. Musculus longitudinalis superior der Zunge)
sagittalis = in einer Sagittalebene liegend
transversalis = in einer Transversalebene liegend
transversus = quer verlaufend (z. B. Processus transversus des Brustwirbels)

Richtungs- und Lagebezeichnungen für die Extremitäten

proximalis – distalis = gegen die Extremitätenwurzel zu gelegen – gegen das Extremitätenende zu gelegen (z. B. Articulationes radioulnares proximalis et distalis)

für die Brustgliedmaße:
radialis – ulnaris = auf der Radialseite – auf der Ulnarseite gelegen (z. B. Arteriae radialis et ulnaris)

für die Hand:
palmaris – dorsalis = hohlhandwärts – handrückenwärts gelegen (z. B. Aponeurosis palmaris, Musculus interosseus dorsalis)

für die Beckengliedmaße:
tibialis – fibularis = auf der Tibial-, auf der Fibularseite gelegen (z. B. Arteria tibialis anterior)

für den Fuß:
plantaris – dorsalis = fußsohlenwärts – fußrückenwärts gelegen (z. B. Arteriae plantares lateralis et medialis, Arteria dorsalis pedis)

3. Verwendung von Klammern

[ ]: In eckige Klammern gesetzte lateinische Namen sind Alternativbegriffe, wie sie in der Terminologia Anatomica (1998) angegeben sind, z. B.: Ren [Nephros]. Um aber die Bildlegenden nicht zu sehr zu überladen, sind im Wesentlichen nur solche Alternativbegriffe aufgenommen, die Abweichungen in den Wortstämmen beinhalten und auch international zum Verständnis notwendig erscheinen. Ihre Verwendung wurde weitgehend auf die Abbildungen beschränkt, in denen sie Hauptinhalte bezeichnen.

( ): Runde Klammern wurden mit unterschiedlicher Zielsetzung verwendet:

- Für Fachbegriffe, die auch in der Terminologia Anatomica in runden Klammern aufgeführt sind, z. B.: (M. psoas minor).
- Für Fachbegriffe, die zwar nicht in der offiziell gültigen Auflistung der Nomenklatur enthalten sind, die von den Herausgebern aber als praktisch notwendige und hilfreiche lateinische Begriffe betrachtet werden, z. B.: (Crista zygomatico-alveolaris).
- Für Angaben zur näheren Beschreibung des übergeordneten Bezugs, z. B.: R. spinalis (A. vertebralis).
- Für Hinweise auf rechte (re) oder linke (li) Seitenansicht und für Größenangaben, z. B.: (re, 70%).

4.

Den meisten topographischen Abbildungen sind „Windrosen" beigefügt, deren Zahlen auf Abbildungen der jeweils angrenzenden Regionen verweisen:

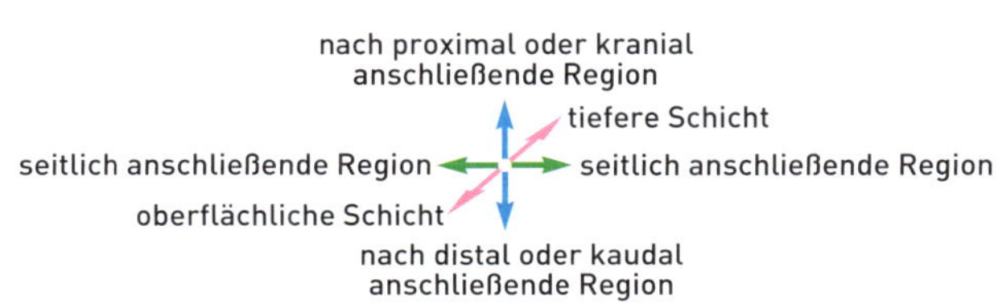